U0348731

儿科医师诊疗手册

··顾　问··

陈荣华　冯　星

··主　编··

夏正坤　黄松明　甘卫华

科学技术文献出版社

SCIENTIFIC AND TECHNICAL DOCUMENTATION PRESS

·北京·

图书在版编目（CIP）数据

儿科医师诊疗手册 / 夏正坤，黄松明，甘卫华主编. —北京：科学技术文献出版社，2021.11

ISBN 978-7-5189-8555-5

Ⅰ. ①儿…　Ⅱ. ①夏…　②黄…　③甘…　Ⅲ. ①小儿疾病—诊疗—手册

Ⅳ. ① R72-62

中国版本图书馆 CIP 数据核字（2021）第 220482 号

儿科医师诊疗手册

策划编辑：彭　玉　　责任编辑：彭　玉　　责任校对：张永霞　　责任出版：张志平

出　版　者	科学技术文献出版社
地　　　址	北京市复兴路15号　　邮编 100038
编　务　部	(010) 58882938, 58882087（传真）
发　行　部	(010) 58882868, 58882870（传真）
邮　购　部	(010) 58882873
官 方 网 址	www.stdp.com.cn
发　行　者	科学技术文献出版社发行　全国各地新华书店经销
印　刷　者	北京地大彩印有限公司
版　　　次	2021 年 11 月第 1 版　2021 年 11 月第 1 次印刷
开　　　本	787×1092　1/16
字　　　数	995千
印　　　张	48.5　彩插28面
书　　　号	ISBN 978-7-5189-8555-5
定　　　价	298.00元

《儿科医师诊疗手册》
编委会

顾　问　陈荣华　冯　星

主　编　夏正坤　黄松明　甘卫华

副主编　吕海涛　张爱华　屠文娟　卢红艳　韩树萍　高春林

执行编委（按姓氏笔画排序）

　　　　方拥军　田健美　池　霞　陈临琪　金忠芹　郑　帼　郝创利

　　　　俞海国　程　锐　童梅玲　缪红军

秘　书　田　曼　丁　欣

编　委（按姓氏笔画排序）

丁　欣	苏州大学附属儿童医院	田健美	苏州大学附属儿童医院
丁　玲	南京医科大学第四附属医院	冯　星	苏州大学附属儿童医院
于兴梅	苏州大学附属儿童医院	戎留成	南京医科大学附属儿童医院
马慧慧	南京医科大学附属儿童医院	吕海涛	苏州大学附属儿童医院
王宇清	苏州大学附属儿童医院	任明星	无锡市第九人民医院
王淮燕	南京医科大学附属常州妇幼保健院	华　军	苏州大学附属儿童医院
方拥军	南京医科大学附属儿童医院	华　颖	南京医科大学附属无锡儿童医院
甘卫华	南京医科大学第二附属医院	刘立飞	南京医科大学附属儿童医院
卢红艳	江苏大学附属医院	刘志峰	南京医科大学附属儿童医院
卢春玉	苏州大学附属儿童医院	刘倩琦	南京医科大学附属儿童医院
田　曼	南京医科大学附属儿童医院	池　霞	南京医科大学附属妇产医院

安新江	徐州医科大学附属徐州市儿童医院	段庆宁	泰州市人民医院
祁伯祥	徐州医科大学附属徐州市儿童医院	俞海国	南京医科大学附属儿童医院
孙 凌	苏州大学附属儿童医院	贾丽丽	中国人民解放军东部战区总医院
孙 涛	中国人民解放军东部战区总医院	夏正坤	中国人民解放军东部战区总医院
孙伊娜	苏州大学附属儿童医院	顾文婧	苏州大学附属儿童医院
杜智卓	苏州大学附属儿童医院	顾绍庆	镇江市第一人民医院
李 羚	南京医科大学附属无锡儿童医院	钱 俊	南京医科大学附属无锡儿童医院
李 嫣	苏州大学附属儿童医院	徐 敏	中国人民解放军东部战区总医院
李亚民	常州市儿童医院	徐亚琴	南京医科大学附属妇产医院
杨世伟	南京医科大学附属儿童医院	徐孝华	南通瑞慈医院
吴 鹏	南京医科大学附属儿童医院	高远赋	中国人民解放军东部战区总医院
吴佳慧	苏州大学附属儿童医院	高春林	中国人民解放军东部战区总医院
何海龙	苏州大学附属儿童医院	郭 赟	南京医科大学附属无锡儿童医院
沈惠平	江苏大学附属宜兴医院	郭晓理	南通大学附属医院
张 刚	南京医科大学附属儿童医院	郭翼红	南京医科大学附属儿童医院
张 沛	中国人民解放军东部战区总医院	展世宏	苏州大学附属儿童医院
张 敏	南京医科大学附属妇产医院	黄 娜	南京医科大学附属儿童医院
张爱华	南京医科大学附属儿童医院	黄 婕	南京医科大学附属儿童医院
张雅媛	南京医科大学附属儿童医院	黄 慧	南京医科大学附属儿童医院
陆玲玲	南京医科大学附属儿童医院	黄松明	南京医科大学附属儿童医院
陈 烨	苏州大学附属儿童医院	曹 岚	苏州大学附属儿童医院
陈庆会	苏州大学附属儿童医院	盛伟松	南京医科大学第二附属医院
陈荣华	南京医科大学	章 晔	江苏省妇幼保健院
陈临琪	苏州大学附属儿童医院	屠文娟	常州市儿童医院
范俊杰	苏州大学附属儿童医院	葛许华	南京医科大学附属儿童医院
林 琼	南京医科大学附属无锡儿童医院	葛海霞	苏州大学附属儿童医院
郁志伟	南京医科大学附属无锡儿童医院	韩树萍	南京医科大学附属妇产医院
金忠芹	苏州大学附属儿童医院	程 锐	南京医科大学附属儿童医院
周 凯	南京医科大学附属儿童医院	童 晓	江南大学附属医院
郑 帼	南京医科大学附属儿童医院	童梅玲	南京医科大学附属妇产医院
单鸣凤	南京医科大学附属儿童医院	褚 英	徐州市妇幼保健院
赵 非	南京医科大学附属儿童医院	缪红军	南京医科大学附属儿童医院
赵显虹	苏州大学附属儿童医院	樊志丹	南京医科大学附属儿童医院
郝创利	苏州大学附属儿童医院	潘珍珍	南京医科大学附属无锡儿童医院
胡幼芳	江苏省妇幼保健院	薛 颖	徐州医科大学附属徐州市儿童医院
胡绍燕	苏州大学附属儿童医院	薛 瑶	南京医科大学附属儿童医院

作者简介

夏正坤，东部战区总医院儿科主任，主任
医师，博士生导师，中国儿科卓越贡献医师，江
苏省领军医学人才。主要从事儿童难治性肾脏疾
病、血液净化、危重症疾病、血管炎与夜遗尿等
临床医疗与科研工作。制定《儿童激素敏感、复
发／依赖肾病综合征诊治循证指南》《激素耐药
型肾病综合征诊治循证指南》《急性肾小球肾炎
的循证诊治指南》《血浆置换治疗抗中性粒细
胞质抗体相关性血管炎专家共识解读》《儿童血
浆转换临床应用专家共识》等指南与共识。

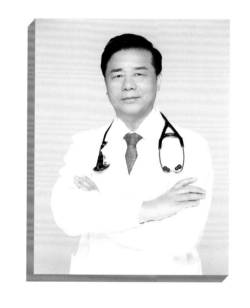

任中华医学会儿科学分会委员，中国医师
协会儿科医师分会委员，第15、第16届中华医
学会儿科学分会肾脏病学组副组长，江苏省医学会儿科学分会主任委员，第8、第9
届江苏省医学会儿科学会儿童肾脏学组组长，全军儿科专业委员会副主任委员，全
军儿科专业委员会儿童肾脏学组组长等；《中华儿科杂志》《医学研究生学报》《临
床儿科杂志》《国际儿科学杂志》《现代医学》等编委。

负责国家自然科学基金课题3项、国家科技部"十五"科技攻关课题1项、全
军重点基金课题2项、江苏省重点医学人才基金课题1项、江苏省医学创新团队、
江苏省重点研发项目、江苏省卫生健康委员会"互联网＋医疗健康"暨大数据临床
应用示范中心项目、江苏省重点专科、南京市医学重点专科等，科研经费达1000

万。获总后卫生部医疗成果二等奖 3 项、江苏医学科技二等奖 1 项等。发表 SCI 收录论文 26 篇、国内核心期刊论文 126 篇、专家论坛评论 21 篇。担任主编著作 6 本、参编著作 7 本等。被评为第一届南总十佳青年、南京军区卫生系列"181"学科带头人、优秀党务工作者、优秀共产党员、第二军医大学优秀教师、军区优秀中青年科技人才、南京军区卫生系列"122"学科带头人、江苏省医学领军与重点人才、江苏省首席科技传播专家、第八届中国儿科卓越贡献医师。享受军队优秀专业技术人才岗位津贴。2008 年担任安徽亳州手足口病队长与首席专家。2011 年成功救治 69 天无尿的急性肾功能不全患儿，创造了医学史上的奇迹，被中央电视台新闻联播与国内主流媒体报道。

主要学术贡献：负责国内儿童激素耐药型肾病诊疗方案与急性肾小球肾炎循证指南的制定。率先在国内创新性将新型免疫抑制剂如他克莫司、咪唑立宾等应用于儿童肾病的治疗，已在儿童难治性肾病中取得较好的疗效，并被推广应用。在国内最早进行儿童局灶节段性肾小球硬化症诊疗策略的优化研究，建立了精准化诊疗方案。负责国内第一本《儿童遗尿症诊疗规范》的撰写。为了对乡镇卫生院与村卫生室人员进行标准化培训，主编《乡镇卫生院内儿科知识培训手册》《村卫生室人员内儿科知识培训手册》，并主编《儿童肾病综合征百问百答》《儿童肾病知多少》科普书籍，帮助患儿与家长掌握肾脏病的科学知识，树立战胜疾病的信心。

作者简介

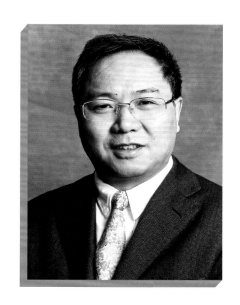

黄松明，南京医科大学教授，博士生导师，南京医科大学附属儿童医院党委书记，南京医科大学儿科学院院长。

任中华医学会儿科学分会常委、全科医学学组组长，中国医师协会儿科医师分会副会长、肾脏病学组副组长，江苏省医学会儿科学分会前任主委等。

从事儿科医疗、教学和科研工作30年。近年来承担国家自然科学基金5项，发表论文100余篇，其中SCI收录论文40余篇，并参加国家规划教材《儿科学》《小儿内科学》的编写工作。研究成果获宋庆龄儿科医学奖1项，江苏省科技进步二等奖3项、三等奖3项。

作者简介

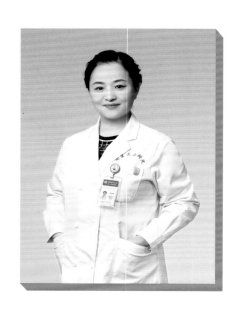

甘卫华，二级主任医师，教授，博士，博士生导师。江苏省"333工程"培养对象，江苏省六大人才高峰A类。曾任南京医科大学第二附属医院副院长。现任南京医科大学第二附属医院儿童医院院长，南京医科大学儿科学院副院长。兼任中华医学会儿科学分会全科医学学组委员，中国医师协会儿科医师分会委员、肾脏病学组委员，国家卫健委儿童合理用药专家委员会成员，江苏省医师协会儿科学分会副会长，江苏省医学会儿科学分会常委（第7、第8、第9届副主委），江苏省医学会儿科学分会全科学组组长，南京市医学会儿科分会主任委员，江苏省医院协会儿童医院分会副主委，江苏省新冠病毒感染肺炎救治儿科专家组组长。

从事儿科学的临床、教学和科研工作37年，对儿科各类疾病的诊治和防控有丰富经验，多次作为国家卫健委专家组成员及区域指挥参与儿童卫生公共突发事件的控制。曾2次公派赴法国及香港研修。主持国家自然科学基金面上项目1项、江苏省自然科学基金面上项目1项、江苏省厅级课题多项，在国内外专业刊物上发表论文130余篇。获国家级及省级科技进步奖3次、江苏省卫健委新技术引进奖3次、江苏省医学科技奖1次。

序

　　儿童是国家的未来，儿童发展是国家经济社会发展与文明进步的重要组成部分，促进儿童发展对全面提高中华民族素质、建设人力资源强国具有重要的战略意义。儿科学是研究儿童时期有关疾病防治、促进儿童正常生长发育和身心健康的一门综合性医学。

　　由江苏省医学会儿科学分会现任主任委员夏正坤教授主持编写的《儿科医师诊疗手册》是一本针对儿科基层医生的临床实用手册。全书以儿童常见病、多发病为主，并结合了当前各个专业领域的新技术、新进展，内容简洁明了，重点突出，是一本不可多得的儿科临床实用书籍。

　　参与编写的作者均是儿科学领域富有实践经验的专家，他们在忙碌的临床工作之余，认真编写，认真修改，用他们的知识和经验为儿科事业的发展做出了实实在在的贡献。

　　我有充分的理由相信《儿科医师诊疗手册》一定会成为广大儿科医护工作者手中一本可读性强、参考价值高、信息量大的专业医学工具书。我也期待像这样的好作品不断涌现，以更好地促进和保障儿童健康事业的发展。

陈荣华

南京医科大学儿科学教授

前　言

　　当前，随着医学科学技术的进步，儿科医学已经得到长足的发展。儿童是祖国的未来，习近平总书记强调，孩子们成长得更好是我们最大的心愿，这也为医疗卫生管理部门和临床医务工作者提出了更高的要求和指示。为了更好地服务基层、服务儿科临床，规范和普及临床新进展和新技能，江苏省医学会儿科学分会在顾问、几任主任委员、副主任委员和数十名学组组长专家共同参与下，精心编写了《儿科医师诊疗手册》。作为此书的主编和一名儿科医务工作者，我感到由衷的高兴，并热烈祝贺本书的出版。

　　该书紧贴临床，以基层儿科工作者为主要阅读对象，内容简洁明了，注重实践，着力于培养基层儿科全科医生的临床技能，使其快速掌握诊疗流程，可使广大的基层儿科医生受益。参与本书编撰的作者均为长期在临床一线工作的江苏省乃至全国权威的儿科医学专家，为多所三甲医院的医疗、教学、科研重任的医学骨干，他们在多年临床工作中积攒了宝贵经验。在本书的编写过程中，他们积极查阅资料、认真斟酌写作方法与策略，反复增删数次，保证了本书的规范性、权威性。各学组组长在此书的编写过程中倾注了大量心血，将毕生所学用于该书，在此，我谨代表江苏省医学会儿科分会向参与编写本书的各位专家表示衷心的感谢！

　　本书秉承规范、最新、实用的原则，结合最新国内外指南及指导意见、临床试验数据，经历了撰写、中期审核、收稿后反复校验核对等，有的章节甚至几易其稿，真正做到精益求精。

　　本书的读者群为全体儿科临床医生，尤其是基层社区和县市级医院的儿科医生，有助于实现真正的分级诊疗，提升基层医生的知识和技能，使其对儿科疾病迅速做出准确诊断、恰当选择治疗方案。

　　《儿科医师诊疗手册》的出版也必将极大地推进儿科全科医生医疗工作科学化与规范化的进程。

　　虽然经过反复论证、修改才完成《儿科医师诊疗手册》的编写和出版，但是不足在所难免，希望读者在阅读及临床实践应用过程中将发现的问题及时反馈给我们，以便后续修正，我们将力促本书日臻完善，从而更好地指导儿科全科医生的临床诊疗工作。

　　本书获得江苏省医学创新团队（编号：CXTDA2017022）和江苏省社会发展—临床前沿技术项目的资助（编号：BE2017719），在此表示感谢！

中国儿科卓越贡献医师

江苏省医学会儿科学分会主任委员

中国人民解放军东部战区总医院儿科教授、博士生导师

目　录

第一章

儿童生长发育

第一节　发育迟缓与智力障碍

【概述】

智力障碍（intellectual disorder，ID）指在发育阶段发生的障碍，包括智力和适应功能两方面的缺陷，表现在概念、社交和实用领域中。目前国内经常使用的诊断名词"智力低下"，由于存在明显的歧视性意味，建议停止使用，应统一采用"智力障碍"作为中文诊断名词。

智力障碍这一术语通常用于年龄 ≥ 5 岁儿童，而对于 5 岁以下儿童则采用"全面发育迟缓"这一术语，具体适用于儿童在 ≥ 2 个能区（大运动或精细运动、语言、认知、社交和社会适应能力等）没有达到预期的发育标志，且适用于无法接受系统性智力功能评估，包括年龄太小而无法参与标准化测试。

智力障碍是儿童时期常见发育性障碍，是导致儿童终身残疾的主要原因之一，在全世界人群中的患病率约为 1%，严重智力障碍的患病率约为 0.6%。值得注意的是，并非所有全面发育迟缓患儿日后均会发展为智力障碍。

【病因】

发育迟缓与智力障碍病因复杂，涉及遗传和环境等多种因素，非遗传性因素对轻度智力障碍或发育迟缓影响很大，而遗传性因素占不明原因智力障碍的 50%，在中重度智力障碍患者中尤为突出，比例达 2/3 甚至更高。

常见的非遗传因素通常分为产前、产时和产后三大类，产前因素包括先天性感染、接触致畸物或环境毒物；产时因素包括早产、低出生体重、产伤、窒息、缺氧、颅内出血等；产后因素有中枢神经系统感染、低血糖、脑外伤、惊厥后脑损伤、佝偻病、甲状腺功能低下、碘缺乏、营养不良、脑血管疾病、黄疸、听力障碍、肿瘤以及社会文化、经济、心理因素等。

遗传性因素包括染色体数目和结构异常、单基因病、线粒体病、多基因和（或）表观遗传异常等。常染色体显性遗传占智力障碍或全面发育迟缓比例为 13% ～ 20%，常染色体隐性遗传占 10% ～ 20%，在近亲婚配的家庭中该比例增加，而新生突变是导致重度智力障碍或全面发育迟缓的重要病因。

【诊断】

发育迟缓与智力障碍的诊断包括临床诊断和病因诊断。临床诊断基于对智力和适应功能的临床评估与标准化智力测试，可了解儿童的发育水平，为康复训练提供基础资料，同时为病因诊断提供线索。而病因诊断为明确疾病的性质、是否存在共患病以及疾病的转归和预后提供了有力佐证，能帮助临床制定合理的理疗方案。

1. 临床诊断

（1）首先要进行详细的病史采集和体格检查，其结果有助于诊断方向的考虑。病史包括现病史、家族史、围产史、发育史、疾病史及用药史等，了解有无引起发育迟缓与智力障碍的常见产前、产时和产后因素。体格检查包括生长发育水平和速度的评价，特别是头围的监测，同时应仔细确定是否有体表畸形、主要脏器畸形及神经系统异常。常见的体表畸形包括：头围大 / 小、腭弓高、耳位低、上唇薄、人中长、眼睑下垂、眼裂下斜、内眦赘皮、短鼻梁、通贯掌等。

（2）必要的实验室检查：对于有语言发育落后的患儿应常规进行听力检查；对于严重学习困难、抽搐、巨颅或小头畸形、局灶性或不对称神经系统症状体征、中重度运动发育落后、痉挛性步态、共济失调、运动障碍等应进行头颅核磁共振检查，了解是否有脑结构异常或髓鞘发育异常的情况。

（3）发育评估：智力功能是对患儿进行具有心理测量学效能、符合文化背景的综合智力测试的评估。发育评估结果有助于判断发育 / 智力损害的严重程度和范围。

韦氏智力测试是目前使用最为广泛的智力测验工具，近年来《韦氏儿童智力量表第 4 版》（简称 WISC- Ⅳ中文版）已在国内修订并发行，分为幼儿版和儿童版，幼儿版适用于 2.5 岁～ 6 岁 11 个月，儿童版适用于 6.5 ～ 16 岁。

4 岁以下儿童由于神经、运动系统发育尚不成熟，所观察到的行为主要还是一些语言、运动发育以及初级的智力活动，因此，对于这一阶段的儿童，可采取发育诊断量表，如盖泽尔（Gesell）发育诊断量表、贝利（Bayley）婴幼儿发育量表等，如有两个能区低于同龄儿童平均水平 2SD 或发育商（developmental quotient，DQ）< 75，即可做出全面发育迟缓的诊断。

（4）适应功能评估：适应功能包括概念、社会和适应性三个领域，一般采用中国标准化的《婴儿—初中生社会生活能力检查量表》或湖南医科大学编制的《儿童适应行为评定量表》。

（5）诊断标准：智力障碍的诊断需符合以下 3 个标准：全面心智能力的缺陷；个体在年龄、性别、社会文化相匹配的日常适应功能的障碍；起病于发育时期，诊断应该基于临床评估及标准化的智力和适应功能评测的结合。需要注意的是，适应性功能缺陷必须与智力功能受损直接相关，才能符合智力障碍的诊断。

（6）智力障碍分度：严重程度的分级是根据适应功能（表 1-1）而非智商来定义的，原因在于适应功能决定了所需支持的水平，而智商测试在智商范围的低端是不太有效的。

表 1-1 智力障碍程度分级的不同维度特征

	概念维度	社会维度	应用性维度
轻度	学龄前儿童可能无明显概念上的区别。学龄儿童则表现为学业技能的学习困难，包括阅读、写作、算术、时间或金钱的管理，需要 1 个或多个领域支持帮助才能达到其年龄段预期水平。在成人表现为抽象思维，执行功能（如计划、制定策略、优先级设置、认知灵活性），短时记忆以及学业技能的应用（如阅读、金钱管理）功能受损，但与同龄人相比，仍有一些解决问题的具体方法	与正常发育的同龄人相比，其在社会互动中显得幼稚，如在准确感知同伴社交线索方面可能存在困难。沟通、对话和语言较其年龄预期更生硬或幼稚。用与年龄相符的方式调节情绪和行为存在困难，在社交场合中能被同龄人察觉。对社交场合的风险理解受限，社交判断幼稚，存在被他人操纵风险（易受骗）	可表现出与年龄相符的自理功能，但与同龄人相比，复杂的日常生活任务仍需帮助。成年后，其所需支持的问题通常涉及食品杂货的购买、交通、组织家庭和照料孩子、营养食物的准备、银行业务和金钱的管理。娱乐能力和同龄人相仿，但对幸福感的判断和娱乐的组织需帮助。成年后的职业通常为不强调概念性技能的重复性工作。卫生保健和法律决策及学习胜任技术性职业通常需支持。一般需帮助以供养家庭
中度	整个发育过程中，患儿概念性技能明显落后于同龄人。学龄前语言和学前技能发展缓慢；学龄期阅读、写作、算术能力、对时间和金钱的理解在就读期间进展缓慢，与同龄人相比明显受限；成年后，学业技能发展处于基础水平，工作和个人生活中技能应用均需支持。需每天给予持续性帮助以完成日常生活中概念性任务，可	患儿发育过程中社会交往和交流行为较同龄人存在明显差异。语言交流通常被作为其社交的主要工具，但其语言复杂性远不及同龄人。人际交往能力体现在其与家人、朋友的关系，患者人生中可能有成功的友谊，有些成年后可发展恋爱关系，但可能不能准确感知或解读社交线索。社会判断和决策能力受限，照顾者须协助其做出生	成年后能照料个人需求包括吃饭、穿衣、排泄和卫生，虽然这些方面能独立，但需长期教育及提醒。同样，成年患者可参与家务，但需长时间教导，并且使其表现能达到成人水平需持续支持帮助。可参与仅需要有限概念性和沟通性技能的职业，但需同事、主管等提供大量帮助以达到社会预期，降低工作复杂性以及提供后勤帮助，如行程安排、交通、健康和金钱

	概念维度	社会维度	应用性维度
中度	能需要有人完全接管这些责任	活决策。与正常同龄人的友谊通常受其交流、社会性限制影响。工作上的成功需得到有效的社会和交际支持	管理。可发展一些娱乐技能，但通常需额外帮助和长时间的学习机会。仅少数出现适应不良导致社会问题
重度	获得概念性技能有限，几乎不理解写作性语言或数字、数量、时间及金钱概念。终生需照顾者提供大量支持以解决各种问题	口语词汇和语法非常有限，主要为单字或短语，并可通过其他方式加以补充。语言和交流着重当下发生的事情。语言更多用于社会交流而非阐明事实。患者可理解简单口语和肢体语言。与家庭成员和其他亲近的人交往是愉悦和帮助的主要来源	日常生活中各种活动均需帮助，包括吃饭、穿衣、洗澡和排泄，任何时候都需监管。无法做出能愉悦自己或他人的有效决定。成年后参与家务、娱乐和工作需持续帮助和支持。各种技能的习得需长期教导和持续支持。适应不良行为包括自伤，仅发生于少数患儿
极重度	概念性技能一般涉及实物而非象征性过程。在自我照料、工作和娱乐中利用实物表达意图。具备一定的视空间技能，如基于物体特征的配对和分类，但共患的运动和感知损害可能妨碍其对物体的功能性使用	患者几乎不能理解语言或手势的交流象征。他（她）可能能理解一些简单的指令或手势。大部分通过非言语、非象征性交流表达需求和情绪，喜欢和熟悉的家庭成员、照顾者或其他亲近的人之间的关系，并通过手势或情绪暗示发动或回应社会互动。共患感知觉或躯体的损害可能阻碍许多社会活动	患者日常身体护理、健康、安全的所有方面完全依赖于别人，无严重躯体损害者可参加一些家庭日常工作任务，如将菜端到桌子上。主要参与的职业活动为使用物品的简单操作，且需要高强度持续支持。娱乐活动主要包括听音乐、看电影、散步或参与水上活动，均需他人支持。共患躯体和感知觉损害常阻碍其参与（非观看）家庭、娱乐和职业活动。适应不良行为发生于少数患儿

2. 病因诊断

如果常规病史询问和体格检查不能明确病因，头颅影像学检查未见结构异常或所见异常不能解释临床症状，建议在有资质的机构再次采集完整病史，绘制三代（或以上）家系图，进行遗传学检查和评估分析。

（1）染色体检查：确定患儿是否存在特定的病因和特定综合征，根据患儿病史、临床特点提示是否有唐氏综合征、18-三体综合征等，如果母亲有不明原因死胎、反复流产史、染色体重组的异常家族史，建议进行染色体核型分析。

（2）遗传代谢性疾病检查：虽然代谢性疾病比例不高，但50%～69%的患者可以获得特异性治疗，早期干预可以显著改善预后。中华医学会儿科分会神经学组专家推荐对全面发育迟缓或智力障碍患儿进行基础的代谢病筛查，包括：血尿常规（含尿酮体）、肝肾功能、心肌酶谱、电解质、血糖、血脂、乳酸、血氨、血气分析、同型半胱氨酸、铜蓝蛋白、甲状腺功能、血串联质谱分析、尿有机酸分析等。临床要注意询问患儿是否已接受新生儿筛查。

（3）基因检测：对仍不能明确病因的发育迟缓或智力障碍患儿，推荐染色体微阵列（chromosomal microarry analysis, CMA）和脆性 X 综合征检测作为一线检查，后者是最常见的 X 连锁智力障碍类型，以男性发病为主。CMA 不能检测平衡易位，荧光原位杂交技术（fluorescence in situ hybridi zation, FISH）、多重连接探针扩增（multiplex ligation-dependent probe amplification, MLPA）等均可以作为必要的辅助检测手段。

需要注意的是，不能单凭特殊遗传疾病或躯体疾病做出诊断，与发育迟缓与智力障碍相关的遗传综合征应诊断为其共患病。

（4）经过以上遗传学评估仍然没有明确诊断，需再次对患儿的临床及实验室检查结果进行评估。在这一阶段，推荐使用基于二代测序的相关方法进行检测，如基因包、全外显子测序（家系）、全基因组测序等相关检查。

【鉴别诊断】

1. 交流障碍和特发性学习障碍

此类神经发育障碍主要涉及交流和学习领域，而不表现出智力和适应行为缺陷，但可与 ID 同时存在。若达到诊断标准，可同时诊断 ID 和交流障碍或特发性学习障碍。

2. 孤独症谱系障碍

ID 在孤独症谱系障碍患儿中较常见。孤独症谱系障碍患儿固有的社会交流障碍和行为缺陷将干扰其测试过程中的理解和配合，使 ID 评估变得更为复杂。IQ 得分在孤独症谱系障碍患儿中可能不稳定，因此，对孤独症谱系障碍患儿进行恰当的智力功能测评以及在整个发育阶段适时重新评估非常必要。

发育迟缓与智力障碍者常共患精神、神经发育、躯体疾病，如精神障碍、脑瘫和癫痫，其发生率为正常人的 3～4 倍。最常见的共患精神和神经发育障碍疾病为注意缺陷多动障碍、抑郁、双相障碍、焦虑障碍、刻板行为障碍（伴或不伴自伤行为）、冲动控制障碍等。共患病的预后和结局受 ID 影响。

【干预】

目前多数发育迟缓与智力障碍患儿尚无有效治疗药物，最主要的治疗是在有资质的专业团队中进行综合康复训练和特殊教育。需发育儿科医生、儿童神经科医生以及临床遗传专业的医生共同进行系统检查、病因学诊断，并根据儿童智力损伤的原因、程度、年龄、条件等，安排特定的训练，制定长期和近期计划，有计划、有步骤地进行训练。

（1）病因治疗：造成发育迟缓或智力障碍的病因很多，也较为复杂。少部分有明确病因且可以早期治疗的疾病包括苯丙酮尿症和先天性甲状腺功能减退，通过替代疗法或饮食控制，可以减轻或阻止病情的进一步恶化。如合并其他疾病，包括中毒、营养不良、听力及视力障碍等，应及时矫治，有助于康复。对于社会、心理、文化因素造成的轻度发育迟缓与智力障碍儿童，需改变环境条件，生活在友好和睦的家庭，加强教养，则智力发育能得到明显的改善。

（2）早期干预及康复治疗：早期干预是指在0～6岁大脑发育的关键期，利用大脑的可塑性特征，通过包括多感官、运动、认知、社交、语言、自理能力在内的早期训练，达到提高智力水平及社会适应能力，改善残疾程度的目的，包括物理治疗、作业治疗、言语语言治疗、智力训练、感觉统合训练及中医治疗等。

（3）特殊教育：到学龄期，教育康复主要在特殊学校中实施，通过制定具体的目标与计划，因人施教。注重社会生活能力方面的培养和训练，如购物、打电话、礼貌行为等，并进行某些职业训练。通过长期耐心的训练，一些轻度的智力障碍儿童成年后可接近正常，达到生活自理和独立。

（徐亚琴　南京医科大学附属妇产医院）

参考文献

1. 美国精神医学会.精神障碍诊断与统计手册.5版.张道龙，译.北京：北京大学出版社，2016.

2. 邓红珠，邹小兵.智力障碍临床解析.中国实用儿科杂志，2014，29（7）：485-489.

3. SIMMS M D，JIN X M. Autism, language disorder, and social（pragmatic）communication disorder：DSM-V and differential diagnoses. Pediatr Rev，2015，36（8）：355-362.

4. 中华医学会儿科学分会神经学组，中国医师协会神经内科分会儿童神经疾病专业委员会.儿童智力障碍或全面发育迟缓病因诊断策略专家共识.中华儿科杂志，2018，56（11）：806-810.

5. 黎海芪.实用儿童保健学.北京：人民卫生出版社，2016.

第二节　视听障碍

一、视觉障碍

【定义】

视觉障碍（visual impairment），又名视力障碍、视力残疾、视觉缺陷，是指由于各种原因导致双眼视力低下并且不能矫正或视野缩小，以致影响其日常生活和社会参与。

【儿童正常视觉发育】

视觉指外界的物体通过视觉器官反映到大脑皮质的视觉中枢而产生的光觉、色觉、形觉及双眼视功能。儿童时期是眼球发育和视力发育的关键期，大部分的视觉功能在出生后的 3 年内发育成熟，而双眼视功能的发育需持续 3 ～ 8 年甚至更长时间。视力在出生后逐渐发育，1 岁为 0.2 ～ 0.25，2 岁为 0.5，3 岁为 0.6，4 岁为 0.8，到 5 ～ 6 岁时视力达到 1.0，并建立完好的立体视觉功能。

【病因】

视觉的发生需要眼睛结构、视觉传导通路、大脑视觉中枢三个部分的综合运用，任何一个部分出现问题都可能导致视觉障碍的出现。在儿童的不同时期，影响儿童视觉功能发育和造成儿童视觉障碍的主要因素不同，如新生儿期多为产道感染、产伤性眼病、先天性和遗传性眼病；婴幼儿期多为屈光不正、斜视、弱视等发育性眼病；学龄前儿童除上述眼病外还容易发生眼外伤和感染性眼病，以及与学习相关的视知觉障碍等。

（1）先天性眼病：是导致儿童视觉障碍的最主要的原因。常见的先天性眼病包括无眼球、小眼球、先天性白内障、早产儿视网膜病变、先天性眼球震颤、先天性青光眼、视网膜母细胞瘤、先天性眼组织缺损、视网膜色素变性等。

（2）其他眼病：眼球及其附属器官的病变均可导致视觉损伤，如眼外伤、眼部感染、视网膜疾病、全身性疾病导致的眼部病变等。

（3）屈光不正：在视觉发育敏感期，屈光不正可以影响视力、眼位、双眼视的正常发育，是各类斜视、弱视产生的直接或间接原因。

（4）神经系统疾病：各类遗传性视神经病、视神经炎、视神经发育不全、神经系统肿瘤等是影响视觉传入系统导致儿童视觉障碍的重要原因。

（5）大脑性视障（cerebral visual impairment，CVI）：脑室周围白质软化、脑外伤、中枢神经系统感染、新生儿低血糖等原因造成脑部视觉区域（包括视放射、视觉皮质中枢及其周围皮质）的损伤，而导致大脑无法接受和储存所看到的信息。

（6）其他环境因素：如视觉发展敏感期未能接受到足够的视觉信息刺激、不合适的光线与照明、不正确的用眼习惯亦可能对儿童视力发育造成影响。

【视觉障碍判定标准及分类】

世界卫生组织（WHO）于1973年提出了盲和视力损伤的分类标准，低视力指双眼中好眼的最佳矫正视力小于0.3而大于等于0.05，小于0.05到无光感或视野半径小于10度者均为盲。2009年WHO对这一标准进行了修改（表1-2），用"日常生活远视力"代替"最佳矫正视力"，并去掉了"低视力"的提法。

表1-2　WHO盲及视力损害分类标准 *

分级	视力损伤	日常生活远视力	
		低于	等于或优于
0级	无或轻度视力损害	无	0.3（6/18）
1级	中度视力损害	0.3（6/18）	0.1（6/60）
2级	重度视力损害	0.1（6/60）	0.05（3/60）
3级	盲	0.05（3/60）	0.02（1/60）
4级	盲	0.02（1/60）	光感
5级	盲	无光感	—

注：WHO此版分类将任何原因造成的日常生活远视力不能确定直接判定为9级，中间无连续分类标准。"—"表示无意义；* 表示括号里分数为国际视力值表示方法。

我国目前多应用中华人民共和国2011年《残疾人残疾分类和分级》国家标准（GB26341-2010），见表1-3。

表1-3　我国盲和低视力分类分级标准

类别	级别	最佳矫正视力
盲	一级	无光感～0.02或视野半径＜5度
盲	二级	0.02～0.05或视野半径＜10度
低视力	三级	0.05～＜0.1
低视力	四级	0.1～＜0.3

注：1.盲或低视力均指双眼而言，若双眼视力不同，则以视力较好的一眼为准。如仅有单眼为盲或低视力，而另一眼的视力达到或优于0.3，则不属于视力残疾范畴。

2.最佳矫正视力是指以适当镜片矫正所能达到的最好视力，或以针孔镜所测得的视力。

3.视野半径＜10度者，不论其视力如何均属于盲。

【儿童视觉障碍表现】

许多视觉障碍儿童视觉经验少，甚至没有视觉经验，同时受到语言能力的限制常不能表达或意识不到自己的视觉障碍，临床需要观察儿童的行为考虑是否有视觉障碍的可能。视觉障碍儿童因视力问题可能出现的行为特征包括：① 对光过分敏感，畏光，在明亮处不敢睁眼；② 无注视或盯着周围事物的现象；③ 常不能追视目标，有时能追随近距离色彩鲜艳的大的物体；④ 看东西时身体前倾，靠近看或把物品贴近脸看；⑤ 常揉眼睛，眨眼；⑥ 对环境无反应，缺乏好奇心，对环境无警觉；⑦ 手眼不协调，显得笨拙或总踌躇不安，犹豫不定；⑧ 看东西时常用手揉或皱眉或细眯着眼；⑨ 做需要近距离用眼的工作时发生困难且表现出焦躁不安的神情；⑩ 无法看清东西或画片上的色彩和内容，模糊或重影；⑪ 近距离用眼，有头昏、头痛、恶心的感觉；⑫ 斜视、眨眼或闭上一只眼睛看；⑬ 闭上或捂住一只眼睛时，头向前倾或向前伸；⑭ 常低头或干事情时给人没兴趣或没反应的感觉；⑮ 注意力不集中或漠不关心；⑯ 读书速度慢或阅读串字、串行或颠倒，找不到某些句子和页数；⑰ 学习形近字易出错；⑱ 书写时对空间掌握不良，常会把字写出格，不整齐。

【儿童视觉评估】

儿童视觉障碍常无明显疼痛或不适，特别是婴幼儿难以表述，应对儿童进行定期视觉发育评估。儿童视力评估要考虑年龄和发育阶段，对于 3 岁以上的幼儿，可进行主观视力检查，使用目前我国通用的国际标准视力表检查视力；对 3 岁以下的婴幼儿及发育迟缓伴神经系统疾病的患儿，需要借助客观方法进行视力检查。常用的视觉评估方法包括以下几点。

（1）视动性眼球震颤（optokinetic nystagmus，OKN）：应用视动性眼震仪对婴儿视力进行检测，正常婴儿眼球做追随运动，出现冲动性水平摆动（眼球震颤）。

（2）优先选择性注视（preferential looking，PL）：适用于 3 月龄～1 岁婴儿。PL 法测得的是婴幼儿可分辨最高条栅的空间频率，即条栅视力。

（3）点状视力检测：适用于 1.5～3 岁的幼儿或不能指认视力表的儿童。

（4）国际标准视力表或标准对数视力表检测：适用于 3 岁以上智力发育正常、已具备一定语言表达和肢体表达能力的儿童。

（5）视觉行为检测：根据每个年龄段视觉行为发展的进程特点对儿童视觉进行筛查。

（6）视觉诱发电位（visual evoked potential，VEP）：采用闪光或图形刺激后在视觉中枢部位记录到系列诱发电位或诱发反应，是视觉信号产生、转导并最终传递到视觉中枢的综合反应。VEP 利用神经电生理了解从视网膜到视觉皮质即整个视觉通路功能的完整性检测，可更客观地反映视觉损害的部位和程度。

（7）与视觉发育相关的其他检查：如眼病筛查、屈光度检查、视知觉检查、立体视

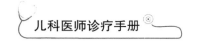

检查等。

【治疗与康复】

视觉障碍的治疗除了去除病因、避免原发疾病对视觉发育的持续性影响和损伤外，主要的治疗是进行视觉康复。视觉康复包括助视器和功能性视力训练。

（1）助视器：指能帮助患者提高视觉功能、改善视觉效果的条件和设备，可分为光学助视器、非光学助视器和电子助视器。光学助视器是通过光学原理达到放大效果的助视器材，如放大镜、望远镜；非光学助视器是通过改善周围环境的状况来增强视功能的各种设备或装置，如大字体印刷材料、特殊照明灯、滤光镜等；电子助视器主要由电脑及系统、图像放大处理软件、摄像系统等部分构成，是运用投射放大的原理达到高倍放大的效果，包括投影仪、CCTV 助视器等。

（2）功能性视力训练：功能性视力是指在日常各种活动中有目的地使用视觉技巧的能力。功能性视力训练是指在特定的视觉环境下，使用相应的器具组织各种游戏活动，有计划、有目的地提高视障儿童的用眼能力的训练，包含视觉能力训练和视觉技能训练两个层面。

视觉能力的训练包括了基本的视觉能力训练和复杂的视觉能力训练，前者包括光觉训练、形觉训练、色觉训练、眼球运动、视觉聚焦训练等，而后者主要是图像识别能力和空间知觉能力的训练。视觉技能是视觉能力中与视觉操作有关的技能，如定向、注视、追视、搜寻、手眼协调等，还包括了视觉认知、视觉辨别、视觉逻辑、视觉记忆等更高级的视觉功能。

功能性视力的训练可促进视障儿童视觉能力和技能的发展，帮助他们获得较高的视觉效率并最终达到康复的目的。

二、听觉障碍

【定义】

听觉障碍（hearing impairment），又名听力障碍、听力残疾、耳聋，是指由于各种原因导致双耳不同程度的永久性听力障碍，听不到或听不清周围环境声及言语声，以致影响日常生活和社会参与。

【儿童正常听觉发育】

婴幼儿的听觉器官在出生时已基本发育成熟，新生儿对声音已能有所反应。出生后至 6 个月是听觉系统发育的关键阶段，6 月龄时婴儿频率感知功能已达到成年人水平，但分辨能力明显低于成年人。随着大脑发育的不断完善，儿童听觉处理技巧不断提高，主要表现在：①可利用声音中新的、细微的线索区分声音；②能利用线索中更多特异性信息，而在噪声环境下的声源定位能力，6 岁时还达不到成人水平（表 1-4）。听觉系统需要进一步发育，直至 18 岁左右，听觉系统才发育完善。此外，听觉是儿童语言发展的必要条件之一，儿童语言发育情况亦可在一定程度上反映儿童听觉发育水平。

表 1-4　儿童听觉发育

年龄	听觉发育
0 月龄	听到响声出现惊跳反射（Moro 反射）、眼睑反射或觉醒反射
1 月龄	声响会伸展手足；睡觉时突然声响会觉醒或哭泣；哭泣或活动时，一打招呼就会停止哭泣或活动
2 月龄	打招呼时会高兴地发出"啊"或"哦"声
3～4 月龄	将脸转向声源，对不同的声音表示不安或喜悦或厌恶
5～6 月龄	对各种新奇的声音都很好奇；能分清父母的声音；定位声源；会和外来的声音互动
7～8 月龄	倾听自己发出的声音和别人发出的声音；能把声音和声音的内容建立联系；模仿发音
9 月龄	对细小的声音敏感，重的语气也有反应，会表演一些幼儿游戏，弄响隔壁房间的物品或在远处叫他，会爬过去
10～11 月龄	模仿别人说"妈妈""奶奶"等
12 月龄	听懂几个简单指令，做出表示；表达单词
15 月龄	听从简单指令，指认五官
18 月龄	用单词或短语表达自己的需要
2 岁	理解指令更好；会说一些简单句
3 岁	此阶段语言发育飞速，词汇丰富起来，能够学会一些复合句；能够唱儿歌，叙述简单的事情
4～5 岁	能辨别语音的微小差别
6 岁	熟练辨别本民族语言所包括的各种语音

【病因】

在不同年龄段，导致听觉障碍的主要病因不同，0～6 岁儿童以遗传、母孕期病毒感染为主；7～12 岁儿童以遗传、中耳炎为主；13～17 岁儿童听力障碍的主要病因为中耳炎、药物中毒等。

临床常根据听力障碍发生的时间分为先天性听力障碍和后天性听力障碍。

（1）先天性听力障碍：出生后即已存在的听力损失。50% 为遗传性，多为常染色体隐性遗传，其他还有常染色体显性遗传、线粒体遗传和 X 连锁遗传等，其中四分之三为非综合型聋，另外四分之一为综合征型聋，即除了听力损失外，还伴有其他遗传特征的器官异常，如 Waardenburg 综合征、Usher 综合征、Alport 综合征等。非遗传性的先天性听力障碍的病因包括：缺氧、新生儿黄疸、梅毒、风疹感染、耳毒性药物中毒、放射线、甲状腺功能低下等。

（2）后天性听力障碍：包括出生时、出生后的各种因素所导致的听力障碍。出生时的因素有缺氧、严重感染、黄疸等。出生后最常见的病因有脑膜炎球菌、结核杆菌、巨细胞病毒、腮腺炎、麻疹、猩红热、霉菌等各种感染。慢性中耳炎也是导致儿童后天性听力损失的重要原因。其他因素还包括外伤、中耳疾病、耳毒性药物、肿瘤（白血病）、梅尼埃病、外淋巴瘘、代谢性疾病及一些原因不明的疾病。儿童期进行性听力障碍可能与基因突变有关，如 Pendred 综合征、大前庭水管综合征等。多数进行性听力障碍原因不明。

【听力障碍判定标准】

根据听力受损的程度，听力障碍可分为不同等级，WHO1997 年推荐的标准和我国《残疾人残疾分类和分级》听力残疾标准均以计算 500、1000、2000、4000 Hz 四个频率的平均听力损失的分贝数进行程度划分，两者划分标准略有不同（表 1-5）。

表 1-5　听觉障碍判定标准

听力损失程度（dBHL）	中国听力残疾标准	WHO 听觉障碍分级标准
≥ 91	一级	极重度
81～90	二级	极重度
61～80	三级	重度
41～60	四级	中度
25～40	—	轻度

【早期发现】

听力障碍是常见的出生缺陷。听力是儿童进行语言学习的前提，早期发现听力障碍并及时予以干预是保证听力障碍儿童获得最大程度语言交流能力的最重要手段。根据我国《新生儿听力筛查技术规范》（2010 版），目前实施二阶段筛查即在新生儿出院前进行初筛，未通过者及漏筛者于 42 天内均应当进行双耳复筛，复筛仍为阳性的患儿应在 3 月龄内转听力障碍诊治机构做出诊断。筛查的方法是耳声发射（otoacoustic emissions，

OAE）和（或）自动听性脑干诱发电位（autoauditory brainstem response，AABR）。对于有高危因素的新生儿，即使通过筛查仍应结合听性行为观察法密切关注其听觉发育，3年内每年至少随访1次，在随访过程中怀疑有听力损失时，应当及时到听力障碍诊治机构就诊。

听力障碍高危因素包括：① 新生儿重症监护病房（NICU）住院超过5天；② 儿童期永久性听力障碍家族史；③ 巨细胞病毒、风疹病毒、疱疹病毒、梅毒或毒浆体原虫（弓形体）病等引起的宫内感染；④ 颅面形态畸形，包括耳郭和耳道畸形等；⑤ 出生体重低于1500克；⑥ 高胆红素血症达到换血要求；⑦ 病毒性或细菌性脑膜炎；⑧ 新生儿窒息（Apgar评分1分钟0～4分或5分钟0～6分）；⑨ 早产儿呼吸窘迫综合征；⑩ 体外膜氧；⑪ 机械通气超过48小时；⑫ 母亲孕期曾使用过耳毒性药物或袢利尿剂或滥用药物和酒精；⑬ 临床上存在或怀疑有与听力障碍有关的综合征或遗传病。

【诊断】

对听力障碍儿童应进行病因诊断，听力学定量、定向及定位诊断。

（1）病史：可辅助病因诊断，应询问的病史包括孕产史、新生儿期疾病史、感染史、耳毒性药物应用史、头部外伤史和听力障碍家族史等，还应根据患儿的年龄询问其对环境声或言语的反应、言语发育及在校学习成绩等。

（2）体格检查：包括一般情况、生长发育的检查及耳鼻喉专科检查。专科检查重点观察有无面部畸形；颈部是否有鳃裂瘘管、甲状腺肿大；耳部检查注意耳郭、外耳道、鼓膜和锤骨柄的异常，注意是否有中耳炎的征象等；鼻部检查注意鼻腔狭窄、鼻孔闭锁及鼻腔感染的征象；咽喉部检查注意是否有扁桃体和腺样体的增生和炎症。体检时不仅应注意患儿，还应注意家长是否有遗传综合征的表现。

（3）听力学检查：判断有无听力损失及其程度，此为听力损失的定量诊断。此外，为了对听力损失进行治疗和干预，还需确定听力损失的性质和部位，此为定性和定位诊断。只有具备这三方面的信息，才是全面准确的听力学诊断。① 定量诊断：行为听力测试是定量诊断的金标准，但行为测听要求患儿能够主观配合，对于不能配合或年龄太小者（＜6月龄）可应用听性脑干反应（tone-burst auditory brainstem response，tbABR）及听性稳态反应（auditory steady-state response，ASSR）等客观听力测试方法。根据患儿年龄及身体发育水平，行为测听又可分为行为观察测听（behavioral observation audiometry，BOA）、视觉强化测听（visual reinforcement audiometry，VRA）和游戏测听（play audiometry，PA）。BOA主要用于了解6月龄以下或者6月龄以上但不能完成VRA患儿的大致听力情况，其结果不代表听阈，只是在某一个测试强度的反应。VRA适用于6月龄～2岁半患儿的听阈测试，而PA适用于2岁半以上患儿的听阈测试。② 定性和定位诊断：按照听力受损的部位，听力障碍可分为传导性听力障碍（病变在外耳或中耳)、感音神经性听力障碍、混合性听力障碍。感音神经性听力障碍又可分为感音性(病变发生在耳蜗)、神经性(病变在蜗神经及其以后的听神经)和中枢性(病变在脑干和大脑皮层)。对中耳疾病敏感的检查方法有声导抗、短声听性脑干反应(click auditory brainstem response,cABR);对内耳疾病敏感的方法有 cABR、耳声发射(OAE);对蜗后病变的诊断方法有 cABR 或借助两种以上方法综合评估,比如 cABR 和 OAE。

(4)影像学检查:颞骨 CT 和耳部核磁共振(MRI)有助于听力障碍部位的诊断,前者有助于了解有无中耳、内耳畸形,后者有助于了解迷路、听神经、脑组织发育情况。

(5)遗传学检查:随着遗传学的飞速发展和分子遗传学技术的提高,基因检查对于听力疾病的准确诊断、预后判断和干预方案制定具有重要的意义。有关基因和遗传学的评估,应由遗传学家负责。

(6)实验室检查:对母亲和婴幼儿的血、尿进行实验室检查,有助于发现先天性感染或早期的感染,可辅助病因诊断。综合征听力障碍也需要相关的实验室检查结果辅助诊断,如心电图、肾脏超声、生化检查、眼科检查等。

【治疗】

听力障碍确诊后应迅速进入干预程序,根据儿童听力障碍的不同病因和不同性质采用不同的治疗和干预策略,主要包括病因治疗、听觉补偿与重建、听觉与言语康复。

(1)病因治疗:包括治疗与听力损失相关的中耳炎、外伤等,对某些相关畸形的患儿可进行手术治疗。

(2)听觉补偿与重建:主要包括助听器验配、人工耳蜗植入、听觉辅助设备的应用。①助听器验配:助听器佩戴的目的是听取声音。听力损失 < 80 dBHL 的感觉神经性听力障碍者,首选使用助听器;听力损失 > 80 dBHL、暂时不具备人工耳蜗植入条件者,也应及时选配相应的助听器。助听器的选配包括前期准备、助听器预选、验配、评估和随访几个阶段。选配后应对听障者进行适应性训练,指导儿童及家长使用助听器及观察助听效果。②人工耳蜗:主要用于治疗双耳重度或极重度感音神经性聋,婴幼儿听力障碍者的植入年龄通常为 12 个月~6 岁。人工耳蜗植入应进行详细的术前评估、术后康复和随访工作。③听觉辅助设备:指助听器和植入装置以外的帮助听觉障碍者更好地感知环境声音并做出反应的设备,按功能分为声音增益系统、电视辅助系统、电话辅助系统、警觉信号系统。

(3)听觉言语康复:对于听力障碍儿童,除了采用助听器验配或人工耳蜗植入等各种声学放大技术帮助其最大限度地获得听力外,还需指导和教育听障儿童利用残留听力或重建听力在其助听效果优化的状态下进行有声语言的学习,获得言语交往的能力,学会运用听觉与言语这一重要的信号系统进行学习,促进身体和心理的健康发展,以更好地适应社会学习生活。听力障碍儿童的康复应包括听觉训练、语言学习、沟通技能学习等。

【随访】

对听力障碍儿童应定期进行跟踪随访，至少每半年复诊 1 次，对其听力、语言等功能进行评估。

（张　敏　南京医科大学附属妇产医院）

参考文献

1. 崔丽红，姚聪.儿童视力障碍的诊断与检查判定.中国实用儿科杂志，2018，33（4）：265.

2. 陈荣华，赵正言，刘湘云.儿童保健学.5 版.南京：江苏凤凰科学技术出版社，2017：22-23.

3. 邹丽萍.重视儿童神经系统疾病相关视力障碍.中国实用儿科杂志，2018，33（4）：241-245.

4. 何彦璐，童梅玲.大脑性视障研究进展.中国儿童保健杂志，2015，23（12）：1275-1277.

5. 张悦歆，李庆忠.视觉康复指南.北京：国家图书馆出版社，2009：46-47.

6. 贺荟中.听觉障碍儿童的发展与教育.2 版.北京：北京大学出版社，2018.

7. 吴皓，黄治物.新生儿听力筛查.2 版.北京：人民卫生出版社，2014：35-42.

8. 莫玲燕.儿童听力疾病的诊断.听力学及言语疾病杂志，2012，20（5）：405-409.

第三节　儿童运动障碍

【概述】

儿童运动障碍疾病（pediatric movement disorders）是儿童时期常见的发育性疾病，由各种原因造成神经和（或）肌肉骨骼系统发育缓慢或成熟障碍所致，表现为运动的发动、执行、速度、频率和姿势的异常，可单独发生，也可为某些综合征的症状。运动障碍可能以急性、亚急性或更慢性的方式出现。儿童运动障碍从病因学角度主要分为获得性疾病和遗传性疾病。获得性运动障碍包括脑性瘫痪、颅脑外伤、儿童脑肿瘤、药物、毒物、血管性病变、感染性病变和自身免疫过程等引起的短暂或持续性运动障碍。有些遗传性疾病的早期或主要表现为运动发育障碍，如遗传代谢方面检测结果确诊为某一种遗传病，如强直性肌营养不良、杜氏肌营养不良、脊髓性肌萎缩、异染色性脑白质营养不良等，则以该疾病作为诊断。在这一章节主要介绍儿童常见的运动障碍性疾病即脑性瘫痪。

【定义】

脑性瘫痪是儿童时期最常见的运动障碍性疾病。其不是一种特定的疾病，而是一组持续存在的中枢性运动和姿势发育障碍的症候群，是由于发育中的胎儿或婴幼儿脑部受到非进行性损伤所致，主要临床表现为运动障碍和姿势异常，且持续存在并贯穿患儿终身，其严重程度存在明显的个体差异（从可跑跳或独立行走到不能坐、不能翻身、不能抬头），常伴有感觉、知觉、认知、沟通和行为障碍以及癫痫和继发性肌肉骨骼问题。全球范围内报道的患病率为 0.15% ～ 0.40%，其中 1/3 的患儿存在潜在遗传学病因、神经系统变性病或代谢病。

【病因】

脑瘫的病因学高度复杂，涉及非遗传学和遗传学因素，特别是产前、产时和产后的单个或多个危险因素的相互作用。

（1）非遗传学病因：产前、产时和产后的生物学和环境因素是脑瘫的主要高危因素，如宫内感染、宫内生长迟缓、绒毛膜羊膜炎、先天性脑发育畸形、早产和低出生体重、各种新生儿脑病、败血症、胎儿或新生儿脑卒中等；婴儿期各种脑炎或脑病、中毒、创伤。脑瘫临床诊断中将上述高危因素作为重要参考条件，必须通过详细的病史询问获得。

（2）遗传学病因：脑瘫的遗传学病因涉及多种复杂机制，包括易感基因多态性、单基因遗传病、CNVs 等的检测。近年来，分子遗传学、代谢组学和蛋白组学等新技术的进展为脑瘫的精准诊断和精准治疗带来了机遇。

【诊断】

1. 诊断流程

准确诊断脑性瘫痪，需要通过准确的病史、详细的临床检查、发育评估以及在适当情况下进行神经成像、脑电图和实验室检查协助诊断。若儿童运动障碍同时伴有明显的头颅、面容、皮纹和毛发等异常，或伴有先天性心脏病、肝脾肿大、食欲不振、喂养困难、慢性呕吐、腹泻和泌尿生殖系统畸形应考虑做遗传代谢方面的检测，如血、尿遗传代谢病筛查，以及血氨、血乳酸、染色体检查和基因检查。

2. 诊断标准

根据《中国脑性瘫痪康复指南》（2015 版）最新修订的脑性瘫痪诊断标准，脑性瘫痪诊断依据为四项必备条件及两项参考条件。

（1）四项必备条件是脑性瘫痪的特征和核心要素：①中枢性运动障碍持续存在；

②运动姿势发育异常；③反射发育异常；④肌张力及肌力异常。诊断脑性瘫痪必须具备以上4项必备条件，缺一不可。①中枢性运动障碍持续存在：抬头、翻身、坐、爬、站和走等粗大运动功能障碍和手的精细运动功能障碍、生活活动能力障碍等持续存在。功能障碍的特点是持久性、非进行性，但并非一成不变。临床表现可轻可重，可缓解也可加重，重症可导致继发性损伤（二次损伤），产生关节挛缩和畸形从而加重运动障碍。②运动姿势发育异常：未遵循小儿正常运动姿势发育的规律和特点，运动姿势发育落后于运动发育里程碑，表现为运动姿势发育的未成熟性、不均衡性、异常性、多样性和异常发育的顺应性。在动态和静态下以及不同体位（俯卧位、仰卧位、坐位和立位）下均存在异常的运动和姿势模式，轻重程度存在个体差异。③反射发育异常：主要表现为原始反射延迟消失或持续存在（拥抱反射、非对称性紧张性颈反射等），立直（矫正）反射（降落伞反射等）延迟出现或不出现，平衡（倾斜）反应（坐位、立位为主）延迟出现或不出现，锥体系损伤时可出现病理反射（2岁后有意义）。④肌张力及肌力异常：所有脑性瘫痪儿童都存在不同程度的肌张力异常并伴有轻重不等的肌力降低。痉挛型肌张力增高，不随意运动型肌张力变化或障碍（强直为主），共济失调型肌张力偏低。可通过检查肌肉硬度，牵张反射（膝腱反射、踝阵挛等），静止性肌张力，姿势性肌张力和运动性肌张力以及关节活动度进行判断。

（2）两项参考条件：以下两项参考条件有利于寻找病因及佐证，是非必备条件，有利于诊断及康复策略的选择。①有引起脑性瘫痪的病因学依据：如前所述的出生前、围生期、出生后至3岁前的各类病因导致的非进行性脑损伤。②可有头颅影像学佐证：包括头颅B超、CT、MRI等影像学检测结果异常。

3. 临床分型

临床上根据神经病理学特点将脑瘫分为以下类型：①痉挛型占脑瘫人群的70%～80%，以速度依赖性肌张力增高、痉挛姿势、选择性运动受限和病理性反射为特点，病变位于锥体系通路，根据受累肢体情况可进一步分为痉挛性双瘫、痉挛性四肢瘫、痉挛性偏瘫；②不随意运动型占10%～20%，以肌张力不稳定、非对称姿势和不随意运动为特点，可以表现为肌张力障碍、舞蹈—手足徐动，病变位于锥体外系的基底节区；③共济失调型占5%左右，以肌张力低下、平衡和共济障碍、运动启动缓慢和协调不良为特点，病变位于小脑及其联络通路；④混合型脑瘫可以是上述两种类型的混合出现。

4. 运动发育评估量表

目前脑瘫发育评定常围绕运动功能评定、语言言语功能评定、认知功能评定和日常生活活动能力评定，不同评定方法各有侧重点，可评定或预测一方面或多方面能力与功能。这里重点介绍运动发育评估。儿童运动发育包括粗大动作和精细动作，粗大运动是指基本姿势的维持和移动能力的发育，从最初坐、爬、站、走，到如跳绳、舞蹈等复杂技巧性运动。精细运动主要指手的运动和手眼协调，从伸手、抓取、堆搭到随认知参与可从事书写、弹奏乐器等复杂工艺操作。儿童运动相关的发育评估量表可分为以下几大类，临床上可根据需要选择性使用。

（1）儿童发育评估量表中的运动评估部分可以了解儿童运动发育情况，如丹佛发育筛查测验、0～6岁儿童智能发育筛查测验、0～6岁儿童神经心理发育量表（儿心量表）、Gesell 发育诊断量表、贝利婴幼儿发展量表—中国城市修订版等。

（2）高危儿随访常用神经运动发育量表：国际上有众多的新生儿及婴儿期神经发育评估量表，部分量表被国内的学者介绍或引入进来，如在临床高危儿随访中得以广泛使用的全身运动评估、新生儿 20 项行为神经测查方法、0～1 岁神经运动检查 20 项、婴儿运动能力测试、Alberta 婴儿运动量表等。

（3）国外有一些运动量表是针对儿童运动技能的评估，其中 Peabody 运动发育量表已经在国内得到广泛应用。儿童运动协调能力评估量表（the Movement Assessment Battery For Children，MABC）的学龄前部分被引入国内。香港协康会研发的香港小肌肉评估在内地也得到培训和广泛应用。

（4）脑瘫儿童专用运动评估量表：脑瘫粗大运动功能测试量表、粗大运动功能分级系统；脑瘫儿童精细运动能力测试量表、脑瘫儿童手功能分级系统等。

5.《国际功能、残疾和健康分类》在脑瘫评估中的应用

《国际功能、残疾和健康分类》（International Classification of Functioning，Disability and Health，ICF），通过将功能和环境相关成分进行分类，提供了描述功能和功能障碍的标准语言，使不同国家和学科间在功能、残疾和健康领域的评定与分类方面有了国际通用的理论架构和语言体系。其功能包括身体结构、身体功能、活动和参与能力，表示个体和个体所处的背景因素之间发生交互作用的积极方面。环境因素包括个人因素和环境因素，环境因素可以成为障碍也可以成为有利因素。利用该系统可以标准化、结构化、系统化地指导评定并描述功能状态，发现患儿需求和影响患儿的有利因素及障碍因素，并可根据干预效果调整治疗计划。

【鉴别诊断】

（1）遗传性疾病：一些遗传性疾病有运动障碍、姿势异常和肌张力改变，容易被误诊为脑瘫，如杜氏肌营养不良、脊髓性肌萎缩等。在脑瘫的诊断中，儿童是否存在特殊面容、生长受限、除神经系统外的其他系统损害、神经发育倒退或进行性恶化、血生化的异常等可提供警示线索，进一步的遗传代谢等检查可以协助鉴别诊断。

（2）脑性瘫痪与运动发育迟缓：运动发育迟缓是指儿童某些运动功能发育迟缓，但不伴有明显的异常姿势和肌张力改变，可伴有语言、认知的发育不均衡。脑性瘫痪存在姿势、肌张力异常的同时常伴有运动发育落后。

【治疗】

1. 脑性瘫痪治疗目的

脑性瘫痪的治疗目的是提高患儿的生活质量，最大程度提高患儿功能和活动能力，降低危险因素（如癫痫、喂养困难、脊柱侧弯、髋关节脱位）对儿童的影响。

2. 脑性瘫痪治疗的基本原则

脑性瘫痪应在早期发现异常表现时就尽早开展干预治疗。干预训练应以儿童为中心，医生、治疗师、护理和教师共同参与制定系统的综合干预、康复训练计划。康复训练要与儿童的日常生活相结合，将专业康复治疗融入脑瘫患儿的日常生活中。康复要游戏化，游戏是儿童最好的学习途径，在康复训练中贯穿游戏，增加儿童训练的趣味性，从而增加儿童训练的主动性。

3. 脑性瘫痪的治疗方法

主要治疗方法有运动疗法、物理因子治疗、作业治疗、言语治疗、石膏和矫形器应用、肉毒毒素注射和手术等，各有相应的适应证和规范的操作方法和流程，目的在于改善痉挛、挛缩的现象，提高肌力、运动活动和社会生活的能力。

运动疗法是指治疗师通过手法、器械或患者自身力量，对患儿进行主动或被动训练，进而提高小儿运动能力，改善异常肌张力、姿势等。运动功能训练的目的主要在于促进脑瘫患儿的功能性运动（抬头、翻身、坐位、爬行、站立与步行、手功能等）及其控制能力的发育，增强患儿的肌肉力量和保持其肌肉长度，防止或减少继发性损伤，增加活动能力，从而改善社会生活。

物理因子疗法包括：①功能性电刺激疗法的经皮神经电刺激、神经肌肉电刺激、仿生物电刺激法等；②传导热疗法的石蜡疗法、热袋温敷法、温热案（蜡）包疗法、Kenny 湿敷温热法等；③水疗法的涡流浴、伯特槽浴、步行浴游泳运动、水中功能训练等；④冷疗法；⑤生物反馈疗法的肌电生物反馈疗法、脑电生物反馈疗法、重复经颅磁刺激等。上述各类治疗中，水疗最为广泛应用和提倡，既是物理因子治疗，又是运动治疗。利用水的浮力、水波的冲击、水温的刺激、机械刺激、化学刺激，可以使患儿肌肉松弛，缓解痉挛，改善关节活动，从而使患儿能够在水中比较容易地自我控制，在抗重力状态下调整姿势以及完成各种正常姿势和运动，增强肌力，改善协调性，提高平衡能力，纠正步态等。水的压力还可以促进血液循环，促进胸腹的运动使呼吸运动加快，改善呼吸功能，增强患儿的抵抗力，促进神经系统的发育。

作业疗法通过各种精心设计的活动（目的性、选择性、任务性）促进疾病、发育障碍、身体和心理社会功能障碍者康复，促进特殊儿童的身心全面发展，实现未来参与社会并对社会做出贡献的目标。

言语治疗是指言语及交流障碍的矫治。80%的脑瘫患儿具有不同程度的言语障碍。

日常生活交流能力的训练、进食训练、构音障碍训练、语言发育迟缓训练、利用语言交流辅助器具进行交流的能力训练、小组语言训练等可最大限度地降低障碍，建立语言能力及社会交往能力。

辅助器具及矫形器的应用：脑瘫的康复治疗矫形器可根据不同类型、年龄、瘫痪部位以及不同目的进行配备。根据目的可分为医疗用、恢复用、矫正用、步行用等不同矫形器。辅助器具还包括坐位、立位、步行、移动、日常生活等不同用途的器具，提倡制作和采用简单易行的辅助器具。

药物及手术治疗：药物治疗主要针对脑性瘫痪患儿的并发损害。必要时可选择抗感染药物、抗癫痫药物、降低肌张力的药物、抑制不自主运动的药物、神经肌肉阻滞剂、各类神经生物制剂等，其中 A 型肉毒毒素应用较为广泛。目前开展较为广泛的手术包括肌肉、肌腱和骨关节矫形手术，目的是改善功能，矫正局部畸形和挛缩，减少痛苦，易于护理。周围神经切断术、神经核团立体定向毁损术等也有开展。

其他还包括传统医学康复疗法、马术治疗、多感官刺激、游戏及文体治疗、音乐治疗、虚拟现实康复训练、运动想象及镜像反馈疗法等。

（池　霞　南京医科大学附属妇产医院）

参考文献

1. 中国康复医学会儿童康复专业委员会，中国残疾人康复协会小儿脑性瘫痪康复专业委员会，《中国脑性瘫痪康复指南》编委会. 中国脑性瘫痪康复指南（2015）. 中国实用乡村医生杂志，2015，22（22）：12-19.

2. 励建安. 特殊儿童物理治疗. 南京：南京师范大学出版社，2015：263-268.

3. 池霞. 运动发育评估在儿童早期发展中的应用. 中国儿童保健杂志，2020，28（3）：233-236.

第四节　孤独症谱系障碍

【概述】

孤独症谱系障碍（autism spectrum disorder，ASD）简称孤独症，又名自闭症，是一组以社会交往和交流障碍、兴趣或活动范围狭窄以及重复刻板行为为主要特征的神经发育性障碍。

【流行病学】

ASD 曾被认为是一种罕见病，近 30 年来 ASD 患病率逐渐升高，普遍认为 ASD 患病率的升高与医学界对疾病认识水平的提高以及 ASD 定义和诊断标准的修订有关，一些国际组织估计世界范围内 ASD 患病率为 1%。从全球范围看，不同社会、不同种族均可发生 ASD，而在性别上明显呈现患病男孩多于女孩的特征，文献报道患病男女比为（3.6 ~ 5.1）：1。

【病因】

ASD 病因不完全明了。多数学者认为 ASD 的发生是遗传基因与基因调控相关的环境因素共同作用的结果。ASD 存在一定家族聚集性，单卵双生子同病率为 36% ~ 95%，双卵双生子同病率为 10% ~ 20%，同胞患病率为 3% ~ 5%，均高于普通群体。各国开展的基因研究已发现了一些基因异常与 ASD 发病明确相关，可解释 20% ~ 30% 的 ASD 病因。其余 70% ~ 80% ASD 未有明确的基因发现，因此，环境因素在发病中的作用受到重视。

神经解剖学和影像学研究显示 ASD 患者在脑结构、神经生化方面存在与正常儿童不同之处，如部分 ASD 儿童存在小脑的异常，部分 ASD 儿童血 5- 羟色胺水平增高。而在神经心理学上 ASD 儿童亦呈现不同的心理特征：自婴儿期就缺乏共同注意；缺乏对他人心理的认识解读能力；部分 ASD 儿童存在执行功能障碍。

综合已有的研究推测，存在 ASD 遗传易感性的儿童在环境有害因素影响下，神经系统发育异常，从而导致自婴幼儿期开始，其感知觉及认知加工等神经系统高级功能发展出现异常，表现出 ASD。

【诊断】

1.临床表现

社会交往与交流障碍、狭隘兴趣与重复刻板行为是 ASD 的两个核心症状，患儿同时在智力、行为、情绪等方面存在共患症状。

（1）社会交往与交流障碍：ASD 儿童通常喜欢独自玩耍，对他人缺乏兴趣和关注，常对父母的指令不做应答、充耳不闻；患儿缺乏与他人合适的交流或交流技巧，缺乏或躲避与他人的目光接触，且非语言沟通技能存在缺陷，很少用手指指物，也很少应用躯体动作表示同意或者拒绝。ASD 儿童表现出的交流沟通常以自我为中心和以功用性为主，很少有分享、展示、炫耀等情感社交，很少主动向父母寻求关爱，也不能与他人共同注意周围的环境。语言是社会交往的重要工具，ASD 儿童在语言交流方面同样存在障碍，因病情程度不同，语言障碍的表现可不同，有的患儿没有语言或在语言发育中出现倒退、停滞；有的患儿具备语言能力，但语言应用存在障碍，缺乏交流性语言，表现出重复刻板的语言内容、单一刻板的语调、自言自语，重复鹦鹉式语言和模仿性言语亦较为多见；有的患儿有交流性的语言，但交流中不能顾及他人的言语和情绪，自我中心特征明显。

需要注意的是，ASD儿童并不都是没有社交，而是存在社交的缺陷，从严重的无社交状态到有社交意愿但社交技能缺乏呈谱系变化。

（2）狭隘兴趣与刻板重复行为：主要表现为身体动作的刻板重复，对物品、玩具不同寻常的喜好和使用方式，特定的程序化的仪式性行为，过度坚持统一性。ASD儿童可能对某些物品、玩具或某些活动、动作表现出超乎寻常的兴趣和爱好，比如反复搓手、转圈、双手扑动、来回奔跑、玩弄开关、排列玩具、转动车轮、舔物品、反复观看某个广告、爱听某一首特别的音乐等。往往某一段时间有一种或几种特殊兴趣和行为，并非一成不变。

ASD儿童大多存在感知觉的明显偏离或异常，这与其刻板重复行为的出现密切相关，表现为对某些感觉过度敏感或过于迟钝。例如，有的患儿对某些声音特别喜好或特别恐惧；有的患儿以特殊方式注视某些物品；有的患儿反复嗅、啃、咬物品；有的患儿很难感受到疼痛；有的患儿喜好长时间坐车摇晃等。

ASD儿童狭隘兴趣与刻板重复行为也呈现谱系分布，严重者常见身体动作的刻板，而病情轻微者可能更多地表现在思维的强迫性方面。

（3）共患症状：①智力状况：ASD儿童的智力可从显著低下至天才能力呈谱系分布，30%～50%ASD儿童智力落后。智力正常或超常的ASD称为高功能ASD，这部分儿童常发现较晚。②行为问题：很多ASD儿童表现出多动和注意力分散行为，部分则显得特别安静。③情绪问题：ASD儿童多数存在情绪调节问题，表现出严重的情绪紊乱，包括易啼哭、易激惹、难以抚慰，甚至暴怒发作，出现攻击、自伤等行为。高功能ASD患儿在青春期焦虑障碍更为常见。④其他：很多ASD患儿在睡眠、饮食、排泄等方面存在问题。有的患儿入睡困难、睡眠时间少、夜间易醒，有的患儿存在严重挑食，有的患儿很难培养排便习惯。

2. 评估

目前我国可以应用的ASD评估工具还较少，常用的筛查工具包括幼儿孤独症筛查量表（checklist for autism in toddLers，CHAT）、修订版孤独症筛查量表（modified-checklist for autism in toddlers，M-CHAT）、CHAT-23、ASD行为量表（autism behavior checklist，ABC）；常用的诊断工具有儿童ASD评定量表（childhood autism rating scale，CARS）。ASD诊断观察量表（autism diagnostic observation schedule，ADOS）和ASD诊断访谈量表修订版（autism diagnostic interview-revised，ADI-R）被视为诊断ASD的金标准，目前虽有中文版本，但在我国大陆临床上尚未得到普遍使用。

3. 诊断标准

通过病史采集、临床行为观察，结合 ASD 评估，符合 DSM-V 中 ASD 的诊断标准 A、B、C、D 即可诊断儿童为 ASD（表 1-6）。

表 1-6 孤独症谱系障碍诊断标准

诊断标准	内容
A. 在各种情景下持续存在的社会交流和社会交往缺陷，不能用一般的发育迟缓解释，符合 3 项	1. 社会—情感互动缺陷：轻者表现为异常的社交接触和不能进行对话；中度者缺乏分享的兴趣、情绪和情感，社交应答减少；重者完全不能发起社会交往； 2. 用于社会交往的非言语交流行为缺陷：轻者表现为言语和非言语交流整合困难；中度者目光接触和肢体语言异常，或在理解和使用非言语交流方面缺陷；重者完全缺乏面部表情或手势； 3. 建立或维持与其发育水平相符的人际关系缺陷（与抚养者的除外）：轻者表现为难以调整自身行为以适应不同社交场景；中度者在玩想象性游戏和结交朋友上存在困难；重者明显对他人没有兴趣
B. 行为方式、兴趣或活动内容狭隘、重复，至少符合 2 项	1. 语言、运动或物体运用刻板或重复（如简单的刻板动作、回声语言、反复使用物体、怪异语句） 2. 过分坚持某些常规以及言语或非言语行为的仪式，或对改变的过分抵抗（如运动性仪式行为，坚持同样的路线或食物，重复提问或对细微的变化感到极度痛苦） 3. 高度狭隘、固定的兴趣，其在强度和关注度上是异常的（如对不寻常的物品强烈依恋或沉迷，过度局限或持续的兴趣） 4. 对感觉刺激反应过度或反应低下，对环境中的感觉刺激表现出异常的兴趣（如对疼痛、热、冷感觉麻木，对某些特定的声音或物料表现出负面反应，过多地嗅或触摸某些物体，沉迷于光线或旋转物体）
C. 症状必须在儿童早期出现（但是由于对儿童早期社交需求不高，症状可能不会完全呈现）	
D. 所有症状共同限制和损害了日常功能	

4. ASD 早期发现

年幼的大脑具有更强的可塑性，早期识别、诊断并对 ASD 尽早开展干预工作是改善 ASD 儿童预后的重要因素，而儿科医师熟悉 ASD 早期行为是实现早期识别、转诊、确诊和干预的关键第一步。ASD 早期行为标志可简称为"五不"行为：不（少）看：指目光接触异常，ASD 患儿早期即开始表现出对有意义的社交刺激的视觉注视缺乏或减少，对人尤其是人眼部的注视减少。不（少）应：包括叫名反应和共同注意（joint attention，JA）。幼儿对父母的呼唤声充耳不闻，无法产生共同注意。不（少）指：缺乏恰当的肢体动作，无法适当地对感兴趣的东西提出请求。不（少）语：多数 ASD 患儿存在语言出现延迟。不当：指不恰当的物品使用及相关的感知觉异常，言语的不当也应引起注意。

【鉴别诊断】

（1）语言发育障碍：语言发育延迟常是 ASD 儿童就诊的原因，鉴别要点在于 ASD 儿童同时存在非语言交流的障碍和重复刻板行为。

（2）发育迟缓：ASD 儿童可存在发育迟缓，发育迟缓儿童可能也表现出孤独症样的症状，可根据 ASD 的社交障碍、行为特征以及部分特别认知特征进行鉴别。

（3）儿童精神分裂症：ASD 大多在 2 ~ 3 岁前即开始出现行为症状，某些 ASD 儿童的行为可能类似精神分裂症，但不存在妄想和幻觉；精神分裂症多 5 岁后发病。

（4）注意缺陷多动障碍：注意缺陷多动障碍儿童不存在明显的社会交往和刻板行为。

（5）听力障碍：ASD 常对指令无明显反应而被怀疑为听力障碍，可通过客观听力检查予以鉴别。

【治疗】

ASD 的治疗以教育训练为主、精神药物治疗为辅。

1. 教育训练

教育训练的目的是改善患儿核心症状，同时促进智力发展，培养生活自理和独立生活能力，减轻残疾程度，改善生活质量，力争使患儿在成年后具有独立学习工作和生活的能力。

（1）教育训练原则：ASD 治疗中应遵循以下原则实施教育训练：①早期干预：尽可能早发现、早干预，对疑似患儿即应开始进行教育干预；②科学性：指选择经循证医学验证的有效方法进行干预；③系统性：指干预应全方位促进儿童整体发展；④个体化：即在充分评估患儿个体特征、疾病状况和各项能力的基础上开展有计划的个体化干预，小组训练也应由能力相近的儿童组成；⑤长期高强度：强调每天干预，干预时间应达每周 20 小时以上，干预计划按年进行安排；⑥家庭参与：应对家长进行支持和教育，指导家长选择和采用合适的干预方法，并提高家长参与干预训练的能力；⑦社区化：以社区训练为基地可使 ASD 儿童就近训练。

（2）教育训练方法：ASD 干预方法众多，一些干预方法有互相学习和融合的趋势。目前多主张灵活采用结构化教育为训练基本框架，以社会交往为训练核心，兼顾行为矫正、情绪调控、认知促进、生活自理、运动和语言等训练内容，并以行为强化辅助温和处罚作为行为矫正方法的综合训练。

2. 药物治疗

ASD 目前没有特异性药物治疗，精神类药物辅助治疗应用于儿童行为症状明显影响功能或对干预治疗反应不理想的情况。如利培酮和阿立哌唑治疗 ASD 儿童的兴奋和多动症状，哌甲酯或托莫西汀治疗 ASD 合并注意缺陷多动障碍。

【预后】

ASD 儿童的预后与其病情严重程度、共患病、智力水平、干预年龄、干预方法选择及干预强度有关。病情轻、智力水平较高、干预年龄小、干预方法适当、干预强度高的患儿预后较好。

（张　敏　南京医科大学附属妇产医院）

参考文献

1.American Psychiatric Association. Diagnostic and Statistical Manual of Mental Disorders. 5th ed. Virginia：American Psychiatric Publishing，2013：55-59.

2. ELSABBAGH M，DIVAN G，KOH Y J，et al. Global prevalence of autism and other pervasive developmental disorders. Autism Res，2012，5（3）：160-179.

3. 中华医学会儿科学分会发育行为学组，中国医师协会儿科分会儿童保健专业委员会，儿童孤独症诊断与防治技术和标准研究项目专家组 . 孤独症谱系障碍患儿常见共患问题的识别与处理原则 . 中华儿科杂志，2018，56（3）：174.

4. 周浩，王艺 . 中文版儿童孤独症谱系障碍评估工具的现况分析 . 临床儿科杂志，2017，35（12）：949.

5. 中华医学会儿科学分会发育行为学组，中国医师协会儿科分会儿童保健专业委员会，儿童孤独症诊断与防治技术和标准研究项目专家组 . 孤独症谱系障碍儿童早期识别筛查和早期干预专家共识 . 中华儿科杂志，2017，55（12）：890.

第五节　注意缺陷多动障碍

【概述】

注意缺陷多动障碍（attention deficit hyperactivity disorder，ADHD）俗称多动症，是一种常见的神经发育性障碍，主要表现为与年龄不相称的注意力缺陷、多动和冲动等核心症状，常伴有认知障碍和学习困难，对儿童的学业、职业和社会生活等产生严重影响，给家庭和社会造成沉重的负担。

ADHD 的患病率一般报道为 3% ～ 5%，男女比例为（4 ～ 9）：1，2018 年一项研究结果显示中国儿童青少年 ADHD 整体患病率估算为 6.3%。ADHD 儿童症状常在学龄前表现出来，入学后 7 ～ 9 岁是诊断的高峰年龄，随着年龄增长，共患学习困难和其他精神障碍的概率明显增加，约 70% 的患儿症状持续到青春期，30% ～ 35% 持续至成年期。因此，儿童精神科学者普遍认为 ADHD 是一种影响终身的慢性疾病。

【病因】

ADHD 病因和发病机制比较复杂，目前尚不完全清楚。但大多数学者认为，ADHD 主要是由遗传因素、生物因素、社会因素和心理因素等多种因素单独或协同作用所致的一种综合征。有家系研究显示，ADHD 具有明显的家族聚集性，其遗传度高达 80%。分子遗传学研究则发现多种可能与 ADHD 相关的易患基因。利用神经影像学研究则发现 ADHD 存在全脑多个脑区如额叶、纹状体、胼胝体、小脑等的结构异常，部位存在体积、皮质面积或皮质厚度减少。有关 ADHD 的神经心理研究则公认 ADHD 的脑电图存在较高的异常率，主要表现为额叶 θ 波增多，脑后部 δ 增多，以及 α 和（或）β 波减少。其次为局限或散在与各脑区的发作波，如棘波，棘慢波，锐慢波、6 或 14Hz 阳性棘波。认知心理学则认为 ADHD 是涉及大脑认知管理系统（执行功能）损伤的综合征。

【诊断】

ADHD 发病率高，起病早，病程长，常持续到青春期和成年期，容易存在共患病，对儿童日常生活、学习、职业和人际交往带来广泛而严重的影响。对于 ADHD，早期发现、早期诊断、早期治疗显得尤为重要。在临床实际工作中，精神科、儿童精神科、发育行为、儿科、儿童神经科、儿童保健科及初级保健科等多个相关学科均可能接触 ADHD 患儿，各学科承担的临床工作内容虽有重叠但侧重点又有不同。以下从疾病的筛查和诊断两个层面介绍 ADHD 的诊断和治疗。

（一）诊断线索

《中国注意缺陷多动障碍防治指南》（第 2 版）建议，不同年龄 ADHD 的表现有所不同，当出现以下问题时，临床医生应考虑进行 ADHD 的评估。对于初级保健、普通儿科医生、儿童保健科医生在临床中发现此类儿童，可转诊至精神科、发育行为专科或神经科进行进一步诊断和治疗。

（1）学龄前儿童：表现为过分喧闹和捣乱，难以管理，惹人厌烦；明显的攻击行为，经常惹祸；无法接受幼儿园教育。

（2）学龄儿童：表现为不安静 / 好动；注意力难以集中；好发脾气 / 行为冲动 / 自我控制能力差；伙伴关系不良；对抗、不服从、品行问题。

（3）青少年：表现为自己感到难以集中注意力；学习成绩大幅度下降，厌学；做事不考虑后果，经常跟父母顶嘴、与老师争执，与同学缺乏合作精神，对一些不愉快的刺激做出过分反应等。

（二）临床诊断

ADHD 诊断属于症状学诊断，诊断主要依据病史和对行为症状的观察和描述，因此在对患儿进行诊断前，需要进行细致的病史采集、体检检查，同时可采取必要的辅助检查和心理评估来辅助诊断和鉴别诊断。

1. 采集病史

儿童的病史主要由父母或主要监护人提供，如有可能，还可以请老师、亲戚、邻居、同伴进行补充，大年龄儿童的本人自述也很重要。收集就诊的主要原因和行为表现，并针对注意缺陷和多动 / 冲动两大核心症状进行询问，针对性地了解有无存在共病表现，进一步了解在家和学校是否存在功能性的损害。注意完善儿童的出生史、生长发育史、家庭生活史、既往史、家族史，有助于分析病因和可能的影响因素，也可为进一步的治疗奠定基础。

2. 临床检查

临床检查包括观察、检查性交谈和常规体格检查。

（1）观察：从儿童进入候诊室起，应留意各方面的表现，例如，如何进入诊室，对陌生环境的适应情况，语言和认知发展水平，情绪反应，家庭成员间相互关系，与医疗人员的社会行为及运动能力等。

（2）检查性交谈：是临床医生与儿童之间有目的的交谈，旨在从儿童的一般表现、认知活动、情感活动以及意志与行为等方面了解儿童的表现，从而实现对症状的评估和儿童内心的认识，总体评估儿童的精神病学状况。儿童的自我陈述特别是大年龄儿童是很有价值的。其中：①一般表现：主要了解儿童生长和发育与年龄是否相符，行为表现是否与性别相符合，生活自理水平与年龄是否符合，与临床医生接触交谈是否合作等。②认知活动：主要了解有无知觉、幻觉、感知综合等障碍的表现；了解注意力、记忆力、语言和思维的情况。③情感活动：主要了解儿童情感性质和倾向，如是否焦虑、紧张、易激惹、抑郁、淡漠等，以及情感是否协调和稳定，情绪是稳定还是变化多端。④意志与行为：本能活动多少，意志的强弱，有无刻板、强迫行为，有无不自主运动或者抽动等。

（3）常规体格检查：包括身高、体重、血压的测定，常规物理体格检查及神经系统检查。这对发现导致症状的躯体病因有帮助，并可排除治疗禁忌证，也有利于后期用药监测。

3. 心理评估

主要包括智力测验、注意力测定及其他一些评估量表。

（1）智力测验：常用韦氏学龄前儿童智力量表、韦氏学龄儿童智力量表、瑞文智力测验，智力测定有助于判断 ADHD 的学业功能损害，并有助于智能障碍鉴别诊断。

（2）注意测定：常用视听整合持续测试（integrated visual and auditory continuous performance test，IVA-CPT），可评价儿童反应控制能力、注意力及视听整合功能失调程度，并能提供脑部功能障碍方面多种数据的测试方法，在注意缺陷多动障碍、学习困难中可用于辅助诊断及疗效评估。划消测验也常用来评估注意的稳定性，常用的材料为简单的符号、字母、图形和数字，要求被试者在短时间内准确知觉某个对象，并迅速划去。

（3）Conner 行为问卷：包括父母用表（conner parent symptom questionnaire，PSQ）和教师用表（conner techer symptom questionnaire，TRS）两个表组成，也有父母与教师的合用表（简表）。父母用表由 48 个项目组成，共分为品行问题、学习问题、身心问题、冲动—多动、焦虑和多动指数等 6 个维度。

（4）Achenbach 儿童行为量表：包括父母问卷（child behavior checklist，CBCL）、教师评定和青少年自评三套量表。父母问卷适用于 4 ～ 16 岁儿童及青少年，包括社会能力 7 大项和行为问题 113 项。其中 113 条行为问题被归纳为 8 ～ 9 个因子，如 6 ～ 11 岁男童包括分裂症样、抑郁、不合群、强迫—冲动、躯体化诉述、社交退缩、多动、攻击行为、违纪行为等。该量表有助于对 ADHD 合并情绪障碍或共病的筛查。

（5）范德比尔特评分量表：是基于 DSM-IV 诊断标准的量表，有教师版和父母版，包括 ADHD、对立违抗障碍及品行障碍的诊断标准，焦虑和抑郁分量表的内容，以及学习绩效和行为绩效能力项目，主要用于 ADHD 症状评定。

（6）Weiss 功能缺陷量表父母版（Weiss functional impairment rating scale-parent report，WFIRS-P），由 Weiss 根据 ADHD 疾病特点编制，用于评估 ADHD 儿童社会功能。该量表由父母评定，包括 50 个条目，分为家庭、学习 / 学校、生活技能、自我管理、社会活动、冒险活动等 6 个分量表。

另外，还有很多心理评定量表用于 ADHD 的评估，如儿童困难问卷、儿童自我意识问卷、学习障碍问卷、威斯康星卡片分类测验等，在此不一一介绍。心理评估及量表可为临床提供一些数量化的相对客观的资料，可作为重要的辅助诊断手段。

4. 辅助检查

（1）常规检查：临床上可根据体检及神经系统检查中发现的可疑问题行进一步检查，如视觉、听力、染色体、甲状腺功能等。一般常规检查应包括血常规、尿常规、肝肾功能、心电图、身高、体重等，虽然并不作为 ADHD 诊断的必备条件，但便于了解儿童的基本躯体状况，排除用药禁忌，也有助于在治疗中监测药物不良反应。

（2）脑电图：ADHD 儿童脑电图检查存在一定的阳性率，主要表现为慢波的增加。

（3）影像学检查：如果怀疑颅脑先天性发育畸形或其他器质性疾病，可以进行头颅 CT、核磁共振检查。

5. 诊断标准

与大多数精神障碍类疾病一样，目前存在 3 个诊断标准：《美国精神疾病诊断与统计手册第 5 版》（diagnostic and statistical manual of disease，DSM-5）、《国际疾病分类第 10 次修订本》（international classification of disease，ICD-10）和我国 ADHD 的诊断标准所采用的《中国精神障碍分类方案与诊断标准》（第 3 版）（Chinese classification of mental disorders，CCMD-3）。目前我国多数专家采用 DSM-5 诊断系统。

（1）ADHD 的 DSM-5 诊断标准：持续存在的影响发育和功能的注意缺陷和（或）多动冲动。

注意缺陷症状：符合下述注意缺陷症状中至少 6 项，持续至少 6 个月，与发育水平不相称以至于直接影响社会、学业或职业活动。

注意：这些症状不是由于对抗、蔑视、敌意或者对指令或任务的不理解导致的。对于年长的青少年（大于 17 岁）或者成人，要求至少符合 5 项：①在作业、工作或其他活动中，经常粗心或难以注意到细节（如忽视或遗漏细节、工作失误）；②在任务或游戏活动中，经常难以维持注意（如在上课、交谈或长时间阅读中难以集中注意）；③和其说话时，经常看起来没有在听（如心思看起来在其他地方，即便是没有明显干扰情况下）；④经常不能坚持完成指令以及不能完成作业、家务或工作职责（如开始工作后很快失去兴趣并且容易转移目标）；⑤在组织任务或活动时，经常存在困难（如难以处理序列性任务，难以保持材料和物品的井然有序，工作杂乱无章，时间安排能力弱，不能按时完成任务）；⑥经常逃避、不喜欢或不愿意去从事需要持续精神集中的任务（如课堂作业或家庭作业，对于年长青少年和成人则是准备报告、完成填表、阅读长篇文章等）；⑦经常丢失任务或活动所必需的东西（如学习用品、笔、书、文具、皮夹、钥匙、文书、眼镜、手机）；⑧经常容易受到外界不相关的刺激而分心（对于年长青少年和成人，可为不相关的想法）；⑨在日常生活中，经常忘事（如家务活、帮跑腿的零活等，年长青少年和成人则可以是回电、付账单、赴约等）。

多动冲动症状：符合下述多动冲动症状中至少 6 项，持续至少 6 个月，与发育水平不相称以至于直接影响社会、学业或职业活动。

注意：这些症状不是由于对抗、蔑视、敌意或者对指令或任务的不理解导致的。对于年长的青少年（大于 17 岁）或者成人，要求至少符合 5 项：①在座椅上经常坐立不安，手脚动个不停或身体不停扭动；②在需要安坐的场合，经常离开座位（如课堂、办公室及其他工作场合或者其他要求安坐的环境中）；③在一些场合，经常不合时宜的四处乱跑或爬上爬下（注意，在青少年或成人可只有焦躁不安的主观感受）；④经常难以安静地玩或参加娱乐活动；⑤经常动个不停或表现的像被马达驱动一样停不下来（如在饭店、会议中不能保持长时间静坐或者自觉静坐难受，在他人感觉是忙个不停或者难以跟随受）；⑥经常说个不停；⑦经常未等问题说完就脱口作答（如完成别人的话，交谈时难以等待）；⑧经常出现等候困难（如排队）；⑨经常打断别人或扰乱别人（如打断对话、游戏、活动，不经询问或允许就用他人的东西，青少年/成人干扰或打断他人在做的事情）。

（2）多项注意缺陷或多动—冲动症状在 12 岁前出现。

（3）多项症状在 2 个或以上场景存在（如学校、家庭、工作，在朋友或亲友面前，在其他的活动中）。

（4）上述症状明确造成社交、学业或职业功能上的损害。

（5）上诉症状不是由于精神分裂或其他精神障碍过程中，也不能用其他心理障碍解释（如心境障碍、焦虑障碍、分离障碍、人格障碍、物质中毒或撤退）。

【鉴别诊断与共病】

除了各种躯体疾病可以表现出类似 ADHD 症状外，正常儿童多动、高功能的孤独症谱系障碍、学习障碍、品行障碍、精神发育障碍、儿童少年精神分裂症等也有可能与 ADHD 相混淆。有报道约 50% 以上 ADHD 患儿存在一种或多种共患病，最常见的共患病有对立违抗、品行障碍、焦虑障碍、抑郁障碍、学习障碍、睡眠障碍、智力障碍和孤独症谱系障碍。共患病的存在不仅是影响 ADHD 儿童预后的主要原因，也是影响 ADHD 治疗效果的主要原因。因此，在诊疗过程中需要积极关注 ADHD 的鉴别诊断与共病的诊断，这部分工作需要转诊到儿童发育行为门诊及儿童精神科做进一步的诊疗。

【治疗】

各相关学科的临床医师均应该认识到 ADHD 是一种慢性神经和精神发育障碍性疾病，因此 ADHD 治疗应该是一个长期的过程，需制定综合性的长期治疗计划，不同学科的医师应根据各自角色承担相应的治疗任务。ADHD 治疗的首要目标应该是功能最佳化，改善亲子、同伴和师生关系，减少破坏性行为，提供学习效率和成绩，增加自我照顾，改善自尊等。

根据美国儿科学会 2011 年《儿童青少年 ADHD 诊断、评估和治疗的临床实践指南》，建议对 4～5 岁的学龄前 ADDH 儿童以行为治疗为主，如行为治疗无效可考虑药物治疗。6～11 岁学龄期 ADHD 儿童建议首选药物治疗，推荐药物治疗和行为治疗的联合疗法；12～18 岁的 ADHD 青少年建议以药物治疗为首选，推荐辅以心理治疗。

1. 心理行为治疗

心理行为治疗是 ADHD 治疗的重要组成部分，治疗的重点放在可观察到的外在行为上，根据具体的治疗步骤，改善非功能性或非适应性行为，建立良好行为。经循证医学研究显示，心理行为治疗同兴奋剂一样属于一线治疗方法。心理行为治疗方法也有多样性，包括行为治疗、认知行为治疗、社交技能培训、游戏治疗、家庭治疗等，应根据不同年龄段儿童的特点及个体情况灵活调整，综合应用。

2.家长培训和辅导

家长（推荐是父母）培训是 ADHD 儿童治疗中的一种非常重要的非药物治疗方法。通过培训促使家长正确认识 ADHD，提高自我情绪管理能力，改善亲子沟通技能，学习如何在家庭环境中运用行为矫正方法有效管理患儿的问题行为，了解和配合药物治疗以及长期疗效监测，构建和谐、安全的家庭环境，起到缓解 ADHD 症状同时改善学习困难表现、预防行为情绪障碍，从而提高治疗效果。家长培训分为一般性培训、系统性培训和专题培训，常采用团体形式进行培训，也可以配合一些个别辅导。

3.药物治疗

ADHD 的药物治疗主要包括中枢兴奋剂、中枢去甲肾上腺素调节药物、抗抑郁剂和一些中药制剂。ADHD 的药物治疗原则：考虑患儿既往治疗情况和目前身体状况，确定药物的使用顺序；根据个体化原则，从小剂量开始，逐渐调整，达到最佳剂量并维持治疗；在治疗过程中，采用恰当的方法对药物的疗效进行评估，注意可能出现的不良反应。

（1）中枢兴奋剂：代表性药物为盐酸哌甲酯，6 岁以下禁用。目前国内仅有长效剂型，为盐酸哌甲酯缓释片，分为 18 mg 和 36 mg 两种剂型。剂量从 18 mg/d、1 次 / 天开始，剂量滴定期间每 1～2 周调整 1 次剂量，最大推荐剂量 54 mg/d。禁忌证包括青光眼、药物滥用、服用单胺氧化酶抑制剂的患儿或急性精神病的患儿不良反应有头痛、腹痛、影响食欲、入睡困难、眩晕等。用药后建议进行身高、体重的定期监测，并在治疗之前和治疗期间监测血压和心率。

（2）中枢去甲肾上腺素调节药物：托莫西汀是治疗 ADHD 的一种非兴奋剂药物，有 10 mg、18 mg、25 mg、40 mg、60 mg 共计 5 种规格，相较于中枢神经兴奋剂，存在睡眠困难、焦虑、抑郁、抽动或癫痫等 ADHD 患儿在用药上更具优势。根据体重确定初始剂量，逐渐调整到目标剂量，可单次或分次服用。药效可维持 24 小时，不良反应与中枢神经兴奋剂相似。

（3）其他药物：α 肾上腺素能受体激动剂是作用于中枢的抗高血压药，在精神障碍的治疗中，使用日益广泛，可单独或与兴奋剂联合使用治疗 6 至 17 岁的 ADHD 患者。三环类抗抑郁药（TCAs）包括丙米嗪、地昔帕明和去甲替林，可作为治疗 ADHD 的二线药物，只有在兴奋剂和去甲肾上腺素再摄取阻断剂无效或禁忌的情况下才考虑使用。

（4）中医中药

4.学校干预

儿童青少年学习、活动的主要场所是学校，大多数的问题也都表现在学校，因此在 ADHD 的综合治疗中，与学校进行有效沟通，达成学校、家庭和医院三方共同合作的关系，并在学校进行 ADHD 的行为和学业干预就显得非常重要，目前国内医教结合处于起步阶段，需要进一步深入发展。

5. 其他治疗

脑功能反馈治疗：应用操作性条件反射原理，利用脑电生物反馈治疗仪，通过训练选择性强化感觉运动节律（SMR 波）和抑制 4～8 Hz 和慢波，能够提高注意力，减少冲动及多动；提高作业的完成技巧和组织技巧，使行为和学业改善、成绩提高，主要用于在学龄前期和小学低年级儿童。

感觉统合训练是基于儿童的神经需要，引导对感觉刺激做适当反应的训练。此训练提供前庭（重力与运动）、本体感觉（肌肉与感觉）及触觉等刺激的全身运动，为改善脑处理感觉资讯、组织并构成感觉资讯的方法，可达到改善脑功能的目的。

（池　霞　南京医科大学附属妇产医院）

参考文献

1. 王玉凤 . 注意缺陷多动障碍 . 北京：北京大学医学出版社，2019.

2. 金星明，禹东川 . 注意缺陷多动障碍标准化门诊建与规范化管理 . 北京：科学出版社，2019：3-7.

3. Subcommittee on Attention-Deficit/Hyperactivity Disorder, Steering Committee on Quality Improvement and Management, WOLRAICH M, et al. ADHD: clinical practice guideline for the diagnosis, evaluation, and treatment of attention-deficit/hyperactivity disorder in children and adolescents. Pediatrics, 2011, 128（5）：1007-1022.

第六节　言语与语言发育障碍

【概述】

声音（voice）、言语（speech）、语言（language）是人类相互交流的工具。声音是肺部的气流经过咽部，致声带震动发出的声波。言语即说话，表达语言的方法，包括舌、唇、下颌、声道肌肉的协调，产生可辨别的声音。语言是用有意义的方式表达自己的想法，有口头、书面与肢体表达三种形式。言语是口头语言的交流。语言包括理解、处理和交流等过程，需要对传递的信息进行编码和解码的过程。儿童言语、语言的发育是一动态过程，两者相辅相成。

语言、言语发育障碍是儿童期最为常见的发育障碍之一。语言发育由于受生物因素和环境的影响，个体差异很大。语言发展及有关语言的大脑功能存在着性别差异。学龄前儿童言语障碍的发生率为 10%～15%，学龄儿童约为 6%。儿童功能性构音障碍的发病率达 3.8%，儿童口吃发生率大约为 1%。

【分类】

《精神疾病诊断与统计手册第 5 版》（DSM-5）将语言障碍、语音障碍、童年起病的流畅性障碍（口吃）、社交（语用）障碍和未界定的交流障碍分类为交流障碍（communication disorder）。为便于理解和表述，本文延续目前多数专著、权威文献及 ICD-10 的分类方法，将交流障碍分为言语障碍（speech disorders）和语言障碍（language disorders）。

一、言语障碍

【临床表现】

言语障碍的儿童虽然可以理解和表达语言，但在功能性构音、语言流畅性和发声上存在障碍，分别表述如下。

1. 功能性构音障碍

说话不清晰，有的儿童是个别发音错误，有的则是多个发音错误，甚至导致他人难以听懂。常见的构音异常有以下几种。

（1）语音改变：省略语音的某些部分，如省略"鸡"的辅音"J"、"鸡"变"一"、"公鸡"变"公一"；省略或简单化复韵母 ao、ie、iu、ang，如"蚊（wen）子"变无（w）子、"汪汪（wang）"变"娃娃（wa）"。

（2）语音替代：多为辅音，语音中断、增加。

舌根音化：以舌根摩擦音代替舌前位的发音。如 g、k、h 代替其他语音，如"草（cao）莓"变"考（kao）莓"。

舌前音化：以舌前音 d、t 代替某些语音。如"公（gong）园"变"东（dong）园"，"裤（ku）子"变"兔（tu）子"。

不送气音：是儿童发音时的气流和语音协调的问题。汉语中有送气音，如 p、t、k、c、s 等。儿童把送气音用不送气的音代替，即产生发音错误。如"泡泡（pao）"变"抱抱（bao）"。

（3）构音错误：即儿童在构音过程中，将主音歪曲成了难以分辨的音，影响陌生人的理解。

2. 流利性问题

说话中有停顿、重复、延长和阻塞现象，严重时会使小儿交流受挫，常始于 2.5 ～ 4 岁的儿童。

（1）重复：小儿言语和语言发展过程中，重复可看作是正常现象。但当重复过于频繁，每 1000 个词语中有超过 50 次重复，或者 4 岁以后症状仍持续存在时，需要干预治疗。

（2）延长：在说某词语时拖长某一声音。

（3）连带动作：当小儿说话不流利时，伴随一些动作，如面部扭曲、张大嘴、伸舌、瞪眼、下颌抽搐等。

3. 发音障碍

发音障碍可以是功能性的，也可以是器质性的，表现为音调、响度、音质共鸣的异常。这些异常可以单独存在，但常同时存在言语或语言的问题，从而形成复合的沟通障碍。

【病因】

构音障碍的原因很多，包括生理（如构音器官结构和口腔动作协调的困难）、环境及功能多个方面因素，而临床常见构音障碍以功能性因素为主。

流利性问题的原因至今不清楚，双胎研究显示口吃与遗传和环境有关，近年提出"能力—需要模式"，指当儿童运动技能、语言能力、情绪成熟情况、认知发育水平等能力与语言环境需求不一致时，儿童可发生口吃。

发声障碍的病因可以与发音器官使用不当和解剖异常有关。当肺部气流经过声带、咽部、鼻腔、口腔和唇时出现问题可致发声障碍，包括听力障碍、咽喉部疾病、声带疾病。

【诊断】

1. 高危因素

首先要收集病史，包括可能影响儿童言语、语言发育延迟或障碍的因素，如男性、有言语与语言损害的家族史、父母受教育水平低与产前因素（早产、低体重等）。

2. 辅助检查

（1）听力测试：耳声发射、脑干诱发电位、行为测听等方法排除听力障碍。

（2）口腔运动功能测试：包括下颌的位置是否居中、嘴唇的运动、舌的位置和运动、口的轮替运动、发声情况等。

（3）其他：患儿如果患有特殊的面容体征，可考虑进行相关遗传检测；若怀疑症状与颅脑发育异常有关，可考虑行头颅 MRI。

3. 构音评估

通过非正式访谈及标准化语音测试表（可参考普通话儿童语音测评表）收集语音样本，并参照儿童普通话语音发育（辅音）进程表进行言语评估（表 1-7）。

表 1-7 儿童普通话音素（辅音）发育进程表

年龄（岁）	90% 标准	75% 标准
1.6 ~ 2.0	d m t	d t m n h
2.1 ~ 2.6	n	b p g k j q x
2.7 ~ 3.0	b t f h x	f
3.1 ~ 3.6	g k	l
3.7 ~ 4.0	p	
4.1 ~ 4.6	s j l r q	s zh z
> 4.6	zh ch sh z c	zh ch z c

口吃的诊断常需综合多重因素进行，包括不流畅的类型，如字词的部分重复、声音拉长、不恰当的停顿等，且不流畅率占说话字词数的 5% 以上。

【鉴别诊断】

构音障碍需与下列疾病进行鉴别诊断。

（1）发育性言语失用症（developmental verbal apraxia）：指在没有肌肉无力或麻痹的情况下，自发言语产生时，出现位置错误和连续移动肌肉的困难。这类儿童尽管听力、语言理解和社交互动技能都正常，但往往开口较晚，当口语出现后，往往是元音，很难发出辅音，且此类儿童的元音和辅音都有许多错误，且这些错误往往是不固定的。

（2）听力损失导致的构音障碍：这类儿童的发音特点表现为鼻音过重或过轻、说话速度减慢、混乱的重音模式、音调异常、粗糙音质、不精确或扭曲的韵母等。

（3）构音困难（dysarthria）：由于中枢或周围神经系统受损所导致的言语运动肌肉控制失调所致的运动性言语障碍，表现为言语产生的各个层面都会出现不同程度损伤，多用于较严重儿童。脑瘫儿童也可出现构音困难。

【治疗】

在综合言语评估和儿童能够分辨正确和错误发音的基础上，根据辅音发音错误的特征进行个体化的治疗，循序渐进地进行音素水平、音节水平、单词水平和句子水平的治疗。如果儿童存在构音器官运动协调的障碍，则应进行相应的口腔功能训练。

针对儿童发育性不流利，已有的系统矫治措施，预后良好，特别是对于年幼儿童，越早康复效果越好。此外，家庭语言环境的改善也能起到一定的效果。

二、语言障碍

【定义】

语言障碍指个体在语言理解与表达方面，与环境或年龄应有的期望水准相比有显著缺陷，且问题持续至童年中期及以上，影响日常社交互动或学业进步。而对于 3.5 岁以前的儿童，因不能判断其预后，临床常用语言发育迟缓这一术语，其中 18～24 月龄词汇量少的儿童也被称开口晚（late talker）。约 17% 的 2 岁儿童均有存在语言发育迟缓，在 4～5 岁的学龄前儿童中大约有 7.4% 的儿童存在语言障碍。

【临床表现】

语言障碍儿童的症状轻重不一，可有一两个症状或多个症状，往往伴有社交困难和行为问题。

（1）感受性语言障碍：表现为不能理解他人的指令集语言，常常同时伴有表达性语言障碍。

（2）表达性语言障碍：儿童语言理解正常，但是不能应用语言表达自己的想法和需要，表现为不能组织词汇为句子，或句子简单、短，或语序错误；表达时用词不准确，常用占位符，如"嗯"；用词水平低于同龄儿童；说话时漏词；反复用某些词语，或重复（回声样）部分或所有问题。

【病因】

语言发育受遗传和环境双重影响，语言障碍儿童的亲属中发生语言发育问题和学习困难的比例高，提示遗传的作用。有语言发育迟缓或学习障碍家族史、男孩、父母受教育年限短都是语言问题的危险因素。儿童语言是在个体与环境的相互作用中，尤其是与人的语言交流中发展出来的，有研究表明家庭语言刺激的多少是影响儿童语言发育的重要关键因素。

语言障碍如是其他发育障碍或神经疾病的伴发问题，则病因与原发障碍或疾病相关。

【诊断】

（1）资料收集：搜集有关儿童的基本资料，如出生史、发育史（开口说话的年龄，是否有倒退等）、疾病史、既往史及家族史等。

（2）高危因素：可能影响儿童言语、语言发育延迟或障碍的因素，包括男性、有言语与语言损害的家族史、父母受教育水平低与产前因素（早产、低体重等）。

（3）早期发现：儿童语言发育的监测应该纳入 0～3 岁儿童保健常规健康体检项目，一旦发现语言发育落后于相应年龄应有的里程碑，应及时转诊，并接受全面专业的发育与语言评估。临床上常用的初筛标准（预警征）：18 月龄儿童没有讲出真正的第一个词（如妈妈、要）；2 岁儿童没有 50 个词的词汇量，没有出现短语（如要饼干、爸爸抱）；3 岁儿童没有简单句子（如爸爸开车车、妈妈拿苹果）。

（4）非正式观察：非正式观察在儿童的发育行为评估中必不可少，通过在自然情景中观察自然状态下儿童的沟通行为（眼神、手势、动作和表情）等，同时根据儿童的年龄采取特定的游戏活动（感知觉游戏、功能性游戏、假扮性游戏、想象性游戏等）初步了解儿童的认知及语言能力。

（5）标准化语言评估：临床可用工具种类较少，筛查性语言工具有早期儿童语言发育进程量表、图画词汇测试（PPVT）等；诊断语言评估工具有S-S语言发育迟缓检查法、梦想普通话听力理解和表达能力标准化评估（DREAM）和南京市妇幼保健院研制的1～6岁儿童语言发育测评量表（Chinese language assessment scales-toddlers and preschoolers，CLAS-TP）。

（6）临床综合评估：包括全面的儿科学检查以及整体发育评估，其中听力测试需常规进行，同时应根据临床需要选择相关遗传学检查、MRI等。

【鉴别诊断】

在4岁以前，特别是2～3岁，患有智力障碍、孤独症谱系障碍与语言障碍的儿童的临床表现存在很多共同点，鉴别诊断很困难，全面的评估至关重要。

（1）智力障碍：智力障碍儿童除语言能力落后外，还会表现出认知、运动、个人社交、社会适应等多方面的发育落后，而其语言的简化现象与发育性语言障碍儿童的语言问题类似。

（2）孤独症谱系障碍：社交沟通困难、重复刻板行为和狭窄兴趣是其核心诊断标准。此类儿童往往社交技能落后，缺乏想象性游戏等，语言方面表现出人称代词使用时指代反转、不能恰当使用语言等。

（3）选择性缄默症：是一种情绪障碍，以焦虑为主。患有选择性缄默症的儿童言语和语言能力正常，但由于心理因素的存在，他们在特殊情境下不使用这些能力，通常他们会在家里或私下场合对家人或亲近朋友讲话。

（4）获得性癫痫性失语症（Landau-Kleffner综合征）：多发病于3～7岁，儿童认知能力正常，却丧失了原有的语言能力，脑电图检查常可发现异常。病因不明，推测可能为脑炎所致。约1/3的儿童会复原，而2/3则会出现严重的语言障碍。

【治疗】

儿童语言障碍的治疗包括4个方面：一是制定干预目标（以儿童最近发展区为原则）；二是干预方法的选择，包括以儿童为中心的方法，以语言治疗师为主导；三是干预策略，对儿童进行干预训练需要有特殊的干预策略；四是家庭配合，父母和抚养者在儿童语言发育和语言治疗中起着非常重要的作用。

儿童语言训练的主要目标包括：去除沟通障碍的原因，如听力障碍儿童需佩戴助听器；教导特定的说话、语言或语用行为，包括提升儿童词汇、指令（不同元素、不同步骤）、句法和故事篇章的理解及表达能力。

儿童语言治疗越早开始治疗效果越好，在发育行为儿科医师和言语治疗师指导下，通过辅导家长的方式对 4 岁以内儿童语言发育的推进是有效的。家长辅导工作中要向父母强调家庭语言环境在儿童语言起着不可或缺的作用，同时通过评估与培训，帮助家长理解儿童语言发育的基本知识、个体儿童语言干预目标，同时向父母示范语言治疗的基本方法和语言刺激技巧等。

（池　霞　南京医科大学附属妇产医院）

参考文献

1. 黎海茵. 实用儿童保健学. 北京：人民卫生出版社，2016.

2. 赖秀玲，黄可嘉，杨蕙贞，等. 语言迟缓及训练（EDU E386C）. 香港：香港公开大学出版社，2012.

3. 章依文. 语言与言语障碍的发病机理、诊断与防治. 中国儿童保健杂志，2011，19（10）：878-880.

4. M.N.HEDGE.Hegde's PocketGuide to Assement in Speech-Language Pathology. 3th ed. San Diego：Plural Publishing，2008.

5. BISHOP D V M, SNOWLING M J, THOMPSON P A, et al. Phase 2 of CATALISE：a multinational and multidisciplinary Delphi consensus study of problems with language development：Terminology. J Child Psychol Psychiatry，2017，58（10）：1068-1080.

6. 锜宝香. 儿童语言障碍. 北京：首都师范大学出版社，2016.

7. SIMMS M D, JIN X M. Autism, Language disorder, and social（pragmatic）communication disorder：DSM-V and differential diagnoses. Pediatr Rev，2015，36（8）：355-362.

8. 刘雪曼. 儿童语言障碍与语言评估. 中国听力语言康复杂志，2019，17（3）：161-165.

9. 黄小娜，张悦，冯围围，等. 儿童心理行为发育问题预警征象筛查表的信度效度评估. 中华儿科杂志，2017，55（6）：445.

附录 A 适宜技术 1：DDST 发育筛查

【概述】

丹佛发育筛查测验（denver developmental screening test，DDST）是美国弗兰肯堡（WK Frankenburg）与多兹（JB Dodds）编制的简明发育筛查工具，于 1967 年发表在《美国儿科杂志》上。我国于 20 世纪 70 年代末由北京和上海儿科学工作者修订，已在儿科和儿童保健临床中常规应用。

国内修订后的 DDST 共 104 个项目，包括个人社会、精细动作适应性、语言、大动作四个能区，适用于 0～6 岁儿童智能发育水平的监测，可作为发育迟缓的筛查工作。测试一般需要 15～20 分钟。DDST 作为个体筛查测验，测查和评价方法简便、容易掌握，测试时间较短。

【目的和意义】

2013 年国家卫生和计划生育委员会制定并颁发了《儿童心理保健技术规范》，对儿童健康管理中的发育监测和筛查进行了规范，而 DDST 可作为实施儿童发育监测和筛查的工具之一，其意义在于以下两点。

（1）为临床进一步使用发育诊断量表提供参考依据：众多周知，诊断量表施测程序是复杂、费时的，而通过筛查量表初步评估，可以决定使用什么量表、对哪些能区进行深入的诊断性评估，从而减少了不必要的诊断资源的浪费。

（2）对可疑异常的早期干预和监测提出指导：DDST 给出了每个条目 25%、50%、75% 和 90% 儿童通过的年龄，有利于更加客观、具体地描绘儿童发育水平。对于发育落后的儿童，指导家长实施针对性的训练，可使许多儿童发育功能得到明显提高，避免残障的发生。此外，由于发育呈现阶段性特征，有些包括认知在内的各种发育要到一定年龄阶段才能体现出来（如语言发育迟缓在 1 岁后才逐步明显）。因此，发育监测是必要的，有助于提高人口素质。

【方法与步骤】

DDST 为现场测试，大部分项目由测试者通过现场观察儿童对测试项目的反应和完成情况进行评判，也有小部分项目由询问家长获得（筛查表中标有"R"）。

测试时应首先根据受试儿童年龄在测试表上画出年龄竖切线，每个能区先测年龄线左侧的项目，至少测三项，然后向右侧项目测查，直到年龄线通过的所有项目。因为项目难度是越靠右越难,所以不需再向右测查。每个项目可重测三次。询问家长的项目要详细问明儿童完成时的具体情境和过程,尽可能还原实际情况,同时要避免暗示性的语言。早产和过期产儿童年龄线不做调整。进行下一项测试时,应先收起上一项目的所有用具。

测试结果标记在项目横条上,以"P"表示通过,完成测试项;"F"表示失败,没完成测试项目;"R"表示拒绝,不合作;"NO"表示儿童没有机会或条件做该项目。"R"和"NO"在总分计算时不考虑在内。在年龄线左侧的项目如果通不过,认为"发育延迟",用"F"表示并用红笔标记出来。而过年龄线的项目如果通不过,仅用"F"表示,不认为发育延迟,也不必用红笔标记。

测试结果分为正常、可疑、异常及无法判断。具体标准如下。

(1)异常:有两种情况:①2个或2个以上能区,有≥2项延迟;②1个能区有≥2项延迟,同时另外1个或多个能区有1项延迟且同区年龄线切过的项目都未通过。

(2)可疑:有两种情况:①1个能区有2项或更多延迟;②1个或更多能区有1项延迟且同区年龄线切过的项目都未通过。

(3)无法判断:不合作项目、没有机会或条件做的项目过多者。

(4)正常:无上述情况者。

如果第1次为异常、可疑或无法判断时,2~3周后应复查。如果复查结果仍为异常、可疑或无法判断,而且家长认为测查结果与儿童日常的表现基本符合,应转诊到专业机构作进一步检查。

【注意事项】

DDST工具简单,评分和解释方便,但使用时应注意以下几点。

(1)仔细阅读筛查和技术手册,严格按照标准进行测试、评价和解释。

(2)测验过程中检查者要观察儿童的行为、注意力、自信心、有无异常活动、与家长的关系以及与检查者配合情况等,并做出记录。

(3)使用量表规定的测试工具,不能随意更换或替代,测试工具损坏应及时照原样补充。

(4)DDST筛查异常或可疑后,应及时复查或做进一步检查。

(5)DDST不是智力发展水平的测评,对小儿目前和将来适应环境能力和智力发展潜力无预测作用,不能替代诊断性评定。

(6)DDST中4岁以上儿童的项目较少,部分内容受文化差异的影响,不完全适合我国儿童。

(徐亚琴　南京医科大学附属妇产医院)

参考文献

1. 黎海芪.实用儿童保健学.北京：人民卫生出版社，2016.

2. 杨玉凤.儿童发育行为心理评定量表.北京：人民卫生出版社，2016.

3. 张劲松.0～6岁儿童的临床心理评估.临床儿科杂志，2014，32（1）：95-97.

4. 金星明.儿科专科医师规范化培训教材：发育行为学分册.北京：人民卫生出版社，2017.

附录B　适宜技术2：婴幼儿发育迟缓早期干预

【概述】

婴幼儿发育迟缓早期干预是根据发育迟缓或可能偏离正常儿童的需要，在婴幼儿成长的关键时期所采用的一种特殊教育的训练手段，以使这部分儿童的智力（或能力）有所提高，并获得一定的生活能力和技能，以提高未来成功的可能性，最终减轻家庭和社会的负担。

【目的和意义】

对发育迟缓或可能偏离正常婴幼儿进行早期干预，可以促进婴幼儿生理、认知、语言、生活自理、情绪和社会互动等各方面的发展，并且培养其社会适应能力；减轻甚至消除由原有障碍衍生的二次障碍所带来的影响；能降低残疾儿童的长期社会负担，减轻社会成本及教育经费的支出；通过对父母的理论培训和指导，以及示范性教学，使得家庭早期干预得以开展，促进儿童发展的同时，也给家长提供心理支持，减轻父母的育儿压力。

【方法与步骤】

收集患儿的基本情况，包括孕产期情况、出生史、发育史、既往史、疾病史、家族史、家庭背景、既往史、发育评估资料，在建立训练档案基础上，按照制定与设计训练计划、实施训练计划、训练效果的监控三个步骤进行训练。

1. 制定与设计训练计划

依据标准化评估结果、儿童年龄、障碍点和情绪行为特点制定个体化训练计划，包括短期（3个月）和长期（6个月）训练目标。早期干预的范畴包括粗大运动、精细动作、认知、语言、个人与社会行为。

粗大运动包括头部控制、翻身和爬、坐的活动、站立及行走、平衡以及复杂大运动技能。

精细动作指手和手指的活动，称为"精细动作"，是相对于大运动而言的，包括大把抓、对指、捏合等一些手操作技巧。

认知发展的基本要素，如感觉知觉、因果关系、空间关系、物品概念、颜色形状概念和数的概念。具体指感知（视、听、触、嗅、味觉等）、摆弄物体、手眼协调及使用简单工具、解决简单问题等对物体的反应能力。小年龄儿童的认知能力即适应性行为，大年龄儿童除了感知动作外，还包括比较高级的思维活动，如概念、推理、判断、抽象、概括等。

语言包括语言前技能、理解和表达。婴幼儿早期语言前技能是训练重点，包括注意、模仿、游戏技巧、环境性理解、肢体动作的表达等，同时在训练中配音孩子看到、听到、感受到的事物，正在经历的动作、体验等，帮助孩子建立语音和情境之间的联系，从而帮助孩子理解语言。

个人—社会行为包含生活自理能力和与他人交往的能力。生活自理能力包括自己会吃、喝、穿衣、脱衣、戴帽、穿鞋、脱鞋等；与他人交往能力是指儿童能用所在社会的习惯方式与他人交往，可以通过故事、儿歌、实际情景，使他们领会怎样与人交往。

2. 实施训练计划

具体实施时要掌握或遵循下述的原则和方法。

（1）抓住儿童的注意：因儿童年龄较小，训练时取得孩子的关注显得至关重要，可通过排除干扰，与孩子面对面，示范，辅助（肢体辅助、部分肢体辅助、言语辅助、无辅助），具体形象有趣等方式吸引儿童的注意，增强孩子的参与性，引起兴趣，增强教学效果。

（2）遵循最近发展区理论：了解孩子现有水平，确定"最近发展区"，让孩子"够一够"、小步子、遵循"评估—训练—发展—再评估"的原则，始终以孩子现有的发育水平作为训练的起点，从而增强孩子的主动性，循序渐进达到教学目标。

（3）直接与间接教学相结合：由于患儿思维属于形象直观，并具有很强模仿力的特点，运用示范法对患儿进行教育是行之有效的。通过表演、操作进行示范，让患儿进行反复练习，但这很容易让孩子觉得枯燥，因此要不断创设游戏活动，让孩子在玩中学。

（4）迁移与类化：指将在康复训练中习得的技能转换到新的情景或状况中，很多发育障碍儿童缺乏自动类化学习的能力，因此要在生活中创造大量练习机会，包括跨越时间、场景、不同的刺激物等，从而帮助儿童真正掌握某项技能。

（5）家庭参与：通过科普宣传、父母工作坊等形式对家长进行理论培训，让家长认识到儿童早期发展的基础知识、早期智能训练的重要性以及家庭训练的重要性，提高家庭参与程度，帮助家庭评估教育干预的适当性和可行性，并通过示范性训练指导家庭选择科学的训练方法。

3. 监控训练效果

干预训练的效果评价是干预过程中常常要面对的一个议题，可以通过儿童的进步、家庭的满意度等层面进行评价。从儿童的进步来说可以从以下两个层面来看：①设定目标是否达成；②使用客观、可靠的评估判断儿童是否进步及进步程度，可每月评估1次，每3个月阶段性评估1次，并根据评估结果适时调整训练方案和内容。

【注意事项】

（1）早期长程：应当早期诊断、早期干预、长期治疗，强调每日干预。对于可疑的患儿也应当及时进行教育干预。

（2）个体化：在评估的基础上开展有计划的个体训练，按其个性特点学习，因此早期训练时的师生比例应当为1∶1。小组训练时也应当根据患儿发育水平和行为特征进行分组。

（3）重复性原则：正常儿童是通过重复来学习的，智力落后儿童更是如此，而且他们需重复的次数可能是正常儿童的几倍或几十倍。

（4）小步子：与正常儿童相比，智能发育迟缓儿童参与学习的项目最好分解成小段、小片，一段一段、一片一片地教，然后再连贯起来。

（5）及时反馈与鼓励：成人对儿童的行为需及时做出反馈，使儿童马上知道自己的行为是对还是不对。反馈的方式：即使孩子做错也不说错，重在鼓励和表扬；表扬要具体；鼓励以情感为主，物质为辅。情感鼓励包括表情、语言、动作。

（徐亚琴　南京医科大学附属妇产医院）

参考文献

1. 金星明. 儿科专科医师规范化培训教材：发育行为学分册. 北京：人民卫生出版社，2017.

2. 姜源贞，苏健勤，郑潇，等. 幼儿认知发展评估与训练（EDU E281C）. 香港，香港公开大学出版社，2012.

3. 锜宝香. 儿童语言与沟通发展. 中国台北：心理出版社股份有限公司，2009.

附录C　适宜技术3：0～1岁52项神经运动学检查

【概述】

"0～1岁52项神经运动学检查"（简称"52项"）是由北京协和医院的鲍秀兰教授根据法国Amil-Tison神经运动检查方法进行修改制定的，主要应用于婴儿尤其是高危儿的运动障碍、脑瘫的早期筛查。

【目的与意义】

婴儿是脑发育的关键年龄段，52 项作为常用的婴儿运动评估，对及时筛查和发现婴儿运动的偏离、肌张力异常、反射异常、姿势异常，继而进行有针对性的早期干预，最终改善预后、预防伤残，具有较强的临床意义。52 个检查项目主要包含以下方面的内容：姿势和自然活动、被动肌张力、主动肌张力、主动运动、神经反射和姿势反应。检查的实施无须很多评估工具，操作较为简便，医务人员经培训后容易掌握，已成为儿童保健、高危儿神经发育随访工作中常用的评估方法。

【方法与步骤】

（1）适用对象：0～1 岁婴儿，早产儿需进行胎龄矫正。

（2）方法：运用 1 岁以内神经运动检查记录表进行记录，根据婴儿神经运动学发育的特点，按每 3 个月的正常类型进行分组，每一项检查均和婴儿正常发育进行比较。用表格的方式表示检查结果，异常的结果可记录在表格内的暗区，对照正常的范围可记录在表格中的明区，即刻可做出检查正常与否的评价。

（3）主要检查内容和项目：共 52 项检查内容，包括：① 头围；② 清醒和睡眠的一般形式；③ 检查期间觉醒程度的估计；④ 哭；⑤ 吸吮行为；⑥ 前 1 个月内的惊厥情况；⑦ 显著的斜视；⑧ 持续的眼球震颤；⑨ 对光的追踪；⑩ 对声音眨眼反射；⑪ 非对称性紧张性颈反射（ATNR）；⑫ 非对称性紧张性颈反射（引出）；⑬ 持续颈伸肌张力增高；⑭ 角弓反张；⑮ 持续手握拳；⑯ 肢体姿势不对称；⑰ 面肌麻痹；⑱ 自然活动；⑲ 异常运动；⑳ 跟耳征角；㉑ 内收肌角；㉒ 腘窝角；㉓ 足背屈角；㉔ 围巾征；㉕ 双足的摆动；㉖ 方窗；㉗ 双手的摆动；㉘ 头向侧面转动；㉙ 头部腹侧屈曲；㉚ 躯干部腹侧屈曲；㉛ 躯干背侧伸展；㉜ 躯干侧面弯曲；㉝ 颈部屈肌主动收缩；㉞ 颈部伸肌主动收缩；㉟ 头部的控制；㊱ 拉起到坐位姿势；㊲ 瞬间独坐姿势；㊳ 手主动抓物；㊴ 翻身；㊵ 主动爬；㊶ 下肢和躯干直立（支撑反应）；㊷ 自动踏步；㊸ 手掌的握持反射；㊹ 牵拉反应；㊺ 拥抱反射；㊻ 紧张性迷路反射（俯卧位）；㊼ 踝阵挛；㊽ 膝反射；㊾ 侧面肢撑反应；㊿ 降落伞反应；(51) 立位悬垂反应；(52) 俯卧位悬垂反应。

【注意事项】

（1）0～1 岁婴儿神经运动发育检查共有 52 项，建议每月检查 1 次。如果不能保证每月检查，可在关键年龄段（如 2 个月、7 个月、12 个月）进行检查。

（2）0～1 岁婴儿神经运动发育检查主要评估婴儿大运动发展、肌张力、姿势异常，虽有视听反应、主动抓物的检查项目，但不能全面反映婴儿的感觉、认知等发展，不是整体和全面的婴儿发育评估。

（3）在进行检查时，早产儿应按纠正年龄进行结果评价。

（4）0～1岁神经运动20项检查是52项检查的简化版，在婴儿运动异常的早期筛查中与52项检查有较好的一致性，且操作更为简便、实用，可作为52项的替代检查在基层医院推广应用。

（张　敏　南京医科大学附属妇产医院）

参考文献

---

1. 吴卫红，鲍秀兰，席冰玉，等 . 0～1岁52项神经运动检查和简化20项相关性研究 . 中国儿童保健杂志，2014，22（3）：310.

2. 安松子 . 52项神经运动检查在儿童保健中的应用及结果 . 中国妇幼保健，2009，14（2）：1939.

3. 席冰玉，吴卫红，邹丽萍，等 . 早产儿早期两种神经系统评估方法的比较 . 中国康复理论与实践，2010，16（7）：605.

4. 鲍秀兰 . 0～1岁神经运动20项检查（52项简化法）. 中国儿童康复，2010，2（2）：9.

附录D　适宜技术4：儿童心理行为发育问题预警征象筛查表

【概述】

"儿童心理行为发育问题预警征象"（简称"预警征"）筛查表是我国自主组织研发的儿童心理筛查量表，主要面向定期接受国家基本公共卫生服务的儿童群体，覆盖0～6岁常规健康检查的11个关键年龄点，共44个条目，涵盖关键年龄点的关键发育里程碑，适用于广大基层儿科工作者对儿童早期心理行为发育异常或偏离进行早期筛查工作。

【目的与意义】

儿童心理行为问题的早期发现是儿童健康管理的重要内容之一，应用心理评估的方法在儿童期开展心理行为发育筛查的工作，及时发现儿童发育过程中存在的问题和风险，并尽早采取干预措施，对减少发育偏离、最大限度地减少或改善发育障碍性疾病、促进儿童早期发展有着重要的意义。

由于基层儿童保健人员开展儿童早期发育筛查的可用工具非常有限，多数标准化的儿童心理量表在测试环境、测试工具以及评价结果的解析上较为复杂，基层人员很难有效掌握和使用。在此情况下，我国研制了"儿童心理行为发育问题预警征象"筛查表，经信度和效度评估，达到了心理学筛查量表评估的基本要求，且内容简洁、操作简便、耗时短，便于在基层进行推广应用，解决了基层儿童心理行为发育问题早发现。

【方法与步骤】

（1）适用对象：定期参加健康检查的 0～6 岁儿童，检查年龄包括：3、6、8、12、18 月龄及 2、2.5、3、4、5、6 岁 11 个年龄点。

（2）筛查条目及释义：每个年龄点包含 4 项反映儿童心理行为发育进程的核心敏感指标（预警征象），涵盖语言、个人—社交、精细运动、大运动 4 个能区，见表 D1。

（3）筛查方式及判定标准：基层保健医生现场询问家长儿童相应年龄段的每一个条目，各条目的答案以"通过"或"不通过"表示，各筛查年龄点出现任何一项预警征象条目不通过，即判定为筛查结果阳性，可能存在心理行为发育偏异，建议转诊并接受儿童心理行为发育问题诊断量表的进一步诊断确认。

表 D1　儿童心理行为发育问题预警征象筛查条目及释义

年龄	预警征象	维度	条目释义
3 月龄	1. 对很大声音没有反应	语言	当周围环境突然出现较大声音时，婴儿无眨眼、皱眉、身体惊动、活动停止、活动增加或哭泣等反应
	2. 逗引时不发音或不会微笑	个人—社交	向婴儿微笑或说话逗他时，婴儿不会以微笑或发声回应（不要咯吱或触摸他）
	3. 不注视人脸，不追视移动人或物品	个人—社交	当与婴儿面对面（相距 20～30 厘米）时，婴儿不会注视人脸；在婴儿面前走动或缓慢移动物品时，婴儿不会用头或目光追随移动的人或物品
	4. 俯卧时不会抬头	大运动	俯卧时，婴儿的头不能抬离床面一会儿
6 月龄	1. 发音少，不会笑出声	语言	婴儿很少发音，逗引时也不会笑出声
	2. 不会伸手及抓物	个人—社交	婴儿不会主动伸手抓面前的物品或玩具
	3. 紧握拳松不开	精细动作	当婴儿清醒时，手经常是紧握拳、不松开的状态
	4. 不能扶坐	大运动	将婴儿放在床上，扶着他或背部有物体支撑时，他不能坐一会儿
8 月龄	1. 听到声音无应答	语言	在婴儿耳后附近拍手或说话，他没有反应，不会将头转向声源侧
	2. 不会区分生人和熟人	个人—社交	婴儿对陌生人没有拒抱、哭、不高兴或惊奇的表现
	3. 双手间不会传递玩具	精细动作	婴儿不会把手中的物品从一只手换（传递）到另一只手
	4. 不会独坐	大运动	在没有支撑的情况下，婴儿不能独坐一会儿

续表

年龄	预警征象	维度	条目释义
12 月龄	1. 呼唤名字无反应	语言	在婴儿背后附近呼唤其名字，不会转头寻找呼唤的人
	2. 不会模仿"再见"或"欢迎"动作	个人—社交	婴儿不会模仿成人以挥手表示"再见"、拍手表示"欢迎"
	3. 不会用拇、食指对捏小物品	精细动作	婴儿不会用拇指和食指对捏起葡萄干大小的物品
	4. 不会扶物站立	大运动	婴儿不会双手扶着物体站立
18 月龄	1. 不会有意识叫"爸爸"或"妈妈"	语言	见到妈妈、爸爸（爷爷、奶奶）时，不会有意识并正确的叫出
	2. 不会按要求指人或物	个人—社交	不会按成人要求指出家中熟悉的人或物
	3. 与人无目光对视	个人—社交	成人跟他说话时，大部分时间无目光对视或回避目光接触
	4. 不会独走	大运动	在没有支持的情况下，不会自己走路
2 岁	1. 不会说 3 个物品的名称	语言	不能说出 3 个日常熟悉物品的名称，如灯、车、杯等
	2. 不会按吩咐做简单事情	个人—社交	不会按家长的吩咐做简单事情，如拿东西
	3. 不会用勺吃饭	精细动作	不会拿小勺吃饭
	4. 不会扶栏上楼梯 / 台阶	大运动	不能扶着楼梯扶手或墙上台阶或上楼梯
2.5 岁	1. 不会说 2 ~ 3 个字的短语	语言	不会说包含动 + 宾或主 + 谓的短语，如"喝水""妈妈抱"等
	2. 兴趣单一、刻板	个人—社交	总是以固定的方式、长时间玩弄某一两种物品或重复同一动作，如只玩汽车的轮子
	3. 不会示意大小便	个人—社交	白天要大小便时，不会用动作或语言表示以寻求家长帮助
	4. 不会跑	大运动	不会跑动

续表

年龄	预警征象	维度	条目释义
3岁	1. 不会说自己的名字	语言	当问"你叫什么名字？"时，不会正确说出自己的名字或小名
	2. 不会玩"拿棍当马骑"等假想游戏	个人—社交	不会玩"拿棍当马骑""给娃娃喂饭""给娃娃打针"等假装游戏
	3. 不会模仿画圆	精细动作	不会模仿成人用笔画圆
	4. 不会双脚跳	大运动	不会双脚同时离地跳起
4岁	1. 不会说带形容词的句子	语言	所说句子中不含有形容词，如"我有红色的气球""姐姐穿了件漂亮的衣服"
	2. 不会按要求等待或者轮流	个人—社交	当玩或做事情时，不能按成人的要求等待或按顺序轮流进行
	3. 不会独立穿衣	精细动作	在没有成人帮助的情况下，不会自己穿开衫或内衣等衣服
	4. 不会单脚站立	大运动	当不扶任何东西时，不能单脚站立一会儿
5岁	1. 不能简单叙述事情经过	语言	不会告诉家长幼儿园或家里发生的事情，如"我今天吃饭吃得好，老师给我一朵小红花"
	2. 不知道自己的性别	个人—社交	当提问"你是男孩还是女孩？"时，不能正确回答
	3. 不会用筷子吃饭	精细动作	在有要求或训练的情况下，儿童仍然不会自己使用筷子吃饭
	4. 不会单脚跳	大运动	不会单脚跳几下
6岁	1. 不会表达自己的感受或想法	语言	不会用语言表达自己的感受或想法，如"我今天很开心""我今天想和小明一起出去玩"
	2. 不会玩角色扮演的集体游戏	个人—社交	不会在3人以上的集体中，玩扮演"警察""老师""医生"等角色游戏
	3. 不会画方形	精细动作	不会模仿成人用笔画方形
	4. 不会奔跑	大运动	不会挥动双臂协调地大步奔跑

【注意事项】

（1）"预警征"筛查表适用于0～6岁儿童，在健康体检时可选取相应的年龄点进行预警征条目的测试，如果儿童体检时不与相应月龄一致，应采用实足月龄点的条目进行检查。如果年龄已接近下一月龄点（1周之内），可以下一月龄为参考。

（2）"预警征"条目的测试通过儿科工作人员与养育者一对一询问的方式进行，当养育者无法清晰作答时，测评者可依据释义进行解释，也可通过现场观察、评估进行判断。

（3）"预警征"筛查表结果阳性提示儿童有发育偏离或异常的可能，不能据此直接诊断儿童发育障碍，应采用其他儿童发育评估方法进行进一步筛查或诊断，无条件的单位应予以及时转诊。

（张　敏　南京医科大学附属妇产医院）

参考文献

1. 黄小娜，张悦，冯围围，等.儿童心理行为发育问题预警征象筛查表的信度效度评估.中华儿科杂志，2017，55（6）：445.

2. 陈荣华，赵正言，刘湘云.儿童保健学.5版.南京：江苏凤凰科学技术出版社，2017：44-45.

3. 张悦，黄小娜，王惠珊，等.中国儿童心理行为发育问题预警征编制及释义.中国儿童保健杂志，2018，26（1）：112.

第二章
儿童保健

第一节　生长迟缓

【概述】

生长迟缓又称身材矮小，是指在相似环境下，身高（身长）小于同种族、同年龄、同性别儿童身高（身长）正常参照值2个标准差（< -2SD）或第3百分位者。临床上发现生长迟缓后需进一步明确其病因，但儿童生长迟缓病因复杂，每种病因均具有相应的临床特征，需综合生长发育、内分泌、遗传代谢专业知识进行鉴别。正确的体格测量与评价、全身体格检查及实验室检查是诊断的重要手段。在正确分析病因的基础上，需及时对生长迟缓儿童采取针对性和个体化的干预措施，并在治疗过程中注意监测体格指标与实验室检查结果。

【病因】

引起生长迟缓的病因繁多，包括内分泌疾病、骨骼发育障碍、遗传代谢性疾病、染色体疾病、慢性系统性疾病、营养性疾病等，还包括生理性变异如体质性青春期发育延迟等（图2-1）。

1.内分泌激素分泌异常

生长受多种内分泌激素和因子调节，多种内分泌激素紊乱可引起生长迟缓。

（1）生长激素：因下丘脑或垂体结构或功能障碍所导致的生长激素轴失调，可为先天性或获得性缺乏，其中多数儿童生长激素缺乏属于原发性生长激素缺乏（idiopathic growth hormone deficiency，GHD）。儿童生长激素缺乏的临床表现与年龄相关，原发性GHD出生身长和体重正常，1岁后生长速度减慢，患儿常表现为肢体匀称型矮小，身高年增长速率不足4 cm，男孩常伴有外生殖器发育不良。患儿智力正常，骨龄落后，大多有青春期延迟。生长激素激发试验提示生长激素部分或完全缺乏。

（2）先天性甲状腺功能减低：分为原发性和继发性。原发性甲状腺功能减低为先天性甲状腺组织发育异常、异位或甲状腺激素合成酶缺陷；继发性甲状腺功能减低病变在下丘脑和垂体，又称中枢性甲状腺功能减低。典型患儿临床表现为显著的生长发育落后、不匀称性矮小、智能低下、基础代谢率低、特殊面容、骨龄明显落后。甲状腺功能检查可协助诊断。

2. 宫内发育迟缓

宫内发育迟缓受母亲、胎盘和胎儿本身等因素影响，致宫内生长受限。临床特点为身材匀称性矮小，骨龄正常或略延迟，不伴畸形。宫内发育迟缓儿童出生后的营养支持与预后密切相关，如延续宫内的营养不良状态，则会使追赶生长不足，可致体格生长和神经系统发育落后。

3. 慢性疾病

（1）营养缺乏性生长迟缓：可发生于任何年龄，患儿有明显的热量及营养摄入不足病史及营养不良的临床表现。当恢复足够的热量及营养物质摄入后，可出现生长加速，病程长者不能追赶至正常。

（2）精神心理障碍性矮小：常发生在父母感情不和、离异家庭或单亲子女家庭，患儿因精神心理受挫影响到下丘脑 - 垂体 - 肾上腺轴功能，生长激素分泌可正常或缺乏。典型症状是生长停滞、青春发育延迟、骨龄落后，可伴行为、情绪以及睡眠等问题。患儿血胰岛素样生长因子 -1（IGF-1）、促肾上腺皮质激素（ACTH）、糖皮质激素水平皆可低下，甲状腺激素尚正常。

（3）继发严重疾病：全身各系统的慢性疾病均可影响生长发育。严重先天性心脏病、慢性肝病、慢性肾病、慢性感染及遗传代谢病均可导致儿童生长迟缓。

4. 染色体异常

与儿童生长迟缓有关的常见染色体疾病包括21- 三体综合征、特纳综合征、普拉德 - 威利综合征，多同时伴有特殊面容及智力发育落后。

5. 骨骼系统疾病引起的矮小

软骨发育不全（achondroplasia，ACH）属于该类别中最常见的疾病。男女均可发病，为常染色体显性遗传病。患儿呈非匀称性矮小、四肢短小、头大、面宽、前额突出、鼻梁扁平、下颌突出，站立时常见"O"形腿、腰椎前凸、臀部后凸。

6. 特发性矮小

目前仍有很多矮小症使用现在的医学方法不能明确病因，在临床上称之为特发性矮小（idiopathic short stature，ISS），包括体质性生长和发育延迟及家族性矮小。

（1）体质性生长和发育延迟：男孩多见，出生时身长和体重大多正常，1 ～ 2 岁后逐渐偏离，第二性征出现可延迟数年，多伴有骨龄落后，其父母也常有青春期发育延迟。患儿内分泌功能检测正常。本症的特点是迟到的自然青春发动后,有青春期身高突增及循序推进的性发育过程,与正常儿童无异。终身高仍近于靶身高,并有正常的生育功能。

(2)家族性矮小(familial short stature,FSS):儿童身高有明显的遗传背景,双亲或双亲之一身高< –2SD。FSS儿童出生时身长、体重正常,身高增长速度、骨龄、智力和性发育、体格检查正常。

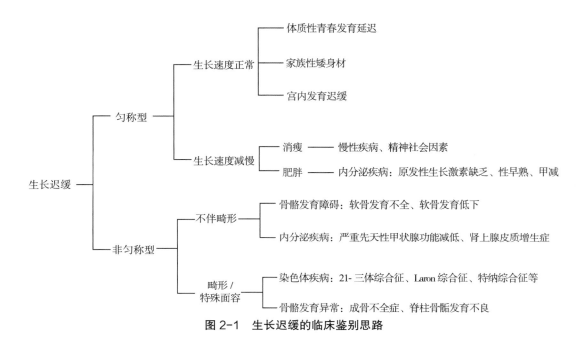

图 2-1　生长迟缓的临床鉴别思路

【诊断与鉴别诊断】

儿童身高(身长)小于同种族、同年龄、同性别儿童身高(身长)正常参照值2个标准差(< –2SD)或第3百分位者即可诊断生长迟缓。由于生长迟缓病因复杂多样,其中部分属正常生理变异,因此对生长迟缓进行病因学诊断是治疗生长迟缓的基础。病因诊断需结合详细的病史、家族史、全面的体格检查、测量及实验室检查等资料,必要时结合染色体分析(图2-2)。

1. 询问病史

病史应包括母亲的胎次、产次、妊娠及生产史,孕期健康情况,疾病史,饮酒、吸烟史;患儿出生时的胎龄、娩出方式、身长和体重、有无窒息、有无畸形、疾病史等情况;询问患儿父母及同胞的身高体重,父母的青春发育史;患儿有无受歧视、虐待或环境中是否存在影响患儿精神心理的不良因素;喂养和食欲情况。

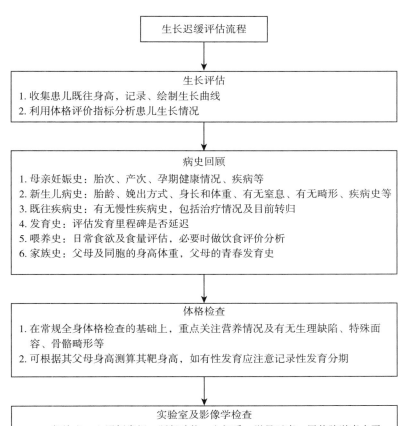

图 2-2　生长迟缓评估流程

2. 绘制身高生长曲线

收集患儿既往身高，记录、绘制生长曲线并分析生长情况。

3. 体格检查和测量

在常规全身体格检查的基础上，详细记录身高、体重、坐高、指距、头围、皮下脂肪厚度等。计算目前身高和体重的测定值和百分位数、身高年增长速率、体质指数（BMI）等，可根据其父母身高测算其靶身高，如有性发育应注意记录性发育分期。

4. 实验室及影像学检查

（1）一般检查：目的是发现有无潜在器质性疾病及评价患儿营养状态，必要时做进一步检查，包括血尿便常规、肝肾功能、电解质、微量元素、甲状腺激素水平等检查。

（2）骨龄评价：骨骼的发育贯穿整个生长发育过程，是评估儿童生长发育的良好指标。正常情况下，骨龄与实际年龄的差别应在 ±1 岁之间，落后或超前过多即为异常。

（3）特殊检查：生长激素激发试验，其他内分泌激素的检测，下丘脑、垂体的影像学检查及核型分析等。进行特殊检查的指征：①身高低于正常参考值减 2SD（或低于第 3 百分位数）者；②骨龄低于实际年龄 2 岁以上者；③身高增长率在第 25 百分位数（按骨龄计）以下者，即 < 2 岁儿童身高增长 < 7 cm/ 年；4.5 岁至青春期儿童 < 5 cm/ 年，青春期儿童 < 6 cm/ 年；④临床有内分泌紊乱症状或畸形综合征表现者；⑤其他原因需进行垂体功能检查者。

【治疗】

（1）儿童生长迟缓的治疗措施取决于其病因，由精神心理性、慢性营养不良、慢性疾病引起的生长迟缓，当相应病因去除后，其身高可见增长。

（2）生长激素：适用于由生长激素缺乏症、慢性肾功能衰竭、先天性卵巢发育不全、普拉德 – 威利综合征、宫内发育迟缓和特发性矮身材引起的生长迟缓。使用生长激素治疗者每 3 个月应随访 1 次，评估生长速率。此外，还要进行 IGF-1、胰岛素样生长因子结合蛋白 -3（IGFBP-3）、甲状腺素（T4）、促甲状腺素（TSH）、血糖、胰岛素和骨龄等检测，以便及时调整生长素剂量和补充甲状腺素。

（3）其他药物：左甲状腺素片可用于治疗甲状腺功能减低导致的矮小症；手术或化疗治疗垂体肿瘤导致的矮小症等；蛋白同化激素与生长激素联合治疗特纳综合征，用药中需监测骨龄增长情况。

（童梅玲　南京医科大学附属妇产医院）

参考文献

1. 陈荣华，赵正言，刘湘云 . 儿童保健学 . 5 版 . 南京：江苏凤凰科学技术出版社，2017：238-241.

2. 王卫平 . 儿科学 .8 版 . 北京：人民卫生出版社，2015.

3. 黎海茋 . 实用儿童保健学 . 北京：人民卫生出版社，2016：122-130.

4. 辛颖 . 生长评估及生长迟缓的病因分类 . 中国实用儿科杂志，2005，20（8）：449-451.

5. 沈永年，罗小平 . 儿童内分泌遗传代谢性疾病诊疗手册 . 上海：上海科学技术文献出版社，2010：3-19.

6. 顾学范 . 身材矮小的鉴别诊断和处理 . 临床儿科杂志，2002（2）：124-128.

7. 中华医学会儿科学分会内分泌遗传代谢学组 . 矮身材儿童诊治指南 . 中华儿科杂志，2008，46（6）：428-430.

第二节 营养性佝偻病

【概述】

营养性佝偻病（nutritional rickets）是由于儿童维生素 D 缺乏和（或）钙摄入量过低导致生长板软骨细胞分化异常、生长板和类骨质矿化障碍的一种疾病，是一种影响全世界婴儿、儿童和青少年健康且可以预防的公共健康问题。

1. 维生素 D 的来源

人体的维生素 D 主要由人体皮肤中的 7- 脱氢胆固醇经日光中紫外线的光化学作用转变而成，部分来源于动物性食物。婴幼儿体内维生素 D 来源有 3 个途径。

（1）母体—胎儿的转运：胎儿可通过胎盘从母体获得维生素 D，胎儿体内 25-（OH）D 的贮存可满足生后一段时间的生长需要。早期新生儿体内维生素 D 的量与母体的维生素 D 的营养状况及胎龄有关。

（2）食物中的维生素 D：天然食物含维生素 D 很少，母乳含维生素 D 少，谷物、蔬菜、水果不含维生素 D，肉和鱼含量很少，但配方奶粉和米粉如果添加足够的量，婴幼儿可从这些强化维生素 D 的食物中获得充足的维生素 D。

（3）皮肤的光照合成：是人类维生素 D 的主要来源。人类皮肤中的 7- 脱氢胆固醇是维生素 D 生物合成的前体，经日光中紫外线（290～320 nm 波长）照射，变为胆固醇，即内源维生素 D_3。皮肤产生维生素 D_3 的量与日照时间、波长、暴露皮肤的面积有关。皮肤的光照合成是儿童少年维生素 D 的主要来源。

2. 钙的来源

人体的钙主要来源于食物，富含钙的食物有母乳、牛奶及奶制品、大豆及豆制品、鱼虾、芝麻及部分坚果类。维生素 D 可以促进钙的吸收，膳食中的酒精、咖啡因、草酸、植酸对钙的吸收有阻碍作用。

3. 维生素 D 的生理功能

在正常情况下，血液循环中的 1，25-（OH）$_2D_3$ 主要与维生素 D 结合蛋白相结合，通过作用于靶器官（肠、肾、骨）而发挥抗佝偻病的生理功能：①促小肠黏膜细胞合成一种特殊的钙结合蛋白（CaBP），增加肠道钙的吸收，磷也伴之吸收增加；②增加肾近曲小管对钙、磷的重吸收，特别是磷的重吸收，提高血磷浓度，有利于骨的矿化作用；③对骨骼钙的动员：与甲状旁腺协同使破骨细胞成熟，促进骨重吸收，旧骨中钙盐释放入血，还可刺激成骨细胞促进骨样组织成熟和盐沉积。

多年来的研究确认维生素 D 不仅是一个重要的营养成分，更是一组脂溶性类固醇（fat-soluble secosteroids）。1，25-（OH）$_2D_3$ 参与全身多种细胞的增殖、分化和凋亡，影响神经—肌肉正常功能和免疫功能的调控过程，即维生素 D 对人体健康的作用不再局限于骨骼或钙磷代谢。

【病因及发病机制】

1. 病因

（1）围生期维生素 D 不足：母亲妊娠期，特别是妊娠后期维生素 D 营养不足，如母亲严重营养不良、肝肾疾病、慢性腹泻，以及早产、双胎均可使得婴儿体内贮存不足。

（2）日照不足：婴幼儿户外活动少，城市高大建筑、大气污染等会导致儿童日光照射不足、日光中紫外线的光化学作用不足，使内源性维生素 D 生成不足。大气污染可阻挡日光照射，如烟雾、尘埃可吸收部分紫外线。

（3）生长速度快，需要增加：如早产及双胎婴儿生后生长发育快，需要维生素 D 多，且体内贮存的维生素 D 不足。婴儿早期生长速度较快，也易发生佝偻病。重度营养不良婴儿生长迟缓，发生佝偻病者不多。

（4）食物中补充维生素 D 和（或）钙不足：因天然食物中含维生素 D 少，即使纯母乳喂养，婴儿若户外活动少、未及时正确补充维生素 D、钙摄入不足亦易患佝偻病。

（5）疾病及药物影响：胃肠道或肝胆疾病影响维生素 D、钙的吸收，如婴儿肝炎综合征、慢性腹泻等；肝、肾功能损害可致维生素 D 羟化障碍，使 1，25-（OH）$_2$D$_3$ 生成不足而引起佝偻病。长期服用抗惊厥药物可使体内维生素 D 不足，如苯妥英钠、苯巴比妥可刺激肝细胞微粒体的氧化酶系统活性增加，使维生素 D 和 1，25-（OH）$_2$D$_3$ 加速分解为无活性的代谢产物。糖皮质激素有对抗维生素 D 对钙的转运作用。

2. 发病机制

维生素 D 缺乏和（或）膳食钙供给不足，致使肠道吸收钙、磷减少和低血钙症，为维持血清钙正常，甲状旁腺激素（PTH）刺激破骨细胞骨吸收功能，以释放骨骼储存钙入血，当 PTH 升高时，肾脏对磷的重吸收则减少，导致机体严重钙、磷代谢失调。钙在骨骼组织上的沉积障碍，长骨钙化带消失，骺板失去正常形态，参差不齐；骨基质不能正常矿化，成骨细胞代偿性增生，碱性磷酸酶分泌增加，骨样组织堆积于干骺端，骺端增厚，向外膨出成"串珠""手足镯"；骨膜下骨矿化不全，成骨异常，骨皮质被骨样组织替代，骨膜增厚，骨皮质变薄，骨质疏松，负重出现弯曲；颅骨骨化障碍而颅骨软化，颅骨骨样组织堆积出现"方颅"，临床即出现一系列佝偻病症状和实验室检查结果的改变。

儿童维生素 D 缺乏和（或）钙摄入量过低，不仅影响儿童的骨骼生长，还会影响儿童神经、肌肉、造血、免疫等器官的功能，因此积极预防和早期治疗营养性佝偻病，是儿科医疗保健工作者的重要任务。

【诊断】

营养性佝偻病的诊断应依据致病因素、临床表现和实验室检查而得出。

1.临床表现

营养性佝偻病主要表现为生长最快部位的骨骼改变，以及肌肉发育及神经兴奋性的改变，因此临床表现与年龄密切相关。

（1）神经兴奋性增高：多见于6个月以内特别是3个月以内小婴儿。多为非特征表现，如易激惹、烦闹、汗多刺激头皮而摇头等，但这些并非佝偻病的特异症状，仅作为临床早期诊断的参考依据。

（2）骨骼改变：①婴儿：以颅骨改变为主，颅骨软化、方颅、前囟门闭合延迟。②幼儿：手、足镯；肋骨串珠；鸡胸；肋膈沟或郝氏沟；膝内翻（O形）或膝外翻（X形）。

2.辅助检查

（1）血生化检查：营养性佝偻病实验室检查特征为 25-（OH）D、血清磷、血清钙和尿钙下降；血清 PTH、碱性磷酸酶（ALP）和尿磷升高。临床常用血清总 ALP 水平作为营养性佝偻病诊断和筛查指标，但急性疾病、某些药物、肝脏疾病、生长突增以及婴幼儿时期一过性高磷血症均可导致 ALP 升高。因此不能单凭血清总 ALP 升高就诊断营养性佝偻病。检测 25-（OH）D 是评估维生素 D 状况的最佳方法，可用于评价儿童是否存在维生素 D 缺乏，对诊断维生素 D 缺乏所导致的营养性佝偻病也极有帮助。

维生素 D 的状况分级：根据血清 25-（OH）D 水平把维生素 D 状况分为 4 个等级：充足、不足、缺乏和中毒。血清 25-（OH）D 50 ～ 250 nmol/L 为充足；30 ～ 50 nmol/L 为不足；< 30 nmol/L 为缺乏；> 250 nmol/L 为中毒。

根据膳食钙摄入量，钙营养状况大致分为 3 种状况：缺乏 < 300 mg/d；不足 300 ～ 500 mg/d；充足 > 500 mg/d。我国 2013 年版 "中国居民膳食营养素参考摄入量" 中钙推荐摄入量为 0 ～ 6 个月和 6 ～ 12 个月的婴儿适宜摄入量分别是 200 mg/d 和 250 mg/d，满足 1 ～ 18 岁 98% 人群钙推荐摄入量为 600 ～ 1200 mg/d。膳食钙缺乏是造成儿童发生营养性佝偻病的主要原因。儿童膳食钙摄入量 < 300 mg/d 是独立于血清 25-（OH）D 水平的佝偻病患病危险因素。

（2）骨骼 X 线摄片：是确诊营养性佝偻病的可靠方法。根据骨骼生长的特点，婴儿营养性佝偻病最理想的摄片部位是手腕，观察远端桡骨与尺骨干骺端；幼儿则拍摄膝部，观察股骨和胫骨干骺端。营养性佝偻病 X 线摄片表现为长骨钙化带消失，干骺端呈毛刷样、杯口状改变；骨骺软骨盘（生长板）增宽（> 2 mm）；骨质稀疏，骨皮质变薄；可有骨干弯曲畸形或青枝骨折，骨折可无临床症状。

【治疗】

治疗目的在于控制活动期，防止骨骼畸形。采取一般治疗、维生素 D 和钙联合治疗更为合理。

（1）一般疗法：加强护理，合理饮食，坚持户外活动（6个月以下避免直晒）。

（2）维生素D（VitD）治疗：佝偻病儿童建议口服VitD治疗，剂量为800 IU/d（20 μg/d）连服3个月或2000～4000 IU/d（50～100 μg/d）连服1个月，之后改为400 IU/d（10 μg/d）。口服困难或腹泻等影响吸收时，可采用大剂量突击疗法，一次性肌注VitD 15万～30万 IU（3.75～7.5 mg）。若治疗后有改善，1～3个月后口服VitD 400 IU/d（10 μg/d）维持。大剂量治疗中应监测血生化指标，避免高钙血症、高钙尿症。

（3）钙剂补充：乳类是婴幼儿钙营养的优质来源，乳量充足的足月儿可不额外补充钙剂。膳食中钙摄入不足者，需适当补充钙剂。用药期间强调定期随访的重要性，建议初始治疗满1个月时复查血清钙、磷、碱性磷酸酶水平；满3个月时复查血清钙、磷、镁、碱性磷酸酶、PTH、25-（OH）$_2$D$_3$水平以及尿液钙/肌酐比值，并复查骨骼X线。

（4）其他治疗：①微量营养素补充：维生素D缺乏性佝偻病多伴有锌、铁降低，及时适量地补充微量元素，有利于骨骼成长。②矫形治疗：严重的骨骼畸形可采取外科手术矫正畸形。

【预防】

营养性佝偻病的预防应从围生期开始，以婴幼儿为重点对象并持续到青春期。

1. 胎儿期的预防

（1）孕妇应经常到户外活动，多晒太阳。

（2）饮食应含有丰富的维生素D、钙、磷和蛋白质等营养物质。

（3）防治妊娠并发症，对患有低钙血症或骨软化症的孕妇应积极治疗。

（4）孕妇补充600 IU/d维生素D并满足推荐的钙摄入量。对于低钙血症或维生素D缺乏的母亲予以维生素D治疗，可预防先天性佝偻病。

2. 0～18岁健康儿童的预防

（1）户外活动：多晒太阳是预防维生素D缺乏的简便而有效措施。平均户外活动应在1～2小时/日。婴儿皮肤娇嫩，过多日光照射可能会对其皮肤造成损伤。此外，由于阳光中的高能蓝光对婴儿视觉的影响，应避免阳光直晒，特别是6个月以内小婴儿。

（2）维生素D补充：婴儿期，不管喂养方式如何，均需生后数日即开始补充维生素D 400 IU/d；大年龄及青春期儿童维生素D强化饮食（维生素D强化牛奶、谷物等）和维生素D制剂补充相结合，400 IU/d维生素D制剂补充仍可作为推荐。夏季阳光充足，可暂停或减量服用维生素D。

（3）保证膳食钙的摄入：奶类是儿童期最主要的钙源，也是最好的钙源。母乳中钙的吸收率高，婴儿期应鼓励坚持母乳喂养，断离母乳后也应坚持每日一定量的奶制品供给。除奶制品外，豆类食品含钙量较为丰富且吸收较好，而绿叶蔬菜虽有一定的含钙量，但吸收相对较差。

3.早产儿的预防

早产儿、双胎儿生后即应补充 VitD 800 IU/d（20 µg/d），3 个月后改为 400 IU/d（10 µg/d）。有条件可监测血生化指标，应根据结果适当调整剂量。

（褚　英　徐州市妇幼保健院）

参考文献

1. 阎雪，韩笑，张会丰.2016 版"营养性佝偻病防治全球共识"解读.中华儿科杂志，2016，54（12）：891.

2. 王卫平.儿科学.8 版.北京：人民卫生出版社，2015.

3. 陈荣华，赵正言，刘湘云.儿童保健学.5 版.南京：江苏凤凰科学技术出版社，2017：252-257.

第三节　喂养困难

【概述】

喂养困难是婴幼儿的主要问题之一，约占儿童保健门诊患儿的 15.9%。目前尚无统一定义，仅为描述一系列临床表现的总称。广义上讲，任何不符合进食能力和进食需要的行为都属于喂养困难的范畴。因此，喂养困难亦可见于营养状态正常或良好的儿童。喂养困难的描述通常来源于带养人报告，包含各种类型的喂养问题，如挑食、偏食、食量小、无法进一步尝试更复杂的食物等。

【病因】

有些喂养困难源于儿童存在身体疾病，而更多则是喂养过程中喂养行为不当，存在功能性的饮食障碍。

【辅助检查】

根据详细的喂养史、发育史、疾病史及体检结果选择进一步的实验室检查，必要时转诊到专科以排除器质性疾病。食物过敏、遗传代谢性疾病、吞咽功能障碍需进行相关确诊检测，包括食物过敏诊断试验、基因诊断、血氨基酸或尿有机酸等检测以及吞咽检查、纤维内镜检查、超声检查等。

【诊断】

喂养困难目前尚无统一诊断标准，主要依据带养人报告的喂养情况来进行判断，根据其描述进行分型和分类，结合儿童体格生长和发育情况综合考虑，排除潜在疾病。体格评价：绘制生长曲线图。体格检查：对儿童体格生长做出详细评价（生长水平、生长速度、匀称度）。膳食评价：通过 24 小时膳食回顾法或 3～5 天膳食日记法了解食物摄入情况。饮食行为评估：了解儿童进食环境、氛围，独立进食能力等饮食行为。结合以上评估和检查做出喂养困难的分型与分类诊断。

1. 缺乏食欲

缺乏食欲是喂食困难的常见现象，包括以下 4 种类别。

（1）被误以为缺乏食欲的正常儿童。这类儿童食量小，身材小，但生长发育尚属正常，生长曲线监测结果可以为体格生长提供依据。这类儿童的父母往往对儿童进食的期望值过高，忽略了其身材和营养需求是相匹配的。

（2）对进食缺乏兴趣的精力旺盛的儿童。这类儿童反应灵敏、活泼好动、好奇心强，对环境的兴趣大于对食物的兴趣，进餐时容易分心。他们往往在 6 个月到 3 岁之间发生拒食。

（3）对进食缺乏兴趣的精神不振的儿童。这类儿童反应缓慢，安静淡漠。其气质个性导致他们和带养人之间的目光交流、手势动作、语言沟通等不易被察觉，从而导致明显的营养不良，进一步导致厌食。

（4）器质性疾病引起的食欲缺乏儿童。例如，遗传代谢性疾病、吞咽障碍、先天畸形、消化道疾病、神经系统疾病等。这类儿童除了食欲不振外，还伴有相关疾病的各种症状体征。

2. 过分挑食

这类儿童总是拒绝某些有特殊口味、质地、气味或外形的食物，通常伴有感觉障碍（如对噪声特别敏感或总感觉手弄脏了）。挑食不仅会限制某些重要营养素的摄入，特别是维生素和矿物质，还会导致儿童不能发展新的进食技能甚至只能长期吃软食。

3. 过度哭闹干扰喂食

儿童过度哭闹打破了喂食的连续性，带养人又担心儿童挨饿，喂得更频繁，继而加剧了哭闹。

4. 过度恐惧喂食过程

这类儿童通过哭闹、拱起身子或紧闭双唇来拒绝喂养。他们的口部通常有过创伤经历，如窒息或经口部插管，特别严重的，清醒时完全拒绝经口喂食，但将要入睡时可能会接受奶瓶喂食。

【治疗】

处理儿童喂养困难应按病因、分型分类、严重程度行个体化指导。

1. 总的原则

（1）保持分明的职责界限：带养人决定何时、何处吃及吃什么，儿童决定吃多少。

（2）避免进餐时分心：进食时避免玩具、噪声等干扰，采用高脚椅将儿童限制在固定的进餐环境中。

（3）增加食欲：增加活动量，使儿童容易产生饥饿感；注重食物的色、香、味、形的搭配，使儿童对食物感兴趣；使儿童就餐频率与带养人一致，两餐间隔 3～4 小时，正餐中间可加一顿点心，避免零食及果汁，口渴时只能喝水。

（4）保持平和心态：不要过度兴奋或活跃，不要发怒。

（5）限制时间：饭菜上桌的 15 分钟内开始进餐，30 分钟内完成，否则拿走食物。

（6）提供与年龄相符的食物：提供给儿童的食物量和性状应与其年龄及行为发育相匹配。

（7）鼓励独立进食，容忍与年龄相符的脏乱现象。

2. 按类型指导与治疗

（1）缺乏食欲：对于被误以为缺乏食欲的正常儿童，应注重教育带养人，对儿童的喂养、生长和营养抱有恰当的期望。告诉他们基本的喂养原则并强调坚持遵守原则的重要性，不要与其他儿童攀比进食量，允许个体差异。定期测量身高、体重，记录膳食摄入，指导正确喂养。如果带养人因害怕营养不良而坚持强迫喂食，可以提供适量的营养补充剂以减轻这种不必要的焦虑。对进食缺乏兴趣的精力旺盛的儿童，治疗时应该设法通过增加饥饿感来刺激食欲，使儿童在随后的进食中得到满足。喂养原则应注重每餐的安排以培养饥饿感和食欲，例如：①保证一日三餐和午后点心；②儿童必须在食物上桌后 15 分钟内开始进餐，每顿饭必须在 30 分钟内结束；③如果在规定时间内儿童还没有开始吃饭或没有吃完，必须拿走食物；④不要给儿童吃零食或喝果汁，每餐间只能喝水。同时建议带养人在喂食期间尽量减少分心。当儿童开始玩弄食物或彻底失去进食的兴趣时，可以停止喂食并制止其不良的习惯，而不要想方设法诱哄儿童继续吃。对进食缺乏兴趣的精神不振的儿童对一个热情而有经验的带养人往往会做出积极反应，因此在治疗过程中应辅导带养人营造快乐的进餐氛围或是更换喂养人。器质性疾病引起食欲缺乏的患儿：逐一排除器质性疾病因素，一旦找到原因，必须及时治疗任何潜在疾病，同时解决因此而引起的特殊喂食障碍。器质性疾病治愈后，如果喂养困难仍持续存在，则进入饮食行为干预指导。

（2）过分挑食：有计划地引入新的食物，每次一样，给最少量；让儿童不断接触这样食物（10～15 次），最好首先出现在带养人的餐盘里；将食物放在可以拿到的地方，而不要主动端过去。儿童往往更喜欢尝试那些处于控制之外的新食物，如果被要求吃某样食物，他们会倾向于说不，建议带养人在吃这样食物的时候要显得很愉悦，但先不要把食物递给儿童，直到他的恐惧感减少并表现出了对食物的兴趣，才能这样做；如果吃了以后噎住或呕吐，就撤走这样食物，并换上儿童较喜欢的食物；将极少量新食物与儿童喜欢的食物混在一起，然后逐渐增加前者的比例；带养人应该对儿童的进食情况保持平和与放松的心态。给予口腔感觉运动功能评估及训练。给予必要的营养素补充，保证均衡营养。

3.过度哭闹干扰喂食

为了使儿童平静舒适，鼓励在光线柔和、无噪声干扰的房间里喂食。积极查找引起哭闹的原因（如便秘、食物过敏、胃食管反流等）并治疗，排除消化系统疾病。

4.过度恐惧喂食过程

害怕喂食的儿童必须首先接受针对潜在疾病的治疗，其他治疗原则包括：对于这种情况不要过于敏感，在儿童处于半睡半醒的放松状态时喂食，当儿童醒了看到食物紧张时避免喂食；如果害怕奶瓶，则更换其他工具，如用杯子或调羹；一定不要吓唬或强迫进食，减少儿童对进食的害怕；新食物不断尝试，可达 10～15 次甚至更多；提供儿童喜欢的餐具；不在进食过程中批评或指责儿童；增加活动量，使儿童容易产生饥饿感；给予必要的营养素补充，保证均衡营养。

（童梅玲　南京医科大学附属妇产医院）

参考文献

1.赵职卫，徐海青.婴幼儿喂养困难研究进展.中国儿童保健杂志，2012，20（2）：145.

2.龙也，钟燕.婴幼儿喂养困难影响因素研究.中国儿童保健杂志，2015，23（2）：156.

3. NICHOLLS D，BRYANT-WAUGH R. Eating disorders of infancy and childhood: definition, symptomatology, epidemiology, and comorbidity. Child Adolesc Psychiatr Clin N Am, 2009, 18（1）：17-30.

第四节　肥胖症

随着社会和经济的发展，儿童肥胖呈全球流行趋势。在我国，肥胖人数也逐年上升。儿童肥胖不但影响其生长发育，还与成年期代谢性疾病密切相关。

【概念】

肥胖是机体能量摄入超过消耗，多余的能量以脂肪的形式储存于组织，造成体内脂肪过多堆积、体重超常的现象。单纯性肥胖是指排除某些先天遗传性疾病、代谢性疾病及神经内分泌疾病等病理因素而单纯由生活行为、环境因素所造成的肥胖。儿童肥胖症95%属于单纯性肥胖。按照脂肪在身体不同部位蓄积分为腹型肥胖和臀型肥胖。腹型肥胖并发代谢综合征的危险要比臀型肥胖大得多。

【病因】

1. 遗传因素

父母一方为肥胖，则子女肥胖的概率为 40%；父母双方都肥胖，子女肥胖的概率为 70% ～ 80%；父母消瘦，子女肥胖的概率为 14%。

2. 饮食因素

摄入过度是肥胖的物质基础。另外，不良的饮食习惯，如偏爱荤食、油腻、甜食等也可导致肥胖。

3. 社会环境因素

社会、家庭的文化、经济和生活习惯都会影响肥胖的发生。

4. 与运动有关的因素

运动有助于消耗脂肪，而随着交通工具的发达、工作的机械化、家务量减少等，使得人体消耗热量的机会更少，而摄入的能量并未减少，形成肥胖。

【临床表现】

单纯性肥胖儿童皮下脂肪多，分布相对比较均匀，以聚集于颈部、乳胸部、肩背部、腹部、臀部等处较为显著，重度肥胖患儿可出现关节症状，表现为行动缓慢、腿痛，而关节病变可增加儿童骨折的危险性。部分肥胖儿童伴有黑棘皮病，即在颈部、腋下、腹股沟和关节等皮肤皱褶处，色素沉着，天鹅绒样皮肤增生，似未洗干净的污垢。肥胖儿童体格发育常较同龄儿童快，身高多高于同龄儿童，骨龄正常或提前，但是青春期可能提前，最终身高可能偏矮。智力和性发育正常。

【肥胖的标准】

（1）身高体重法：即按体重超过同性别、同年龄身高的标准体重的百分数判断肥胖。中华医学会儿科学会儿童保健学组 1999 年制定的"儿童单纯肥胖症防治常规"中将身高和体重超过参考人群同年龄、同性别的 10% ～ 19% 判断为超重，20% ～ 39% 为轻度肥胖，40% ～ 49% 中度肥胖，＞ 50% 为重度肥胖。

（2）体质指数（BMI）法：由于儿童处于生长发育期，BMI 随着年龄的增长而增加，儿童肥胖的判定较成人复杂，BMI 诊断切入点尚不能统一。国际上目前较公认的儿童肥胖诊断标准是 NCHS 标准和 IOTF 标准。考虑到种族遗传差异和生活背景，中国肥胖工作组（WGOC）也制定了我们国家的标准，见表 2-1。

（3）腰围身高比（WHtR）：将身高的因素予以考虑，对处于生长发育期的儿童青少年具有更好的应用价值。需要根据不同的地区、性别和年龄制定其切点值。对于中国儿童青少年 WHtR，女童 ≥ 0.46、男童 ≥ 0.48 作为中心性肥胖的筛查指标较好。

表 2-1　中国学龄儿童青少年超重、肥胖 BMI 标准（WGOC）

年龄（岁）	超重		肥胖	
	男	女	男	女
7–	17.4	17.2	19.2	18.9
8–	18.1	18.1	20.3	19.9
9–	18.9	19.0	21.4	21.0
10–	19.6	20.0	22.5	22.1
11–	20.3	21.1	23.6	23.3
12–	21.0	21.9	24.7	24.5
13–	21.9	22.6	25.7	25.6
14–	22.6	23.0	26.4	26.3
15–	23.1	23.4	26.9	26.9
16–	23.5	23.7	27.4	27.4
17–	23.8	23.8	27.8	27.7
18–	24.0	24.0	28.0	28.0

【鉴别诊断】

（1）皮质醇增多症：又称库欣综合征，患儿出现向心性肥胖、满月脸、水牛背、皮肤紫纹、高血压、生长停滞；血皮质醇增高时，肾上腺 B 超和 CT 可发现肾上腺皮质增生、腺瘤或腺癌。

（2）多囊卵巢综合征：女孩肥胖，月经量少、周期延长，甚至出现闭经；多毛、不孕和黑棘皮病；血睾酮增高。盆腔 B 超示卵巢增大，可有多囊。

（3）弗勒赫利希综合征：儿童肥胖多始于 10 岁以后，乳房、下腹部、外生殖器附近脂肪堆积尤为明显；性发育不全，第二性征发育延迟或不发育，身高不增，可有颅内压增高症状。

（4）普拉德—威利综合征：是一种涉及基因组印迹的显性遗传性疾病，涉及多系统的异常。临床主要特征为新生儿期和婴儿期严重肌张力低下及喂养困难；儿童期食欲过盛而明显肥胖，不同程度的智力障碍、行为异常，常伴身材矮小、手足异常、特殊外貌（如颅盖高、眼小）及性腺发育落后。对临床肥胖患者有这种病情进展特征者高度怀疑此综合征，可以应用甲基化特异性 PCR 及荧光原位杂交（FISH）技术进行基因分析。

【治疗】

儿童肥胖的治疗不同于成人，任何治疗措施首先都应以不妨碍儿童正常的生长发育为前提，因此成人期可以使用的手术去脂、药物治疗、饥饿疗法、禁食等，在儿童时期不宜使用。目前国内外公认儿童肥胖的治疗方法是包括行为矫正、饮食调整和运动的综合治疗方案。总的说来，低能量饮食结合运动疗法和行为矫正是有效的。

（1）饮食调整：饮食治疗的原则是在保证儿童生长发育所需营养的前提下，控制每天的热量摄入，采用低热量、低脂肪、低糖、高蛋白的饮食，同时提供适量的维生素和微量元素。开始控制饮食时，不能使儿童体重急剧下降，而应以体重不增加为目标，再根据体重情况逐渐减少热量摄入。

（2）运动疗法：运动可以消耗热量，使脂肪细胞释放游离脂肪酸，脂肪细胞体积变小，还能消耗多余的糖类使其不转变为脂肪，同时也能增强肌肉，使身体强壮。目前运动疗法主要包括有氧运动、力量训练、日常活动的增加和减少静坐行为。

（3）心理行为治疗：Epstein 的研究认为行为干预是肥胖症治疗成功的关键。行为调整包括很多方面，尤其是饮食行为和生活行为的调整极为重要。进食定时定量，餐量采用小份额，速度要慢些。生活方式的调整需要改变孩子不喜欢活动的习惯。

（4）药物治疗：目前成年人减肥药物种类众多，但用于儿童还比较少。有研究表明，对肥胖伴有高胰岛素血症的儿童可以使用二甲双胍治疗，目的在于改善胰岛素敏感性，增加葡萄糖氧化，减少肝糖输出，从而起到减肥的作用。

【并发症】

肥胖可能会发生多种并发症，如糖尿病、高脂血症、高血压等，应进行定期筛查，对高危患儿即超重患儿伴有如下因素者：一级或二级亲属患 2 型糖尿病家族史，有胰岛素抵抗体征或有胰岛素抵抗相关疾病（黑棘皮病、高血压、高脂血症、多囊卵巢综合征、小于胎龄儿）应在 10 岁或青春期开始筛查，每 2 年 1 次。

检查项目包括：空腹血糖、口服葡萄糖耐量试验、糖化血红蛋白、血脂全套等。

儿童肥胖症的诊治流程见图 2-3。

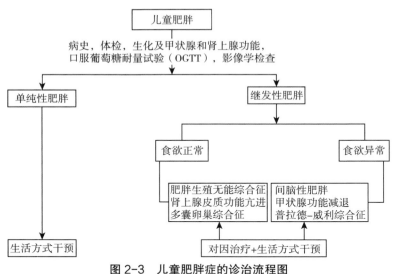

图 2-3　儿童肥胖症的诊治流程图

（胡幼芳　江苏省妇幼保健院）

参考文献

1. 梁黎，傅君芬. 儿童肥胖与代谢综合征. 北京：人民卫生出版社，2012：1-25.

2. 中华医学会儿科学分会. 儿科内分泌与代谢性疾病诊疗规范. 北京：人民卫生出版社，2016：225-231.

3. 陈荣华，赵正言，刘湘云. 儿童保健学. 5 版. 南京：江苏凤凰科学技术出版社，2017：88.

4. 桂永浩. 小儿内科学：高级教程. 北京：中华医学电子音像出版社，2016：125-130.

第五节　发育性髋关节发育不良

【概述】

发育性髋关节发育不良（developmental dysplasia of the hip，DDH）是儿童常见疾病之一，包括髋臼发育不良、髋关节半脱位及髋关节脱位。髋关节超声检查的广泛应用，使 DDH 的定义涵盖了更大的范围，如未成熟的髋关节、轻度髋臼发育不良的髋关节、不稳定（可脱位或可半脱位）的髋关节、半脱位的髋关节和完全脱位的髋关节。1992 年北美骨科年会将先天性髋关节脱位（congenital dislocation of the hip，CDH）更名为发育性髋关节脱位（developmental dysplasia of Hip，DDH），更准确地表明了该病的特点。一方面，出生时发现的髋关节发育轻微"异常"，可能在出生后几周内逐渐趋于正常；另一方面，出生时"正常"的髋关节也可能逐渐发展为 DDH。这种生长发育过程中出现的不确定性使 DDH 的诊断更加复杂。出生后髋关节不稳定的发生率为 1%，髋关节脱位为 1‰～ 2‰，地域之间略有差异。

【病因】

DDH 的确切病因不明，但发病有其内在因素和外在因素。内在因素包括关节韧带松弛、女性（女性发病率是男性的 5 ～ 9 倍）、基因缺陷（家族倾向性）、原发髋关节发育不良等。外在因素包括臀位产、第一胎、羊水过少等。其中最重要的危险因素是 DDH 家族史和臀位产。新生儿及婴幼儿绑腿或强迫伸髋并腿的襁褓方式也与 DDH 有关。另外，如果存在先天性肌性斜颈或足部畸形，则 DDH 的风险增加。

【诊断】

正确、规范的临床体格检查是早期筛查 DDH 的重要措施，随着髋关节超声检查技术的逐渐成熟，超声检查成为 DDH 筛查的重要手段和组成部分。DDH 筛查是新生儿医生、妇幼保健医生和小儿骨科医生的一项重要工作。英国医疗咨询委员会（the standing medical advisory committee，SMAC）建议所有的新生儿都应纳入 DDH 的临床筛查，并强调多次检查，包括出生当天、出院时、6 周、6 ～ 9 个月和开始行走之后。超声筛查分为普查和高危因素选择性筛查两种模式。

根据 2017 年中华医学会小儿外科分会骨科学组的推荐，应对所有婴幼儿进行 DDH 临床筛查，出生后 4 ～ 6 周为筛查的重要时间点，不要晚于 6 周。对临床体格检查阳性或存在 DDH 高危因素者（臀位产、阳性家族史和怀疑髋关节不稳定）选择性行超声检查。

1. 体格检查

规范的体格检查是早期发现 DDH 的重要手段。随着患儿年龄增长，其临床病理改变不断变化，因而各年龄段的体格检查方法不同。

（1）小于 3 个月的新生儿及婴儿：最简单和基本的手法是屈髋外展活动。通过屈髋外展可以初步筛查出脱位并可复位（Ortolani 阳性）和怀疑脱位不可复位（外展受限、Ortolani 阴性）的患儿，并提示需行进一步超声检查。① Ortolani 试验（复位试验）：婴儿平卧，检查者的食指和中指置于婴儿大转子外侧，拇指置于大腿内侧。屈髋 90°，旋转中立位。轻柔地外展髋关节，同时示、中指推动大转子向上方抬起，如果感受到复位弹响即为阳性。② Barlow 试验（应力－脱位试验）：婴儿平卧，检查者双手置于婴儿双膝。屈髋 90° 位，逐渐内收大腿，与此同时拇指在大腿内侧施加向后和向外的应力，如果感受到股骨头从髋臼后缘弹出的弹响并在放松应力下迅速复位，即为阳性，说明髋关节不稳定。Ortolani 和 Barlow 试验应在患儿安静放松时轻柔操作。由于 DDH 的病理改变程度不同，这两项体格检查不能发现双侧脱位无法复位的病例和髋关节尚稳定的髋臼发育不良病例。

（2）大于 3 个月的婴儿：随脱位程度增加和继发病理改变，阳性体征包括髋关节外展受限、双下肢不等长及臀纹不对称。

（3）已学步行走的婴幼儿：出现跛行（单侧脱位）或摇摆步态（双侧脱位），可有腰前凸增加（双侧脱位）、Trendelenburg 征（单足直立试验）阳性等。

2. 髋关节超声检查

对小于 6 个月的婴幼儿，髋关节超声检查是 DDH 的重要辅助检查方法。超声检查重点评估髋关节形态、股骨头位置和髋关节稳定性。

Graf 检查法是最早采用髋关节冠状切面进行测量的超声检查方法。测量前需确定一个标准的冠状切面（图 2-4），包括三个标志点：髋臼底的髂骨支下缘（强回声突起 - ③）、盂唇（三角形高回声 - ⑦）、平直髂骨（线状强回声 - ⑤）。标准平面需见软骨—骨交界、股骨头、髂骨支下缘、骨缘转折点（骨性髋臼顶由凹变凸的点）、平直髂骨外缘、软骨性髋臼顶、盂唇、关节囊、滑膜皱襞及股骨大转子。

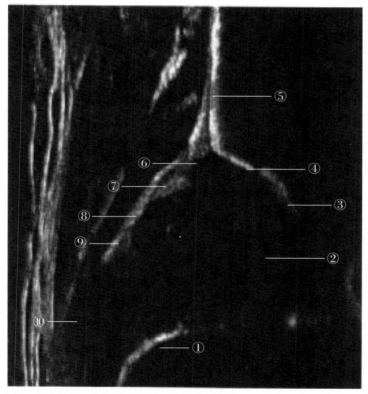

①软骨—骨交界；②股骨头；③髂骨支下缘；④骨缘转折点（臼顶由凹变凸的点）；⑤平直髂骨外缘；⑥软骨性髋臼顶；⑦盂唇；⑧关节囊；⑨滑膜皱襞；⑩股骨大转子。

图 2-4　标准冠状切面（彩图 1）

先确定基线（平直的髂骨外缘）和骨顶线（髋臼底的髂骨支下缘与骨性髋臼顶的切线）；再确定软骨顶线，由骨缘转折点（骨性髋臼顶由凹变凸的点）和关节盂唇中心点相连形成（图 2-5）。基线与骨顶线相交成 α 角，代表骨性髋臼发育的程度；基线与软骨顶线相交成 β 角，代表软骨性髋臼的形态。基线、骨顶线及软骨顶线三者很少相交于同一点，仅出现在骨性髋臼缘锐利的 Graf Ⅰ 型髋关节。

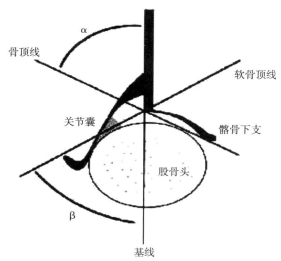

基线与骨顶线相交成 α 角，代表骨性髋臼发育的程度；基线与软骨顶线相交成 β 角，代表软骨性髋臼的形态。

图 2-5 α 角和 β 角的测量

Graf 法依据髋关节标准冠状切面声像图，观察髋臼形态及股骨头与髋臼的位置关系，并测量 α 与 β 角，将髋关节分为四大类型及九个亚型（表 2-2）。其中，Ⅲ 型和Ⅳ型髋关节为半脱位或脱位的髋关节，分型的确定主要依据形态评估而非测量。

表 2-2 髋关节超声检查

Graf 分型	骨性臼顶	软骨臼顶	骨性边缘	年龄	临床描述
I	发育良好，α 角 > 60°	Ia < 55°，Ib > 55°	锐利或稍圆钝	任意	成熟髋关节
Ⅱa+	发育充分，α 角 50° ~ 59°	覆盖股骨头	圆钝	0 ~ 12 周	生理性不成熟
Ⅱa-	有缺陷，α 角 50° ~ 59°	覆盖股骨头	圆钝	6 ~ 12 周	有髋臼发育不良的风险

续表

Graf 分型	骨性臼顶	软骨臼顶	骨性边缘	年龄	临床描述
Ⅱb	有缺陷，α 角 50°～59°	覆盖股骨头	圆钝	＞12 周	骨化延迟
Ⅱc	严重缺陷，α 角 43°～49°	仍可覆盖股骨头，β 角＜77°	圆钝或平	任意	盂唇未外翻
D	严重缺陷，α 角 43°～49°	移位，β 角＞77°	圆钝或平	任意	开始出现半脱位
Ⅲa	发育差，α 角＜43°	软骨臼顶推向上	平	任意	臼缘软骨外翻，软骨未发生退变
Ⅲb	发育差，α 角＜43°	软骨臼顶推向上，伴回声增强	平	任意	臼缘软骨外翻，软骨发生退变
Ⅳ	发育差，α 角＜43°	软骨臼顶挤向下	平	任意	完全脱位

【治疗】

1.0～6个月 DDH 治疗方法

（1）治疗基本原则：对诊断为 DDH 的病例应早期治疗，其治疗原则包括：①获得中心复位；②维持稳定的复位；③促进髋关节正常生长和发育；④减少并发症。

随着患儿年龄增长，骨的塑性能力逐渐减低，保守治疗的效果欠佳，而 0～6 个月是婴儿行非手术治疗的最佳时期，应用髋关节屈曲外展挽具或支具是治疗的主要方式。最常用的是可活动的 Pavlik 挽具（连衣挽具）。Pavlik 挽具的作用及佩戴：通过屈曲外展髋关节、限制内收，使髋关节复位并维持复位，同时允许髋关节有适当的活动，保证关节软骨的营养和头臼间的力学刺激。

（2）髋关节发育不良伴或不伴髋关节不稳定的治疗：从第6周开始治疗。治疗指征：Graf Ⅱa-、Ⅱb、Ⅱc 型。治疗方法：采用 Pavlik 挽具或其他固定式支具治疗，佩戴时间为 23 h/d，允许洗澡。6 周复查，若超声恢复正常则终止治疗；若仍存在髋臼表浅，则继续佩戴 6 周。对 3 个月以内患儿，一般在 12 周内完成治疗。3 个月以上患儿，佩戴时间会延长，全部治疗时间约为月龄的 2 倍，至体格检查、超声和 X 线检查示完全正常。如患儿在 5～6 个月开始治疗，Pavlik 挽具可佩戴至 8～9 个月；对超过 9 个月仍残留发育不良的患儿，改用固定外展支具治疗。

（3）髋关节半脱位及完全脱位（Graf D、Ⅲ、Ⅳ型）的治疗：最早于生后 2 周即开始治疗，全天 24 h 佩戴 Pavlik 挽具。每周进行临床及超声检查，临床体格检查需要关注皮肤和神经方面的并发症，如有，需要调整角度。佩戴 Pavlik 后第 3 周评估复位情况并确定后续治疗。

2. 6 ～ 18 个月 DDH 治疗方法

6 ～ 18 个月 DDH 患儿的治疗目的：中心复位并维持复位，防止股骨头坏死。治疗方式可选择闭合复位和切开复位，闭合复位为首选。

（1）闭合复位：在全麻下进行，术中可行髋关节造影证实复位效果（推荐但不是必须）。

（2）切开复位：如果没有达到稳定的中心复位，则应考虑髋关节切开复位。切开复位可采用内侧入路或前方 S-P 入路（年龄＞ 1 岁的患儿）。

（3）人类位石膏固定：人类位指髋关节屈曲 95° ～ 100°、外展 40° ～ 50°、旋转中立位。人类位石膏应防止外展 55° ～ 60°，否则会增加股骨头坏死的风险。注意股骨大转子处的石膏塑形，保证髋关节稳定。建议石膏固定时间为 3 个月，第 6 周时可更换石膏，评估复位，该阶段固定的目的为稳定复位。3 个月后更换为外展石膏或支具继续固定 3 ～ 6 个月，之后可改为间断外展支具，该阶段固定的目的为促进髋臼发育。

3. 18 ～ 24 个月 DDH 治疗方法

随着患儿年龄增长及开始学步行走，18 ～ 24 个月年龄段的患儿髋关节脱位的程度更大，肌肉软组织挛缩更重，治疗也更加复杂。治疗上仍可试行闭合复位，但闭合复位即使成功其残余发育不良的概率也会大大增加。因此一期切开复位同时行股骨截骨、髂骨截骨也是该年龄段 DDH 的可选择治疗方式。

（胡幼芳　江苏省妇幼保健院）

参考文献

1. MULPURI K，SONG K M，GROSS R H，et al. The american academy of orthopaedic surgeons evidence-based guideline on detection and nonoperative management of pediatric developmental dysplasia of the hip in infants up to six months of age. J Bone Joint Surg Am，2015，97（20）：1717-1718.

2. BLUMENTHAL I. Screening for the detection of congenital dislocation of the hip. Arch Dis Child，1986，61（9）：921-926.

附录 E   适宜技术 5：体格测量与评价

【概述】

儿童体格生长是指儿童身体各器官和系统的长大及形态的变化，反映机体量的变化。定期准确测量身高（长）、体重、头围及胸围等体格指标是评价儿童体格生长的重要依据。体格测量与评价是用以监测、干预个体和群体儿童健康和营养状况的最简便、经济、无创的方法，为临床和保健医生判断儿童营养状况、早期筛查疾病及判断治疗效果提供线索与依据。如何正确进行生长评价并做出合理解释是所有儿科医生及儿童保健医生必须学习和掌握的基本技能。

【目的与意义】

生长是一个复杂的动态变化过程，反映儿童健康水平和营养状况。适宜的生长有赖于遗传特性、正常的内分泌功能、充足的营养、无慢性疾病以及良好的生长环境。任何损害儿童健康或营养状况的原因，都可反映到生长指标的变化，因此体格生长评价有助于临床疾病筛查，并为转诊提供线索。

【方法与步骤】

1.体格测量常用指标

（1）体重：为各器官、系统、体液的总和，是反映营养状况最常见的指标。

（2）身长（高）：指头顶至足底的长度，受种族、遗传、环境等因素影响，与长期营养状况有关。

（3）头围：右侧齐眉弓上缘经过枕骨隆突最高点水平位置头部周长，反映脑和颅骨的发育程度。

（4）坐高（顶臀长）：头顶到坐骨结节的长度，坐高增长代表头颅与脊柱的发育。

（5）胸围：自乳头下缘经肩胛下角绕胸廓一周的长度，反映胸廓、胸背肌肉、皮下脂肪及肺的发育程度。

（6）上臂围：自肩峰至鹰嘴连线中点绕上臂水平一周的长度，是对骨骼、肌肉、皮肤和皮下组织的综合测量，反映了儿童的营养状况。

（7）皮脂（褶）厚度：代表皮肤和皮下脂肪的厚度，反映了儿童的营养状况。

2.体格测量方法

（1）体重：测量前应检查磅秤的零点。体重应在空腹、排空大小便、裸体或穿背心、短裤的情况下进行。如果衣服不能脱成单衣、单裤，则应设法扣除衣服的重量。称体重时，2岁以下儿童取卧位，2岁以上儿童取立位。

测量时儿童不能接触其他物体。使用杠杆式体重秤进行测量时，放置的砝码应接近儿童体重，并迅速调整游锤，使杠杆呈正中水平，将砝码及游锤所示读数相加。使用电子体重秤称量时，待数据稳定后读数。体重记录以千克（kg）为单位，2岁以下儿童精确至0.01 kg，2岁以上儿童精确至0.1 kg。

（2）身长（身高）：常规3岁以内儿童用卧式测量床测量卧位的身长，3岁以上儿童用立柱式身高计量立位的身高。2～3岁之间如测量身高，在与生长标准图表比较时，需要将身高加0.7cm进行调整后再与身长比较。

身长测量时儿童脱去帽、鞋、袜，穿单衣仰卧于量床底板中线上。助手将儿童头扶正，头顶接触头板，面部向上。测量者位于儿童右侧，左手握住儿童双膝，让腿伸直，右手移动足板使其接触儿童两侧足跟。如果刻度在量床双侧，则应注意量床两侧的读数保持一致，然后读刻度，精确至0.1 cm。

测量身高时，儿童取立正姿势，脱去帽、鞋、袜，穿单衣，两眼直视正前方，胸部稍挺起。腹部微后收，两臂自然下垂，手指并拢，脚跟靠拢。两腿间分开约60°，脚跟、臀部和两肩胛间几个点同时靠着立柱，头部保持正直位置，然后测量；使顶板与颅顶点接触，同时观察被测者姿势是否正确，然后读立柱上数字，精确至0.1 cm。

（3）头围：测量者位于儿童右侧或前方，用左手拇指将软尺零点固定于头部右侧眉弓上缘处，经枕骨粗隆及左侧眉弓上缘回至零点，使软尺紧贴头皮，女童应松开发辫。儿童头围记录以cm为单位，精确至0.1 cm。

（4）顶臀长/坐高：3岁以下量顶臀长，3岁以上测量坐高。测量顶臀长时，儿童取卧位，脱去帽、裤，测量者左手提起儿童下肢，膝关节弯曲，同时使骶骨紧贴底板，大腿与底板垂直，移动底板，使其压紧臀部，读刻度，精确至0.1 cm。3岁以上量坐高取坐位，脱去帽、裤，注意使坐板、测量板、立柱刻度零点与坐板同一平面。坐时两大腿伸直面与躯干呈直角，与地面平行。头与肩的位置与身高测量要求相同。

（5）胸围：3岁以下取卧位，3岁以上取立位，测量时被测儿童两手自然平放或下垂，两眼平视。测量者立于前方或右方。用左手拇指将软尺零点固定于被测者胸前乳头下缘，右手将软尺经右侧绕背部（以肩胛下角下缘为准），经左侧面回至零点，取平静呼气时的中间读数，精确至0.1 cm。

（6）上臂围：被测儿童取立位、坐位或仰卧位，两手自然平放或下垂。取儿童左上臂自肩峰至鹰嘴连线的中点为测量点。以软尺绕该点水平的上臂一周，轻轻接触皮肤，进行测量，精确至0.1 cm。

（7）皮脂（褶）厚度：常用的测量部位有：①腹部皮下脂肪：取平脐处锁骨中线部位的腹壁，测量时皮褶方向与躯干长轴平行；②背部皮下脂肪：取左肩胛骨下角下稍偏外侧处，测量时皮褶自下向上内方向，与脊柱呈45°角；③上臂内侧皮下脂肪：取肩峰与鹰嘴连线中点水平，皮褶方向与上臂长轴平行。无论在哪个部位测量皮下脂肪厚度，测量者都常用左手拇指及示指，在测量部位捏起皮肤和皮下脂肪，捏时两指的距离为3 cm，右手提量具。量具的钳板大小应为 0.6 cm×1.5 cm。若使用带有弹簧的量具，弹簧的牵力应保持恒定，约为 15 g/cm²。测量时精确至 0.5 mm。

此外，随着技术的发展，应用双能 X 线、核磁共振、生物电阻抗等方法可更为准确地测量儿童脂肪体重与非脂肪体重，对脂肪含量的测量与评估更为客观。

3. 体格评价方法

生长评价是儿童保健的重要内容之一。定期评估和监测儿童的生长状况，可帮助临床及保健医生早期发现儿童的生长偏离，并为查找产生生长偏离的原因提供线索，及时给予儿童相应的干预、随访或转诊。

（1）评价方法

1）标准差法：此方法最为常用。将参照值用 X±SD 进行区间分级，常见有五分法和六分法（表 E1）。

表 E1　体格生长等级评估

	< M−2SD	M−2SD ～ M−1SD	M−1SD ～ M	M ～ M+1SD	M+1SD ～ M+2SD	> M+2SD
六分法	下	中下	中 −	中 +	中上	上
五分法	下	中下	中		中上	上

2）百分位法：适用于正态和非正态分布状况，是常用方法之一。当变量不完全是正态分布时，百分位法比标准差法能更准确地反映实际数值。本法数值分布较标准差分布更为细致，准确性更高，一般 P3th ～ P97th 为正常范围。

3）标准差离差法（Z 积分，Z score，SDS）：用于正态分布人群，可在不同人群间进行生长状况的比较，也适用于监测严重生长迟缓儿童在追赶性生长过程中与同年龄同性别儿童差距的变化。Z 积分 =（测量数据 − 同年龄同性别参考标准中位数）/ 参考标准的标准差。

4）曲线图法：通过定期、连续对身高、体重、头围进行测量，将每次测量的数值绘制成曲线图，以观察、分析其增长情况，或定出观察期限，记录生长（身高）的增加值和（或）体重增加值绘成曲线图进行评估。该法不仅可以评出生长水平，还可看出生长趋势，并能计算出生长速度。

5）指数法：最常用的为体质指数（body mass index，BMI），BMI= 体重（kg）/[身长（身高）（m）]²，可用于评估儿童营养状况，更常用于体型的评估。

（2）评价内容

1）生长水平：将体格生长测量值与参考值进行横向比较，得到该儿童在同年龄同性别中所处位置，即为此儿童该项体格生长指标在此年龄的生长水平。临床上常使用标准差法和（或）百分位法。

2）生长速度：将某一项体格生长指标定期连续测量，所获得该项指标在某一年龄阶段的增长值即为该儿童该项体格生长指标的速度值，将其与参考人群的生长速度相比较，可得出正常、不增、下降和增长不足的结果。每个儿童有自己稳定的生长轨道，体现个体差异，生长速度的评价较生长水平更能反映儿童的生长状况。

3）匀称度：同时运用几项生长指标进行综合评价，反映体型和身材的匀称度。实际工作中采用体重／身高与体质指数（BMI）表示体型发育的比例关系，表示一定身高的相应体重增长范围，可用于判断儿童营养状况和体型；以坐高（顶臀长）／身高（长）的比值或躯干／下肢比值反映下肢发育状况，可间接反映身材的匀称度。

【注意事项】

（1）通过定期、连续测量体格指标以获得个体生长轨道比一次的测量数据更重要，利用生长曲线图可以同时获得个体儿童的生长水平、生长速度，了解儿童生长的个体差异，进行正确全面的体格生长评价；多数儿童体重和身长（高）测量值应稳定地沿着自己的"轨道"进行，均值或 P_{50} 不是个体儿童生长的目标。

（2）体格生长评价可用于疾病的筛查，但其评价结果不能等同于临床诊断。当儿童生长水平或体型匀称度 < P_3 或 > P_{97}，或连续测量过程中出现生长曲线偏离原稳定的生长轨道超过 2 条主百分位线者需及时寻找可能的原因，必要时需及时转诊至儿童保健科或相关专科进一步诊治；对特殊疾病状态下儿童建议转相应专科进行生长评价。另外，准确的测量数据是体格生长评价的基础，必要时所有测量指标需经 2 名以上经过培训的人员重复测量；首次发现的生长波动允许观察，可加强监测，再决定是否转诊。

（3）目前国际上对早产儿体格生长的评价在胎龄 40 周前按照 Fenton 早产儿生长曲线图进行评估。校正胎龄至 40 周后按照正常婴幼儿的生长标准评估。一般早产儿身长矫正至 40 月龄，头围至 18 月龄，体重至 24 月龄。

（4）群体评价：对于群体儿童，生长水平评价可获得该儿童群体生长状况或生长水平分布的资料，结果与该地区或国家的经济、文化状况有关。如评价结果"不良"的比例较高，提示该人群可能存在某些健康和营养问题，具有重要的公共卫生意义，可为政府制定政策提供数据，但不提示任何病因。

（童梅玲　南京医科大学附属妇产医院）

1. 《中华儿科杂志》编辑委员会，中华医学会儿科学分会儿童保健学组．中国儿童体格生长评价建议．中华儿科杂志，2015，53（12）：887-892.

2. 陈荣华，赵正言，刘湘云．儿童保健学．5版．南京：江苏凤凰科学技术出版社，2017：238-241.

附录 F　适宜技术 6：儿童营养状况评估

【概述】

因食物供给不足、摄入不当或疾病导致吸收不良等使儿童获得的营养素不能维持正常组织、器官的生理功能，进而发生营养低下或营养过剩的状况。合理的营养摄入是保证儿童正常生长发育的前提，对儿童营养状况进行正确合理的评估是儿科重要的基本工作。对群体和（或）个体儿童进行营养状况评估的常用方法包括临床询问、体格测量与评价、膳食调查与评价、临床评估及相关营养素的实验室检查，其目的是早发现、早干预和治疗儿童营养缺乏、过剩、失衡等营养问题。

【目的与意义】

对于个体儿童和群体儿童，营养评价的方法、目的并不完全相同。个体儿童营养状况评价主要是了解是否存在营养不良，如存在营养不良需要明确可能的原因、发展的阶段等，以采取相应的干预措施。而群体儿童营养状况评价主要是通过体格生长水平调查或（和）膳食调查了解某一人群营养不足或过剩、不平衡的流行情况或呈现的趋势。

【方法】

（一）体格测量与评价

体格生长评价是了解儿童营养状况的最简单和直观的方法，是 WHO 推荐的评价儿童营养状况的首要指标。临床上对个体儿童的体格评价，建议选择 WHO 标准或根据 2005 年中国九省市儿童体格发育调查数据制定的中国儿童生长标准。儿童体格生长评价包括生长水平、生长速度及匀称程度三个方面。定期监测和评估儿童的生长状况，可早期发现生长偏离，分析原因，及时采取相应的干预措施，保证儿童健康生长。

（二）膳食调查与评价

膳食是儿童获得营养的基本途径，膳食摄入不足、过量或饮食行为问题是造成营养低下和营养过剩的常见原因，膳食不合理可导致体格生长受到影响，出现临床缺乏或过量表现、生化指标的改变等。儿童膳食调查包括膳食摄入资料的采集和对膳食中营养素摄入的分析评估，是儿童营养状况评价重要内容之一。儿童膳食调查有回顾性膳食摄入资料调查、前瞻性膳食摄入资料调查和即时性膳食摄入资料调查，每种调查方法各有优缺点，可单独进行，也可联合应用，以获取更全面和准确的膳食状况。通过膳食信息的收集，获得摄入食物的种类和数量，了解一定时期内调查对象的饮食习惯和膳食结构，计算一定时期内调查对象从膳食所摄取的能量和营养素的质和量，从而评价食物是否多样化、膳食结构是否合理、能量和营养素摄入量是否达到推荐状态。

1. 儿童膳食摄入资料调查方法

（1）24小时膳食回顾法：①基本方法：回顾性膳食调查方法，方法简单，易于临床使用，调查过程不影响儿童饮食和进餐，易反映儿童日常膳食状况，但不够精确。该方法主要依据被调查者的回忆，因此摄入量的估计缺乏可靠性。使用频数表、询问表分类询问，可增加结果的可靠性。一般多采用连续3日24小时膳食回顾以便更准确获得儿童食物消耗量。调查婴幼儿营养状况除询问进食情况外，还应调查儿童餐次、进食技能、进食环境、喂养问题等其他相关情况，这样有助于计算结果的分析。②调查对象：为儿童代理人，即为其制备食物和给儿童喂食物者（如家长、其他抚养人、幼儿园保育员、老师等）。③现场辅助工具：良好的记录条件（材料、表格）、食物图谱、食物模型、常用餐具和量具（碗、盘、杯、勺）、食物成分表和食物名称表、定性食物的包装信息等。④操作过程：多以访谈（问讯）方式进行，需提供安静舒适的访谈环境，抚养人需要较准确回顾和描述儿童24小时内（前一日午夜至次日午夜）所有食物摄入情况，包括饮料、营养补充剂、进食时间、食物准备方法、商品食物等。调查人员可利用《回顾性膳食调查辅助参照食物图谱》，与抚养人共同确认儿童各种食物摄入量，使食物摄入量尽可能接近儿童实际摄入量。⑤计算：调查者人工或应用软件从食物成分表中查找儿童各种食物主要营养素，计算24小时内儿童获得主要营养素的总量，进行儿童膳食资料评价。

（2）称重记录法：①基本方法：为前瞻性膳食调查方法，但影响儿童正常饮食和进餐。采用日常称量工具，在一定时间内称量被调查对象各餐进食量，即定量评估消耗的食物量。根据样本大小和膳食变化程度来定调查期，一般为1～7天，此方法不依赖被调查者的记忆，因此获得的食物摄入量数据比较可靠，准确性高，但该方法比较复杂和费时，环节较多，实施较困难。②调查对象：调查者、调查对象（儿童）或代理人（家长）在一定时期内完成。多应用于集体儿童膳食调查，也可根据调查目的选择个人进行膳食调查。③资料工具：良好的记录条件（材料、表格）、食物图谱、食物成分表、计算器、秤等。④操作过程：实际称量各餐进食量，以生/熟食物比例计算食物摄入量，对照"食物成分表"获得当日主要营养素人均量，应包括主餐外的其他食物重量。对于个体儿童，食物制作过程需单独进行，包括进餐、制备和烹调。操作前需称量所有食物烹调中所需调料的基础重量，如食用油、盐、酱油、醋等；称量所有盛烹调后食物（熟食）的器皿，并标记于器皿上，以便操作过程获得熟食重量。个体儿童膳食量少、单独操作常不方便，如个体儿童与家庭成员同时进餐，则需要在衡量的全体成员膳食中估计儿童消费的分量。⑤计算：采用称重法计算儿童各餐每种食物实际摄入量的关键是需要获得儿童实际摄入某食物的生重、熟重与剩余熟重。集体儿童膳食称重调查从每日摄入食物的种类、数量计算各种食物中某营养素的总量；个体儿童需要衡量在家庭成员膳食中估计儿童消费的分量。结果分析和24小时膳食回顾方法相同。

（3）记账法：适用于集体儿童膳食调查，以所记的食物出入库的量计算。记账法简单，但结果不准确，因此要求记录时间较长，计算与结果分析称重法相同。

（4）即时性图像法：①基本方法：因儿童就餐环节多，采用回顾性询问法（如24小时膳食回顾）与前瞻性的记录法（如称重法），各有优缺点。近年发展的"即时性图像法"适合个体儿童的膳食调查，可以有效避免回顾性调查时对记忆和描述能力的依赖，省却称重食物的繁琐过程，易衔接儿童多环节的膳食，将儿童进餐现场情况直接转移到后方技术平台，有利于数据的质量控制和全面评估儿童膳食状况。②调查对象：多用于个体膳食调查即采用培训抚养人的方法。③资料工具：纸张、塑料或尼龙布为印刷材质的特制的有网格线（1 cm×1 cm）和粗框线（50 cm×38 cm）餐盘背景纸，依据材料性质可一次性使用或反复使用，可导出或远程传送数码影像文件的影像解析度＞100万像素的数码照相机等。④操作过程：儿童需单独进餐，同时将盛有食物的陶瓷平盘平铺于台面的餐盘背景纸的框线内，记录该餐各种食物名称和配料名称。儿童抚养人从不同角度拍摄食物时，需要餐盘与背景纸框线同时进入影像画面，如食物较多，可分次拍摄。进食结束时拍摄剩余食物影像。影像文件需按预定规则进行编号、收集，再通过存储介质或远程传送方式将影像数据文件连同食物记录单传到后方技术平台。技术人员依据膳食影像和食物记录信息，借助预先建立的相关估量参比食物图谱，对受试者进餐食物摄入量进行估计后评价膳食状况。⑤计算：简单培训儿童抚养人，指导其拍摄食物的影像技术，由后方技术平台专业人员采用图谱估计摄入食物量。

2. 儿童膳食资料评价

通过膳食摄入量和种类的详细调查，经食物成分表或营养软件运算和分析，将膳食调查获得的儿童日膳食总能量及营养素摄入量与中国居民膳食营养素参考摄入量（DRI）的相关推荐数值进行比较。评价的内容包括能量评估、能量结构评估、各种营养素摄入量的评估、每餐食物能量比评估等，需要注意的是，儿童摄入量与推荐量的比较反映了儿童营养素摄入量不足或过量的风险，不能简单根据量的比较得出营养素摄入过少或过多的结论。

3. 临床评估

轻度、慢性或亚急性营养素缺乏的临床征象常无特异性，容易被忽视。通过病史询问、膳食调查寻找营养素缺乏的高危因素，结合高危因素进行营养缺乏病的各种临床表现和体征的检查，收集营养相关性体征是儿童营养状况评价的内容之一。不同类型营养素缺乏的临床表现不同，Ⅰ类营养素缺乏（如维生素、铁、钙等）时儿童生长正常，营养素的组织浓度下降，有相应的营养素缺乏的特殊临床症状；而Ⅱ类营养素（如必需氨基酸、锌、镁等）缺乏时则营养素的组织浓度正常，儿童除生长显著下降外无特殊临床表现。此外，也应注意在体检中发生的许多体征的病因并不唯一，如水肿可能是蛋白质、维生素 B_1 缺乏，也可能是肾性、肝性等多种因素引起。同时多种营养素缺乏往往也会存在，因此在临床中发现儿童某一种营养素缺乏表现时，应考虑到是否伴有其他营养素缺乏的可能。

4. 实验室评价

目前缺乏全球统一的、可靠的微量营养素生物学检测方法，临床微量元素评估难以进行。因此，儿童营养评估很大程度上依赖于体格测量、临床表现及膳食调查结果。在某些情况下，可通过实验室方法测定儿童体液或排泄物中各种营养素及其代谢产物或其他相关的化学成分，了解营养素吸收、利用、储存和缺乏的情况。实验室检测有助于诊断原发性营养不良（由于喂养不当引起），但对于继发性营养不良（各种原因引起的需要量增加或营养丢失）的治疗和随访，指导意义不是很大。营养调查的实验室资料需与其他营养评估资料综合分析。

【注意事项】

（1）营养素缺乏的预防仍然强调全面营养和均衡膳食。高营养密度的食物不仅可提供重要的维生素和矿物质，还可提供膳食纤维和有益于健康的其他成分，只有某些维生素或矿物质缺乏等特殊情况需额外进行营养补充剂的补充。

（2）营养评估需结合体格生长、临床表现、膳食调查及实验室检查结果等进行综合判断，每一单项评价反映的可能是营养状态的不同方面，不能获得令人满意的敏感性和特异性。

（胡幼芳　江苏省妇幼保健院）

参考文献

1. 中华医学会儿科学分会.儿童保健与发育行为诊疗规范.北京：人民卫生出版社，2018.

2. 中国营养学会.中国居民膳食营养素参考摄入量（2013 版）.北京：科学出版社，2013.

3. 中国营养学会.中国居民膳食指南（2016 版）.北京：人民卫生出版社，2016.

4. 陈荣华，赵正言，刘湘云.儿童保健学.5 版.南京：江苏凤凰科学技术出版社，2017：86-88.

5. 罗荣，金曦.妇幼保健机构专业人员"三基"培训教材.北京：北京大学医学出版社，2019：164.

附录 G　适宜技术 7：婴儿体操

【概述】

婴儿体操是婴儿体格锻炼的重要方式，通过一些被动和主动的活动，可以帮助和促进婴儿感知觉及动作的发展，增强其骨骼和肌肉协调运动的能力，也可以改善睡眠，增强亲子感情，促进智力发育，还具有增强免疫力、预防疾病等功效。

1. 做操前准备

（1）适宜的室温（25 ℃左右），避免阳光直晒，避风，安全的平台（床上或铺有毛毯、地毯的地板上）。

（2）家长清洗双手，修剪指甲，摘下手表、戒指等，并温暖双手。

（3）播放轻松、活泼的儿童音乐。

（4）准备一块尿布，脱去婴儿的外衣，身着宽松轻便的单衣。

2. 注意事项

（1）每日 1～2 次，每次 15 分钟，每节两个八拍。在婴儿醒后或吃奶前后各 1 小时，婴儿健康、情绪良好时做；发育偏离或落后者可增至 2～3 次。

（2）做操过程中时时与婴儿进行交流，包括说话和微笑，同时注意婴儿的表情反应，如发现情绪不良即可停止，检查原因，调整好再进行。

（3）刚开始训练时婴儿会产生抵触，不必强求，可停止。

（4）循序渐进，首选易做、愿做的节数，再继续其他节数。

（5）家长站于婴儿足端，动作轻柔、随和、有节奏感。

【婴儿被动操】（适合 2～6 月龄婴儿）

第一节：双手胸前交叉：预备姿势：婴儿仰卧，妈妈双手握住其双手，把拇指放在婴儿手掌内，让其握拳。① 两臂左右张开；② 两臂胸前交叉；③ 两臂左右张开；

④ 还原。

第二节：伸屈肘关节：预备姿势：同上节。① 向上弯曲左臂肘关节；② 还原；③ 向上弯曲右臂肘关节；④ 还原。

第三节：肩关节运动：预备姿势：同上节。① 握住婴儿左手由内向外做圆形的旋转肩关节运动；② 握住其右手做与左手相同的动作。

第四节：上肢上举运动：预备姿势：同上节。① 两臂左右张开；② 两臂胸前交叉；③ 两臂上举，掌心向上；④ 还原。

第五节：伸屈踝关节运动：预备姿势：妈妈左手握住婴儿脚踝，右手握住脚掌。① 向上屈伸左侧踝关节；② 向下还原。左右脚各一个八拍。

第六节：伸屈膝关节运动：预备姿势：妈妈双手握住婴儿两下肢小腿，交替伸屈膝关节，做踏车样运动。① 左腿屈曲大腿轻轻挤压到腹部；② 伸直；③ 右腿同左。

第七节：髋关节运动：预备姿势：妈妈两手掌心向下，握住婴儿两膝关节。① 将两下肢伸直上举 90 度；② 还原。

第八节：翻身运动：预备姿势：婴儿仰卧，妈妈一手扶其胸部，一手垫于其背部，帮助婴儿从仰卧转体为侧卧或从仰卧到俯卧再转为仰卧。

【婴儿主被动操】（适合 7 ~ 12 月龄婴儿）

第一节：起坐运动：预备姿势：婴儿仰卧。① 把婴儿手臂拉向妈妈胸前，两手臂与肩同宽。妈妈握住婴儿手腕，慢慢拉起婴儿向上向前；让其自己坐起来；② 还原成仰卧姿势。

第二节：起立运动：预备姿势：婴儿俯卧，双肘胸前支撑抬头。① 握住婴儿肘部，让婴儿慢慢从仰卧位变成用双膝跪地；② 扶婴儿站起；③ 双膝再跪地；④ 还原至俯卧。

第三节：提腿运动：预备姿势：婴儿俯卧。① 妈妈轻抬婴儿双腿，胸部不离开床面；② 还原成预备姿势。

第四节：托腰运动：预备姿势：婴儿俯卧。① 妈妈托起婴儿腰部，使婴儿腹部挺起，成桥形，鼓励婴儿自己用力；② 放下婴儿腰部，复原。

第五节：弯腰运动：预备姿势：婴儿背对妈妈，扶站位。妈妈左手扶住婴儿双膝，右手扶住婴儿腹部，前方床面放置一玩具。① 让婴儿弯腰前倾；② 鼓励婴儿拾取玩具；③ 拾取玩具慢慢还原；④ 成直立状态。

第六节：跳跃运动：预备姿势：婴儿面对妈妈，妈妈双手扶住婴儿腋下呈站立位。①妈妈将婴儿托起离开床面，轻轻在床上做跳跃动作；②还原至站立。

第七节：扶走运动：预备姿势：婴儿背对妈妈，妈妈双手扶住婴儿腋下呈站立位。①妈妈扶着婴儿让其向前迈步走，一步一节拍；②妈妈扶着婴儿让其向后退步走，一步一节拍。

第八节：转体、翻身运动：预备姿势：婴儿仰卧位。①妈妈帮助婴儿向左翻，再转体到俯卧位；②还原至仰卧位；③向右侧翻；④还原。

（褚　英　徐州市妇幼保健院）

参考文献

1.陈荣华，赵正言，刘湘云.儿童保健学.5版.南京：江苏凤凰科学技术出版社，2017.

附录 H　适宜技术 8：母乳喂养指导

【概述】

母乳喂养指导技术旨在规范和指导专业人员做好母乳喂养指导，通过准确及有效的母乳喂养评估，发现和解决母乳喂养过程中遇到的常见问题，为有需要的母婴提供有针对性且可操作性强的母乳喂养支持，实现有效的母乳喂养。

【目的与意义】

母乳是婴儿最理想的天然食品，是人类生命早期最佳营养与免疫剂，对婴儿的健康大有益处。2016 年中国营养学会提出 6 月龄内婴儿喂养指南，建议 6 月龄内的婴儿应给予纯母乳喂养。作为世界卫生组织和联合国儿童基金会伙伴关系的全球母乳喂养团体（Global Breastfeeding Collective，GBC）提出至 2030 年，6 月龄内纯母乳喂养率达 60%，1 岁时仍继续母乳喂养率达 80%，2 岁时为 60%。然而在母乳喂养实施中，还有许多不尽如人意之处。2013 年国家疾病预防控制中心发布的营养与慢性病状况调查监测数据显示，中国纯母乳喂养率仅为 20.8%，离世界卫生组织和联合国儿童基金会提出的 2030 年纯母乳喂养率差距很大。而对于早产母亲而言，在早产儿出院后的哺乳过程中会遇到更多困难，干扰母乳喂养的进行。如何保证出院后婴儿能够得到持续的母乳喂养，以及支持母亲实现有效的母乳喂养以提高母乳喂养率，需要社会各界的共同努力，同时也是巨大的挑战和艰巨的任务。

母乳喂养不仅可为婴儿提供营养保障，还可促进亲子关系的建立以及儿童情绪和脑的发育。因此，关注母乳喂养是促进儿童早期发展最为经济和有效的手段。母乳喂养的绝大部分时间位于出生后 2 岁内，因此仅仅依靠产前和产后住院期间的宣教是远远不够的。通过产前和产后宣教建立起的早期母乳喂养，需要专业人员接力去维系，以解决出院后母婴在母乳喂养过程中遇到的问题，也为家庭提供外界支援，延续母乳喂养，提高母乳喂养率，促进儿童健康成长。

【方法与步骤】

1. 接诊

问候母亲，自我介绍，引领入座。

2. 问诊

获得母亲和（或）婴儿的疾病史和喂养史，倾听母亲主诉，了解哺乳遇到的困难或问题及一次完整的喂哺经历和喂养计划等。

（1）了解母亲本次咨询的原因或主诉。

（2）收集哺乳史，询问母亲一次完整的喂哺经历。

（3）收集婴儿基本信息：询问母亲并查看婴儿健康体检手册，获得出生日期、孕周与出生体质量，称量并评估婴儿目前的体格生长，绘制生长曲线。

3. 评估与观察

根据相应的评估内容，客观地进行母亲和婴儿评估。观察一次完整的母乳喂养过程，填写相关评估量表。

（1）评估母亲：母亲的一般状况如姓名、年龄、学历、健康状况、营养状况、社会经济状况、孕产史、分娩方式，以及内分泌疾病史及围生期疾病史，有无泌乳相关高危因素。母亲对母乳喂养的意愿、有无母乳喂养经验及家人对母乳喂养的支持态度。母亲的乳房及乳头的形态：观察乳房和乳头外观形态、大小、对称性、颜色，有无乳头扁平凹陷和乳头皲裂。哺乳时有无疼痛，乳汁是否分泌通畅。

（2）评估婴儿：婴儿的一般状况如婴儿的一般健康、营养及体格生长状况。观察婴儿是否存在干扰母乳喂养或喂养不畅的征象，如鼻塞、呼吸困难、鹅口疮、舌系带短、黄疸、脱水、嗜睡、头面部外观及口腔结构功能异常（如唇裂或腭裂）等。婴儿体重增长和大小便情况。

（3）观察一次完整的哺乳过程（表 H1）：母亲哺乳时的表情、身体放松还是紧张，以及母婴之间的情感联系。母亲抱婴儿的体位、托乳房的方法是否正确。婴儿的反应：是否安静、放松，还是烦躁、哭闹。婴儿含接姿势是否正确，婴儿离开乳房后观察乳头顶部或下方有无压迹。婴儿的吸吮—吞咽—呼吸运动是否协调。婴儿是否吃饱。单次哺乳持续时间：通常具体的时间长短不重要，每位婴儿有所差异，一般双侧乳房喂养时间每次不超过 30 分钟。询问母亲此次哺乳时的感受如何：有无疼痛与不舒适。

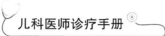

表 H1　世界卫生组织 / 联合国儿童基金会母乳喂养观察表

母乳喂养良好时	母乳喂养可能出现困难
母亲	
母亲看起来健康	母亲看起来生病的样子，情绪低落
母亲轻松和舒适	母亲看起来紧张和不舒服
母婴之间有情感联系	母婴没有眼神的接触表现
婴儿	
婴儿看起来很健康	婴儿看起来昏昏欲睡
婴儿平静和放松	婴儿焦躁不安或哭闹
饥饿时会主动寻找乳房	没有主动寻找乳房
乳房	
乳房看起来很健康	乳房看起来红肿或有疼痛
没有疼痛或不舒服	乳房或乳头疼痛
托乳房的手指远离乳头	乳头突出、扁平、不突出
婴儿位置	
婴儿的头部和身体呈一直线	婴儿的颈部和头扭转吃奶
抱紧婴儿靠近母亲的身体	婴儿身体离开母亲
婴儿的整个身体有支托	只有婴儿的头和颈部有支托
婴儿接近乳房，鼻子对着乳头	婴儿接近乳房，下唇 / 下巴对着乳头
婴儿含乳	
婴儿的上唇部位看到更多乳晕	婴儿的下唇部位看到更多乳晕
婴儿的嘴巴张很大	婴儿嘴巴没有张大
婴儿下唇外翻	婴儿嘴唇朝前或内翻
婴儿的下巴贴着乳房	婴儿的下巴没有贴着乳房
吸吮	
深且慢	有停顿的吸吮，快而浅的吸吮
吸吮时两颊鼓起	吸吮时两颊凹陷
吃完奶，婴儿松开乳房	母亲将婴儿移离乳房
母亲有喷乳反射的表现	没有喷乳反射的表现

4. 示范与指导

根据评估情况给予相应的指导与帮助，观察指导后的母亲喂哺效果。

（1）评估观察后，指导者接受母亲对乳汁的想法及感受。给予母亲适当的赞美，表扬母亲做对的地方，鼓励她持续进行母乳喂养。

（2）针对评估中发现的问题，讲解问题重点与要点。

（3）用婴儿模具及乳房等教学模具给母亲做现场演示。

（4）观察母亲如何哺乳以及婴儿如何吸吮，以便清楚地了解母婴在哺乳过程中双方的表现。

（5）根据母婴自主哺乳情况，帮助母亲找出实际存在的问题。

（6）针对实际存在的问题再给予示范与调整。

（7）母亲再次哺乳，直至母亲与婴儿满意即可。

（8）进行母乳喂养的健康教育。

5. 指导与宣教

制定个体化母乳喂养方案和随访计划，如果存在明确的问题，提供适用的资讯或适时转诊。

（1）指导母亲减轻压力及焦虑的方法，如淋浴和背部按摩等。

（2）讲解婴儿如何控制母乳量，如何得到更多的母乳。婴儿越频繁有效地吸吮，乳汁就越能及时排出，乳汁产量也能增加。

（3）指导母亲清醒时保持与婴儿的皮肤接触，识别婴儿饥饿的信号。

（4）建议：按需哺乳，每天 8 ~ 12 次，一侧乳房 15 ~ 20 分钟，夜间也要哺喂。

（5）告知母亲怎样补充喂养母乳或添加其他产品：对于母乳喂养婴儿，母亲挤出的乳汁是额外喂养的第一选择；其次是经过巴氏消毒的捐赠母乳；如果母亲乳汁不足，则考虑补喂婴儿配方奶粉（告诉母亲补充喂养是暂时的过渡行为）。

6. 登记

正确填写母乳喂养指导日志及母乳喂养指导个案随访手册。

7. 随访

根据母婴情况，次日、3 日后及 1 周后进行随访，了解在家的哺喂情况和婴儿大小便情况，必要时预约再次指导。

【注意事项】

（1）在接触母亲和婴儿前后要洗手。

（2）在帮助母亲之前，一定要先观察一次完整的母乳喂养过程。

（3）协助母亲调整喂哺姿势，识别婴儿最佳喂养信号。

（4）正确运用沟通和咨询技巧，给予母亲鼓励和支持，帮助其建立自信心。

（5）给予实际的帮助，一次提供的资讯量不必太多，提供1～2条母亲当时急需解决且可马上实施的措施。给予实际的帮助，给母亲提供的建议应包含清晰、简洁、具体、正确、完整、礼貌和考虑周到的信息。

（6）评估和观察过程中，如发现母亲有乳腺炎或乳房脓肿以及婴儿口腔舌系带短而影响到吸吮的异常情况时，应提供相关资讯并及时转诊。

（7）关注母亲的心理支持和家庭环境支持。在咨询过程中，除语言交流外，需要关注非语言的交流行为，如母亲很少和指导者有眼神交流是产后抑郁的重要信号。必要时填写产后抑郁量表或转诊至心理专科。在整个评估和指导过程中，给予母亲鼓励和支持，帮助其建立自信心。

（8）在整个指导过程中，避免过度使用医学术语，同时注意保护母婴隐私。

（9）在建立母乳喂养后，告诉母亲不需要通过看钟表或定闹钟来喂养婴儿，关注婴儿的喂养信号进行合理喂养，以避免过度喂养。

（童梅玲　南京医科大学附属妇产医院）

参考文献

1. 中国营养学会膳食指南修订专家委员会妇幼人群指南修订专家工作组 . 6月龄内婴儿母乳喂养指南 . 临床儿科杂志，2016，34（8）：637-640.

2. GIANNÌ M L, BEZZE E, SANNINO P, et al. Facilitators and barriers of breastfeeding late preterm infants according to mothers' experiences. BMC Pediatr，2016，16（1）：179.

附录I　适宜技术9：食物转换

【概述】

随着生长发育及婴儿的消化能力逐渐提高，单纯乳类喂养不能完全满足6月龄后婴儿生长发育的需求，需要由纯乳类液体食物向半固体、固体食物逐渐转换，这个过程称为食物转换（旧称辅食添加）。婴幼儿的营养需求包括营养素、营养行为和营养环境三个方面，在婴幼儿喂养过程中，不仅要考虑营养素摄入，也应考虑喂养或进食行为以及饮食环境，使婴幼儿在获得充足和均衡的营养素摄入的同时，养成良好的饮食行为习惯。

【目的与意义】

食物转换是婴幼儿从液体类食物逐步转化／过渡为普通固体食物的一个特殊重要阶段，这个过程基本在6～24月龄完成。食物转换不仅可为婴幼儿提供全面的生长发育所需的各种营养素，还与其饮食习惯养成、心理行为发展等密切相关。因此食物转换对婴幼儿健康的作用是多方面的。

满足婴幼儿不断增长的营养需求：随着婴幼儿月龄增长，母乳所提供的营养包括能量、蛋白质、维生素 A、铁和其他微量营养素等，已不能完全满足婴儿生长发育的需要，需要及时添加辅食。婴幼儿辅食添加不足或不当是导致婴幼儿营养不良、缺铁性贫血的重要原因，而且其影响和作用具有长期性。

促进婴幼儿进食技能的训练，培养良好的饮食习惯：适时添加辅食，使婴幼儿逐渐适应不同种类和质地的食物，不但能促进婴幼儿的味觉发育，锻炼咀嚼、吞咽及消化能力，还能培养良好的饮食习惯，避免挑食、偏食等。另外，随着年龄的增长，添加食物的质地和种类逐渐接近成人食物，进食技能亦逐渐成熟。

促进婴幼儿心理行为发育：从被动的哺乳逐渐过渡到幼儿自主进食是幼儿心理和行为发育的重要过程，在这一过程中辅食添加发挥了基础作用。同时培养儿童独立进食以及与家人同桌吃饭等，都有利于亲子关系的建立，有利于婴幼儿情感、认知、语言和交流能力等的发展。

【方法与步骤】

一般从开始添加辅食到幼儿完全能够自主进食普通食物需历时 1 年半左右，这是一个极其重要而十分复杂的过程（表 Ⅰ1）。

表 Ⅰ1　婴儿食物转换方法

年龄阶段	6 个月	7～9 个月	10～12 个月	13～24 个月
食物质地	泥糊状	碎末状	碎块状、指状	条块、球块状
辅食餐次	尝试，逐渐增加至 1 餐	4～5 次奶，1～2 餐其他食物	2～3 次奶，2～3 餐其他食物	3 餐其他食物，2 次奶
乳类	5～6 次，800～1000 mL	4～5 次，800 mL 左右	2～3 次，600～800 mL	2 次，400～600 mL
谷薯类	选择强化铁的米粉，开始少量（1 勺）尝试，逐渐增加到每天 1 餐	强化铁的米粉、稠粥或面条，每日 30～50 g	软饭或面食，每日 50～75 g	面条、米饭、小馒头、面包，每日 50～100 g
蔬菜水果类	开始尝试蔬菜泥（瓜类、根茎类、豆类）1～2 勺，然后尝试水果泥 1～2 勺，每日 2 次	细碎菜 25～50 g，水果 20～30 g	碎菜 50～100 g，水果 50 g	蔬菜 50～150 g，水果 50～150 g

续表

年龄阶段	6个月	7～9个月	10～12个月	13～24个月
蛋类	—	开始添加蛋黄，每日自1/4个逐渐加至1个	1个鸡蛋	1个鸡蛋
肉禽鱼类	尝试添加	开始添加动物类食物如猪肉、鱼肉、肝脏等	添加动物肝脏、血、鱼虾、红肉等，每日25～50 g	各种肉禽鱼类，每日50～75 g
油盐	—	植物油：0～10 g；盐：不加	植物油：0～10 g；盐：不加	植物油：5～15 g；盐：<1.5 g
喂养技术	用勺喂养	学习用手自我喂食；可让婴儿手拿"条状"或"指状"食物，学习咀嚼	学习自己用勺进食；用杯子喝奶；每日和成人同桌进餐1～2次	鼓励幼儿用勺、手拿等方式自主进食，培养进食节律和良好饮食习惯

1. 辅食添加初始阶段

建议满6月龄开始引入非乳类泥糊状食物，不早于4月龄，个体化决定辅食添加开始时间。初始阶段是抚养者尝试让婴儿感受辅食、接受辅食和练习咀嚼、吞咽等摄食技能的过程。这个过程有较大个体差异，一般需1个月左右时间完成。

（1）乳类喂养：母乳充足者继续母乳喂养，母乳不足者以适合婴儿年龄段的配方奶作为替代，逐渐减少夜间哺乳。每天还为婴儿提供800～1000 mL的奶量。

（2）辅食种类：从富含铁的泥糊状食物开始，如容易吞咽和消化吸收、不易产生过敏的谷类食物，最好为强化铁的米粉；根茎类蔬菜，如土豆、胡萝卜、南瓜等；水果类，如苹果、香蕉、梨子、木瓜等。

（3）食物质地：米粉可用母乳、配方奶或温水调制成泥糊状，避免过稀或过稠；蔬菜、水果均需捣成泥糊状，方便吞咽。喂时要用勺子将食物送在儿童舌体的前端，让儿童自己通过口腔运动把食物移动到口腔后部进行吞咽；避免将食物直接送到舌体后端，否则容易造成卡噎或引起恶心、呕吐。

（4）餐次食量：开始1天1次，每次1～2勺到数勺，直至1餐。每次只添加一种，注意观察婴儿添加辅食后的反应，观察5～7天无不良反应后再添加另一种辅食，单一食物逐次引入，注意观察婴儿是否出现食物过敏及确定过敏原。

2. 辅食添加第二阶段（7～9个月）

此阶段婴儿多数已经萌出了切牙，具有一定的咀嚼、吞咽能力，消化能力也在提高，可进一步增加儿童辅食添加的种类和数量，达到代替1～2次母乳的程度。

（1）乳类喂养：继续母乳喂养，母乳不足者以适合婴儿年龄段的配方奶作为替代，逐渐停止夜间喂养。每天乳类喂养 4～5 次，约 800 mL 的奶量。

（2）辅食种类：尝试不同种类的食物，富含能量、蛋白质以及微量营养素。动物性食物如蛋黄、肉类、鱼类和豆制品；红肉、肝泥、动物血中的铁含量丰富且易于吸收，而植物类食物中的铁吸收率较低。根据辅食种类搭配或烹制需要可添加少许油脂，以植物油为佳，数量应在 10 g 以内。

（3）食物质地：从泥状逐渐过渡到颗粒状或末状的食物。可给 8 个月婴儿提供一定的手抓食物，如手指面包、蒸熟的蔬菜棒（块）以锻炼婴儿咀嚼和动手能力。

（4）餐次食量：每天辅食喂养 1～2 次，谷薯食物如强化铁的米粉、面条、稠粥等 30～50 g；开始添加动物类食物，如猪肉、鸡肉、鱼肉、肝脏等；开始添加蛋黄，每日由 1/4 个逐渐增加至 1 个；每日蔬菜 25～50 g，水果 20～30 g。此时，婴儿具备了一定的手眼协调能力，为其提供"手抓"食物，提高婴儿自主进食的兴趣和积极性，并与成人共进餐。

3. 辅食添加第三阶段（10～12 个月）

婴儿手眼协调摄取食物的能力得到发展，口腔咀嚼、翻动、吞咽食物的能力更加熟练。此阶段应进一步增加辅食种类，强化喂养模式，培养良好的饮食习惯。

（1）乳类喂养：继续母乳喂养，母乳不足者以适合婴儿年龄段的配方奶作为替代，停止夜间喂养。每天乳类喂养 3～4 次，提供 600～800 mL 的奶量。

（2）辅食种类：继续增加食物种类，谷类食物如软米饭、手抓面包、磨牙饼干；豆类食物如豆腐；动物性食物如蛋黄、畜禽类、鱼类食物，以及常见蔬菜和水果等。油脂的量控制在 10 g 以内。

（3）食物质地：由泥状、末状食物逐渐过渡到碎状、丁块状、指状食物，但要避免进食不容易弄碎或过滑的食物，如鱼丸、果冻、爆米花等，以免引起窒息或其他意外。

（4）餐次食量：根据婴儿需要增加进食量，一般每天 2～3 次。进食量为每天谷薯类 50～75 g；动物类包括蛋黄、红肉、禽肉、鱼肉等 25～50 g；鸡蛋 1 个；蔬菜类和水果类各 50～100 g。让幼儿与家人同桌吃饭，在父母帮助下练习用勺进食，用杯子喝水，让进餐过程变得有趣，增强儿童进食的积极性和主动性。

4. 辅食添加第四阶段（12～24 个月）

多数幼儿 1 岁后乳磨牙开始萌出，咀嚼能力明显提高，也具备较好的运动协调能力、一定的认知能力和自控能力，该阶段可进一步锻炼自主进食、培养巩固良好的饮食习惯。

（1）乳类喂养：继续母乳喂养，母乳不足者以适合幼儿年龄段的配方奶作为替代，奶量为 400～600 mL。

（2）辅食种类：普通食物（辅食）已经占据食量的一半以上，逐步成为儿童食物的主体。注意口味清淡，每天油脂的量不高于15 g，食盐量低于1.5 g，避免刺激性的食物。

（3）食物质地：尝试各种较大块的家常食物如各种肉块、水果、果干或大块蔬菜等，进一步锻炼幼儿咀嚼、吞咽能力。但此时幼儿牙齿、咀嚼和吞咽能力尚在发育过程中，食物的质地要比成人的食物相对松软一些，质地太硬的食物会引起咀嚼、吞咽困难。避免给幼儿吃油炸食品，少吃快餐，少喝甜饮料，包括乳酸饮料。

（4）餐次食量：每日3餐加3点，每天谷物类50～100 g；鸡蛋1个；红肉、禽肉、鱼肉50～75 g；蔬菜类和水果类各50～150 g。让儿童和家人同桌吃饭，培养进食节律和良好饮食习惯，鼓励幼儿用勺、手拿等方式自主进食，以期到2岁时幼儿能够完全自主进食。进餐时间一般控制在20分钟内，最长不超过30分钟，避免吃饭时玩游戏、看电视等干扰活动。

【家庭辅食的制作】

食材选择应富含能量、蛋白质、铁、锌、钙、维生素A等多种营养素，以当地生产的肉、鱼、禽、蛋类、新鲜蔬菜和水果为主；烹饪前注意手卫生及食材器具的清洗，烹饪时尽量保持食物中的营养成分和原有口味，不添加盐、糖以及其他刺激性调味品；不食用蜂蜜水或糖水，尽量不喝果汁；食物质地适合婴幼儿的进食能力；生吃的水果和蔬菜必须用清洁水彻底洗净；水果和蔬菜应去掉外皮、内核和籽。表12列举了几种常见的辅食选择及制备方法可供参考。

表12　不同家庭辅食选择及制备方法

食物名称	配料	制备方法及注意事项
1. 谷薯类食物		
米粉	米粉，温开水	按照1匙米粉加入3～4匙温开水的比例在容器中加入米粉和水，用筷子按照顺时针方向调成糊状即可
土豆泥	土豆	将土豆去皮并切成小块，蒸熟后用勺压烂成泥，加少量水调匀即可
南瓜、红薯、玉米粥	红薯丁，南瓜丁，玉米面	将切好的红薯和南瓜丁放入锅中，加适量清水煮烂（也可以事先将红薯和南瓜蒸熟），然后取适量玉米面用冷水调开缓慢倒入，沸腾后即可
2. 蔬菜类食物		
青菜汁	青菜	将一碗水（约250 mL）在锅中煮开，洗净的完整的青菜叶切碎约一碗，加入沸水中煮沸1～2分钟。将锅离火，用汤匙挤压菜叶，使菜汁流入水中，倒出上部清液即为菜汁

续表

食物名称	配料	制备方法及注意事项
南瓜汁	南瓜	南瓜去皮，切成小丁蒸熟，再将蒸熟的南瓜用勺压烂成泥。在南瓜泥中加适量温开水稀释调匀后，放在干净的细漏勺上过滤一下取汁食用。南瓜一定要蒸烂，也可加入米粉中
菜泥	绿色蔬菜、胡萝卜、马铃薯、豌豆等	将绿色蔬菜洗净切碎，加盖煮熟或加在蛋液内、粥里煮熟即可；胡萝卜、马铃薯、豌豆等可洗净后用少量的水煮熟，用汤匙刮取或切碎、压碎成泥即可。婴儿6个月可开始喂食，每次只给一种蔬菜泥，从1匙开始逐渐增加到6～8匙，可将菜泥加在粥里喂食
3. 水果类食物		
果泥	苹果，凉开水适量	将苹果洗净去皮，然后用刮子或匙慢慢刮成泥状，即可喂食，或者将苹果洗净，去皮，切成黄豆大小的碎丁，加入凉开水适量，上笼蒸20～30分钟即可
4. 蛋类食物		
蛋黄泥	鸡蛋	鸡蛋煮熟后取出蛋黄，用汤匙压碎，加温开水、米汤或者奶调成糊状即可。从1/4个开始添加，逐渐增加
蒸鸡蛋羹	鸡蛋	将鸡蛋打入碗中，加入适量水（约为鸡蛋的2倍）调匀，放入锅中蒸成凝固状即可
5. 肉类、禽类、水产类食物（7至8月龄逐渐引入）		
肝肉泥	猪肝和瘦猪肉	将猪肝和瘦猪肉洗净去筋，放在砧板上，用不锈钢汤匙按同一方向以均衡的力量刮，制成肝泥、肉泥，然后将肝泥和肉泥放入碗内，加入少许冷水搅匀，上笼蒸熟即可食用
鱼泥	鱼	将鲜鱼洗净、去鳞、去除内脏后放在锅里蒸熟，然后去皮、去刺，将鱼肉挑放在碗里，用汤匙挤压成泥状后即可，也可将鱼泥加入粥或面条中喂给婴幼儿
6. 果实及豆制品		
豆腐泥	豆腐	将豆腐放入锅内，添加适量鸡汤、肉汤或鱼汤，边煮边用勺研碎，等煮好后放入碗内。喂食时要再用小勺将豆腐颗粒研碎
八宝粥	糯米、大米、去核红枣、红豆、桂圆肉、莲子、花生、核桃各适量	将原料洗净后同入电饭煲内熬煮成烂粥即可

【注意事项】

（1）辅食添加是一个由少到多的渐进过程，推荐量是可以满足大部分婴儿的食物摄入量，婴儿生长发育迅速，个体差异较大，实际喂养中应视每个婴儿的个体情况，调整喂养量，可通过定期对儿童体重、身长等进行测量和评价，评估喂养是否满足了婴儿的营养需求。

（2）婴儿接受一种新的食物一般需尝试 8～10 次，持续 3～5 日，等婴儿习惯这种口味后再换另一种。对于过敏体质的婴儿，添加每种新的食物特别是含蛋白质丰富的食物，如鱼虾、鸡蛋等需要延长观察期至 7～10 天，如无反应再引入其他新的食物。单一食物引入的方法可帮助及时了解婴儿是否出现食物过敏及确定过敏原。

（3）注意培养婴儿的进食技能和生活自理能力，在添加辅食的过程中，让婴儿逐渐学习和掌握从勺中摄取食物、抓食物、拿食物入口至自我进食、自用勺与杯喝等技能。

（胡幼芳　江苏省妇幼保健院）

参考文献

1. 陈荣华，赵正言，刘湘云 . 儿童保健学 .5 版 . 南京：江苏凤凰科学技术出版社，2017.

2. 中华医学会儿科学分会 . 儿童保健与发育行为诊疗规范 . 北京：人民卫生出版社，2015.

3. 戴耀华，荫士安，何守森 . 婴幼儿喂养与营养指南 . 中国妇幼健康研究，2019，30（4）：392.

4. 丁怀莲，冯丽，刘松丽 . 解读《7～24 月龄婴幼儿喂养指南》. 健康与营养，2016，3：53.

第三章

新生儿与新生儿疾病

第一节　新生儿总论

【新生儿分类】

不同胎龄和出生体重的新生儿的发育和生理特点不同，根据胎龄、出生体重、胎龄与体重关系、出生日龄、是否存在高危因素等对新生儿进行分类，以便于临床根据各类新生儿的生理特点分别进行护理和治疗。

1. 根据胎龄分类

根据出生时胎龄（gestational age，GA）分为足月儿（term infant）、早产儿（preterm infant）和过期产儿（post-term infant）。

（1）足月儿：是指出生时胎龄满（37～41^{+6}）周（260～293 天）的新生儿：①胎龄 37～38^{+6} 周者为早期足月儿（early term infant）。②胎龄 39～40^{+6} 周者为完全足月儿（full term infant）。③胎龄 41～41^{+6} 周者为晚期足月儿（late term infant）。

（2）早产儿：是指出生时胎龄＜37 周（＜260 天）的新生儿：①超早产儿（extremely preterm infant）胎龄＜28 周者。②极早产儿（very preterm infant）胎龄 28～31^{+6} 周者。③中期早产儿（moderate preterm infant）胎龄 32～33^{+6} 周者。④晚期早产儿（late preterm infant）胎龄 34～36^{+6} 周者。

（3）过期产儿：是指出生时胎龄≥42 周（≥294 天）的新生儿。

2. 根据出生体重分类

根据出生体重，分为正常出生体重儿、低出生体重儿（low birth weight infant）、极低出生体重儿（very low birth weight infant）、超低出生体重儿（extreme low birth weight infant）和巨大儿。

（1）正常出生体重儿指的是出生时体重在 2500～3999 克的新生儿。

（2）低出生体重儿指的是出生体重＜2500克的新生儿。

（3）极低出生体重儿指的是出生体重＜1500克的新生儿。

（4）超出生体重儿指的是出生体重＜1000克的新生儿。

（5）巨大儿指的是出生体重≥4000克的新生儿。

3. 根据出生体重与胎龄关系分类

根据出生体重与胎龄关系，分为适于胎龄儿（appropriate for gestational age，AGA）、小于胎龄儿（small for gestational age，SGA）和大于胎龄儿（large for gestational age，LGA）。在不同国家和种族、不同时代，相同胎龄平均出生体重有差别，2015年朱丽等发表了我国不同胎龄新生儿出生体重及百分位数参考值（表3-1），这是我国迄今为止样本量最大（16万例）、地域分布最广（25个省市自治区）的新生儿出生体重及百分位数曲线研究。

（1）适于胎龄儿：指的是出生体重在同胎龄平均体重第10～第90百分位的新生儿。

（2）小于胎龄儿：指的是出生体重在同胎龄平均体重第10百分位以下的新生儿。

（3）大于胎龄儿：指的是出生体重在同胎龄平均体重第90百分位以上的新生儿。

表3-1　中国不同胎龄新生儿出生体重百分位数参考值（g）

出生胎龄（周）	例数	P_3	P_{10}	P_{25}	P_{50}	P_{75}	P_{90}	P_{97}
24	12	339	409	488	588	701	814	938
25	26	427	513	611	732	868	1003	1148
26	76	518	620	735	876	1033	1187	1352
27	146	610	728	860	1020	1196	1368	1550
28	502	706	840	987	1165	1359	1546	1743
29	607	806	955	1118	1312	1522	1723	1933
30	822	914	1078	1256	1467	1692	1906	2128
31	953	1037	1217	1410	1637	1877	2103	2336
32	1342	1179	1375	1584	1827	2082	2320	2565
33	1160	1346	1557	1781	2039	2308	2559	2813
34	1718	1540	1765	2001	2272	2554	2814	3079
35	2703	1762	1996	2241	2522	2812	3080	3352
36	4545	2007	2245	2495	2780	3075	3347	3622
37	11641	2256	2493	2741	3025	3318	3589	3863

续表

出生胎龄（周）	例数	P_3	P_{10}	P_{25}	P_{50}	P_{75}	P_{90}	P_{97}
38	29604	2461	2695	2939	3219	3506	3773	4041
39	48324	2589	2821	3063	3340	3624	3887	4152
40	40554	2666	2898	3139	3415	3698	3959	4222
41	12652	2722	2954	3195	3470	3752	4012	4274
42	1947	2772	3004	3244	3518	3799	4058	4319

4. 根据出生后周龄分类

（1）早期新生儿：指出生 1 周以内的新生儿。

（2）晚期新生儿：指出生第 2 ～第 4 周末的新生儿。

5. 高危新生儿

高危新生儿（high risk infant）指已发生或可能发生危重情况的新生儿，需密切观察和监护。符合下列条件的可定为高危新生儿：①孕母存在高危因素，如年龄超过 40 岁或小于 16 岁；合并疾病如糖尿病、肾脏疾病、心脏疾病、肺部疾病、高血压、贫血、血小板减少症、出血等。②出生过程存在高危因素，如羊水过多或过少；胎儿胎位不正，臀位产；早产或过期产，急产或滞产；羊水被胎粪污染；胎膜早破和感染；脐带过长（＞70 cm）或过短（＜30 cm）或被压迫；剖宫产等。③胎儿和新生儿存在高危因素，如多胎、宫内窘迫、胎儿心率或节律异常、有严重先天畸形、窒息、新生儿出生时面色苍白或青紫、呼吸异常、低血压等。

【胎龄评估】

胎龄是指胎儿在宫内生长发育的周龄或日龄。胎龄评估（assessment of gestational age）是指根据新生儿出生后 48 小时内的外表特征和神经系统检查估计新生儿的胎龄。在新生儿分类中，早产儿、足月儿和过期产儿是根据出生时的胎龄而定，小于胎龄、适于胎龄和大于胎龄是根据胎龄与体重的关系而定，因此，胎龄评估非常重要。

胎龄评估有多种方法，最准确的方法是孕早期胎儿超声检查。如果孕妇月经周期规则，以最后 1 次月经的第 1 天算起至出生时的一段时间作为胎龄比较准确，也可采用家庭日历表法准确记录月经时间，但如果母亲月经周期不规则或因其他原因不易计算。新生儿出生后则需通过胎龄评估进行确定。

1. 胎龄评估检查方法

（1）评估时间：新生儿胎龄评估应在出生后 12 ～ 48 小时进行。日龄小于 12 小时的新生儿易受母亲用药的影响，足底水肿足纹不清晰，同时由于产程的影响，头不容易竖立，这些因素都会影响胎龄评分的准确性。日龄大于 48 小时的新生儿发育较快，容易使评分结果发生误差。曾有研究显示，生后 32 小时左右评分最准确。

（2）新生儿状态：应在新生儿清醒安静、不烦躁时检查，最好在喂奶后 2 小时进行，要注意保暖。

2. 胎龄评估常用量表

胎龄评估主要根据新生儿外表特征及神经系统检查。外表特征包括皮肤、胎毛、足底纹、乳头乳房、耳郭和外生殖器等，神经系统主要检查新生儿的肌张力。胎龄评估量表比较多，有 Dubowitz 量表、Finnstrom 量表和简易评估量表。评估时按新生儿的发育程度逐项评分，合计总分后查相应表格或直线图得出胎龄。

特别注意是各体征的评分如介于两者之间，可用其均数。

3. 简易评估量表

简易评估量表操作简便，是国内临床最常用的量表。该量表由石树中教授参考国外几种量表，经过 4000 多例新生儿实践后，经电子计算机采用逐步回归分析，筛选出足底纹理、乳头形成、指甲、皮肤组织 4 项体征，计算总分加上常数 27 就是该新生儿的胎龄周数，不必查表，使之变成极为方便的简易评估量表。评估的胎龄与 Dubowitz 法相仿，而较国外几种简易评估量表为优。其误差多数在 1 周以内，仅少数会达到 2 周以上。该评估量表只要 2 ～ 3 分钟即可完成，不受检查者经验和新生儿重度窒息、颅内外伤等疾病的影响，也不受保暖等条件限制，便于推广应用（表 3-2）。

表 3-2 简易胎龄评估量表（胎龄周数 = 总分 +27）

体征	0 分	1 分	2 分	3 分	4 分
足底纹理	无	前半部红痕不明显	红痕＞前半部褶痕＜前 1/3	褶痕＞前 2/3	明显深的褶痕＞前 2/3
乳头	难认，无乳晕	明显可见，乳晕淡、平，直径＜ 0.75 cm	乳晕呈点状，边缘突起，直径＜ 0.75 cm	乳晕呈点状，边缘突起，直径＞ 0.75 cm	—
指甲	—	未达指尖	已达指尖	超过指尖	—
皮肤组织	很薄，胶冻状	薄而光滑	光滑，中等厚度，皮疹或表皮翘起	稍厚，表皮皱裂翘起，以手足为最明显	厚，羊皮纸样，皱裂深浅不一

注：各体征的评分如介于两者之间，可用其均数。

（程 锐 南京医科大学附属儿童医院）

参考文献

1. 朱丽，张蓉，张淑莲，等. 中国不同胎龄新生儿出生体重曲线研制. 中华儿科杂志，2015，53（2）：97-103.

2. 石树中. 新生儿胎龄评估的探讨. 中华妇产科杂志，1982，17：28.

第二节　早产儿管理

【概述】

2012 年世界卫生组织发布了全球早产儿报告，对早产儿进行了分类和定义。早产儿（preterm infant）是指胎龄 < 37 周的新生儿，其中胎龄 < 28 周的早产儿为超早产儿（extremely preterm）；胎龄 28 ～ 32 周的早产儿称为极早产儿（very preterm）。近年来，随着早产儿数量的显著增多，存活率上升，大家都非常重视对早产儿的救治。现就早产儿的早期处理进行阐述。

【产前的处理】

早产儿的处理应从产前开始，一旦发生早产迹象，应立即启动预案。

（1）儿科医生产前会诊：了解母亲与胎儿病史和高危因素，进行胎儿评估，与产科医生共同讨论诊疗方案，与家属沟通相关风险及救治措施，树立家长救治早产儿的信心。

（2）产前使用糖皮质激素：可促进胎肺成熟，降低新生儿呼吸窘迫综合征（RDS）发生率。建议对胎龄 23 ～ 33^{+6} 周有早产危险的孕妇产前使用 1 个疗程激素。地塞米松每次 6 mg，1 个疗程 4 次，间隔 12 h，肌内注射。最佳给药时间为分娩前 24 小时至 7 天。如果第 1 个疗程的类固醇激素已使用 1 ～ 2 周，且妊娠小于 32 ～ 34 周的孕妇又出现新的产科指征，产前需要再给予 1 个疗程的类固醇激素。

（3）产前使用硫酸镁：可降低早产儿发生脑瘫的风险。建议对胎龄小于 32 周进入产程或宫口扩张超过 4 cm 的产妇，产前使用硫酸镁，剂量为负荷量 4 g，然后 1 ～ 2 g/h，维持 24 ～ 48 h，静脉滴注。

【产时处理】

早产儿尤其是极早产儿和超早产儿各脏器发育不成熟，体重低下，体表面积大，出生时产房管理尤其重要，需要训练有素的复苏团队。以 2016 年中国新生儿复苏指南为参考，需关注以下几点。

（1）延迟结扎脐带建议：①娩出时体位略低于胎盘水平，观察婴儿活力，延迟

30～60秒断脐。②如果婴儿活力差需要复苏，或脐动脉搏动停止，应立即断脐进入复苏流程。③如果没有进行延迟结扎脐带条件（如胎盘早剥），可在结扎脐带前将长约20 cm脐带中的血挤入婴儿体内，挤压3～4次后再断脐。

（2）体温管理：置于合适中性温度的辐射台，所有巾单均要预热，娩出后即用塑料薄膜包裹全身，带上帽子。使用转运暖箱转运入新生儿重症监护室。

（3）正压通气时控制压力：正压通气需要恒定的吸气峰压及呼气末正压，推荐使用T-组合复苏器进行正压通气。

（4）避免肺泡萎陷：胎龄＜30周、有自主呼吸或呼吸困难的早产儿，产房内尽早使用持续气道正压通气。根据病情选择性使用肺表面活性物质。

（5）维持血流动力学稳定：由于早产儿生发层基质的存在，易造成室管膜下—脑室内出血。心肺复苏时要特别注意保温，避免使用高渗药物，注意操作轻柔，维持颅压稳定。

【出生早期相关问题及并发症处理】

（一）保暖

保持早产儿处于中性环境温度中（表3-3）。保持适当的湿度，出生体重越低，暖箱相对湿度越高，一般暖箱相对湿度保持在60%～80%。暖箱热水槽中应使用蒸馏水，每天更换。

表3-3　不同出生体重早产儿适中温度（暖箱）

出生体重（g）	暖箱温度			
	35 ℃	34 ℃	33 ℃	32 ℃
1000～	出生10天	10天～	3周～	5周～
1500～		出生10天	10天～	4周～
2000～		2天	2天～	3周～
＞2500			2天	2天～

（二）保持液体平衡

早产儿皮肤发育未成熟，不显性失水（IWL）比较多。生后第1天在保证湿度情况下，液体需要量为60～80 mL/kg，以后每天增加10～15 mL/kg，直至每天150 mL/kg，但要根据环境湿度、体重丢失、疾病状况、血钠、尿量等情况适当调整。暴露于辐射台时会比在暖箱内多15%的水分丢失，应增加20～30 mL/（kg·d）的液体量。光疗时也应适当增加液体量。

（三）早产儿呼吸问题与呼吸管理

以下内容根据《2019年欧洲呼吸窘迫综合征管理指南》整理。

1. 早产儿吸氧

最佳目标氧饱和度即应避免过度氧气暴露产生的并发症，因此推荐早产儿在进行氧疗时，血氧饱和度应维持在90% ~ 94%之间。设置监护仪报警界值在89% ~ 95%之间。病情改善后及时降低FiO_2。如需吸入高浓度氧（$FiO_2 > 0.4$）才能维持目标$TcSO_2$，应采用辅助呼吸。

2. 早产儿无创通气

无创呼吸支持是解决早产儿呼吸问题的最优方法，包括持续气道正压通气（CPAP）、经鼻间歇正压通气（NIPPV），以及高流量温湿化鼻导管给氧。所有存在RDS风险的早产儿生后应立即应用CPAP治疗，提供CPAP起始压力为6 ~ 8 cmH_2O，然后根据临床表现、氧合情况和循环情况进行个体化调整。CPAP联合早期肺表面活性物质（PS）是治疗RDS早产儿的最佳方案。

3. 有创通气

使用无创通气后不能维持正常氧合或病情加重者，应改用机械通气。机械通气策略：尽可能缩短通气时间，推荐使用目标潮气量通气，有助于缩短机械通气时间，降低支气管肺发育不良（BPD）和脑室内出血的发生。因低碳酸血症和严重高碳酸血症可增加脑损伤的风险，故应避免。撤机时早产儿可耐受允许性高碳酸血症，但需维持pH在7.22以上。

（四）肺表面活性物质的应用

（1）治疗指征：各种原因导致的RDS。应早期治疗，生后出现呼吸困难、呻吟、胸片两肺透亮度下降，提示早期RDS，无创或有创通气$FiO_2 > 0.4$，立即给药。

（2）给药方法：使用前将药瓶预热数分钟，使肺表面活性物质更好地分散。用PS前先吸痰清理呼吸道。PS经气管插管注入肺内，仰卧位给药，不需要多个体位。

（3）剂量：PS剂量范围比较宽，一般每次70 ~ 200 mg/kg，但每种PS药品有各自推荐剂量。

（4）用药次数：轻症病例用药1次即可，重症病例需要多次给药，间隔时间应根据需要而定，一般最多用药4次。

（五）早产儿呼吸暂停的防治

原发性呼吸暂停多发生在极早产儿，继发性呼吸暂停继发于各种原发病理情况。呼吸暂停的防治如下。

1. 一般处理

①体位：头部放在中线位置，颈部自然，以减少气道梗阻诱发呼吸暂停。②避免反射诱发呼吸暂停。③维持患儿正常体温。④吸氧：呼吸暂停发作时应给予吸氧。⑤物理刺激：呼吸暂停发生时可先使用物理刺激，促使呼吸恢复，如托背、拍打足底等。

2. 药物治疗

①枸橼酸咖啡因：负荷量 20 mg/kg，24 小时后予维持量，每天 5 ～ 10 mg/（kg·d），静脉滴注，给药时间 10 min，也可口服。如呼吸暂停消失且纠正胎龄 > 34 周，可停药。如呼吸暂停消失维持 7 天，也可停药。②氨茶碱：负荷量 5 mg/kg，12 小时后给予维持量，每次 2.5 mg/kg，8 小时 1 次。氨茶碱不良反应较多，有烦躁、心动过速、惊厥及高血糖等。

3. 呼吸支持

药物治疗后仍有呼吸暂停，可使用无创通气。无创通气和药物治疗均无效者，需气管插管机械通气。

（六）早产儿动脉导管未闭的处理

无症状的动脉导管未闭（PDA）可自行闭合，不主张预防用药，而发生血流动力学紊乱的 PDA，可危及生命，需积极处理。

（1）对症治疗：适当限制液体量，每日 110 ～ 130 mL/kg，心力衰竭者给洋地黄治疗。

（2）布洛芬：首剂 10 mg/kg，第 2、第 3 剂各 5 mg/kg，q24h，混悬滴剂用 5% 葡萄糖注射液 2 倍稀释后口服，1 个疗程 3 剂，如未关闭，可再用 1 个疗程。

（3）手术结扎：如存在药物禁忌证或药物使用 2 个疗程还不能关闭，且严重影响心肺功能，建议手术结扎。

（七）早产儿脑损伤及防治

早产儿脑损伤主要包括颅内出血、脑白质损伤等，是导致早产儿远期后遗症的主要原因，需加强防治。

1. 诊断

影像学是检查的主要手段。超声检查主要用于早期床旁检查和动态随访，生后 3 ～ 7 天内第 1 次检查，后定期复查。病情稳定后可早期行 MRI 检查，纠正年龄 37 ～ 40 周时复查，并定期随访。

2. 早产儿颅内出血的防治

早产儿颅内出血多数临床表现隐匿，出血量较多者常出现意识改变、肌张力异常、前囟隆起甚至脑疝等。生后常规肌内注射维生素 K_1 1 mg，维持正常体温、内环境稳定可减少颅内出血发生。颅内出血者予维生素 K_1 1 ～ 5 mg 或补充凝血因子，血小板减少者输注血小板。出现危及生命的大量出血，需请神经外科会诊。颅内出血后期可合并脑积水，有梗阻性脑积水者，可行侧脑室—腹腔内引流。

3. 早产儿脑病的防治

早产儿脑病（encephalopathy of prematurity，EOP）主要指早产儿脑白质损伤及脑室周围白质软化（periventricular leukomalacia，PVL）。以预防为主，避免围产期感染和缺氧，避免脑血流波动，合理机械通气，维持血气和血压稳定，维持体温、血糖正常，积极控制感染与炎症反应。新生儿期就开始早期干预和康复治疗，可减少后遗症。

（八）维持血糖稳定

早产儿容易发生低血糖症和高血糖症，导致严重后果，必须保持血糖稳定。

（1）低血糖症：早产儿血糖 < 2.6 mmol/L（47 mg/dL）为低血糖症。低血糖容易导致脑损伤。建议：①对所有早产儿都应监测血糖。②早期喂养：尽早开始经口喂养。③静脉滴注葡萄糖：对不能肠内喂养者，及时静脉滴注葡萄糖，血糖 < 2.6 mmol/L 者不论有无症状，都应给 10% 葡萄糖 6 ～ 8 mg/（kg·min）静脉滴注；如血糖 < 1.6 mmol/L（29 mg/dL）应给 10% 葡萄糖 8 ～ 10 mg/（kg·min）静脉滴注。糖浓度 > 12.5% 可对外周静脉产生较大刺激，应从中心静脉输注。④使用激素：如需要 10% 葡萄糖 > 12 mg/（kg·min）静脉滴注速度才能维持血糖，可使用胰高血糖素 10 ～ 20 μg/（kg·h）或氢化可的松 5 ～ 10 mg/（kg·d）静脉滴注。

（2）高血糖症：指血糖 > 7 mmol/L（126 mg/dL）。根据血糖水平调整葡萄糖输注量和速度，稀释药物用 5% 葡萄糖。如血糖持续超过 14 mmol/L（270 mg/dL）可使用胰岛素，静脉滴注每小时 0.01 ～ 0.1 μ/kg，密切监测血糖，根据血糖调节胰岛素剂量。

（九）黄疸的处理

住院早产儿生后前两周应每天监测经皮胆红素 1 ～ 2 次，对有高危因素的早产儿需增加监测频度。

（1）对胎龄 ≥ 35 周早产儿黄疸，可参照美国儿科学会《新生儿黄疸临床诊疗指南》，以小时胆红素百分位曲线图和高胆红素血症高危因素联合进行评估和监测高胆红素。

（2）对胎龄 < 35 周早产儿黄疸，可参照荷兰格罗宁根大学医学中心的干预曲线图，根据出生体重、日龄和危险因素制定光疗或换血治疗标准。高危因素包括：5 分钟 Apgar 评分 < 3 分、PaO$_2$ < 5.3 kPa 超过 2 小时（最近 24 小时内）、酸中毒 pH < 7.15 超过 1 小时（最近 24 小时内）、Coombs 试验阳性的溶血病、临床表现或者神经系统症状恶化。

（十）早产儿营养支持

早期积极营养支持对降低早产儿患病率和死亡率起着关键作用，加强早产儿营养支持有重要意义。

1. 肠内营养

（1）喂养指征：相对稳定的早产儿尽早开始肠内喂养。出生体重 > 1000 g，生后 12

小时内开奶；出生体重＜1000 g，有严重围产期窒息或脐动脉插管早产儿，可适当延迟至生后 24 ～ 48 小时开奶。

（2）喂养方式：①经口喂养：纠正胎龄为 32 ～ 37 周，吸吮、吞咽和呼吸功能协调，呼吸平稳的早产儿。②管饲喂养：纠正胎龄＜32 周，吸吮和吞咽功能不协调，因疾病或治疗因素不能经口喂养的早产儿。③微量喂养：喂奶量为 10 ～ 20 mL/（kg·d），适用于超低极低出生体重儿或危重早产儿过渡喂养期间，建议生后 24 小时内开始微量喂养。

（3）乳品选择：①母乳：首选母乳喂养。出生体重＜2000 g 早产儿或出生体重≥ 2000 g 早产儿纯母乳喂养体重增长不理想者，需使用母乳强化剂以追赶生长的需求，母乳量达 100 mL/（kg·d）时开始添加母乳强化剂。②捐献母乳：有母乳库的医院可根据优先原则给予捐献奶。③早产儿配方乳。

（4）早产儿出院后喂养：根据生长曲线个体化判断，如果生长发育未追赶至生长发育曲线第 25 百分位，则需要强化喂养。强化方式包括母乳添加剂以强化母乳或早产儿出院后配方，需定期监测生长发育指标并适时调整个体化喂养方案。

2. 肠外营养

早产儿肠内营养不足或患消化道疾病不能耐受肠内营养时，需通过静脉途径补充输注多种营养素以满足机体代谢及生长发育需求。

（1）肠外营养途径：①周围静脉：适合短期（＜2 周）应用，葡萄糖浓度应＜12.5%，氨基酸浓度应＜3.5%。②中心静脉：常用脐静脉和经外周静脉导入中心静脉置管（PICC）。留置时间相对较长，葡萄糖浓度可达 15% ～ 25%，氨基酸浓度可达 5% ～ 6%。

（2）肠外营养组成和需要量：①液体量：根据胎龄和出生体重的不同，早产儿起始液量通常为 60 ～ 100 mL/（kg·d）。每天增加 10 ～ 20 mL/kg，直至总液量（包括肠内喂养量）140 ～ 160 mL/（kg·d）。②热量：80 ～ 100 kcal/（kg·d）。③葡萄糖：从 4 ～ 6 mg/（kg·min）开始，每日增加 1 ～ 2 mg/（kg·min），最大不超过 11 ～ 14 mg/（kg·min）。全静脉营养时葡萄糖输注速率需≥ 4 mg/（kg·min）。④氨基酸：生后第 1 天开始使用，选用小儿专用氨基酸。从 1.5 ～ 2.5 g/（kg·d）开始，每日增加 1.0 g/（kg·d），直至 3.5 ～ 4.0 g/（kg·d）。⑤脂肪乳剂：生后第 1 天开始使用，选用 20% 中长链脂肪乳。从 1.0 g/（kg·d）开始，每日增加 0.5 ～ 1.0 g/（kg·d），直至 3.0 g/（kg·d）。⑥其他：添加电解质、维生素、矿物质和微量元素。

（十一）坏死性小肠结肠炎的防治

1. 早期诊断

（1）影像学检查：一旦怀疑坏死性小结肠炎（neonatal necrotizing enterocolitis，

NEC），立即摄腹部正侧位平片，但早期腹部平片多为非特异性肠道动力改变，因此每隔 6～8 小时随访腹部平片，观察动态变化。

（2）实验室检查：血常规白细胞增高或减少、血小板减少、C- 反应蛋白（CRP）显著升高是 NEC 病情进展的重要指标。

（3）NEC 分级诊断：可根据全身表现、腹部表现及 X 线平片结果分组诊断。

2. 防治

（1）禁食：一旦怀疑 NEC 先禁食 1～2 天，观察病情发展，对确诊者禁食 7～10 天，同时行胃肠减压。

（2）改善循环状况：中重度 NEC 多伴有休克，根据血压、末鞘循环、尿量等情况，给予扩容，使用血管活性药物。

（3）加强抗感染治疗。

（4）积极支持治疗：全身状况比较差，需要积极支持治疗。

（5）外科治疗：肠穿孔是手术绝对指征，但为时已晚。积极保守治疗后情况恶化、伴低血压和难治性酸中毒、腹部平片存在肠袢固定、门静脉积气、腹壁红肿和腹部触到肿块等，也是手术指征。

（十二）早产儿医院感染的防治

早产儿医院感染发生率高，病情进展快，病死率高，务必高度重视防控。例如，病房环境管理；手卫生；仪器设备消毒；配奶与喂养管理；严格规范抗生素使用；呼吸机相关性肺炎（VAP）的防治；导管相关性血流感染（CRBSI）的防治。

（十三）早产儿贫血

如胎龄＜ 28 周、血红蛋白＜ 120 g/L 或胎龄≥ 28 周、血红蛋白＜ 130 g/L，要考虑贫血，应积极防治。

（1）延迟脐带结扎：可减少后期严重贫血及颅内出血的发生，减少输血次数。

（2）减少医源性失血：尽量减少抽血，每天记录取血量，积极推广微量血或无创检查方法。

（3）铁剂治疗：从达到经口足量喂养开始（生后 2～4 周）到生后 12 个月，补充铁剂量，预防剂量为 1～2 mg/（kg·d），治疗剂量 4～6 mg/（kg·d）。监测血清铁、铁蛋白、转铁饱和度，血清铁蛋白是铁缺乏最敏感的指标。

（4）重组促红细胞生成素（EPO）：可用于预防贫血，剂量为每次 250 IU/kg，每周 3 次，皮下注射或静脉注射，疗程为 4～6 周。用 EPO 一周后再给铁剂，先用元素铁 2 mg/（kg·d），分 2 次口服，每周增加 2 mg/（kg·d），至 6 mg/（kg·d）维持。

（十四）早产儿视网膜病的防治

1. 预防

①积极防治早产儿各种并发症，减少氧需求。②规范吸氧，尽可能降低吸氧浓度、缩短吸氧时间、减少动脉血氧分压波动。③积极防治呼吸暂停、酸中毒、贫血及减少输血。

2. 筛查与诊断

建立筛查制度：①筛查对象和指征：胎龄为 32 ～ 34 周或出生体重＜ 2000 g 所有早产儿；出生体重＞ 2000 g 早产儿，如病情危重曾经接受机械通气或 CPAP 辅助通气、吸氧时间较长者。②筛查时间：首次筛查时间为生后第 4 ～第 6 周或矫正胎龄为 31 ～ 32 周。③检查方法：采用间接眼底镜或眼底数码相机检查，由眼科医师检查。

3. 随访方法及治疗

根据第 1 次筛查结果决定随访和治疗方案，随访终点为矫正胎龄 42 周且视网膜完全血管化。治疗方法有抗血管内皮生长因子玻璃体内注射、激光或冷凝治疗、巩膜环扎手术、玻璃体切割术。

（十五）发展性照顾

1. 操作、噪音和灯光

尽量减少不必要的操作，对各种置管的护理操作要轻柔。降低噪音可以促成一个合适的环境，有利于休息和生长，尤其是脑部的生长，目前公认 NICU 合适的音量为 45 ～ 50 分贝，一过性的噪音不要超过 65 ～ 70 分贝。保持较暗的光线，房间保持暗光线，尽量使用非直接光源，暖箱上用盖布遮挡。如果必须使用直接光源，可用布遮挡眼睛。

2. 体位和皮肤的护理

保持头颈部处于中位，在操作时头颈部和身体保持直线，如果新生儿需要处于侧位，头部仍需保持在中位。保持良好的体位可以通畅气道，改善通气效果。生后 1 ～ 3 天，不用进行常规的洗浴。在状态稳定时，可用无菌的温水擦拭皮肤上的血渍或沾染的血性羊水。按相关指南提供湿化。不要擦除胎脂。

3. 鸟巢式、袋鼠式护理

鸟巢式、袋鼠式护理有利于降低早产相关并发症，提高预后，缩短住院时间。袋鼠式护理在婴儿稳定但仍然插管时就可开始，父母和婴儿皮肤—皮肤接触，父母依靠在椅子上，调整为舒适坐姿婴儿以直立或 60° 角趴在母亲 / 父亲胸前，肌肤相贴。除了尿布外，婴儿是裸体的，可以用父母的衣服、父母的手、毯子覆盖婴儿背部，如果需要，早产儿还可以戴帽穿袜加强保暖。

（韩树萍　南京医科大学附属妇产医院）

参考文献

1. 中华医学会妇产科学分会产科学组.早产的临床诊断与治疗指南（2014）.中华妇产科杂志，2014，49（7）：481-484.

2. MELAMED N，SHAH J，SORAISHAM A，et al. Association between antenatal corticosteroid administration-to-birth interval and outcomes of preterm neonates. Obstet Gynecol，2015，125（6）：1377-1384.

3. Committee Opinion No 652：Magnesium Sulfate Use in Obstetrics. Obstet Gynecol，2016，127（1）：e52-e53.

4. 中国新生儿复苏项目专家组.中国新生儿复苏指南（2016年北京修订）.中华围产医学杂志，2016，19（7）：481-486.

5. SWEET D G，CARNIELLI V，GREISEN G，et al. European consensus guidelines on the management of respiratory distress syndrome - 2019 update. Neonatology，2019，115（4）：432-450.

6. VAN WEZEL-MEIJLER G，STEGGERDA S J，LEIJSER L M. Cranial ultrasonography in neonates：role and limitations. Semin Perinatol，2010，34（1）：28-38.

7. BENDERS M J，KERSBERGEN K J，DE VRIES L S. Neuroimaging of white matter injury，intraventricular and cerebellar hemorrhage. Clin Perinatol，2014，41（1）：69-82.

8. ARSENAULT D，BRENN M，KIM S，et al. A.S.P.E.N. Clinical Guidelines：hyperglycemia and hypoglycemia in the neonate receiving parenteral nutrition. JPEN J Parenter Enteral Nutr，2012，36（1）：81-95.

9. American Academy of Pediatrics Subcommittee on hyperbilirubinemia. management of hyperbilirubinemia in the newborn infant 35 or more weeks of gestation. Pediatrics，2004，114（1）：297-316.

10. VAN IMHOFF D E，DIJK P H，HULZEBOS C V，et al. Uniform treatment thresholds for hyperbilirubinemia in preterm infants：background and synopsis of a national guideline. Early Hum Dev，2011，87（8）：521-525.

11. BHATIA J，GRIFFIN I，ANDERSON D，et al. Selected macro/micronutrient needs of the routine preterm infant. J Pediatr，2013，162（3 Suppl）：S48-55.

12. 陈超.新生儿坏死性小肠结肠炎的临床问题与防治策略.中华儿科杂志，2013，51（5）：321-325.

13. ALMEIDA C C，PISSARRA DA SILVA S M S，FLOR DE LIMA CALDAS DE OLIVEIRA F S D，et al. Nosocomial sepsis：evaluation of the efficacy of preventive measures in a level-III neonatal intensive care unit. J Matern Fetal Neonatal Med，2017，30（17）：2036-2041.

14. 沈菁，丁国芳.早产儿贫血的治疗.中国实用儿科杂志，2014，29（11）：826-828.

15. 中华医学会眼科学分会眼底病学组 . 中国早产儿视网膜病变筛查指南（2014 年）. 中华眼科杂志，2014，50（12）：933-935.

16. VARTANIAN R J，BESIRLI C G，BARKS J D，et al. Trends in the Screening and Treatment of Retinopathy of Prematurity. Pediatrics，2017，139（1）：e20161978.

第三节　新生儿复苏技术

【新生儿复苏概述及准备】

4% ～ 10% 的足月儿和晚期早产儿出生时需要在一定的帮助下才能建立呼吸，而还有一小部分新生儿需要正压通气的支持，极少数的新生儿还需要借助心脏按压和药物的帮助。需要复苏的新生儿中有一些具有高危因素，但很多时候无法预见、没有任何危险因素的新生儿也可能需要复苏，包括正压通气。

新生儿出生后，无论是表现为不能建立呼吸还是不能维持有效的呼吸，其主要的原因都是缺少有效的气体交换，因此整个复苏的关键是进行有效的肺通气，而整个复苏过程中提及的多项复苏技术和处理，其目的都是为了建立有效的肺通气。

新生儿复苏的流程图（图 3-1）提供评估和复苏新生儿的步骤，菱形框内描述评估内容，矩形框内描述可能需要采取的复苏行动。主要内容包括初步评估气道（A）、呼吸（B）、循环（C）和药物（D）。

新生儿的复苏需要迅速和有效地采取措施，但是在移到下一复苏步骤之前，需要确保已有效地实施了当前的步骤。良好的团队合作和交流对新生儿复苏至关重要。

1. 复苏的准备

复苏前询问产科的 4 个问题：①是否足月；②羊水是否污染；③是否多胎；④有无其他高危因素。产前存在的高危因素可以帮助识别部分需要复苏的新生儿。

2. 复苏人员的安排和仪器设备的检查

每次复苏至少需要一名掌握全部复苏技术的儿科医生到场，巡回护士或助产士可以配合完成包括正压通气在内的复苏步骤。如需更进一步的复苏措施，应由两名熟练掌握复苏技能的儿科医生到场，两人配合完成心脏按压等步骤，紧急情况下，还需要新生儿科护士到场，以迅速建立静脉通路，输注药物和（或）液体。没有儿科的医院，可由掌握新生儿复苏技术的助产士、产科医生或麻醉医师实施新生儿的复苏。对于高危产妇和胎儿，最好能实施宫内转运，及时转诊到有条件实施重症抢救和复苏的上级医院。所有复苏需要的设备和药物必须进行日常的检查，每次复苏前还需再次核对，以保证所有物品都处于可以立即使用的状态。所有物品应该整理归纳并写在清单上，以便查验。

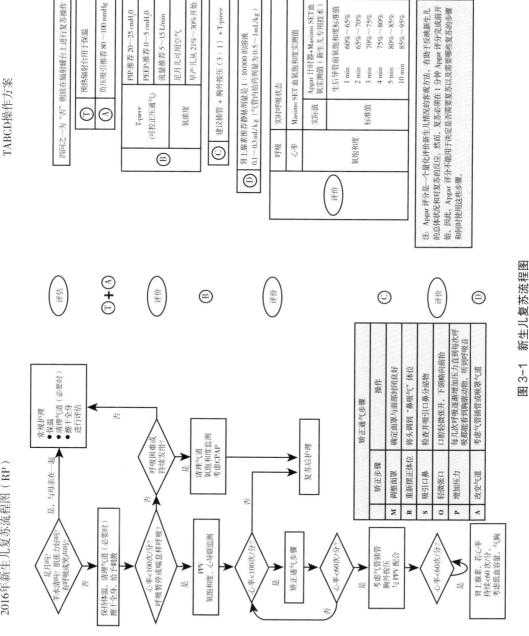

图3-1 新生儿复苏流程图

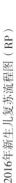

【新生儿的初步复苏】

1. 有活力的足月儿

出生时评估，如果足月儿伴肌张力好且有哭声，考虑为有活力。建议延迟脐带结扎 30 ～ 60 s。有活力的新生儿可以放在母亲胸前或臂弯里完成最初的新生儿护理。

2. 无活力的新生儿及早产儿

出生时，肌张力低或没有哭声和（或）呼吸，三者中只要满足一项，新生儿应被置于辐射台上进行初步复苏。

3. 初步复苏

初步复苏包括 5 个方面：①保暖；②摆正体位（吸气位，头部轻度仰伸以打开气道，可在肩部垫一块卷起的毛巾）；③必要时清除气道黏液（先口腔后鼻腔）；④擦干；⑤刺激。

（1）避免对咽喉壁深处进行强力的吸引。

（2）完成初步步骤后，评估心率和呼吸，判断是否需要进行下一步的复苏措施。

（3）不要对无呼吸的新生儿持续给予接触刺激，会浪费宝贵的复苏时间，如果新生儿不能对初步复苏做出反应，应该立即给予间歇性正压通气（PPV）。

（4）评估心率时，使用听诊器并计算 6 秒钟的心率次数，该次数加零后为 1 分钟的心率。

4. 对于听诊器无法确定心率或者无活力的新生儿，使用脉氧监护或心电导联

使用血氧饱和度监测仪的指征：①预期到需要复苏；②判断存在持续青紫需要进一步证实；③已给予辅助吸氧；④需要正压通气。肉眼判断是否青紫是不可靠的。正常足月儿呼吸空气的情况下，在生后 10 分钟血氧饱和度才能达到 90% 以上。

5. 常压吸氧

（1）能提供常压吸氧的装置：①氧气导管；②氧气面罩；③气流充气式皮囊及面罩；④T 组合复苏器及面罩；⑤开放式的自动充气式皮囊（储气囊为开放的长导管，用导管的末端提供氧气）。注意普通的自动充气式皮囊不能提供常压氧气。

（2）常压吸氧时，使用压缩的空气和氧气、空氧混合器以及流量计，这样可以避免纯氧引起的高氧损伤。常压给氧时，氧流量调节到 10 L/min，初始氧浓度由 30% 开始。最初几分钟的常压吸氧后，尝试维持正常血氧饱和度的同时逐渐减低氧浓度直至停止吸氧。如果呼吸和心率平稳，但是吸氧需要持续下去，这时为了避免空氧混合器内干燥和冷的气体对新生儿造成的热能损失，最好对气体进行加温和湿化。

（3）常压吸氧下的新生儿，如果存在呼吸费力或者仍不能维持正常血氧饱和度时，需要实施 CPAP 或 PPV。

（4）常压吸氧或 CPAP 对于无呼吸的新生儿是无效的，此时应该给予 PPV。

6.羊水胎粪污染的新生儿

（1）如果是有活力的，清除口腔和鼻腔内的黏液后，可以考虑置于母亲身边完成初步复苏。

（2）如果没有活力，置于辐射台上，完成初步复苏。因缺乏可靠的依据，新版的美国儿科学会的复苏指南不再推荐对此类新生儿进行常规的气管插管吸黏液，但是复苏时需要有掌握插管技术的人员在场，以备有需要立即插管的情况发生。

【正压通气】

1.指征

①完成初步复苏后，如果新生儿无呼吸或者抽泣样呼吸或心率小于100次/分，应该在生后一分钟以内实施PPV。②如果新生儿在常压吸氧下或CPAP下，有呼吸并且心率在100次/分以上，但是血氧饱和度不能达到或维持在目标血氧饱和度时，此时可以考虑使用PPV。③一旦实施PPV，如果此时只有一人进行复苏，应立即寻求帮助，为后续可能实施的心脏按压及其他复苏措施做好准备。

2.方法

①体位：PPV实施期间，患儿始终保持吸气位（轻度仰伸）；②密封：无论使用何种设备，面罩边缘和面部保持密封对实施有效的PPV至关重要；③氧浓度：对于胎龄在35周及以上的新生儿，PPV时初始氧浓度从21%开始；对于胎龄小于35周的早产儿，初始氧浓度从21%～30%开始；④频率：正压通气的频率为40～60次/分；⑤压力：初始的吸气峰压（PIP）给予20～25 cmH$_2$O。

3.评估PPV

复苏有效的最重要指征是心率上升（图3-2，图3-3）。

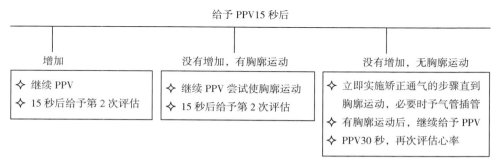

图3-2 第1次评估心率

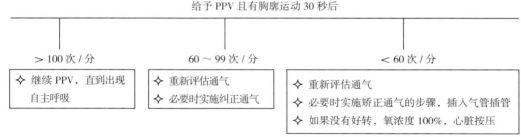

图 3-3 第 2 次评估心率

（1）初始 PPV，持续给予 15 秒时间，然后评估心率。如果最初的 15 秒内，心率无上升，查看胸廓运动。如果心率在实施 PPV 最初的 15 秒内无上升，且也没有观察到胸廓运动，需要按步骤矫正通气（MRSOPA），包括 6 步：①调整面罩位置，查看大小是否合适，必要时更换面罩，注意面罩不要压迫眼球；②重新摆正体位，查看头部是否过度仰伸或屈曲；③气道吸黏液（先口腔再鼻腔）；④打开口腔；⑤升高通气压力，升高 PIP 5 ～ 10 cm H_2O，最大升至 40 cmH_2O；⑥更换气道，插入气管插管或特殊情况下给予喉面罩。

（2）有胸廓运动后，继续给予 PPV30 秒，然后再次评估心率。如果心率 ≥ 100 次 / 分，且观察到新生儿出现有效的自主呼吸，逐渐下调通气频率和压力，同时给予新生儿刺激。当心率持续大于 100 次 / 分，并且新生儿有稳定的自主呼吸，考虑停止正压通气。停止 PPV 后，必要时可使用常压吸氧或 CPAP 维持新生儿血氧饱和度在目标水平。

（3）如果新生儿的心率小于 100 次 / 分，但大于 60 次 / 分，且已经在有胸廓运动的情况下给予 PPV30 秒，需要再次评估通气技术，必要时实施通气矫正步骤。依据血氧饱和度监测值调整吸氧浓度，如果此时还没有给予气管插管，插入气管插管，寻求有复苏经验的医生的帮助。

（4）如果心率持续小于 60 次 / 分，尽管已给予至少 30 秒以上的有效正压通气（有胸廓运动），再次评估通气技术，必要时实施矫正通气步骤，依据血氧饱和度监测值调整吸氧浓度，强烈推荐此时插入气管插管以及寻求可能的帮助。如果心率没有改善，升高氧浓度到 100%，实施心脏按压。

（5）在使用面罩进行 PPV 和 CPAP 时，气体可以进入胃内引起腹腔膨隆，从而干扰膈肌运动，影响通气效果。如果持续给予 PPV 和 CPAP 达几分钟以上，应考虑插入胃管，抽出胃内气体，并留置胃管。

（6）能够提供正压通气的装置包括：①自动充气式皮囊（不需要压缩气源，但不能提供常压吸氧，也不能对有自主呼吸的新生儿提供 CPAP）；②气流充气式皮囊（需要压缩气源，必须要有好的面罩密封才能提供压力，通过使用流量控制阀来调节 PIP 和 PEEP，可以提供常压吸氧和 CPAP）；③ T- 组合复苏器（需要压缩气源，有调节表盘来调节 PIP 和 PEEP，可以通过面罩提供常压吸氧，可以提供 CPAP）。

【气管插管】

（1）气管插管指征：①当使用面罩进行 PPV 时，临床没有改善或 PPV 进行了数分钟以上，可以考虑插入气管插管；②如果新生儿需要进行心脏按压，此时强烈推荐插入气管插管；③特殊情况如怀疑膈疝，需要气管内给予肺表面活性物质，稠厚的黏液梗阻气道需要直接气道吸引。

（2）所需气管插管（ETT）尺寸和气管插管的深度：可根据新生儿的体重估计，约等于公斤体重加 6 cm。但是气管插管深度应该由听诊到两侧呼吸音对称为指标。如果气管插管需要保持，需要进一步摄片以确定位置。气管插管应该位于左右支气管连接处（在第 3 胸椎到第 4 胸椎之间）之上，见表 3-4 和表 3-5。

表 3-4　不同气管导管内径适用的新生儿出生体重和胎龄

导管内径（mm）	新生儿出生体重（g）	胎龄（周）
2.5	< 1000	< 28
3.0	1000 ~ 2000	28 ~ 34
3.5	2000 ~ 3000	34 ~ 38
3.5 ~ 4.0	> 3000	> 38

表 3-5　不同出生体重新生儿气管导管插入深度

出生体重（g）	插入深度（cm[b]）
1000[a]	6 ~ 7
2000	7 ~ 8
3000	8 ~ 9
4000	9 ~ 10

注：[a] < 750 g，仅需插入 6 cm；[b] 为上唇至气管导管管端的距离。

（3）使用导丝：是否使用导丝取决于操作者的经验。气管插管的导丝应该保持在气管插管内，导丝的末端不要超出气管插管的末端或侧孔，否则会引起气道的损伤。应弯曲导丝的头端，使其在气管插管的长度保持固定。

（4）喉镜叶片的选择：①足月儿选择 1 号；②早产儿选择 0 号；③超早产儿选择 00 号。

（5）插管时的体位：新生儿的床应放平，头部和身体呈一条直线，颈部轻度仰伸，可能的条件下，调整床的高度，使床的高度与操作者的上腹部或胸的下部平行。

（6）插管进入气道的评估：观察到心率迅速改善是唯一的证实气管插管进入气道的

方法。

（7）气管插管下临床变差的考虑：①气管插管移位；②气管插管梗阻；③气胸；④气管插管连接或其他设备故障。

（8）气管插管不成功时，可考虑使用喉面罩进行 PPV。

【心脏按压】

（1）心脏按压的指征：有效 PPV（有胸廓运动）持续 30 秒以上，心率仍小于 60 次/分。大多数情况下，这时已插入气管插管。如果无胸廓运动，此时并不是心脏按压指征，应持续地为获得有效 PPV 而做出努力。

（2）心脏按压位置：按压时，应放置左右两侧的大拇指在胸骨的中央处（大约位于两侧乳头连线水平），双手环绕新生儿的躯干，用其余手指抵住患儿的背部。

（3）心脏按压的深度：用足够的力量向下按压胸骨，深度约为胸廓前后径的 1/3。

（4）按压的频率：按压的频率为 1 分钟 90 次，呼吸的频率为 30 次/分钟。相当于每 2 秒给予 3 次按压加 1 次呼吸。

（5）评估心率：心脏按压 1 分钟后，短暂的暂停按压以评估心率，必要时短暂的暂停通气。使用听诊器听诊心率。有条件时使用心电导在按压时评估心率。如果心率大于等于 60 次/分，停止心脏按压，继续给予 PPV，频率为 40 ～ 60 次/分。如果正确实施了心脏按压，但是心率持续在 60 次/分以下，这时是使用肾上腺素的指征。

【药物】

（1）肾上腺素：浓度为 1：10000，相当于 0.1 mg/mL，有条件时优先采用静脉或骨髓给药途径；气管内给药途径仅在静脉或骨髓通路尚未建立前使用。静脉使用时，给予 0.1 ～ 0.3 mL/kg。气管插管内给药为 0.5 ～ 1 mL/kg。静脉或骨髓给药后，需要用生理盐水 0.5 到 1 mL 冲管。气道内给药用 PPV 帮助药物进入肺内。如果心率仍低于 60 次/分，3 ～ 5 min 重复使用肾上腺素。

（2）扩容的指征：新生儿对复苏步骤无反应，有休克表现，有急性失血病史。

（3）扩容剂的选择：①晶体：低血容量休克紧急处理，推荐使用生理盐水。②红细胞：考虑严重胎儿贫血时使用压缩红细胞扩容。如果产前已诊断，使用和母亲血型交叉配血的血型，以确保和进入新生儿血液中的母亲抗体相容。紧急情况下，如果交叉配血不能立即进行，输入 O 型、Rh 阴性的血型。

（4）扩容的剂量：初始的扩容剂量为 10 mL/kg。如果给予初始扩容剂量后，新生儿没有改善，可再次给予 10 mL/kg。在有大量失血的特殊情况下，考虑增加扩容剂量。

（5）扩容的途径：考虑使用脐静脉置管或骨髓通路。外周静脉置管可以使用，但在心血管功能急性衰竭的状态下，并不推荐。

（6）扩容的速度：目前并无良好的证据推荐一个最佳的扩容速度。通常情况下，低血容量休克需要快速的纠正，扩容一般在 5 ～ 10 分钟内完成。

【特殊情况下的复苏】

如按复苏流程规范复苏，新生儿心率、氧饱和度和肌张力状况应有改善。如无良好的胸廓运动，未听及呼吸音，持续发绀，可能有表 3-6 所列的特殊情况。新生儿持续发绀或心动过缓，可能为先天性心脏病，此类患儿很少在生后立即发病。所有无法成功复苏的原因几乎都是通气问题。

表 3-6 新生儿复苏的特殊情况

特殊情况	病史 / 临床表现	干预措施
气道机械性阻塞		
胎粪和黏液阻塞	胎粪污染羊水 / 胸廓运动不良	气管导管吸引胎粪 / 正压通气
后鼻孔闭锁	哭时红润，安静时发绀	口咽气道或气管导管插入口咽部
咽部气道畸形（如皮 - 罗综合征）	舌后坠进入咽喉上方将其阻塞，空气进入困难	俯卧体位后鼻咽插管或喉罩气道
肺功能损害		
气胸	呼吸困难，双肺呼吸音不对称或持续发绀	胸腔穿刺术
胸腔积液	呼吸音减低，持续发绀	立即气管插管，正压通气，胸腔穿刺术，引流放液
先天性膈疝	双肺呼吸音不对称持续发绀，舟状腹	气管插管，正压通气，插入胃管
心功能损害		
先天性心脏病	持续发绀 / 心动过缓	诊断评价
胎儿失血	苍白，对复苏反应不良	扩容治疗，可能包括输血

【早产儿复苏】

（1）体温管理：置于合适中性温度的暖箱。对胎龄 < 32 周早产儿复苏时可采用塑料袋保温。

（2）正压通气时控制压力：早产儿由于肺发育不成熟，通气阻力大，不稳定的间歇正压给氧易使其受伤害。正压通气需要恒定的吸气峰压及呼气末正压，推荐使用 T- 组合复苏器进行正压通气。

（3）避免肺泡萎陷：胎龄 < 30 周、有自主呼吸或呼吸困难的早产儿，产房内尽早使用持续气道正压通气，可根据病情选择性使用肺表面活性物质。

（4）维持血流动力学稳定：由于早产儿生发层基质的存在，易造成室管膜—脑室内出血。心肺复苏时要特别注意保温，避免使用高渗药物，注意操作轻柔，维持颅压稳定。

【伦理】

（1）复苏失败：如果持续复苏 10 min，Apgar 评分始终为 0，应告知父母结果并停止复苏。

（2）胎龄过小或有严重先天性疾病的新生儿：如果医生确定胎龄过小（在我国一般 24 周以下）或者严重染色体等先天性疾病，无存活希望的，应由医生决定不予复苏。如果新生儿有很高的死亡风险或有并发严重疾病的风险，存在巨大的经济和精神负担，应充分告知父母，并与其讨论是否进行复苏以及相应的复苏方案。

（韩树萍　南京医科大学附属妇产医院）

参考文献

1. 中国新生儿复苏项目专家组. 中国新生儿复苏指南（2016 年北京修订）. 中华围产医学杂志，2016，19（7）：481-486.

第四节　新生儿缺氧缺血性脑病

【概述】

新生儿缺氧缺血性脑病（hypoxic-ischemic encephalopathy，HIE）是指新生儿由于围产期缺氧缺血导致的急性脑损害，在临床上表现出一系列神经系统功能异常，严重者危及生命，存活者的后遗症占婴幼儿神经伤残的 25% ～ 28%，多见于足月或近足月儿。

【病因】

新生儿 HIE 病因复杂，主要为围产期缺氧和缺血。

（1）母亲严重疾病：母亲严重疾病导致氧合降低，如严重贫血、大出血、心肺疾病、休克、子痫前期、惊厥持续状态。

（2）胎盘脐带因素：胎盘早剥、前置胎盘、脐带脱垂、胎儿大量失血、胎—母或胎—胎大量输血、严重感染等。

（3）胎儿因素：胎儿宫内生长受限、过期儿、先天畸形。

（4）分娩过程因素：滞产、急产、应用麻醉药。

（5）新生儿因素：反复呼吸暂停、休克、红细胞增多症、奶液窒息等。

【诊断】

1. 诊断标准

中华医学会儿科分会新生儿学组发布了第二次修订的我国新生儿 HIE 诊断标准（仅适用于足月儿），目前尚无早产儿 HIE 诊断标准。

（1）有明确的可导致胎儿宫内窘迫的异常产科病史，以及严重的胎儿宫内窘迫表现（胎心率＜ 100 次 / 分，持续 5 分钟以上和（或）羊水Ⅲ度污染），或者在分娩过程中有明显窒息史。

（2）出生时有重度窒息，Apgar 评分 1 分钟 ≤ 3 分，并延续至 5 分钟时仍 ≤ 5 分和出生时脐动脉血气分析 pH ≤ 7.00。

（3）出生后不久出现神经系统症状，并持续 24 小时以上，如意识改变（过度兴奋、嗜睡、昏迷）、肌张力增高（增高或减弱）、原始反射异常（吸吮、拥抱反射减弱或消失），病重时可有惊厥，脑干症状（呼吸节律改变、瞳孔改变、对光反射迟钝或消失）和前囟张力增高。

（4）排除电解质紊乱、颅内出血和产伤等原因引起的抽搐，以及宫内感染、遗传代谢性疾病和其他先天疾病所引起的脑损伤。

（5）同时具备以上 4 条者可确诊，第 4 条暂时不能确定者可作为拟诊病例。

2. 诊断条件

（1）诊断需要具备应有条件：临产时或产时存在导致胎儿和新生儿急性缺氧缺血的病因；新生儿生后短期内出现相应的临床表现，至少持续 24 小时；辅助检查证实有急性缺氧缺血后相应改变；排除其他原因导致的非急性期脑病。

（2）根据病情将新生儿 HIE 分为轻、中、重度，见表 3-7。

表 3-7 HIE 的临床分度

| 分度 | 意识 | 肌张力 | 原始反射 | | 惊厥 | 中枢性呼吸衰竭 | 瞳孔改变 | 脑电图 | 病程和预后 |
			拥抱反射	吸吮反射					
轻度	兴奋抑制交替	正常或稍增高	活跃	正常	可有肌阵挛	无	正常或扩大	正常	症状在 72 小时内消失，预后好
中度	嗜睡	减低	减弱	减弱	常有	有	常缩小	低电压，可有痫样放电	症状在 14 天内消失，可能有后遗症
重度	昏迷	松软或间歇性伸肌张力增高	消失	消失	有，可呈持续状态	明显	不对称或扩大，对光反射迟钝	爆发抑制、等电位	症状可持续数周，病死率高，存活者多有后遗症

（3）辅助检查：①血气分析：了解酸中毒程度，了解缺氧状况。②脑影像学检查：脑核磁共振成像是目前广泛认可对脑损伤做出最全面评价的检查方法，分辨率高，能够发现新生儿 HIE 时深部灰质损伤即丘脑、基底核区和旁矢状区损伤，脑水肿时病变部位 T_1WI 呈现高信号、T_2WI 呈现低信号，弥散加权成像（DWI）对组织水肿成像更加敏感。磁共振波谱（MRS）主要是检测特殊脑区的代谢变化，磁敏感成像（SWI）对不同部位颅内出血更为敏感。脑 CT 检查近年来应用减少，存在一定量的放射性暴露，在不具备 MRI 时，建议使用。头颅超声最大优势是无创、便捷，对脑室及脑室周围脑组织水肿评价敏感性较好，但 B 超是扇形扫描，存在检查盲区，故作用有一定限制。③脑电生理检查有脑电图（EEG）、振幅整合脑电图（aEEG），主要关注是否有痫样放电以及电活动抑制，其结果也作为亚低温治疗的指征之一。④多脏器功能损害的生化指标：心肌酶谱、肌钙蛋白、肌酐、尿素氮、血电解质等。⑤脑损伤的生化指标：目前比较常用的磷酸肌酸激酶脑型同工酶、神经元特异性烯醇化酶、S-100B 蛋白、髓鞘碱性蛋白等。

【鉴别诊断】

（1）颅内出血：包括脑实质出血、严重的硬膜下出血、蛛网膜下腔出血，有明显的神经系统症状、异常分娩史，头颅影像学检查可确诊。

（2）炎症性脑病：宫内外各种病原体感染引起弥漫性脑水肿、坏死等，结合母亲围产期感染病史、炎症指标、病原学鉴定、胎盘病理等可协助诊断。

（3）低血糖脑病：有难以纠正的低血糖。脑部影像学检查示脑组织大范围水肿，其中脑枕叶、顶叶严重。

（4）遗传代谢疾病：神经系统表现和围产期缺氧缺血病史不平行，且呈进行性加重。

（5）其他先天性疾病：如脑发育异常者一般以惊厥、癫痫表现为主。

【治疗】

对于新生儿 HIE 尚无特异性治疗，需加强监护，如生命体征、血气、血压、电解质、血糖。

（1）对症支持治疗：维持适当的通气和氧合，保持气道通畅，维持正常稳定的氧分压和二氧化碳分压，避免低氧和高氧血症，避免低碳酸和高碳酸血症；维持适当的脑血流灌注；维持正常的血压，避免血压波动；维持适当的血糖水平，血糖维持在 4.2 ～ 5.6 mmol/L 为宜；适当限制入液量，预防脑水肿，可用速尿剂 1 mg/kg，颅内压明显升高时也可使用小剂量甘露醇脱水，甘露醇有可能损伤肾功能，故对于有明显肾功能损害的患儿，应慎用；控制惊厥首选苯巴比妥，饱和剂量为 20 mg/kg，维持量为 5 mg/（kg·d），静脉滴注或肌内注射，惊厥严重者饱和剂量可达 30 ～ 40 mg/kg。

（2）神经保护作用：推荐亚低温治疗中、重度 HIE，有选择性头部亚低温（冰帽系统）和全身亚低温（冰毯系统）两种方式，亚低温治疗越早越好，最好在生后 6 小时内，治疗时间多为 72 小时。治疗期间应严密监测生命体征及血液、呼吸、循环等系统功能，可使用表 3-8、表 3-9 观察和记录亚低温期间各项指标。

（3）适应证：接受治疗的患儿应胎龄 ≥ 36 周和出生体重 ≥ 2500 g，并且同时存在下列情况：有胎儿宫内窘迫的证据；有新生儿窒息的证据；有新生儿 HIE 或动态脑电图（ambulatory electroencephalography，AEEG）监测异常的证据。宫内窘迫的证据至少满足以下 1 项：①急性围产期事件，如胎盘早剥或脐带脱垂或严重胎心异常变异或迟发减速；②脐血 pH < 7 或 BE < −16 mmol/L。出生时窒息的证据（满足下列 3 项中的 1 项）：① Apgar 评分 5 分钟 ≤ 5 分；②脐带血或生后 1 小时内动脉血气分析 pH ≤ 7.00 或碱剩余（BE）≤ −16 mmol/L；③需正压通气至少 10 分钟。脑功能异常证据：至少描述 20 分钟并存在以下任何 1 项：①严重异常：上边界电压 ≤ 10 μV；②中度异常：上边界电压 > 10 μV 和下边界电压 < 5 μV；③惊厥。

（4）禁忌证：初始 AEEG 监测正常；存在严重的先天畸形，特别是复杂青紫型先天性心脏病；复杂神经系统疾病；染色体异常；颅脑创伤或中重度颅内出血；全身感染；临床有自发性出血倾向或血小板 < 50×10^9/L。

（5）不推荐用高氧、促红细胞生成素、人神经干细胞移植等方法。

（6）注意事项：在足月儿复苏时，注意辐射台设置温度不要过高，必要时关闭辐射式抢救台或暖箱电源温度。在没有条件实施亚低温治疗时，注意控制患儿核心体温在 35 ～ 36 度并且以上下波动不要超过 1 度为宜。

【预防和预后】

由于该病无特效治疗方法，应预防胎儿宫内窘迫，提高新生儿窒息复苏水平。常见的后遗症为脑瘫、癫痫、智力低下、视觉损害、注意力缺陷、认知障碍、学习困难。轻度 HIE 一般在生后 3 天内生化指标恢复，预后多正常；中度 HIE 有 20% ～ 35% 会发生远期异常；重度 HIE 小儿中 75% 在新生儿期死亡或放弃，存活者均有较严重的神经系统后遗症。中重度 HIE 患儿出院后均需要密切随访，行早期干预、早期康复和功能训练，尽可能减轻其后遗症状。

表 3-8　亚低温治疗前数据记录表

肛温_____ ℃，鼻咽_____ ℃，血压_____mmHg（平均压），心率_____次 /min
血气分析：pH_____，pCO_2_____mmHg，PO_2_____mmHg，BE_____mmol/L，
生化：糖_____mmol/L，Na_____mmol/L，K_____mmol/L，Ca_____mmol/L
血常规：WBC_____109 /L，BPC_____109 /L，RBC_____1012/L，Hb_____g/L
凝血全套：_____
肝肾功能：BUN_____mmol/L，Cr_____μmol/L，GPT_____U，GOT_____U

aEEG（EEG）：_____

HIE 的临床评价

神志	a 正常	b 兴奋	c 嗜睡	d 昏迷
呼吸衰竭	a 无	b 有（依据）		
前囟张力	a 正常	b 饱满	c 饱满，紧张	
瞳孔	a 正常	b 缩小	c 扩大	d 不对称 光反应消失
惊厥	a 无	b 有	c 频繁（次数： /d）	
拥抱反射	a 正常	b 增高	c 减弱	d 消失
吸吮反射	a 正常	b 减弱	c 消失	
握持反射	a 正常	b 减弱	c 消失	
肌张力上肢	a 正常	b 紧张	c 松软	
下肢	a 正常	b 紧张	c 松软	

其他脏器功能评估：

心脏功能：是否扩容，是否应用血管活性药物

肾功能：是否应用速尿

消化系统：腹胀、肠鸣音等

凝血功能：是否存在出血、是否输注血小板、应用止血药物

SNAPPE–II 评分：_____

表 3-9　第____天治疗数据记录表

治疗时间（h）	1	2	4	6	12	18	24
生后时间（h）							
肛温（℃）							
皮温（℃）							
心率（/min）							
平均血压（mmHg）							

24 小时总尿量：_____mL，_____mL/（kg·h）

苯巴比妥针：首剂_____mg/kg，追加_____mg/kg，维持量_____mg/kg

芬太尼针：首剂_____mg/kg，追加_____mg/kg，维持量_____mg/kg

安定类：名称_____　用量_____mg/kg　次数____

其他特殊治疗：_____

EKG（心电监护）异常：_____

HIE 的临床评价（24 h）

神志	a 正常	b 兴奋	c 嗜睡	d 昏迷
呼吸衰竭	a 无	b 有（依据）		
前囟张力	a 正常	b 饱满	c 饱满，紧张	
瞳孔	a 正常	b 缩小	c 扩大	d 不对称 光反应消失
惊厥	a 无	b 有	c 频繁（次数： /d）	
拥抱反射	a 正常	b 增高	c 减弱	d 消失
吸吮反射	a 正常	b 减弱	c 消失	
握持反射	a 正常	b 减弱	c 消失	

肌张力上肢　　a 正常　　　　b 紧张　　　　　c 松软
　　　下肢　　a 正常　　　　b 紧张　　　　　c 松软

其他脏器功能评估：

心脏功能：是否扩容，是否应用血管活性药物

肾功能：（是否应用速尿）

消化系统：腹胀、肠鸣音等

凝血功能：是否存在出血、是否输注血小板、应用止血药物

（王淮燕　南京医科大学附属常州妇幼保健院）

参考文献

1. 王卫平，孙琨，常立文. 儿科学.9 版 . 北京：人民卫生出版社，2019：102.

2. 邵肖梅，叶鸿瑁，丘小汕. 实用新生儿学.5 版 . 北京：人民卫生出版社，2019：854.

第五节　新生儿呼吸窘迫综合征

【概述】

新生儿呼吸窘迫综合征（respiratory distress syndrome，RDS）为肺表面活性物质（pulmonary surfactant）缺乏所致的两肺广泛肺泡萎陷、损伤、渗出的急性呼吸衰竭，多见于早产儿和剖宫产新生儿，生后数小时出现进行性呼吸困难、青紫和呼吸衰竭。病理上出现肺透明膜，又称肺透明膜病（hyaline membrane disease）。RDS 是早产儿呼吸困难的最常见原因。早产儿 RDS 的发病率为 5% ～ 10%，随着胎龄的增加而减少，胎龄 30 周以下早产儿发生 RDS 的风险最大，择期剖宫产新生儿 RDS 发生率为 0.9% ～ 3.7%。足月新生儿以继发性 RDS 为主，其病理生理特点不同于早产儿 RDS，不在本节阐述。

【病因】

（1）PS 缺乏：1959 年 Avery 和 Mead 发现 RDS 为 PS 缺乏所致。PS 由肺泡 Ⅱ 型上皮细胞合成分泌，分布于肺泡表面形成单分子层，能降低肺泡表面张力，防止肺泡萎陷和肺水肿。PS 主要成分为磷脂，约占 90%；其次为肺表面活性物质蛋白，占 5% ～ 10%；其余为中性脂肪和糖。

（2）导致 PS 缺乏的高危因素：早产儿；剖宫产新生儿；糖尿病母亲新生儿；围产期窒息；PS 蛋白功能缺陷；重度 Rh 溶血症。

（3）发病机制：PS 的主要功能是降低肺泡表面张力，保持肺泡扩张。PS 缺乏使肺泡表面张力增高，肺泡逐渐萎缩，发生进行性肺不张，影响通气换气功能，导致缺氧和

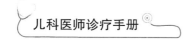

酸中毒等。

【临床表现】

RDS典型临床表现主要见于早产儿，生后1～2小时即可出现呼吸急促，达60次/分钟以上，继而出现呼吸困难、呻吟、吸气时三凹征，青紫，病情呈进行性加重，至生后6小时症状已非常明显，然后出现呼吸不规则、呼吸暂停、呼吸衰竭。体检两肺呼吸音减弱。血气分析$PaCO_2$升高、PaO_2下降。生后24～48小时病情最为严重，病死率较高。轻微病例可仅有呼吸困难、呻吟、青紫，经无创通气治疗后可恢复。近年由于无创呼吸机和PS的早期使用，RDS的典型临床表现已比较少见。

【X线检查】

本病肺X线检查有特征性表现，多次床边摄片可观察动态变化。按病情程度可将早产儿RDS的胸片改变分为4级：1级：两肺野透亮度普遍性降低、毛玻璃样（充气减少）改变，可见均匀散在的细小颗粒（肺泡萎陷）和网状阴影（细支气管过度充气）；2级：两肺野透亮度进一步降低，可见支气管充气征（支气管过度充气），延伸至肺野中外带；3级：病变加重，肺野透亮度更加降低，心缘、膈缘模糊；4级：整个肺野呈白肺，支气管充气征更加明显，似秃叶树状。胸廓扩张良好，横膈位置正常。

【诊断】

（1）病史：早产儿RDS主要见于胎龄较小的早产儿，胎龄越小发生率越高；存在RDS的高危因素；产前激素疗程未满。

（2）临床表现：生后出现进行性呼吸困难，严重低氧性呼吸衰竭。继发性RDS有严重缺氧或感染等病史，常见于足月儿，早产儿也可发病。

（3）肺部X线：早产儿RDS两肺病变均匀分布，早期两肺野透亮度降低、毛玻璃样，严重者整个肺野呈白肺，可见支气管充气征。

【鉴别诊断】

（1）B族溶血性链球菌性感染：产前感染发生的B族溶血性链球菌（GBS）肺炎或败血症，临床表现和肺部早期X线表现极似RDS，有时不容易鉴别。但前者常有孕妇羊膜早破史或感染表现，肺部X线改变有不同程度的融合趋势，病程经过与RDS不同，抗生素治疗有效。

（2）湿肺：也称为新生儿暂时性呼吸窘迫综合征（transient tachypnea of newborn，TTN），多见于足月儿或近足月儿，剖宫产出生，生后数小时出现呼吸困难，反应好，听诊呼吸音低，可闻及湿啰音。X线表现以肺泡、间质、叶间胸膜积液为主，但病程短，一般2～3天症状消失，为自限性疾病。重症湿肺与RDS较难鉴别，需要机械通气治疗。

（3）感染性肺炎：母亲孕晚期有感染病史、羊水早破、胎盘病理或宫颈拭子有感染证据，表现为呼吸困难、呻吟，但不呈进行性发展，个别新生儿有感染中毒表现，分泌物多，有黄白色黏痰，X线表现为两肺渗出、分布不均匀。由于细菌性肺炎容易导致继发性RDS，早期临床表现和影像学结果相似，通常很难区分RDS和细菌性肺炎。因此，所有出现呼吸窘迫的早产儿都应进行血培养和痰培养。有感染风险的患儿需要给予经验性抗生素治疗，等待培养结果和病程予以鉴别。

（4）膈疝（diaphragmatic hernia）：生后表现为呼吸困难、气促，皮囊加压供氧后低氧不仅难以纠正，反而加重，听诊一侧呼吸音减低甚至消失，可闻及肠鸣音。X线胸片可见横膈不连续，肺野有充气的肠管或胃泡影，纵隔向健侧移位。

（5）气漏：如气胸，是RDS的并发症，也可能是原发性的或继发于肺部感染、机械通气，以急性起病为特点，胸片检查可以鉴别。

（6）青紫型先天性心脏病：通常呼吸窘迫没有RDS严重，胸片上没有典型的弥漫性网状颗粒磨砂样表现和支气管充气征，或者呼吸支持和肺表面活性物质治疗不能改善严重低氧血症，需要超声心动图检查，以排除结构性心脏病或持续性肺动脉高压。

【治疗】

1. 支持治疗

RDS早产儿支持治疗的重点是维持患儿正常代谢和心肺功能状态，包括减少耗氧量、提供足够的热量、减少可能导致并发症的风险因素（如液体超负荷和全身性低血压）。其中，充足的营养至关重要，能保证代谢需求和为生长提供能量。其他还包括合适的环境温度，关注出入量，避免过量补液和利尿剂的使用，维持血压稳定。

（1）体温控制调节：适宜的环境温度，同时尽量减少热量丢失，将机体核心温度保持在正常范围内，从而减少氧耗和热量需求。应选择能维持前腹部皮肤温度在36.5～37℃范围内的环境温度。RDS患儿避免测肛温，因为该方法可能造成创伤或穿孔，建议根据腹部温度来设定培养箱和辐射加热台的温度。

（2）液体管理：适当控制液体量，避免造成肺水肿，生后第1、第2天控制在60～80 mL/kg，第3～第5天80～100 mL/kg。过量的液体可能会增加动脉导管未闭、坏死性小肠结肠炎和支气管肺发育不良的风险。

（3）心血管管理：重点是确保器官充分灌注。RDS患儿早期常发生低血压，需要应用无创或有创方法严密监测血压。灌注不良处于休克状态的患儿需要动脉血压监测来稳定血压。可用多巴胺、多巴酚丁胺3～10 μg/（kg·min）改善循环功能。PDA在RDS患儿中很常见，临床常表现为高碳酸血症、脱机困难，是BPD的高危因素。

（4）营养：生后早期的营养管理对早产儿很重要。总的能量包括代谢需求（如静息代谢和体温需要的能量）和生长需求。早产儿，特别是极低出生体重儿（BW < 1500 g）

生后早期的营养通常来源于肠外营养（PN）。

2. 氧疗和呼吸支持

（1）吸氧：轻症患者可以选用鼻导管、头罩、氧帐吸氧，维持经皮氧饱和度在 90%～95%，氧分压在 50～80 mmHg，避免过度吸氧造成早产儿视网膜病变。

（2）无创通气：近年提倡使用无创通气治疗新生儿 RDS，包括经鼻持 CPAP、双水平气道正压通气（BiPAP 和 SiPAP）、高流量鼻导管、经鼻间隙正压通气（NIPPV）和无创高频通气（nHFV）等。无创通气能使肺泡在呼气末保持正压，防止肺泡萎陷，并有助于萎陷的肺泡重新张开。及时使用无创呼吸支持可减少机械通气的使用，降低 BPD 发生率。如使用无创呼吸支持后出现反复呼吸暂停、$PaCO_2$ 升高、PaO_2 下降，应及时更改为机械通气。

（3）机械通气：对严重 RDS 或无创呼吸治疗效果不理想者，应采用机械通气。气管插管和机械通气适用于无创通气方式无效的患儿，当满足以下 1 个或多个标准时，予以气管插管和机械通气：①动脉 pH < 7.2，动脉二氧化碳 $PaCO_2$ > 60 或 65 mmHg；②氧气支持条件下，或者当使用 nCPAP 时，出现 FiO_2 > 0.4、PaO_2 < 50 mmHg 的低氧血症；③严重的呼吸暂停。一般先使用常频机械通气，初调参数呼吸频率为 40～50 次/分钟，PIP15～20 cmH_2O，PEEP 5～6 cmH_2O。如常频机械通气参数比较高，效果不理想，应改为高频机械通气，减少常频正压通气所致的肺损伤。使用机械通气病情改善者应尽早撤离机械通气，在撤离机械通气过程中使用咖啡因，可加速撤机，减少再次气管插管和机械通气。

3. 肺表面活性物质治疗

（1）药品选择：PS 药品分为天然型和合成型，天然型 PS 从牛或猪肺提取，合成型 PS 为人工合成。天然型 PS 疗效明显优于合成型 PS，合成型 PS 多用于预防或轻症病例。

（2）给药时机：近年来提倡早期 PS 治疗。美国儿科学会（AAP）指南和欧洲新生儿 RDS 防治指南建议，新生儿出生后应密切观察呼吸情况，如出现呻吟、呼吸困难，先使用无创通气，如存在 RDS 证据，予 PS 治疗。

（3）给药剂量：PS 剂量范围比较宽，迄今为止国际报道最大剂量范围为每次 50～200 mg/kg。但每种 PS 药品各自有推荐剂量且各不相同。给药剂量和预防使用应根据病情严重程度而定，两肺白肺、广泛渗出等重症病例需使用较大剂量，可使用推荐剂量上限，轻症病例和预防可使用推荐剂量下限。

（4）给药次数：对轻症病例一般给药 1 次即可，对重症病例需要多次给药，给药的指征为呼吸机参数较高，如吸入氧浓度（FiO_2）> 0.4 或平均气道压（MAP）> 8 cmH_2O。根据国内外经验总结，严重病例需给 2～3 次，最多给 4 次，间隔时间应根据病情和呼吸机参数而定，一般为 6～12 小时。

（5）给药方法：PS 有 2 种剂型，需冷冻保存，干粉剂用前加生理盐水摇匀，混悬剂用前解冻摇匀，使用前将药瓶置于 37 ℃预热数分钟，使 PS 磷脂更好地分散。用 PS 前先清理呼吸道，然后将 PS 经气管插管一次性注入肺内，仰卧位给药。

4. 症状性 PDA 治疗

并发症状性 PDA 推荐使用药物关闭。布洛芬首剂为 10 mg/kg，第 2、第 3 剂 5 mg/kg，间隔时间为 24 小时，口服或静脉滴注，日龄小于 7 天者疗效较好。吲哚美辛：首剂为 0.2 mg/kg，第 2、第 3 剂：日龄 < 7 天或出生体重 < 1250 g 者为 0.1 mg/（kg·次），日龄 > 7 天或出生体重 > 1250 g 者为 0.2 mg/（kg·次），每剂间隔 24 小时，口服或静脉滴注。吲哚美辛不良反应有肾功能损害、尿量减少、出血倾向、血钠降低、血钾升高，停药后可恢复。若药物不能关闭动脉导管，并严重影响心肺功能时，应行手术结扎。

【并发症】

（1）气管插管相关并发症：新生儿气管插管会发生不良反应，如心率下降、颅内出血等；气管插管过深、插入右主支气管是最常见的并发症，导致右肺通气过度和对侧肺不张，严重者可能导致气胸。其他并发症包括声门狭窄和拔管后肺不张。食道和咽部穿孔至纵隔或胸膜腔很少发生。

（2）肺气漏：是 RDS 患儿的常见急性并发症，据报道低出生体重儿（BW < 1500 g）肺气漏的发病率约为 6%。机械通气或正压通气可使肺泡过度扩张，如破裂则引起肺气漏。来自肺泡的气体沿血管周围的结缔组织上行移至肺门，可导致纵隔气肿；进入胸膜腔，可产生气胸。气体也可能游走到心包腔、皮下组织或腹腔，分别引起心包积气、皮下气肿和气腹，但可能性较小。早产儿血管周围结缔组织更丰富，空气容易滞留在血管周围，引起间质性肺气肿。

（3）支气管肺发育不良（BPD）：是 RDS 的主要慢性并发症。尽管目前 RDS 的治疗管理策略有极大提高，但在超早产儿中 BPD 的发生率仍然很高。BPD 由多因素造成，其中机械通气相关的容积伤、气压伤、氧中毒和炎症在其发生发展中起重要作用。早产儿肺部结构和功能不成熟，包括气道结构发育不良、肺表面活性物质缺乏、肺顺应性较低、抗氧化机制薄弱、液体清除不充分等，这些情况使得疾病更加复杂。

【预防】

（1）早产儿 RDS 产前预防：RDS 预防应从出生前开始，目前推荐对胎龄 < 35 周、可能发生早产的产妇静脉或肌内注射倍他米松或地塞米松，预防早产儿发生 RDS。倍他米松：每次 12 mg，间隔 24 小时，1 个疗程 2 次，肌内注射；地塞米松：每次 6 mg，间隔 12 小时，1 个疗程 4 次。一般使用 1 个疗程即可，必要时可使用 2 个疗程。产前激素治疗的最佳时间是分娩前 24 小时～ 7 天。

（2）剖宫产新生儿 RDS 的预防：尽可能避免胎龄 < 39 周择期剖宫产，研究显示，

对胎龄 35～38 周必须择期剖宫产者，产前给予产妇 1 个疗程激素治疗，可以降低新生儿 RDS 发生率。

（程　锐　南京医科大学附属儿童医院）

参考文献

1.邵肖梅，叶鸿瑁，邱小汕.实用新生儿学.9 版.北京：人民卫生出版社，2019：575-578.

第六节　新生儿高胆红素血症

【概述】

新生儿黄疸是新生儿时期常见症状之一，且新生儿的胆红素水平是一个动态变化的过程。大多数黄疸是新生儿时期的一种暂时生理现象，但在一定条件下，8%～11% 可发展为新生儿高胆红素血症。而严重的高胆红素血症可导致胆红素脑病，造成神经损害和功能残疾。

生活中人们常将黄疸分为"生理性黄疸"和"病理性黄疸"，但早在 2006 年 Maisels 推荐停止使用这两个概念，依据是新生儿黄疸的防治目标是防止出现严重高胆红素血症和预防胆红素脑病，且指出不同种族血清胆红素值不同，很难确定足月儿的正常胆红素值。1994 年美国儿科学会（AAP）也指出黄疸干预的原则是"对新生儿黄疸进行干预带来的优点大于治疗带来的缺点。"当存在高胆红素血症与急性胆红素脑病的高危因素时需及时给予干预。丁国芳也提出判断足月新生儿总胆红素值是否正常，要结合生后时龄进行分析。如果简单地将新生儿黄疸进行生理性和病理性的分类，会导致一些儿科医生忽略患儿出生时间及胎龄等因素的影响，缺乏个体化的分析及监测。

因此，建议不再使用新生儿"生理性黄疸"和"病理性黄疸"，取而代之的应该为"新生儿高胆红素血症"这一专业术语。1994 年美国儿科学会首次提出使用日龄胆红素值来指导新生儿黄疸的干预，随着研究的深入，2004 年 AAP 以循证医学为依据，提出"小时龄胆红素值"来指导临床诊疗。1999 年，Bhutani 等首次制备了小时胆红素百分位曲线图，并验证了该曲线具有良好的评估价值。由于各国之间存在人种、基因、环境等差异，且新生儿高胆红素血症的发生率不同，故各国相继绘制了自己的小时胆红素百分位曲线图。

【病因】

新生儿期的胆红素代谢不同于成人，主要如下。

（1）胆红素生成过多：新生儿每日生成的胆红素明显高于成人，其原因是：①红细胞数量过多：胎儿血氧分压低，红细胞数量代偿性增加，出生后血氧分压升高，过多的红细胞破坏；②红细胞寿命相对短：一般早产儿低于 70 天，足月儿约为 80 天，成人为 120 天，且血红蛋白的分解速度是成人的 2 倍；③旁路和其他组织来源的胆红素增加：有报道此部分胆红素占血胆红素的比例，早产儿为 30%，足月儿为 20%～25%，成人为 15%。

（2）血浆白蛋白联合胆红素的能力不足：胆红素进入血液循环后，与血浆中白蛋白联合后被运送至肝脏进行代谢。与白蛋白联合的胆红素不能透过细胞膜或血脑屏障，但游离的非结合胆红素呈脂溶性，能够通过血脑屏障，进入中枢神经系统，引起胆红素脑病。刚娩出的新生儿常有不同程度的酸中毒，可减少胆红素与白蛋白联合，早产儿胎龄越小，白蛋白含量越低，其结合胆红素的量也越少。

（3）肝细胞处理胆红素的能力差：胆红素进入肝脏后被肝细胞的受体蛋白（Y 蛋白和 Z 蛋白，一种细胞内的转运蛋白）结合后转运至光面内质网，通过尿苷二磷酸葡萄糖醛酸基转移酶（UDPGT）催化，每分子胆红素结合两分子的葡萄糖醛酸，形成水溶性的结合胆红素，后经胆汁排泄至肠道。新生儿出生时肝细胞内 Y 蛋白含量极低，UDPGT 含量也低且活性差，因此，新生儿不仅摄取胆红素的能力不足，而且结合胆红素能力低下，生成结合胆红素的量较少。此外，新生儿肝细胞排泄胆红素能力不足，早产儿更为明显，可出现暂时性肝内胆汁瘀积。

（4）肠肝循环：对于较大儿童或成人，肠道胆红素通过细菌作用被还原为粪胆素原后随粪便排出，部分排入肠道的结合的胆红素可被肠道的 β- 葡萄糖醛酸酐酶水解，或在碱性环境中直接与葡萄糖醛酸分离成为非结合胆红素，后者可通过肠壁经门静脉重吸收到肝脏再行处理，即胆红素的"肠肝循环"。新生儿肠蠕动性差和肠道菌群尚未完全建立，而肠腔内 β- 葡萄糖醛酸酐酶活性相对较高，可将结合胆红素转变成非结合胆红素，增加了肠肝循环，导致血中非结合胆红素水平增高。此外，胎粪含胆红素较多，如排泄延迟，可使胆红素重吸收增加。

（5）母乳性高胆红素血症：母乳喂养不能增加胆红素产生量。黄疸的发生与胆红素排泄减少有关。其主要发病机制为新生儿胆红素肠肝循环增加和尿苷二磷酸葡萄糖醛酸基转移酶活性异常等学说，可分为母乳喂养性黄疸和母乳性黄疸。母乳喂养性黄疸主要是单纯母乳喂养的新生儿在最初 3～5 天由于摄入母乳量不足，胎粪排出延迟，使得肠肝循环增加，导致其胆红素水平高于人工喂养的新生儿，甚至达到需要干预的标准。母乳喂养性黄疸常有生理性体重下降者＞ 12%。而母乳性黄疸通常发生于纯母乳喂养或以母乳喂养为主的新生儿。黄疸现于出生 1 周后，2 周左右达高峰，然后逐渐下降。若继续母乳喂养，黄疸可延续 4 ～ 12 周方消退；若停止母乳喂养，黄疸在 48 ～ 72 h 可明显消退。新生儿生长发育良好，并可以除外其他非生理性高胆红素血症的原因。

此外，当饥饿、缺氧、脱水酸中毒、头颅血肿或颅内出血时，更易出现黄疸或使原有黄疸加重。

【诊断】

1.高胆红素血症相关定义

（1）新生儿高胆红素血症：2014 年《新生儿高胆红素血症诊断和治疗专家共识》明确了新生儿高胆红素血症的定义。根据 Bhutani 小时胆红素百分位数列线图（图 3-4），当胆红素水平超过 95 百分位时定义为高胆红素血症，应给予干预。根据不同的胆红素水平升高程度，胎龄＞ 35 周的新生儿高胆红素血症还可以分为重度高胆红素血症即 TSB 峰值超过 342 μmol/L（20 mg/dL）；极重度高胆红素血症即 TSB 峰值超过 427 μmol/L（25 mg/dL）；危险性高胆红素血症即 TSB 峰值≥ 510 μmol/L（30 mg/dL）。

（2）急性胆红素脑病：为基于临床的诊断，主要见于 TSB ＞ 342 μmol/L（20 mg/dL）和（或）上升速度 ＞ 8.5 μmol/L（0.5 mg/dL）、＞ 35 周的新生儿。胆红素神经毒性所致的急性中枢神经系统损害，早期表现为肌张力减低、嗜睡、尖声哭、吸吮差，而后出现肌张力增高、角弓反张、激惹、发热、惊厥，严重者可致死。低出生体重儿发生胆红素脑病时通常缺乏典型症状，而表现为呼吸暂停、循环呼吸功能急剧恶化等，不易诊断。通常足月儿发生胆红素脑病的 TSB 峰值在 427 μmol/L（25 mg/dL）以上，但合并高危因素的新生儿在较低胆红素水平也可能发生，低出生体重儿甚至在 171 ～ 239 μmol/L（10 ～ 14 mg/dL）即可发生。发生胆红素脑病的高危因素除了高胆红素血症以外还包括合并同族免疫性溶血、葡萄糖 -6- 磷酸脱氢酶缺乏、窒息、败血症、代谢性酸中毒和低白蛋白血症等。胆红素脑病的诊断主要依据患儿高胆红素血症及典型的神经系统临床表现。头颅磁共振成像（MRI）和脑干听觉诱发电位可辅助诊断。头颅 MRI 表现为急性期基底神经节苍白球 T_1WI 高信号，数周后可转变为 T_2WI 高信号。脑干听觉诱发电位（BAEP）可见各波潜伏期延长，甚至听力丧失；BAEP 早期改变常呈可逆性。

（3）核黄疸：指出生数周以后出现的胆红素神经毒性作用所引起的慢性、永久性损害及后遗症，包括锥体外系运动障碍、感觉神经性听力丧失、眼球运动障碍和牙釉质发育异常。

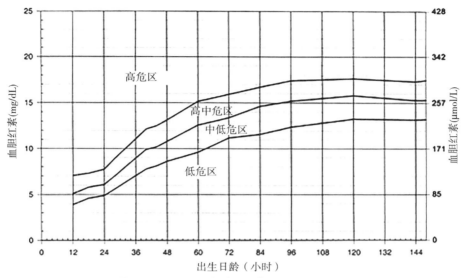

图 3-4 Bhutani 小时胆红素百分位数列线图

2.高胆红素血症的监测方法

（1）TSB 的测定：目前在新生儿黄疸的风险评估及处理中均按照 TSB 作为计算值。TSB 是诊断高胆红素血症的金标准。

（2）经皮胆红素水平（TCB）的测定：系无创性检查，可动态观察胆红素水平的变化，以减少有创穿刺的次数。理论上，TCB 与 TSB 值应该一致，但是受新生儿接受光疗及皮肤色素等影响时，其结果不一定完全一致。值得注意的是，在胆红素水平较高时测得的 TCB 值可能低于实际 TSB 水平，因此在 TCB 值超过小时胆红素列线图的第 75 百分位时建议测定 TSB。在临床使用中应定期对仪器进行质控。

（3）呼出气一氧化碳（ETCOc）含量的测定：血红素在形成胆红素的过程中会释放出 CO。测定呼出气中 CO 的含量可以反映胆红素生成的速度，因此在溶血症患儿中可用以预测发生重度高胆红素血症的可能。若没有条件测定 ETCOc，检测血液中碳氧血红蛋白（COHb）水平也可作为胆红素生成情况的参考。

【鉴别诊断】

根据高胆红素血症发病原因分为 3 类。

1.胆红素生成过多

（1）红细胞增多症：静脉血红细胞＞6×10^{12}/L，血红蛋白＞220 g/L，红细胞压积＞65%。常见于母—胎或胎—胎间输血、脐带结扎延迟、宫内生长迟缓（慢性缺氧）及糖尿病母亲所生婴儿等。

（2）血管外溶血：如较大的头颅血肿、皮下血肿、颅内出血、肺出血和其他部位出血。

（3）同族免疫性溶血：见于血型不合如 ABO 或 RH 血型不合等，我国 ABO 溶血病多见。

（4）感染：细菌、病毒、螺旋体、衣原体、支原体和原虫等引起的重症感染皆可致溶血，以金黄色葡萄球菌、大肠埃希菌引起的败血症多见。

（5）肠肝循环增加：先天性肠道闭锁、先天性幽门肥厚、巨结肠、饥饿和喂养延迟等均可使胎粪排泄延迟，使胆红素重吸收增加。

（6）红细胞酶缺陷：葡萄糖 -6- 磷酸脱氢酶、丙酮酸激酶和己糖激酶缺陷均可影响红细胞正常代谢，使红细胞膜僵硬，变形能力减弱，滞留和破坏网状内皮系统。

（7）红细胞形态异常：遗传性球形红细胞增多症、遗传性椭圆形红细胞增多症、遗传性口形红细胞增多症、婴儿固缩红细胞增多症等均由于红细胞膜结构异常使红细胞在脾脏破坏增加。

（8）血红蛋白病：α 地中海贫血、血红蛋白 F-Poole 和血红蛋白 Hasharon 等由于血红蛋白肽链数量和质量缺陷而引起溶血。

（9）其他：维生素 E 缺乏和低锌血症等，使细胞膜结构改变导致溶血。

2. 肝脏胆红素代谢障碍

由于肝细胞摄取和结合胆红素的功能低下，使血清未结合胆红素升高。

（1）缺氧和感染：如窒息和心力衰竭等，均可抑制肝脏 UDPGT 的活性。

（2）先天性甲状腺功能低下：甲状腺功能低下时，肝脏 UDPGT 活性降低可持续数周至数月，还可以影响肝脏胆红素的摄取和转运。经甲状腺素治疗后，黄疸常明显缓解。

（3）日尔贝综合征：是一种慢性的、良性、高未结合胆红素血症，属常染色体显性遗传，在新生儿期主要由于肝细胞摄取胆红素功能障碍所致。

（4）Lucey-Driscoll 综合征：即家族性短暂性新生儿黄疸。多发生于生后 48 小时内，表现为严重的高未结合胆红素血症，有家族史，2 ～ 3 周自然消退。

（5）克里格勒 – 纳贾尔综合征：即先天性 UDPGT 缺乏。Ⅰ 型属常染色体隐性遗传，酶完全缺乏，酶诱导剂如苯巴比妥治疗无效。生后数年内需长期光疗，以降低血清胆红素和预防核黄疸。患儿很难存活，肝脏移植可以使 UDPGT 酶活性达到要求。Ⅱ 型多属常染色体显性遗传，酶活性低下，发病率较 Ⅰ 型高，采用酶诱导剂，如苯巴比妥治疗有效。

（6）药物：某些药物可与胆红素竞争 Y、Z 蛋白的结合位点，如磺胺类药物、水杨酸盐、维生素 K、吲哚美辛等。

3. 胆汁排泄障碍

肝细胞排泄结合胆红素障碍或胆管受阻，可致高结合胆红素血症，如同时有肝细胞功能受损，也可伴有未结合胆红素增高。

（1）新生儿肝炎：多由病毒引起的宫内感染所致。常见有乙型肝炎病毒、巨细胞病毒、风疹病毒、单纯疱疹病毒、肠道病毒及 EB 病毒等。

（2）胆道闭锁：先天性胆道闭锁或先天性胆总管囊肿可使肝内或肝外胆管阻塞，引发结合胆红素排泄障碍，是新生儿期阻塞性黄疸的常见原因。其黄疸在 2～4 周出现，大便逐渐呈灰白色，血清结合胆红素显著增高。此外，胆汁黏稠综合征和肝、胆道肿瘤也可引起阻塞导致高胆红素血症。

（3）先天性代谢缺陷病：如半乳糖血症、果糖不耐受症等可有肝细胞损害。

【治疗】

目的是降低血清胆红素水平，预防重度高胆红素血症和胆红素脑病的发生。光疗是最常用的有效又安全的方法。换血疗法可以换出血液中的胆红素、抗体及致敏红细胞，一般用于光疗失败、溶血症或已出现早期胆红脑病临床表现者。还有一些药物可以起到辅助治疗作用。鉴于血清游离胆红素在胆红素的神经毒性中起决定作用，且国内尚无条件普及血清游离胆红素的定量检测，因此当新生儿存在游离胆红素增高的因素，如低人血白蛋白、应用与胆红素竞争白蛋白结合位点的药物、感染时，建议适当放宽干预指征。TSB 与白蛋白（ALb）比值（B/A）可作为高胆红素血症干预决策的参考。

（一）光疗

1. 光疗指征

出生胎龄 35 周以上的晚期早产儿和足月儿可参照 2004 年美国儿科学会推荐的光疗参考标准（图 3-5），或将 TSB 超过 Bhutani 曲线（图 3-4）95 百分位数作为光疗干预标准。在尚未具备密切监测胆红素水平的医疗机构可适当放宽光疗标准。

出生体重 < 2500 g 的早产儿光疗标准亦应放宽，可以参考不同出生体重光疗换血列线图或表 3-8。对于极低出生体重儿或皮肤挤压后存在瘀斑、血肿的新生儿，可以给予预防性光疗，但对于 < 1000 g 早产儿，应注意过度光疗的潜在危害。对于结合胆红素增高的患儿，光疗可以引起"青铜症"，但无严重不良后果。

2. 光疗设备与方法

光源可选择蓝光（波长 425～475 nm）、绿光（波长 510～530 nm）或白光（波长 550～600 nm）。光疗设备可采用光疗箱、荧光灯、LED 灯和光纤毯。光疗方法有单面光疗和双面光疗。光疗的效果与暴露的面积、光照的强度、持续时间有关。光照强度以光照对象表面所受到的辐照度计算，标准光疗光照强度为 8 ～ 10 μW/（cm² · nm），强光疗为 30 μW/（cm² · nm）。胆红素水平接近换血标准时建议采用持续强光疗。

3. 光疗中应注意的问题

光疗时采用的光波波长最易对视网膜黄斑造成伤害，且长时间强光疗可能增加男婴外生殖器鳞癌的风险，因此光疗时应用遮光眼罩遮住双眼，对于男婴，用尿布遮盖会阴部，尽量暴露其他部位的皮肤。光疗过程中不显性失水增加，应注意补充液体，保证足够的尿量排出。监测患儿体温，避免体温过高。光疗时可出现腹泻、皮疹等不良反应，可依据其程度决定是否暂停光疗。轻者暂停光疗后可自行缓解。光疗过程中应密切监测胆红素水平的变化，一般 6 ～ 12 h 监测 1 次。对于溶血症或 TSB 接近换血水平的患儿需在光疗开始后 4 ～ 6 h 内监测。光疗结束后 12 ～ 18 h 应监测 TSB 水平，以防反弹。

4. 停止光疗指征

对于 ≥ 35 周新生儿，一般当 TSB ＜ 222 ～ 239 μmol/L（13 ～ 14 mg/dL）可停光疗。具体方法：应用标准光疗时，当 TSB 降至低于光疗阈值胆红素 50 μmol/L（3 mg/dL）以下时，停止光疗；应用强光疗时，当 TSB 降至低于换血阈值胆红素 50 μmol/L（3 mg/dL）以下时，改标准光疗，然后在 TSB 降至低于光疗阈值胆红素 50 μmol/L（3 mg/dL）以下时，停止光疗；应用强光疗时，当 TSB 降至低于光疗阈值胆红素 50 μmoL/L（3 mg/dL）以下时，停止光疗。

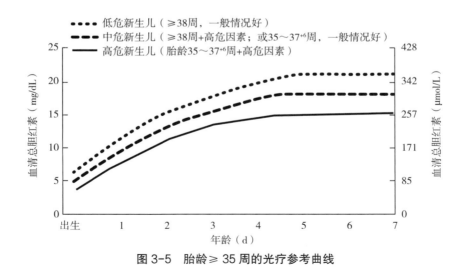

图 3-5　胎龄 ≥ 35 周的光疗参考曲线

表 3-10 早产儿高胆红素血症光疗与换血治疗的总胆红素指标（μmol/L）

出生体重（g）	风险度	T=24 h		T=48 h		T=72 h		T=96 h	
		光疗	换血	光疗	换血	光疗	换血	光疗	换血
< 1000	标准	100～155	170～220	100～185	170～255	100～205	170～280	100～220	170～290
	高危	70～120	140～200	85～155	170～230	85～175	170～250	85～185	170～255
1000～1500	标准	100～185	170～275	100～220	215～270	100～235	215～305	100～255	215～325
	高危	85～155	170～220	85～185	175～255	85～205	175～280	85～220	175～290
1500～2500	标准	130～220	205～300	140～255	255～310	140～280	275～340	140～290	275～355
	高危	85～185	170～250	85～220	200～270	85～245	200～305	85～255	200～325

（二）换血疗法

1. 换血指征

出生胎龄 ≥ 35 周的晚期早产儿和足月儿可参照 2004 年美国儿科学会推荐的换血参考标准（图 3-6），出生体重 < 2 500 g 的早产儿换血标准可参考表 3-8。在准备换血的同时先给予患儿强光疗 4～6 h，若 TSB 水平未下降甚至持续上升，或免疫性溶血患儿在光疗后 TSB 下降幅度未达到 34～50 μmol/L（2～3 mg/dL）立即给予换血。严重溶血，出生时脐血胆红素 > 76 μmol/L（4.5 mg/dL）、血红蛋白 < 110 g/L，伴有水肿、肝脾大和心力衰竭、已有急性胆红素脑病的临床表现者无论胆红素水平是否达到换血标准，或 TSB 在准备换血期间已明显下降，都应换血。在上述标准的基础上，还可以将 B/A 作为换血决策的参考，如胎龄 ≥ 38 周新生儿 B/A 值达 8.0；胎龄 ≥ 38 周伴溶血或胎龄 35～37 周新生儿 B/A 值达 7.2；胎龄 35～38 周伴溶血新生儿 B/A 值达 6.8，可作为考虑换血的附加依据。

2. 换血方法

血源的选择：Rh 溶血病换血选择 Rh 血型同母亲，ABO 血型同患儿，紧急情况下也可选择 O 型血。ABO 溶血病如母亲 O 型血，子为 A 型或 B 型，首选 O 型洗涤红细胞和 AB 型血浆的混合血，紧急情况下也可选择 O 型血或同型血。建议红细胞与血浆比例为（2～3）：1。换血量为新生儿血容量的 2 倍（150～160 mL/kg）。换血途径：可选用脐静脉或其他较粗的外周静脉，也可选用脐动脉或外周动脉、外周静脉同步换血。

3. 换血中应注意的问题

换血过程中应注意监测生命体征（体温、心率、血压和氧饱和度），并做好记录，注意严格无菌操作，注意监测血气、血糖、电解质、血钙、血常规。换血时需等容量匀速地抽出和输入血液，一般控制全程在 90～120 min 内。换血后可发生 TSB 反弹，应继续光疗，并每 4 小时监测 TSB，如果监测 TSB 超过换血前水平应再次换血。

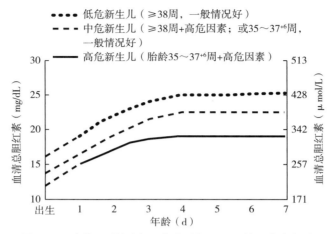

图 3-6　胎龄 35 周以上早产儿以及足月儿换血参考标准

（三）药物治疗

1. 静脉注射丙种球蛋白（IVIG）

确诊新生儿溶血病者可采用 IVIG 0.5 ～ 1.0 g/kg 于 2 ～ 4 h 静脉持续输注，必要时可 12 h 后重复使用 1 剂。

2. 白蛋白

对于血清胆红素水平接近换血值且白蛋白水平 < 25 g/L 的新生儿，可补充白蛋白 1 g/kg，以增加胆红素和白蛋白的联结，减少血液中的游离胆红素。若白蛋白水平正常，则没有必要额外补充白蛋白，但如存在酸中毒，应首先予以纠正。

（四）母乳性黄疸治疗

1. 母乳喂养性黄疸

母乳喂养性黄疸的处理主要包括帮助母亲建立成功的母乳喂养，确保新生儿摄入足量母乳，必要时补充配方乳。已经达到干预标准的新生儿需按照本指南给予及时的干预。

2. 母乳性黄疸

当 TSB < 257 μmol/L（15 mg/dL）时不需要停母乳，> 257 μmol/L（15 mg/dL）时可暂停母乳 3 天，改人工喂养或混合喂养。母乳性黄疸的婴儿若一般情况良好，没有其他并发症，则不影响常规预防接种。

【随访】

预防严重高胆红素血症的重中之重是随访。在新生儿出院前，应对所有的新生儿在出院前进行高胆红素血症发生风险的评估及制定个体化随访计划，特别是对于生后不到

3天就随母亲出院的新生儿尤为重要，并对父母进行书面或口头宣教，告诉他们黄疸相关知识及随访必要性。

出院后随访计划的制定：每例新生儿出院前都应该测1次TSB或TCB，若出院前胆红素水平处于Bhutani曲线（图3-4）的第75百分位以上，建议延长住院时间，继续留院监测胆红素水平的动态变化。出院前胆红素水平处于Bhutani曲线（图3-4）的第75百分位以下的新生儿可以出院，但需根据出院日龄或出院前的胆红素水平制定出院后的随访计划。鉴于我国目前大部分产科阴道分娩新生儿在出生后48至72h出院，剖宫产在96至120h出院，出院后随访计划可参考表3-9。对于存在高危因素的新生儿，出院后随访时间可以考虑提前。

表 3-11　新生儿出院后的随访计划

出院年龄（h）	出院时胆红素水平（百分位）	随访计划（d）
48～72	＜40	出院后2～3
	40～75	出院后1～2
72～96	＜40	出院后3～5
	40～75	出院后2～3
96～120	＜40	出院后3～5
	40～75	出院后2～3

美国儿科学会建议出院前需采用血清总胆红素（TSB）或经皮胆红素（TCB）的测量和临床危险因素（表3-10）对所有的新生儿进行重症高胆红素血症的风险评估。2013年韩树萍等对我国出院后高胆红素血症发生情况进行了研究，发现TSB或TCB联合临床风险因素建立的风险评估模型能更有效地预测高胆红素血症的发生。建议对TSB或TCB的监测和对高胆红素血症高危因素的评估贯穿始终，并强调严密地随访和适时地干预。

表 3-12　2004年AAP指南中胎龄 ≥ 35周新生儿发生重度高胆红素血症的危险因素

主要危险因素：

①出院前总胆红素或者经皮胆红素指数处于高危区；
②在生后24小时内发现黄疸；
③血型不合伴直接抗球蛋白阳性、其他溶血病（如G-6-PD）、呼气末CO增高；
④胎龄35～36周；
⑤其长兄或长姐曾接受光疗；
⑥头颅血肿或明显瘀斑；
⑦单纯母乳喂养，尤其因喂养不当，体质量丢失过多；
⑧祖籍为东亚裔

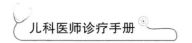
续表

次要危险因素：

①出院前总胆红素或者经皮胆红素指数处于中危区；

②胎龄 37 ～ 38 周；

③出院前有黄疸；

④之前同胞有黄疸；

⑤糖尿病母亲所生的巨大儿；

⑥母亲年龄大于 25 岁；

⑦男性

低危因素：

①出院前总胆红素或者经皮胆红素指数处于低危区；

②胎龄＞ 41 周；

③人工喂养；

④黑色人种；

⑤出院时间大于生后 72 小时

（韩树萍　南京医科大学附属妇产医院）

参考文献

1. LAUER B J, SPECTOR N D. Hyperbilirubinemia in the newborn. Pediatr Rev, 2011, 32（8）: 341-349.

2.MAISELS M J. Neonatal jaundice. Pediatr Rev，2006，27（12）：443-454.

3. 丁国芳 . 关于新生儿黄疸诊疗问题的思考与建议 . 中国新生儿科杂志，2010，48（9）：643-645.

4. American Academy of Pediatrics Subcommittee on Hyperbilirubinemia. Management of hyperbilirubinemia in the newborn infant 35 or more weeks of gestation. Pediatrics，2004，114（1）：297-316.

5. BHUTANI V K, JOHNSON L, SIVIERI E M. Predictive ability of a predischarge hour-specific serum bilirubin for subsequent significant hyperbilirubinemia in healthy term and near-term newborns. Pediatrics，1999，103（1）: 6-14.

6. LINN S, SCHOENBAUM S C, MONSON R R, et al. Epidemiology of neonatal hyperbilirubinemia. Pediatrics，1985，75（4）：770-774.

7. NEWMAN T B, EASTERLING M J, GOLDMAN E S, et al. Laboratory evaluation of jaundice in newborns. Frequency，cost，and yield. Am J Dis Child，1990，144（3）：364-368.

8. KUBOI T, KUSAKA T, KAWADA K, et al. Hour-specific nomogram for transcutaneous bilirubin in Japanese neonates. Pediatr Int, 2013, 55（5）: 608-611.

9. 中华医学会儿科学分会新生儿学组,《中华儿科杂志》编辑委员会. 新生儿高胆红素血症诊断和治疗专家共识. 中华儿科杂志, 2014, 52（10）: 745-748.

10. 中华医学会儿科学分会新生儿学组. 中国住院新生儿流行病学调查. 中国当代儿科杂志, 2009, 11（1）: 15-20.

11. RAIMONDI F, LAMA S, LANDOLFO F, et al. Measuring transcutaneous bilirubin: a comparative analysis of three devices on a multiracial population. BMC Pediatr, 2012, 12: 70.

12. TIDMARSH G F, WONG R J, STEVENSON D K. End-tidal carbon monoxide and hemolysis. J Perinatol, 2014, 34（8）: 577-581.

13. HULZEBOS C V, VAN IMHOFF D E, BOS A F, et al. Usefulness of the bilirubin/albumin ratio for predicting bilirubin-induced neurotoxicity in premature infants. Arch Dis Child Fetal Neonatal Ed, 2008, 93（5）: F384-388.

14. KUMURA A, KIDOKORO H, SHOJI H, et al. Kernicterns in preterm infantsI. Pediatrics, 2009, 123: e1052-1058.

15. BHUTANI V K, Committee on Fetus and Newborn, American Academy of Pediatrics. Phototherapy to prevent severe neonatal hyperbilirubinemia in the newborn infant 35 or more weeks of gestation. Pediatrics, 2011, 128（4）: e1046-1052.

16. STERN R S, BAGHERI S, NICHOLS K, et al. The persistent risk of genital tumors among men treated with psoralen plus ultraviolet A（PUVA）for psoriasis. J Am Acad Dermatol, 2002, 47（1）: 33-39.

17. HAN S, YU Z, LIU L, et al. A Model for Predicting Significant Hyperbilirubinemia in Neonates From China. Pediatrics, 2015, 136（4）: e896-905.

第七节　新生儿败血症

【概述】

新生儿败血症（neonatal septicemia）是指各种病原体侵入新生儿血液循环，并在其中生长繁殖和产生毒素，导致出现严重感染中毒症状的全身感染性疾病。新生儿败血症又分为早发性败血症（early-onset sepsis, EOS）和晚发性败血症（late-onset sepsis, LOS）。EOS 一般发病 ≤ 3 日龄，多为宫内感染；LOS 一般 > 3 日龄，多为院内获得性或社区感染。新生儿败血症常见于早产儿，病原体多为细菌，也可为霉菌、病毒或原虫。EOS 以 B 族链球菌（GBS）多见，其次为大肠杆菌、李斯特菌、葡萄球菌等。LOS 在各新生儿病房有所不同，主要为葡萄球菌、假单胞菌、克雷伯菌、大肠杆菌等。

【主要病因】

（1）母体病原体垂直传播（产前或产时感染）：胎膜早破或破膜时间延长（超过18小时）、羊膜腔感染均是高危因素。

（2）早产低体重儿：早产和发育不成熟是新生儿败血症发生的最具相关的影响因素。

（3）有创诊疗措施：中心置管、机械通气、外周采血输液导致皮肤破损等。

（4）不洁新生儿护理：挑马牙、脐带消毒不当、包茎等。

【临床表现】

临床表现无特异性，特别是早产儿，很多情况下症状隐匿不容易被发现，且会很快发展到感染性休克、弥漫性血管内凝血（DIC）及多脏器功能衰竭，危及生命，故需仔细询问病史及体格检查，包括奶量有无减少、吸吮力量怎么样、皮肤黄染是否突然加深、活动有无减少等，仔细观察心率和精神状态的变化。

（1）全身情况：仅50%左右败血症患儿表现为发热或体温不升，足月儿以发热为主，早产儿多表现体温不升，但一般都有不吃或少吃、精神萎靡、反应差等表现。严重者可很快发生休克、DIC。

（2）各个系统具体表现：①呼吸系统表现为呼吸暂停、呼吸困难、轻度发绀；②消化系统表现为黄疸反复或明显上升、腹胀、呕吐、腹泻、肝脾肿大；③循环系统：四肢凉、面色苍白、心跳过速、过缓；④泌尿系统：少尿及肾功能衰竭；⑤中枢神经系统：嗜睡、少吃、肌张力下降、惊厥、前囟饱满；⑥血液系统：出血、发绀。

需要注意的是，EOS多是宫内感染，患儿在早期可能缺乏上述的不典型临床表现，但病情发展迅速，可能数小时内即出现休克和DIC甚至死亡，此时更多的是依靠产前产时是否有高危因素以及实验室检查，故对母亲有产前和产时发热、绒毛膜羊膜炎、早产儿胎膜早破较长者等高危因素者，应及时监测感染指标和尽早行病原学检查。

【辅助检查】

（1）病原学检查：血培养标本尽量在抗生素使用前采集，推荐采血量每次至少1 mL，有条件单位可采两管，增加阳性率。尿培养对LOS有诊断价值，不能做耻骨上膀胱穿刺（SPA）抽取尿液者，可以清洁导尿代替。有条件可行病原体核酸和抗原检测。

（2）非特异性血液检查：白细胞总数WBC减少（$< 5 \times 10^9/L$）或WBC增多（≤3天者WBC $\geq 30 \times 10^9/L$；>3天者WBC $\geq 20 \times 10^9/L$）。不成熟中性粒细胞/总粒细胞比值升高。血小板数量$\leq 100 \times 10^9/L$。C-反应蛋白（CRP）升高，推荐CRP > 8 mg/L作为判断界值。降钙素原（PCT）升高，早期PCT参考值上限见图3-7。

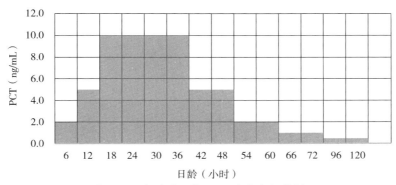

图 3-7 新生儿早期 PCT 参考上限范围

（3）脑脊液检查：23% 的败血症新生儿可能并发化脓性脑膜炎。目前国际上认为新生儿脑脊液参考界值为 WBC > 20 个 /mm³、糖 < 2.2 mmol/L（< 40 mg/dL）或 < 当时血糖值的 40%、蛋白 > 1.7 g/L。

（4）头颅核磁、头颅 B 超：考虑颅内感染时，建议检查。

【诊断】

（1）疑似诊断：只针对 EOS，生后 72 小时内有下列任何 1 项：母亲有绒毛膜羊膜炎或者全身性感染或者泌尿系统感染；异常临床表现；早产儿胎膜早破 ≥ 18 小时。

（2）临床诊断：有临床异常表现，血培养及其他无菌腔液培养结果阴性，但同时满足下列条件中任何 1 项：血液非特异性检查 ≥ 2 项阳性；脑脊液检查为化脓性脑膜炎改变；血中检出致病菌 DNA 或抗原。

（3）确定诊断：有临床异常表现，血培养或脑脊液（或其他无菌腔液）培养阳性。

（4）化脓性脑膜炎：通过脑脊液常规、生化、培养可确诊。

（5）感染性休克：败血症合并心动过速及低灌注，如意识改变、皮肤花纹肢端发冷、毛细血管再充盈时间 > 3 秒等。

【鉴别诊断】

（1）新生儿肺炎：普通的新生儿肺炎大多数咳嗽不明显，临床无明显特异性，多表现为吃奶少、呛奶增多、口吐白沫、呕吐等非特异性症状，但一般感染指标不高或增高不明显。严重者肺炎者呼吸系统症状突出，有精神萎靡、呼吸急促、吸凹征阳性等，需要氧疗及呼吸支持治疗，结合胸部 X 线、CT、肺超声等检查可以鉴别。

（2）肾上腺皮质增生（失盐型）：不常见但极易混淆，常在生后 6 ～ 14 天出现症状，包括精神萎靡、嗜睡、厌食、呕吐，往往以感染性疾病收住院，但该病有明显电解质紊乱如低钠血症、高钾血症，以及高血压、脱水、代谢性酸中毒、体重下降、乳晕及外生殖器皮肤发黑等特点，实验室检查如血 17- 羟孕酮（17-OHP）、促肾上腺皮质激素（ACTH）、睾酮、血浆皮质醇等检查可鉴别，基因诊断是最可靠的方法。

（3）其他先天性遗传代谢性疾病：早期临床表现也是非特异性的，包括昏睡、喂养困难、呕吐、肌张力低下、惊厥等，往往被误诊为败血症进行抗生素治疗，但一般情况会迅速恶化。这类患儿感染指标如 CRP、PCT 等增高不明显，或其增高与临床表现不相符合，往往伴有严重肝损、血氨明显升高、高乳酸、低血糖等，确诊需要血尿串联质谱、细胞遗传学检查、基因诊断等检查。

【治疗】

1. 治疗原则

一旦怀疑败血症，立即收住入院，进行病原学检查后即开始抗生素治疗。如果是住院过程中发生的败血症，抗生素应覆盖近期病房内常见感染菌，然后根据血培养、药敏结果以及其他非特异性检查结果调整用药，疗程一般为 10 ～ 14 天，合并脑膜炎一般为 14 ～ 21 天。住院患儿需要严格床旁隔离，必要时单间隔离，避免交叉感染，如诊疗经验不足需及时转诊。

2. 抗生素选择

（1）EOS：经验性选用氨苄西林（或青霉素）+ 第三代头孢作为一线抗生素组合。

（2）LOS：苯唑西林、萘夫西林或者万古霉素联用第三代头孢。如果怀疑是铜绿假单胞菌感染可用头孢他啶。

3. 支持治疗

纠正电解质及酸碱平衡，可以使用静脉注射丙种球蛋白 500 ～ 750 mg/kg，但不常规推荐。休克者需行抗休克治疗，必要时给予血管活性药物，慎用糖皮质激素。血小板低于 30×10^9/L，予输注血小板补充治疗。根据患儿情况给予胃肠道营养及口服益生菌，静脉营养中氨基酸和脂肪乳等用量需根据患儿情况适当减量。

4. 注意事项

在治疗初期每天监测血常规、CRP、PCT 等感染指标，血常规中主要观察白细胞总数和血小板总数变化，当抗感染治疗有效时 CRP 值有可能还在上升期但是 PCT 呈下降趋势。出院后注意定期随访。

（王淮燕　南京医科大学附属常州妇幼保健院）

参考文献

1. 中华医学会儿科学分会新生儿学组，中国医师协会新生儿科医师分会感染专业委员会．新生儿败血症诊断及治疗专家共识（2019年版）．中华儿科杂志，2019，57（4）：252-257.

2. CHADWICK S L，WILSON J W，LEVIN J E，et al. Cerebrospinal fluid characteristics of infants who present to the emergency department with fever：establishing normal values by week of age. Pediatr Infect Dis J，2011，30（4）：e63-67.

3. 邵肖梅，叶鸿瑁，丘小汕．实用新生儿学．5版，北京：人民卫生出版社，2019：513.

第八节 新生儿坏死性小肠结肠炎

【概述】

新生儿坏死性小肠结肠炎（neonatal necrotizing enterocolitis，NEC）是一种获得性的肠道炎症综合征。比较统一的观点认为由于发育不成熟的肠壁屏障功能被破坏和肠腔内存在食物残渣情况下，细菌在肠腔和肠壁繁殖并产生大量炎性介质，最终引起严重肠损伤，临床表现为腹胀、呕吐、腹泻、便血，严重者可发生休克及多脏器功能衰竭，是导致新生儿死亡和伤残的主要原因。主要见于早产儿，随着早产极低超低体重儿抢救水平提高，该病的发生率逐渐增加。

【病因】

目前对 NEC 病因及发病机制仍未完全明了，一般认为是多因素综合作用的结果。

（1）早产：70%～90% 发生在早产儿，胎龄越小发病率越高，在小于 1500 g 的新生儿中发病率为 7%～10%，这和早产儿肠道功能不成熟、血供调节能力差、胃酸生成不足、肠蠕动弱、食物易滞留及发酵、肠道屏障不完善、对各种大分子和细菌通透性高有关。

（2）肠道缺氧缺血：出生时窒息缺氧、脐动静脉置管、红细胞增多和动脉导管未闭等导致肠壁缺氧缺血和再灌注损伤。

（3）喂养不当：90%～95%NEC 患儿接受过胃肠道喂养，配方奶喂养者多于母乳喂养者。

（4）感染和肠道内菌群紊乱：细菌和病毒感染导致肠道损伤，抗生素使用可能加重了肠道菌群紊乱。

（5）药物及 H_2 受体阻滞剂：吲哚美辛、茶碱类等药物可降低肠道血流，增加肠道的渗透负荷。H_2 受体阻滞剂提高了胃内 pH，可降低蛋白水解酶活性，使肠道负荷加重。

【临床表现】

NEC 的临床表现差异很大,可表现为全身非特异性败血症样表现,也可仅表现为腹胀、肠梗阻、胃液和胆汁引流量增多,严重者可出现血便、腹膜炎、肠穿孔、休克。特别注意的是,部分病例发生比较隐匿,表现为非特异性,和败血症早期症状相接近,如体温不稳定、心率增快、呼吸暂停、吸吮力欠佳等,需要动态密切观察。发病多见于住院 2 ~ 4 周的早产儿,足月儿发病会比较早且少见。

【诊断】

1. 临床诊断

NEC 诊断的金标准为病理诊断,但在实际工作中不现实。凡是有喂养不耐受、腹胀、肉眼血便或大便性状改变三联征的新生儿都应疑诊为 NEC。临床上主要根据患儿的全身情况、肠道表现以及影像学检查来协助诊断。

2. 影像学检查

(1)腹部平片、侧卧位片:非特异性的表现有肠管扩张、肠壁增厚、腹腔积液等。具有确诊意义的表现有:①肠壁内积气;②黏膜下气泡征;③肝内门静脉积气(无脐静脉插管时);④气腹征:提示肠坏死穿孔,需注意没有气腹不代表肠没有穿孔。如果有门静脉积气或肠道积气的存在,建议每 6 ~ 8 小时拍摄腹部平片了解腹部进展情况,要特别警惕肠穿孔发生,待临床症状好转后 48 ~ 72 小时,可以停止连续摄片。

(2)超声检查:可动态观察肠管形态、肠壁回声、肠壁是否增厚、肠壁积气、门静脉积气等,阳性率优于 X 线。与 X 线平片相比,其还可通过动态描绘并评估随访,减少放射线暴露。双脉冲多普勒超声检查可显示肠系膜上动脉血流速度下降,腹腔干和肠系膜上动脉血流速度比值升高可作为 NEC 的预测指标。检测和定量肠壁血流可发现患儿肠壁或多处血流灌注不良,是评价肠道血循环状况的手段。近年来超声检查已成为 NEC 诊断常用技术。

(3)磁共振成像(MRI):可以看到泡沫样肠壁、肠腔异常液平面等现象,可作为肠坏死的诊断,有助于手术时机的选择。

3. 诊断分级

(1)疑似 NEC:腹胀,突然出现喂养不耐受,但 X 线检查没有肠壁积气、门静脉积气、膈下游离气体。

(2)明确 NEC:腹胀伴有 X 线检查肠壁积气或门静脉积气,或两组同时存在。X 线检查还可见肠袢固定、肠梗阻、膈下游离气体等。

结合临床表现和 X 线表现,可使用 Bell 分级诊断判断严重程度,见表 3-11。

表 3-11 新生儿 NEC 修正 Bell 分期标准

分期			全身症状	肠道	X 线表现	治疗
I（疑诊期）	A	疑似 NEC	呼吸暂停、心动过缓、体温不稳定	胃潴留、轻度腹胀、大便隐血阳性	正常或轻度肠管扩张	绝对禁食，胃肠减压，抗生素治疗 3 天
	B	疑似 NEC	同 I A	肉眼血便	同 I A	同 I A
II（确诊期）	A	确诊 NEC（轻度）	同 I A	同 I A 和 I B，肠鸣音消失，腹部触痛	肠管扩张、梗阻，肠壁积气征	同 I A，绝对禁食，应用抗生素 7～10 天
	B	确诊 NEC（中度）	同 II A，轻度代谢性酸中毒，轻度血小板减少	同 II A 肠鸣音消失，腹部触痛明显 ± 腹壁蜂窝组织炎或右下腹部包块	同 II A，门静脉积气 ± 腹水	同 II A，绝对禁食，补充血容量，治疗酸中毒，应用抗生素 14 天
III（进展期）	A	NEC 进展（重度，肠壁完整）	同 II B、低血压、心动过缓、严重呼吸暂停、混合性酸中毒、DIC、中性粒细胞减少、少尿	同 II B，弥漫性腹膜炎、腹膨隆和触痛明显，腹壁红肿	同 II B，腹水	同 II B，液体复苏，应用血管活性药物，机械通气，腹腔穿刺
	B	NEC 进展（重度，肠穿孔）	同 III A，病情突然恶化	同 III A，腹胀突然加重	同 II B，气腹	同 III A，手术

4. 实验室检查

（1）大便常规加隐血：早期大便隐血可能阳性。

（2）血液常规检查：白细胞总数升高或降低，粒细胞、淋巴细胞、血小板减少。CRP 持续升高提示病情加重，血生化检查电介质紊乱，血气分析有酸中毒，血培养阳性率低。

（3）炎症标志物：由于 NEC 由多因素综合作用所致，单一的炎症标志物不能全面反映患儿的病情变化。近年来国内外开展研究粪便钙卫蛋白、肠脂酸结合蛋白、肝脂酸结合蛋白等生化指标作为 NEC 发生及其严重程度的早期判断指标。

【鉴别诊断】

（1）新生儿喂养不耐受：多表现为肠腔积气，与 NEC 的早期 X 线表现比较像，需密切观察病情变化，随访腹部 X 线片或 B 超未见进一步发展，一般也不需要禁食和胃肠减压，经体位及喂养调整等综合治疗可好转。

（2）肠扭转：肠梗阻症状明显，呕吐频繁。腹部 X 线平片示十二指肠梗阻影像，存在不规则多型气体影，无明显充气扩张的肠曲。

（3）自发性胃穿孔：多由于先天性胃壁肌层缺损引起，常见于胃大弯近贲门处。患儿出生 3 ～ 5 天突然出现进行性腹胀伴呕吐、呼吸困难等，X 线平片见气腹、无肠壁积气或肠管扩张。

【治疗】

1. 基本治疗

立即禁食，胃肠减压，拔除脐静脉置管，经验性使用氨苄西林、三代头孢等抗生素，必要时使用抗厌氧菌、静脉营养支持治疗。完善血常规、血气分析、血电解质、肝肾功能、体液培养等。必要时纠酸、呼吸支持、循环支持。这时有创呼吸支持治疗可以积极一些，有利于增加氧合，减轻肠道缺氧状态，不建议无创呼吸支持方案，以免加重肠道积气扩张。

2. 监测

监测生命体征、消化道出血情况、出入量、血糖、外周循环，请小儿外科会诊，内科治疗后情况无好转及时转诊至小儿外科。

3. 不同分期治疗方案

Ⅰ期：按照基本治疗，如血培养阴性、X 线确诊无 NEC 的证据且临床症状好转，停用抗生素；3 天后尝试胃肠喂养。

Ⅱ A、Ⅱ B 绝对禁食 10 ～ 14 天，喂养前 X 线检查示肠道积气好、肠鸣音好；抗生素治疗 10 ～ 14 天；积极行呼吸机通气支持可以纠正低氧血症、维持水电解质平衡、补充血容量；给予全胃肠外营养；外科会诊。

Ⅲ A、Ⅲ B 在 Ⅱ 期治疗的基础上，维持呼吸循环稳定；监测血压、尿量；液体复苏，纠正低血压和休克；使用多巴胺等血管活性药物；纠酸、纠正凝血功能障碍；外科会诊。

4. 外科治疗指征

气腹、肠袢持续固定超过 24 小时、腹部包块、肠穿孔、门静脉积气、腹壁红斑、血便等。也有报道对低出生体重儿发生 NEC 合并穿孔不能耐受手术者，予腹膜引流保守治疗，但这不是常规治疗手段。

【预防】

（1）预防早产及围生期窒息，预防感染。

（2）推广母乳喂养，母乳喂养可减少 NEC 发生。

（3）早产儿治疗中适当限液，减少使用促 NEC 发生的药物，如大剂量静脉注射丙种球蛋白、吲哚美辛类药物等，早产儿红细胞输注也可能会增加 NEC 风险。

（4）对于早产极低或超低出生体重儿，应尽早微量喂养，刺激胃肠激素分泌，营养肠黏膜，促进胃肠道动力的成熟。禁食或延迟开奶可损伤肠道功能。喂养不耐受者也应微量或少量喂养。

（5）对于危重症早产儿、严重缺氧缺血后及合并动脉导管未闭（PDA）、宫内发育迟缓（IUGR）等新生儿，可延迟开奶或谨慎喂养。

（王淮燕　南京医科大学附属常州妇幼保健院）

参考文献

1. 邵肖梅，叶鸿瑁，丘小汕. 实用新生儿学 .5 版 . 北京：人民卫生出版社，2019：634.

第九节　新生儿常见消化道畸形

一、先天性肥厚性幽门狭窄

肥厚性幽门狭窄（hypertrophic pyloro stenosis）是由于新生儿幽门环形肌增生、肥厚，导致幽门管腔狭窄而引起的上消化道不全梗阻，表现为新生儿出生后 2 ～ 3 周开始出现喷射性呕吐，并进行性加重。该病占消化道畸形的第 3 位，发生率为 1/3000 ～ 1/1000，足月儿、第一胎、男性多见，男女发病率之比约为 5：1。

【病因】

对于本病的病因至今尚无统一意见，有以下几种假说。

（1）幽门肌层先天性发育异常：在胚胎第 4 ～第 5 周幽门部发育过程中肌肉过度增生，尤其是环状肌致幽门肥厚、管腔狭窄。

（2）神经发育异常：多数人认为是幽门肌间神经丛减少和神经节细胞发育不成熟，与巨结肠相同，使幽门功能紊乱，幽门肌长时间处于痉挛状态，日久引起幽门肌肉肥厚和管腔狭窄。也有人认为幽门肌肥厚为原发，而神经节细胞的改变为继发。

（3）内分泌因素：有人认为本病与内分泌有关，用五肽胃泌素（pentagastrin）成功地做出了肥厚性幽门狭窄模型。本病患儿血清胃泌素较正常对照明显增高，故认为五肽胃泌素对本病的发病有一定作用。

（4）遗传因素：少数患儿有家族史。

【临床表现】

典型症状和体征为无胆汁的喷射性呕吐，胃蠕动波和右上腹肿块。

1. 无胆汁的喷射性呕吐

为本病的特有症状，一般在出生后 2 ～ 4 周，个别于生后 1 周发病，也有迟至生后 2 ～ 3 个月发病。开始为溢乳，逐日加重呈喷射性呕吐，几乎每次喂奶后均吐，吐出物为带凝块的奶汁，不含胆汁。呕吐后即饥饿觅食。

2. 胃蠕动波

蠕动波从左季肋下向右上腹部移动，到幽门即消失。在喂奶时或呕吐前容易见到，轻拍上腹部常可引出。

3. 右上腹肿块

为本病特有体征，具有诊断意义。用指端在右季肋下腹直肌外缘处轻轻向深部按，可触及橄榄形、质较硬的肿块，可以移动。

4. 其他

（1）黄疸：1% ～ 2% 的患儿伴有黄疸，非结合胆红素增高，手术后数日即消失。原因不明，可能与饥饿和肝功能不成熟、葡萄糖醛酸基转移酶活性不足、大便排出少、胆红素肝肠循环增加有关。偶有直接胆红素增高，可能的原因有：①肥厚的幽门压迫胆总管；②自主神经失衡，引起胆总管痉挛；③脱水致胆汁浓缩及瘀积。

（2）消瘦：因反复频繁呕吐，患儿体重不增或下降，逐渐出现营养不良，皮肤干燥，有皱纹，弹性消失，皮下脂肪消失。

（3）脱水及电解质紊乱：因反复呕吐，营养物质及水摄入不足，伴有 H^+ 和 CL^- 的大量丢失、脱水、低氯性碱中毒等，晚期脱水加重，组织缺氧，产生乳酸血症、低钾血症。肾功能损害时，可合并代谢性酸中毒。

【辅助检查】

（1）腹部 B 超检查：为无创、无辐射检查，可见幽门肥厚肌层为一环形低回声区，相应的黏膜层为高密度回声，如果幽门肌厚度＞ 4 mm、幽门管直径 ≥ 13 mm、幽门管长度 ≥ 17 mm，即可诊断为本病。

（2）X 线造影检查：可见胃扩张，造影剂通过幽门排出时间延长，胃排空时间延长。仔细观察可见幽门管延长、向头侧弯曲，幽门胃窦呈鸟嘴状改变，管腔狭窄如线状。十二指肠球部压迹呈"蕈征""双肩征"等为诊断本病特有的 X 线征象。

【诊断】

凡生后 2 ～ 4 周出现无胆汁的喷射性呕吐，进行性加重，吐后觅食，应疑诊本病。若于右上腹部触及橄榄状肿块，行腹部超声 /X 线造影检查发现上述表现，即可确诊。

【鉴别诊断】

（1）幽门痉挛：与本病临床症状相似，但多在生后即出现间歇性不规则呕吐，非喷射性，量不多，无进行性加重，偶见胃蠕动波，但右上腹摸不到肿块。一般状况较好，无明显脱水及营养不良，B 超检查幽门肌层不肥厚，用阿托品等解痉效果良好。抗痉治疗方法：用 1：1000 或 1：2000 新配制的阿托品溶液，在喂奶前 30 分钟口服，剂量自 1 滴递加至 2 ～ 6 滴，直至皮肤发红为止。对严重呕吐者，可采用序贯治疗策略，喂奶前 5 分钟静脉滴入阿托品 0.01 mg/kg，每天 6 次，疗程用至呕吐 < 2 次 / 天，耐受奶量 150 mL/（kg·d），显效静脉剂量为 0.06 ～ 0.14 mg/（kg·d）；然后改阿托品口服，剂量为静脉量的 2 倍，维持 3 ～ 4 周，总疗程为 4 ～ 5 周。

（2）胃扭转：生后数天或数周内出现呕吐，移动体位时呕吐加剧，呕吐物为奶汁，不含胆汁，右侧位可以缓解呕吐。X 线钡餐检查可见：①食管与胃黏膜有交叉现象；②胃大弯位于小弯之上；③幽门窦的位置高于十二指肠球部；④双胃泡、双液平面；⑤食管腹段延长，且开口于胃下方。胃镜检查可进行诊断，在胃镜下整复也可以达到治疗的目的。

（3）环状胰腺：临床症状取决于环状胰腺对十二指肠的压迫程度。严重者胎儿期可发现羊水过多，肠腔不同程度扩张，有典型的十二指肠梗阻症状，初次喂乳后即呕吐，呕吐物含有胆汁。X 线腹部平片可见"双泡征"或"单泡征"。上消化道造影可见幽门和十二指肠扩张，造影剂通过十二指肠降部困难，降段呈现内陷、线形狭窄或节段性缩窄。

【治疗】

确诊后应及早纠正脱水、电解质紊乱和营养状态，并进行幽门肌切开术，手术方法简便，效果良好。早期诊断，及时治疗预后良好，营养状态很快得到改善，体重迅速增加。诊断治疗不及时，会因合并重症肺炎及重度营养不良致死。极少数病例会复发。

二、食管闭锁

先天性食管闭锁（esophageal atresia，EA）是胚胎期食管发育过程中空泡期原肠发育异常所致畸形，可以单独存在，合并食管气管瘘（TEF）较多见，约占食管和气管畸形的 85%，是新生儿严重的先天性畸形之一。该病在新生儿的发病率为 1/（2500 ～ 4000），男孩的发病率略高于女孩，低出生体重（LBW）儿发病率高，约占 1/3。

食管闭锁的病因可能与遗传因素、炎症或血管发育不良等有关。

【分类】

目前临床采用 Gross 五型分类法。

（1）Ⅰ型：食管上下两段不连续，各成盲端，两段间距离长短不等，可发生于食管的任何部位。一般上段常位于 $T_3 \sim T_4$ 水平，下段多在膈上，无食管气管瘘。此型较少见，占 4% ~ 8%。

（2）Ⅱ型：食管上段与气管相通，下段呈盲端，两段距离较远。此型较少见，占 0.5% ~ 1%。

（3）Ⅲ型：食管上段为盲管，下段与气管相通，相通点一般在气管分叉处或其稍上处，两段间距离超过 2 cm 者称 a 型，不到 2 cm 称 b 型。此型最多见，占 85% ~ 90%。

（4）Ⅳ型：食管上下段分别与气管相通，也是少见类型，占 1%。

（5）Ⅴ型：无食管闭锁，但有瘘与气管相通，又称 H 型，为纯食管气管瘘，占 2% ~ 5%。

【临床表现】

患儿由于食管闭锁在胎儿期不能吞咽羊水，故其母亲孕期中常有羊水过多史。患儿生后即出现唾液增多，不断从口腔外溢。由于咽部充满黏稠分泌物，呼吸时喉部呼噜作响，呼吸不畅，易在吸气时使分泌物被误吸入气管。第一次喂奶或喂水时，咽下几口即开始呕吐。因食管与胃大多不连接，故非喷射性呕吐。因乳汁吸入后充满盲袋，经喉反流入气管，引起呼吸道梗阻，出现剧烈呛咳及青紫，甚至发生窒息。经咳嗽或迅速清除咽喉部分泌物后症状即消失。每次喂奶后反复出现上述症状。无气管瘘者腹部呈舟状凹陷。有气管瘘者，因大量空气自瘘管进入胃内，腹胀较明显。最初几天有胎便排出，以后仅有肠分泌液排出。很快发生脱水和消瘦，易继发吸入性肺炎，可出现发热、气促、呼吸困难等症状，易出现肺不张。如得不到早期诊断和治疗，多数病例在 3 ~ 5 天内死亡。

食道闭锁常同时合并其他畸形，25% ~ 30% 的患儿合并两种以上畸形，称为 VACTERL 综合征，包括脊柱、直肠和肛门、心脏、气管、食道、泌尿生殖系统和肢体，其中心血管畸形（常见动脉导管未闭、房间隔缺损、室间隔缺损）占 23%，四肢骨骼畸形（常见桡骨）占 18%，肛门直肠（常为肛门闭锁）占 16%，泌尿系统畸形占 15%。食道闭锁绝大多数为散发，7% 患儿有遗传性疾病，如 13、18、21- 三体、皮一罗综合征、迪格奥尔格综合征、范科尼综合征等。应仔细查体和进行相关检查。

【诊断】

患儿出生后口腔及咽部存在大量黏稠泡沫，并不断经口鼻向外溢出，喂奶出现呛咳、青紫，经负压吸引后可恢复，但再次喂食，又出现同样症状。使用 5 或 8F 的软胃管插入 8 ~ 10 cm 时，常因受阻而屡次从口腔折返。伴食管气管瘘时，由于酸性胃液经瘘管进入气道，导致化学性肺炎、肺不张等，继发细菌感染，出现发绀、气急、肺部湿性啰音，同时因大量气体随呼吸经瘘管进入胃肠道，导致腹部膨胀；不伴瘘管者，气体不能进入胃肠道，则呈舟状腹。确诊依靠 X 线检查，经导管注入非离子型造影剂 0.5 ～ 1 mL，胸部正侧位片即可发现食管近端盲端。造影显示近侧食管盲端位置较高时可行 CT 食管三维重建，以明确远端食管气管瘘位置。

还应注意以下几点：①全面体检以明确是否合并四肢、骨骼、头颈部及直肠肛门畸形，必要时行染色体检查；②有无食管气管瘘，H 型食管气管瘘绝大部分位于颈部；③术前常规行心脏超声及泌尿系统超声明确心脏畸形及泌尿系统畸形，尤其是复杂性心脏畸形；④全身营养情况。

【鉴别诊断】

（1）贲门失弛缓症：由于食管下段及贲门的肌间神经节细胞缺如或退变，导致弛张功能不全，引起反复呕吐，逐渐加重，但一般情况好，严重者可引起肺炎及营养不良。食管造影可见食管下段及贲门明显狭窄、上段极度扩张，呈漏斗状。可采用体位治疗（半坐位），严重者行食管扩张手术治疗。

（2）食管裂孔疝：生后几天内出现呕吐，非喷射性，竖抱立位时呕吐明显缓解，平卧时呕吐不含胆汁。X 线胸片见胸部有胃泡影，具有诊断意义，可做上消化道造影确诊。

【治疗】

1. 治疗原则

早期诊断是治疗成功的关键，一旦确诊，积极术前准备，尽早手术。肺炎不应视为手术的绝对禁忌证。否则，术前准备时间太长，护理困难，肺部感染迁延难愈，可使病情进行性加重。

2. 术前准备

应做 12 ～ 24 小时术前准备，加强支持治疗，测血气，监护肺功能。

（1）禁食。

（2）咽部及食管上段盲端持续或间断负压吸引。

（3）保持患儿侧卧位或半卧位，头部抬高 30 ～ 40°。

（4）其他：保暖，给氧，及时清除口腔分泌液以防窒息，静脉输液矫正脱水及酸中毒；应用抗生素控制肺部感染；静脉营养。

3. 手术

争取在肺炎、脱水、酸中毒发生前进行手术，一般在出生后 24 ～ 72 小时。手术方式分为开放式手术和胸腔镜手术。根据患儿一般状况，制定个体化手术方案，分为即刻修复、延期手术和分期修复。

【预后】

总体生存率达 90% 以上，但食管闭锁的治疗仍面临许多问题，低体重、合并其他复杂畸形、重症肺炎、断端距离远是影响预后的重要因素。治愈的标准为经手术治疗后食道贯通，能正常进食。

三、先天性巨结肠

先天性巨结肠（congenital megacolon 或 hirschsprung disease，HD）又称先天性无神经节症（congenital aganglionosis），由于直肠或结肠远端的肠管持续痉挛，粪便瘀滞在近端结肠，使该肠管肥厚、扩张。本病是婴儿常见的先天性肠道畸形，发病率为 1/5000 ~ 1/2000。首次就诊多在新生儿期，合并其他畸形者占 5% ~ 19%，中枢神经系统畸形最高，依次是心脏、泌尿系，先天性愚型占 2% ~ 3.4%。

【分型】

（1）普通型（常见型）：病变自肛门向上达翼状结肠远端，占 75% 左右。

（2）短段型：病变距离肛门部超过 6.5 cm，占 20% 左右。

（3）长段型：病变延伸至乙状结肠或降结肠者占 3% ~ 5%。

（4）全结肠型：病变包括全部结肠及回肠末端，距离回盲瓣 30 cm 内。

（5）超短段型：病变局限于直肠远端。

（6）全肠型：病变累及全结肠及回肠，距回盲瓣 30 cm 以上，甚至包括十二指肠。

【临床表现】

（1）胎便排出延缓、顽固性便秘和腹胀：患儿生后胎便排出延迟或仅有少量胎便排出，90% 患儿生后 24 小时内无胎便。根据分型不同，可于生后不久出现低位肠梗阻症状，腹胀明显，以后出现顽固性便秘，3 ~ 7 天甚至 1 ~ 2 周排便 1 次，严重者发展成不灌肠不排便。痉挛段越长，出现便秘时间越早，越严重。腹胀逐渐加重，肠鸣音增强，患儿哭声响亮，无感染中毒症状，扩肛或者灌肠后出现爆炸式排气排便，症状缓解。严重者腹壁紧张发亮，有静脉扩张，可见肠型及蠕动波，膈肌上升引起呼吸困难。

（2）呕吐、营养不良和发育迟缓：由于功能性肠梗阻可出现呕吐，量不多，呕吐物含少量胆汁，严重者可见粪渣，加上长期腹胀、便秘使患儿食欲下降，营养吸收障碍，致发育迟缓、消瘦、贫血或有低蛋白血症伴水肿。

（3）直肠指检：直肠壶腹部空虚，个别可触及狭窄环，拔指后由于近端肠管内积存多量粪便，可排出恶臭气体及大便，呈爆炸式排气排便。

【辅助检查】

（1）X线检查：一般可确定诊断。①腹部立位平片：多显示低位不完全性肠梗阻，近端结肠扩张，盆腔无气体或少量气体。②钡剂灌肠检查：其诊断率在90%左右，可显示典型的痉挛段、移行段和扩张段，呈"漏斗状"改变，痉挛段及其上方的扩张肠管排钡功能差。若黏膜皱裂变粗（锯齿状变化），提示伴有小肠结肠炎。

（2）直肠、肛门测压检查：测定直肠、肛门内外括约肌的反射性压力变化，患儿内括约肌反射性松弛过程消失，直肠肛门抑制反射阴性。2周内新生儿可出现假阴性，故不适用。

（3）直肠黏膜活检：HE染色可判断神经节细胞的有无。免疫组化方法可测定患儿痉挛段肠管中乙酰胆碱含量和胆碱酯酶活性，患儿两者均较正常儿高出5～6倍，但对新生儿诊断率较低。还可用免疫组化法检测神经元特异性烯醇化酶等。

（4）直肠肌层活检：从直肠壁取全层肠壁组织活检，计数神经节细胞数量。患儿缺乏神经节细胞，而无髓鞘的神经纤维数量增加，形态增粗、增大。

（5）肌电图检查：患儿直肠和乙状结肠远端的肌电图波形低矮，频率低，不规则，波峰消失。

【鉴别诊断】

（1）单纯性胎粪便秘、胎粪栓塞（meconium plug）：胎粪特别稠厚聚集在直肠内。新生儿肠蠕动较弱，不能将其排出，生后数日可无胎粪排出。胎粪栓塞多发生于早产儿。与巨结肠症状相似，但直肠指诊多能发动排便反射，用盐水或1%过氧化氢溶液灌肠能清除胎粪，症状完全缓解，无反复便秘现象。直肠壁神经节细胞正常存在。

（2）肠闭锁：回肠末端或结肠闭锁表现为低位性肠梗阻，直肠指检仅见少量发绿色分泌物，用盐水灌肠也不能排出胎粪。腹部X线立位平片可见到多个大的液平面，整个下腹部空白无气。钡灌肠可见胎儿型结肠，但结肠袋存在，即可确诊。

（3）甲状腺功能低下：可引起腹胀、便秘，但此类患儿异常安静，少哭少动，生理性黄疸消退延迟，血中甲状腺素水平异常可以鉴别，服用甲状腺素片后，症状改善。

（4）新生儿坏死性小肠结肠炎：多见于早产儿，出生后曾有窒息、缺氧、休克的病史，且有血便，临床感染中毒症状重。X线腹部平片可见肠壁积气，而巨结肠患儿罕见。

【并发症】

（1）小肠结肠炎：由于远端肠梗阻使近端结肠扩张，肠腔内压力增高，肠黏膜充血、水肿，肠腔内细菌毒素侵入血液，腹腔内有渗出，导致腹膜炎，严重者出现肠穿孔。临床表现为高热、腹胀如鼓、呕吐、排恶臭浠水便、脱水、严重水电解质紊乱、难以纠正的代谢性酸中毒、感染中毒症状重，死亡率高。

（2）肠穿孔：新生儿肠壁肌层菲薄，扩张的肠腔内压力大，容易在压力最大的部分发生穿孔，最常见部位为乙状结肠和盲肠，有的巨结肠新生儿的首发症状为肠穿孔。

（3）全身并发症：营养不良、继发感染、贫血、肺炎等。

【治疗】

1. 保守疗法

适用于轻症、诊断未完全肯定、并发感染或全身情况较差者。主要是维持营养及水电解质平衡，使患儿能正常发育。可口服泻药或用润滑剂，保持每日排便。开塞露或甘油栓可诱导排便，也可采用特别的扩张器每日扩张痉挛狭窄肠段1次，待小儿3个月～1岁再做根治手术。

2. 结肠灌洗

适用于诊断尚未明确者或确诊病例的术前准备。导管的插入深度需超过痉挛段，用温生理盐水反复灌肠，每次100 mL左右，同时按摩腹部，使积粪排尽，每日1～2次。

3. 手术治疗

（1）结肠造瘘术：适用于合并小肠结肠炎不能控制者，合并营养不良、高热、贫血腹胀不能耐受根治术者，保守治疗无效、腹胀明显影响呼吸者。

（2）根治术：主张早期进行根治术，一般认为体重在3 kg以上、全身情况良好者可行根治术。由于手术方法和技巧的改进，手术年龄可提前至新生儿期。术后需要训练排便习惯。

【预后】

预后与分型、并发症有关，总体预后良好，但新生儿期合并小肠结肠炎者死亡率高。术后并发症包括大便失禁、感染、吻合口狭窄。

（程　锐　南京医科大学附属儿童医院）

参考文献

1. 邵肖梅，叶鸿瑁，邱小汕 . 实用新生儿学 .5 版 . 北京：人民卫生出版社，2019：642-664.

第四章

消化系统疾病

第一节　小儿口腔炎

【概述】

小儿口腔炎在临床上主要表现为鹅口疮、疱疹性口炎和溃疡性口腔炎。鹅口疮在临床上以新生儿及小婴儿多见，是由白色念珠菌感染引起，口腔黏膜上有白色点状或乳凝块状物，常见于颊部、舌、齿龈及上腭等处，不伴疼痛及流涎。其黏膜上的乳凝块不易擦去，擦去后局部黏膜充血、粗糙，一般无全身症状。疱疹性口炎由单纯疱疹病毒感染引起，可有发热、流涎、疼痛、拒食，于唇内、齿龈、舌上及颊黏膜处可见疱疹和溃疡，多见于1～3岁小儿。溃疡性口腔炎主要致病菌有链球菌、金黄色葡萄球菌、肺炎双球菌、绿脓杆菌和大肠埃希菌等，婴幼儿多见，常发生于急性感染、长期腹泻机体抵抗力降低时，因口腔不洁致细菌繁殖而致病。

【病因】

鹅口疮多见于新生儿和婴幼儿，营养不良、腹泻、长期使用广谱抗生素或激素的患儿常有此症。新生儿多由产道感染或因哺乳时奶头不洁及污染的乳具感染。

疱疹性口腔炎为单纯疱疹病毒Ⅰ型感染所致。多见于1～3岁小儿，发病无明显季节差异。病史采集应注意了解当地手足口病流行病史，有无疱疹性口腔炎或手足口病接触史。

溃疡性口腔炎应注意有无擦口腔史或挑"马牙"史；口腔卫生护理；近期患病史或急性传染病、长期消化营养紊乱等病史。

151

【诊断】

1. 临床表现

口腔炎注意观察溃疡面的大小、深浅及分布的部位。还要注意宝宝有无体温升高、不愿进食、消瘦等全身症状，以便及时处理。

鹅口疮可见口腔黏膜表面覆盖白色乳凝块样小点或小片状物，可逐渐融合成大片，不易擦去，周围无炎症反应，强行剥离后局部黏膜潮红、粗糙，可有溢血，重症则整个口腔均被白色斑膜覆盖，甚至可蔓延到咽、喉头、食管、气管、肺等处而危及生命。取白膜少许放玻片上加 10% 氢氧化钠一滴，在显微镜下可见真菌的菌丝和孢子。

疱疹性口腔炎齿龈、唇内、舌、颊黏膜等各部位口腔黏膜出现单个或成簇的小疱疹，直径约 2 mm，周围有红晕，迅速破溃后形成溃疡，有黄白色纤维素性分泌物覆盖，多个溃疡可融合成不规则的大溃疡，有时累及软腭、舌和咽部。局部淋巴结肿大可持续 2～3 周。从患者的唾液、皮肤病变和大小便中均能分离出病毒。

溃疡性口腔炎口腔黏膜充血、水肿、唾液增多。牙龈、舌、颊、唇内侧及上腭等处出现大小不等、散在的溃疡，有时亦可连成大片。溃疡周边较规则，有较厚的纤维素性渗出物，形成灰白色或黄色假膜覆盖创面。假膜剥离后呈出血性糜烂面。

2. 辅助检查

鹅口疮取白膜少许放玻片上加 10% 氢氧化钠 1 滴，在显微镜下可见真菌的菌丝和孢子。疱疹性口腔炎从患者的唾液、皮肤病变和大小便中均能分离出病毒。溃疡性口腔炎取假膜做涂片或培养可发现病原菌。

【鉴别诊断】

疱疹性口腔炎应与疱疹性咽峡炎及手足口病鉴别。疱疹性咽峡炎及手足口病多发生于夏秋季，常骤起发热及咽痛，疱疹主要发生在咽部和软腭，有时见于舌但不累及齿龈和颊黏膜，此点与疱疹性口腔炎迥异。复发性口腔溃疡应考虑有无结核、白塞氏病及炎症性肠病可能。

【治疗】

鹅口疮一般不需口服抗真菌药物，可用 2% 碳酸氢钠溶液于哺乳前后清洁口腔，或局部涂抹 10 万～20 万 U/mL 制霉菌素鱼肝油混悬溶液，每日 2～3 次，亦可口服肠道微生态制剂，纠正肠道菌群失调，抑制真菌生长。预防应注意哺乳卫生，加强营养，适当增加维生素 B_2 和维生素 C。

疱疹性口腔炎治疗应保持口腔清洁，多饮水，禁用刺激性药物。局部可涂碘苷抑制病毒，亦可喷撒西瓜霜、锡类散等。为预防继发感染可涂 2.5%～5% 金霉素鱼肝油。疼痛严重者可在餐前用 2% 利多卡因涂抹局部。食物以微温或凉的流质为宜。发热时可用退热剂，有继发细菌感染时可用抗生素。

溃疡性口腔炎可针对细菌感染选用敏感抗生素治疗。局部处理应每日较彻底地清洗口腔 1 ～ 2 次。常用 0.1% ～ 0.3% 的依沙吖啶溶液或 1 ∶ 2000 的氯己定溶液清洗，再局部涂药，一般用 2.5% 的金霉素鱼肝油、锡类散、1% 的甲紫或冰硼油。

（刘志峰　南京医科大学附属儿童医院）

参考文献

1. DÜZKAYA D S, UYSAL G, BOZKURT G, et al. The Effect of Oral Care Using an Oral Health Care Guide on Preventing Mucositis in Pediatric Intensive Care. J Pediatr Nurs，2017，36：98-102.

2. 中华口腔医学会口腔黏膜病专业委员会，中华口腔医学会中西医结合专业委员会. 复发性阿弗他溃疡诊疗指南（试行）. 中华口腔医学杂志，2012，47（7）：402-404.

第二节　胃食管反流

【概述】

胃食管反流（gastroesophageal reflux，GER）是指胃内容物反流到食管甚至口咽部，分为功能性 GER 和病理性 GER。功能性 GER 常见于 2 月龄以下婴儿，表现溢乳为主，多发生在餐后，睡眠时较少发生，生长发育不受影响，随年龄增长症状减轻，通常不需治疗。病理性 GER：反流频发且持续时间长，多发生于卧位、睡眠及空腹时。如有十二指肠内容物反流到食管称十二指肠胃食管反流（DGER）。胃食管反流病（gastroesophageal reflux disease，GERD）是指反流引起的具有一系列食管内、外症状和（或）并发症的临床症候群，需评估和治疗。GERD 根据胃镜下食管黏膜表现分为 3 类：非糜烂性反流病（NERD）、反流性食管炎（RE）和巴雷特食管。近年国外研究发现 GERD 在儿童中发病率较高，在 8% 左右。尽管大部分 GER 患儿在生后 12 ～ 18 个月时症状消失，但未经治疗的病儿在其 4 岁时有 10% 会出现许多并发症，因此早期诊断及治疗是一致的共识。脑性瘫痪、唐氏综合征以及其他原因的发育迟缓患儿，有较高的 GER 发生率。

【病因】

（1）抗反流屏障功能低下：①食管下端括约肌（lower esophageal sphincter，LES）压力降低是引起 GER 的主要原因。正常吞咽时 LES 反射性松弛，压力下降，通过食管蠕动推动食物进入胃内，然后压力又恢复到正常水平，并出现一个反应性的压力增高以防止食物反流。婴儿 LES 压力低下及其他因素 LES 短暂性松弛，即可导致胃内容物反流入食管。②LES 周围组织作用减弱，如缺少腹腔段食管，致使腹内压升高，不能将其传导至 LES 使之收缩达到抗反流的作用。小婴儿食管角（由食管和胃贲门形成的夹角，即 His 角）较大（正常为 30° ～ 50°），膈肌食管裂孔钳夹作用减弱，膈食管韧带和食管下端黏膜瓣解剖结构存在器质性或功能性病变，以及胃内压、腹内压增高等，均可破坏正常的抗反流功能。

（2）食管廓清能力降低：正常食管廓清能力是依靠食管的推动性蠕动、唾液的冲洗、对酸的中和作用、食丸的重力和食管黏膜细胞分泌的碳酸氢盐等多种机制发挥其对反流物的清除作用，以缩短反流物与食管黏膜的接触时间。当食管蠕动减弱或消失，或出现病理性蠕动时，食管清除反流物的能力下降，这样就延长了有害的反流物质在食管内的停留时间，增加了对黏膜的损伤。

（3）食管黏膜的屏障功能破坏：屏障作用是由黏液层、细胞内的缓冲液、细胞代谢及血液供应共同构成。反流物中的某些物质如胃酸、胃蛋白酶，以及十二指肠反流入胃的胆盐和胰酶，使食管黏膜的屏障功能受损，可引起黏膜炎症。

（4）胃、十二指肠功能失常：胃排空能力低下，使胃内容物及其压力增加，当胃内压增高超过 LES 压力时可使 LES 开放。胃容量增加又可导致胃扩张，致使贲门食管段缩短，使其抗反流屏障功能降低。十二指肠病变时，幽门括约肌关闭不全则容易导致十二指肠胃食管反流。

【诊断】

1. 病史采集

胃食管反流病病史采集应注意以下几点：①呕吐开始出现时间：胃食管反流病生后不久的小婴儿即可反复出现呕吐，表现为吐奶或喷射性呕吐，有的酷似幽门梗阻，但呕吐物多不含胆汁，出现喂养困难（如常因饥饿哭闹，但一喂食就烦躁）。年长儿的周期性呕吐应除外胃食管反流及其他原因。②生长发育情况：生长发育迟缓，由于长期呕吐摄入不足而致。③反复不愈的呼吸道症状：反复发作的哮喘（多在夜间），或气管炎、吸入性肺炎、肺不张，严重者可发生发绀、窒息甚至死亡。④并发症表现：婴儿表现为哭闹、烦躁；年长儿胸骨后烧灼感和反酸是主要症状，多在餐后出现，卧位加重，服抗酸剂后减轻，亦可有胸骨后疼痛、胸闷及吞咽困难等；伴发食管炎或食管溃疡时可出现呕吐、黑便（或便潜血阳性）。

2. 体格检查

注意发育和营养情况，有无脱水、发热；注意肺部及腹部体征，有无呼吸急促，肺部啰音，有无腹胀、腹肌紧张、压痛及反跳痛，有无腹部包块，肠鸣音是否正常（肠鸣音亢进或肠鸣音消失）。疑有颅内病变，应仔细检查脑膜刺激征、病理反射及行眼底检查。

3. 辅助检查

（1）24 小时食管 pH 值监测：Boix-Ochoa 综合评分＞11.99 分和酸反流指数＞4% 者诊断为病理性 GER，不符合者应结合 24 小时阻抗监测结果及临床表现综合分析。

（2）24 小时食管胆汁反流监测（Bilitec 2000）：食管胆红素值＞0.14 μmol/L 提示有胆汁反流，是诊断 GERD 的客观证据。

（3）胃镜检查：反流性食管炎的内镜诊断及分级标准为：0 级：食管黏膜无异常，即为 NERD；Ⅰ级：食管黏膜点状或条状发红、糜烂，无融合现象；Ⅱ级：食管黏膜有条状发红、糜烂，并有融合但小于周径；Ⅲ级：食管黏膜病变广泛发红，糜烂融合呈全周性或有溃疡。

（4）食管黏膜组织活检：反流性食管炎的病理特点：①食管鳞状上皮基底层细胞增生、肥厚，其厚度超过上皮厚度的 15%。②黏膜固有层乳头延伸进入上皮，达上皮厚度的 2/3；浅表乳头层血管扩张。③上皮层内中性粒细胞和嗜酸细胞浸润或有较多的淋巴细胞浸润，如观察 10 个高倍视野，平均每个视野嗜酸细胞大于 7 个提示嗜酸细胞性食管炎。④黏膜糜烂或溃疡形成，炎症细胞浸润，肉芽组织形成和（或）纤维化。巴雷特食管：食管鳞状上皮由腺上皮取代，出现杯状细胞的肠上皮化生。

（5）其他检查：上消化道钡餐造影：5 min 内有 4 次以上钡剂反流至食管提示有反流，同时可排除食管裂孔疝、贲门失弛缓症、胃扭转等。胃食管同位素闪烁扫描：胃食管反流指数＞4%。

4. 诊断要点

GERD 诊断标准：具有 GERD 的临床表现；24 小时食管 pH 值和（或）胆红素值监测阳性。胃镜下食管黏膜无损伤诊断为 NERD，有损伤诊断为 RE。

【鉴别诊断】

如呕吐时应注意与神经系统及代谢系统等方面的疾病鉴别，出现胸骨后疼痛及烧灼感时应详细检查并询问有无相关疾病（包括心血管系统）既往史或服用刺激性药物史。要区别生理性反流和病理性反流。

【治疗】

治疗目的：缓解症状，改善生活质量，防治并发症。

1. 一般治疗

体位治疗：将床头抬高 15～30°，婴儿采用仰卧位，年长儿左侧卧位。饮食治疗：适当增加饮食的稠厚度，少量多餐，睡前避免进食。低脂、低糖饮食，避免过饱。肥胖患儿应控制体重。

2. 药物治疗（注意药物适用年龄及不良反应）

（1）抑酸剂：疗程为 8～12 周，推荐降阶 "step-down" 方案，先用质子泵抑制剂（PPI）[1.0 mg/（kg·d）]4 周，有效者减量至 0.5 mg/（kg·d）或用组胺受体阻滞（H₂RA）维持 4～8 周，必要时可延长至 6 个月以上。无效者可适当增加 PPI 剂量或延长用药时间，或改用其他 PPI。① PPI：奥美拉唑 0.5～1.0 mg/（kg·d），早餐前半小时顿服。② H₂RA：雷尼替丁 4～6 mg/（kg·d）（每日最大剂量 300 mg）；西咪替丁 10～30 mg/（kg·d）（每日最大剂量 800 mg，婴幼儿单次剂量不超过 300 mg）；法莫替丁 0.6～0.8 mg/（kg·d）（每日最大剂量 40 mg），分 2 次，q12h 或睡前 1 次服用。

（2）促动力剂：疗程为 4 周，多潘立酮每次 0.2～0.3 mg/kg，每日 3 次，饭前 15～30 min 服用。

（3）黏膜保护剂：疗程为 4～8 周，可选用硫糖铝、蒙脱石散剂等。

3. 手术治疗

适应证：反流症状严重，合并食管狭窄、溃疡、出血，或严重影响生长发育；有解剖异常，如食管裂孔疝伴反复呕吐、上消化道出血；与反流有关的呼吸道疾病反复发作，如吸入性肺炎、难治性哮喘，甚至窒息。

（刘志峰　南京医科大学附属儿童医院）

参考文献

1. ROSEN R，VANDENPLAS Y，SINGENDONK M，et al. Pediatric Gastroesophageal Reflux Clinical Practice Guidelines：Joint Recommendations of the North American Society for Pediatric Gastroenterology，Hepatology，and Nutrition and the European Society for Pediatric Gastroenterology，Hepatology，and Nutrition. J Pediatr Gastroenterol Nutr，2018，66（3）：516-554.

2. CHANG A B，OPPENHEIMER J J，KAHRILAS P J，et al. Chronic Cough and Gastroesophageal Reflux in Children：CHEST Guideline and Expert Panel Report. Chest，2019，156（1）：131-140.

3. 中华医学会消化病学分会，中华医学会杂志社，中华医学会《中华全科医师杂志》编辑委员会，等. 胃食管反流病基层诊疗指南（2019 年）. 中华全科医师杂志，2019，18（7）：635-641.

第三节 胃炎

一、急性胃炎

【概述】

急性胃炎（acute gastritis）是由各种物理性、化学性或生物性有害因子引起的胃黏膜急性炎性病变，多为继发性因素导致，又称为急性胃黏膜损伤或急性应激性黏膜病变，是儿童常见的消化系统疾病。

【病因】

（1）饮食：过冷、过热饮食，浓茶、咖啡、辣椒等刺激性调味品及难以消化的粗糙食物均可引起急性胃炎。另外，由饮食中蛋白诱导的黏膜变态反应也可导致胃黏膜损伤。

（2）药物或毒物：误服有毒性或腐蚀性物质，特别是强酸、强碱物质，可使胃黏膜发生凝固坏死。非甾体类抗炎药、肾上腺皮质激素、铁剂、乙醇、某些抗肿瘤药物等会刺激胃黏膜或者破坏黏膜屏障功能，导致胃黏膜损伤。

（3）应激：严重感染、创伤、中毒、颅内感染及精神过度紧张均可导致急性胃黏膜损伤，这可能与自主神经兴奋导致胃黏膜血管痉挛、黏膜缺血损伤有关。另外，应激时机体组织胺释放增加，促使胃酸分泌增加，可加剧胃黏膜损伤。

（4）感染：细菌及其毒素均可导致急性胃黏膜损伤，如沙门氏菌、金黄色葡萄球菌、肉毒杆菌等。有资料提示部分病毒感染也可导致急性胃黏膜损伤。

【诊断】

急性胃炎多为继发性因素导致，因此详尽地病史采集尤为重要，如不洁进食史、特殊药物摄入史、应激因素的存在等。

急性起病，轻者仅有食欲减退、上腹饱胀、恶心、呕吐、腹痛，严重者可有呕血、黑便，有感染者可伴有发热等全身中毒症状。

【鉴别诊断】

（1）消化性溃疡：一般病程长，反复发作，上腹部疼痛呈规律性、周期性，鉴别主要靠胃镜检查。

（2）急性胰腺炎：一般有典型的上腹部持续性疼痛，查腹部 B 超或腹部 CT 提示胰腺肿胀或胰腺周围渗出，查血尿淀粉酶有 3 倍以上升高。

【治疗】

因急性胃炎多为继发性因素导致，因此治疗首先是针对原发病或病因，如因药物因素或食物因素导致，立即停用，进食清淡流质饮食，如有频繁呕吐或消化道出血，可暂时禁食。有细菌感染时给予抗生素治疗。并发严重消化道出血时按照上消化道出血处理，可适当给予抑酸治疗，静滴 H_2 受体拮抗剂或质子泵抑制剂。有严重应激因素的如严重创伤、颅内压增高等可预防性使用 H_2 受体拮抗剂或质子泵抑制剂，以预防应激性胃黏膜的损伤。

二、慢性胃炎

【概述】

慢性胃炎（chronic gastritis）是指由各种物理性、化学性或生物性有害因子持续反复作用，引起的胃黏膜或胃壁炎症性病变。慢性胃炎约占接受胃镜检查患者的 80% ～ 90%，且随年龄增长，发病率逐渐增高。慢性胃炎症状缺乏特异性，大多数患者通常无临床症状或者症状轻微。慢性胃炎依据病因可分为幽门螺杆菌（Helicobacter pylori，Hp）胃炎和非 Hp 胃炎；依据慢性胃炎发生部位分为胃窦为主胃炎、胃体为主的胃炎和全胃炎三大类；依据病理下有无黏膜腺体萎缩可分为慢性浅表性胃炎和慢性萎缩性胃炎。

【病因】

慢性胃炎的发病原因尚未完全清楚，饮食、微生物、药物、胆汁反流等均可能与慢性胃炎的发生有关。近年的研究认为，Hp 的胃内感染是导致慢性胃炎最重要的因素。

（1）Hp 感染：1982 年澳大利亚学者 Warren 和 Marshall 首次证实慢性胃炎患者胃黏膜上有大量幽门螺杆菌存在。1994 年 WHO 将 Hp 列为第一类致癌物，15% ～ 20% 的 Hp 感染者会发生消化性溃疡，1% 左右的感染者会发生胃癌。Hp 感染是慢性胃炎的重要病因。

（2）急性胃炎迁延：由于导致急性胃炎的损伤因素持续存在，炎性细胞持续浸润，胃黏膜及腺体受损，以致出现胃黏膜的萎缩。

（3）饮食因素：食物的温度、性状、酸碱度，饮食的不规律等均可导致胃黏膜损伤，引起胃黏膜的慢性炎症。

（4）药物损伤：非甾体类药物如阿司匹林等可使具有胃黏膜保护作用的内源性的前列腺素 E 减少，从而导致黏膜的屏障功能下降，使胃黏膜损伤易于发生。

（5）十二指肠液的反流：十二指肠液主要含有胆汁、胰液，胆汁中的胆盐可降低胃黏膜屏障功能，导致黏膜炎症，并可刺激胃窦部 G 细胞分泌胃泌素，进而导致胃酸分泌增加，进一步加重黏膜损伤。幽门括约肌功能正常可以减少十二指肠液的反流，而胃泌素是协调幽门括约肌功能的重要激素之一。胃泌素分泌增加会导致幽门括约肌功能不全，从而进一步增加十二指肠液反流的机会。

（6）免疫因素：慢性胃炎患者的血液、胃液和胃黏膜内可找到壁细胞抗体；慢性胃炎伴恶性贫血患者可检测到内因子抗体；慢性甲状腺炎、胰岛素依赖性糖尿病、慢性肾上腺皮质功能不全等自身免疫性疾病多伴有慢性胃炎。这些均提示慢性胃炎的发病可能与自身免疫反应有关。

（7）全身多系统疾病损伤：慢性肾炎、尿毒症、系统性红斑狼疮、类风湿关节炎等疾病都可能导致慢性胃黏膜损伤。

（8）精神因素：长期持续精神压力过大、精神紧张。

【诊断】

本病进展缓慢，临床表现特异性不强，多数可有不同程度的消化不良症状，部分患儿无任何临床症状，且临床表现的轻重与胃黏膜病变程度并不一致。

主要临床表现为反复发作性腹痛，无明显规律性，疼痛多在脐周或上腹部，部分患儿不能描述疼痛确切部位，可伴有嗳气、反酸、早饱、上腹部不适等症状。查体可有中上腹部或脐周压痛。

（1）胃镜检查：是慢性胃炎最主要的诊断方法，并可行内镜下胃黏膜组织活检病理学检查。慢性浅表性胃炎多为弥漫性胃黏膜炎症，以胃窦部最为明显，病变胃黏膜充血、水肿，黏膜质地脆、易接触出血，可有红白相间或花斑样改变，有时有黏膜片状糜烂伴出血。Hp 感染患者胃窦黏膜可见颗粒状小结节隆起，组织学提示淋巴细胞增多，淋巴滤泡形成。慢性萎缩性胃炎患者的胃黏膜多呈苍白或灰白色，或者红白相间，黏膜皱襞变细或平坦，可见黏膜下紫蓝色血管等。2003 年中华儿科杂志发表的《小儿慢性胃炎、消化性溃疡胃镜诊断标准》中儿童慢性胃炎的胃镜下诊断：①黏膜斑；②黏膜充血；③黏膜水肿；④微小结节形成；⑤黏膜糜烂；⑥黏膜花斑；⑦出血斑点。以上①～⑤项中符合 1 项即可诊断，⑥⑦两项需结合病理诊断。

（2）X 线钡餐检查：随着胃镜检查在儿科的广泛开展，X 线钡餐检查对慢性胃炎的诊断价值有限。有资料提示，胃镜确诊为慢性胃炎者 X 线钡餐检查提示胃黏膜炎症者仅占 20% ～ 50%。慢性萎缩性胃炎气钡双重造影可见胃黏膜皱襞平坦、减少，胃窦部黏膜呈钝锯齿状，胃窦部痉挛，幽门黏膜粗乱或幽门持续向心性狭窄。

（3）实验室检查：胃酸测定：浅表性胃炎胃酸水平一般正常或偏低，而慢性萎缩性胃炎胃酸水平则明显降低。慢性萎缩性胃炎血液中可检测出壁细胞抗体、胃泌素抗体、内因子抗体，血清胃蛋白酶原（PG Ⅰ、PG Ⅱ）降低。血清胃泌素 -17 水平可帮助判断胃黏膜萎缩部位。浅表性胃炎这些指标基本正常。

（4）Hp 的检测：Hp 感染的检测方法很多，根据是否需要内镜参与分为侵入性和非侵入性两类，包括快速尿素酶试验（RUT）、组织学检查、细菌培养、聚合酶联反应（PCR）、尿素呼气试验（UBT）、粪便抗原（SAT）检测、血清抗体检测等。各种检测方法各有利弊，比较不同检测方法的优劣，见表 4-1。

表 4-1　不同 Hp 检测方法比较

诊断方法	特异性	敏感性	优点	缺点
快速尿素酶试验	84%～100%	75%～100%	操作简便，费用低	结果受试剂 pH 值、取材部位、组织大小、细菌量及分布等影响
组织学检测	94%～100%	66%～100%	进行胃黏膜病变诊断，是唯一能确诊 Hp 感染同时判断其损伤程度的方法	受取材部位、大小、细菌数量及疾病影响
细菌培养	100%	55%～96%	诊断 Hp 感染的"金标准"，可进行药敏试验	复杂耗时，实验室要求高
聚合酶联反应	100%	100%	敏感性、特异性高	技术要求高，目前主要用于科研
尿素呼气试验	55%～96%	75%～100%	不因分布不均而导致假阴性，可用于治疗后复查	^{14}C 有放射性，^{13}C 适合儿童
粪便抗原	95%～100%	95%～100%	简便、快速，不受年龄影响	国内尚未大范围推广
血清抗体	70%～98%	50%～100%	方法简便，可反映一段时间的感染情况	不能用于现症感染诊断

（5）Hp 感染的诊断：2015 年中华医学会儿科学分会消化学组发布的《儿童幽门螺旋杆菌感染诊治专家共识》提出儿童幽门螺旋杆菌感染诊断标准，符合以下四项标准之一者可诊断为现症感染：细菌培养阳性；组织病理学检查和 RUT 均阳性；若组织病理学检查和 RUT 结果不一致，需进一步行非侵入检查，如 UBT 或 SAT；消化性溃疡出血时，病理组织学或 RUT 中任 1 项阳性。

【鉴别诊断】

（1）消化性溃疡：消化性溃疡上腹部疼痛一般呈规律性、周期性，而慢性胃炎的疼痛一般无规律性。鉴别主要靠胃镜检查。

（2）慢性胆道疾病：临床表现与慢性胃炎很难鉴别，常表现为反复右上腹部疼痛、腹胀等消化不良症状。鉴别主要靠腹部 B 超、经内镜逆行胆胰管成像（ERCP）等。

【治疗】

慢性胃炎的治疗目的是去除病因、缓解症状和改善胃黏膜炎性反应。

1. 一般治疗

注意避免导致胃黏膜损伤的因素，避免进食对胃黏膜有刺激的食物和药物，注意饮食规律、卫生。

2. 药物治疗

慢性胃炎目前尚无特殊治疗，主要是对症治疗。

（1）抑制胃酸治疗：高胃酸或疾病活动期时可以使用，包括PPI及H_2受体阻滞剂，疗程一般不超过两周。

（2）促胃动力药物：有腹胀等消化不良症状者，可给予多潘立酮等促胃动力药治疗。

（3）有胆汁反流者可给予熊去氧胆酸促胆汁排泄，并给予有结合胆酸作用的黏膜保护剂等。

3. Hp 的根除治疗

（1）Hp 根除治疗的药物：①抗生素：阿莫西林 50 mg/（kg·d），分两次（最大剂量 1 g，2 次/天）；甲硝唑 20 mg/（kg·d），分两次（最大剂量 0.5 g，2 次/天）；替硝唑 20 mg/（kg·d），分两次；克拉霉素 15 ～ 20 mg/（kg·d），分两次（最大剂量 0.5 g，2 次/天）。②铋剂：枸橼酸铋钾 6 ～ 8 mg/（kg·d），分两次，餐前口服。③质子泵抑制剂（PPI）：奥美拉唑 0.6 ～ 1 mg/（kg·d），分两次，餐前口服。抑酸剂在根除治疗中起重要作用，但 PPI 代谢的 *CYP2C19* 基因多态性会影响根除效果。因此，可选择作用稳定、疗效高、受 *CYP2C19* 基因多态性影响较小的PPI，如埃索美拉唑，可提高根除率。

（2）Hp 根除治疗的方案（疗程为 10 天或 14 天）：一线方案（首选）：（克拉霉素耐药率＜ 20% 地区）PPI+ 克拉霉素 + 阿莫西林；PPI+ 克拉霉素 + 甲硝唑 / 替硝唑；（克拉霉素耐药率＞ 20% 地区）阿莫西林 + 甲硝唑 + 胶体枸橼酸铋钾；PPI+ 阿莫西林 5 天，PPI+ 克拉霉素 + 甲硝唑 5 天。二线方案（用于一线方案治疗失败者）：PPI+ 阿莫西林 + 甲硝唑 / 替硝唑 + 胶体枸橼酸铋钾；PPI+ 克拉霉素 + 阿莫西林 + 甲硝唑。

（3）根除 Hp 的疗效判断：根除 Hp 的疗效评估应该在根治疗程结束后至少 4 周进行，即使患儿症状消失，也建议进行复查评估。符合以下三项之一者判断为 Hp 被根除：UBT 阴性；SAT 阴性；胃窦、胃体两个部位取材的 RUT 均阴性。

（4）个性化根除 Hp 治疗方案：针对 Hp 根除治疗失败的患儿，分析根除治疗失败原因，提出具体的建议：①了解患儿药物使用的依从性，排除用药依从性差原因；②根据药物敏感试验结果选择有效抗生素，或者用分子检测方法检测克拉霉素的耐药性；③再次根除治疗时，尽量避免使用初次治疗选用的抗生素；④延长根除治疗时间或加大药物剂量；⑤尽量选用作用稳定、受 *CYP2C19* 基因多态性影响小的质子泵抑制剂，如埃索美拉唑等；⑥对多次治疗失败患儿，建议停药 3 个月或半年，使细菌恢复至一定的负荷量，以提高再次根除治疗的根除率；⑦根除治疗失败，但临床症状缓解者，可暂缓进行再次根除治疗。

（金忠芹　苏州大学附属儿童医院）

参考文献

1.《中华儿科杂志》编辑委员会，中华医学会儿科学分会感染消化学组.小儿慢性胃炎、消化性溃疡胃镜诊断标准.中华儿科杂志，2003，41（3）：189.

2. 中华儿科杂志编辑委员会，中华医学会儿科学分会感染消化学组.儿童幽门螺杆菌感染诊治专家共识.中华儿科杂志，2015，53（7）：496-498.

3.MALFERTHEINER P，MEGRAUD F，O'MORAIN C A，et al.Management of Helicobacter pylori infection-the Maastricht IV/FI orence Consensus Report.Gut，2012，61（5）：646-664.

4. KOLETZKO S，JONES N L，GOODMAN K J，et al. Evidence-based guidelines from ESPGHAN and NASPGHAN for Helicobacter pylori infection in children. J Pediatr Gastroenterol Nutr，2011，53（2）：230-243.

第四节　消化性溃疡

【概述】

消化性溃疡（peptic ulcer）是指在各种致病因子作用下，消化道黏膜发生炎症反应和溃疡，溃疡的黏膜坏死缺损可穿透黏膜肌层甚至可达固有肌层或更深。消化性溃疡可发生在食管、胃、十二指肠，也可发生于含胃黏膜的梅克尔憩室及手术后胃空肠吻合口附近。临床上以胃溃疡（gastric ulcer，GU）和十二指肠溃疡（duodenal ulcer，DU）最常见，故一般所谓消化性溃疡就是指 GU 和 DU。

消化性溃疡是全球性多发病，一般认为人群中约 10% 一生中患过消化性溃疡。但不同国家和地区，其发病率有较大差异。欧美文献报道患病率为 6% ～ 15%。小儿消化性溃疡的流行病学资料较少，浙江大学陈洁教授等对 1400 例小儿进行胃镜检查，消化性溃疡的检出率为 10.5%（147/1400）。儿童发病年龄以 7 ～ 9 岁居多，男女发病率之比为（2 ～ 7）：1。儿童十二指肠溃疡较胃溃疡多见，两者之比约为 4：1。

【病因】

消化性溃疡是多种病因所致的异质性疾病，主要与胃、十二指肠黏膜的损伤因素和黏膜自身防御修复因素之间的失衡有关，也就是被多数学者所接受的"天平学说"理论。目前认为的可能病因如下。

（1）幽门螺杆菌感染：澳大利亚学者 Marshall 和 Warren 在 1983 年首次成功培养出幽门螺杆菌，并提出其在消化性溃疡发病中的作用。目前幽门螺杆菌导致消化性溃疡的确切机制尚未阐明。临床观察证据提示：消化性溃疡患者胃黏膜幽门螺杆菌检出率明显高于普通人群，DU 为 90% ～ 100%，GU 为 80% ～ 90%。幽门螺杆菌感染者发生消化性溃疡的危险性显著增加，根除幽门螺杆菌治疗可促进溃疡愈合，并可显著降低溃疡的复发。

（2）非甾体类抗炎药（non-steroidal anti-inflammatory drugs，NSAIDs）：是引起消化性溃疡的另一个常见病因。长期摄入 NSAIDs 患者中，内镜观察约 50% 的患者有胃十二指肠黏膜出血点或糜烂，15% ～ 30% 的患者有消化性溃疡。NSAIDs 使溃疡出血、穿孔等并发症发生的危险性增加 4 ～ 6 倍。消化性溃疡发生的危险性除与服用 NSAIDs 的种类、剂量、疗程有关，还与患者的年龄、既往溃疡病史、幽门螺杆菌感染、吸烟、同时使用抗凝药物或肾上腺皮质激素等因素有关。

（3）胃酸和胃蛋白酶：消化性溃疡的最终形成是由于胃酸 / 胃蛋白酶对消化道黏膜的自身消化所致。这一观念在"幽门螺杆菌时代"仍未改变，"无酸无溃疡"的观点被普遍认同。因胃蛋白酶的活性是 pH 依赖性的，在 pH < 4 时，胃蛋白酶的活性才能维持。因此在探讨消化性溃疡发病机制和治疗措施时主要考虑胃酸。胃酸对消化道黏膜的损伤一般在黏膜屏障功能受损时才发生作用。

（4）其他因素：下列因素与消化性溃疡的发病有着不同程度的关系：遗传因素、胃十二指肠运动异常、应激和心理因素、饮食、病毒感染、其他药物的使用（如糖皮质激素、抗肿瘤药物、抗凝药物等）等。

【诊断】

本病临床表现不一，部分患儿症状较轻甚至可无症状，因此儿童消化性溃疡早期诊断比较困难。对于反复腹痛、呕吐，尤其是有消化道出血表现或病因不明的进行性贫血患儿，应及时进行相关检查。

（1）上消化道钡餐造影：龛影是消化性溃疡的直接征象，但儿童消化性溃疡病变部位相对表浅，钡剂造影不如成人典型。钡剂造影出现的十二指肠激惹、痉挛或畸形等溃疡间接征象，在儿童特异性也不强，而且钡剂造影 X 线曝光时间长，射线摄入量大，因此对儿童来讲，上消化道钡剂造影不是最好的诊断方法。

（2）内镜检查：是目前消化性溃疡最好的检查方法。随着内镜检查在儿科领域的不断普及，其已经可以使用于任何年龄段，甚至新生儿，不仅可以对胃十二指肠黏膜直接观察、摄影，还可以在直视下进行组织活检病理学检查。内镜下溃疡多呈圆形、椭圆形、不规则形或霜斑样，底部平坦，边缘整齐，有白苔或灰白苔覆盖。内镜下溃疡可分为三期：活动期（active stage，A）、愈合期（healing stage，H）、疤痕期（scarring stage，S）。各期又分为两个阶段，即 A_1、A_2、H_1、H_2、S_1、S_2。A_1 期：溃疡底部有厚苔，周边黏膜隆起明显，可伴有出血或血痂。A_2 期：溃疡底部有厚苔，周边黏膜隆起减轻，无活动性出血，出现少量再生上皮。H_1 期：溃疡缩小，苔变薄，周围上皮再生形成红晕，黏膜皱襞向溃疡集中。H_2 期：溃疡进一步愈合，溃疡底部少许白苔。S_1 期：溃疡白苔消失，中央充血，瘢痕呈红色，又称红色瘢痕期。S_2 期：瘢痕部无充血，与周围黏膜近似，又称白色瘢痕期。

（3）Hp 检测：检测方法分为侵入性和非侵入性两大类。前者需通过内镜获取胃黏膜组织进行检测，包括快速尿素酶试验、组织学检查及幽门螺旋杆菌培养。后者主要包括 ^{13}C- 呼气试验（^{13}C-UBT）、粪便抗原检测及血清学特异性抗体检测。

【鉴别诊断】

（1）非溃疡性功能性胃肠疾病：可表现为上腹部疼痛或不适、上腹部饱胀、嗳气、反酸和食欲减退等，但内镜或 X 线检查无溃疡表现。

（2）胃泌素瘤：亦称为 Zollinger-Ellison 综合征，是一种具有分泌胃泌素功能的肿瘤，是以胰岛非 β 细胞瘤所致高胃酸分泌和顽固性溃疡为特征的临床综合征。溃疡呈多发性，易并发出血、穿孔，具有难治性特点。部分患者合并腹泻。内镜下可见胃黏膜皱襞显著粗大、增生。

【治疗】

治疗的目的在于消除病因，缓解症状，愈合溃疡，防止复发，防治相关并发症。

1. 一般治疗

饮食规律，避免过硬、过冷、过酸的食物，避免酒类及含咖啡因的饮料。避免过度劳累和精神紧张。尽量少用对胃有刺激性的药物，如 NSAID 和肾上腺皮质激素等。

2. 药物治疗

（1）抑制胃酸治疗：溃疡的愈合与抑酸治疗的强度和时间成正比。抑酸治疗是消除侵袭因素的主要途径。抑酸治疗使胃内 pH 值 ≥ 3，维持 18 ～ 20 小时 / 天，可使大多数十二指肠溃疡在 4 周内愈合。目前抑酸治疗的药物主要是 H_2 受体拮抗剂和质子泵抑制剂（PPI），首选质子泵抑制剂。①质子泵抑制剂：作用于壁细胞胃酸分泌的关键酶 H^+-K^+-ATP 酶，使该酶失活，从而抑制任何刺激引起的胃酸分泌。代表药物是奥美拉唑，0.6 ～ 1 mg/（kg·d），晨起顿服，疗程为 4 ～ 8 周，大多数溃疡能愈合。②H_2 受体拮抗剂：主要抑制基础胃酸的分泌，对酸的抑制作用不如 PPI。西咪替丁 10 ～ 15 mg/（kg·d），分 2 次口服，每 12 小时 1 次；法莫替丁 0.9 mg/（kg·d），睡前顿服，疗程为 4 ～ 8 周。

（2）黏膜保护剂：硫酸铝 10 ～ 25 mg/（kg·d），分 3 次口服，餐前 2 小时服用，疗程为 4 ～ 8 周。胶体枸橼酸铋钾 6 ～ 8 mg/（kg·d），分两次，空腹口服。注意铋剂的神经系统不良反应。

（3）根除幽门螺杆菌治疗：对幽门螺杆菌感染引起的消化性溃疡，根除幽门螺杆菌可以促进溃疡愈合，而且可以预防溃疡复发，详见慢性胃炎（Hp 感染）章节。

（4）并发症的治疗：溃疡伴急性出血，如有循环障碍，应先积极纠正循环障碍，并应尽可能在 24 小时内行急诊胃镜检查，具体处理见消化道出血章节。

（金忠芹　苏州大学附属儿童医院）

参考文献

1. 陈灏珠，林果为，王吉耀. 实用内科学.14 版.北京：人民卫生出版社，2013：1915.

2. 陈洁，欧弼悠，陈肖肖，等. 小儿消化性溃疡 147 例临床分析. 中国实用儿科杂志，1999，14（2）：105.

3. 中华消化杂志编委会. 消化性溃疡诊断与治疗规范（2013 年，深圳）. 中华消化杂志，2014，34（2）：73-76.

4. 中华消化杂志编委会. 消化性溃疡诊断与治疗规范（2016 年，西安）. 中华消化杂志，2016，36（8）：508-511.

第五节　消化道出血

【概述】

消化道出血（hemorrhage of digestive tract）是儿童消化科常见急症，易出现失血性休克甚至危及生命。临床上以屈氏（Treitz）韧带为界，屈氏韧带以上的部位发生出血称为上消化道（从食管到十二指肠）出血，屈氏韧带以下部位出血称为下消化道（从十二指肠到肛门）出血。有资料显示，儿童消化道出血 80% 位于上消化道。儿童消化道出血病因复杂，有约 50% 为消化道局部病变所致，10% ～ 20% 为全身疾病导致，30% 左右病因不明。近年来，随着儿童消化内镜的广泛开展及其他诊断新技术开发应用，儿童消化道出血的诊断和治疗水平不断提高。

【病因】

儿童消化道出血病因复杂，既有消化道局部病因，又有全身疾病病因。局部病因又因部位不同而病因各异。同时儿童处于不断生长发育过程，不同年龄段的病因也有一定差别。小儿下消化道出血多数表现为慢性隐性出血，急性大量出血仅占约20.3%。这里所说的消化道出血主要是指因消化道局部病因导致的出血，但不同年龄有差异。不同年龄段的常见消化道出血病因见表4-2。

表4-2 不同年龄的常见消化道出血病因

年龄	上消化道出血常见病因	下消化道出血常见病因
新生儿	应激性溃疡、胃炎、先天性膈疝	坏死性小肠结肠炎、梅克尔憩室、消化道重复畸形、肠扭转、先天性巨结肠、肛裂
婴幼儿	反流性食管炎、消化性溃疡、胃炎、食管－贲门黏膜撕裂综合征	肛裂、消化道感染、炎性肠病、过敏性紫癜、肠套叠、肠息肉、牛奶蛋白过敏性结肠炎
青少年	消化性溃疡、胃炎、食管－贲门黏膜撕裂综合征	消化道感染、炎性肠病、肠息肉、痔

【诊断】

1. 从病史线索判断出血部位

（1）病史：有颅脑外伤、大面积烧伤、长期服用非甾体类药物、慢性规律性上腹痛病史，须考虑消化性溃疡出血可能。小婴儿有过敏体质表现，要考虑牛奶蛋白过敏性直肠结肠炎。

（2）并发症状：合并黄疸、蜘蛛痣、腹水、脾脏肿大等，要考虑肝硬化致食管胃底静脉曲张出血可能；合并发热、腹痛，要考虑消化道感染、炎症性肠病可能；合并其他部位出血、肝脾肿大、发热等，要考虑血液系统恶性疾病可能。

2. 从临床表现定位出血部位

（1）呕血：说明出血位于上消化道，血液在胃内经过胃酸的作用形成高铁血红蛋白，为棕褐色或咖啡色；而食道内的出血，因未经过胃酸作用，仍以鲜红色血液呕出，但当食道内出血咽下后再呕出，则判断有困难。

（2）便血：黑色柏油样大便多提示出血来自上消化道，而当胃部出血速度快、肠道停留时间短或出血来源于小肠部位时，可呈暗红色血水便，大量出血时可呈鲜红色血便。一般出血量＞5 mL时，大便潜血阳性；出血量＞50 mL时，为黑便。结肠直肠出血一般为鲜红色，但当出血量不多、在肠内停留时间长时，也可呈暗红色便。越靠近肛门部位的出血，大便血液颜色越鲜红。消化道出血的诊断流程见图4-1。

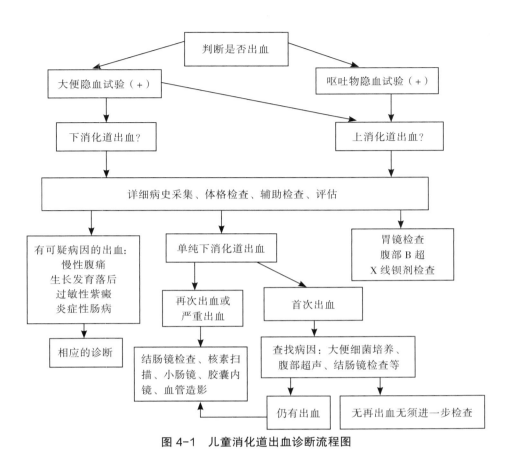

图 4-1　儿童消化道出血诊断流程图

3. 辅助检查

（1）X 线钡剂检查：随着内镜检查的广泛开展，消化道 X 线钡剂检查在消化道出血诊断中的使用价值有限，但可弥补一些内镜检查不易发现的消化道解剖异常或畸形，如胃黏膜脱垂、食管裂孔疝等。消化道 X 线钡剂检查不能作为急诊检查，不能及时发现消化道微小病变，如浅表性溃疡、糜烂出血性胃炎等。

（2）腹部 B 超：对于肠套叠及食管胃底静脉曲张有较高的诊断价值。部分梅克尔憩室、肠重复畸形及肠旋转不良也可通过 B 超诊断，但与检查者检查能力有关。

（3）胃镜检查：是上消化道出血的首选检查方法，其安全可靠，检查阳性率高。胃镜检查的推荐时机是急性出血 24 ～ 48 小时内，但对已知为食管静脉曲张出血的患者，建议 12 小时内行胃镜检查。急诊胃镜检查除诊断目的，还可行胃镜下止血治疗。但胃镜检查应在患儿休克得到纠正、生命体征平稳后进行。

（4）肠镜检查：肠镜包括结肠镜、双气囊小肠镜、胶囊内镜。下消化道出血应尽早行肠镜检查，但检查前需先行肠道清洁准备。结肠镜还可进行相应的镜下止血治疗，如电凝、激光、微波等。

（5）放射性核素扫描：^{99}Tc 标记红细胞扫描对检测肠道出血敏感性高，无创伤，且对间歇性出血有独特的诊断价值，但缺点是仅能判断肠腔有出血，不能明确出血准确部位，但可作为选择性腹腔动脉造影前的初步筛查，确定首选的造影动脉。^{99}Tc 标记胃黏膜壁细胞扫描对梅克尔憩室的诊断特异性强。

（6）选择性血管造影：内镜检查无阳性发现的消化道出血，可行选择性腹腔动脉造影，一般经股动脉插管，可同时行腹腔动脉、肠系膜上下动脉造影。活动性出血时检查阳性率高，当出血量达到 0.5 mL/min 时就能发现出血部位，诊断准确率为 70% ～ 95%，并且可在造影下通过导管滴注药物而达到止血的目的。

（7）腹腔镜探查：随着腹腔镜技术的进步和其在儿科领域的广泛运用，腹腔镜探查在儿童消化道出血中运用也越来越多，其对于梅克尔憩室、肠重复畸形、血管瘤及腹腔血管畸形有较高的诊断和治疗价值。

【鉴别诊断】

主要需要与咯血及全身性疾病导致的消化道出血相鉴别。

1. "假性"消化道出血

当患儿呕吐物或大便出现类似血液物质时，需排除患儿进食红色食物（火龙果、含色素食物）、动物血液制品、铁剂、铋剂、中成药等。

2. 咯血

上消化道出血需与咯血相鉴别，咯血多为咳出，血液泡沫状、鲜红色，咯血前常有喉部瘙痒感，常混有痰液，咯出物呈碱性反应。

3. 血液系统疾病

如凝血功能障碍患儿可能有多部位出血，查凝血功能可见异常。如白血病患儿可能有发热，肝脾肿大，查血常规可见多系改变，骨髓检查可见幼稚细胞过度增生等。

【治疗】

消化道出血的治疗原则：保证血容量、迅速稳定生命体征；确定出血部位及病因；根据病因制定治疗方案。

（一）一般治疗

患儿应卧床休息，严密监测血压、呼吸等生命体征，必要时给予镇静处理。急性期应暂时禁食，出血停止 12 ～ 24 小时可恢复进食，开始为流质饮食，逐渐过渡到软流质饮食。早期进食可中和胃酸，保持营养，促进肠蠕动，并有利于肠道积血排出。出血量大者建议留置胃管，可辅助判断活动性出血及胃管内灌注止血药物。

急性出血时首先对患儿行快速评估，评估呼吸、循环情况，维持气道通畅。对意识不清的上消化道出血患儿可给予气管插管，防止误吸。对循环衰竭患儿，立即给予液体复苏（如生理盐水、2∶1含钠扩容液20 mL/kg，10～15分钟内快速静脉滴注，之后尽快联系输注浓缩红细胞等），建立双静脉通路，监测出入量。

输血治疗是恢复活动性出血患儿循环血容量、维持携氧能力的最有效方式。当血红蛋白（Hb）＜70 g/L时，可进行紧急输血。

（二）上消化道出血的治疗

1. 胃灌洗止血

上消化道出血量较大者留置胃管，不仅可辅助判断活动性出血，又可行胃管内灌注药物止血，目前常用的方法有去甲肾上腺素4 mg加50 mL冷生理盐水注入胃管，保留30分钟后再抽出，必要时每4～6小时重复1次；凝血酶500 U加50 mL生理盐水注入胃管保留，必要时每6～8小时重复1次。

2. 药物治疗

（1）抑酸治疗：抑酸药能提高胃内pH值，既可促进血小板聚集和纤维蛋白凝块的形成，避免血凝块过早溶解，有利于止血和预防再出血，又可治疗消化性溃疡。临床上常用奥美拉唑，标准剂量为0.6～1 mg/（kg·d），出血量较大时每次用量可至1 mg/kg，q12h。消化道大出血时，尽可能早期应用PPI，建议在内镜诊疗前静脉给予大剂量奥美拉唑，负荷量为标准剂量的2倍，维持量为0.2 mg/（kg·h）。内镜检查前应用PPI可以改善出血病灶的内镜下表现，从而减少内镜下止血。内镜诊疗后，应用大剂量PPI可以降低高危患者再出血的发生率，并可降低病死率。

（2）生长抑素及其衍生物：可抑制消化腺分泌，降低门静脉压力，是食管胃底静脉曲张出血的首选药物，对食管胃底静脉曲张出血的有效率为70%～90%。但因其对胰岛素释放的抑制作用，有导致高血糖的风险，注意治疗过程中对血糖的监测。常用药物：施他宁（14肽）3.5～5 μg/kg饱和量静脉推注后立即3.5 μg/（kg·h）静脉持续维持，出血停止后再维持24～48小时，防止再出血。奥曲肽（8肽）：每次50～100 μg，q8h，皮下注射。

（3）垂体后叶素治疗：垂体后叶素可使内脏小血管收缩，通过降低门静脉压力达到止血目的，主要用于食管胃底静脉曲张出血，因其强烈的血管收缩作用，有诱发肾功能衰竭可能。目前有安全性更好的特利加压素可替代垂体后叶素，但尚无儿童用药经验。

（4）促凝血药物：巴曲酶：从巴西蝮蛇毒液中提炼，具有凝血激酶和凝血酶作用，仅在血管破损处局部发挥作用，不发生血管内凝血现象。剂量为0.5～1.0 U/d，肌内注射或静脉注射，疗程为2～3天。冻干凝血酶原复合物：每次10～20 U/kg，静脉注射，1～2次/日，疗程为2～3天。

（5）特殊病因的药物治疗：如炎症性肠病使用激素及免疫抑制剂，过敏性紫癜使用激素治疗，侵袭性肠道细菌感染使用抗生素治疗等。

3. 内镜治疗

常用的内镜止血方法包括药物局部注射、热凝止血和机械止血 3 种。药物注射可选用 1∶10000 去甲肾上腺素盐水、高渗钠—肾上腺素溶液（HS-E）等，其优点为简便易行。热凝止血包括高频电凝、氩离子凝固术（APC）、热探头、微波等方法，止血效果可靠，但需要一定的设备与技术经验。机械止血主要采用各种止血夹，尤其适用于活动性出血，但对某些部位的病灶难以操作。

4. 球囊压迫止血治疗

主要用于不能控制的上消化道出血，通过三腔二囊管机械压迫食管和胃内的曲张静脉而起到止血目的，但目前儿科使用经验有限。

5. 手术治疗

适用于积极内科治疗及内镜治疗失败者，或者紧急情况下不能控制的大出血患儿，可根据患儿不同的病因及出血部位选择不同的手术方式。

（三）下消化道出血的治疗

儿童下消化道出血病因复杂，慢性隐性出血居多，因此慢性少量出血主要是针对原发病因治疗。

1. 药物治疗

垂体后叶素可使内脏小血管收缩，减少下消化道出血，控制下消化道出血的有效率可达 90% 左右，具体剂量同上消化道出血，出血停止后可维持 12 小时。

2. 内镜治疗

内镜可在能到达的部位进行局部喷药或注射治疗，也可行电凝、激光或微波等治疗。有具体病因者可在内镜下行相关治疗，如肠息肉采用高频电凝圈套切除术、电凝电灼术、活检钳咬除术等。

3. 手术治疗

经内科治疗无效者应及时调整为手术治疗。手术治疗不仅可以止血，还能将大多数导致出血的原发病灶切除，达到根治的目的。

（四）急性出血治疗效果评估

判断活动性出血有无停止，对决定治疗措施非常重要。主要判断标准是症状好转、脉搏及血压稳定、尿量足够。出现以下情况提示有活动性出血：①呕血或黑便次数增多，伴有肠鸣音活跃（血液有导泻作用）；②胃管中可抽出较多新鲜血液；③经快速输血输液治疗，周围循环衰竭表现未明显改善，或再次恶化；④实验室检查提示红细胞计数、血红蛋白、红细胞压积持续下降，网织红细胞计数持续升高；⑤即使充分补液，尿量足够，血尿素氮仍持续升高。

如果内镜下诊断为溃疡导致出血，可根据溃疡基底特征判断患儿发生再次出血的风险，用改良的 Forrest 分级来预测再发风险，见表 4-3。

表 4-3 改良的 Forrest 分级

Forrset 分级	溃疡病变	再出血概率（%）
Ⅰa	喷射样出血	55
Ⅰb	活动性渗出	55
Ⅱa	血管裸露	43
Ⅱb	附着血凝块	22
Ⅱc	黑色基底	10
Ⅲ	基底洁净	5

（金忠芹　苏州大学附属儿童医院）

参考文献

1. OWENSBY S，TAYLOR K，WILKINS T. Diagnosis and management of upper gastrointestinal bleeding in children. J Am Board Fam Med，2015，28（1）：134-145.

2. 陈洁，许春娣，黄志华 . 儿童胃肠肝胆胰疾病 . 北京：中国医药科技出版社，2006：95.

3. MAMULA M D，KAMATH B M，LIACOURAS C A.Management of acute upper gastrointestinal bleeding.Techn Gastrointest Endosc，2002，4（2）：181-187.

4. CLEVELAND K，AHMAD N，BISHOP P，et al. Upper gastrointestinal bleeding in children：an 11-year retrospective endoscopic investigation. World J Pediatr，2012，8（2）：123-128.

第六节　小儿腹泻病

【概述】

小儿腹泻病是由不同病因引起的儿科常见疾病，发病率高，3 岁以下婴幼儿尤其多见。临床主要表现为大便次数增多和（或）大便性状改变，可伴有发热、呕吐、腹胀、腹痛，严重者可出现水、电解质、酸碱平衡紊乱和全身中毒症状，甚至死亡。

【病因】

引起小儿腹泻病的病因分为感染性及非感染性因素。

（1）感染因素：肠道内感染可由病毒、细菌、真菌、寄生虫引起，以病毒和细菌感染多见，寒冷季节的婴幼儿急性腹泻病80%由病毒感染引起。随着卫生条件改善，细菌感染明显减少。

（2）非感染因素：喂养不当、食物过敏、原发性或继发性双糖酶缺乏或活性降低、气候骤然变化、腹部受凉均可导致腹泻。

【临床表现】

不同病因引起的腹泻临床表现各具特点。按腹泻持续时间分为：急性腹泻，病程2周内；迁延性腹泻，病程2周至2个月；慢性腹泻，病程超过2个月。国外学者将2周以上的腹泻统称为慢性腹泻或难治性腹泻。

1. 急性腹泻

（1）病情分型：轻型：精神尚好，大便稀薄，量不多，每日少于10次，偶有呕吐，脱水不明显。中型：腹泻伴呕吐，轻中度脱水，或伴有轻度中毒症状。重型：胃肠道症状严重，大便每日10余次至数十次，伴有重度脱水或有明显中毒症状（烦躁、精神萎靡、嗜睡、面色苍白、体温不升、白细胞计数明显升高）。

（2）脱水：一般根据前囟、眼窝的凹陷与否、皮肤弹性、循环情况和尿量等临床表现综合分析判断，将脱水程度分为3度（表4-4）：①轻度脱水：表示体重下降3%～5%或相当于体液丢失30～50 mL/kg。中度脱水：表示体重下降5%～10%或相当于体液丢失50～100 mL/kg。重度脱水：表示体重下降10%以上或相当于体液丢失100～120 mL/kg。②脱水的性质：常常反映了水和电解质的相对丢失量，临床常根据血清钠及血浆渗透压水平对其进行评估。低渗性脱水时血清钠低于130 mmol/L；等渗性脱水时血清钠在130～150 mmol/L；高渗性脱水时血清钠大于150 mmol/L。但在某些情况下，如糖尿病患者存在酮症酸中毒时因血糖过高或应用甘露醇，血浆渗透压异常增高，此时的高渗性脱水也可发生在血清钠低于150 mmol/L。临床上以等渗性脱水最为常见，其次为低渗性脱水，高渗性脱水少见。

表4-4 脱水的症状和体征

	轻度（体重的3%～5%）	中度（体重的5%～10%）	重度（>体重的10%）
心率增快	无	有	有
脉搏	可触及	可触及（减弱）	明显减弱
血压	正常	体位性低血压	低血压
皮肤灌注	正常	正常	减少，出现花纹
皮肤弹性	正常	轻度降低	降低

续表

	轻度（体重的 3% ～ 5%）	中度（体重的 5% ～ 10%）	重度（＞体重的 10%）
前囟	正常	轻度凹陷	凹陷
黏膜	湿润	干燥	非常干燥
眼泪	有	有或无	无
呼吸	正常	深，也可快	深和快
尿量	正常	少尿	无尿或严重少尿

（3）酸中毒：表现为精神萎靡、嗜睡，口唇樱红，呼吸深长，严重者意识不清。

（4）低血钾：表现为精神萎靡，肌张力减低，心音低钝，肠鸣音减低或消失，腹胀、膝反射迟钝或消失。心电图见 ST 段下移，T 波压低、平坦、双相、倒置，U 波，P-R 间期和 Q-T 间期延长。

（5）几种常见类型腹泻的临床特点：①轮状病毒肠炎：好发于秋冬季，呈散发或小流行，通过粪—口途径及呼吸道传播。多见于 6 ～ 24 个月婴幼儿，起病急，常伴发热和上呼吸道感染症状，病初 1 ～ 2 天呕吐，随后腹泻。大便次数及水分多，呈黄色水样或蛋花汤样便，常并发脱水、酸中毒及电解质紊乱，还可出现无热惊厥、心肌损害、肺部炎症、肝脏损害等其他脏器损害。本病为自限性疾病，一般病程 3 ～ 8 天，少数较长。粪便常规检查多正常，偶有少量白细胞。②诺如病毒肠炎：暴发高峰多见于寒冷季节（第 1 年 11 月至第 2 年 2 月）。集体机构急性暴发性胃肠炎多由此病毒引起。急性起病，首发症状多为阵发性腹痛、恶心、呕吐和腹泻，全身症状有畏寒、发热、头痛、乏力和肌痛等。吐泻频繁者可发生脱水及酸中毒、电解质紊乱。本病为自限性疾病，一般持续 12 ～ 72 小时，粪便及血常规检查一般无特殊发现。③侵袭性细菌引起的肠炎：多见于夏季。一般表现为急性起病，腹泻频繁，大便呈黏液状，带脓血，有腥臭味，常伴恶心、呕吐、腹痛和里急后重，可出现严重的中毒症状，如高热、意识改变，甚至感染性休克。大便镜检有大量白细胞及数量不等的红细胞。粪便细菌培养可找到相应的致病菌。④抗生素相关性腹泻：A. 金黄色葡萄球菌肠炎：多继发于使用大量抗生素后，病程和症状常与菌群失调的程度有关，表现为发热、呕吐、腹泻、不同程度的中毒症状、脱水和电解质紊乱，甚至休克。典型大便为暗绿色，量多带黏液，少数为血便。B. 伪膜性肠炎：轻症大便每日数次，停用抗生素后很快痊愈。重症腹泻频繁，呈黄绿色水样便，可有假膜排出，可出现脱水、电解质紊乱和酸中毒，可伴有腹痛、腹胀和全身中毒症状，甚至发生休克。C. 真菌性肠炎：2 岁以下婴儿多见。病程迁延，常伴鹅口疮。大便次数增多，黄色稀便，泡沫较多，带黏液，有时可见豆腐渣样细块。

2.迁延性和慢性腹泻

病因复杂，感染、食物过敏、酶缺乏、免疫缺陷、药物因素、先天性畸形均可引起。最常见为急性腹泻治疗不当、治疗不彻底引起。持续腹泻可导致营养不良，营养不良也可导致腹泻迁延不愈，二者互为因果，恶性循环，最终导致多脏器功能异常。

【诊断和鉴别诊断】

根据临床表现和大便性状可做出临床诊断，还必须判断有无脱水（程度和性质）、电解质紊乱和酸碱失衡。从临床诊断和治疗角度，可先根据大便常规有无白细胞将腹泻分为两组。

1.大便无或偶见白细胞

由侵袭性细菌以外因素引起的腹泻，多为水样腹泻，有时伴脱水。除病毒、非侵袭性细菌感染外，还需考虑以下因素。

（1）母乳性腹泻：多见于6个月以内婴儿，外观虚胖，常有湿疹，生后不久开始腹泻，除大便次数多外，无其他症状，食欲好，不影响生长发育，是乳糖不耐受的特殊形式，添加辅食后大便逐渐正常。

（2）食物过敏：进食某种食物后很快出现腹泻，回避该类食物后腹泻很快好转。

（3）小肠吸收功能障碍性疾病：如双糖酶缺乏、食物过敏、失氯性腹泻等，可根据具体情况进行粪便酸度检测、还原糖检测、过敏原检测、食物回避—激发试验等进行鉴别。

2.大便较多白细胞

常由各种侵袭性细菌感染所致，临床难以鉴别，必要时可行大便细菌培养等检测协助诊断。需与以下疾病鉴别。

（1）细菌性痢疾：常有明确流行病学史和可疑不洁饮食史，起病急，大便次数多，每次量少，便前腹痛，便后缓解，脓血便伴里急后重，部分病例病情危重，大便镜检可见较多白细胞、红细胞和吞噬细胞，大便培养可明确诊断。卫生条件改善，该病发病率明显下降。随着冰箱、冰柜的普遍使用，沙门氏菌肠炎发病率近年来有上升趋势。临床上可根据大便培养与细菌性痢疾鉴别。

（2）坏死性肠炎：腹痛、腹胀、频繁呕吐、高热，大便暗红色糊状便或赤豆汤样大便，中毒症状重，常伴休克。腹部X线片见小肠局限性充气扩张、肠间隙增宽、肠壁积气等。

（3）食物过敏相关性直肠结肠炎：发病年龄在2月龄左右母乳喂养或混合喂养婴儿，轻度腹泻，粪便带血（多为血丝），一般状况良好，无全身其他脏器受累，粪便常规可见红细胞增多，隐血阳性，可见白细胞。

【治疗】

治疗原则：预防和纠正脱水，调整饮食，合理用药，加强护理，防治并发症。对于急性腹泻病情危重、治疗效果不佳、迁延性慢性腹泻病因不明者，建议转诊至专科医院进一步诊治。

（一）急性腹泻治疗

1. 液体疗法

（1）预防脱水：腹泻一开始，就应口服足量液体预防脱水。WHO 推荐用低渗 ORS 预防脱水。每次稀便后，补充一定量的低渗液体，< 6 个月者 50 mL/ 次；6 个月～2 岁者 50 ～ 100 mL/ 次；2 ～ 10 岁者 150 mL/ 次；10 岁以上能喝多少就给多少，直至腹泻停止。

（2）纠正脱水：①口服补液：可纠正轻中度脱水，大多可通过应用低渗 ORS 补充累积损失量，轻度脱水给予 50 mL/kg，中度脱水 50 ～ 100 mL/kg，少量多次口服，4 ～ 6 小时服完。注意以下情况不宜口服补液：严重呕吐、腹胀、休克、心肾功能不全、其他严重并发症等。②静脉补液：适用于重度脱水及中度脱水不能口服补液者。补液总量包括累积损失量、继续损失量、生理需要量。累积损失量：中度脱水 50 ～ 100 mL/kg，重度脱水 100 ～ 120 mL/kg。等渗、低渗和高渗性脱水分别用 1/2、2/3 和 1/3 张含钠液，无法判断时先用 1/2 张含钠液。重度脱水合并周围循环障碍，用 2∶1 等张含钠液（2 份生理盐水 +1 份 1.4% 碳酸氢钠液）20 mL/kg 于 30 ～ 60 min 内快速静脉滴注或缓慢推注以扩容。扩容后根据脱水性质选用前述不同溶液继续补充，但需扣除扩容量。

继续丢失量和生理需要量能口服则口服，不能口服、频繁呕吐、腹胀者，继续静脉补液，于 12 ～ 16 h 内补完，每小时约为 5 mL/kg。

（3）纠正酸中毒：轻、中度酸中毒无须另行纠正。一般主张当血气分析的 pH 值 < 7.3 时用碱性溶液，所需 5% 碳酸氢钠量（mL）=BE×体重（kg）/2，先给计算量的半量，需稀释为 1.4% 溶液静脉输入。

（4）补钾：一般补钾 3 mmol/（kg·d），严重低钾可给予 4 ～ 6 mmol/（kg·d），补钾前 6 h 必须有尿，浓度常为 0.15% ～ 0.3%，切勿超过 0.3%，一般补钾 4 ～ 6 日，能口服尽量口服。

（5）钙和镁的补充：一般无须常规服用钙剂，合并营养不良、佝偻病患儿需尽早补钙。输液过程中出现抽搐，可给予 10% 葡萄糖酸钙 5 ～ 10 mL，用 5% ～ 10% 葡萄糖液 20 mL 稀释后静脉滴注，必要时重复使用，避免外渗。个别抽搐患儿用钙剂无效，需考虑低血镁可能。血镁检测证实者可予 25% 硫酸镁，每次 0.2 mL/kg，每天 2 ～ 3 次，深部肌注，症状消失停药。

2. 饮食治疗

母乳喂养儿应继续母乳喂养，暂停添加新的辅食，可增加喂乳次数和缩短每次时间，少量多次喂哺。6月龄以下人工喂养儿，继续配方奶喂养，如出现乳糖不耐受，可暂予去乳糖或低乳糖配方奶喂养2周后逐渐恢复原来配方。6月龄以上人工喂养儿，继续喂养有营养和易消化的日常食物，少量多次，避免含粗纤维的蔬菜、水果和高糖食物。

3. 病因治疗

（1）感染性腹泻：针对病原进行治疗。病毒感染一般无须使用抗病毒药物。细菌感染可选用口服抗菌药物，不能口服者静脉用药。选用哪种抗菌药物，因各地抗菌药物耐药情况不同，可根据粪便培养结果和药敏结果以及患儿临床情况进行选择。由于第三代头孢菌素及氧头孢烯类对革兰阴性杆菌普遍敏感，大便培养结果未出来前，建议使用。

（2）非感染性腹泻：如乳糖不耐受，予低乳糖或去乳糖配方奶粉；如牛奶蛋白过敏，予深度水解或氨基酸配方奶粉；如症状性腹泻，治疗原发病。

4. 对症治疗

（1）益生菌：对治疗儿童急性感染性腹泻有效，尤其是对病毒感染导致的水样腹泻具有显著疗效。欧洲指南强烈推荐鼠李糖菌、布拉氏酵母菌作为辅助治疗手段，其能有效减少腹泻患儿症状持续时间。其他常用益生菌还有双歧杆菌、嗜酸乳杆菌、酪酸梭状芽孢杆菌等制剂。

（2）肠黏膜保护剂：蒙脱石，1岁以内，每日3 g；1～2岁，每日3～6 g；2～3岁，每次6～9 g；3岁以上，每日9 g，每日分3次。1袋需溶于50 mL液体中口服。首剂可加倍。

（3）抗分泌药：消旋卡多曲可以通过加强内源性脑啡肽来抑制肠道水、电解质的分泌，能明显缩短急性水样腹泻患儿的病程，在最初24 h内能明显地控制腹泻症状。因此推荐消旋卡多曲用于2月龄以上儿童急性腹泻的治疗。

（4）止泻剂：不推荐使用止泻剂，如洛哌丁醇，因其抑制胃肠动力的作用，增加细菌繁殖和毒素的吸收，对于感染性腹泻有时是很危险的。

（5）补锌治疗：由于急性腹泻时大便丢失锌增加、负锌平衡、组织锌减少，WHO指南推荐使用锌制剂，有利于缩短腹泻病程、减轻病情，并预防以后2～3个月发生腹泻。我国指南推荐急性感染性腹泻患儿进食后即予补锌治疗，每天补充元素锌20 mg（＞6个月），6个月以下婴儿每天10 mg，疗程为10～14天。

（二）迁延性和慢性腹泻

常伴有营养不良和其他并发症，病情复杂，必须采取综合治疗措施。积极寻找病因，针对病因进行治疗，切忌滥用抗生素。

（1）调整饮食：坚持母乳喂养。人工喂养儿调整饮食，保证足够热量。双糖不耐受减少饮食中双糖含量，如最常见的乳糖不耐受，采取低乳糖或去乳糖配方奶喂养。过敏性腹泻应回避可疑过敏食物，如牛奶蛋白过敏可采取游离氨基酸或深度水解配方奶粉喂养。慢性腹泻肠黏膜受损伤患儿需采用要素饮食（由氨基酸、葡萄糖、中链脂肪酸、多种维生素和微量元素组合而成），可促进肠黏膜修复，但使用量和浓度需根据患儿临床状态而定。

（2）静脉营养：少数口服营养物质不能耐受的患儿可短期采用静脉高营养，好转后改口服。

（3）药物治疗：抗生素只在粪便培养出具体细菌时根据药物敏感试验选用。补充微量元素和维生素，有助于肠黏膜修复。应用微生态制剂、肠黏膜保护剂可恢复肠道微生态屏障和黏膜屏障。

（4）中医中药：中药、推拿、捏脊等对部分慢性腹泻有较好的疗效。

【预防】

（1）合理喂养，提倡母乳喂养，添加辅食时应逐步增加，适时断奶。人工喂养者应根据具体情况选择合适的代乳品。

（2）注意个人卫生和环境卫生，注意乳品的保存和奶具、食具、便器、玩具等的定期消毒。

（3）集体机构如有腹泻病流行，应积极治疗，做好消毒隔离工作，防止交叉感染。

（4）合理应用抗生素，对于即使没有消化道症状的婴幼儿，在因败血症、肺炎等肠道外感染必须使用抗生素特别是广谱抗生素时，亦应加用微生态制剂，防止由于肠道菌群失调所致的难治性腹泻。

（5）轮状病毒肠炎流行甚广，接种疫苗为理想的预防方法，口服疫苗国内外已有应用，但持久性尚待研究。诺如病毒疫苗正在研制中。几种常见的细菌性肠炎的疫苗，除伤寒和霍乱疫苗已用于临床，其他尚在研制过程中。

（林　琼　南京医科大学附属无锡儿童医院）

参考文献

1. 王卫平，孙锟，常立文 . 儿科学 . 9 版 . 北京：人民卫生出版社，2018.

2. 中华医学会儿科学分会消化学组，《中华儿科杂志》编辑委员会 . 中国儿童急性感染性腹泻病临床实践指南 . 中华儿科杂志，2016，54（7）：483-488.

3. 吴寒，冉丹，张振玉 . 成人和儿童艰难梭菌感染临床实践指南：2017 年美国传染病学会和美国医疗保健流行病学会更新版 . 中国感染与化疗杂志，2019，19（2）：224-229.

4. 龚四堂．提高对儿童急性感染性腹泻病的认识．中华儿科杂志，2016，54（7）：481-482.

5. 张扬，全淑燕，曾力楠，等．全球现有儿童腹泻临床实践指南的循证评价．中国药房，2018，29（8）：1109-1116.

第七节　食物过敏相关胃肠道疾病

【概述】

食物过敏相关胃肠道疾病指食物过敏引起消化道黏膜损伤，是以消化道症状为主要临床表现的一类疾病。婴幼儿及儿童胃肠道免疫及非免疫功能均未发育成熟，故较成人易发生食物过敏反应。食物过敏在儿童中的发病率为 0.02% ～ 8%，因年龄、地区、过敏原而不同，60% 儿童食物过敏累及消化系统，严重者可导致生长发育迟缓、贫血和低蛋白血症。90% 以上过敏原源于牛奶、鸡蛋、花生、鱼类、坚果、豆类、谷类及贝壳类。牛奶蛋白过敏（cow's milk protein allergy，CMPA）最常见，其人群发病率为 2% ～ 7.5%，绝大多数为 1 岁以内的婴儿。随着年龄的增长，食物过敏发病率逐渐下降，大多数患儿在 2 ～ 3 岁后会对某些以前过敏的食物产生耐受，症状也随之消失。

【临床表现】

食物过敏相关胃肠道疾病主要临床表现为反流、呕吐、喂养困难、拒食、易激惹、腹痛、腹胀、腹泻、便秘、消化道出血等，可合并脱水、电解质紊乱、肠道蛋白丢失、贫血、生长发育迟缓等，严重者甚至危及生命。儿童食物过敏相关胃肠道疾病根据其免疫介导途径的不同分为 3 种类型，大多数是非 IgE 介导或混合介导。

1. IgE 介导的食物过敏性胃肠病

急性起病，进食某种食物后数分钟至 2 h 后，出现恶心、呕吐、腹胀、腹痛、腹泻等症状，通常伴随皮肤过敏和哮喘甚至过敏性休克的表现，包括口腔过敏综合征、严重过敏反应。

（1）口腔过敏综合征（oral allergy syndrome，OAS）：患儿进食几分钟或数小时后，口咽部（唇、舌、上颚）和咽喉部出现不适的感觉，如舌部麻木、运动不灵活、蚁走感、疼痛、肿胀、痒感、口唇肿胀等，少数出现严重过敏反应，一般 24 小时消退，不留痕迹。常见过敏原为水果和蔬菜。

（2）严重过敏反应：患儿进食食物后数分钟至 2 小时后，出现皮疹、咳嗽、气喘、呼吸困难及低血压，消化道症状较少，可有呕吐、腹痛、腹胀、腹泻等。常见过敏原为鸡蛋、牛奶、花生、坚果、胶乳、水果等。

2. 非 IgE 途径介导的食物过敏性胃肠病

进食后数小时或数天出现症状，以皮肤和消化道症状多见；发病机制不明确，不易诊断，食物回避、食物激发试验阳性有助于诊断；主要相关过敏食物有牛奶、鸡蛋、大豆、小麦。主要表现为腹泻者有食物蛋白介导的直肠结肠炎、食物蛋白介导的小肠结肠炎综合征、食物蛋白介导的肠病、麦胶样肠病，还可有其他表现如婴儿胃食管反流、婴儿排便困难、婴儿腹绞痛等。主要包括以下几种疾病。

（1）食物蛋白诱导小肠结肠炎综合征（food protein-induced enterocolitis syndrome，FPIES）：首次发作常在 2 岁以内，腹泻常伴呕吐，大便呈水样便或稀便，病变累及结肠时可出现血便，不伴皮肤或呼吸道症状，不伴发热或低体温。回避过敏食物，症状缓解，重新引入过敏食物，症状出现。常急性起病，腹泻出现在摄入食物后 2～6 小时，严重病例可出现脱水、低血压、嗜睡、苍白、肌张力低下甚至休克。少数可表现为慢性腹泻、呕吐、易激惹、腹胀、吸收障碍、生长发育迟缓、低蛋白血症等。主要过敏食物有牛奶、鸡蛋、大豆等。

（2）食物蛋白诱导的直肠结肠炎（food protein-induced proctocolitis syndrome，FPIPS）：可在生后第 1 周甚至几小时内发病，2 月龄左右最多见，一般生后 6 个月内发病，是新生儿及婴儿期最多见的食物过敏性腹泻。主要临床表现为轻度腹泻，伴反复粪便带血丝、黏液。患儿一般状态好，无体重减轻，常伴有湿疹。常见过敏原为豆类、鱼、鸡蛋、小麦、牛奶蛋白，60% 为母乳喂养儿。

（3）食物蛋白诱导的肠病（food protein-induced enteropathy，FPIE）：表现为慢性腹泻、呕吐、生长迟缓，继而引起蛋白丢失性肠病，伴继发性低蛋白血症、水肿、吸收不良等。最常见的过敏原为牛奶、大豆、鸡蛋、鱼、鸡和米等。

（4）乳糜泻（celiac disease）即慢性麸质过敏性肠病：过敏原为麸质醇溶性蛋白，2 岁以内表现为慢性腹泻、腹胀、厌食、肌肉萎缩、易激惹、生长发育迟缓等，1/3 患儿伴呕吐。儿童主要表现为皮肤疱疹样改变、青春期延迟、身材矮小、缺铁性贫血、骨质缺乏、自身免疫性疾病等肠外表现，部分患儿可出现爆发性水样便、腹胀、脱水、电解质紊乱甚至出现昏迷，即乳糜泻危象。

3. 混合介导的食物过敏性胃肠病

混合介导的食物过敏性胃肠病包括嗜酸细胞性食管炎和嗜酸细胞性胃肠炎，任何年龄均可发生。这类疾病常有外周血嗜酸细胞增多、嗜酸细胞浸润，常累及食管、胃或小肠的黏膜、肌层和（或）浆膜层。通常为多种食物过敏，如牛奶、鸡蛋、大豆、谷类及鱼类等。

（1）嗜酸细胞性食管炎（eosinophilic esophagitis，EOE）：临床表现非特异性，年长儿早期可出现反流、胃灼热、腹痛、呕吐、体重不增、吞咽困难、进食梗阻、食物嵌顿等，可并发食管狭窄、感染和食管穿孔；年幼儿常表现为喂养困难、哭吵、呕吐、生长发育迟缓等。

（2）嗜酸细胞性胃肠炎（eosinophilic gastroenteritis，EG）：是一种以胃肠道嗜酸细胞异常浸润为特征的比较少见的胃肠道疾病，食物过敏是其发病原因之一，可伴周围血中嗜酸细胞增高。根据嗜酸细胞浸润胃肠壁的深度，分为三型：黏膜病变型：占50%，表现为腹痛、腹泻、贫血、吸收不良、肠道蛋白丢失；肌层病变型：少见，表现为腹痛、腹胀、呕吐等幽门或肠道狭窄梗阻；浆膜病变型：罕见，表现为腹水、腹膜炎。一般以发作性腹痛为首发症状，常伴有腹胀，慢性经过，周期性发作，自行缓解，可伴有低热、生长发育迟缓、贫血、内分泌紊乱等。

【诊断】

1. 详细询问饮食史和过敏史

记录患儿饮食日记，母乳喂养的婴幼儿记录母亲饮食日记；明确食物过敏与消化道症状间的关系；评估症状轻重。

2. 食物过敏检测方法

（1）食物回避—口服激发试验：双盲安慰剂对照食物激发试验是诊断的金标准。通过回避可疑食物2～4周，症状缓解后，逐渐添加可疑食物激发症状出现，临床多采用开放性食物激发试验，适用于怀疑食物过敏，需要确定过敏的食物种类，需注意食物交叉过敏。口服激发试验存在一定风险，须在具有急救设备的医院内由专业人员实施。以下患儿忌口服激发试验：皮肤点刺试验强阳性、sIgE > 95% 阳性预测值、有其他慢性疾病、严重湿疹、中重度营养不良、畸形、先天性皮肤疾病。

（2）皮肤点刺试验：方便、简单、快速、重复性好、阳性率高，可以判断IgE介导的过敏反应，为免疫治疗和过敏原回避提供依据。该试验为体内试验，可能出现严重过敏反应，建议在有抢救设施的医院内在专科医生监督下进行。

（3）斑贴试验：对非IgE介导的特别是小麦导致的食物过敏有一定诊断价值。

（4）血清特异性IgE检测：可协助了解IgE介导的食物过敏的机体致敏情况，结果受年龄、过敏原、检测方法影响。检测阳性而无临床症状，考虑临床致敏状态，浓度越高，出现需要治疗的症状概率越大。

3. 实验室检查

（1）血常规：部分食物过敏患儿外周血嗜酸细胞升高。

（2）乳糜泻抗体检测：AGA、EMA、tTG 的 IgA 阳性，提示乳糜泻可能性大。

4. 内镜检查

（1）需要内镜检查和黏膜活检病理的情况：消化系统症状与摄入食物有关，但经过回避食物4周，症状无缓解。需要明确 FPIES、EOE、EG 和乳糜泻诊断，可根据病情需要进一步诊断和鉴别诊断。

（2）不需要内镜检查的情况：IgE 介导的食物过敏相关消化道疾病，如 OAS，根据明确食物暴露史，临床诊断容易。明确消化道症状与摄入某种食物有关，回避后症状明显好转，如 FPIES、FPIPS 等。

【治疗】

治疗原则：注重饮食管理，必要的药物治疗，监测生长发育营养状况，补充营养素。

1. 饮食管理

食物回避是食物过敏性胃肠道疾病的主要治疗手段。

（1）过敏原明确时，回避过敏原或用加热等方法处理过敏原致敏性。

（2）过敏原不明确时，采用短期限制食物的办法。2～4 周内限制患儿仅食用很少引起过敏的食物如大米、蔬菜、猪肉等。如限制食物后过敏症状消失，则循序渐进地引入单一食物，过敏食物则回避。

（3）WHO 推荐婴儿出生后 4～6 个月应坚持纯母乳喂养，哺乳期母亲回避高风险食物以预防过敏性疾病。不能保证母乳者则用蛋白水解配方乳。

（4）牛奶蛋白过敏的婴儿，回避牛奶蛋白是最佳方法，同时给予低敏配方替代治疗，以供生长所需能量和营养。不推荐其他动物奶作为牛奶蛋白过敏婴儿的代用品，6 月龄以下婴儿不推荐大豆配方粉。母乳喂养儿发生 CMPA，继续母乳喂养，母亲回避牛奶及制品至少 2 周；部分过敏性结肠炎儿童，母亲需要回避 4 周。如母亲回避后症状明显改善，母亲可逐渐加入牛奶，如症状未再次出现，则可恢复正常饮食；如症状再次出现，则母亲在哺乳期间均应回避牛奶及牛奶制品。配方奶喂养儿发生 CMPA，≤ 2 岁 CMPA 患儿回避含有牛奶蛋白成分的食物及配方，并予深度水解奶粉或氨基酸奶粉替代治疗。对于轻、中度 CMPA，《国际 MAP 指南》推荐深度水解配方替代治疗，替代治疗 6 个月或至患儿 9～12 月龄。＞ 2 岁 CMPA 患儿由于食物来源丰富，可满足生长发育需要，可进行无奶饮食。

2. 几种食物过敏相关消化道疾病的治疗

食物过敏相关胃肠道疾病的治疗首先是回避过敏食物，不同疾病过敏食物及临床症状不一，治疗也不完全一样，应根据患儿具体情况，采用个体化治疗方案。

（1）OAS：回避过敏食物或将过敏的蔬菜煮熟，水果去皮后食用，观察有无过敏症状出现。过敏症状严重时可以予西替利嗪等抗过敏药物治疗。

（2）严重过敏反应：回避过敏食物，如牛奶蛋白过敏则予氨基酸配方奶喂养。出现严重过敏反应时立即肾上腺素肌内注射，5～10 分钟可重复使用。具体用法：6 月龄～6 岁，0.15 mg（0.15 mL，1∶1000）；6～12 岁，0.3 mg（0.3 mL，1∶1000）；＞ 12 岁，0.5 mg，还可用抗组胺药、白三烯受体调节剂等抗过敏药物。

（3）FPIE、FPIES、FPIPS：回避过敏食物。牛奶过敏儿，如人工喂养，予深度水解配方奶或氨基酸配方奶喂养6个月或至患儿9～12月龄。母乳喂养儿，坚持母乳喂养，母亲回避牛奶蛋白和奶制品。如出现以下情况，需暂停母乳，改深度水解配方奶或氨基酸配方奶喂养：母亲饮食回避，但患儿症状无改善；患儿生长迟缓和其他营养缺乏；母亲饮食回避导致自身明显体重减轻和影响健康；母亲心理负担太重无法承受。FPIES患儿病情相对较重，注意补充水、电解质，保持内环境稳定。

（4）EOE、EG：明确过敏食物，进行饮食回避；过敏食物不明确，经验性回避常见过敏食物；牛奶蛋白过敏予氨基酸配方奶喂养。部分EOE患儿可局部应用糖皮质激素，无效全身应用。EG可口服泼尼松0.5～1 mg/（kg·d），2周见效后逐渐减量，维持2～4周，还可应用孟鲁司特或酮替芬等抗过敏药物治疗。抑酸制剂可改善胃肠道症状。

（5）乳糜泻：回避麦类食物，以高蛋白、高能量、低脂肪、无刺激、易消化的饮食为主。补充维生素A、B、C、D、K和叶酸。纠正水、电解质失衡，必要时输白蛋白或红细胞悬液。严重病例可口服或静脉应用糖皮质激素。

3. 其他治疗

（1）腹泻患儿，可予肠黏膜保护剂；湿疹明显予局部保湿、润肤和外用激素等。

（2）益生菌和益生元治疗：对过敏性疾病疗效尚不明确。

（3）免疫治疗：如抗IgE治疗、免疫治疗、中药治疗、细胞因子及抗细胞因子治疗等在食物过敏性胃肠道疾病患儿的临床应用中效果仍需要进一步研究。

4. 日常监测

食物过敏相关胃肠道疾病患儿，推广记饮食日记，定期测量体重，标在生长发育监测曲线上，发现体重增长缓慢或不增，应尽早专科医生就诊。

（林　琼　南京医科大学附属无锡儿童医院）

第八节　儿童功能性胃肠病

【概述】

功能性胃肠病（functional gastrointestinal disorders，FGIDs）常见于各年龄段儿童，主要表现为多种胃肠道症状，但无结构或生化异常，而诊断主要依靠以症状为基础的罗马诊断标准。近20年来，随着罗马诊断标准的不断更新，儿童FGIDs的特征描述得更为准确。罗马Ⅳ标准重新进行了定义，即FGIDs又称为脑—肠互动异常，强调其症状产生与动力紊乱、内脏高敏感性、黏膜和免疫功能改变、肠道菌群变化及中枢神经系统处理功能异常有关。不同年龄FGIDs的临床表现不一，主要基于个体发育阶段的不同，如生理上的、自主的、情感上及智力上的发育程度。出生第1年，新生儿和婴儿无法表达恶心、疼痛等症状。幼儿和学龄前期儿童不能区分情绪上还是身体上的不适。当儿童会倾诉疼痛时，疼痛为主的 FGIDs 的诊断才有可能。因此，临床医师主要依据其监护人的描述和解释，并通过医师的临床观察来鉴别婴幼儿健康与疾病。

【病因】

（1）儿童 FGIDs 病理生理机制较为复杂，与成人相似，大多尚未完全阐明。主要包括：遗传因素、早期家庭因素、精神心理因素、动力异常、内脏高敏感性、炎症、菌群紊乱、脑肠轴双向作用、应激和感染后、脑肠肽（包括神经肽和受体等）功能失调等。

（2）脑肠轴通过双向信息（通过血管活性肠肽、5 羟色胺等多种脑肠肽和调节因子完成传递）将胃肠道功能与中枢神经系统联系在一起：外在刺激与内在信息通过高级神经中枢影响胃肠道感觉、运动、分泌和炎症，反之胃肠道的信息也会通过高级神经中枢影响感觉、情绪和行为。

（3）功能性胃肠病以其特异症状及部位做分类：FGIDs 以症状为基础，特异症状（群）作为某种 FGIDs 的诊断依据，并按部位分类，既往诊断 FGIDs 要先排除器质性病变的观念已得到更新，目前诊断主要基于症状为基础的循证依据。在儿童 / 青少年罗马 IV 诊断标准中，已删除"没有器质性疾病的证据"的条件，而代之以"经过适当的医疗评估，患者的症状不能归因于其他的医学疾病"，使新的观念得到贯彻。这种变化允许临床医生有选择性地进行或不必进行临床检验也能诊断 FGIDs。

【诊断】

儿童和青少年 FGIDs 罗马 IV 标准以症状分类为基础，先根据年龄范围分为新生儿 / 幼儿（G 类）和儿童 / 青少年（H 类）两个大类，然后再根据症状的形式和部位进一步分类。

（1）新生儿和婴儿功能性疾病：包括婴儿反流、婴儿反刍综合征、周期性呕吐综合征、婴幼儿肠绞痛、功能性腹泻、婴幼儿排便困难、功能性便秘。

（2）儿童和青少年功能性疾病：功能性恶心和呕吐疾病包括反刍综合征、功能性恶心和功能性呕吐、周期性呕吐综合征、吞气症。功能性腹痛疾病包括功能性消化不良、肠易激综合征、腹型偏头痛、非特异性功能性腹痛。功能性排便障碍包括功能性便秘、非潴留性大便失禁。

罗马 III 对于儿童和青少年 FGIDs 诊断标准强调"没有器质性疾病的证据"，这有可能促使对检查的过度关注。为了避免过度检查，增强可操作性，加上近十年来越来越多的证据支持基于症状的诊断，罗马 IV 删去了"不能用炎症、解剖、代谢或肿瘤性疾病解释患儿症状"，取而代之的是"经过适当医学评估，这些症状不能归因于其他疾病"。这个改变允许不管有无辅助检查，都可以做出 FGIDs 的肯定诊断，也有助于门诊及时识别 FGIDs。罗马 IV 同时指出 FGIDs 也能与其他导致胃肠症状的疾病（如炎性肠病）共病。

同样，不同分型的 FGIDs 也常能在一个患儿身上共病。

【儿童 FGIDs 分类及治疗】

（一）新生儿和婴幼儿功能性胃肠病

1. 婴儿反流

反流是指胃内容物的逆向运动，通常指胃食管反流，也常见于健康婴儿。婴儿反流是生后第 1 年最常见的 FGIDs。婴儿期，胃内容物易反流入食管、口腔和（或）鼻腔。诊断标准：3 周～ 12 月龄的婴儿必须满足以下 2 项条件：①每天反流 2 次或以上，持续 3 周或更长时间；②无恶心、呕血、误吸、呼吸暂停、生长迟缓、喂养或吞咽困难、姿态异常。

治疗：婴儿反流呈现自我完善的过程。因此，治疗目的是给予家长有效的解释，缓解症状，避免并发症的发生。减轻监护人对婴儿健康的担忧，有助于改善监护人与婴儿之间的互动关系。婴儿反流的管理并不需要医疗干预。

2. 反刍综合征

反刍是指胃内容物习惯性的反流入口腔，以达到自我消解的目的。除了婴幼儿反刍综合征，健康或神经系统受损的年长儿和成人均可发生反刍。诊断标准：必须满足以下所有条件，症状持续至少 2 个月：①腹肌、膈肌和舌肌的反复收缩。②胃内容物不费力反流，再从口腔吐出或者重新咀嚼后再次咽下。③满足以下 4 项中 3 项或以上：发病年龄为 3 ～ 8 月龄；按 GERD 和反流治疗均无效；不伴有痛苦的表情；睡眠时或与周围其他人交流时不发作。

治疗方法：充满感情的和有交流的养育方式可有效治疗婴幼儿反刍综合征。治疗目的在于帮助监护人去满足婴幼儿的生理和情感需求。

3. 周期性呕吐综合征

周期性呕吐综合征（CVS）是以固定性的、反复发作的、剧烈呕吐为特点的一组综合征，可持续数小时至数天，发作间期恢复至基础健康水平。由于缺乏对 CVS 有效的鉴别方法，从出现症状到确诊所需的时间为 1.1 ～ 3.4 年。诊断标准必须满足以下所有条件：① 6 个月内有 2 次或以上的剧烈的阵发性呕吐，伴或不伴干呕，每次持续数小时至数天；②每例患儿的发作呈模式化特征；③呕吐发作可相隔数周至数月，发作间期可以恢复到基础健康水平。CVS 的鉴别诊断包括具有相同症状的消化系统、神经系统、泌尿系统、代谢性疾病和内分泌系统等疾病。

治疗：CVS 的治疗目标是减少发作的频率及缓解发作的严重程度。赛庚啶或苯噻啶是 5 岁以下儿童预防性日常治疗的一线药物，阿米替林或普萘洛尔也可被应用于预防性治疗。

4. 婴儿绞痛

婴儿绞痛指 1 ～ 4 月龄婴儿出现的长期哭闹和难以安抚的一种行为综合征。诊断标准：以临床诊断为目的，必须满足下列所有条件：①症状起始和停止时婴儿必须 < 5 月龄；②无明显诱因下出现长时间的反复的哭闹、烦躁或易激惹，监护人难以阻止和安抚；③无生长迟缓、发热或疾病的证据。

治疗：治疗的目的并不是治愈绞痛，而是帮助监护人顺利度过婴儿发育过程中的这个阶段。

5. 功能性腹泻

功能性腹泻是指每日排 3 次或以上不成形便，无痛性，持续 4 周或以上，多见于婴儿期和学龄前期。诊断标准：必须满足以下所有条件：①每天无痛性排便 4 次或以上，为不成形便；②症状持续超过 4 周；③在 6 ～ 60 月龄时出现症状；④如果热量摄入充足，不会出现生长迟缓。

治疗：本病的治疗并不需要医学干预，但为了健康和均衡饮食，推荐评估患儿每天饮食中果汁和果糖的摄入量。此外，对监护人进行有效的安慰也很重要。日常的饮食和排便日记有助于安慰监护人，特殊的饮食并不会引起相应的症状。

6. 婴儿排便困难

排便困难的婴儿每次排便持续数分钟，伴尖叫、哭闹、因费力排便引起的面色发红或发青，这些症状通常持续 10 ～ 20 min，而每天可有数次排便。在大多数婴儿中，这些症状在出生后第 1 个月就开始出现，持续 3 ～ 4 周后可自行缓解。诊断标准：年龄小于 9 月龄的婴儿必须同时满足以下 2 项条件：①在排出软便或未能成功排便前处于紧张和哭闹状态至少持续 10 min；②无其他健康问题。

治疗：监护人需要注意婴儿排便时有无疼痛，有无需要进行医学干预的疾病。患儿需要学习在用力排便同时放松盆底肌肉。为了鼓励婴儿学习排便，应避免刺激直肠，因会产生不良的人工感觉体验或产生在排便前要等待一种刺激的感觉。婴儿排便困难并不需要轻泻剂治疗。

7. 功能性便秘

功能性便秘（FC）通常是由反复试图克制排便引起的，由于排便时的恐惧体验，患儿尽力避免排便。克制排便行为导致粪便潴留，造成结肠吸收更多的水分，使得大便干硬。在生后第 1 年，由于饮食结构的改变引起急性便秘，婴幼儿排出干硬粪便时可能会引起排便疼痛。婴幼儿 FC 的发生可能与排便训练有关。监护人给予过度的压力和（或）不恰当的排便方法，如定时的如厕训练而腿部又没有着力点，可能会造成粪便滞留。诊断标准：年龄＜ 4 岁的儿童至少符合以下 2 项条件，持续时间达 1 个月：①每周排便 ≤ 2 次；②大量粪便潴留史；③有排便疼痛和排便费力史；④排粗大粪便史；⑤直肠内存在有大量粪便团块。对于接受排便训练的儿童，以下条件也作为选项：①能控制排便后每周至少出现 1 次大便失禁；②粗大粪便曾堵塞抽水马桶。

治疗：早期干预可以改善婴儿的 FC 症状。症状持续时间越短，治疗成功的可能性越大。对监护人和儿童的健康教育是治疗的第一步。在儿童排便时觉得舒适和获得排便技能之前要确保无痛性的排便，这是有效维持治疗的关键。软化大便的维持治疗需要持续数月至数年。常用的非刺激性的轻泻剂如聚乙二醇、乳果糖可以缓慢软化粪便团块直至数天至数周后患儿主动排便。对于学龄前期儿童，行为治疗如对排便训练中顺利排便的患儿给予奖励通常是有帮助的。

（二）儿童和青少年功能性胃肠病

1. 功能性恶心和呕吐疾病

（1）功能性恶心诊断标准：诊断前至少 2 个月内必须符合以下所有条件：①以恶心为主要症状，每周至少发生 2 次，一般与进餐没有关系；②可不伴有呕吐；③经过适当评估，恶心症状无法用其他疾病来完全解释。

（2）功能性呕吐诊断标准：诊断前至少 2 个月内必须符合以下所有条件：①呕吐平均每周发生 1 次或 1 次以上；②不存在自行诱导的呕吐、进食障碍或反刍；③经过适当评估，呕吐症状不能用其他疾病来完全解释。

（3）治疗：对伴有明显心理疾病的患儿，应首先进行心理健康干预。认知行为疗法和催眠疗法已用于治疗由化疗导致的严重恶心。赛庚啶可用于伴有恶心的功能性消化不良患儿的治疗。胃电刺激已被用来治疗儿童顽固性消化不良（包括恶心），对不伴有胃轻瘫的患儿也是有效的。

2. 反刍综合征

诊断标准：诊断前至少 2 个月症状符合以下所有条件：①反复反胃并重新咀嚼或吐出食物：进食后不久发生或睡眠期间不发生；②反刍前无干呕；③经过适当评估，症状不能用其他疾病来完全解释，但要排除进食障碍。

治疗：深入了解反刍的动机和主动去克服反刍是取得治疗成功的关键，尽量避免不良习惯。一种新型的、跨学科的住院患儿治疗疗法，涉及儿童心理学、儿科胃肠病学、临床营养、儿童生活、娱乐治疗和按摩疗法等多个方面，已在青少年患儿中获得成功。

3. 吞气症

诊断标准：诊断前至少 2 个月内必须符合以下所有条件：①过度吞咽空气，白天由于胃肠道内气体的增加导致腹胀；②反复打嗝和（或）排气增加，经过评估，症状不能用其他疾病来完全解释。

治疗：主要采用对症处理，包括行为疗法、心理疗法和苯二氮卓类药物治疗。

4. 功能性腹痛性疾病（FAPD）

功能性腹痛（FAP）常指任何与腹痛相关的 FGID，如肠易激综合征（IBS）及功能性消化不良。

FAPD 诊断标准：诊断前至少 2 个月内符合以下 1 项或多项条件，且每个月至少 4 天是有症状的：①餐后饱胀；②早饱；③上腹疼痛或烧灼感，与排便无关；④经过适当评估，症状不能用其他疾病来完全解释。

亚型：①餐后不适综合征：餐后饱胀不适或早饱感，影响正常进食。②上腹痛综合征：必须包括以下所有条件：A. 严重上腹疼痛或烧灼感，影响日常生活；B. 疼痛非全腹，局限于腹部其他部位或胸肋部区域；C. 排便或排气后不能缓解。

治疗：应避免引起症状加重的食物（如含咖啡因、辛辣、多脂肪的食物）和非甾体类抗炎药。对能加重症状的心理因素应加以疏导。对以疼痛为主要症状的患儿，可用组胺受体拮抗剂和 PPI 来抑酸。

5. 肠易激综合征

诊断标准：诊断前至少 2 个月必须符合以下所有条件：①每个月至少有 4 天出现腹痛，且符合以下至少 1 项：A. 与排便相关；B. 发作时伴有排便频率改变，C. 发作时伴有大便性状改变；②伴有便秘的儿童，疼痛不会随着便秘的好转而缓解（如疼痛缓解则为 FC，而不是 IBS）；③经过适当评估，症状不能用其他疾病来完全解释。

治疗：有数据支持益生菌的应用。一个小样本的儿童前瞻性、双盲试验报道了薄荷油在降低疼痛程度方面所取得的疗效。

6. 腹型偏头痛

诊断标准：诊断前至少 6 个月内有 2 次腹痛发作，且符合以下所有条件：①持续 1 小时或更长时间的突发急性脐周、中线或弥漫性剧烈腹痛（最严重和最痛苦的症状）；②发作间隔数周至数月；③疼痛难以忍受，影响正常活动；④患儿有特定的发病模式和症状；⑤疼痛可伴随以下 2 种或多种症状：厌食、恶心、呕吐、头痛、畏光、面色苍白；⑥经过适当评估，症状不能用其他疾病来完全解释。

治疗：治疗方案是由腹型偏头痛发作的频率、严重程度和对儿童和家庭日常生活的影响决定的。预防用药物如阿米替林、普萘洛尔和赛庚啶已经取得较好疗效。

7. 功能性排便障碍

功能性便秘诊断标准：便秘每周至少发生 1 次，时间持续 1 个月以上，且符合以下 2 项或多项条件，但 IBS 的诊断依据不足：① 4 岁以上儿童每周在厕所排便 ≤ 2 次；②每周至少出现 1 次大便失禁；③有粪潴留或过度克制排便病史；④有排便疼痛或困难的病史；⑤直肠内存在大粪块；⑥粗大粪块曾堵塞抽水马桶。经过适当评估，症状不能用其他疾病来完全解释。治疗：教育和药物治疗同样重要，包括辅导家长正确认识克制排便行为的后果和使用行为疗法进行干预，如定时如厕、用日记来记录排便和建立成功排便后的奖励措施。建议摄入正常量的纤维和液体。药物治疗包括 2 个步骤：对粪便嵌塞患儿进行直肠给药或口服给药以达到通便目的，并使用各种药物进行维持治疗，以防止粪便再次嵌塞。聚乙二醇是儿童便秘的一线治疗药物。

非潴留性大便失禁（NFI）：诊断标准：4 岁以上的儿童症状至少持续 1 个月且必须包括以下所有条件：①在公共场所不适当的排便；②没有粪便潴留的证据；③经过适当评估，大便失禁不能用其他疾病来解释。治疗：家长需要了解心理障碍、学习困难和行为问题通常是促成排便异常的重要因素。性虐待受害者必须被识别并进行适当的咨询。管理 NFI 最成功的方法是行为疗法。在奖励制度下定期进行如厕训练和减少如厕恐惧有助于降低痛苦、恢复正常的排便习惯并重新建立自尊。

（刘志峰　南京医科大学附属儿童医院）

参考文献

1. BENNINGA M A, FAURE C, HYMAN P E, et al. Childhood Functional Gastrointestinal Disorders：Neonate/Toddler. Gastroenterology，2016：S0016-5085（16）00182-7.

2. HYAMS J S, DI LORENZO C, SAPS M, et al. Functional Disorders：Children and Adolescents. Gastroenterology，2016：S0016-5085（16）00181-5.

第九节　婴儿胆汁瘀积性肝病

【概述】

婴儿胆汁瘀积性肝病是指婴儿期（包括新生期）由各种原因引起的肝细胞毛细胆管胆汁形成减少或胆汁流出障碍，使正常通过胆汁排泄的物质（胆红素、胆汁酸、胆固醇等）在肝细胞内和毛细胆管、胆管瘀积，导致血结合胆红素升高，临床表现为病理性黄疸、肝大和（或）质地改变，肝功能异常。

现欧美儿科学会和胃肠肝脏营养学会共同制定胆汁瘀积指南，强调结合胆红素＞17 μmol/L 时应进行胆汁瘀积的评估。因为高结合胆红素血症是胆汁瘀积血生化的主要突出表现，所以临床上将高结合胆红素血症与胆汁瘀积互用。

婴儿胆汁性瘀积性肝病可根据临床表现及实验室检查分为轻型和重型 2 种类型。轻型：临床黄疸较轻，无出血倾向，血总蛋白、清蛋白值及凝血全套正常。重型病例表现：黄疸重，进展快；明显出血倾向，凝血酶原时间显著延长及凝血酶原活动度小于 40% 或更低；腹胀、腹水；难治性并发症（严重感染、电解质紊乱及酸碱平衡失调、消化道大出血、重度营养不良持续性严重低血糖、高氨血症）；肝性脑病，在临床工作中，有时很难在早期识别脑病，但一经识别即已成病程的晚期；多器官衰竭；有一种或数种高危因素（早产、宫内窒息、肠闭锁、重度营养不良、坏死性小肠结肠炎等）。因此，只要有进行性黄疸、严重肝损害、低蛋白血症、腹水、脑病和不能纠正的出血即可诊断为危重病例。

【病因】

（1）感染：巨细胞病毒、风疹病毒、呼吸道肠道病毒、腺病毒、柯萨奇病毒、人类疱疹病毒-6、水痘带状疱疹病毒、单纯疱疹病毒、微小病毒B19、肝炎病毒（A、B、C、D、E）、人类免疫缺陷病毒（HIV）。细菌感染：脓毒症、泌尿系统感染、梅毒、李斯特杆菌、结核病。寄生虫感染：弓形虫病、疟疾。

（2）解剖学异常：胆管异常、胆道闭锁、胆总管的囊肿、先天性肝内胆管发育不良征、无症状性胆管缺乏、胆汁浓缩综合征、长罗利病、胆总管结石、新生儿硬化性胆管炎、自发性胆总管穿孔。

（3）代谢性疾病：Citrin蛋白缺陷所致新生儿肝内胆汁瘀积症（NICCD）、α1-抗胰蛋白酶缺乏症、半乳糖血症、糖原累积病IV、囊性纤维化、血色沉着病、酪氨酸血症、精氨酸酶缺乏症、肝脑肾综合征、杜宾-约翰逊综合征、Rotor综合征、遗传性果糖血症、尼曼病、戈谢病、胆汁酸合成障碍、进行性家族性肝内胆汁瘀积症、北美印第安家族性胆汁瘀积、Aagenaes综合征、X-连锁肾上腺脑白质营养不良。

（4）内分泌疾病：甲状腺功能减退症、垂体功能减退症。

（5）染色体病：特纳综合征、18-三体综合征、21-三体综合征、13-三倍体、猫眼综合征。

（6）毒素：肠外营养、药物、胎儿乙醇综合征。

（7）心血管：布加综合征、新生儿窒息、充血性心力衰竭。

（8）肿瘤性：新生儿白血病、组织细胞增生症X、神经母细胞瘤、肝母细胞瘤、噬红细胞淋巴组织细胞增生症。

（9）其他：新生儿红斑狼疮、肝硬化。

以上这些病因中，在我国应优先考虑胆道闭锁、感染及遗传代谢性肝病。

【诊断】

1. 病史采集

病史包括黄疸发生的时间及黄疸的演变（黄疸出现后持续、消退、增加或消退后又复升）、黄疸伴随症状（有无发热、恶心呕吐、食欲缺乏、皮疹等）、妊娠史、喂养史、生长发育史、用药史及家族史等；认真体格检查，注意黄疸程度、神志、有无皮疹及抓痕、皮肤出血点及瘀斑、有无特殊面容、心脏杂音、肝脾肿大及质地；注意观察每日粪便颜色（黄、浅黄、陶土色）；对外院已进行的化验结果及相关治疗效果进行分析。

2. 相关检查（在病史及体检完成后可进行下列诊断方法）

①血生化、血气分析、血氨、凝血常规及血尿遗传代谢病筛查；②病原学（血 CMV-IgM、CMV-IgG、尿 CMV 快速培养等）；③肝胆超声检查：观察有无胆囊，若有胆囊，观察进食前后胆囊大小变化，肝门处有无纤维块，有无胆总管囊肿等；④核素肝胆显像：评估肝摄取和排泄功能，注意肠内有无放射性物质；⑤磁共振胆管成像：观察有无胆囊，胆总管、肝总管有无成像；⑥肝穿刺行肝脏病理学组织学检查：评估有无胆管增生及门脉纤维化；⑦动态十二指肠引流液分析有无胆汁成分。

手术行术中胆管造影诊断是胆道闭锁的可靠依据，如随访黄疸消退或通过相关基因检查明确具体病因，可诊断为具体的疾病名称，如 Citrin 蛋白缺陷症、酪氨酸血症、家族性进行性肝内胆汁淤积症等。

3. 诊断要点

婴儿胆汁淤积性肝病是婴儿时期最常见的肝胆疾病，病因甚多，预后悬殊。因此，早期鉴别诊断和针对不同病因的治疗，对预后具有重要的意义。

【鉴别诊断】

1. 胆道闭锁与肝内胆汁淤积性肝病的鉴别

胆道闭锁与婴儿肝内胆汁淤积症的早期鉴别诊断十分重要。但由于两者均具有下列特点黄疸均发生在新生儿期或婴儿期；具有相同症状与体征（黄疸、肝大、粪便颜色改变）；具有相同的血生化指标如胆红素、γ-GT、胆汁酸等增高；具有相似的病因：如 CMV 感染既可引起肝内胆汁淤积又可导致胆道闭锁，故临床上两者的鉴别诊断困难。通常认为婴儿胆汁淤积性肝病的手术探查及胆管造影指征为黄疸持续不退，大便白色或浅黄色超过 2 周，肝脏质地改变；血 γ-GT ≥ 300 IU/L、动态十二指肠引流液无胆汁成分；B 超提示存在肝门纤维块、无胆囊或有胆囊时胆囊收缩率 < 50%；核素肝胆无肠道显像；MRCP 无胆道成像；肝脏病理活检提示胆管增生为主及门脉纤维化形成。

手术探查指征：①黄疸持续不退；②粪便白色 ≥ 7 天；③动态十二指肠引流液无胆汁成分；④肝胆超声示肝门纤维块形成；⑤肝病理学检查为胆管增生、门脉纤维化。其中①②条加③～⑤条中任何 2 条即可行手术探查。

2. 肝内胆汁淤积性肝病的鉴别诊断

引起肝内胆汁淤积的病因甚多，包括宫内感染、遗传内分泌代谢疾病及各种遗传性胆汁淤积综合征。30% ～ 40% 病例病因不明。

凡有下列临床表现者应高度警惕遗传代谢性肝病：黄疸、肝大或脾大；不明原因的暴发性肝功能衰竭；黄疸伴有低血糖、血氨升高、代谢性酸中毒等；黄疸伴有反复呕吐、生长发育迟缓者。胆汁淤积伴面部奇特者应及时行有关代谢性筛查及外显子测序。

首先，应详细询问病史，包括父母或同胞之间是否出现相同的症状，若父母有类似病情，提示染色体显性遗传性疾病，如兄弟姐妹有类似病情提示隐性遗传性疾病。父母为近亲结婚，发生常染色体隐性遗传性疾病风险增加。另外，应询问母孕期是否有乙肝病毒（HBV）、人类免疫缺陷病毒（HIV）、丙肝病毒（HCV）、TORCH 等感染病史，母孕期有无应用特殊药物史等。

【治疗】

婴儿胆汁淤积性肝病的治疗主要包括以下几方面：病因治疗、护肝治疗、利胆治疗、营养治疗及外科手术治疗等。

1. 病因治疗

婴儿胆汁淤积性肝病的病因十分复杂，通过上述检查方法明确病因后，有针对性地进行治疗是关键。感染引起的胆汁淤积性肝病，则应针对病原进行治疗，如巨细胞病毒相关性胆汁淤积等，可应用更昔洛韦治疗。肠外营养引起的胆汁淤积性肝病则应通过逐步减少肠外营养的使用改善症状。Citrin 缺乏引起的肝内胆汁淤积性肝病则应通过无乳糖奶粉的使用改善患儿的一般情况等。

2. 护肝治疗

如患儿除胆汁淤积外，有肝功能的受损，应进行此项治疗。主要包括促进肝脏解毒功能的药物如谷胱甘肽、葡醛内酯等，促进肝细胞再生的药物如促肝细胞生长因子多烯磷脂酰胆碱等，以及门冬氨酸钾镁、甘草酸等。

3. 利胆治疗

主要包括熊去氧胆酸等的替代治疗。其作用机制主要为促进内源性胆汁酸的排泌并抑制其吸收，改变胆汁组成，加强胆汁的流动性，从而改善胆汁淤积。另外，其还有保护肝细胞膜、抗炎、抑制细胞凋亡等作用。

4. 营养治疗

胆汁淤积性肝病的营养支持主要是促进生长发育，减少与胆汁淤积相关并发症。蛋白能量营养不良导致生长停滞是慢性胆汁淤积性肝病的常见的后果。

治疗前应进行下列评估：①肝病的严重程度（Child-pugh 评分）；②有无肝病的并发症（出血、感染等）；③肝病的病因；④营养评估：包括喂养史和体格测量，相对于参考标准的生长状况、皮褶厚度、中上臂围、血清与生化指标。

适当的营养供给对肝脏的修复极其重要。若营养供给过多与不足都对肝脏不利，在无肝性脑病时应给予足量热量和蛋白质；无乳糖及水解蛋白配方可避免乳糖不耐受及减少食物过敏；富含谷氨酰胺有助于维持肠道屏障的结构及功能。

对某些先天性遗传代谢疾病如酪氨酸血症患儿应给予低苯丙氨酸、低酪氨酸膳食。半乳糖血症患儿应停乳糖膳食，改无乳糖奶粉，同时应避免含乳糖水果和蔬菜，由 Citrin 缺陷引起的新生儿肝内胆汁淤积症，给予无乳糖饮食、低碳水化合物饮食或添加中链甘油三酯。

肠道吸收维生素 A、D、E、K 依赖于足够肝脏分泌胆汁进入肠腔。当肠腔内胆汁酸浓度低于正常时，脂溶性维生素的吸收易发生障碍。补充适量脂溶性维生素尤为重要。

5.外科手术治疗

主要包括部分胆汁分流术、腹腔镜探查、胆道造影术和胆道冲洗术及肝脏移植等。对于难治性的胆汁瘀积患儿及预后差、起病急、病情重的患儿可考虑肝移植。

（刘志峰　南京医科大学附属儿童医院）

参考文献

1. FAWAZ R，BAUMANN U，EKONG U，et al. Guideline for the Evaluation of Cholestatic Jaundice in Infants：Joint Recommendations of the North American Society for Pediatric Gastroenterology，Hepatology，and Nutrition and the European Society for Pediatric Gastroenterology，Hepatology，and Nutrition. J Pediatr Gastroenterol Nutr，2017，64（1）：154-168.

2. 中华医学会肝病学分会，中华医学会消化病学分会，中华医学会感染病学分会．胆汁瘀积性肝病诊断和治疗共识（2015）．实用肝脏病杂志，2016，（6）：771-781.

第十节　营养不良

【概述】

营养不良（malnutrition）是人类的主要死亡原因。据 2013 年 WHO 报告，全世界死于营养不良的儿童占全因死亡儿童的 45%。

营养不良包括广义的营养不良和狭义的营养不良。狭义的营养不良是指食物或某种营养素（包括能量、脂肪、碳水化合物、蛋白质、维生素及矿物质）摄入不足或营养素吸收和利用障碍导致的一种疾病。广义的营养不良包括营养不足、微量营养素异常及营养过剩。营养不足内涵指蛋白质、能量、宏量营养素和微量营养素不足导致的器官功能障碍的一类疾病。联合国儿童基金会在《2019 年世界儿童状况》的报告中强调儿童营养不良的三重负担：一是全球 5 岁以下儿童中约 1/3 无法获得所需要的营养，1.4 亿儿童出现生长迟缓，近 5000 万儿童处于消瘦状态；二是 3.4 亿儿童面临维生素及矿物质缺乏；三是超重问题正在快速发展。营养不良的三重负担都将影响儿童生长发育，导致脏器功能障碍，应引起足够重视。

本节主要介绍狭义的营养不良，即蛋白质—能量营养不良（protein-energy malnutrition，

PEM）。PEM 是由于各种原因引起的蛋白质和（或）热能摄入不足或消耗增多所致的一种营养缺乏病，多见于 3 岁以内的婴幼儿。根据临床表现分为消瘦型（由于热能严重不足引起）、水肿型（由于严重蛋白质缺乏引起）和混合型（又称消瘦 – 浮肿型，临床表现介于二者之间）。一旦出现营养不良，如不及时纠正，尤其是小婴儿，可出现生长发育停滞、全身多系统功能紊乱、免疫力低下，易患各种感染性疾病。

【病因】

（1）摄入不足：由各种原因引起蛋白质和能量摄入不足而无法满足机体生长发育需要所致，如贫穷引起的食物缺乏；母乳不足而未及时添加合适的代乳品；母乳喂养过程中辅食添加不当；长期以淀粉类食物（米糊、面食等）为主；儿童饮食习惯不当，有挑食、偏食等习惯；精神性厌食；消化道畸形如唇裂、腭裂、幽门梗阻、短肠综合征等。

（2）吸收不良：迁延性或慢性腹泻、肠结核、胰蛋白酶缺乏等引起的消化吸收不良。

（3）消耗增加：机体摄入的蛋白质、能量无法满足机体维持正常功能需要，如不明原因慢性发热、恶性肿瘤等急慢性疾病，体力活动过大等。

（4）先天不足：也是婴幼儿 PEM 的重要原因，常见于多胎、早产等，因存在先天不足，如生后喂养不当则进一步加剧营养不良。

【临床表现】

PEM 临床分型：消瘦型、水肿型和混合型 3 型。

消瘦型营养不良以能量供应不足为主，早期表现为活动减少、精神不佳、体重不增，继之体重下降、皮下脂肪消失、肌肉萎缩、皮肤干燥、苍白、失去弹性、毛发稀疏等。皮下脂肪减少顺序：腹部、躯干、臀部、四肢、面颊部。皮下脂肪厚度是判断营养不良程度的重要指标之一。严重时可出现多脏器功能紊乱，如精神萎靡、对周围刺激反应低下、抑郁与烦躁交替、体温降低、心音低钝、节律不齐、血压偏低、呼吸表浅、肌张力低下、便秘或饥饿性腹泻等。

水肿型营养不良又称为恶性营养不良，以蛋白质供应不足为主，常伴有能量供应不足，以低蛋白血症和水肿为特征性表现，水肿出现比较早，水肿出现顺序为内脏、下肢、全身。由于水肿，体重下降常不明显，常伴有冷漠、不思饮食、肝脾肿大、腹胀、肠鸣音减弱、皮肤色素沉着、头发稀疏、发色改变、口角干裂、舌乳头萎缩、鹅口疮等。

消瘦—水肿型营养不良临床表现介于上述两者之间。

PEM 临床分度见表 4–5。

表 4-5　营养不良临床分度及特点

	轻度	中度	重度
体重减轻	15% ～ 25%	25% ～ 40%	> 40%
腹壁皮下脂肪厚度	0.4 ～ 0.8 cm	< 0.4 cm	消失，皮包骨
身长	正常	低于正常	明显低于正常
皮肤	干燥	干燥、苍白	苍白、干裂、弹性消失
肌肉	弹性可	弹性差、松弛	肌肉萎缩
肌张力	基本正常	明显减低	低下、运动发育迟缓
精神状态	正常	萎靡、烦躁不安	烦躁与抑制交替

【并发症】

（1）营养性贫血：由于造血原料蛋白质、铁、维生素 B_{12}、叶酸等缺乏，故易患贫血，常见者为缺铁性贫血、巨幼红细胞性贫血。

（2）维生素及微量元素缺乏：以维生素 A、B、C 缺乏较常见，可伴有铁、锌、铜、硒缺乏，尤以锌缺乏明显。营养不良患儿维生素 D 缺乏症状不明显，在营养不良恢复期维生素 D 需要量增加，可出现相应症状。

（3）感染：易继发各种感染如肺炎、腹泻、中耳炎、泌尿道感染等，特别是婴幼儿腹泻与营养不良互为因果，恶性循环。

（4）自发性低血糖：有时可突发自发性低血糖，以体温不升、面色发灰、神志不清、脉搏缓慢乃至呼吸暂停等为主要表现，若无及时有效的治疗，可因呼吸暂停而死亡。

【诊断与鉴别诊断】

（1）根据小儿年龄及喂养史、体重下降、皮肤脂肪减少、全身多脏器功能紊乱及其他营养素缺乏的临床症状和体征及相关实验室检查，中、重度 PEM 诊断并不困难。

（2）体格测量：测量患儿身高（身长）、体重，然后根据参照人群的年龄别体重、年龄别身高和身高别体重，进行营养状况的评估。体重低下：体重低于同年龄、同性别参照人群值的均值减 2SD 以下。低于均值减 2SD ～ 3SD，为中度；低于均值减 3SD，为重度，反映急性或慢性营养不良。生长迟缓：身高（长）低于同年龄、同性别参照人群值的均值减 2SD 为生长迟缓。低于均值减 2SD ～ 3SD，为中度；低于均值减 3SD，为重度，反映慢性长期营养不良。消瘦：体重低于同性别、同身高（长）参照人群值的均值减 2SD 为消瘦；低于均值减 2SD ～ 3SD 为中度；低于均值减 3SD 为重度，反映近期、急性营养不良。

同一儿童上述分型和分度可不一致，可以是其中任一型和度的组合。人体测量并不能代表机体功能的测定，应避免仅用个人身体的大小来评价营养状况，应考虑其他因素，如遗传。人体测量方法用于营养评价，结论应谨慎。

【实验室检查】

营养不良早期缺乏特异、敏感的指标。反映营养不良常见指标如下。

（1）血清蛋白浓度降低：为特征性改变，多在30 g/L以下。因其半衰期较长（18～20天），且营养不良患儿代谢变缓，因此，白蛋白不能及时反映机体的营养状况，不能作为早期识别营养不良的指标。转铁蛋白（半衰期为8～9天）、前白蛋白（半衰期为2～3天）、维生素结合蛋白（半衰期12小时）等血浆蛋白的半衰期相对较短，可及时、灵敏地反映机体营养状况的变化。

（2）胰岛素样生长因子1（IGF-1）降低：IGF-1早于身高（身长）、体重改变，不受肝功能的影响，是PEM早期诊断灵敏可靠的指标。

（3）血清必需氨基酸及非必需氨基酸的比值下降：血清必需氨基酸、牛磺酸明显下降，而非必需氨基酸下降不明显，两者比值下降，也可作为早期诊断指标。

（4）多种血清酶活性降低：如淀粉酶、脂肪酶、胆碱酯酶、转氨酶、碱性磷酸酶、胰酶和黄嘌呤氧化酶等的活性降低，经治疗后可很快恢复正常。

（5）血糖、微量元素含量、血清胆固醇、总淋巴细胞计数（TLC）降低：呈糖尿病型耐量曲线，血清胆固醇水平降低，铁、锌、硒、铜、镁等均低，尤以血锌在重度营养不良中降低显著。通常TLC低于1500/mm^{3}时可能存在营养不良；对于3个月以内的婴儿，TLC低于2500/mm^{3}时为异常。

【治疗】

治疗原则：治疗原发病、营养支持、调节消化道功能、防治并发症等综合治疗。

1. 去除病因、治疗原发病

提倡母乳喂养，及时添加辅食，保证优质蛋白质摄入量。及早纠正先天畸形，控制感染，根治消耗性疾病。

2. 调整饮食、补充营养

强调个体化，勿操之过急。

（1）轻—中度营养不良：一般热量从每日60～80 kcal/kg开始，逐渐增至每日150 kcal/kg；蛋白质从每日3 g/kg开始，逐渐增至每日3.5～4.5 g/kg。体重接近正常后，再恢复至生理需要量。

（2）重度营养不良：一般热量从每日40～60 kcal/kg、蛋白质从每日1.5～2.0 g/kg、脂肪从每日 1 g/kg 开始，并根据情况逐渐少量增加，增加能量至满足追赶生长需要，一般热量为 150 ～ 170 kcal/kg，蛋白质为 3.0 ～ 4.5 g/kg。待体重接近正常后，再恢复至正常生理需要量。

（3）热量、蛋白质、脂肪调整速度按具体情况而定，不宜过快，以免引起消化不良。

3. 药物治疗

（1）各种消化酶（胃蛋白酶、胰酶）：促进消化。

（2）促进蛋白质合成、增进食欲：①蛋白同化类固醇如苯丙酸诺龙，每次肌内注射 0.5 ～ 1.0 mg/kg，每周 1 ～ 2 次，连续 2 ～ 3 周；②胰岛素 2 ～ 3 单位肌内注射，每日 1 次，注射前先口服 20 ～ 30 g 葡萄糖，每 1 ～ 2 周为 1 个疗程。

（3）补充各种维生素及微量元素。

4. 其他治疗

中医中药治疗：针灸、推拿、捏脊等有促进食欲作用。神曲消食口服液等消食健胃、健脾理气类中成药可增进食欲。

病情严重者，可给予要素饮食或进行胃肠外全营养。

对症治疗：出现脱水、酸中毒、电解质紊乱、休克、重要脏器衰竭、自发性低血糖等情况，积极抢救；低蛋白血症者，可给白蛋白或血浆输注；贫血严重者，少量多次输血；处理并发症。

加强护理：注意卫生，睡眠充足，适当运动，养成良好饮食习惯。定期监测身高、体重。

【预防】

（1）合理饮食：大力提倡母乳喂养，母乳不足或不宜母乳喂养者，应混合喂养或人工喂养，及时添加辅食；纠正偏食、挑食、吃零食习惯；早餐吃饱，午餐吃好。

（2）推广生长发育监测图：定期测量体重，标在生长发育监测曲线上，发现体重增长缓慢或不增，应尽快查明原因，予以及时纠正。

（林　琼　南京医科大学附属无锡儿童医院）

参考文献

1. BROWN A，DAVIS G A. The Prevalence of Malnutrition in the Public School Children of Toronto. Can Med Assoc J，1921，11（2）：124-126.

2. LOCHS H，ALLISON S P，MEIER R，et al. Introductory to the ESPEN guidelines on enteral nutrition：terminology，definitions and general topics. Clin Nutr，2006，25（2）：180-186.

3. CEDERHOLM T，BOSAEUS I，BARAZZONI R，et al. Diagnostic criteria for malnutrition － an ESPEN consensus statement. Clin Nutr，2015，34（3）：335-340.

4. 王卫平，孙锟，常立文 . 儿科学 .9 版 . 北京：人民卫生出版社，2018.

5. 江载芳，申昆玲，沈颖 . 诸福棠实用儿科学 .8 版 . 北京：人民卫生出版社，2015.

第十一节　功能性消化不良

【概述】

功能性消化不良（functional dyspepsia，FD）是一组以反复发作的餐后饱胀、早饱、厌食、嗳气、恶心、呕吐、上腹痛、上腹烧灼感或反酸为主要表现而经各项检查排除器质性、系统性或代谢性疾病的一组临床症候群，是临床上最常见的一种功能性胃肠疾病。

FD 在全世界的患病率较高，西方国家为 10% ～ 40%，亚洲为 5% ～ 30%。我国儿科患者中 FD 的发病率尚无规范统计，但已经成为儿科消化门诊常见的就诊原因。其患病率呈逐年上升趋势，严重危害青少年的身心健康，已引起儿科临床医师的广泛关注。

【病因】

（1）胃肠道运动功能障碍：是 FD 比较重要的发病机制之一，主要表现为胃容受性舒张功能下降、胃排空延迟及胃十二指肠运动协调失常。胃底对食物的容受性舒张功能下降常见于有早饱症状的患者。

（2）内脏高敏感性：消化道的内脏高敏性表现为对伤害性刺激呈现强烈反应，对生理性刺激出现不适感。临床研究表明，功能性消化不良患者感知阈明显低于正常人，表明患者感觉过敏。40%FD 患者对胃球囊扩张存在高敏性。

（3）十二指肠黏膜改变：主要表现为十二指肠黏膜完整性受损和黏膜中肥大细胞、嗜酸性粒细胞数量增加。

（4）幽门螺杆菌感染：幽门螺杆菌感染是否与 FD 的发病有关一直有争议。大多数流行病学研究表明 Hp 感染和 FD 症状之间存在关联。最有说服力的证据是用根除 Hp 的方法可使部分 FD 患者症状得到长期改善。

（5）精神心理因素：心理因素与 FD 的发病有密切相关，但具体机制尚不明确，与健康人群相比，FD 患者人格改变、精神因素的各项精神心理测量指数均显著异常，尤其是学龄期及青春期儿童。面临学习压力有可能加重症状，经过抗抑郁、抗焦虑治疗后，部分 FD 患者的症状缓解。

（6）饮食因素：某些特定的饮食如碳酸饮料等产气食物、牛奶、辛辣刺激或者油炸食物等会加重消化不良的症状，规避上述饮食后，FD 症状会得到缓解。

【诊断】

（1）病史及症状评估：详细询问病史，进行症状评估必须包括有无警报症状、症状严重程度、发作频率及心理状态等。FD 警报症状包括消瘦、黑便、贫血、进行性吞咽困难、发热和黄疸等。对有报警症状者要及时行相关检查以排除器质性疾病。

（2）辅助检查：有针对性选择辅助检查：①血常规；②粪便隐血试验；③上消化道内镜 / 胃肠钡餐检查；④肝胆胰腺 B 超；⑤肝肾功能；⑥空腹血糖；⑦甲状腺功能；⑧胸部 X 线检查。其中①～④为第 1 线检查，⑤～⑧为可选择性检查。多数根据一线检查即可基本确定 FD 的诊断。推荐胃镜检查时常规活检检测幽门螺杆菌（Hp）。

（3）胃功能检查：不推荐为常规检查，针对症状严重或难治性的 FD 患儿，可进行胃电图、胃排空、胃肠道压力检测及内脏高敏感性等检查，以对其胃动力及感知功能进行评估，指导调整治疗方案。

（4）儿童 FD 诊断标准：有消化不良症状至少 2 个月，每周至少出现 1 次，并符合以下 3 项条件：①持续或反复发作的上腹部（脐上）疼痛或不适、早饱、嗳气、恶心、呕吐、反酸；②症状在排便后不能缓解，或症状发作与排便频率或粪便性状的改变无关（除外肠易激综合征）；③无炎症性、解剖学、代谢性或肿瘤性疾病的证据可以解释患儿的症状。

根据主要症状不同，又分为：①上腹疼痛综合征（epigastric pain syndrome，EPS）：症状必须包括上腹痛或上腹灼热感中的 1 项或 2 项，且发作至少每周 1 天。②餐后不适综合征（postprandial distress syndrome，PDS）：症状必须包括餐后饱胀和早饱中的 1 项或 2 项，且发作至少每周 3 天。临床以上腹痛综合征最常见。

【鉴别诊断】

（1）胃食管反流性疾病：具有典型或不典型反流症状，内镜证实有不同程度的食管炎症改变，24 小时食管 pH 监测有酸反应。

（2）肠易激综合征：以慢性或复发性腹痛、腹泻、排便习惯和大便性状异常为主要症状，可由于精神刺激或外部的食物药物刺激诱发症状，常与 FD 同时存在。

（3）消化性溃疡：同样有上腹部的疼痛、腹胀、嗳气，行内镜检查发现溃疡病灶即可确诊。

【治疗】

1. 一般治疗

主要是消除诱因，缓解症状，通过调整患儿生活方式，合理规律饮食，避免暴饮暴食，避免高脂饮食、辛辣刺激食物等，从而改善临床症状。

2. 药物治疗

（1）根除幽门螺杆菌（Hp）感染：有证据显示，根除 Hp 可以使 FD 患者获益，目前 FD 的相关指南和共识，均推荐消化不良患者需要根除 Hp，并具有高级别证据等级。有研究表明对于 Hp 阳性的 FD 患者，用奥美拉唑及抗生素根除 Hp 治疗后可使部分患者症状得到长期改善。

（2）抑制胃酸：主要药物有质子泵抑制剂如奥美拉唑，可缓解 FD 患儿上腹疼痛和烧灼感症状。研究发现十二指肠嗜酸性粒细胞参与 FD 发病，因此，H_2 受体拮抗剂（H_2RA）如西咪替丁、雷尼替丁、法莫替丁等也可以缓解腹痛、反酸、烧灼感等症状。

（3）促进胃肠动力：可以增强胃的收缩和促进胃排空，常用药物有：①多巴胺受体拮抗剂：甲氧氯普胺，但因其可导致椎体外系反应，故不宜用于婴幼儿和长期大剂量使用。②选择性外周多巴胺 D_2 受体拮抗剂：多潘立酮，能增加胃窦和十二指肠动力，促进胃排空，明显改善餐后饱胀、早饱等症状。③ 5 羟色胺 4（$5-HT_4$）受体激动剂：枸橼酸莫沙必利，可明显改善 FD 患者早饱、腹胀。

（4）精神心理疗法：对患儿进行心理疏导，对症状严重、药物治疗无效且伴有明显精神心理障碍的患者，需联合心理治疗，适当给予抗焦虑、抗抑郁药，可改善症状。

（5）中西医结合治疗：近几年，将中药与促进胃肠动力、抑制胃酸、保护胃黏膜等药物联合使用来治疗 FD 的成效显著，获得了很多认可。中西医结合治疗 FD 越来越成为一种趋势。神曲消食口服液临床上常用于治疗儿童消化不良，可以改善胃肠动力，促进胃排空，缓解恶心呕吐、腹胀腹痛、餐后饱胀等症状，餐后半小时口服。1 ～ 4 岁，1 次 5 mL，1 日 3 次；5 ～ 14 岁，1 次 10 mL，1 日 3 次，疗程为 2 周。

【诊治流程】

参考国际及国内成人 FD 诊治流程，结合目前儿科临床实际特点与研究进展，《中国儿童功能性消化不良诊断和治疗共识》制定了我国儿童 FD 的诊治流程（图 4-2）。

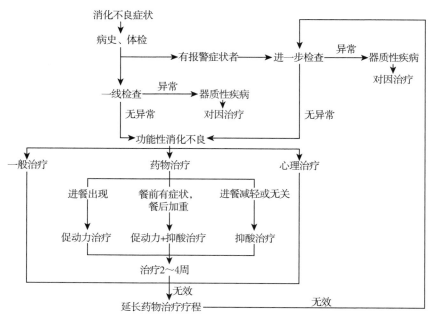

图 4-2　儿童功能性消化不良诊治流程

（孙　涛　中国人民解放军东部战区总医院　童　晓　江南大学附属医院　）

参考文献

1. 中华医学会儿科学分会消化学组，《中华儿科杂志》编辑委员会．中国儿童功能性消化不良诊断和治疗共识．中华儿科杂志，2012，50（6）：423-424.

2. 孙晓红．功能性消化不良的罗马Ⅳ标准解读．中华全科医师杂志，2017，16（9）：661-663.

3. 中华医学会消化病学分会胃肠动力学组，中华医学会消化病学分会胃肠功能性疾病协作组．中国功能性消化不良专家共识意见（2015 年，上海）．中华消化杂志，2016，36（4）：217-229.

第五章

呼吸系统疾病

第一节　急性上呼吸道感染

【概述】

儿童急性呼吸道感染（acute respiratory infection）为临床的常见病、多发病，也是导致儿童死亡的一个重要原因。据估计，全球每年有超过 400 万人死于急性呼吸道感染，其中约有 50% 为 5 岁以下儿童，这种现象在发展中国家尤为突出。急性呼吸道感染分为急性上呼吸道感染（acute upper respiratory infection）和急性下呼吸道感染（acute lower respiratory infection）。急性上呼吸道感染是由病原体（主要为病毒）引起鼻、咽或喉部急性炎症的总称。根据感染部位的不同可诊断为"急性鼻炎""急性咽炎""急性扁桃体炎"等。不能明确感染部位或多部位同时感染，统称为上呼吸道感染，是儿童最常见的感染性疾病。上呼吸道感染具有自限性，轻症患者大多不需治疗也能自愈，症状相对严重者多于门诊治疗，少数出现严重并发症者需住院治疗。

【病因】

婴幼儿时期由于上呼吸道解剖及免疫特点，导致该年龄段儿童易患急性上呼吸道感染。儿童存在营养障碍性疾病，如维生素 D 缺乏佝偻病、锌或铁缺乏症等，或有免疫缺陷病、被动吸烟、护理不当、气候改变等均易发生上呼吸道感染。

急性上呼吸道感染病原以病毒为主，占 90% 以上，主要包括鼻病毒（rhinovirus，RV）、呼吸道合胞病毒（respiratory syncytial virus，RSV）、流感病毒（influenza virus，IV）、副流感病毒（parainfluenza virus，PIV）、腺病毒（adenovirus，ADV）、冠状病毒（corona virus，HCoV）等。近年来非典型病原体在呼吸道感染中所占的比例呈升高趋势，以肺炎支原体（mycoplasma pneumoniae，MP）、肺炎衣原体（chlamydia pneumoniae，CP）、沙

眼衣原体（chlamydia trachomatis，CT）、嗜肺军团菌、Q 热立克次体多见。细菌较少见，约占 10%，以溶血性链球菌（hemolytic streptococcus，HS）最为多见，其次为流感嗜血杆菌（haemophilus influenzae，HI）、肺炎链球菌（streptococcal pneumoniae，SP）和葡萄球菌等，偶见革兰阴性杆菌。病毒感染后，上呼吸道黏膜屏障功能减弱，细菌可乘虚而入，从而发生混合感染。

1. 常见病毒

（1）鼻病毒（RV）：属于小 RNA 病毒科，有 100 余种血清型。发病无明显季节性。RV 感染后常表现为上呼吸道感染症状，10%～20% 成人和 15%～30% 婴幼儿的上呼吸道感染是由 RV 引起。一般呈自限性，一周左右可自愈。

（2）呼吸道合胞病毒（RSV）：是一种有包膜的单股负链 RNA 病毒。世界卫生组织估计 RSV 感染占全球儿童急性呼吸道感染的 60%，且在流行季节占 1 岁以下婴儿下呼吸道感染的 80%，常引起儿童毛细支气管炎及肺炎，尤其在 2 岁以内儿童中有很高风险。RSV 的发病高峰季节为冬季。

（3）流感病毒（IV）：为一群单股、负链结构的 RNA 病毒，属正粘病毒科，根据核衣壳蛋白和基质蛋白的抗原不同，分为 A、B、C 3 型。其中，IV-A 抗原变异性高，能引起世界性大流行，且每隔 2～3 年就会出现流行病学上的变异株。IV 好发于大年龄组儿童，在 6～14 岁组患儿中检出率最高。在我国，IV 主要流行于冬春季节，在流感高发季节门诊就诊的流感样症状患儿中有 24% 为 IV 感染。

（4）冠状病毒（HCoV）：是 1956 年首次从普通感冒患者鼻洗液中分离得到的，是目前已知的最大的 RNA 病毒。2003 年后陆续新发现了新型的 HCoV，如 SARS-CoV、HCoV-NL63、HCoV-HKU1 及 HCoV-EMC。国外文献报道 HCoV 在急性呼吸道感染患儿中检出率为 2.9%～8.3%，而国内报道的检出率为 1.0%～10.3%。HCoV 高发于 3 岁以下婴幼儿，春季检出率最高，且不同型别流行季节稍有差异。

（5）腺病毒（ADV）：是一群无包膜的 DNA 病毒，分 7 个亚群 67 个型别。ADV 作为儿童急性呼吸道感染的常见病原，引起的儿童肺炎占 3%～5%，好发于 6 个月至 2 岁的婴幼儿。ADV 全年均可发生，相对感染高发季节为冬春季。

（6）副流感病毒（PIV）：是一种单股负链 RNA 病毒，属副粘病毒。从血清学角度分为 4 个型别，即 PIV1～4 型，以 PIV3 最为常见。其中 PIV1 和 PIV2 主要引起婴幼儿急性喉、气管、支气管炎；PIV3 在夏季流行，主要引起婴幼儿毛细支气管炎；PIV4 在儿童和成人只引起轻度的上呼吸道感染，临床少见。到 5 岁时 80% 的儿童血清学检出 PIV 抗体阳性，统一血清型 PIV 可能出现再次感染，但一般仅限于上呼吸道感染。

（7）人类偏肺病毒（human metapenu movirus，hMPV）：是 2001 年发现的一种单分子负链 RNA 病毒，属于副粘病毒。hMPV 流行具有季节性，在温、寒带地区好发于冬春季，而在亚热带以春夏季为主，易感人群为 2 岁以下婴幼儿，尤其是 1 岁以下婴儿。

（8）人博卡病毒（human bocavirus，HBoV）：是瑞典学者在 2005 年首次分离得到的新型病毒，属细小病毒科，细小病毒亚科博卡病毒属。HBoV 好发于 2 岁左右儿童，主要在秋冬季节流行，部分地区夏季亦有高峰，如在苏州地区 HBoV 检出率与月平均气温和月相对湿度正相关。

（9）肠道病毒（enterovirus，EV）：属于微小 RNA 病毒，在小儿急性呼吸道感染中是仅次于呼吸道合胞病毒的常见病原，高发于夏秋季，在 6 岁以下尤其 3 岁以下儿童中高发。

2. 非典型病原

（1）肺炎支原体（MP）：是一种无细胞壁、能独立生存并能进行自我复制的原核微生物，大小介于病毒与细菌之间，能通过细菌滤器，形态呈球形、杆状、丝状等，革兰染色呈阴性。MP 不仅可引起肺炎，也可引起上呼吸道感染，多见于学龄期及学龄前儿童。MP 一年四季均可发病，在北京地区冬春季节较为流行，而在南京、苏州、杭州等地区夏秋季高发。

（2）衣原体：主要包括 CT 和 CP，CT 多发生于 1 ～ 3 月婴儿，CP 多见于学龄儿童。

3. 细菌

常见细菌仅占原发性上呼吸道感染的 10% 左右，病毒感染后，呼吸道屏障功能下降，可引起细菌的继发性感染。上呼吸道感染细菌主要包括 β 溶血性链球菌 A 族、肺炎链球菌、流感嗜血杆菌及葡萄球菌，其中链球菌往往引起原发性咽炎。卡他莫拉菌是鼻咽部常见菌群之一，有时在呼吸道可发展为致病菌，且近年有上升趋势。

【诊断】

根据患者的病史、病原流行情况、鼻咽部的卡他和炎症症状、体征，结合外周血象和胸部 X 线检查结果等，可做出本病的临床诊断。借助于病毒分离、细菌培养或病毒血清学检查、免疫荧光法、酶联免疫吸附检测法和血凝抑制试验等，可确定病因学诊断。

1. 临床表现

病情轻重相差很大，一般年长儿病情轻，年幼儿病情重。潜伏期多为 2 ～ 3 天或稍久。

（1）局部症状：多为鼻部症状，包括流清涕、鼻塞、喷嚏，也可有流泪、干咳或咽部不适，可在 3 ～ 4 天内自然痊愈。如感染涉及鼻咽部，常有咽痛，有时有淋巴结轻度肿大及疼痛。

（2）全身症状：有发热，体温可达 39 ～ 40 ℃或更高，伴有畏寒、头痛、全身无力、食欲减退、睡眠不安，部分患儿可有呕吐、腹痛、腹泻等消化道症状。腹痛多为阵发性脐周疼痛，可能为肠痉挛所致，若腹痛持续存在可能并发肠系膜淋巴结炎。

婴幼儿起病急，以全身症状为主，常有消化道症状，局部症状轻。多有发热，热峰高，热程为 2～3 天至 1 周左右，起病 1～2 天内可因发热引起惊厥。

（3）并发症：急性上呼吸道感染如不及时治疗，可引起很多并发症，在婴幼儿时期更多见。主要包括：①感染直接蔓延至邻近器官，较为常见的可引起结膜炎、鼻窦炎、口腔炎、喉炎、中耳炎、颈部淋巴结炎，其他包括咽喉壁脓肿、扁桃体周围脓肿、支气管炎、肺炎等。②病原经血液循环播散全身，细菌感染并发败血症可导致化脓性病灶，如脓胸、心包炎、骨髓炎、脑膜炎、泌尿系感染等。③由于感染和变态反应对机体的影响，可引起风湿热、肾炎、心肌炎、紫癜、类风湿病及其他结缔组织病。

2. 体格检查

体格检查可见咽部充血、扁桃体肿大，有时可见下颌淋巴结肿大，肺部听诊一般正常。EV 感染者可见不同形态皮疹。

全面体格检查有助于诊断及鉴别诊断，如扁桃体及咽部红肿较重，则细菌及病毒感染都有可能；当扁桃体上有脓性分泌物时应考虑链球菌感染；如扁桃体上有较大膜性渗出物或超出扁桃体范围，需认真排除白喉；如在急性咽炎时还有出血性皮疹，必须排除败血症和脑膜炎。

3. 血象

病毒感染一般白细胞偏低或在正常范围，但在早期白细胞和中性粒细胞百分数较高。细菌感染时白细胞总数多增高，严重感染病例白细胞总数可降低，但中性粒细胞百分数仍增高，可出现核左移。

4. 流行病学

了解当地流行病学情况对诊断及鉴别诊断均有帮助，对分析患儿感染病原也有价值。有些常见的急性传染病如幼儿急疹、麻疹、猩红热、流行性脑脊髓膜炎、百日咳在起病初期与急性上呼吸道感染临床表现相似，应注意当地流行病学情况及相应疾病的特殊症状与体征，以便鉴别。

【鉴别诊断】

（1）流行性感冒：由流感病毒、副流感病毒引起。有明显的流行病史，起病急，多有全身症状如高热、四肢酸痛、头痛等，全身中毒症状明显，一般鼻咽部症状如鼻分泌物多，咳嗽则较轻。取患者鼻洗液中黏膜上皮细胞涂片，行免疫荧光标记的流感病毒免疫血清染色，置荧光显微镜下检查，有助于诊断。近来已有快速血清 PCR 方法检查病毒，可供鉴别。

（2）过敏性鼻炎：无明显全身症状，常表现为鼻黏膜充血和分泌物增多，伴有突发的连续喷嚏、鼻痒、鼻塞、大量鼻涕，病程较长且反复发作，无发热，咳嗽症状不重。此病在学龄前及学龄儿童多见，多由过敏因素如螨虫、灰尘、动物毛皮、低温等刺激引起。如脱离过敏原，数分钟至 1～2 小时内症状即消失。检查可见鼻黏膜苍白、水肿，鼻分泌物涂片可见嗜酸粒细胞增大，可行过敏原检测协助诊断。

（3）急性气管/支气管炎：表现为咳嗽咳痰，鼻部症状较轻，听诊双肺呼吸音增粗，可有痰鸣音及喘鸣音，X线胸片常可见肺纹理增强。

（4）急性传染病前驱症状：很多病毒感染性疾病前期表现类似，如麻疹、流行性脑脊髓膜炎、百日咳、猩红热等。患病初期可有鼻塞、头痛等类似症状，应结合流行病史、临床表现及实验室资料等综合分析，并观察病情演变加以鉴别。

（5）急性阑尾炎：伴腹痛者应注意与急性阑尾炎鉴别。本病腹痛常先于发热，以右下腹疼痛为主，呈持续性，有固定压痛点、反跳痛、腹肌紧张及腰大肌试验阳性等体征。血常规白细胞及中性粒细胞升高。

【治疗】

对于急性上呼吸道感染，应注重平时的预防，积极锻炼，增强体质，讲卫生，减少被动吸烟，避免忽冷忽热，预防交叉感染。部分特殊病原可接种特定疫苗预防。

治疗方面，应以充分休息、对症治疗为主，预防并发症，并重视一般护理及支持疗法。

1. 对症治疗

高热时可用一般退热药物如对乙酰氨基酚或布洛芬治疗，根据病情可4～6小时重复1次，避免用量过大使体温骤降、多汗甚至虚脱。儿童上呼吸道病毒感染应禁用水杨酸类退热药，以免发生瑞氏综合征。轻症咳嗽患儿不宜使用大量止咳药品，咳嗽明显者可适当选用止咳药物。高热惊厥可予镇静、止惊处理。有鼻塞、鼻黏膜充血、水肿等症状者，可应用麻黄碱滴鼻，但疗程不超过1周。

2. 对因治疗

病毒感染中仅流感病毒感染具有特效药物治疗，其余病毒感染多采用中药治疗，非典型病原及细菌感染则使用抗生素。

（1）大多数上呼吸道感染为病毒感染，单纯病毒性上呼吸道感染属于自限性疾病，早期给予抗病毒药物及对症支持治疗即可痊愈。仅流感病毒具有特异性药物，目前临床常用的为神经氨酸酶抑制剂：①奥司他韦，是对甲、乙型流感均有效的口服抗病毒药物。美国免疫实施咨询委员会（Advisory Committee on Immunization Practices，ACIP）推荐奥司他韦用于儿科患者的治疗剂量及预防剂量见表5-1。②帕拉米韦：适合全年段儿童流感病毒感染的治疗，对临床症状重，口服困难的患儿可以选择使用，美国FDA推荐帕拉米韦用于儿科患者日剂量见表5-2。

表 5-1　奥司他韦用于儿科患者的治疗剂量及预防剂量

年龄及体重		治疗剂量（连用 5 天）	预防剂量（连用 7 天）
< 1 岁	出生～ 3 个月	每次 3 mg/kg，每天 2 次	不推荐用于预防
	3 个月～ 1 岁		每次 3 mg/kg，每天 1 次
≥ 1 岁	< 15 kg	30 mg/ 次，每天 2 次	30 mg/ 次，每天 1 次
	15 ～ 23 kg	45 mg/ 次，每天 2 次	45 mg/ 次，每天 1 次
	24 ～ 40 kg	60 mg/ 次，每天 2 次	60 mg/ 次，每天 1 次
	> 40 kg	75 mg/ 次，每天 2 次	75 mg/ 次，每天 1 次

表 5-2　美国 FDA 推荐帕拉米韦用于儿科患者日剂量

年龄	剂量（1 个疗程为 5 天或 10 天）
出生～ 30 天	6 mg/kg，每天 1 次
31 ～ 90 天	8 mg/kg，每天 1 次
91 天～ 17 岁	10 mg/kg，每天 1 次，最大剂量 600 mg

（2）抗菌药物：对于病毒性急性上呼吸道感染非但无效，还可引起机体菌群失调，必须避免滥用，仅当明确为细菌性上呼吸道感染或合并细菌感染或出现并发症时可加用抗菌药物。常用青霉素类、头孢菌素类、大环内酯类，疗程为 3 ～ 5 天，如使用 2 ～ 3 天无效，应考虑其他病原体感染。

3. 中成药

中医学认为，急性上呼吸道感染多归属于"感冒""外感发热""风温肺热"的范畴，是由时行疫毒侵袭人体、正气与邪气相搏、外感风邪、内蕴积热、肺失宣肃而引起。中医中药在治疗急性上呼吸道感染方面具有一定的优势。

4. 一般护理

注意休息和护理，发热期宜给流食或软食，多饮水。哺乳期婴儿应少量多次喂奶，注意冷暖及湿度控制。

（顾文婧　王宇清　郝创利　苏州大学附属儿童医院）

参考文献

1. MULHOLLAND K. Global burden of acute respiratory infections in children: implications for interventions. Pediatr Pulmonol, 2003, 36 (6): 469-474.

2. BLACK R E, COUSENS S, JOHNSON H L, et al. Global, regional, and national causes of child mortality in 2008: a systematic analysis. Lancet, 2010, 375 (9730): 1969-1987.

3. 江载芳, 申昆玲, 沈颖. 诸福棠实用儿科学. 8 版. 北京: 人民卫生出版社, 2015: 1247-1251.

4. 王卫平. 儿科学. 8 版. 人民卫生出版社, 2013: 266-267.

5. MARRIE T J, COSTAIN N, LA SCOLA B, et al. The role of atypical pathogens in community-acquired pneumonia. Semin Respir Crit Care Med, 2012, 33 (3): 244-256.

6. LAU S K, YIP C C, LIN A W, et al. Clinical and molecular epidemiology of human rhinovirus C in children and adult in Hong Kong reveal a possible distinct human rhinovirus C subgroup. J Infect Dis, 2009, 200 (1): 1096-1103.

7. PIEDIMONTE G, PEREZ M K. Respiratory syncytial virus infection and bronchiolitis. Pediatr Rev, 2014, 35 (12): 519-530.

8. SIMPSON M D, KIEKE B A J R, SUNDARAM M E, et al. Incidence of Medically Attended Respiratory Syncytial Virus and Influenza Illnesses in Children 6-59 Months Old During Four Seasons. Open Forum Infect Dis, 2016, 3 (2): ofw081.

9. 卫生部流行性感冒诊断与治疗指南编撰专家组. 流行性感冒诊断与治疗指南 (2011 版). 中华结核和呼吸杂志, 2011, 34 (10): 725-734.

10. 颜玉炳, 蒋丽娜, 刘红莲, 等. 流感样病例中流感病毒阳性检出率的相关因素分析. 中华疾病控制杂志, 2015, 19 (3): 310-312.

11. WANG D, ZHANG T, WU J, et al. Socio-economic burden of influenza among children younger than 5 years in the outpatient setting in Suzhou, China. PLoS One, 2013, 8 (8): e69035.

12. JEVŠNIK M, URŠIČ T, ZIGON N, et al. Coronavirus infections in hospitalized pediatric patients with acute respiratory tract disease. BMC Infect Dis, 2012, 12: 365.

13. HUANG G, YU D, MAO N, et al. Viral etiology of acute respiratory infection in Gansu Province, China, 2011. PLoS One, 2013, 8 (5): e64254.

14. 张学兰, 朱宏, 邵雪军, 等. 2001 年至 2008 年苏州地区儿童急性呼吸道感染中腺病毒感染的流行趋势. 苏州大学学报 (医学版), 2010, 30 (5): 998-1001.

15. BRANCHE A R, FALSEY A R. Parainfluenza Virus Infection. Semin Respir Crit Care Med, 2016, 37 (4): 538-554.

16. SCHOMACKER H, SCHAAP-NUTT A, COLLINS P L, et al. Pathogenesis of acute

respiratory illness caused by human parainfluenza viruses. Curr Opin Virol，2012，2（3）：294-299.

17. QAISY L M，MEQDAM M M，ALKHATEEB A，et al. Human metapneumovirus in Jordan：prevalence and clinical symptoms in hospitalized pediatric patients and molecular virus characterization. Diagn Microbiol Infect Dis，2012，74（3）：288-291.

18. 谭嘉红，季伟，张新星，等 . 2009—2016 年苏州地区儿童呼吸道感染博卡病毒流行病学特征分析 . 中国实用儿科杂志，2018，33（6）：442-445.

19. LAU S K，YIP C C，QUE T L，et al. Clinical and molecular epidemiology of human bocavirus in respiratory and fecal samples from children in Hong Kong. J Infect Dis，2007，196（7）：986-993.

20. 袁艺，宋国维，曹玲，等 . 肠道病毒相关的小儿急性呼吸道感染的研究 . 中国实用儿科杂志，2007，22（4）：292-294.

21. 张新星，季伟，顾文婧，等 . 2005 年至 2014 年苏州地区儿童呼吸道肺炎支原体感染流行病学分析 . 中华传染病杂志，2015，33（10）：594-598.

22. Centers for Disease Control and Prevention. Influenza antiviral medications：summary for clinicians ［2021-10-28］.http：//www.cdc.gov/flu/professionals/antivirals/summary-clinicians.htm.

23. HATA A，AKASHI-UEDA R，TAKAMATSU K，et al. Safety and efficacy of peramivir for influenza treatment. Drug Des Devel Ther，2014，8：2017-2038.

24. 世界中医药学会联合会急症专业委员会，中国医师协会急诊医师分会，中国中西医结合学会，等 . 急性上呼吸道感染中成药应用专家共识 . 中国中西医结合急救杂志，2019，26（2）：129-138.

第二节　急性感染性喉炎

【概述】

急性感染性喉炎（acute infectious laryngitis）是指喉部黏膜的急性弥漫性炎症，好发于声门下部，以犬吠样咳嗽、声嘶、喉鸣、吸气性呼吸困难为临床特征。冬春季节多发，且多见于 1～3 岁幼儿。大部分为急性上呼吸道感染的一部分，也可在麻疹、流感、肺炎等病程中并发，其中麻疹喉炎发病较多且病情较重。

【病因】

由病毒或细菌感染引起，亦可并发于麻疹、百日咳和流感等急性传染病。常见的病毒为副流感病毒（1 型和 3 型）、流感病毒和腺病毒。常见的细菌为金黄色葡萄球菌、链球菌和肺炎链球菌。由于小儿喉部解剖特点，炎症时易充血、水肿而出现喉梗阻。

【发病机制】

小儿喉腔狭窄，软骨柔软，对气道的支撑能力差，容易使气道在吸气时塌陷。上气道梗阻患儿可产生很大的胸腔内负压，可致胸壁凹陷。腹腔与胸腔主动脉压力差的增加可致奇脉。强大的胸腔负压也可使梗阻以下气管内负压增大，明显低于大气压，从而使梗阻下段的胸腔外气道动力性塌陷，进一步加重气道梗阻造成恶性循环。通过上气道的气流呈涡流状，可在通过声带结构时发生颤动引起喉鸣。起初喉鸣为低调、粗糙、吸气性，而后随梗阻加重变为柔和、高调，并扩展至呼气相。严重梗阻时可闻呼气喘鸣，最终可发生气流突然终止。

【临床表现】

该病起病急、症状重。发病前有上呼吸道感染的一般表现，如发热、咳嗽、鼻塞、流涕等。典型的表现有犬吠样咳嗽、声嘶、吸气性喉鸣和呼吸困难。吸气性呼吸困难可表现为鼻翼翕动、三凹征、发绀、烦躁不安、嗜睡、面色苍白、心率加快等。间接喉镜检查可见喉部、声带有不同程度的充血、水肿。一般白天症状轻，夜间入睡后加重（入睡后喉部肌肉松弛，分泌物潴留阻塞喉部，刺激喉部发生喉痉挛）。喉梗阻者若不及时抢救，可窒息死亡。

为便于观察病情，掌握气管切开的时机，按吸气性呼吸困难的严重程度将喉梗阻分为 4 度。

Ⅰ度：患者安静如常，仅在活动后出现吸气性喘鸣和呼吸困难。肺部听诊呼吸音及心率无改变。如下呼吸道有炎症和分泌物，可闻及啰音和痰鸣音。心率无改变。

Ⅱ度：于安静时亦出现喉鸣和吸气性呼吸困难。肺部听诊可闻及喉传导音或管状呼吸音，支气管远端呼吸音减低。心率较快，120 ～ 140 次 / 分，心音无改变。

Ⅲ度：除Ⅱ度喉梗阻症状外，患儿因缺氧而出现烦躁不安、口唇及指（趾）发绀、口周发青或苍白、双眼圆睁、惊恐万状、头面部出汗。肺部呼吸音明显降低，心率快，在 140 ～ 160 次 / 分以上，心音低钝。

Ⅳ度：患儿渐显衰竭、昏睡状态，由于无力呼吸，三凹征可不明显，面色苍白发灰，肺部听诊呼吸音几乎消失，仅有气管传导音，心率或快或慢，心律不齐，心音微弱、极钝，延误诊断可致死亡。

【实验室检查】

（1）血象：病毒感染者外周血白细胞正常或偏低，中性粒细胞减少，淋巴细胞计数相对增高。细菌感染者外周血白细胞可升高，中性粒细胞比例增高。

（2）血气分析：Ⅱ度以上喉梗阻后有低氧血症表现，并可随梗阻程度加重而加重。Ⅲ～Ⅳ度时可有 CO_2 潴留。

【诊断及鉴别诊断】

根据急性起病的犬吠样咳嗽、声嘶、喉鸣、吸气性呼吸困难等临床表现不难诊断，但应与白喉、急性会厌炎、急性喉气管及支气管、喉痉挛、喉或气管异物、喉软骨软化病等所致的喉梗阻相鉴别。

【治疗】

小儿急性喉炎病情进展迅速，易发生喉梗阻，应尽早及时治疗。使用抗生素及肾上腺皮质激素治疗，疗效迅速、有效。

（1）一般治疗：保持呼吸道通畅，防止缺氧加重，缺氧者给予吸氧，高温者采用物理或药物降温，进食流质或半流质食物，及时补液等。

（2）控制感染：目前尚无特异性抗病毒药物，部分中药制剂有一定的抗病毒疗效。若为流感病毒感染者，可予奥司他韦口服。如考虑为细菌感染，应及早选用适当足量的广谱抗生素控制感染，一般给予青霉素、大环内酯类或头孢菌素类等。

（3）肾上腺皮质激素：有抗炎和抑制变态反应等作用，能及时减轻喉头水肿，缓解喉梗阻。Ⅱ度喉梗阻者，可口服泼尼松，每次 1 mg/kg，每 4～6 小时 1 次，一般服药 6～8 次，症状可有缓解，喉鸣及呼吸困难缓解后可停药。严重病例可静脉滴注地塞米松 2～5 mg/ 次或氢化可的松 5～10 mg/kg，于 4～6 小时滴完。吸入型糖皮质激素可促进黏膜水肿的消退，可用空气压缩泵雾化吸入布地奈德溶液 1～2 mg/ 日，分 1～2 次。

（4）镇静剂：烦躁不安、呼吸困难者要及时镇静。常用异丙嗪口服或肌内注射，疗效好，在镇静同时还可减轻喉部水肿及喉痉挛。而氯丙嗪和吗啡有抑制呼吸作用，不宜使用。

（5）气管切开：Ⅲ度喉梗阻经上述处理仍有严重缺氧征象或Ⅳ度喉梗阻者，应及时行气管切开术。

（6）急性喉镜吸痰：Ⅲ度喉梗阻患者，如喉部或气管内有分泌物潴留，可在喉镜下吸出。吸痰同时，还可局部喷雾 1% 麻黄碱减轻喉部肿胀。

（田　曼　南京医科大学附属儿童医院）

参考文献

1. 江载芳，申昆玲，沈颖. 诸福棠实用儿科学. 8 版. 北京：人民卫生出版社，2015.

2. BJORNSON C L，JOHNSON D W. Croup in children. CMAJ，2013，185（15）：1317-1323.

3. BAIU I，MELENDEZ E. Croup. JAMA，2019，321（16）：1642.

4. 申昆玲，邓力，李云珠，等. 糖皮质激素雾化吸入疗法在儿科应用的专家共识（2018 年修订版）. 临床儿科杂志，2018，36（2）：95-107.

5. 谭君武，廖勇，李良波，等. 急性感染性喉炎患者地塞米松冲击治疗的效果分析. 中华医院感染学杂志，2016，26（1）：188-190.

6. 胡凤华，张艳玲，任晓旭. 雾化吸入普米克令舒治疗急性感染性喉炎. 实用儿科临床杂志，2005，20（10）：1038.

第三节　支气管肺炎

【概述】

支气管肺炎（bronchopneumonia）是累及支气管壁和肺泡的炎症，是儿童期最常见的肺炎，占我国儿科住院肺炎总数的93.7%，以2岁以内儿童最为多见。各季节均可发病，好发于冬春季及气候骤变时。室内居住拥挤、通风不良、空气污浊、致病微生物增多时易发生肺炎。支气管肺炎可由细菌、病毒、不典型病原体感染所致，其中细菌性肺炎以肺实质受累为主，而病毒及不典型病原体感染则以间质受累为主，亦可累及肺泡。临床上肺实质及间质受累常并存。

【病因】

最常见为细菌和病毒感染，但近些年来不典型病原体如支原体感染有上升趋势。国内小儿肺炎分离的病原菌主要是肺炎链球菌、流血嗜血杆菌、金黄色葡萄球菌、表皮葡萄球菌、肺炎克雷伯菌、不动杆菌等。病毒以呼吸道合胞病毒感染发生率高，流感和副流感病毒、鼻病毒、腺病毒等感染也常发生。支气管肺炎是否发病取决于两个因素：病原体情况和宿主状态，若病原体毒力强、数量大，而（或）宿主全身或呼吸道局部免疫功能低下，则可发生支气管肺炎。

【病理及病理生理】

支气管肺炎的病理变化以肺组织充血、水肿、炎性浸润为主。一般支气管肺炎主要引起肺泡毛细血管充血扩张，继而引起肺泡腔内炎性渗出，可经肺泡壁通道（Kohn孔）向邻近肺组织蔓延，呈点片状炎性病灶。支气管壁和肺泡壁则以黏膜炎症为主。

支气管肺炎时各系统可能的病理生理变化如下。

（1）呼吸系统：支气管因黏膜炎症水肿变窄，肺泡壁因充血水肿增厚，肺泡腔因炎性渗出物导致通气和换气功能障碍。通气功能障碍时，CO_2 潴留，PaO_2 降低（低氧血症），$PaCO_2$ 增高（高碳酸血症）；换气功能障碍时仅 PaO_2 降低（低氧血症）。为代偿缺氧，常增快呼吸或加快心率，以增加每分通气量。为增加呼吸深度，辅助呼吸机也参与活动，出现三凹征，若仍不能代偿则发生呼吸衰竭。$PaO_2 < 60$ mmHg 和（或）$PaCO_2$

< 50 mmHg 时即为呼吸衰竭。

（2）循环功能：肺炎时为代偿缺氧，心率增快，缺氧还引起肺小动脉收缩，肺循环阻力增加，右心负荷增高。病原体和毒素侵及心肌可引起心肌炎。肺动脉高压和心肌炎是诱发心力衰竭的主要原因。

（3）中枢神经系统：缺氧引起乳酸堆积，Na^+-K^+ 离子泵转运功能障碍，脑细胞内钠水潴留，导致脑水肿。CO_2 潴留引起高碳酸血症，可使脑血管扩张，引起颅压增高。病原体和毒素攻击可引起脑组织或脑膜炎症。

（4）消化系统：缺氧和毒素攻击可使胃黏膜糜烂、出血、上皮细胞坏死，损害黏膜屏障，引起胃肠功能紊乱，出现呕吐、腹泻，严重者可引起中毒性肠麻痹和消化道出血。

（5）水、电解质和酸碱平衡紊乱：严重缺氧时体内无氧酵解增加，酸性产物增加，加上高热、进食减少、吐泻等，常引起代谢性酸中毒，同时由于 CO_2 潴留，常存在呼吸性酸中毒，因此严重的支气管肺炎常存在不同程度的混合性酸中毒。缺氧和 CO_2 潴留可导致肾小动脉痉挛，引起水钠潴留。重症肺炎缺氧可引起抗利尿激素（antidiuretic hormone，ADH）分泌增加，亦可引起水钠潴留。缺氧时细胞膜通透性增加，Na^+-K^+ 离子泵转运功能障碍，Na^+ 进入胞内，引起血钠水平下降，而 K^+ 移入胞外，故血钾常增高或正常。

【临床表现】

1. 一般症状及体征

以急骤起病多见，亦可缓慢起病，发病前常有上呼吸道感染存在，感染控制不佳或难以控制时，逐渐向下蔓延发生支气管炎及支气管肺炎，表现为发热、咳嗽、气促等症状。热度高低不一，多为不规则热；咳嗽频繁，早期多为刺激性干咳，极期咳嗽反而减轻，恢复期咳嗽有痰；气促者可有呼吸费力、频率增快、鼻翼翕动、三凹征及点头样呼吸。需要注意的是，小年龄婴儿可无明显咳嗽症状，体温亦可正常，临床表现不典型，但常有拒食、哭闹、呼吸困难、口吐白沫等表现，需引起重视。肺部体征早期可无或不明显，听诊肺部呼吸音粗或减低，以后可出现湿啰音和（或）喘鸣音，一般无胸痛，但当炎症累及胸膜时可有胸痛或胸腔积液表现。肺部叩诊一般呈清音，存在大片炎症时叩诊呈浊音，肺实变时叩诊呈实音。若发现一侧肺叩诊呈实音和（或）呼吸音消失，应警惕有无合并胸腔积液或积脓。

2. 重症肺炎临床表现

（1）消化道症状：表现为呕吐、腹泻、腹痛等。剧烈咳嗽可刺激咽喉部引起呕吐反射。一般情况下，腹泻为疾病状态下胃肠功能紊乱所致，腹痛可由肠道痉挛引起。严重者可发生缺氧中毒性肠麻痹，表现为更加频繁地呕吐，严重的腹胀（膈肌上升压迫肺部，更加重呼吸困难），呼吸困难，听诊肠鸣音可消失。再重者可有消化道出血表现。需要注意的是，出现腹痛时应注意与外科急腹症相鉴别，避免错诊、漏诊。

（2）循环系统症状：可有心功能不全或心衰（肺循环阻力增加，炎症因子释放及毒素作用），表现为呼吸突然加快，＞60 次 / 分，安静状态下心率快，与发热不相称（体温每升高 1 ℃，心率每分钟可增加 12 ～ 18 次），心音低钝，肝脏快速增大，颈静脉扩张。病原体和（或）毒素侵袭心肌时可并发心肌炎、心包炎等。严重者可致微循环障碍、休克，甚至弥散性血管内凝血。

（3）神经系统症状：常见烦躁不安、嗜睡或两者交替出现。幼婴易发生惊厥，多由于高热或缺钙所致。如惊厥的同时有明显嗜睡或烦躁，意识障碍，甚至发生强直性肌痉挛、偏瘫或脑膜刺激征等，则可能并发中枢神经系统病变，如脑膜脑炎、中毒性脑病等。若患儿在烦躁嗜睡、眼球凝视基础上合并有前囟隆起，则提示脑水肿可能。

3. X 线检查

不同类型病原体感染肺炎 X 线表现不一，肺炎链球菌肺炎表现为病变呈节段性或斑片性浸润，局限为一叶或一肺段。支原体肺炎常表现为肺纹理增浓，边界模糊不清，伴有网结状阴影或肺门周围片絮影。腺病毒肺炎在早期表现不典型，多在发病 3 ～ 5 天后出现大小不等片状或融合病灶，以后病变增多，分布广泛，互相融合。在支气管肺炎并发脓气胸时，患侧胸腔可见液平面。肺大疱时则见完整薄壁、无液平面的大疱。胸部 X 线未能显示肺炎征象而临床又高度怀疑肺炎，难以明确炎症部位，需同时了解有无纵隔内病变等，可行胸部 CT 检查。

【实验室检查】

1. 外周血检查

（1）血象：细菌性肺炎患儿以白细胞和中性粒细胞升高为主，但重症患儿金黄色葡萄球菌或革兰阴性杆菌肺炎，白细胞可不高或降低。病毒性肺炎时，白细胞数多低下或正常，亦有少数增高者。

（2）C- 反应蛋白（CRP）：在细菌感染时，CRP 多升高，当 CRP ≥ 40 mg/L 时更应考虑细菌感染。非细菌感染时则 CRP 上升不明显，但 CRP 值的高低可用于评估病情轻重。

（3）降钙素原（PCT）：细菌感染时，抗菌药物治疗有效时 PCT 可迅速下降，病毒感染不会引起 PCT 升高，可反应全身炎症反应的活跃程度。

2. 病原学检查

（1）细菌学检查：临床上多通过采集患者气管吸取物、鼻咽分泌物、肺泡灌洗液、胸腔积液、脓液或血标本做细菌培养和鉴定，同时进行药物敏感试验，对明确细菌性病原和指导治疗用药有意义，亦可做涂片染色镜检进行初筛试验或采用免疫学方法检测细菌特异性抗原或抗体水平。PCR 法检测细菌特异性基因等方法可发现病原体。

（2）病毒学检查：临床上多通过采集患者气管吸取物、鼻咽分泌物、肺泡灌洗液、胸腔积液、脓液或血标本做病毒培养和鉴定，或采用免疫荧光试验（IFA）、酶联免疫吸附试验（ELISA）等检测病毒特异性抗体。特异性抗病毒 IgM 升高可早期诊断。血清特异性 lgG 抗体滴度升高，提示既往感染。病毒特异性抗体（包括单克隆抗体）免疫荧光技术、免疫酶法或放射免疫法可发现特异性病毒抗原。核酸分子杂交技术或聚合酶链反应（PCR）、反转录 PCR（reverse transcription PCR）等技术可检测呼吸道分泌物中病毒基因片段。

（3）肺炎支原体（MP）检查：临床应用的主要是分子生物学方法和血清学检测两大类。分子生物学方法包括支原体 DNA 和 RNA 检测，其检测样本为痰、鼻咽拭子、支气管肺泡灌洗液。DNA 检测技术灵敏度和特异性都能满足临床需求，但由于 MP 死亡后其 DNA 仍可存在于部分患者体内，时间为 7 周～7 个月且不易降解，导致 DNA 检验结果不能很好地用于治疗效果的评估。而 RNA 随病原体死亡而降解，可作为评价 MP 感染转归、药物疗效的指标，其灵敏度和准确性与 DNA 检测方法相比都有很大提高，是目前早期快速诊断 MP 感染、判断疗效的最好方法之一。血清学检测在临床上常检测 MP 抗体 IgG 及 IgM。IgM 抗体一般在初次感染 1 周内开始升高，2～3 周达到高峰，4 周时下降，2～3 个月降至最低。IgG 较 IgM 出现晚，一般于感染后 14 天左右出现，浓度峰值一般在感染后的第 5 周，具有较长的维持时间。

【诊断及鉴别诊断】

1. 诊断

根据患儿临床表现及体征，诊断支气管肺炎并不困难，可完善胸部 X 线片检查协助诊断，必要时完善胸部 CT。气管分泌物细菌培养及病毒 DNA 测定有助于病原学诊断。考虑不典型病原体感染可完善痰液 DNA 检测及外周血抗原、抗体检测。外周血白细胞明显升高和粒细胞增多、血清 C- 反应蛋白升高有助于细菌性肺炎的诊断。外周血白细胞减低或正常，则多为病毒性肺炎。

重症肺炎：当患儿出现严重的通换气功能障碍或肺内外并发症时，即为重症肺炎。重症肺炎病死率高，可遗留后遗症，需早期识别。①快速评估：根据《儿童社区获得性肺炎诊疗规范（2019 版）》推荐，可采用 WHO 标准，即出现下胸壁吸气性凹陷、鼻翼翕动或呻吟之一表现者，为重症肺炎；出现中心性发绀，严重呼吸窘迫，拒食或脱水征，意识障碍（嗜睡、昏迷、惊厥）之一表现者，为极重度肺炎。②病情严重程度需根据年龄、临床和影像学表现等评估，见表 5-3。

表 5-3 儿童 CAP 病情严重程度评估

评估项目	轻度	重度
一般情况	好	差
意识障碍	无	有
低氧血症	无	发绀；呼吸增快，婴儿 RR ≥ 70 次 / 分，1 岁以上患儿 RR ≥ 50 次 / 分，辅助呼吸（呻吟、鼻扇、三凹征）；间歇性呼吸暂停；氧饱和度 < 92%
发热	未达重度标准	超高热，持续高热超过 5 天
脱水征 / 拒食	无	有
胸片或胸部 CT	未达重度标准	≥ 2/3 一侧肺浸润、多叶肺浸润、胸腔积液、气胸、肺不张、肺坏死、肺脓肿
肺外并发症	无	有
标准	上述所有情况都存在	出现以上任何一种情况

2. 鉴别诊断

（1）急性支气管炎：一般不发热或仅有低热，全身状况好，以咳嗽为主要症状，肺部可闻及干湿啰音，多不固定，随咳嗽而改变。X 线示肺纹理增多、排列紊乱。若鉴别困难，则按肺炎处理。

（2）支气管异物：有异物吸入史，突然出现呛咳，可伴肺不张和肺气肿。若病程迁延，可有继发感染则类似肺炎或合并肺炎，通过完善胸部 CT + 气道重建可鉴别。

（3）支气管哮喘：咳嗽变异性哮喘患儿可无明显喘息发作，主要表现为持续性咳嗽，X 线示肺纹理增多、排列紊乱和肺气肿，易与本病混淆。患儿具有过敏体质，肺功能检查及激发和舒张试验有助于鉴别。

（4）肺结核：一般有结核接触史，可有低热、盗汗表现，结核菌素试验阳性，T-SPOT 实验阳性，X 线示肺部有结核病灶可资鉴别。粟粒性肺结核可有气促和发绀，与肺炎极其相似，但肺部啰音不明显。

【治疗】

1. 一般治疗及护理

室内环境以 24 ℃左右，相对湿度 50% ~ 60% 为宜，保持室内空气新鲜流通，但应避免将患儿置于通风口。采用空心掌勤拍背，患儿痰多不易咳出时可采用物理疗法震动助排痰。经常变换体位，减少肺血瘀积，促进炎症吸收。烦躁不安常可加重缺氧，可给予水合氯醛或苯巴比妥等治疗，但应避免过量使用引起呼吸中枢抑制。避免使用呼吸兴奋剂，以免加重患儿的烦躁。饮食方面，在供给足够热量的同时，给以蛋白丰富、易消化实物，并可适当补充维生素及钙剂。对进食不佳的患儿应注意加强静脉补液。

2. 抗感染治疗

在使用抗生素治疗之前采集呼吸道分泌物或外周血，行细菌培养＋药物敏感试验。在尚未获得药敏结果之前，对临床上高度怀疑细菌性肺炎的住院患儿，可先行经验性抗生素治疗，后可根据药敏结果调整抗生素治疗。用药一般应持续至体温正常后 5 ～ 7 日，症状、体征消失后 3 天。通常在使用 3 天不见效时，根据细菌培养和耐药结果改用其他抗生素。支原体肺炎至少使用抗菌药物 2 ～ 3 天。对怀疑非典型病原感染的患儿，应给予大环内酯类抗生素。对原因不明的病例，可先联合应用两种抗生素，一般选用 β 内酰胺类联合大环内酯类。在明确病原后，则给予针对性治疗。

由于氨基糖苷类抗菌药物有明显耳、肾毒性，肺炎儿童应尽量避免使用。喹诺酮类抗菌药对骨骼发育可能产生不良影响，应避免用于 18 岁以下的未成年人。四环素类抗菌药物可引起牙齿黄染及牙釉质发育不良，不可用于 8 岁以下患儿。根据 2010 年版《中华人民共和国药典临床用药须知》，对于小于 6 个月肺炎儿童，阿奇霉素疗效和安全性尚未确立，应慎用。

3. 抗病毒治疗

临床考虑流感病毒性肺炎，应在 48 小时内尽可能给予抗流感治疗药物。可疑其他病毒性肺炎，可试用利巴韦林，其对流感、副流感病毒、腺病毒及 RSV 可能有效，可静脉滴注或雾化给药。更昔洛韦是目前治疗 CMV 感染的首选药物。

4. 免疫支持治疗

对严重感染患儿可采用丙种球蛋白治疗。免疫球蛋白作为一种 Ig 抗体，输注后能迅速提高患儿血液中 IgG 水平，可对病原抗体起到直接的免疫封闭作用，同时可激活巨噬细胞从而清除病毒，具有被动免疫和免疫调节的双重治疗作用。但作为血制品的一种，丙种球蛋白有引起过敏反应、传播传染病可能，且接种后 3 个月内暂不宜行免疫接种，因可增加潜在风险且价格昂贵，不宜做常规治疗。此外，对于 RSV 重症感染患儿，可予 RSV-IgG 抗体帕利珠单抗治疗。

5. 对症治疗

（1）退热与镇静：一般体温＜ 38.5 ℃患儿先用物理降温，如头部冷敷、温水擦拭、多饮水等；体温≥ 38.5 ℃时可口服对乙酰氨基酚、布洛芬等退热。对于有高热惊厥病史的患儿可放宽口服退热药标准至 38 ℃。对于口服退热药后降温不明显的患儿可采用双氯芬酸钾栓剂塞肛，但应注意不可用于 2 岁以下患儿，且退热药物使用 24 小时内不应超过 4 次。对于烦躁不安的患儿可给予水合氯醛或苯巴比妥等治疗。

（2）呼吸道管理：及时清除鼻腔分泌物。鼻塞明显者可给予鼻部减充血剂滴鼻，有痰时使用祛痰剂（如氨溴索口服液），痰多时予吸痰。咳喘重时可雾化吸入布地奈德或丙酸氟替卡松联合 β_2 受体激动剂和抗胆碱药治疗。一方面，雾化可减轻肺部局部炎症，解除支气管痉挛及水肿；另一方面，可湿化气道，帮助痰液排出。雾化给药作用于气道局部，起效快，作用强，而全身不良反应小。但应在雾化吸入激素类药物后漱口、洗脸，以减轻激素不良反应。

（3）氧疗：病情较重者需要氧疗。一般患儿可用鼻导管，调节氧气流量为 0.5 ～ 1 L/min。重症者可用面罩给氧，氧流量为 2 ～ 4 L/min。对于面罩给氧，血氧饱和度仍不能维持正常者，可考虑应用持续气道正压通气（continuous positive airway pressure，CPAP）。

6. 激素治疗

一般肺炎不主张使用肾上腺皮质激素。严重的细菌性肺炎，在感染控制的情况下，下列情况可加用激素：①全身中毒症状严重，如出现休克、中毒性脑病、超高热（体温在 40 ℃以上持续不退）等。②支气管痉挛明显。③早期胸腔积液，为了防止胸膜粘连也可局部应用，以短期治疗不超过 3 ～ 5 天为宜。可用甲泼尼龙 1 ～ 2 mg/（kg·d）、琥珀酸氢化可的松 5 ～ 10 mg/（kg·d）或地塞米松 0.1 ～ 0.3 mg/（kg·d）静脉滴注治疗。用激素 5 ～ 7 天者，停药时宜逐渐减量。病毒性肺炎一般不用激素，但毛细支气管炎喘憋严重时，也可考虑短期应用。

7. 并发症的治疗

肺炎合并心力衰竭时予吸氧、心电监护、利尿、强心、血管活性药物治疗。强心药物可选用地高辛，< 2 岁者洋地黄化总量为 0.05 ～ 0.06 mg/kg，> 2 岁者洋地黄化总量为 0.03 ～ 0.05 mg/kg，首次给予洋地黄化总量的 1/2，余量分 2 次，每隔 4 ～ 6 小时给予，多于 8 ～ 12 小时达到洋地黄化。洋地黄化 12 小时后可给予维持量，为 1/5 洋地黄化量，分 2 次给药。肺炎合并中毒性肠麻痹时予禁食、胃肠减压等治疗，加强静脉营养支持，亦可使用酚妥拉明治疗。肺炎合并缺氧中毒性脑病时可使用甘露醇脱水降颅压，酚妥拉明改善脑血管痉挛，地西泮止痉，糖皮质激素抗炎，以减轻脑水肿等。当患儿出现大量胸腔积液或脓胸、脓气胸时，可行胸腔穿刺引流，对脓液黏稠抽脓不畅或发生张力性气胸时可行胸腔闭式引流。

8. 内镜干预治疗

在常规治疗疗效不佳、病原不明，疑有特殊病原感染、混合病原感染或耐药菌感染时，为获得精准病原诊断，可行呼吸内镜检查。肺炎支原体、腺病毒、流感病毒等感染容易造成气道黏膜损害，分泌物多，形成黏液栓阻塞气道，发生闭塞性支气管炎可能性大，当病情进展有阻塞征象时应早期行呼吸内镜干预。某些重症细菌性肺炎，如金黄色葡萄球菌肺炎，也可因广泛的气道黏膜糜烂、坏死上皮脱落或支气管塑型形成而需呼吸内镜干预治疗。

（田　曼　南京医科大学附属儿童医院）

参考文献

1. 江载芳，申昆玲，沈颖 . 诸福棠实用儿科学 . 8 版 . 北京：人民卫生出版社，2015：1255 -
1255.

2. 王卫平 . 儿科学 . 8 版 . 北京：人民卫生出版社，2013：278-284.

3. 桂永浩，薛辛东 . 儿科学 . 3 版 . 北京：人民卫生出版社，2015：217-218.

4. 国家卫生健康委员会人才交流服务中心儿科护膝内镜诊疗技术项目专家组，中国医师协会
儿科医师分会内镜专业委员会，中国医师协会内镜医师分会儿科呼吸内镜专业委员会，等 . 中国
儿童难治性肺炎呼吸内镜介入诊疗专家共识 . 中国实用儿科杂志，2019，34（6）：449-457.

第四节　儿童支气管哮喘诊断与治疗

【概述】

支气管哮喘（以下简称哮喘）是儿童时期最常见的慢性气道疾病。近年来我国儿童哮喘的患病率呈明显上升趋势。2000 年全国城市 14 岁以下儿童哮喘的累积患病率为1.97%，2010 年为 3.02%，10 年患病率增长 50%。哮喘严重影响儿童的身心健康，也给家庭和社会带来沉重的精神和经济负担。目前我国儿童哮喘的总体控制水平尚不理想，这与临床医师的规范化管理水平参差不齐、儿童家长对哮喘疾病的认知不足有关。

【定义】

支气管哮喘是一种以慢性气道炎症和气道高反应性为特征的异质性疾病，以反复发作的喘息、咳嗽、气促、胸闷为主要临床表现，常在夜间和（或）凌晨发作或加剧。呼吸道症状的具体表现形式和严重程度具有随时间而变化的特点，并常伴有广泛、可变及可逆的呼气性气流受限。

【诊断】

哮喘的诊断主要依据呼吸道症状、体征及肺功能检查，证实存在可变的呼气气流受限，并排除可引起相关症状的其他疾病。

1. 诊断标准

（1）反复喘息、咳嗽、气促、胸闷，多与接触变应原、冷空气、物理和化学性刺激、呼吸道感染、运动以及过度通气（如大笑和哭闹）等有关，常在夜间和（或）凌晨发作或加剧。

（2）发作时双肺可闻及散在或弥漫性、以呼气相为主的哮鸣音，呼气相延长。

（3）上述症状和体征经抗哮喘治疗有效，或自行缓解。

（4）除外其他疾病所引起的喘息、咳嗽、气促和胸闷。

（5）临床表现不典型者（如无明显喘息或哮鸣音），应至少具备以下1项：①证实存在可逆性气流受限；②支气管舒张试验阳性：吸入速效 β_2 受体激动剂（如沙丁胺醇压力定量气雾剂 200 ～ 400 μg）后 15 min 第一秒用力呼气量（FEV1）增加 ≥ 12%；③抗感染治疗后肺通气功能改善：给予吸入糖皮质激素和（或）抗白三烯药物治疗 4 ～ 8 周，FEV1 增加 ≥ 12%；④支气管激发试验阳性；⑤最大呼气峰流量（PEF）日间变异率（连续监测 2 周）≥ 13%。符合第 1 ～ 第 4 条或第 4、第 5 条者，可诊断为哮喘。

2. 哮喘诊断注意点

（1）< 6 岁儿童喘息的特点：喘息是学龄前儿童呼吸系统疾病中常见的临床表现，非哮喘的学龄前儿童也可能会发生反复喘息。

按症状表现形式分为：①发作性喘息：喘息呈发作性，常与上呼吸道感染相关，发作控制后症状可完全缓解，发作间歇期无症状。②多诱因性喘息：喘息呈发作性，可由多种触发因素诱发，喘息发作的间歇期也有症状（如夜间睡眠过程中、运动、大笑或哭闹时）。临床上这两种喘息表现形式可相互转化。

按病程演变趋势分为：①早期一过性喘息：多见于早产和父母吸烟者，主要是环境因素导致的肺发育延迟所致，年龄的增长使肺的发育逐渐成熟，大多数患儿在生后 3 岁之内喘息逐渐消失。②早期起病的持续性喘息（指 3 岁前起病）：患儿主要表现为与急性呼吸道病毒感染相关的反复喘息，本人无特应征表现，也无家族过敏性疾病史。喘息症状一般持续至学龄期，部分患儿在 12 岁时仍然有症状。小于 2 岁的儿童，喘息发作的原因通常与呼吸道合胞病毒等感染有关，2 岁以上的儿童，往往与鼻病毒等其他病毒感染有关。③迟发性喘息/哮喘：患儿有典型的特应征背景，往往伴有湿疹和变应性鼻炎，哮喘症状常迁延持续至成人期，气道有典型的哮喘病理特征。

（2）< 6 岁儿童哮喘的诊断线索：临床实践中也可采用哮喘预测指数（asthma predictive index，API）和哮喘预测工具（asthma prediction tool）等对幼龄儿童喘息发生持续哮喘的危险度做出评估。

1）API 预测指数

主要危险因素包括：父母有哮喘病史；经医生诊断为特应性皮炎；有吸入变应原致敏依据。

次要危险因素包括：有食物过敏原致敏的依据；外周血嗜酸性粒细胞 ≥ 4%；与感冒无关的喘息。

过去 1 年喘息 ≥ 4 次，且具有 1 项主要危险因素或 2 项此次要危险因素者为阳性。

喘息儿童如具有以下临床特点时高度提示哮喘的诊断：多于每月 1 次的频繁发作性喘息；活动诱发的咳嗽或喘息；非病毒感染导致的间歇性夜间咳嗽；喘息症状持续至 3 岁以后；抗哮喘治疗有效，但停药后又复发。

如怀疑哮喘诊断，可尽早参照哮喘治疗方案开始试验性治疗，并定期评估治疗反应，如治疗 4～8 周无明显疗效，建议停药并作进一步诊断评估。大部分学龄前喘息儿童预后良好，其哮喘样症状随年龄增长可自然缓解，对这些患儿必须定期（3～6 个月）重新评估，以判断是否需要继续抗哮喘治疗。

2）咳嗽变异性哮喘（CVA）的诊断

CVA 是儿童慢性咳嗽最常见原因之一，以咳嗽为唯一或主要表现，无喘息。

诊断依据：①咳嗽持续＞4 周，常在运动、夜间和（或）凌晨发作或加重，以干咳为主，不伴有喘息；②临床上无感染征象或经较长时间抗生素治疗无效；③抗哮喘药物诊断性治疗有效；④排除其他原因引起的慢性咳嗽；⑤支气管激发试验阳性和（或）PEF 日间变异率（连续监测 2 周）≥ 13%；⑥个人或一、二级亲属多有过敏性疾病史，或变应原检测阳性。

以上第 1～第 4 项为诊断基本条件。

3. 哮喘诊断和病情监测评估的相关检查

（1）肺通气功能检测：肺功能测定有助于确诊哮喘，也是评估哮喘病情严重程度和控制水平的重要依据之一。对疑诊哮喘儿童，如出现肺通气功能降低，可考虑进行支气管舒张试验；如果肺通气功能未见异常，则可考虑进行支气管激发试验，评估其气道反应性，或建议患儿使用峰流量仪每日两次测定峰流量，连续监测 2 周。如患儿支气管舒张试验阳性或支气管激发试验阳性或 PEF 日间变异率 ≥ 13% 均有助于确诊。

（2）过敏状态检测：吸入变应原致敏是儿童发展为持续性哮喘的主要危险因素，儿童早期食物致敏可增加吸入变应原致敏的危险性。吸入变应原的早期致敏（≤ 3 岁）是预测发生持续性哮喘的主要高危因素。因此，对于所有反复喘息怀疑哮喘的儿童，推荐进行过敏原测定，以了解患儿的过敏状态，协助哮喘诊断，也有利于了解导致哮喘发生和加重的个体危险因素，从而制定环境干预措施和确定变应原特异性免疫治疗方案，但必须强调过敏状态检测阴性不能作为排除哮喘诊断的依据。

（3）气道炎症指标检测：诱导痰嗜酸性粒细胞分类计数，呼出气一氧化氮检测。这些指标有助于确定气道炎症类型、评估哮喘的控制水平和制定哮喘治疗方案。

（4）胸部影像学检查：在没有相关临床指征的情况下，不建议进行常规胸部影像学检查。反复喘息或咳嗽儿童，怀疑哮喘以外其他疾病，可依据临床线索所提示的疾病选择进行胸部 X 线平片或 CT 检查。

（5）支气管镜检查：反复喘息或咳嗽儿童，经规范哮喘治疗无效，怀疑其他疾病，或哮喘合并其他疾病，如气道异物、气道局灶性病变、气道畸形等，应考虑予以支气管镜检查以进一步明确诊断。

（6）哮喘临床评估工具：主要基于临床表现进行哮喘控制状况的评估。临床常用的哮喘评估工具有：哮喘控制测试（asthma control test，ACT）（适用于评估 12 岁及以上哮喘儿童）、儿童哮喘控制测试（childhood asthma control test，C-ACT）（适用于 4 ～ 11 岁儿童）和儿童呼吸和哮喘控制测试（test for respiratory and asthma control in kids，TRACK）（适用于 5 岁及以下喘息儿童），应根据患儿年龄和就诊条件，选用合适的评估工具，定期评估。

4. 哮喘分期与分级

（1）分期：根据临床表现，哮喘可分为急性发作期（acute exacerbation）、慢性持续期（chronic persistent）和临床缓解期（clinical remission）。急性发作期是指突然发生喘息、咳嗽、气促、胸闷等症状，或原有症状急剧加重；慢性持续期是指近 3 个月内不同频度和（或）不同程度地出现过喘息、咳嗽、气促、胸闷等症状；临床缓解期系指经过治疗或未经治疗，症状、体征消失，肺功能恢复到急性发作前水平，并维持 3 个月以上。

（2）哮喘的分级：包括哮喘控制水平分级（表 5–4，表 5–5）、病情严重程度分级和急性发作严重度分级。

表 5-4　≥ 6 岁儿童哮喘症状控制水平分级

评估项目 [a]	良好控制	部分控制	未控制
日间症状 > 2 次 / 周	无	存在 1 ～ 2 项	存在 3 ～ 4 项
夜间因哮喘憋醒			
应急缓解药使用 > 2 次 / 周			
因哮喘而出现活动受限			

注：[a] 用于评估近 4 周的哮喘症状。

表 5-5　< 6 岁儿童哮喘症状控制水平分级

评估项目 [a]	良好控制	部分控制	未控制
持续至少数分钟的日间症状 > 1 次 / 周	无	存在 1 ～ 2 项	存在 3 ～ 4 项
夜间因哮喘憋醒或咳嗽			
应急缓解药使用 > 1 次 / 周			
因哮喘而出现活动受限（较其他儿童跑步 / 玩耍减少，步行 / 玩耍时容易疲劳）			

注：[a] 用于评估近 4 周的哮喘症状。

（3）哮喘急性发作严重度分级：根据哮喘急性发作时的症状、体征、肺功能及血氧饱和度等情况，进行严重度分型（表 5–6，表 5–7）。

表 5-6　≥ 6 岁儿童哮喘急性发作严重程度分级

临床表现	轻度	中度	重度	危重
气短	走路时	说话时	休息时	呼吸不整
体位	可平卧	喜坐位	前弓位	不定
讲话方式	能成句	成短句	说单字	难以说话
精神意识	可有焦虑、烦躁	常有焦虑、烦躁	常焦虑、烦躁	嗜睡
辅助呼吸肌运动及三凹征	常无	可有	通常有	胸腹反常呼吸
哮鸣音	散在，呼吸末期	响亮、弥漫	响亮、弥漫、双相	减弱乃至消失
脉率	略增加	增加	明显增加	减慢或不规则
PEF 占正常预计值或本人最佳值的百分数（%）	SABA 治疗后：> 80	SABA 治疗前：50 ～ 80；SABA 治疗后：60 ～ 80；	SABA 治疗前：50 ～ 80；SABA 治疗后：60 ～ 80；	无法完成检查
血氧饱和度（吸空气）	0.90 ～ 0.94	0.90 ～ 0.94	0.90	< 0.90

注：1. 判断急性发作严重度时，只要存在某项严重程度的指标，即可归入该严重度等级。

2. 幼龄儿童较年长儿和成人更易发生高碳酸血症（低通气）；PEF：最大呼气峰流量；SABA：短效 β_2 受体激动剂。

表 5-7　< 6 岁儿童哮喘急性发作严重度分级

症状	轻度	重度[c]
精神意识改变	无	焦虑、烦躁、嗜睡或意识不清
血氧饱和度（治疗前）[a]	≥ 0.92	< 0.92
讲话方式[b]	能成句	说单字
脉率（次 / 分）	< 100	> 200（0 ～ 3 岁）；> 180（4 ～ 5 岁）
发绀	无	可能存在
哮鸣音	存在	减弱，甚至消失

注：a. 血氧饱和度是指在吸氧和支气管舒张剂治疗前的测得值；b. 需要考虑儿童的正常语言发育过程；c. 判断重度发作时，只要存在一项就可归入该等级。

5. 治疗

（1）治疗目标：达到并维持症状的控制；维持正常活动水平，包括运动能力；维持肺功能水平尽量接近正常；预防哮喘急性发作；避免因哮喘药物治疗导致的不良反应；

预防哮喘导致的死亡。

（2）防治原则：哮喘控制治疗应尽早开始。要坚持长期、持续、规范、个体化治疗原则。治疗包括：①急性发作期：快速缓解症状，如平喘、抗感染治疗；②慢性持续期和临床缓解期：防止症状加重和预防复发，如避免触发因素，抗炎，降低气道高反应性，防止气道重塑，并做好自我管理。

（3）长期治疗方案：根据年龄分为≥6岁儿童哮喘的长期治疗方案和（图5-1）<6岁儿童哮喘的长期治疗方案（图5-2）。

（4）临床缓解期治疗：维持患儿病情长期稳定，提高生活质量，包括每日监测病情，注意有无哮喘发作，坚持规范治疗，并注意控制治疗的剂量调整和疗程；采取可行的预防措施，规避变应原，同时注意并存疾病的治疗。

（5）变应原特异性免疫治疗（AIT）：是目前可能改变过敏性疾病自然进程的唯一治疗方法。AIT适用于症状持续、采取变应原避免措施和控制药物治疗不能完全消除症状的轻、中度哮喘或哮喘合并变应性鼻炎患儿。

（6）急性发作期治疗：儿童哮喘急性发作期的治疗需根据患儿年龄、发作严重程度及诊疗条件选择合适的初始治疗方案，并连续评估其对治疗的反应，在原治疗基础上进行个体化治疗。哮喘急性发作需在第一时间内行及时恰当的治疗，以迅速缓解气道阻塞症状。①氧疗：有低氧血症者，采用鼻导管或面罩吸氧，以维持血氧饱和度 > 94%。②吸入速效 β_2 受体激动剂（SABA）：是治疗儿童哮喘急性发作的一线药物。如具备雾化给药条件，雾化吸入应为首选。可使用氧驱动（氧气流量 6 ~ 8 L/min）或空气压缩泵雾化吸入，第 1 小时每 20 分钟 1 次，以后根据治疗反应逐渐延长给药间隔，根据病情可每 1 ~ 4 小时重复吸入治疗。如不具备雾化吸入条件时，可使用压力型定量气雾剂（pMDI）。③糖皮质激素：全身应用糖皮质激素是治疗儿童哮喘重度发作的一线药物，早期使用可以减轻疾病的严重度，给药后 3 ~ 4 h 即可显示明显的疗效。根据病情可选择口服或静脉途径给药。药物及剂量：泼尼松或泼尼松龙 1 ~ 2 mg/（kg·d）或静脉注射甲泼尼龙 1 ~ 2 mg/（kg·次）或琥珀酸氢化可的松 5 ~ 10 mg/（kg·次），根据病情可间隔 4 ~ 8 h 重复使用。吸入糖皮质激素（ICS）：早期应用大剂量 ICS 有助于哮喘急性发作的控制，可选用雾化吸入布地奈德悬液 1 mg/ 次，或丙酸倍氯米松混悬液 0.8 mg/ 次，每 6 ~ 8 小时 1 次，但病情严重时不能以吸入治疗替代全身糖皮质激素治疗，以免延误病情。④抗胆碱能药物：是儿童哮喘急性发作联合治疗的组成部分，可增加支气管舒张效应。其临床安全性和有效性已确立，尤其是对 β_2 受体激动剂治疗反应不佳的中重度患儿应尽早联合应用。A. 硫酸镁：有助于危重哮喘症状的缓解，安全性良好，剂量为 25 ~ 40 mg/（kg·d）（≤ 2 g/d），分 1 ~ 2 次，加入 10% 葡萄糖溶液 20 mL 缓慢静脉滴注（20 min 以上）。B. 茶碱：由于氨茶碱平喘效应弱于SABA，而且治疗窗窄，从有效性和安全性角度考虑，在哮喘急性发作的治疗中，一般不推荐静脉使用茶碱。C.经合理联合治疗，但症状持续加重、出现呼吸衰竭征象时，应及时给予辅助机械通气治疗。在应用辅助机械通气治疗前禁用镇静剂。

（7）临床缓解期的处理：为了巩固疗效，维持患儿病情长期稳定，提高其生活质量，应加强临床缓解期的处理。鼓励患儿坚持每日定时测量PEF，监测病情变化，记录哮喘日记。注意有无哮喘发作的先兆，如咳嗽、气促、胸闷等，一旦出现应及时使用应急药物以减轻哮喘发作症状。坚持规范治疗：病情缓解后应继续使用长期控制药物规范治疗，定期评估哮喘控制水平，适时调整治疗方案，直至停药观察。控制治疗的剂量调整和疗程。根据患儿的具体情况，包括了解诱因和以往发作规律，与患儿及家长共同研究，提出并采取一切必要的切实可行的预防措施，包括避免接触变应原以防止哮喘发作、保持病情长期控制和稳定。并存疾病治疗：半数以上哮喘儿童同时患有变应性鼻炎，有的患儿并存鼻窦炎、阻塞性睡眠呼吸障碍、胃食管反流和肥胖等，这些并存疾病和因素可影响哮喘的控制，需同时进行相应的治疗。对于肥胖的哮喘儿童，建议适当增加体育锻炼，减轻体重。

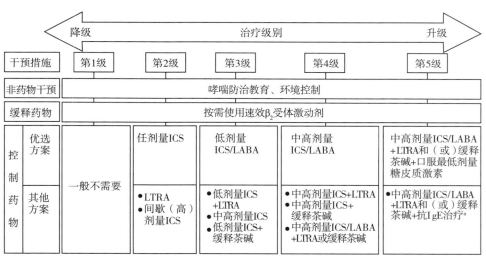

ICS：吸入性糖皮质激素；LTRA：白三烯受体拮抗剂；LABA：长效β_2受体激动剂；ICS/LABA：吸入性糖皮质激素与长效β_2受体激动剂；[a]抗IgE治疗适用于≥6岁儿童。

图5-1　≥6岁儿童哮喘的长期治疗方案

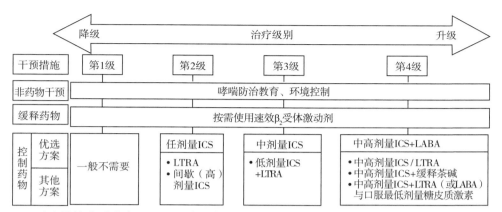

ICS：吸入性糖皮质激素；LTRA：白三烯受体拮抗剂；LABA：长效 β₂ 受体激动剂；ICS/LABA：吸入性糖皮质激素与长效 β₂ 受体激动剂。

图 5-2 ＜ 6 岁儿童哮喘的长期治疗方案

【哮喘防治教育与管理】

哮喘对患儿及其家庭、社会有很大的影响。虽然目前哮喘尚不能根治，但通过有效的哮喘防治教育与管理，建立医患之间的伙伴关系，可以实现哮喘临床控制。做好哮喘管理与防治教育是达到哮喘良好控制目标最基本的环节。

1. 哮喘管理

目标是有效控制哮喘症状，维持正常的活动能力，减少哮喘发作的风险，减少肺损伤及药物不良反应。建立医生与患儿及家属间的伙伴关系，确定并减少与危险因素接触，建立哮喘专科病历，评估、治疗和监测哮喘。

2. 哮喘防治教育

（1）哮喘早期预防：母亲怀孕及婴儿出生后避免接触香烟环境；提倡自然分娩；鼓励母乳喂养；出生 1 年内婴儿尽量避免使用广谱抗生素。

（2）教育内容：哮喘的本质和发病机制；避免触发、诱发哮喘发作的各种因素的方法；哮喘加重的先兆、发作规律及相应家庭自我处理方法，制定哮喘行动计划。哮喘行动计划以症状或峰流速或二者结合作为判断病情的标准，应用 3 个区带描述哮喘的控制水平，采用交通信号灯的颜色即绿色、黄色和红色，分别提示在不同情况下需要应用的药物和采取的行动。自我监测，掌握 PEF 的测定方法，记哮喘日记。应用儿童哮喘控制问卷判定哮喘控制水平，选择合适的治疗方案。常用的儿童哮喘控制问卷有 TRACK（≤ 5 岁）、C-ACT（4 ～ 11 岁）、ACT（＞ 11 岁）、ACQ（6 ～ 16 岁）等。了解各种长期控制及快速缓解药物的作用特点、药物吸入装置使用方法（特别是吸入技术）及不良反应的预防和处理对策；哮喘发作的征象、应急措施和急诊指征；心理因素在儿童哮喘发病中的作用。

（3）教育方式：门诊教育是最重要的基础教育和启蒙教育，是建立医患合作关系的起始点。集中教育：通过座谈、交流会、哮喘学校（俱乐部）、夏（冬）令营和联谊会等进行集中系统的哮喘防治教育。媒体宣传：通过广播、电视、报纸、科普杂志、书籍等推广哮喘知识。网络教育：应用电子网络或多媒体技术传播哮喘防治知识。定点教育：与学校、社区卫生机构合作，有计划开展社区、患儿、公众教育。医生教育：注意对各级儿科医生的教育，普及哮喘知识，更新和提高专科医生的哮喘防治水平，定期举办哮喘学习培训班。

（于兴梅　王宇清　郝创利　苏州大学附属儿童医院）

参考文献

1. 全国儿科哮喘防治协作组. 全国 90 万 0～14 儿童中支气管哮喘患病情况调查. 中华结核和呼吸杂志，1993，16（哮喘增刊）：64-68.

2. 全国儿科哮喘防治协作组. 第三次中国城市儿童哮喘流行病学调查. 中华儿科杂志，2013，51（10）：729-735.

3. 全国儿科哮喘防治协作组. 中国城区儿童哮喘患病率调查. 中华儿科杂志，2003，41（20）：123-127.

4. WONG G W，KWON N，HONG J G，et al. Pediatric asthma control in Asia：phase 2 of the Asthma Insights and Reality in Asia-Pacific（AIRIAP 2）survey. Allergy，2013，68（4）：524-530.

5. 中华医学会儿科学分会呼吸学组，《中华儿科杂志》编辑委员会. 儿童支气管哮喘诊断与防治指南（2016 年版）. 中华儿科杂志，2016，54（3）：167-118.

第五节　胸膜炎

【概述】

胸膜炎（pleuritis）是指覆盖肺部和胸壁的薄层组织（胸膜）的炎症，通常为病毒或细菌感染所致。胸膜的外层排列在胸壁内侧（壁胸膜），内层覆盖肺部（脏胸膜），两层之间的微小空间称为胸膜腔。根据胸膜腔内有无液体积聚，胸膜炎通常分 3 型：干性（成形性）、浆液纤维素性（浆液渗出性）和化脓性（脓胸）。根据影像学表现可分为胸腔积液、气胸和胸膜增厚。

【病因】

胸膜炎的常见病因：①原发胸膜的疾病，如胸膜肿瘤、胸膜创伤性疾病等。②邻近组织的疾病，如肺炎（细菌、病毒、结核、真菌、支原体、寄生虫）、支气管胸膜瘘、胸壁或横膈下感染（急性胰腺炎等）、急性纵隔炎、纵隔肿瘤、心力衰竭等。③全身性疾病：如败血症，恶性肿瘤，肺栓塞，自身免疫性疾病（系统性红斑狼疮、类风湿性关节炎、韦氏肉芽肿病、风湿热、多发性动脉炎）等。

【发病机制】

胸腔内液体产生及吸收过程中的平衡被打破，即为胸腔积液的发病机制：①胸膜毛细血管内静水压增高产生胸腔漏出液：如充血性心力衰竭、缩窄性心包炎、血容量增加、上腔静脉或奇静脉受阻。②膜毛细血管通透性增加产生胸腔渗出液：如胸膜炎症、结缔组织病、胸膜肿瘤、膈下炎症等。③胸膜毛细血管内胶体渗透压降低产生胸腔漏出液，如低蛋白血症、肝硬化、肾病综合征等。④壁层胸膜淋巴引流障碍，产生胸腔渗出液。⑤损伤所致胸腔内出血、主动脉瘤破裂、食管破裂、胸导管破裂等，产生血胸、脓胸、乳糜胸。胸膜腔通常含有少量的液体，使得呼吸时内外层胸膜相互滑动，但当胸膜发炎时，内外胸膜会发生摩擦，导致胸痛等症状，故胸膜炎导致胸痛的机制主要为胸膜炎症或肺部病变累及壁层胸膜、膈肌时，相应肌群的支配神经纤维被激活导致胸痛，疼痛感可延及同侧肩背部和腹部。

【胸膜炎的临床表现】

胸膜炎最常见的表现为胸腔积液，根据有无胸腔积液，胸膜炎通常可分为干性（成形性）、浆液纤维素性（浆液渗出性）和化脓性（脓胸）。胸腔积液量的差异亦会有不同的临床表现。

（1）干性胸膜炎：主要症状为胸痛，可牵涉到腹部、肩部、背部。查体呼吸运动受限制：肺部听诊呼吸音减弱及胸膜摩擦音，触诊语颤增强。

（2）浆液性、渗出性胸膜炎：初时有胸痛、干咳，随着胸腔积液逐渐增多，胸痛可减轻或消失，出现胸闷、气促，大量积液时可有呼吸困难，积液量越大，呼吸困难越明显。结核性胸膜炎除上述浆液渗出性胸膜炎临床表现外，亦伴随有全身的结核中毒症状如发热、盗汗、乏力等。查体患侧肋间隙饱满，呼吸运动减弱，肺部听诊呼吸音减弱，触诊语颤减弱或消失，叩诊可呈实音（积液较多时）或浊音（积液较少时）。

（3）化脓性胸膜炎：主要症状为高热不退，中毒症状较重，偶有咳脓臭痰、咯血，婴儿可出现呼吸窘迫。继发于肺部感染的急性脓胸往往是在肺部感染症状好转以后，又再次出现高热、胸痛、呼吸困难、咳嗽、全身乏力、食欲不振等症状。患者常呈急性病容，不能平卧或改变体位时咳嗽，严重时可出现发绀。查体患侧呼吸运动减弱，肋间隙饱满、增宽，叩诊患侧呈实音并有叩击痛，如为左侧积液则心浊音界不清；如为右侧积液则肺肝界不清。纵隔心脏向健侧移位，气管偏向健侧，听诊患侧呼吸音减弱或消失或呈管性呼吸音，触诊语颤减弱。

（4）恶性胸腔积液：是晚期恶性肿瘤的常见并发症，也是临床上渗出性胸腔积液最常见的原因之一。最常见的症状是呼吸困难，肿瘤本身所导致的症状也很常见。此外，还有胸部钝痛、体重减轻、全身乏力、食欲缺乏等症状。发热的患者相对少见，常有中等量至大量胸腔积液的体征，查体表现为患侧胸廓饱满，触诊语颤减弱，局部叩诊浊音，听诊呼吸音减低或消失，可伴有气管纵隔向健侧移位。

【胸膜炎的诊断】

1. 干性胸膜炎

根据病史及相应临床表现可诊断。结核菌素试验可协助鉴别是否为结核感染。辅助检查特点：①血常规：白细胞计数正常或早期略增高，很少超过 12×10^9/L，血沉增快。②痰菌培养可呈阳性。③影像学：胸片可见患侧肋膈角变钝。胸腔 B 超可见胸膜增厚。

2. 浆液渗出性胸膜炎

通常有胸腔积液存在，可通过判断胸腔积液的量及积液的性质做出诊断，但重要的是确定病因。

（1）确定胸腔积液的量：临床上可根据特征性影像学改变判断。少量胸腔积液在立位表现为横膈影略增厚，当积液量为 300 ～ 500 mL 时肋膈角变钝，形成凹面向上的弧形阴影。呼吸时此阴影随横膈的升降而上下移动（图 5-3A）。中等量积液：当积液量继续增多，液面遮盖整个膈面以上（积液量< 1/2 单侧胸腔，称为中量积液）（图 5-3B）。当胸腔积液的液面的内上缘超过肺门角水平时（积液量> 1/2 单侧胸腔），称为大量胸腔积液（图 5-3C）。当有大量胸腔积液，胸部 CT 可显示患侧胸部大部分呈均匀的致密阴影，纵隔器官向健侧移位，膈肌下降，患侧肋间隙增宽（图 5-3D）。胸腔 B 超下测量液性暗区深度亦有助于评估积液量。

（2）确定胸腔积液的性质：诊断性胸腔穿刺、胸腔积液常规检查、生化检查、细菌培养等为诊断的必要措施，胸腔积液性质鉴别在渗出性胸膜炎的诊断和鉴别诊断中非常重要（表 5-8）。Light 标准是鉴别诊断渗出液和漏出液的"金标准"（表 5-9）。

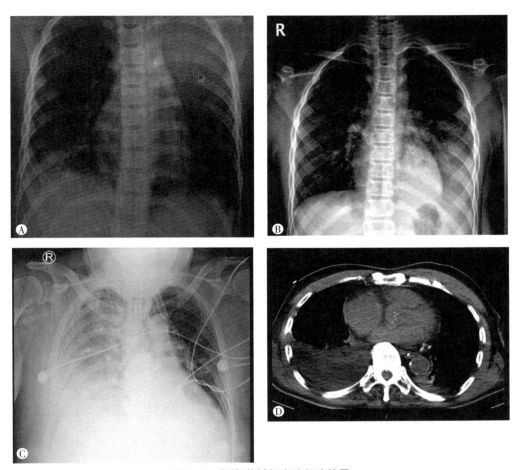

图 5-3　影像学判断胸腔积液的量

表 5-8　渗出液与漏出液的鉴别诊断

类别	漏出液	渗出液
病因	非炎症所致（由血浆渗透压、心力衰竭、肝硬化、静脉瘀血等引起）	炎性积液：炎症性或肿瘤、化学或物理性刺激（由感染、恶性肿瘤、外伤、变态反应性疾病、结缔组织病等引起）
外观	透明，淡黄色，不能自凝	不定，可呈透明或浑浊、脓性或血色，可自凝。①黄色：化脓性细菌感染；②乳白色：丝虫病、淋巴结结核及肿瘤等；③绿色：铜绿假单胞菌感染；④黑色：胸膜曲霉菌感染
比重	低于 1.018	高于 1.018
pH	> 7.3	$6.8 \sim 7.3$

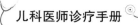

续表

类别	漏出液	渗出液
黏蛋白定性（李凡他试验）	阴性	阳性
细胞总数	$< 100 \times 10^6$	$> 500 \times 10^6$
细胞分类	以淋巴细胞为主，偶见间皮细胞，单个核细胞 $> 50\%$	炎症早期以中性粒细胞为主，慢性期以淋巴细胞为主，恶性积液以淋巴细胞为主。①淋巴细胞增多：慢性炎症；②中性粒细胞增多：急性炎症；③嗜酸性粒细胞增多：过敏状态及寄生虫感染；④大量红细胞：出血、肿瘤、结核；⑤少量红细胞：穿刺损伤；⑥肿瘤细胞：恶性肿瘤
葡萄糖	和血糖相近	低于血糖
淀粉酶	和血清淀粉酶相近	$> 500\ \mu/L$。若胸水中/血浆中 > 2，约 10% 为癌
细菌	阴性	可培养出相应致病菌
蛋白总量	$< 25\ g/L$	$> 30\ g/L$
积液/血清总蛋白比值	< 0.5	> 0.5
乳酸脱氢酶	$< 200\ \mu/L$	$> 200\ \mu/L$，如 $> 500\ \mu/L$ 提示癌性
积液/血清乳酸脱氢酶比值	< 0.6	> 0.6
腺苷脱氨酶	阴性	感染、结核 $> 45\ \mu/L$，肿瘤 $< 40\ \mu/L$
胆固醇	$< 1.56\ mmol/L$	$> 1.56\ mmol/L$
积液/血清胆红素比值	< 0.6	> 0.6
特殊蛋白	无	系统性红斑狼疮、类风湿等，C3、C4 水平降低
癌胚抗原（CEA）	阴性	癌性升高并胸水的 CEA $>$ 血清的 CEA

表 5-9 Light 标准

区分渗出液和漏出液	胸腔积液如满足以下 1 条或 1 条以上即可诊断为渗出液： ①胸腔积液 / 血清蛋白比例＞ 0.5； ②胸腔积液 LDH/ 血清 LDH 比例＞ 0.6； ③胸腔积液 LDH 水平大于血清正常值高限的 2/3。 此外，诊断渗出液的指标还有胸腔积液、胆固醇浓度＞ 1.56 mmol/L、胸腔积液 / 血清胆红素比例＞ 0.6、血清 – 胸腔积液蛋白梯度＜ 12 g/L 等

注：LDH：乳酸脱氢酶。

3. 化脓性胸膜炎

婴幼儿最多见，根据严重的中毒症状、呼吸困难、气管和心脏浊音界向对侧移位、病侧叩得大片浊音且呼吸音明显降低、胸腔穿刺抽得脓液可确诊。辅助检查特点：①血常规白细胞计数增高，中性粒细胞为主，核左移，可见中毒颗粒，慢性期有贫血、血红蛋白和白蛋白降低。血沉增快。②脓胸的确诊必须做胸腔穿刺抽得脓液。穿刺液早期可能为渗出液，继而脓性，部分有臭味；白细胞计数为（10 ～ 15）× 10^9/L，中性粒细胞为主；蛋白含量＞ 3 g/dL，葡萄糖＜ 20 mg/dL；涂片镜检、细菌培养及抗生素敏感试验对找到致病菌有帮助。③影像学：胸部 X 线是脓胸的主要诊断方法。游离的胸腔积液首先沉积在胸腔的底部，一般在肺底与横膈之间，使肺组织略向上浮起。小量积液时肋膈角变钝，量在 200 mL 左右，如果患者因某种原因不能在坐位或立位拍摄胸片时，要注意对比卧位胸片两侧的密度，积液的一侧密度普遍增高。CT 检查：脓胸表现出与胸壁平行的弓形均匀致密影，变动体位可以确定积液能否移动。B 超：当有大量积液时，肺组织受压，肺内气体被吸收，超声可见到在大片液性暗区内有一个三角形的致密影，且随呼吸浮动。

【鉴别诊断】

1. 干性胸膜炎

干性胸膜炎引起的胸痛需与肋间带状疱疹进行鉴别：两者均有胸部刺痛，但带状疱疹的胸痛沿肋间神经分布，受累神经分布区有成簇的水泡，可资鉴别。

2. 浆液渗出性胸膜炎

首先明确胸腔积液性质（表 5–9），并与支气管肺癌胸膜转移及肝、肾、心脏疾病所致的胸腔积液相鉴别。

3. 化脓性胸膜炎

需注意与以下疾病进行鉴别。

（1）大范围肺萎陷或肺炎：脓胸肋间扩张气管向对侧偏移，而肺萎陷肋间窄缩，气管向患侧偏移，穿刺无脓液。

（2）巨大肺大泡及肺脓肿：特别是新生儿，为一侧肺全部压缩，较难鉴别。不过早期治疗原则上区别不大。有压迫症状时行穿刺减压后，根据肺组织张开分布情况可以区别。脓胸时，肺组织集中压缩在肺门，而肺大泡则外围有肺组织张开并出现呼吸音。

（3）膈疝：未被发现的膈疝合并肺炎或上呼吸道感染，X线胸片见多发气液影（肠疝入）或大液面（胃疝入），可误为脓气胸。穿刺为混浊液、黏液、粪汁，可明确诊断。

（4）巨大膈下脓肿：胸腔也可产生反应性积液，但很少有肺组织病变。穿刺放脓后无负压，或负压进气后X片可见脓腔在膈下。B超可有助于脓肿的定位。

（5）肺包虫或肝包虫病：该病穿入胸腔可形成特殊性质的胸膜炎或液气胸。依据包虫流行病史及特异性试验可确诊。

（6）结缔组织病合并胸膜炎：该病有时症状体征类似败血症伴发脓胸。胸水外观似渗出液或稀薄脓液，白细胞主要为多形核中性粒细胞。胸水涂片及培养无阳性细菌。用糖皮质激素治疗后很快吸收。

【胸膜炎的治疗】

胸膜炎的治疗原则：积极治疗原发病，迅速改善临床症状，减少并发症和后遗症。

1. 一般治疗

加强体位引流，保持呼吸道通畅，维持正常血氧饱和度，维持水电解质平衡。干性胸膜炎胸痛患者可适当予镇痛剂，加强营养和支持。

2. 特殊治疗

（1）干性胸膜炎：主要为针对原发病的治疗。如非肺炎病例，宜用宽大胶布条絮缠患部以减少呼吸动作或予镇咳剂抑制咳嗽。

（2）浆液性渗出性胸膜炎：儿童浆液渗出性胸膜炎多由感染引起，应针对不同病原采取相应的治疗措施。在缺乏病原学结果时，首选广谱抗生素，应覆盖到链球菌、葡萄球菌、大肠埃希菌，必要时覆盖到厌氧菌。如果怀疑合并支原体感染，需酌情加用大环内酯类药物。

结核性胸膜炎关键需要抗结核治疗，药物首选异烟肼联合利福平。在抗结核药物使用的同时，早期使用糖皮质激素治疗可起到抗炎的作用，可减少胸水渗出、促进胸水吸收、防止或减轻胸膜粘连。结核性胸膜炎患儿通常胸腔积液的蛋白含量高，容易造成胸膜粘连，故原则上应尽快抽尽胸腔积液。总之，结核性胸膜炎治疗目的在于控制胸膜炎症、减少渗出、促进胸水吸收、防止并发症发生，只要规范治疗，早期抗结核治疗，辅以糖皮质激素的合理应用，积极抽取胸腔积液，可达到较快的治疗效果。

（3）化脓性胸膜炎：化脓性胸膜炎的致病菌以肺炎链球菌和金黄色葡萄球菌最为常见，有效的治疗措施为改善整体状况、解除脓液对胸腔的压迫、控制感染。①控制感染：脓胸患者感染范围广，需要全身使用抗生素控制感染，抗生素的选择应根据药物敏感实验选用。对于缺乏相关病原学检查结果的情况，往往需要经验性用药，抗生素首选广谱抗生素。当出现院内多重耐药菌感染时，建议使用高级抗生素。由于葡萄球菌感染后消退过程所需时间比较长，给药疗程应为 3～4 周，为防止病情反复，一般待体温正常后再巩固给药 2～3 周。②穿刺疗法：胸腔积液的穿刺疗法包括诊断性穿刺及治疗性穿刺，诊断性穿刺用来了解积液性质、明确病原体，而治疗性穿刺用于缓解压迫症状，使肺复张。脓胸患儿 3 天内可采用每日穿刺抽脓使肺扩张，任何时间脓液增多或有张力时，均应先考虑穿刺再考虑引流。③引流疗法：穿刺引流是解除脓液对胸腔的压迫、清除积脓的主要方式。当出现持续渗出的胸腔积液或脓胸时应考虑插管引流，引流 1～2 周，联合抗感染治疗，一般可以愈合。一周以上的脓胸、分泌物多，脓胸迅速增长者宜闭式引流。对于慢性脓胸、长期脓液不减、高烧不退、有异物、坏死组织或脓块粘连形成分隔等情况，宜切开胸腔清除异物，分离粘连，然后置引流管引流。目前没有明确的实验来比较到底是胸腔穿刺还是胸腔引流更好，临床需要通过患儿实际情况制定合适的治疗方案。

（4）恶性胸腔积液：治疗目标是控制积液产生，改善生存质量，尽可能延长生存时间。一旦明确，应尽早考虑姑息治疗。对患者的症状、一般情况及预期生存时间进行全面评估，然后再制定治疗方案。目前大多采用全身治疗联合胸腔穿刺术或胸膜固定术，但恶性胸腔积液预后不佳，1 年生存率仅为 13%。如内科治疗不能有效地控制胸腔积液，也可考虑外科手术治疗。其他治疗方案如免疫治疗、胸腔内治疗等尚缺乏循证医学依据。

（李　羚　郭　赞　潘珍珍　南京医科大学附属无锡儿童医院）

参考文献

1. 赵祥文. 儿科急诊医学. 4 版. 北京：人民卫生出版社，2016：345-349.

2. LIGHT R W. Diagnostic principles in pleural disease. Eur Respir J，1997，10（2）：476-481.

3. 万莉雅，张琴，范永琛. 小儿结核性胸膜炎. 中国实用儿科杂志，2008，23（4）：247-249.

4. BALFOUR-LYNN I M，ABRAHAMSON E，COHEN G，et al. BTS guidelines for the management of pleural infection in children. Thorax，2005，60（Suppl 1）：i1-i21.

第六节　儿童雾化吸入治疗

【概述】

呼吸系统疾病是儿童的常见病、多发病，目前儿童呼吸道疾病治疗的常用给药方法有吸入、口服、静脉、透皮等，其中雾化吸入疗法是呼吸系统相关疾病的重要治疗手段之一，属于局部气道给药。雾化吸入是一种以呼吸道和肺为靶器官的直接给药方法，具有起效迅速、作用直接高效、局部药物浓度高、药物负荷小、用药量少、应用方便及全身不良反应少等优点。雾化吸入的药物微粒在气道的分布更佳，现已作为呼吸系统相关疾病安全有效的主要治疗方法之一。

（1）雾化吸入疗法的特点及作用机制：雾化吸入疗法是应用雾化吸入装置将液体转变为微小雾滴，使药液形成粒径 $0.01 \sim 10 \, \mu m$ 的气溶胶微粒，被吸入并沉积于气道和肺泡，从而起到治疗作用。雾化颗粒直径对药物沉积位置有直接影响，目前普遍认为雾化颗粒直径 $1 \sim 5 \, \mu m$ 可沉积在肺部细支气管和肺泡。粒径 $5 \sim 10 \, \mu m$ 的雾粒主要沉积于口咽部，最终吞咽进入体内。粒径 $< 3 \, \mu m$ 的雾粒 $50\% \sim 60\%$ 沉积于肺部。粒径 $3 \sim 5 \, \mu m$ 的雾粒主要沉积于肺部，而 $< 0.5 \, \mu m$ 的微粒在潮气呼吸时，90% 药雾颗粒又可随呼气而排出体外。

（2）雾化吸入药物的理化特性：药物经雾化吸入后可产生局部及全身作用，理想的雾化吸入药物主要在肺部和气道产生作用，而作用于全身的不良反应少。在理化特性上具有"两短一长"的特点，即在气道黏膜表面停留时间短、血浆半衰期短和局部组织滞留时间长。

【雾化吸入机器】

雾化吸入装置是一种将药物转变为气溶胶形态，并经口腔（或鼻腔）吸入的药物输送装置。目前主要的雾化吸入装置有喷射雾化器、超声雾化器和振动筛孔雾化器。

（1）喷射雾化器：其原理是利用压缩空气或氧气作为驱动气流，产生喷雾，通过喷雾气流在药物周围产生负压将液体药物卷入并粉碎，雾化液体变成细小雾滴进入气流，通过面罩被儿童吸入呼吸道。该雾化方法可产生直径为 $1 \sim 5 \, \mu m$ 的较小雾化颗粒，可使药物有效沉积在患儿肺部或气管，适用于下呼吸道病变或感染、气道分泌物较多，尤其伴有小气道痉挛倾向、有低氧血症、严重气促患儿，现已成为雾化吸入治疗的常规手段。其缺点是需要氧气或压缩空气装置，雾化器残留液体多。

（2）超声雾化器：其工作原理是利用高频率超声波震荡将药液雾化形成气溶胶，通过面罩被患儿吸入。与喷射雾化吸入相比，超声雾化吸入用药量大，工作时会影响混悬液（如糖皮质激素雾化吸入制剂）雾化释出比例，并可使容器内药液升温，影响蛋白质或肽类化合物的稳定性如激素类药物。该装置不适用于哮喘等喘息性疾病的治疗，优点是不需要高流量气流。

（3）振动筛孔雾化器：是通过压电陶瓷片的高频振动，使药液穿过细小的筛孔而产生药雾的装置，可减少超声振动液体产热对药物的影响。筛孔的直径可决定产生药雾颗粒的大小。振动筛孔雾化器雾化效率较高且残留药量较少（$0.1 \sim 0.5 \, mL$），并具有噪音小、小巧轻便等优点。与射流雾化器和超声雾化器比较，振动筛孔雾化器的储药罐可位于呼吸管路上方，方便增加药物剂量，但微孔易滋生微生物，每次使用后需定期清洗、消毒。

【用于雾化吸入药物】

临床常用雾化吸入药物主要有吸入性糖皮质激素（inhaled corticosteroids，ICS）、短效 β_2 受体激动剂（short-acting beta 2 receptor agonists，SABA）、短效胆碱 M 受体拮抗剂（short-acting muscarinic antagonist，SAMA）、祛痰剂、抗病毒药物、抗感染药物等几大类。

（一）糖皮质激素

吸入性糖皮质激素是目前最强的气道局部抗炎药物，是治疗气道急慢性炎症的常用药物。雾化吸入糖皮质激素疗效可靠、安全性良好、易操作，在我国儿科临床中尤其是在年幼儿童中获得了广泛应用，包括各级医疗机构和家庭都可以使用，是治疗哮喘的最有效的抗炎药物。糖皮质激素可有效缓解哮喘症状，改善肺功能，控制气道炎症，减少急性发作次数及降低死亡率。此外，吸入性糖皮质激素还常用于治疗急性喉气管支气管炎、毛细支气管炎、支气管肺发育不良等儿童呼吸系统疾病。

目前中国已上市的雾化吸入用 ICS 有布地奈德、丙酸倍氯米松、氟替卡松等。

1. 吸入性糖皮质激素

（1）药理作用机制。糖皮质激素（glucocorticoids，GS）抗炎作用基本机制可分为经典途径（基因途径）和非经典途径（非基因途径）。经典途径指 GS 易通过细胞膜进入细胞，与细胞质内糖皮质激素受体（glucocorticoid receptor，GR）结合形成活化的 GS-GR 复合物，进入细胞核内启动基因转录，引起转录增加或改变介质相关蛋白的水平，对炎症反应所必需的细胞和分子产生影响而发挥抗炎作用。经典途径属于延迟反应，一般需要数小时起效。非经典途径是 GS 直接作用于细胞膜膜受体，数分钟起效。膜受体的数量仅占受体总量的 10% ～ 25%，且解离常数远高于细胞质受体的解离常数。因此，需要大剂量 ICS 才能启动非经典途径。

（2）亲脂性、酯化作用和分布容积：GS 肺滞留时间延长可增强肺局部抗炎作用，与本身亲脂性和酯化作用相关。目前临床常用的 ICS 均具有相对较高的亲脂性，亲脂性高的 ICS 易穿过靶细胞膜，与细胞质内 GR 结合。亲脂性过高可导致分布容积增大，不利于 ICS 在水/酯相间组织转运，使半衰期延长而增加体内药物蓄积风险，因此要求 ICS 有适度亲脂性和亲水性。具有酯化作用的药物可在气道组织与脂类物质可逆性结合，形成长链脂肪酸复合物贮存于细胞质中，相当于在靶组织中提供 ICS 的缓释储库，使其肺滞留时间延长。

2. 支气管扩张剂

（1）β_2 受体激动剂：临床最常用的支气管扩张剂，根据其起效时间和持续时间的

不同分为短效 β_2 受体激动剂（SABA）与长效 β_2 受体激动剂（LAMA）2 种。目前，临床上雾化吸入制剂主要为 SAMA。SAMA 的共同点是起效迅速、维持时间短，代表药物有沙丁胺醇和特布他林，可用于治疗哮喘急性发作、急性毛细支气管炎、急性支气管炎 / 肺炎伴喘息。短效 β_2 受体激动剂可按需间歇使用，不宜长期单药使用。其作用机制是通过兴奋气道平滑肌和肥大细胞膜表面的 β_2 受体、活化腺苷酸环化酶（AC）、增加细胞内环磷酸腺苷（cAMP）的合成、舒张气道平滑肌、稳定肥大细胞膜而发挥作用。ICS 与 SABA 联合应用时具有协同作用：ICS 可上调 β_2 受体表达，减少因 β_2 受体下调导致的 β 激动剂耐受性，而 SABA 可促进糖皮质激素受体易位，增加其抗炎作用。

沙丁胺醇以吸入方式给药为主，其松弛气道平滑肌作用强，通常在 5 分钟内起效，疗效可维持 4 ～ 6 小时，是缓解哮喘急性发作的首选药物。除哮喘和喘息性疾病外，雾化吸入沙丁胺醇治疗早产儿慢性肺部疾病可降低呼吸系统阻力，改善支气管肺发育不良症状。用量：最小起始剂量为 2.5 mg，哮喘持续状态时，第 1 小时可每 20 分钟雾化 1 次，每次 2.5 ～ 5 mg。

特布他林以吸入方式给药为主，吸入后迅速起效，在 5 ～ 15 分钟起效，且支气管舒张作用较沙丁胺醇弱，作用最强时间约在 1 h，相对较长。特布他林用量：体重＞ 20 kg：5.0 mg/ 次；体重＜ 20 kg：2.5 mg/ 次。哮喘发作呈持续状态时，初始剂量第 1 小时可每 20 min 一次，间隙疗法每日最多 4 次。

（2）胆碱受体拮抗剂：阻断节后迷走神经传出支，通过降低迷走神经张力而舒张支气管。舒张支气管的作用较 β_2 受体激动剂弱，起效较慢，但持续时间长，对中央气道的作用强于对周围气道的作用。根据起效时间和持续时间的不同可分为短效胆碱受体拮抗剂和长效胆碱受体拮抗剂 2 种。目前，临床上的吸入雾化制剂主要是短效胆碱 M 受体拮抗剂（SAMA）。异丙托溴铵为常用的 SAMA 吸入制剂，为非选择性胆碱 M 受体拮抗剂，起效时间较 SABA 慢。异丙托溴铵吸入后 15 ～ 30 分钟起效，支气管舒张效应达峰时间为 60 ～ 90 分钟，维持时间 4 ～ 6 小时。临床上一般不单用 SAMA 治疗急性喘息，多与 SABA 联合雾化吸入，常用于中—重度喘息发作的治疗。与单用沙丁胺醇吸入治疗哮喘急性发作相比，沙丁胺醇联合异丙托溴铵吸入治疗患儿的肺功能改善更加显著，且住院天数明显减少，这些差异在重度哮喘急性发作患儿中优势更加明显。药物剂量：体重≤ 20 kg，250 μg/ 次；体重＞ 20 kg，500 μg/ 次，可加入 β_2 受体激动剂雾化吸入，间隔时间同吸入 β_2 受体激动剂。

3. 祛痰剂

雾化吸入祛痰剂如黏液溶解剂有利于黏稠痰液排出，可改善患儿肺功能。国内上市的黏液溶解剂雾化吸入制剂仅有乙酰半胱氨酸。其分子结构中含有巯基（–SH）基团，可使黏蛋白分子复合物间的双硫键（–S–S）断裂，从而降低痰液的黏滞性，使其液化后容易咳出，还可使脓性痰液的 DNA 纤维断裂，溶解脓性痰。同时，N- 乙酰半胱氨酸能够有效改善纤毛运动，增强纤毛清除功能，增加肺泡表面活性物质，还可抑制黏液细胞增生，抑制黏蛋白 MUC5AC 表达。此外，N- 乙酰半胱氨酸作为抗氧化剂谷胱甘肽的前体药物，在外周气道可发挥清除氧自由基的作用，可抑制细菌生物膜形成，破坏已形成生物膜，协同抗生素有效抗菌。吸入用乙酰半胱氨酸溶液用法用量：雾化吸入，每次 300 mg（3 mL），每天雾化吸入 1 或 2 次，持续 5 ～ 10 天，可根据患者的临床反应和治疗效果调整用药的相关剂量，且不必区别成人和儿童。

4. 抗病毒药物

干扰素为抗病毒治疗常用药物，可用于毛细支气管炎的雾化治疗。重组人干扰素 α1b 用法：每次 2 ～ 4 μg/kg，2 次 / 日，疗程 5 ～ 7 天。

5. 其他药物

抗感染药物：目前国外已上市的雾化吸入治疗用的抗感染药物仅有几种，我国仅有部分厂家的注射用两性霉素 B 被批准用于雾化吸入治疗严重的系统性真菌感染。由于抗感染药物的雾化吸入剂型尚未在我国上市，临床应用抗感染药物注射剂型行雾化吸入较为普遍，而其疗效及安全性缺乏充分的循证医学证据。

【雾化吸入治疗的注意事项】

使用雾化吸入时应注意：指导患者正确用药，避免药液进入眼睛。雾化液进入眼睛时，如出现眼部并发症，应立即求助医师。雾化治疗前，应排除痰液阻塞和肺不张等因素，以提高肺内沉积。为减少感染发生和传播，雾化器一人一用，并及时消毒，使用后冲洗、干燥。持续产生气溶胶的雾化器在呼气相容易造成气溶胶的丢失浪费，可连接延长管或储物袋。SVN 产生的气溶胶通常是冷的或高浓度的，易导致反应性气道痉挛。雾化过程中需密切观察患者是否出现气道高反应，必要时可使用支气管扩张剂。使用超声雾化器时避免应用含蛋白质类的药物。不推荐以静脉制剂替代雾化制剂使用，因静脉制剂中含防腐剂，吸入后可诱发哮喘发作。非雾化制剂的药物无法达到雾化颗粒要求，无法通过呼吸道清除，可能在肺部沉积，从而增加肺部感染的发生率。非雾化吸入剂型的抗感染药物雾化时可引起多种不良反应，如呼吸肌麻痹、变态反应、肌无力、神经肌肉接头阻断反应等。此外，注射剂型中抗氧化剂和防腐剂等辅料还可导致患者出现严重的气道痉挛。

【雾化吸入治疗疾病】

（1）支气管哮喘：哮喘急性发作可危及生命，必须尽快缓解气流受限，首选吸入速效 β2 受体激动剂（SABA），同时可使用 ICS 缓解气道炎症。早期应用大剂量 ICS 不仅有助于哮喘急性发作的缓解，同时有助于防止进行性加重。雾化吸入要求患儿主动配合程度最低，尤其适合年幼儿及无法良好掌握其他吸入装置的患儿，可选用雾化吸入布地奈德混悬液作为长期控制治疗，0.5 ～ 1.0 mg/ 次、2 次 / 日作为起始治疗，1 ～ 3 个月后进行评估。SABA 是目前最有效的缓解气道痉挛的药物，是儿童急性哮喘发作的首选药物，如具备雾化条件，雾化吸入为首选治疗，使用氧驱动（氧气流量 6 ～ 8 L/min）或空气压缩泵雾化吸入。SAMA 常在中重度哮喘时与 SABA 联用，以增强疗效。对 SABA 反应不佳时应尽早联用，联合 SABA 和异丙托溴铵治疗能有效改善肺功能，降低患儿的住院率。

（2）喘息相关性呼吸道疾病：对于有反复喘息病史且哮喘预测指数阳性的患儿，可使用支气管舒张剂。而对于反复咳喘的患儿也可以试用支气管舒张剂，如果有效，可重复使用；如果无效，可停用。治疗毛细支气管炎时，可以试验性雾化吸入 β_2 受体激动剂，并联合应用抗胆碱能药物，尤其是当有过敏性疾病如哮喘或过敏性鼻炎等疾病家族史时。异丙托溴铵联合沙丁胺醇及布地奈德吸入治疗小儿毛细支气管炎，可提高治愈率，缩短疗程。

（3）急性喉气管支气管炎：多发生在年幼儿童，在严重喉炎时可使用雾化肾上腺素治疗。

（4）支气管肺发育不良：雾化吸入支气管舒张剂可松弛支气管平滑肌，降低气道阻力，改善通气功能，常用于治疗支气管肺发育不良（bronchopulmonary dysplasia，BPD）喘息症状。

（5）雾化吸入在气管插管术及支气管镜前后的应用：需要插管的危重患儿雾化吸入布地奈德可预防拔管后并发症，减少呼吸窘迫的发生。根据患儿年龄，分别于插管前后 30 分钟雾化吸入布地奈德混悬液 1 次，0.5 ～ 1.0 mg/ 次，拔管后每 30 分钟雾化吸入布地奈德 0.5 ～ 1.0 mg/ 次，可根据患儿病情及拔管后喉部水肿恢复情况而定，每日 2 ～ 3 次，可用 3 ～ 5 天。雾化吸入在儿童气管镜操作中也有应用，支气管镜诊疗刺激强度大，低氧血症发生率高，患儿不适感强。在气管镜操作前雾化吸入布地奈德混悬液（0.5 ～ 1.0 mg）联合支气管舒张剂可减少围手术期并发症的发生。

【雾化吸入治疗的药学监护与用药教育】

雾化吸入治疗不良反应程度与类型各不相同，与患者本身因素、雾化吸入不规范、雾化治疗药物不良反应，以及非雾化剂型不合理使用等因素有关，因此需要进行药学监护与用药教育。

（一）雾化吸入治疗的药学监护

1. 常用雾化吸入药物的不良反应及处理

（1）ICS：与全身用糖皮质激素比较，ICS 的不良反应发生率低，安全性较好。但由于给药方式的特殊性，ICS 吸入后沉积在口咽部、喉部，可造成局部不良反应，使用后立即漱口和漱喉，可有效减少局部不良反应。长期研究并未显示小剂量雾化吸入布地奈德对儿童生长发育、骨质疏松、下丘脑—垂体—肾上腺轴有明显的抑制作用。对于需要长期吸入大剂量 ICS 的患者，应定期检查患者的皮肤、骨骼、代谢等情况。ICS 的全身不良反应主要为下丘脑—垂体—肾上腺轴抑制（吸入激素：0.2 ～ 2.0 mg）。

（2）支气管舒张剂：过量或不恰当使用 SABA 可导致严重不良反应。对于合并青光眼、前列腺肥大的患者，在使用 SAMA 过程中可能导致原患疾病的加重，注意识别并更换药物。以上常见不良反应均来源于相关产品说明书。在应用 β₂ 受体激动剂或胆碱 M 受体拮抗剂雾化吸入治疗时应加强观察。对于出现不良反应的患者可考虑暂停雾化吸入治疗，并观察心率、脉搏等指标，严重者及时就医处理。

（3）祛痰剂：如乙酰半胱氨酸对鼻咽和胃肠道有刺激，可出现鼻液溢、胃肠道刺激如口腔炎、恶心和呕吐的情况。对于胃溃疡或有胃溃疡病史的患者，尤其是当与其他对胃黏膜有刺激作用的药物合用时，慎用本品。患有支气管哮喘的患者在治疗期间应密切观察病情，如有支气管痉挛发生，应立即终止治疗。

2. 雾化吸入治疗相关不良事件及处理

（1）雾化器及装置相关不良事件：戴面罩进行雾化吸入治疗时，药物可能会沉积在眼部刺激眼球，如发生应立即用清水清洗，并换用咬嘴。气溶胶温度过低、输送的气溶胶密度过高、雾化溶液 pH 值不当、低渗及高渗气溶胶或可导致哮喘或其他呼吸系统疾病患者发生支气管痉挛，应立即停止雾化吸入，并予以相应治疗措施。

（2）患者相关不良事件：雾化吸入治疗时根据其吸入药物的不同，患者可出现口腔干燥症、龋齿、口腔黏膜改变、溃疡、牙龈炎、牙周炎、味觉障碍等多种口腔疾病，通常与患者个人卫生习惯和治疗期间未注重口腔护理有关。如出现上述口腔问题，应积极就医，加强口腔护理。对于长期治疗患者应定期进行口腔检查。

（赵显虹　王宇清　郝创利　苏州大学附属儿童医院）

参考文献

1. 洪建国，陈强，陈志敏，等 . 儿童常见呼吸道疾病雾化吸入治疗专家共识 . 中国实用儿科杂志，2012，27（4）：265-269.

2. BOE J，DENNIS J H，O'DRISCOLL B R，et al. European Respiratory Society Guidelines on the use of nebulizers. Eur Respir J，2001，18（1）：228-242.

3.SBIRLEA-APIOU G，KATZ I，CELIBATE G，et al. Deposition mechanics of pharmaceutical particles in human airways//Hickey A J. Inhalation aerosols：physical and biological basis for therapy . 2nd ed. New York：Informa Healthcare，2007：1-30.

4. 申昆玲，邓力，李云珠，等 . 糖皮质激素雾化吸入疗法在儿科应用的专家共识（2018 年修订版).临床儿科杂志, 2018, 36（2）: 95-107.

5. SONG I H, BUTTGEREIT F. Non-genomic glucocorticoid effects to provide the basis for new drug developments. Mol Cell Endocrinol, 2006, 246（1/2）: 142-146.

6. ADOCK I M, GILBEY T, GELDER C M, et al. Glucocorticoid receptor localization in normal and asthmatic lung. Am J Respir Crit Care Med, 1996, 154（3Pt1）: 771-782.

7. 中华医学会神经外科学分会, 中国神经外科重症协作组. 中国神经外科重症患者气道管理专家共识（2016）. 中华医学杂志, 2016, 96（21）: 1639-1642.

8. CAZZOLA M, PAGE C P, CALZETTA L, et al. Pharmacology and therapeutics of bronchodilators. Pharmacol Rev, 2012, 64（3）: 450-504.

9. Respiratory Branch of Chinese Pediatric Society of Chinese Medical Association. Guidelines for prevention, diagnose and administration of asthma in children（2016）. Chin J Pediatr, 2016, 54（3）: 167-181.

10. 申昆玲, 邓力, 李云珠, 等. 支气管舒张剂在儿童呼吸道常见疾病中应用的专家共识. 临床儿科杂志, 2015, 33（4）: 375-379.

11. CAZZOLA M, PAGE C P, CALZETTA L, et al. Pharmacology and therapeutics of bronchodilators. Pharmacol Rev, 2012, 64（3）: 450-504.

12. GRIFFITHS B, DUCHARME F M. Combined inhaled anticholinergics and short-acting beta2-agonists for initial treatment of acute asthma in children. Paediatr Respir Rev, 2013, 14（4）: 234-235.

13. 卫生部合理用药专家委员会. 中国医师药师临床用药指南.2 版. 重庆: 重庆出版社, 2014.

14. IRAVANI J, MELVILLE G N, HORSTMANN G. N-Acetylcysteine and mucociliary activity in mammalian airways. Arzneimittelforschung, 1978, 28（2）: 250-254.

15. MATA M, RUÍZ A, CERDÁ M, MARTINEZ-LOSA M, et al. Oral N-acetylcysteine reduces bleomycin-induced lung damage and mucin Muc5ac expression in rats. Eur Respir J, 2003, 22（6）: 900-905.

16. DINICOLA S, DE GRAZIA S, CARLOMAGNO G, Pintucci J P. N-acetylcysteine as powerful molecule to destroy bacterial biofilms. A systematic review. Eur Rev Med Pharmacol Sci, 2014, 18（19）: 2942-2948.

17. GOSWAMI M, JAWALI N. N-acetylcysteine-mediated modulation of bacterial antibiotic susceptibility. Antimicrob Agents Chemother, 2010, 54（8）: 3529-3530.

18. 毛全高. 盐酸氨溴索雾化吸入疗法用于治疗老年慢性支气管炎的疗效观察. 临床合理用药杂志, 2018, 11（2）: 55-56.

19. 王秀玲, 张畔, 宋伟, 等. 静脉滴注联合雾化吸入盐酸氨溴索注射液治疗新生儿肺炎临床疗效的 Meta 分析. 实用心脑肺血管病杂志，2015，23（10）：6-10.

20. QUON B S, GOSS C H, RAMSEY B W. Inhaled antibiotics for lower airway infections. Ann Am Thorac Soc，2014，11（3）：425-434.

21. 国家药典委员会. 中华人民共和国药典. 北京：中国医药科技出版社，2015.

22. 雷婷婷，赵荣生. 雾化吸入给药的临床应用现状及研究进展. 临床药物治疗杂志，2016，14（3）：1-5.

23. 中华医学会儿科学分会呼吸学组，《中华儿科杂志》编辑委员会. 儿童支气管哮喘诊断与防治指南. 中华儿科杂志，2008，46（10）：745-753.

24. LIGHT M J, HOMNICK D N, SCHECHTER M S, et al. Pediatric Pulmonology. Elk Grove Village，IL：American Academy of Pediatrics，2011.

25. AKCORA B, CELIKKAYA M E, OZER C. Bronchoscopy for foreign body aspiration and effects of nebulized albuterol and budesonide combination. Pak J Med Sci，2017，33（1）：81-85.

26. TURPEINEN M, PELKONEN A S, NIKANDER K, et al. Bone mineral density in children treated with daily or periodical inhaled budesonide：the Helsinki Early Intervention Childhood Asthma study. Pediatr Res，2010，68（2）：169-173.

28. SNELL N J. Adverse reactions to inhaled drugs. Respir Med，1990，84（5）：345-348.

第七节　儿童氧疗

【概述】

人体的一切正常生理活动离不开氧，组织细胞缺乏氧的供应，生物氧化作用就无法进行，缺氧所致的细胞代谢紊乱和器官功能障碍随时威胁生命。氧疗的目的是纠正低氧血症，维持人体基本的氧代谢生理平衡。不恰当的给氧会带来多种危害，因此正确、有效的氧疗需要对吸氧浓度和血氧等各项指标进行监测，使血氧随时保持在合理范围。

吸氧的直接作用是提高动脉血氧分压，使动脉血氧饱和度和动脉血氧含量增加，从而改善组织的缺氧，维持脑、心、肾、肝等重要脏器的功能。同时，改善机体缺氧可减轻呼吸肌代偿缺氧而过度工作的负担。呼吸衰竭时呼吸功的耗氧可占全身耗氧的30%以上，吸入高浓度氧可改善呼吸困难，减低呼吸率，减少呼吸功。氧疗亦可改善细胞组织缺氧，减少心脏做功的负荷，并直接改善心肌的氧供。对新生儿来说，氧疗有利于动脉导管关闭，促进肺表面活性物质合成，减少呼吸暂停，减少核黄疸的危险性，维持体温。

呼吸性缺氧的给氧效果因病因不同而各有不同。通气不足引起的低氧血症比较容易被给氧纠正。而换气障碍的患儿往往需要提高吸氧浓度。当病变严重、通气 / 血流比例严重失调、肺内分流致严重低氧血症时，即便提高吸氧浓度也常常难以纠正低氧血症。此时需要持续气道正压通气（CPAP）或呼气末正压通气（PEEP），以改善肺内分流来纠正低氧血症。循环功能不良或贫血引起的缺氧，给氧只能部分解决组织缺氧，应注意改善循环功能和纠正贫血。

【氧疗指征】

氧疗的确切指征需依据血气分析指标，同时结合临床情况，尤其是心肺功能水平。给氧的具体指征和方法选择必须根据不同疾病或临床状态、疾病的急性或慢性阶段而定。

1. 血气指征

（1）动脉血氧分压：$PaO_2 < 60$ mmHg（8.0 kPa）时，氧解离曲线处于陡坡段，此时PaO_2的轻微下降就会引起氧饱和度的明显减少，因此需根据不同疾病采取适宜给氧方法。$PaO_2 < 45$ mmHg（5.3 kPa）多提示肺部严重病变或合并严重通气不足，需采取积极给氧措施。

（2）氧饱和度：动脉血氧饱和度（SaO_2）目前可通过经皮血氧饱和度（$TcSO_2$）来监测，此法方便、可靠、安全，当SaO_2或$TcSO_2$低于92%时应吸氧。

2. 临床指征

（1）发绀：严重发绀时患儿动脉血氧分压大多有明显下降，往往在50 mmHg以下，因此发绀是明确的给氧指征。但发绀受多种的因素影响，除低氧血症外，亦受机体末梢循环状态、血红蛋白、皮肤颜色等因素影响，故发绀与低氧血症程度并不完全成正比。发绀出现的本质原因是血中还原血红蛋白含量 > 50 g/L，故有严重贫血患儿发绀不易出现，其程度与低氧血症的程度并不完全一致。而当患者体内血红蛋白浓度 > 150 g/L时，即使动脉血氧饱和度达90%也可出现发绀。

（2）呼吸异常：包括呼吸肌疲劳、呼吸困难、频繁呼吸暂停、呼吸过快或过慢等，都是给氧的指征。

（3）心血管功能不全：包括先天性心脏病、心肌疾病、心律失常、心力衰竭、心源性休克、心包填塞等。

（4）严重贫血：贫血时即便血氧分压和血氧饱和度不低，但由于血红蛋白减少，携带氧的能力减低，血氧含量明显减少，因此宜早吸氧。

（5）氧耗增加：严重感染、高热、休克、创伤、疼痛、中毒等应激状态患者。

【氧疗目标】

纠正低氧血症或可疑的组织缺氧，缓解慢性缺氧的临床症状，降低呼吸功，预防或减轻心脏负荷，使血气目标PaO_2维持在 60 ～ 85 mmHg，血氧饱和度（SaO_2或$TcSO_2$）

在 92% 以上。早产儿避免由于吸氧使 PaO_2 超过 100 mmHg。心肺复苏时不受上述限制。临床改善表现为发绀消失、面色好转、安静、呼吸情况有改善，但呼吸情况的完全改善取决于病因的治疗结果。

【氧疗方法】

1. 鼻导管和鼻塞

有单侧鼻导管和双侧鼻导管、单侧鼻塞和双侧鼻塞（鼻塞周围是不漏气的）。单侧鼻导管的氧流量婴幼儿为 0.5 ～ 1 L/min，新生儿 0.3 ～ 0.5 L/min，传统的单侧鼻导管（不带鼻塞）氧浓度难以超过 30%（$FiO_2 < 0.3$）；单侧鼻塞（即带鼻塞的单侧鼻导管）的吸氧浓度可超过 50%（$FiO_2 > 0.5$），但不可能达到更高的氧浓度；双侧鼻导管或双侧鼻塞吸氧浓度可明显升高，双侧鼻塞吸氧必要时可达到较高浓度。双侧密闭不漏气的鼻塞还可连接 CPAP 装置，在患儿不用气管插管的情况下可应用 CPAP。

儿童鼻导管吸氧的氧流量：年长儿为 1 ～ 2 L/min，婴幼儿 0.5 ～ 1 L/min，新生儿 0.3 ～ 0.5 L/min。理论氧浓度计算公式：吸入氧浓度 =21%+4× 氧流量（L/min）。一般认为，氧流量 2 L/min 时咽喉部氧浓度为 25% ～ 30%。

2. 高流量吸氧

近年来，高流量鼻导管氧疗由于其使用简单、耐受性好，在儿童和成年人中的应用显著增多。高流量吸氧输入氧气流速高于患儿吸气流速，达患儿每分通气量的 3 ～ 5 倍。美国心脏协会儿童高级生命支持培训指出 < 4 L/min 吸氧方式为低流量吸氧，> 10 L/min 吸氧方式为高流量吸氧。高流量吸氧流量设置应根据年龄和体质量调节，婴儿为 2 L/（kg·min），最高为 8 ～ 12 L/min（6 个月以下最高为 8 L/min）；儿童 1 L/（kg·min）或第 1 个 10 kg 为 2 L/（kg·min），之后每公斤体质量增加 0.5 L/（kg·min），最高为 30 ～ 60 L/min。

3. 面罩

面罩包括开放式面罩与密闭式面罩。小儿吸氧时应用开放式面罩，使用时应将开放式面罩轻置于口鼻前略加固定而不密闭。氧流量一定要足够大，建议氧气流量 > 5 L/min，否则会造成二氧化碳的潴留，调节适当氧流量可提高氧浓度约达 60%，主要用于 I 型呼吸衰竭。吸氧浓度的高低通过氧流量的大小和面罩的远近（不密闭程度的不同）来调节，相应增加氧流量并将面罩贴近鼻部，有可能得到较高浓度氧。

小儿单纯面罩给氧的氧流量一般为年长儿 3 ～ 5 L/min，婴幼儿 2 ～ 4 L/min，新生儿 1 ～ 2 L/min。此时面罩给氧浓度一般为 40% ～ 60%。

4. 氧气头罩

用有机玻璃制成，整个头部放在罩内吸氧，其基本特点同面罩。使用时增加氧流量可增加吸氧浓度。同面罩一样，需要保持足够的气体流量，否则会引起二氧化碳的潴留。通常氧流量为 7～10 L/min，必要时气体流量可达 10 L/min 以上。优点：具有同面罩一样的优点，但比面罩位置固定，氧浓度恒定。缺点：罩内温度高，不适合发热患儿或炎热季节用，因此应尽量选择容积大一些的头罩，最好罩内放入冰袋或冰杯降温。

5. 氧气帐

患儿全身位于氧气帐内。该装置较为复杂，需维持适宜的氧和 CO_2 浓度，并控制帐内的温湿度。其基本特点与面罩、头罩相同。同样，气体流量要足够大，这样才能避免二氧化碳潴留。其缺点为需要变化吸氧浓度时反应慢。

6. 持续气道正压

CPAP 即持续气道正压，本质是在自主呼吸前提下给予呼气末正压。目的是治疗严重的 I 型呼吸衰竭，即严重的换气障碍型呼吸衰竭。其作用为防止呼气末肺泡萎陷，减少肺内分流，纠正严重的低氧血症。早期应用 CPAP 可及时稳定病情，降低气管插管率，减少有创通气使用，同时 CPAP 还可作为撤离呼吸机时向自主呼吸过度的序贯治疗手段，缩管气管插管时间，还可减少镇静剂使用，花费较少，适合在基层医院加以推广。

在基层，可以用最简单的方法进行 CPAP，即双侧鼻塞的一端接氧气，流量要大，另一端用静脉"随止"将出气管道半阻塞。CPAP 值的大小由氧流量的大小和"随止"阻塞出气管道的程度所决定。其方法能很好完成 CPAP 作用。虽然 CPAP 值不能测出有多少，但可根据患儿缺氧情况的改善来调节，调节到患儿发绀消失，口唇转红，呼吸频率比前减慢，呼吸比前平稳即可。

临床上出现以下情况时可考虑使用：轻至中度的呼吸困难，表现为呼吸急促，出现三凹征及鼻翼翕动，皮肤发绀。动脉血气异常：pH 值 < 7.35，动脉血二氧化碳分压（$PaCO_2$）> 45 mmHg 或动脉血氧分压 / 吸入氧浓度（P/F）< 250。

【呼吸机应用的适应证】

1. 适应证

（1）严重通气不足：由肺内原因（婴儿肺炎最常见）或中枢性原因（中枢神经系统感染或严重脑水肿）或呼吸肌麻痹引起的通气不足均可应用呼吸机，但其预后视原发病可有很大不同。

（2）严重换气障碍：如急性呼吸窘迫综合征（ARDS）引起的严重低氧血症。单纯换气功能障碍可通过提高吸入氧浓度解决，严重者可应用呼吸机如急性肺水肿。

（3）心脏外科手术后或严重胸部损伤：为预防呼吸衰竭的发生和加重，保护心脏功能，可应用呼吸机帮助患儿渡过手术后或创伤后呼吸负担加重的阶段。

2. 应用呼吸机的标准

因疾病种类和患儿具体情况而异，要综合考虑患儿全面情况，因此统一标准很难制定。咳嗽、排痰能力不足或消失，对保守治疗反应不好，呼吸衰竭对全身影响较大（如已经昏迷、循环情况不佳），均宜尽早应用呼吸机。若全身情况都已衰竭时再用，常已失去抢救时机。动脉血气分析尤其 $PaCO_2$ 对决定应用呼吸机时机有重要参考价值。急性呼吸衰竭时 $PaCO_2$ 在 8.0 ～ 9.3 kPa（60 ～ 70 mmHg）；慢性呼吸衰竭时 $PaCO_2$ 在 9.3 ～ 10.6 kPa（70 ～ 80 mmHg），pH 为 7.20 ～ 7.25。吸入 60％氧时 PaO_2 低于 6.7 kPa（50 mmHg），可考虑应用呼吸机（不要求三项条件齐备）。但血气变化受许多因素影响，呼吸机应用需根据患儿临床表现决定。

【注意事项】

1. 氧中毒肺危害

吸氧浓度大于 40％（FiO_2 > 0.4）称为高浓度氧，长时间吸入高浓度氧（指连续吸高浓度氧超过 24 小时或 72 小时），可能会造成氧中毒肺损害。大部分的氧中毒肺损害是可逆的，而新生儿及早产儿由于氧中毒肺损害出现支气管肺发育不全（BPD）时为不可逆表现，因此新生儿及早产儿要特别警惕氧中毒肺损害的问题，但前提是要防止严重低氧，避免 PaO_2 < 50 mmHg（6.65 kPa）或 $TcSO_2$ < 85％的情况，然后再注意氧中毒的问题。

氧中毒肺损害的病理改变包括肺泡壁增厚、肺间炎细胞浸润、肺间质水肿、肺泡上皮增生、黏液纤毛功能抑制和透明膜形成。临床表现有呼吸困难、胸闷、咳嗽、咯血、呼吸窘迫等，以上损害在停止吸氧或降低吸氧浓度后可恢复正常，为可逆性损害。而对于新生儿，特别是早产儿，发生氧中毒时可能会造成一种不可逆的肺损害，是一种继发的支气管肺发育不良，在临床上原发病好转后重新出现发绀、呼吸困难等严重临床症状，给治疗带来很大困难。

2. 早产儿视网膜病

这是血氧分压过高后对早产儿特殊的影响，与吸氧浓度没有直接的关系。肺功能良好的早产儿长时间吸氧，即便吸低浓度氧也可能造成动脉血氧过高而致眼的损害，这种损害往往也是不可逆的。当动脉血氧分压高于正常，造成视网膜动脉血氧分压增高时，对体重小于 2000 g 的早产儿可造成晶状体后纤维增生和视网膜剥脱显像。因此，早产儿吸氧时，不仅要注意氧中毒肺损害的问题，还要监测动脉血氧分压，不能使动脉血氧分压长时间高于正常范围。

3. 肺不张

当气道不能保持通畅且吸入高浓度氧时容易造成肺不张。平时氮气在肺泡中起支架作用，肺泡中的氮与血液中的氮处于动态平衡，滞留在呼吸道远端的氮气溶解度小，不易被吸收。而吸入高浓度氧时，肺泡内氮的比例减少，氧被血液迅速带走，气道梗阻使得新鲜气体不能及时补充而发生肺不张。

4. 导致呼吸中枢驱动力下降

氧疗可能导致慢性呼吸功能障碍患儿呼吸中枢驱动力下降，甚至意识障碍、呼吸停止。因此对低流量给氧时指脉氧饱和度维持在 90% 以上的患者需严密监测其神志状态、精神反应变化，谨防病情恶化。

5. 长时间吸氧应注意湿化

高浓度氧对气道支气管黏膜上皮细胞的纤毛运动是有影响的。平时每根纤毛以每秒 20 多次的频率在不停地摆动，使气道中的黏液痰徐徐向上移动到咽部，高浓度氧影响纤毛摆动次数，进而影响对呼吸道分泌物的清除，只有湿化才能增加和恢复纤毛的摆动频率，发挥清除功能。

（田　曼　南京医科大学附属儿童医院）

参考文献

1. 赵祥文. 儿科急诊医学. 4 版. 北京：人民卫生出版社，2016.

2. 江载芳，申昆玲，沈颖. 诸福棠实用儿科学. 8 版. 北京：人民卫生出版社，2015.

3. 陈扬，陆国平. 儿童氧疗技术. 中华实用儿科临床杂志，2018，33（6）：404-408.

4. MYERS T R，American Association for Respiratory Care（AARC）. AARC Clinical Practice Guideline：selection of an oxygen delivery device for neonatal and pediatric patients-2002 revision & update. Respir Care，2002，47（6）：707-716.

5. 中华医学会儿科学分会急救学组，中华医学会急诊医学分会儿科学组，中国医师协会儿童重症医师分会. 儿童无创持续气道正压通气临床应用专家共识. 中华儿科杂志，2016，54（9）：649-652.

6. MORLEY S L. Non-invasive ventilation in paediatric critical care. Paediatr Respir Rev，2016，20：24-31.

7. OYMAR K，BÅRDSEN K. Continuous positive airway pressure for bronchiolitis in a general paediatric ward；a feasibility study. BMC Pediatr，2014，14：122.

8. 解立新. 高氧对呼吸危重症患者的危害及氧疗规范. 中华医学杂志，2017，97（20）：1529-1530.

第八节　胸腔穿刺和胸腔闭式引流

一、胸腔穿刺

胸腔穿刺（thoracentesis）是指使用穿刺针经皮肤、肋间组织、壁层胸膜穿刺进入胸膜腔的操作。

【适应证】

（1）为明确胸腔积液的性质，需做胸腔穿刺抽液，对积液进行常规、生化、细胞学及微生物学检查以助诊断，寻找积液的病因。

（2）对有大量积液或积气而产生肺压迫症状者，胸腔穿刺抽取液体或气体，可减轻其对肺部组织的压迫，有利于肺组织的复张，减轻患者呼吸困难等症状。

（3）患者须经过胸腔穿刺抽液进行治疗时。

（4）须采用胸腔内注射药物的方式对患者进行治疗时。

【禁忌证】

（1）穿刺部位或附近有皮肤感染、炎症、肿瘤、外伤或者严重肺结核、肺气肿等疾病者。

（2）有严重出血倾向等凝血功能障碍的患者。

（3）疑为胸腔棘球蚴病患者，因穿刺可引起感染扩散，严禁穿刺。

（4）有相关麻醉药物过敏史者。

（5）病弱体质或者病情危重难以耐受者。

（6）不配合医生操作或有精神心理疾病者。

【穿刺方法】

1. 术前准备

医师准备：充分了解患者病情，告知患者及家属注意事项，取得知情同意并签字。

物品准备：胸腔穿刺包，络合碘，无菌棉签，手套，胶布，2% 的利多卡因，5 mL、20 mL 或 50 mL 注射器等。

2. 操作过程

体位：年长儿可取坐位，面向椅背，两前臂交叉置于椅背上，前额伏于前臂上，使背部向外弓起充分暴露。年幼患者可让助手坐在椅子上面向患儿抱住患儿，患儿稍向前弓，使背部充分暴露。重症者 / 不能起床者可取半卧位或仰卧位，由助手帮助其将前臂上举抱于枕部。穿刺抽气者取半卧位或卧位。

定位：先行 B 超定位，确认胸腔积液的位置和范围，用甲紫棉棒在皮肤做好标记。穿刺前，术者站立于患侧，对背部进行叩诊，穿刺点选在胸部叩诊实音最明显部位进行，一般常规取肩胛下角或腋后线第 7、第 8 肋间，有时也选腋中线第 6、第 7 肋间或腋前线第 5 肋间为穿刺点。卧位时选腋中线第 6 肋间为穿刺点。包裹性积液可在超声引导下进行穿刺。如为抽气治疗，一般选择患侧锁骨中线上第 2 肋间为穿刺点。

消毒：常规消毒皮肤，以穿刺点为圆心，由内向外，消毒范围在直径 15 cm 以上，消毒 3 次。铺巾：取胸穿包，检查包的有效期，打开胸穿包外层 3/4，戴无菌手套后打开包外层 1/4 和内层，清点包内物品，覆盖消毒洞巾。检查穿刺针及胶管通畅性及密闭性。

麻醉：用 2% 利多卡因在下一肋骨上缘的穿刺点自皮至胸膜壁层进行逐层局部浸润麻醉。沿穿刺点垂直进针，边进针边回抽，回抽无血推注麻药，若抽到胸水则停止注麻药。

穿刺：将针的尾部连接橡皮管，并用止血钳夹住。术者左手食指、中指将准备进针处的皮肤绷紧，右手拿穿刺针沿穿刺点垂直进针，待有突破感后停止进针，助手协助固定穿刺针，将橡皮管尾端接一注射器，放开止血钳抽吸液体，当注射器抽满液体后，先用止血钳夹住橡皮管，然后移去注射器，将注射器内的液体注入准备送化验的无菌容器或弯盘内，如此反复抽吸，并记录抽出的液体量。如将穿刺针尾部连接三通管，转动三通活栓使其与外界相通，排出液体，计数抽液量，期间可不必使用止血钳。

穿刺结束：抽吸结束后拔出穿刺针，局部消毒，贴敷贴固定后令患者静卧休息。

【注意事项】

（1）一次穿刺抽取液体量不应超过 500 mL，年长儿最多不超过 800 mL，以防止纵隔摆动过大，发生休克。

（2）抽液不畅时可适当调整穿刺针方向或位置，用生理盐水冲洗防止针头堵塞。

（3）需要做胸水培养者，应使用培养瓶直接接取胸水。

（4）穿刺抽气时应尽量抽空气体。

（5）操作过程中，如患者出现面色苍白、大汗、剧烈咳嗽、咳泡沫痰、胸痛、呼吸困难或抽出血性液体时必须立即停止操作，查找原因，并及时采取相应的措施。

【并发症】

胸腔穿刺的并发症比较少见，主要包括气胸、血胸、血肿、再膨胀性肺水肿、胸腔内感染等，医生须在操作前后密切观察患者状况，必要时行相应措施。

【穿刺失败的原因】

（1）X 线阴影实际为胸膜增厚影，虽有液面且看起来很高但实际脓腔已缩小，需进一步检查可证实。

（2）脓液较多、黏稠并多为半固体（75%以上）。

（3）脓腔壁很硬，负压较高，需推注少量空气后方可继续抽液。

（4）定位错误或有分隔。

二、胸腔闭式引流

胸腔闭式引流（closed thoracic drainage）是将引流管一端放入胸腔内，另一端接入一次性负压引流袋，或者比其位置更低的水封瓶，以便排出气体或收集胸腔内的液体，使得肺组织重新张开而恢复功能的一种治疗手段，被广泛地应用于血胸、气胸、脓胸的引流及开胸术后，对于疾病的治疗起着十分重要的作用。

【适应证】

（1）大量胸膜腔积液经反复抽液治疗仍不吸收者。

（2）张力性气胸伴呼吸困难、纵隔移位、出现持续性肺不张者。

（3）包裹性脓胸或局限性脓胸不易穿刺排脓者。

（4）脓液黏稠或有脓气胸者治疗不顺利需要反复进行胸膜腔冲洗或注药治疗。

【禁忌证】

（1）病情危重、体质消瘦、恶病质等不能耐受穿刺者。

（2）有出血倾向、肝硬化、消化道大出血等严重疾病的患者。

（3）有意识障碍或精神障碍不能配合穿刺的患者。

（4）对利多卡因或其他局麻药过敏者，无法进行局麻。

（5）皮肤有严重的挫伤、感染无法穿刺者，结核性脓胸。

【操作方法】

（1）借助胸片、胸透或B超选择置管位置。

（2）患儿取坐位或半卧位，婴幼儿宜取卧位，用甲紫棉棒标记好穿刺点，胸膜腔积液或脓胸多于腋中线第5肋间（或液面下）穿刺，单纯气胸则在锁骨中线第2肋间进针。

（3）常规消毒皮肤，铺巾，用2%利多卡因或1%普鲁卡因进行局部麻醉。

（4）取消毒瓶塞1个，中间做一小孔，反套于胸膜腔穿刺引流管上，以控制送管长度并帮助固定。

（5）在标记好的穿刺部位做约1cm长的与肋骨平行的横切口，将带活动金属芯的硅胶多孔胸膜腔穿刺引流管在切口处垂直刺入，穿过胸壁时感觉阻力突然消失，停止进针，退出金属芯，同时将导管送入胸膜腔内。退出管芯后，荷包缝合胸膜腔引流管，将引流管与水封瓶连接，进行持续引流。

（6）局部消毒后，用纱布覆盖固定引流管。

【注意事项】

（1）严格无菌操作，无菌引流瓶应每日更换。

（2）固定并保持引流管通畅，避免腔内脓液、气体沿套管壁溢出，导致切口周围感染或皮下气肿。抽吸、改变体位及导管方向是通畅引流管的常用方法。

（3）引流瓶内约有 1/3 无菌生理盐水，根据胸膜腔压力及治疗需要，调整长玻璃管在水面下的深度，以保证引流通畅和气体与液体的持续排出。

（4）负压吸引器一般应调至 1 kPa（10 cmH$_2$O），婴幼儿可适当减少负压水平。

（5）记录并观察引流液的性质、量及引流速度，如发现有特殊变化应及时处理。

（6）定期拍胸片了解病情变化及引流管的位置。

（7）拔管前应先用止血钳夹住引流管，并仔细检查体征和拍摄床边胸部 X 线片，如确定肺部已完全张开或已无明显胸腔积液时，方可拔管。拔管时先局部消毒，然后拔管，用细纱条填塞伤口，盖上纱布，包扎固定，直至伤口痊愈。

【拔管指征】

留置引流管 1～2 周后，如果引流瓶中无气体逸出且引流液颜色变浅，胸部 X 线示肺复张良好无漏气，患者无呼吸困难或气促，即可考虑拔管。引流管放置时间越长，发生感染的概率越大。如遇病程较长脓胸患者，其脓性纤维蛋白渗出物已形成较厚的脓腔壁，妨碍肺叶扩张和空腔的闭合，应视具体情况决定拔管时间，若拔管后液体不增多，脓腔壁将不久后自行消失；若引流管持续存在，将对胸膜腔产生刺激作用，脓腔会持续有液体排出，不利于空腔愈合。

【脓胸患者的引流疗法】

脓胸患者由于感染重、过程长，因此胸腔闭式引流时有其特殊性。

（1）引流疗法原则：①插管引流：3 日内反复穿刺，分泌物增长快、多、稠，宜在 3～7 日内插管水面下引流。每日定时冲洗至清液。引流 1～2 周，一般可以愈合，肺张开。两周不愈者引流口将漏气，水面下不能维持负压，当考虑拔管。②胸腔镜引流：插管引流 3 日后肺不能扩张，宜早行胸腔镜探查并清除纤维蛋白沉淀，松解粘连，最后给正压使肺膨胀，再继续引流。③切开探查式引流：慢性脓胸，长期脓液不减，高烧不退（有异物、坏死组织、脓块及粘连成分隔者，宜切开胸腔清除异物，分离粘连，然后置管引流）。④开放引流指征：脓腔缩小而固定，但脓液量仍大，支气管胸膜瘘形成。

（2）不同类型脓胸引流方法的选择：①病情进展迅速、脓多、压迫症状为主，最好在发病 3 天之内插管引流，使肺迅速张开，脓腔闭合。②1 周以上的脓胸：脓液增长迅速者宜闭式引流，一般引流 2 周即可。分泌物少，可用隔日间断胸腔穿刺法使脓液减少，只余气体为主时则不必再穿刺。③慢性脓胸：以胸腔积气为主而无张力时，无须局部治疗，可等待自然吸收。如治疗后体温不退，积液量不减或抽脓后迅速增多，需了解脓腔情况后决定引流或开胸探查，清除异物。④支气管胸膜瘘：平时多咳、多痰，胸腔注亚甲蓝后痰显蓝色，先开放引流，一般情况好转后行胸膜肺切除术。⑤胸廓畸形：儿童绝大部分可自愈，目前除结核性脓胸外，极少需胸膜剥脱手术。

（3）治疗效果不佳时处理：如果脓腔引流已经 2～3 周，每日排脓仍多，可能是脓腔内尚存在感染灶，应做以下处理：①脓腔中积留有大量纤维凝块，可以从引流管的创口用吸引器吸出或者用长弯钳钳出，亦可经胸腔镜清除沉积破坏间隔。如取出有困难，可切除一段肋骨，扩大创口，直视下清除，再开放引流。②对于较大的支气管胸膜瘘、引流 3 周以上仍有大量漏气者，可行胸膜纤维板大部剥除手术，结扎有瘘的小支气管，必要时切除部分受损肺叶。

（李　羚　南京医科大学附属无锡儿童医院）

参考文献

1. PERIS A，TUTINO L，CIANCHI G，et al. Ultrasound Guidance for Pleural-Catheter Placement. N Engl J Med，2018，378（14）：e19.

2. CANTEY E P，WALTER J M，CORBRIDGE T，et al. Complications of thoracentesis：incidence，risk factors，and strategies for prevention. Curr Opin Pulm Med，2016，2（4）：378-385.

3. PORCEL J M. Chest Tube Drainage of the Pleural Space：A Concise Review for Pulmonologists. Tuberc Respir Dis（Seoul），2018，81（2）：106-115.

第六章
心血管系统疾病

第一节　室间隔缺损

【概述】

室间隔缺损（ventricular septal defect，VSD）是儿童最常见的先天性心脏病，占先心病的 25% ～ 50%。缺损可发生在室间隔的任何部位，多为膜周部室间隔缺损，可向流入道、流出道或小梁肌部三个区域延伸；其次为肌部室间隔缺损。需要特别注意的是东方人不少见的缺损，其位于室上嵴之上，称为干下型或嵴上型，易引起主动脉瓣关闭不全（图 6-1）。室间隔缺损可单独存在，也可与其他先天性心脏病合并存在。典型的血流动力学改变是肺循环血流增多和体循环血流减少，并由此产生相关的症状和体征。

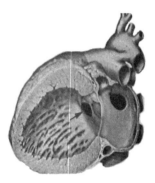　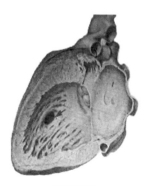　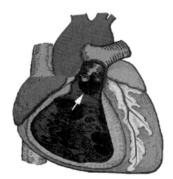

膜周部缺损　　　　　　　　肌部缺损　　　　　　　　干下型缺损

图 6-1　室间隔缺损解剖模式图（彩图 2）

【病因】

室间隔缺损是由于室间隔在发育过程中，室间隔组织的发育缺陷所致。病因尚不明确，一般认为遗传因素和环境因素均发挥作用。遗传因素为多基因突变和染色体异常。第 21 号染色体长臂某些区带的过度复制和 22q11 区部分片段缺失可致室间隔缺损。此外，第 7、第 12、第 13、第 15 和第 18 号染色体上也有相关基因可导致室间隔缺损。环境因素中，孕母缺乏叶酸、母孕早期（孕 2～8 周）宫内感染、接触放射线、服用药物（化疗药、抗癫痫药等）、代谢性疾病（糖尿病、苯丙酮尿症等）、宫内缺氧等均可能导致发病。

【诊断】

1. 临床表现

临床表现决定于缺损大小，小型缺损可无症状，一般活动不受限制，生长发育不受影响。缺损较大时左向右分流量多，出现体循环血流量减少的表现：如患儿面色苍白、活动后乏力、气短、多汗，喂养困难，消瘦，生长迟缓，体重不增等，以及肺循环血流量增多的表现如气急、咳嗽、易患反复呼吸道感染、易导致充血性心力衰竭等。有时声音嘶哑是因扩张的肺动脉压迫喉返神经所致。大型缺损婴儿期常表现为气促、喂养困难、心衰、肺水肿并发肺炎。

体检：典型患者心尖搏动弥散，心浊音界扩大，可扪及收缩期震颤。典型的膜部室间隔缺损者胸骨左缘第 3、第 4 肋间可闻及Ⅲ～Ⅳ级粗糙的全收缩期杂音，向四周广泛传导。典型的肌部室间隔缺损者胸骨左缘第 3、第 4 肋间可闻及Ⅰ～Ⅳ级粗糙的收缩早中期杂音，分流量大时在心尖区可闻及二尖瓣相对狭窄的较柔和的舒张中期杂音。嵴上型缺损发生主动脉瓣脱垂致主动脉瓣关闭不全时，于第二主动脉瓣区听到高音调舒张期杂音，肺动脉瓣区第二心音（P2）亢进。儿童或青少年期伴有明显肺动脉高压时，可出现发绀加重，杂音减轻，肺动脉瓣区第二心音渐亢进，即形成艾森门格综合征（Eisenmenger syndrome）。室间隔缺损的常见并发症有支气管肺炎、充血性心力衰竭、肺水肿及感染性心内膜炎。中小型膜周部和肌部缺损有自然闭合的可能，多在 2 岁以内，5 岁以上很少闭合。

2. X 线检查

小型室间隔：正常。中等缺损：肺野轻度充血，心影轻度到中度增大，左、右心室增大，多以左室增大为主，肺动脉段突出，主动脉结缩小（图 6-2）。大型缺损：心影中度以上增大，左、右心室增大，左心房也增大，肺动脉段明显突出，肺野明显充血。若大型缺损合并肺动脉高压则肺动脉增粗，肺远端血管影变细、减少，宛如枯萎的秃枝，左、右心室增大，以右心室为主，应警惕艾森曼格综合征的可能。

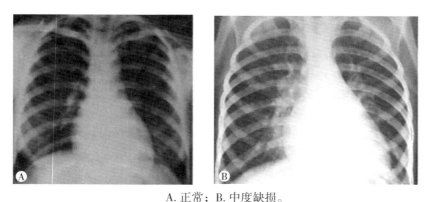

A. 正常；B. 中度缺损。

图 6-2　室间隔缺损的典型 X 线特征（与正常比较）

3. 心电图

小型缺损：心电图可正常；中等缺损：表现为电轴左偏，轻度左室肥大、左心房肥大；大型缺损为左偏，双心室肥大或左心室肥大为主。如果电轴右偏，右心室肥大为主，提示合并肺动脉高压（图 6-3）。出现心力衰竭时，可伴有心肌劳损。

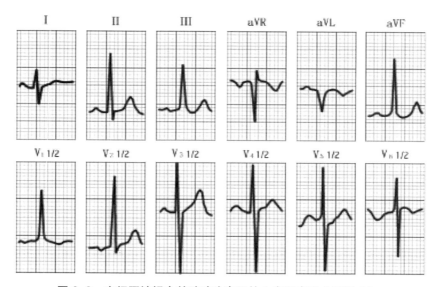

图 6-3　室间隔缺损合并肺动脉高压的心电图表现（彩图 3）

4. 超声心动图

超声心动图可提供室间隔缺损的位置、数目和大小等精确诊断及左心房和左心室内径，亦可间接估计分流量。超声显示：室间隔可见回声连续中断，肺动脉内径正常或增宽，主动脉内径正常或缩小，左房、左室内径增宽。彩色多普勒超声显示收缩期五彩镶嵌的左向右分流束。通过测量三尖瓣反流速度、肺动脉瓣反流速度可估测右心室收缩压及肺动脉舒张压。若彩色多普勒超声显示心室水平双向分流或右向左分流、右室壁肥厚、肺脉内径显著增宽，说明已有显著肺动脉高压存在。

5. 心导管检查

除非为了室间隔缺损介入治疗、评价肺动脉高压性质或鉴别合并畸形，一般不需要做心导管检查。

【鉴别诊断】

（1）动脉导管未闭：婴儿期动脉导管未闭也可仅有收缩期杂音且部位偏低，不易与室间隔缺损鉴别，主要靠心脏超声检查鉴别。

（2）肺动脉瓣狭窄：室间隔缺损与单纯肺动脉瓣狭窄的区别在于前者为全收缩期粗糙响亮杂音，肺血增多，P2增强；后者为喷射性杂音，P2减弱，肺血减少。

（3）轻型法洛四联症：轻型法洛四联症由于心室水平仍为左向右分流为主，临床上无明显发绀，且杂音与室间隔缺损类似，不易鉴别。心脏超声可鉴别。

【治疗】

（1）内科治疗：无症状、体重增长可、没有频繁呼吸道感染，一般在门诊随访，定期复查心脏超声，动态比较室间隔缺损和肺动脉压力情况。如分流量很大或有明显心衰和肺动脉高压可用地高辛、利尿剂和血管扩张药物治疗。

（2）介入治疗：即导管经股动静脉途径介入封堵室间隔缺损，小型室间隔缺损无血流动力学改变者可不干预。介入治疗的明确适应证：前提是心脏有血流动力学改变的室间隔缺损，如膜周部VSD，年龄通常≥2岁；肌部缺损，通常≥5 mm；外科手术后残余分流。

（3）外科手术治疗：即体外循环下直视修补术，一般主张在学龄前期手术；嵴上型缺损不易闭合且多合并主动脉瓣关闭不全，一经发现，应尽早手术；大型室间隔缺损若有顽固性心力衰竭、反复肺炎、生长缓慢、肺动脉高压可及时手术；若肺循环血流量超过体循环血流量的2倍亦应尽早手术。艾森曼格综合征为手术禁忌证，除非同步实施肺移植。

（吕海涛　苏州大学附属儿童医院）

第二节 房间隔缺损

【概述】

房间隔缺损（atrial septal defect，ASD）占所有先天性心脏病的 5% ～ 10%，也是成年期最常见的先天性心脏病，女性多见（男女之比约 1：3）。房间隔缺损可单独发生，也可与其他先天性心脏病并发。由于心房水平的左向右分流，可引起相应的血流动力学改变即肺循环血流增加和体循环血流减少，从而导致右心房和右心室的增大。

依据房间隔缺损的胚胎发生学可将其分为原发孔房间隔缺损、继发孔房间隔缺损、静脉窦型缺损等类型。卵圆孔未闭几乎无分流，一般不视为缺损。原发孔房间隔缺损常伴有二尖瓣和三尖瓣畸形（图 6–4）。以下多针对继发孔房间隔缺损而言。

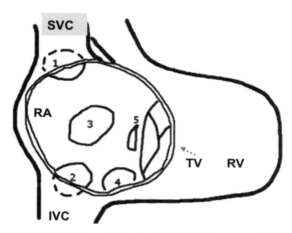

1 和 2 为静脉窦型房间隔缺损；3. 继发孔型房间隔缺损；4. 冠状静脉窦型房间隔缺损；
5. 原发孔型房间隔缺损。

图 6-4　房间隔缺损的模式图

【病因】

确切的病因尚不明确，多是遗传和环境因素相互作用的结果。其发育异常的过程为：在胚胎发育的第 4 周，心房由从其后上壁发出并向心内膜垫方向生长的原始房间隔分为左、右心房，随着心内膜垫的生长并逐渐与原始房间隔下缘接触、融合，最后关闭两者之间残留的间隙（原发孔）。在原发孔关闭之前，原始房间隔中上部逐渐退化、吸收，形成一新的通道即继发孔，在继发孔形成后原发隔右侧出现向下生长的间隔即继发隔，形成一单瓣遮盖继发孔，但二者之间并不融合，形成卵圆孔，血流可通过卵圆孔从右心房向左心房分流。卵圆孔于出生后逐渐闭合，但在约 20% 的正常人中可遗留细小间隙，由于有左房面活瓣组织覆盖，正常情况下可无分流。如在胚胎发育过程中，原始房间隔下缘不能与心内膜垫接触，则在房间隔下部残留一间隙，形成原发孔房间隔缺损。而原始房间隔上部吸收过多、继发孔过大或继发隔生长发育障碍，则二者之间不能接触，出现继发孔房间隔缺损。

【诊断】

1. 临床表现

患儿常无明显症状。症状取决于缺损的大小和数量。除易患感冒等呼吸道感染外可无症状，活动亦不受限制；大的缺损或早期有肺高压、充血性心衰表现。

典型的病例体格检查发现多数儿童体形瘦弱，并常表现为左侧前胸壁稍有隆起，心脏搏动增强，并可触及右心室抬举感等。胸骨左缘第2、第3肋间可闻及I～II级收缩期吹风样杂音，伴有第二心音亢进和固定分裂。收缩期杂音为肺动脉瓣相对狭窄造成的血流增快所致。分流量大者可听到三尖瓣相对狭窄产生的舒张期"隆隆样"杂音，并发肺动脉高压时可见右心室抬举感搏动，肺动脉瓣区收缩期杂音减弱，但第二心音更加亢进、分裂。

2. 心电图检查

典型表现为电轴右偏、不完全性右束支传导阻滞和（或）右心房、右心室肥大。原发孔型房间隔缺损的典型心电图改变为电轴左偏。

3. 胸部X线

典型表现（图6-5）：肺野充血、心影轻到中度增大和肺动脉段突出，主动脉结正常或比正常稍小。

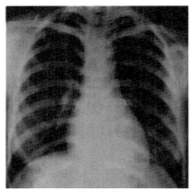

正常对照　　　　　　　　房间隔缺损

图6-5　房间隔缺损的胸片改变（与正常对照）

4. 超声心动图

超声心动图为最常用诊断方法，典型病例可见房间隔中部连续性中断，并可测量缺损大小；右心房和右心室增大、室间隔与左室后壁同向运动等右心负荷过重表现。彩色多普勒可明确血液分流方向、速度并估计分流量。大龄儿童和肥胖儿童经食管超声检查才获得清晰图像。

5. 右心导管检查

一般不再作为检查项目。右心导管检查可计算肺循环与体循环血流量，确定心内分流情况和测量肺动脉压。

【鉴别诊断】

鉴于均有肺动脉瓣区的Ⅱ级收缩期杂音，需与房间隔缺损相鉴别的有单纯肺动脉瓣狭窄和原发性肺动脉扩张。

（1）单纯肺动脉瓣狭窄：肺动脉瓣区收缩期杂音性质粗糙、响亮，并常可扪及震颤，肺动脉瓣区第二心音减弱甚至消失。胸部X线片可见肺动脉段明显突出，但肺血少于正常或在正常范围，心脏超声检查可明确诊断。

（2）原发性肺动脉扩张：也可在肺动脉瓣区听到Ⅱ级收缩期杂音，胸部X线片可有肺动脉段突出，但肺血正常，心脏超声检查房间隔无回声中断和分流，右心导管检查右心房、右心室无血氧含量改变，右心室和肺动脉间无压力阶差。

【治疗】

对于出生时无症状的患儿，如缺损小于5 mm可随访，有一定的自愈概率。心脏没有明显血流动力学改变者，一般不干预。如有右心房、右心室明显增大等血流动力学异常时，建议在学龄前治疗。经导管介入治疗是目前运用较多的方法，目前多使用Amplatzer双面伞封堵器（图6-6）。其适用于继发孔房间隔缺损；2周岁以上儿童，如果房间隔缺损的边缘足够。体外循环下直视房间隔缺损修补术，多采用传统的正胸部切口，近年来右前外侧切口为新的手术方式，适合于婴幼儿期患儿。

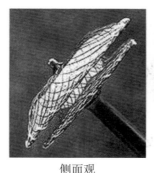
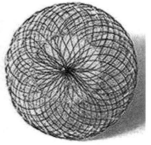

侧面观　　　　　　　　顶面观

图6-6　房间隔缺损封堵器（彩图4）

（吕海涛　苏州大学附属儿童医院）

第三节　动脉导管未闭

【概述】

动脉导管未闭（patent ductus arteriosus，PDA）是指胎儿时期肺动脉与主动脉间的动脉导管在出生后 1 年内未能正常关闭。动脉导管未闭是一种较常见的先天性心血管畸形，在先天性心脏病中占第 2 位，约占先天性心脏病总数的 12% ～ 15%。其发病率在足月新生儿中约为 1/2000，在早产儿中为 8/2000，而在低体重早产儿中为 21%。女性约两倍于男性。约 10% 的病例伴发其他心血管畸形。典型的血流动力学改变为肺循环血流增多和体循环血流减少，导致左心房和左心室增大，临床常见反复呼吸道感染和体重增长落后。

【病因】

动脉导管及时关闭的机理：动脉导管的组织结构特殊；对血氧敏感程度高；局部前列腺素下降；自主神经系统的激肽类物质。其中血氧的升高和前列腺素的降低是促使动脉导管关闭的主要因素，在正常情况下，动脉导管于出生后 12 ～ 24 小时内发生功能性关闭，约于生后 3 ～ 4 周形成动脉导管韧带而永久关闭，而未成熟儿动脉导管由于平滑肌发育不良、反应低，动脉导管关闭更延迟。一般认为出生后 3 个月仍然未闭合，可以认为是临床上的动脉导管未闭。动脉导管位置：一端在肺总动脉与左肺动脉的连接处，另一端在主动脉弓降部左锁骨下动脉起始部对侧，即动脉导管三角内。依据动脉导管的形态不同分为漏斗型、管型和窗型（图 6-7）。

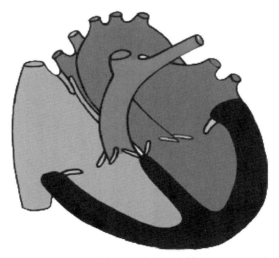

图 6-7　动脉导管未闭的模式图（管型）（彩图 5）

【诊断】

1. 临床表现

症状轻重与缺损大小、导管粗细成正比，分流量小者无症状。典型病例可有①肺循环充血相关的症状：反复呼吸道感染、气促；分流量大的病例出现心力衰竭，肺动脉高压时出现声音嘶哑；②体循环少血的相关症状：喂养困难、苍白、乏力、多汗、消瘦、体重不增。极少数并发感染性心内膜炎和导管内膜炎等。

主要体征：轻症可无阳性体征。典型病例有左心室增大的相关体征，后期肺动脉高压时右心室增大的相关体征。心脏听诊：最突出的体征是连续性机器声样杂音，胸骨左缘第1、第2肋间最响，并可伴震颤。肺动脉高压（小婴儿期伴重症肺炎、心力衰竭时）时仅存收缩期杂音或无显著杂音，伴有P2明显亢进，心尖部舒张期杂音。分流导致左心房、左心室过多的血流量，产生相对性二尖瓣狭窄。肺动脉高压与差异性青紫：与肺动脉压力相关，随着肺循环血量增加，当肺动脉压力和阻力持续性超过主动脉时，肺动脉高压呈不可逆改变，导致器质性梗阻性肺动脉高压，称为艾森曼格综合征，并可能出现差异性青紫即下半身青紫和杵状趾。脉压增宽：由于主动脉向肺动脉的分流，降主动脉的舒张压降低更为明显（舒张压主要由血管内的容量负荷形成），而导致临床出现周围血管征，如水冲脉、毛细血管搏动征、股动脉枪击音等。

2. 胸部X线

取决于分流量的大小，典型病例X线特征：肺野充血、肺血管纹理增多，透视下常见肺门舞蹈征；肺动脉段突出，与肺动脉压力相关；心腔增大：以左心房、左心室增大为主；主动脉结增宽，入降主动脉血流锐减、管径趋小而似漏斗；肺动脉高压时，肺野变为充血减少、清晰，右心室增大（图6-8）。

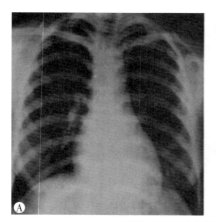 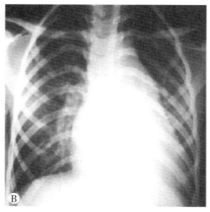

A. 正常；B. 肺血管纹理增多，主动脉结增宽。

图6-8 动脉导管未闭的X线特征（与正常比较）

3. 心电图

取决于左心室的容量负荷和右心室的压力负荷，分流量小者心电图大致正常。典型病例电轴左偏，左心房、室扩大，并发肺动脉高压时电轴右偏、右心室肥大。

4. 心脏超声

心脏超声为最直接和最常用的诊断手段。二维超声提示动脉导管的内径、长度、形态。彩色多普勒提示动脉导管的分流方向（图 6-9）。肺动脉压力可根据左向右的分流速度或肺动脉瓣和三尖瓣反流速度估算。

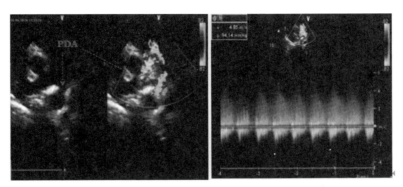

图 6-9 动脉导管未闭的心脏超声表现（彩图 6）

5. CTA 和 MRI

CT 心血管造影已经成为 PDA 的主要辅助诊断手段，可显示动脉导管未闭的直接征象，以及主动脉弓与心脏结构的整体影像，鉴别主动脉缩窄等可能合并畸形（图 6-10）。

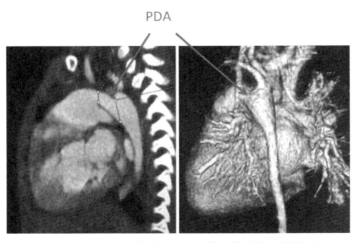

图 6-10 CT 心血管造影：PDA 的三维重构（彩图 7）

6. 心导管和心血管造影

一般不需要做该项检查，多应用于介入治疗。大分流量 PDA 患儿需评估肺动脉高压性质，需要鉴别合并其他畸形如主动脉缩窄等。

【鉴别诊断】

动脉导管未闭一般要与室间隔缺损和房间隔缺损相鉴别，如表 6-1 所示。

表 6-1　左向右分流的先天性心脏病的鉴别诊断

病种		动脉导管未闭	室间隔缺损	房间隔缺损
症状		肺循环血流增多、体循环血流减少相关的症状		
心脏体征	杂音部位	左第 2 肋间	左第 2～第 4 肋间	左第 2、第 3 肋间
	杂音性质等	机器样连续性杂音	粗糙，（全）收缩期杂音	喷射性，收缩期杂音
	震颤	可有	可有	无
	P2	可亢进	可亢进	可亢进，固定分裂
胸片	肺野	充血	充血	充血
	肺动脉段	可凸出	可凸出	可凸出
	主动脉结	增宽	缩小	缩小
	房室增大	左房、左室增大	左右心室大，左房可大	右房、右室增大
心电图		电轴左偏，左房室增大	正常或左偏，左室或左右心室肥大，左房可大	正常或右偏，不完右束支阻滞，右房室大

【治疗】

（1）新生儿 PDA 病例：必须首先明确是否为依赖动脉导管生存的严重肺循环血流减少的畸形，如肺动脉闭锁、大血管错位等，这类患儿需采用前列腺素 E_1 静脉滴注以维持动脉导管开放。

（2）1 周内的单纯型 PDA 新生儿，可静脉用吲哚美辛或布洛芬以促进动脉导管关闭。布洛芬不良反应略小，使用较普遍（10 mg/kg，然后 5 mg/kg，中间间隔 24 小时）。

（3）评估营养和发育状况、是否有呼吸急促和潜伏青紫等，如果合并感染时，行对症治疗如抗感染、纠治心力衰竭等。

（4）定期复查超声心动图，评估和比较未闭的动脉导管直径，评估肺动脉压。如肺动脉高压，及时治疗。

（5）治疗时机：一般对于学龄前无自愈机会的患者，介入治疗是首选治疗方法

（图 6-11）。手术治疗多采用直接结扎法或切断缝合法，部分病例需要在体外循环下进行。

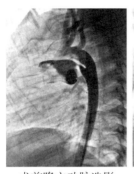 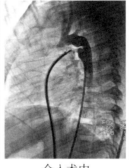 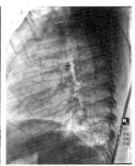

术前降主动脉造影　　　　　　介入术中　　　　　　封堵器释放后

图 6-11　动脉导管未闭的介入治疗

介入治疗常用的封堵器（图 6-12）：Amplatzer PDA 封堵器（蘑菇伞）、二代 Amplatzer PDA 封堵器和弹簧圈部分，特殊情况下，也可以选用血管塞、室间隔缺损封堵器等。

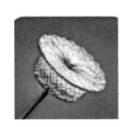 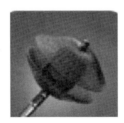 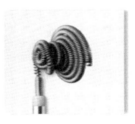

蘑菇伞　　　　　　AGA Duct　　　　　Pfm 弹簧圈
　　　　　　　　　Occluder Ⅱ

图 6-12　介入治疗常用的封堵器（彩图 8）

（吕海涛　苏州大学附属儿童医院）

第四节　肺动脉瓣狭窄

【概述】

肺动脉瓣狭窄占先天性心脏病的 5% ～ 10%，为无分流型先天性心脏病，典型的血流动力学改变为右心房扩大、右心室高压和继发肥厚。单纯型肺动脉瓣狭窄的轻度病例一般无症状，可随着年龄的增长而逐渐减轻。中度狭窄者部分随年龄增长而减轻，部分愈发加重。重度狭窄者发绀等症状明显，易继发右心室肥厚，需要及时介入治疗。

【病因】

在胚胎第6周，原始动脉干分隔为主动脉与肺动脉，同时在肺动脉内膜形成3个原始结节，并开始向腔内生长，继而吸收变薄形成三个肺动脉瓣，如瓣膜在发育过程发生障碍，如孕妇宫内感染时三个瓣叶交界融合、粘连成为一个圆顶状突起的鱼嘴状口，即形成肺动脉瓣狭窄。肺动脉狭窄的类型：①单纯肺动脉瓣狭窄最为常见，约占90%，其瓣环直径正常，而瓣膜粘连、融合呈现一小开口（图6-13A），常伴有肺动脉狭窄后扩张；②肺动脉瓣发育异常（增厚、不规则或开闭不良），可见于努南综合征，有时伴瓣环狭窄（图6-13B）。

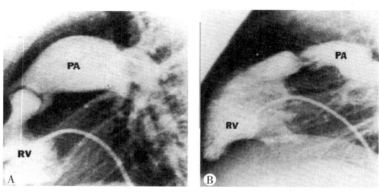

A.瓣环正常，瓣口粘连，过瓣血流呈射流征，瓣膜后扩张明显；B.瓣环发育不良。

图6-13 肺动脉瓣狭窄的两种类型

【诊断】

1.临床表现

轻度肺动脉瓣狭窄患儿一般无症状，中重度患儿有劳累后气急等症状，重度狭窄者可右心衰竭等症状。新生儿极重度可出现发绀和呼吸急促。

体格检查：主要体征是在胸骨左缘第2肋骨处可听到Ⅱ～Ⅳ级响亮粗糙的喷射性收缩期杂音，向左颈部或左锁骨下区传导，杂音最响亮处可触及收缩期震颤，杂音强度越响、越长提示狭窄程度越重。肺动脉瓣区第2心音常减弱、分裂。极重度狭窄新生儿杂音可以很轻，但可见明显发绀。长期未纠治的重度狭窄患儿心前区隆起，可扪及抬举样搏动，因三尖瓣相对性关闭不全而导致的吹风样收缩期杂音，心房内右向左分流时口唇及四肢指（趾）端可出现发绀、杵状指（趾）。

2. X 线检查

轻度狭窄：心脏大小正常，肺动脉段突出（为瓣膜狭窄后肺动脉扩张）；中、重度狭窄病例则显示心影轻度或中度扩大，以右室和右房肥大为主。重度患儿肺门血管阴影减少，肺野血管细小，尤以肺野外围 1/3 区域为甚，故肺野清晰。

3. 心电图检查

视狭窄程度而异。轻度狭窄患儿心电图正常，中度狭窄以上者电轴右偏、右心室肥大、劳损和 T 波倒置等改变，重度狭窄患儿可出现心房肥大的高而尖的 P 波。

4. 心脏超声

心脏超声显示瓣叶开放受限制，瓣叶呈圆顶形突起而瓣口狭小（穹隆状），可根据目前右心室和肺动脉之间的压力阶差判断狭窄程度，并可明确右侧房室扩大、右室流出道肌肉继发肥厚。

5. 右心导管和选择性右室造影检查

右室与肺动脉收缩期的压力阶差可反映肺动脉狭窄的程度。轻度狭窄：跨肺动脉瓣压力阶差在 40 mmHg 以下；中度狭窄：压力阶差为 40 ~ 80 mmHg；重度狭窄：压力阶差 80 mmHg 以上。选择性右室造影检查可以明确瓣口开放直径、过瓣的射流征及瓣后即狭窄后明显扩张的肺动脉。

【鉴别诊断】

（1）房间隔缺损：杂音部位、性质和心电图有部分相似，但两者的胸片表现不同。房间隔缺损为肺血管纹理稍增多，而肺动脉瓣狭窄典型表现为肺血管纹理减少，而肺动脉段突出更显著。心脏超声可明确诊断。

（2）先天性原发性肺动脉扩张病：其临床表现和心电图变化与轻度肺动脉瓣狭窄类似，临床鉴别难，但 X 线示肺动脉总干弧扩张，有利于本病的诊断。心脏超声可明确诊断。

【治疗】

1. 内科治疗

（1）极重度的肺动脉狭窄和发绀的新生儿，需给予前列腺素 E₁ 使动脉导管重新开放。瓣膜球囊扩张成形术为首选的治疗方法（图 6-14）。部分患儿瓣膜发育不良，可能需要再次干预。

（2）重度肺动脉瓣狭窄患儿一般首选球囊扩张术，指征：①有症状，如发绀、晕厥、气急或心绞痛等；②无症状，测压发现跨右室—肺动脉压差 ≥ 40 mmHg 或者超声多普勒显示压力阶差接近 50 mmHg，建议行心导管检查。

（3）除非重度肺动脉瓣狭窄，一般无须限制运动。

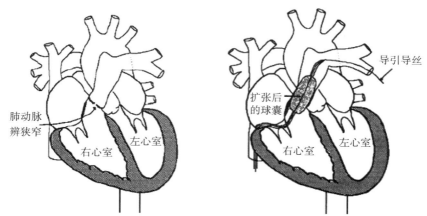

图 6-14　肺动脉瓣狭窄的球囊扩张瓣成形术的模式图

2. 手术治疗

外科瓣膜成形术只用于球囊扩张瓣膜成形术失败的病例。极重度狭窄小婴儿患者如果球囊扩张不成功，建议急诊手术。手术治疗指征：一般为瓣膜发育不良，球囊扩张效果不良，需要切除瓣膜或合并其他需要外科治疗的情形。

（吕海涛　苏州大学附属儿童医院）

第五节　法洛氏四联症

【概述】

法洛氏四联症（tetralogy of Fallot，TOF）是最常见的发绀型先天性心脏病，其发病率占各类先天性心脏病的 10%～15%。其病理解剖特点：由四种畸形组成（图 6-15）：①右心室流出道梗阻是最主要的病变，其狭窄范围可自右心室漏斗部入口至左右肺动脉分支。常有肺动脉环、肺动脉总干或肺动脉分支的发育不良，狭窄的严重程度可不一。②室间隔缺损：多位于主动脉下，为膜部周围型大缺损，或向肺动脉下方延伸，称对位不良型室间隔缺损。③主动脉骑跨：主动脉根部粗大且顺钟向右移并骑跨在室间隔上。④右心室肥厚：属于继发性病变。上述四种畸形中右心室流出道梗阻最重要，主要决定其病理生理结果，即肺循环血流量减少、缺氧、晚发性渐进性发绀。

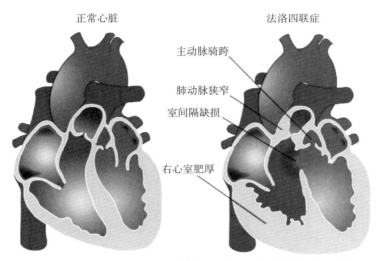

图 6-15　法洛四联症的解剖模式图（与正常比较）（彩图 9）

【病因】

法洛四联症的发病可能由环境和（或）基因因素引起，有报道与 22 号染色体微缺失或 DiGeorge 综合征相关。基因因素包括 *JAG1*、*NKX2-5*、*ZFPM2*、*VEGF* 等。VanPraagh 认为法洛四联症的四种畸形是右室漏斗部或圆锥发育不良的后果，即当胚胎第 4 周时动脉干未反向转动，圆锥隔向前移位，与正常位置的窦部室间隔未能对拢，因而形成发育不全的漏斗部和嵴下型室间隔缺损。若肺动脉圆锥发育不全或圆锥部分完全缺如，则形成肺动脉瓣下型室间隔缺损。

【诊断】

1. 临床表现

症状的轻重取决于右心室流出道狭窄的程度和侧支循环的情况。

（1）青紫轻重与右心室流出道狭窄程度相关：多见于毛细血管丰富的浅表部位，如嘴唇、指（趾）甲床、球结合膜等。青紫的特点：晚发性，即生后 3 个月渐渐出现青紫，并随年龄增长而逐渐加重；渐进性加重，青紫持续存在，活动后加重，特别在剧哭、情绪激动、体力活动、寒冷时可出现青紫及气急加重。

（2）缺氧发作：患儿突然出现的阵发性呼吸困难、青紫加重、烦躁、意识丧失、昏厥、抽搐乃至猝死的现象。多于患儿 6 个月后开始出现，尤其是代偿性侧支血供不良者。发作诱因：吸乳、哭闹、大便、情绪激动、贫血、感染、代谢性酸中毒和突发进入低氧环境等。发作机制：由于右心室流出道在狭窄的基础上，该部位肌肉痉挛，引起一过性的肺动脉梗阻，使脑缺氧加重。年长儿童常主诉头痛、头晕。

（3）蹲踞（图6-16）：患儿在行走一段时间后，主动下蹲片刻的现象，为TOF患儿一种特征性姿态。蹲踞可缓解呼吸困难和发绀。机制：①法洛四联症患儿左右心室压力一般相等；②蹲踞时下肢屈曲，使静脉回心血量减少，减轻了心脏负荷，减少了右向左分流；③蹲踞时下肢动脉受压，体循环阻力增加，进一步使右向左分流量减少，故可暂时缓解缺氧症状。

（4）杵状指（趾）：患儿由于长期缺氧，导致指、趾端毛细血管扩张增生，局部软组织和骨组织也增生，表现为指（趾）端膨大如鼓槌状。

（5）发育不良，体格生长落后，部分患儿智力低下。

（6）年长儿有头昏、头痛、乏力，与脑缺氧有关。发绀重、红细胞显著增多的TOF患者因血液黏度增加，可发生脑血栓和脑栓塞。

（7）年龄较大、发绀重的病例，如支气管侧支循环丰富，可因破裂而致大出血，可有鼻衄和咯血现象。

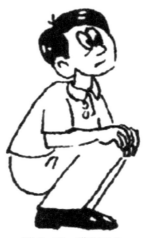

图6-16　蹲踞现象

体格检查：要注意TOF患儿的一般情况，如营养和发育状况，生长发育是否迟缓，年长儿有无智能落后；口唇、甲床、球结合膜呈青紫；发绀6个月以上，可见杵状指（趾）；心前区略隆起、心界不扩大；特征性的杂音即胸骨左缘第2、第3肋间可闻及Ⅱ～Ⅲ级粗糙喷射性收缩期杂音，响度与右心室流出道狭窄程度相关；狭窄越重，杂音越轻，缺氧发作或狭窄极重时，杂音可以消失，一般无收缩期震颤；肺动脉第二音减弱或消失，呈单心音。部分患儿可以听诊到亢进的第二心音，为右跨的主动脉传导而来。有丰富的侧支循环时，可以有连续性杂音。

2.实验室检查

常出现红细胞计数、血红蛋白和血细胞比容升高，重症病例血红蛋白可达

200～250 g/L。血小板计数减少。动脉血氧饱和度明显下降，多在 65%～70%。凝血酶原时间延长。

3. 胸部 X 线检查

典型者心脏呈"靴形心"（图 6-17）：心尖圆钝上翘，肺动脉段凹陷；上纵隔增宽，主动脉结突出，肺门血管影缩小；肺纹理明显减少，透亮度增加；心脏多无明显增大；25% 病例出现右位主动脉弓阴影；年长儿因为侧支循环形成，肺野呈网状纹理。

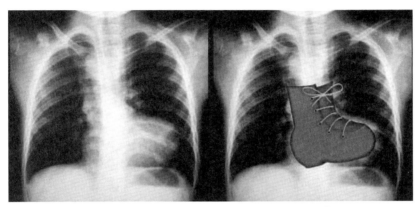

图 6-17 法洛四联症 "靴形心影"（彩图 10）

4. 心电图

典型病例电轴右偏，右心室肥厚，右心室收缩期负荷加重；狭窄严重者可见心肌劳损、P 波高尖，显示右心房肥大。

5. 超声心动图

超声心动图为最直接和最常用的诊断手段，对手术方法的选择有重要价值。其特征超声表现：二维超声左心室长轴切面见主动脉前后径增宽且位置偏前，骑跨在室间隔之上，室间隔中断，可以判断主动脉骑跨的程度；二维超声大血管短轴切面见右心室流出道及肺动脉或分支的狭窄。彩色多普勒显示血流从右心室直接到骑跨的主动脉内即右向左的分流。超声检查还可显示有无其他合并畸形如右位主动脉弓、冠状动脉异常等。

6. CT 和 MRI

作为超声的辅助诊断手段，CT 血管造影（CTA）可了解外周肺血管发育情况、左心室发育情况、冠状动脉行径、其他的合并畸形。

7. 心导管和心血管造影

目前通过超声结合 CTA，可以明确手术指征。一般不需要作心导管和心血管造影检查。下列情况需要考虑心导管和心血管造影术：为了评价外周肺血管发育情况及可能的干预；侧支循环评价和封堵术；冠状动脉畸形；评价外科姑息术后效果及可能的封堵术；其他少见的合并畸形。

【鉴别诊断】

（1）重症肺动脉瓣狭窄：①X 线胸片示肺动脉段饱满或扩张，心影增大，右心房、右心室扩大。②心电图的右胸导联呈单纯 R 波或 qR 型。法洛四联症的特点是肺动脉段凹陷，与肺动脉瓣狭窄造成的肺动脉段扩张区别明显。

（2）完全性大动脉转位：大血管转位合并室间隔缺损、肺动脉狭窄时，患儿生后即出现发绀。X 线胸片显示上纵隔狭窄，心影呈蛋形。心力衰竭发生机会早。

（3）右心室双出口：（主动脉瓣下室间隔缺损合并肺动脉狭窄）临床上较难鉴别，可通过 X 线片、心电图、超声心动图、心血管造影检查加以鉴别。

【治疗】

（1）门诊随访要点：一般护理，平时多饮水，防止脱水和并发症，预防感染。婴幼儿期尤其要加强护理，注意去除缺氧发作的诱因，预防发作。注意监测血常规，既要避免贫血，诱发缺氧发作，又要避免高血红蛋白和高凝状态导致脑血栓或脑脓肿。缺氧发作的治疗：发生轻度者取胸膝位或同时吸氧能缓解；5% 碳酸氢钠 5 mL/ kg 静脉推注可纠正酸中毒；重者可用吗啡 0.05 ～ 0.1 mg/kg 皮下注射；扩容或输新鲜血。上述治疗不能缓解者，试行麻醉术或急诊外科手术，平时可口服普萘洛尔 1 ～ 3 mg/（kg·d）预防发作。

（2）治疗时机和方式：症状明显者，应在生后 6 ～ 12 个月后行根治术。只有新生儿病例或肺血管发育很差病例，不适于行一期根治手术时可考虑行姑息（即体—肺分流）手术，待肺血管发育后再行根治术。姑息手术有锁骨下动脉—肺动脉吻合术（B-T 术）、上腔静脉—右肺动脉吻合术（Glen 术）。

（吕海涛　苏州大学附属儿童医院）

第六节　病毒性心肌炎

【概述】

病毒性心肌炎为病毒感染引起的局限性或弥漫性心肌炎症。多为散发，每隔数年可有小的流行性。目前的诊断多根据前驱感染病史、症状、心电图改变、心肌酶学、心脏超声和核磁显示的心腔及心功能改变，综合判断。临床症状轻重悬殊，多预后良好，少数重症表现为心律失常、心力衰竭或休克，极少数演变为慢性心肌炎和扩张性心肌病。该病确诊依靠心内膜心肌活检，尚无特效治疗，综合治疗包括抗病毒和抗心肌炎症等。

【病因】

目前报道的病原体有 30 多种。最多见的是肠道病毒如柯萨奇病毒 B 组或 A 组、埃可病毒、脊髓灰质炎病毒等，其中柯萨奇病毒 B 组是最主要的嗜心肌病毒；其次为呼吸道感染的病毒，如流感、副流感病毒、麻疹病毒和腮腺炎病毒等。已经明确致病机制包括：①病毒直接损伤心肌细胞；②免疫机制导致炎症；③脂质过氧化机制直接损伤心肌。

【诊断】

1. 临床表现

（1）主要临床诊断依据：心功能不全、心源性休克或心脑综合征。心脏扩大可通过影像学证实。血清心肌肌钙蛋白 T 或 I 或血清肌酸激酶同工酶（CK-MB）升高，伴动态变化。显著心电图改变（心电图或 24 h 动态心电图）：包括以 R 波为主的 2 个或 2 个以上主要导联（I、II、aVF、V5）的 ST-T 改变持续 4 天以上伴动态变化，新近发现的窦房、房室传导阻滞，完全性右或左束支传导阻滞，窦性停搏，成联律、成对、多形性或多源性期前收缩，非窦房结及房室折返引起的异位性心动过速，房扑、房颤、室扑、室颤，QRS 低电压（新生儿除外），异常 Q 波等。心脏磁共振成像（CMR）呈现典型心肌炎症表现，具备以下 3 项中至少 2 项：①提示心肌水肿：T_2 加权像显示局限性或弥漫性高信号；②提示心肌充血及毛细血管渗漏：T_1 加权像显示早期钆增强；③提示心肌坏死和纤维化：T_1 加权像显示至少 1 处非缺血区域分布的局限性晚期延迟钆增强。

（2）次要临床诊断依据：前驱感染史，如发病前 1 至 3 周内有上呼吸道或胃肠道病毒感染史。胸闷、胸痛、心悸、乏力、头晕、面色苍白、面色发灰、腹痛等症状（至少 2 项），小婴儿可有拒乳、发绀、四肢凉等。血清乳酸脱氢酶（LDH）、α - 羟丁酸脱氢酶（α-HBDH）或天冬氨酸转氨酶（AST）升高（若 cTnI、cTnT 或 CK-MB 已升高，则只计主要指标，该项次要指标不重复计算）。心电图轻度异常即未达到心肌炎主要临床诊断依据中"显著心电图改变"标准的 ST-T 改变。抗心肌抗体阳性。

（3）心肌炎临床诊断标准：符合心肌炎主要临床诊断依据 ≥ 3 条，或主要临床诊断依据 2 条加次要临床诊断依据 ≥ 3 条，并除外其他疾病，可以临床诊断心肌炎。符合心肌炎主要临床诊断依据 2 条，或主要临床诊断依据 1 条加次要临床诊断依据 2 条，或次要临床诊断依据 ≥ 3 条，并除外其他疾病，可临床诊断疑似心肌炎。凡未达到诊断标准者，应给予必要的治疗或随诊，可根据病情变化，确诊或除外心肌炎。

2. 病毒性心肌炎病原学诊断依据

（1）病原学确诊指标：心内膜、心肌、心包（活体组织检查、病理）或心包穿刺液检查发现以下之一者可确诊：分离到病毒；用病毒核酸探针查到病毒核酸。

（2）病原学参考指标：有以下之一者结合临床表现可考虑心肌炎由病毒引起，自粪便、咽拭子或血液中分离到病毒，且恢复期血清同型抗体滴度较第 1 份血清升高或降低

4 倍以上；病程早期血清中特异性 IgM 抗体阳性；用病毒核酸探针可从患儿血液中查到病毒核酸。

【鉴别诊断】

应鉴别下列疾病：先天性心脏病、心肌病、冠状动脉疾病、代谢性疾病（如甲状腺功能亢进症及其他遗传代谢病等）、心律失常、先天性房室传导阻滞、先天性完全性右或左束支传导阻滞、离子通道病、直立不耐受和受体功能亢进及药物引起的心电图改变等。

【治疗】

（1）休息：急性期至少应卧床休息 2 ～ 4 周，有心功能不全或心脏扩大者更应绝对卧床休息，以减轻心脏负荷和心肌耗氧量。

（2）抗病毒治疗：可以选用干扰素、利巴韦林和中药清热解毒等。

（3）维生素 C 治疗：大剂量高浓度维生素 C（10% 浓度，每次 100 ～ 200 mg/kg）缓慢静脉注射，每日 1 次，疗程为 1 ～ 2 周，以清除氧自由基。心源性休克时，首日可用 3 ～ 4 次。

（4）丙种球蛋白：静脉注射丙种球蛋白为重症心肌炎的常规用药，单次 1 ～ 2 g/ kg。

（5）心肌代谢酶活性剂：近年来推荐下列药物：辅酶 Q10：存在于人细胞线粒体内，参与能量转换的多个酶系统，剂量为 1 mg/（kg·d），口服。1, 6- 二磷酸果糖（FDP）为心肌代谢酶活性剂，推荐剂量为 0.7 ～ 1.6 mL/kg 静脉用，不超过 2.5 mL/kg，每日 1 次，1 ～ 2 周为 1 个疗程。

（6）肾上腺皮质激素：治疗早期（起病 10 天内）一般不主张应用。急性期使用激素的指征：①心力衰竭和心源性休克；②严重二度二型或三度房室传导阻滞，如地塞米松每日 0.3 ～ 0.6 mg/kg 或氢化可的松每日 15 ～ 20 mg/kg，静脉用。

（7）控制心力衰竭：心肌炎患者对洋地黄耐受性差，易出现中毒而发生心律失常，故应选用快速作用的洋地黄制剂。病重者静脉使用毛花苷 C，一般口服地高辛，饱和量用常规的 2/3 量，每日口服维持量。

（8）抢救心源性休克：①重在早期镇静，即使没有烦躁；②大剂量维生素 C；③扩容：可先选用低分子右旋糖酐 5 mL/kg 扩容，再紧密观察疗效，具体内容详见急救章节。

（9）机械辅助治疗：常规药物治疗仍无法改善低灌注状态时，可选择机械循环辅助装置如体外膜肺氧合（ECMO）、经皮心肺支持系统（PCPS）、主动脉内球囊反搏和人工心室辅助装置（VAD）等。

（吕海涛　苏州大学附属儿童医院）

参考文献

1. 中华医学会儿科学分会心血管学组，中华医学会儿科学分会心血管学组心肌炎协作组，《中华儿科杂志》编辑委员会，等. 儿童心肌炎诊断建议（2018 年版）. 中华儿科杂志，2019，57（2）：87-89.

第七节　心律失常

一、窦性心动过速

【概述】

窦性心动过速是指窦性激动的频率增快，1 岁以内＞140 次/分，1～6 岁＞120 次/分，6 岁以上＞100 次/分，其 P 波形态正常，PR 间期正常或略短，P 波可与前一心搏的 T 波重叠，QT 间期随着窦性周期的缩短而相应缩短，矫正 QT 间期（QTc）正常，可伴有轻度的 ST 段下移和 T 波双向、倒置。

窦性心动过速包括生理性窦性心动过速和不适当窦性心动过速。生理性窦性心动过速是人体对生理或病理刺激的正常反应，是常见的窦性心动过速。不适当窦性心动过速是指静息状态下窦性心律持续增快，或窦性心率增快与生理、病理状态不一致。

【病因】

生理性窦性心动过速与人体生理性或病理性应激反应、药物作用等有关。运动、体力活动、恐惧、情绪激动、喝茶、咖啡等生理性反应及发热、感染、贫血、低血压、血容量不足、休克、心力衰竭、心肌炎、心肌缺血或甲状腺功能亢进等病理状态均可引起窦性心动过速。药物包括儿茶酚胺类、阿托品、氨茶碱、甲状腺素等。

不适当窦性心动过速可见于健康人，可能与窦房结本身自律性增高，或与交感神经张力增高、迷走神经张力减弱有关。

【诊断】

1. 临床表现

频率通常逐渐增快，再逐渐减慢，刺激迷走神经如按摩颈动脉窦等可使窦性心动过速减慢。可有心悸不适，其症状主要取决于原发病。

2. 心电图

P 波为窦性，I、II、aVF、V5、V6 导联 P 波直立，aVR 导联 P 波倒；P 波频率 1 岁以内＞140 次/分，1～6 岁＞120 次/分，6 岁以上＞100 次/分；PR 间期 0～3 岁＞0.08

s，3～16 岁＞ 0.10 s，16 岁以上＞ 0.12 s（图 6-18）。

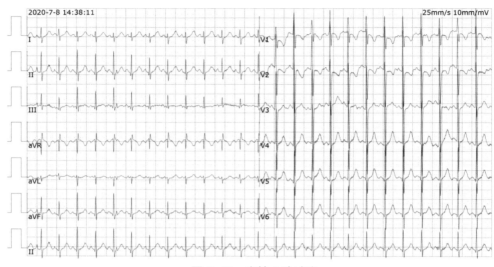

图 6-18　窦性心动过速

【鉴别诊断】

（1）阵发性室上性心动过速：突发突止，逆性 P 波常位于 QRS 波后或与 QRS 波融合，RP 间期＜ PR 间期，刺激迷走神经可终止心动过速。而窦性心动过速常有诱因，心律常逐渐增快与减慢，P 波为电轴正常，RP 间期＞ PR 间期，刺激迷走神经可减慢心室率，但不能终止心动过速。

（2）房性心动过速：房性 P 波常位于 QRS 波之前，RP 间期＞ PR 间期，但 P 波的电轴与窦性不同。根据不同的起源点 P 波有不同的形态，可发生不同比例的房室传导，刺激迷走神经房室传导减慢，可使房性 P 波显露，有助于诊断。

【治疗】

窦性心动过速一般不引起临床症状，应当积极查找并去除诱因，治疗原发病，如感染者应控制感染，发热患儿予退热，贫血者纠正贫血等，必要时可使用 β 受体阻滞剂治疗。

二、窦性心动过缓

【概述】

窦性心动过缓是指窦性心率＜ 60 次 / 分，一般为 45 ～ 59 次 / 分，偶尔可慢至 40

次/分，若＜40次/分应怀疑有2：1窦房阻滞。

【病因】

窦性心动过缓常与迷走神经张力增高、交感神经张力减弱有关，儿童偶见于窦房结器质性疾病。常见原因包括：①生理情况：健康青少年、运动员、部分老年人、睡眠时、颈动脉窦受刺激时。②病理状态：颅高压（颅内肿瘤、蛛网膜下腔出血等）、革兰阴性杆菌败血症、阻塞性黄疸、呕吐反射、低体温、甲状腺功能减退等。③药物影响：β受体阻滞剂、胺碘酮、洋地黄类、钙离子拮抗剂等。④窦房结病变。

【诊断】

（1）临床表现：一般无症状，部分患儿可有头晕、乏力，甚至晕厥。

（2）心电图：P波为窦性，Ⅰ、Ⅱ、aVF、V5、V6导联P波直立，aVR导联P波倒；P波频率1岁以内＜100次/分，1～6岁＜80次/分，6岁以上＜60次/分；PR间期0～3岁＞0.08 s，3～16岁＞0.10 s，16岁以上＞0.12 s，常伴有窦性心律不齐（图6-19）。

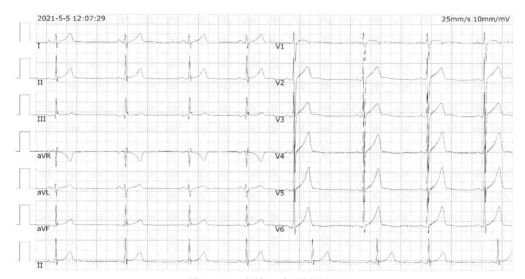

图6-19 窦性心动过缓伴不齐

【鉴别诊断】

Ⅲ°房室传导阻滞：心动过缓，P波与QRS波无传导关系，P波频率大于QRS波频率，窦性心动过缓者P波与QRS波呈1：1传导关系。

【治疗】

窦性心动过缓无症状者可不治疗，主要为病因治疗。如出现头晕、乏力等症状，可对症治疗，如阿托品每次 0.01 ～ 0.03 mg/kg，当心率过慢同时存在心脏病变时，应考虑植入起搏器。

三、期前收缩

【概述】

期前收缩（premature beats）简称早搏，是由于窦房结以外的心脏异位兴奋灶提前发出冲动而引起的心律失常。期前收缩是最常见的心律失常。按异位兴奋灶的起源部位可分为房性早搏、房室交界性早搏和室性早搏，其中以室性早搏最多见。

【病因】

期前收缩可发生于无器质性心脏病的小儿，可由疲劳、精神紧张、自主神经功能不稳定等引起，也可发生于先天性心脏病患儿、心肌炎、药物和毒物中毒、电解质紊乱、心导管检查、心脏手术等情况。

【诊断】

1. 临床表现

患儿主要症状是心悸。偶发的期前收缩可无症状，亦可有心悸表现。期前收缩次数过多时可有头晕、乏力、胸闷等表现。心脏听诊可发现心律不齐、早搏，表现为提前出现的心脏搏动，其后有较长的代偿间期。

2. 心电图

（1）房性期前收缩：①提前出现的 P'波，可与前一心动的 T 波重叠，形态与窦性 P 波不同，如起源靠近窦房结，P'波形态可与窦性 P 波相似；②P'-R 间期正常或延长；③早搏之后代偿间歇不完全；④ P'波后的 QRS 波形态与窦性相同（图 6-20）。如发生室内差异性传导，则 QRS 波可呈宽大畸形（图 6-21）；如 P'波后无 QRS 波，称为房早未下传（图 6-22）。

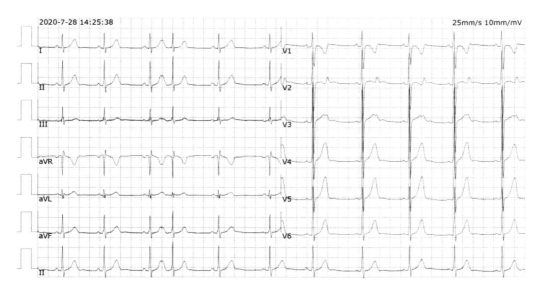

提前出现的 P'波融合在 T 波中，P'–R 间期延长，QRS 波形态正常，代偿间歇不完全。

图 6-20　房性早搏

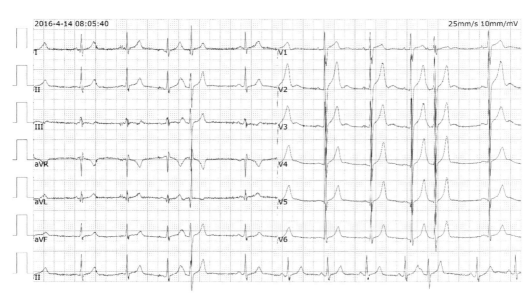

提前出现的 P'波融合在 T 波中，P'–R 间期延长，QRS 波稍增宽变形，代偿间歇不完全。

图 6-21　房性早搏伴差异传导

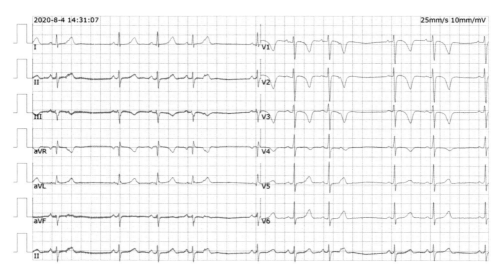

提前出现的 P'波融合在 T 波中，P'波后无 QRS 波，代偿间歇不完全。

图 6-22　房性早搏未下传

（2）交界性期前收缩：① QRS-T 波提前出现，形态一般正常，亦可出现室内差异性传导。②提前出现的 QRS 波前或后有逆行 P'波，P'波在Ⅱ、Ⅲ、aVF 导联倒置，P'波在 QRS 前，P'-R 间期 < 0.11 s；P'波在 QRS 波之后，P'-R 间期 < 0.20 s；P'波亦可与 QRS 波重叠。③代偿间歇完全或不完全（图 6-23，图 6-24）。

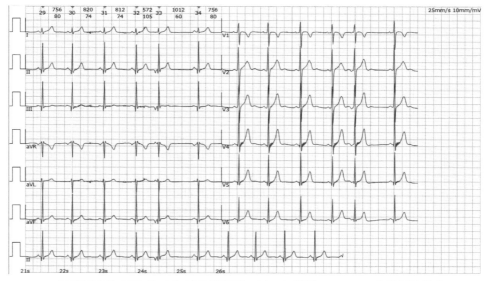

提前出现的 QRS-T，P'波位于其前，P'-R 间期 < 0.12 s，代偿间歇完全。

图 6-23　交界性早搏（彩图 11）

（3）室性期前收缩：① QRS 波提前出现，形态一般宽大畸形，QRS 波时限＞0.11 s，没有提前的 P 波，常合并继发性 ST-T 改变；②代偿间歇完全（图 6–24）。

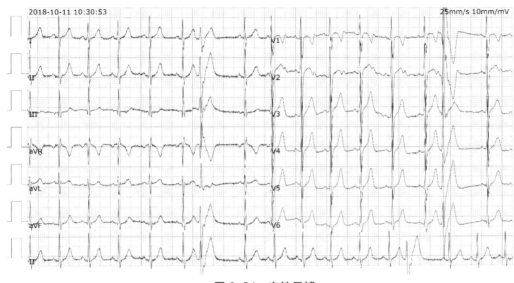

图 6-24　室性早搏

【鉴别诊断】

（1）功能性早搏：常见于无器质性心脏病患儿。患儿多无自觉症状，运动后早搏减少或消失，休息或卧床时早搏可增加。心电图特点：①早搏多为偶发，＜8 次 / 分；②心电图除早搏外，无其他异常。

（2）器质性早搏：患儿常有心悸、胸闷等不适主诉，运动后早搏增多。查体、X 线、超声心动图或有关化验检查，发现多有心脏基础疾病。应用洋地黄类药物出现早搏时，需考虑药物中毒可能。心电图特点：① QRS 波宽大畸形，特别明显，时限可＞0.16 s；②早搏频发≥8 次 / 分；③早搏呈多源性、多形性、成对或频发二联律、三联律；④ R-on-T 现象（提前出现的 QRS 波落在前一心动周期的 T 波上）；⑤心电图上 QRS 低电压或几种类型早搏同时存在。

【治疗】

1. 生活指导

生活规律、避免劳累或紧张，停用可疑药物，避免接触毒物，针对病因治疗。

2. 药物治疗

（1）室上性早搏（房性及交界性）：一般不需使用抗心律失常药物。以下情况需进行治疗：器质性心脏病伴室上性早搏，早搏促发室上性心动过速，自觉症状较重者。药物选择：①β₁受体阻滞剂：美托洛尔 0.5 ~ 2 mg/kg，分 2 ~ 3 次口服；②普罗帕酮用于心功能正常者，8 ~ 15 mg/kg，分 3 次口服；③地高辛：一般用维持量，可与美托洛尔、普罗帕酮等联合用药；④胺碘酮：10 mg/kg，7 ~ 10 天后减为 5 mg/kg，注意心脏外不良反应（肺纤维化、甲状腺功能等）。

（2）室性早搏：无器质性心脏病、无明显症状、早搏次数少者一般不需治疗。以下情况需考虑治疗：复杂的室性早搏，如多源、成对、R-on-T 现象；早搏次数 > 10 次 /分或 24 小时 > 10%，且有自觉症状者；有心脏增大和（或）心功能不全证据，考虑与早搏相关者。药物选择：①美托洛尔：同室上性早搏；②普罗帕酮：同室上性早搏；③美西律：10 mg/kg，分 3 次口服；④胺碘酮：同室上性早搏；⑤洋地黄中毒者，停用洋地黄，首选苯妥英钠，8 ~ 15 mg/kg，分 3 次口服，并口服氯化钾；⑥长 Q-T 综合征患儿发生室性早搏，需较大剂量口服 β 受体阻滞剂，避免使用延长 Q-T 间期的药物如胺碘酮。

3. 注意事项

①早搏大多数不需要治疗，早搏次数不多、无自觉症状者可不必用药；注意病因如心肌炎、先天性心脏病、电解质紊乱、药物中毒等，治疗原发病；②在选用抗心律失常药物时，需考虑药物的效应与风险。IC 类抗心律失常药物（如普罗帕酮）禁用或慎用于伴器质性心脏病、心功能不全患儿。胺碘酮禁用或慎用于 < 3 岁患儿。③对于首次发现早搏的患儿，应完善相关检查如动态心电图、心脏超声等。④对于首次发现早搏、心功能不全或治疗效果不佳需调整药物的患儿，应住院治疗。

四、室上性心动过速

【概述】

室上性心动过速（supraventricular tachycardia，SVT）泛指起源在心室以上或途径不局限于心室的一切快速心律，包括房室结折返性心动过速（AVNRT）、房室折返性心动过速（AVRT）、加速性交界性心动过速、窦房折返性心动过速，以及起源于心房的房性心动过速（AT）、心房扑动和心房颤。以下主要讨论 AVNRT、AVRT、AT。

【病因】

SVT 发病机制包括自律性增高、触发活动和折返。AVNRT 和 AVRT 的机制为折返；AT 的机制包括自律性增高、触发活动和折返。SVT 常发生于无器质性心脏病的小儿，可由疲劳、精神紧张、呼吸道感染等诱发，也可见于器质性心脏病患儿，如三尖瓣下移畸形、心肌炎、心肌病，以及心脏手术时和手术后、心导管检查时等。

【诊断依据】

（1）病史：常有反复发作病史，如患儿存在先天性心脏病（如三尖瓣下移畸形）、预激综合征、心脏手术等病史有助于诊断。

（2）临床表现：心动过速突发突止，年长儿发作时常诉有心悸、心前区不适、头晕等；婴幼儿表现为面色苍灰、烦躁不安、食欲缺乏、呕吐等。心率增快，160～300 次 / 分，心音强弱一致，心律绝对匀齐（房速心律可不齐），发作时间超过 24 小时，可见心力衰竭症状。

（3）心电图表现：① R-R 间期绝对匀齐，心室率婴儿为 230～325 次 / 分，儿童为 160～220 次 / 分；② QRS 波形态正常（图 6-25），如果合并功能性束支阻滞、窦律时有束支阻滞或逆传型房室折返性心动过速则为 QRS 波形态增宽；③ P 波常与前一心动周期的 QRS 波或 T 波重叠，AVNRT、AVRT 者 R-P 间期常＜ P-R 间期，房速者 R-P 间期常＞ P-R 间期。④发作较久者可有继发性 ST-T 改变，转律后可持续 1～2 周。⑤房速可表现为房室 1∶1 传导、2∶1 传导或文氏传导。房速文氏传导及紊乱性房速时心室率不规则（图 6-26）。

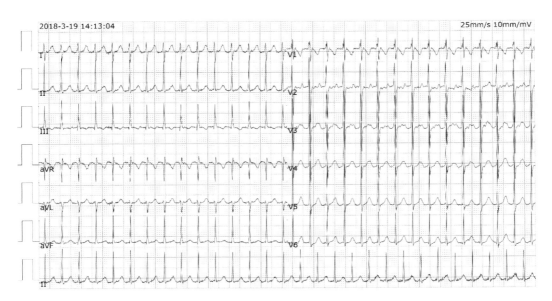

图 6-25 阵发性室上性心动过速

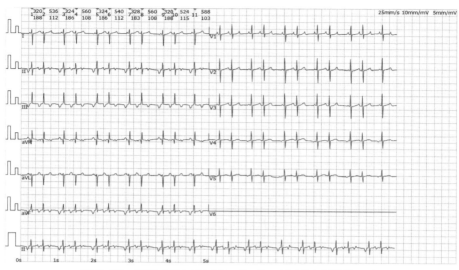

图 6-26 房性心动过速（3∶2、2∶1下传）（彩图 12）

【鉴别诊断】

（1）窦性心动过速：常由哭闹、发热、运动、缺氧等引起，心率逐渐增快与减慢，心率常 < 200 次 / 分。刺激迷走神经仅能使心率减慢，不能终止心动过速。心电图可见正常的窦性 P 波，P–R 间期 > R–P 间期。

（2）室性心动过速：心率多 < 230 次 / 分，心律可稍匀齐，心音不一致，刺激迷走神经常无反应，心电图 QRS 波宽大畸形，如见到房室分离、室性融合波、心室夺获可诊断。

【治疗】

（1）刺激迷走神经：①潜水反射法：②压迫颈动脉窦：③刺激咽部：④屏气法。

（2）药物治疗：①三磷腺苷（ATP）：常用 0.25 mg/kg 即快速计算剂量为公斤体重 /4，不稀释，弹丸式静脉推注，如无效，3 ～ 5 分钟可重复 1 次。不良反应有面色潮红、恶心、呕吐、窦性心动过缓、房室传导阻滞，可胸外按压，多持续数秒消失。如心动过缓不消失，可用氨茶碱解救，剂量为 5 ～ 6 mg/kg，静脉推注。有房室传导阻滞、窦房结功能不全者慎用。②普罗帕酮：每次 1 ～ 1.5 mg/kg，溶于 5% 葡萄糖中，缓慢静脉推注，无效者 20 分钟后可重复 1 次，每日静脉剂量 ≤ 5 mg/kg。心功能不全、房室传导阻滞者禁用。③胺碘酮：首剂 5 mg/kg，用 5% 葡萄糖稀释后 30 分钟静脉滴注，以后以 5 ～ 15 μg/（kg·min）静脉维持，主要用于顽固性病例，尤其是其他抗心律失常药物疗效不佳者，还可用于心功能不全患儿，3 岁以内禁用或慎用。④β 受体阻滞剂：美托洛尔 0.5 ～ 2 mg/kg，分 2 ～ 3 次口服，可用于各类快速性心律失常，如预激综合征、自律性室上性心动过速、房性心动过速等。严重心功能不全者禁用。⑤洋地黄类药物：主要用于房性心律失常、室上速伴心功能不全者，可根据病情使用饱和量或维持量。禁忌证：室性心动过速，洋地黄中毒引起的室上性心动过速，逆传型房室折返性心动过速。低血钾、心肌炎、房室传导阻滞者慎用。

（3）电复律：0.5～1 J/kg 无效则隔 20 分钟重复电击，不宜超过 3 次。主要用于药物复律效果差或血流动力学障碍的患儿。禁忌证：洋地黄中毒、低钾血症、多源性房性心动过速、已知伴有窦房结功能不良的室上性心动过速。

（4）食道调搏。

（5）对于反复发作患儿及发作时易发生血流动力学不稳定患儿，可行射频消融术根治，一般要求体重≥15 kg。

（6）注意事项：①询问病史，了解发作时间，测血压，注意末梢循环，并评估血流动力血是否稳定。血流动力学稳定者可行药物复律，药物复律未成功或血流动力学不稳定者，可行电复律并及时收住入院。②复律前行心电图检查，明确心动过速类型，选择合适的抗心律失常药物，有条件时应行心脏超声检查（尤其是复律首次发作者）。复律时宜在心电监护下进行。③在选择药物终止发作时，应事先向家长交代药物可能出现的不良反应。④室上性心动过速属于儿科急重症之一，如无治疗经验，应及时收住入院。

五、房扑和房颤

【概述】

心房扑动（atrial flutter，AF）是一种心房肌连续不断快速除极和复极的快速规律的房性心律失常。心房颤动（atrial fibrillation，AF）是一种以心房不协调活动而导致心房机械功能恶化为特征的快速心律失常。

【病因】

房扑和房颤可见于无器质性心脏病的婴儿（部分患儿在宫内即有心动过速病史）。器质性心脏病如扩张性心肌病、限制性心肌病心房增大患儿及先天性心脏病外科术后可发生房扑和房颤。其他包括中毒性、代谢性心脏疾病，如甲状腺功能亢进性心脏病。

【诊断依据】

1.临床表现

房扑和房颤可表现为阵发或持续性，心室率慢者可无症状，心室率快者可出现胸闷、心悸、心功能不全表现，发作时间长可导致心动过速性心肌病。房扑常以 2：1、4：1 下传，若以等比例下传时，听诊心律匀齐，不等比例下传时心律不规则。房颤者心室律绝对不规则，第一心音强弱不等，脉搏短绌。

2. 心电图

（1）房扑：P波消失，代之以房扑波（F波），等电线消失。心房扑动波是一种形态、方向及大小完全相同，连续形成一种近似锯齿状的扑动波，频率为240～340次/分，通常表现为2：1房室传导，导致心室率为120～160次/分（大多为150次/分）（图6-27）。

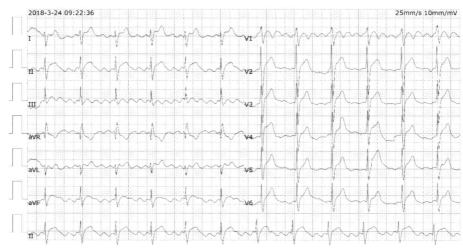

图6-27　心房扑动（4：1下传）

（2）房颤：P波消失，QRS波频率完全不规则。在各导联中基线消失，见不规则低振幅的快速摆动和颤动波，系大小不同、形态各异、间隔不均匀的F波，其频率为350～600次/分；F波在V1或Ⅱ导联中较容易辨识（图6-28）。

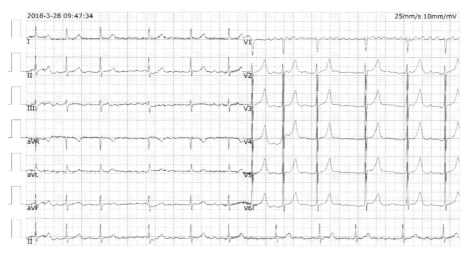

图6-28　心房颤动

【鉴别诊断】

阵发性室上性心动过速：房扑 1 ∶ 1 传导时，因心室率明显增快，F 波与 QRS 波融合而看不清，但刺激迷走神经减慢房室传导，可见 F 波显露，有助于诊断。

【治疗】

（1）一般治疗：立即卧床休息，必要时镇静、吸氧。

（2）房扑的药物治疗：① β_1 受体阻滞剂：美托洛尔 0.5 ～ 2 mg/kg，分 2 ～ 3 次口服；②洋地黄类药物：可减慢房室结传导，用于心室率明显增快或心功能不全患儿，可根据病情使用饱和量或维持量；③普罗帕酮：可减慢房扑频率，同时由于延缓房内传导，因此多伴有房扑波增宽。由于具有抗胆碱能作用，能够提高房室结的传导功能，可造成 1 ∶ 1 房室传导，导致心室率加速，引起血流动力学障碍，因此需要给予房室结阻断剂如 β 受体阻滞剂。④胺碘酮：可减慢房扑频率，抑制房室传导。

（3）房颤的药物治疗目标：控制心室率，预防血栓形成，纠正心律失常。①控制心室率：β 受体阻滞剂如美托洛尔；心力衰竭患儿可给予洋地黄或胺碘酮。②复律药物：胺碘酮、普罗帕酮。

（4）电复律：房扑 1 ∶ 1 传导时易出现血流动力学障碍，需行电复律。房颤伴心肌缺血、心力衰竭、预激综合征、药物复律无效或出现血流动力学障碍者，应行电复律，复律前注意血栓问题。房扑电复律起始能量可以较低，但房颤要高能量。

（5）对于反复发作患儿或发生心动过速性心肌病患儿，可行射频消融术根治。

（6）注意事项：①询问病史，了解发作时间，测血压、末梢循环，以评估血流动力血是否稳定，血流动力学障碍者可行电复律并及时收住入院。②初诊患儿或出现症状患儿应收入院观察诊疗。

六、室性心动过速

【概述】

室性心动过速（ventricular tachycardia，VT）是指起源于希氏束以下水平的左右心室肌或心脏特殊传导系统的 3 个或 3 个以上宽大畸形的 QRS 波组成的心动过速，包括非持续性无症状室速和可引起心脏停搏的持续性室速。

【病因】

室速可发生于无器质性心脏病患儿如特发性室速，但更多见于器质性心脏病如心肌炎、扩张性心肌病、心梗后，也可见于心脏手术、心导管检查、抗心律失常药物作用、酸中毒、电解质紊乱、感染等。

【诊断依据】

（1）病史：全面收集临床资料，特别是有无器质性心脏病基础、心功能情况、晕厥和猝死家族史、心动过速发作时心电图与非发作时期的心电图表现、心动过速发作时的电解质水平和用药情况。

（2）临床表现：突发烦躁、心悸、气促、胸闷、头晕，严重者可引起心力衰竭、阿-斯综合征甚至猝死。心率 150 ～ 250 次 / 分，婴儿可达 300 次 / 分，稍有心律不齐，第一心音强弱不等。

（3）心电图（图 6-29）：① QRS 波宽大畸形，时限 > 0.10 s，伴 ST-T 改变；②心室率 150 ～ 250 次 / 分，R-R 间期可略不齐；③ P 波频率一般较 QRS 波慢，P 波与 QRS 波之间无固定关系；④出现室房分离、心室夺获或室性融合波可确诊。

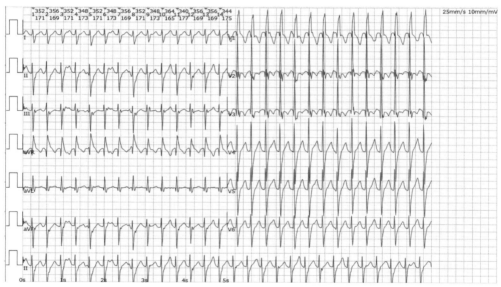

图 6-29　室性心动过速（宽大畸形的 QRS 波群连续出现 ≥ 3 次，可见室房分离）（彩图 13）

【鉴别诊断】

1. 室上性心动过速伴室内差异性传导

常发生于无器质性心脏病患儿，一般情况相对较好，刺激迷走神经可终止发作。心电图呈右束支阻滞图形较多见，R-R 间期匀齐。

2. 逆传型房室折返性心动过速

窦性心律时可见预激波，发作时 QRS 波宽大畸形，R-R 间期匀齐，心电图常较难与室速鉴别。

室速和室上速鉴别时应注意以下心电图特点：非心动过速发作时的心电图特征：①窦性心律心电图记录到与宽 QRS 波心动过速同形态的室早，提示室速；②窦性心律时心电图示预激综合征，多数为旁路相关的心动过速；③窦性心律时出现束支阻滞或室内阻滞，并与宽 QRS 心动过速形态一致，提示室上速，而心动过速时出现另一侧束支阻滞图形时提示室速。

　　宽 QRS 波心动过速发作时心电图特征：①房室分离即可诊断室速；②QRS 波宽度，右束支阻滞图形，QRS 波宽度 > 140 ms，左束支阻滞图形，QRS 波宽度 > 160 ms，提示室速；③胸前导联 QRS 主波同向性，提示室速；④无人区电轴（I、aVF 导联主波向下）可诊断室速。

【门诊处方】

　　（1）一般治疗：立即卧床休息，必要时镇静、吸氧；针对病因治疗原发病。

　　（2）药物治疗：①普罗帕酮：每次 1 ~ 1.5 mg/kg，溶于 5% 葡萄糖中，缓慢静脉推注，无效者 20 分钟后可重复 1 次，每日静脉剂量 ≤ 5 mg/kg，有效后可改为口服。血流动力学障碍者禁用。②胺碘酮：首剂 5 mg/kg，用 5% 葡萄糖稀释后 30 分钟静脉滴注，以后以 5 ~ 15 μg/（kg·min）静脉维持，可用于心功能不全患儿，3 岁以内禁用或慎用。③利多卡因：每次 1 mg/kg 溶于 5% 葡萄糖中，缓慢静脉推注，无效者 15 ~ 20 分钟后可重复 1 次，每日静脉剂量 ≤ 5 mg/kg，用于无血流动力学障碍者。④美托洛尔：0.5 ~ 2 mg/kg，分 2 ~ 3 次口服，可用于转率后维持治疗。⑤异丙肾上腺素：0.5 ~ 1 mg 溶于 5% 葡萄糖 250 mL 静脉滴注，每分钟 0.01 ~ 0.25 μg/kg，用于长 Q-T 综合征并发的尖端扭转型室速。

　　（3）同步电复律 1 ~ 2 J/kg，无效则隔 20 分钟重复电击，不宜超过 3 次，主要用于药物复律效果差或血流动力学障碍的患儿。禁忌证：洋地黄中毒和低钾血症。

　　（4）反复发作者，可行射频消融术根治。

　　（5）注意事项：①询问病史，了解发作时间，测血压、末梢循环，并评估血流动力血是否稳定。血流动力学稳定者可行药物复律，药物复律未成功或血流动力学障碍者，可行电复律并及时收住入院。②复律前行心电图检查，明确心动过速类型，有条件时应行心脏超声检查，复律时应在心电监护下进行。③在选择药物终止发作时，应事先向家长交代药物可能出现的不良反应。④室速属于儿科急重症之一，建议及时收住入院治疗。

七、房室传导阻滞

【概述】

房室传导阻滞（atrioventricular block，AVB）是由于房室传导系统某部位不应期异常延长，致使激动传导延缓或部分甚至完全不能下传所发生的缓慢性心律失常。按阻滞程度不同，分为3类：①Ⅰ° AVB：全部激动能下传心室，但速度减慢；②Ⅱ° AVB：部分激动不能下传心室；③Ⅲ° AVB：全部激动不能下传心室，又称完全性房室传导阻滞。

【病因】

常见病因包括：①药物作用，如洋地黄中毒；②各种感染如风湿性心肌炎、心肌炎等；③心肌病如扩张性心肌病；④迷走神经张力过高；⑤心脏手术对传导系统的损伤；⑥先天性Ⅲ° AVB可见于母亲患系统性红斑狼疮的婴儿。

【诊断依据】

1. 病史：询问患儿有无乏力、胸闷、心悸、眩晕、晕厥及阿—斯综合征发作；询问婴儿有无嗜睡、拒奶等；询问有无风湿热及病毒性心肌炎表现及病史；询问是否服用抗心律失常药物；询问是否接受过心脏手术；询问有无自身免疫性疾病史及母亲有无系统性红斑狼疮等。

2. 临床表现

（1）Ⅰ° AVB：多无自觉症状，仅第一心音较低钝。

（2）Ⅱ° AVB：亦可无症状，有时有头晕、乏力、心悸，有时Ⅱ° 二型AVB可转变为Ⅲ° AVB而引起心脑综合征。

（3）Ⅲ° AVB：先天性者可无症状，亦可有头晕、乏力、心悸、气急，心肌炎并发的Ⅲ° AVB常发生阿—斯综合征发作，有休克表现。听诊心律慢而规则，心率多在40～60次/分，第一心音强弱不一，可闻及"大炮音"。

3. 心电图

（1）Ⅰ° AVB：P-R间期延长超过正常值，小儿＞0.18 s，成人＞0.20 s。每个P波后均有波。

（2）Ⅱ° AVB：①Ⅱ° 一型AVB（文氏型）：P-R间期逐渐延长，R-R间期逐渐缩短，直至发生1次心室漏搏。脱漏前后两个R波距离小于最短R-R间期2倍（图6-30）。②Ⅱ° 二型AVB（莫氏Ⅱ型）：P-R间期正常或延长而固定，P波规律出现，部分P波后无QRS波，脱漏前后两个R波距离为R-R间期的单倍数（图6-31）。

（3）Ⅲ° AVB：P波与QRS波之间无固定关系，P-P间期与R-R间期各有其固定规律，心房率比心室率快（图 6–32）。

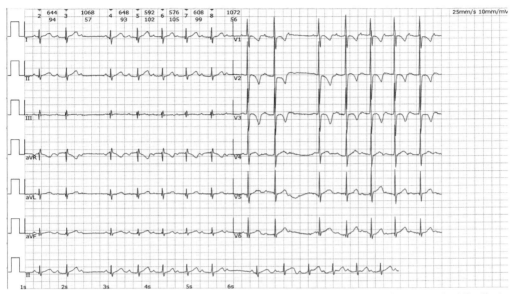

同导联 P 波形态一致，P–P 间期规则（与房早未下传鉴别），P–R 间期逐渐延长，直至 QRS 波脱落，落后 P–R
间期恢复正常，周而复始，长 RR 间期＜两倍短 RR 间期。

图 6-30　Ⅱ° 一型房室传导阻滞（彩图 14）

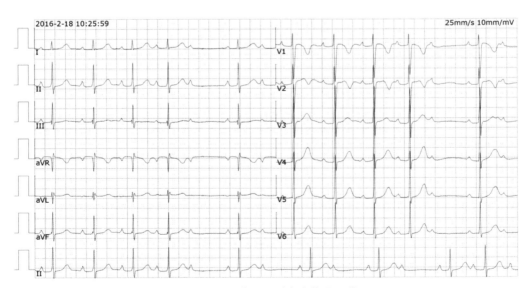

图 6-31　Ⅱ° 二型房室传导阻滞

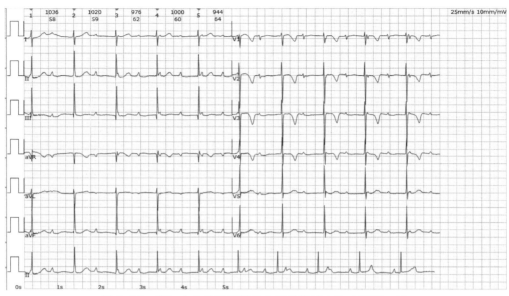

图 6-32　Ⅲ°房室传导阻滞伴交界性逸搏心律（彩图 15）

【鉴别诊断】

（1）迷走神经张力过高：小儿无任何自觉症状，一般在静卧后出现传导延缓或阻滞，但在直立或运动后传导恢复正常。

（2）Ⅱ° 窦房传导阻滞：Ⅱ° 房室传导阻滞的心室漏搏中无 QRS 波但仍有 P 波，Ⅱ° 窦房传导阻滞的漏搏中无 QRS 也无 P 波。

【治疗】

1. 一般治疗

病因明确者应积极治疗原发病，应根据原发病和临床症状给予对症处理。

2. 药物治疗

（1）Ⅰ° AVB 和Ⅱ° 一型 AVB：针对原发病治疗，无须特殊治疗。

（2）Ⅱ° 二型 AVB：无症状者，一般不需使用药物处理，但应跟踪随访，定期复查动态心电图。如症状明显或发生阿—斯综合征，可静脉滴注异丙肾上腺素（0.5 ～ 1 mg 溶于 5% 葡萄糖 250 mL 静脉滴注，每分钟 0.01 ～ 0.25 μg/kg）或阿托品口服或静脉注射（每次 0.01 ～ 0.03 mg/kg，每日 3 ～ 4 次），同时吸氧、纠正酸中毒。

（3）Ⅲ° AVB：先天性者可无症状，一般不需使用药物处理，但应跟踪随访，定期复查动态心电图。发生阿—斯综合征或心力衰竭时可静脉滴注异丙肾上腺素、吸氧、纠正酸中毒，安装永久起搏器。后天性如爆发性心肌炎患儿，应使用糖皮质激素、丙种球蛋白、异丙肾上腺素、阿托品等，如不能改善应安装临时起搏器，直至炎症控制、阻滞减轻或消失；如阻滞不能缓解，需安装永久起搏器。

3. 注意事项

①注意询问病史，体格检测，原发病如心肌炎、风湿性心肌病、自身免疫性疾病等均需主要治疗。②Ⅰ° AVB 和Ⅱ° 一型 AVB 患儿可在门诊随访观察，但如病因不明者，应住院检查治疗。③Ⅱ° 二型 AVB 和Ⅲ° AVB 患儿应收入院观察诊疗。

（陈　烨　苏州大学附属儿童医院）

第八节　儿童心肌病

【概述】

心肌病是一种异质性心肌疾病，合并有心肌机械和（或）心电功能障碍，通常（但并非不可变）表现为不适当的心肌肥厚或心腔扩张，其病因不同而以基因异常为常见。心肌病可局限于心脏，亦可为全身系统疾病的一部分，常导致进行性心力衰竭或心血管原因死亡。

一、扩张型心肌病

【概述】

扩张型心肌病（dilated cardiomyopathy，DCM）是最常见的心肌病类型，以心脏扩大和心脏收缩功能减低为特征，临床表现为充血性心力衰竭、心律失常和血栓形成。

【病因】

多数病因仍不清楚。目前已明确的病因包括：家族遗传、基因突变、感染、免疫、中毒、神经肌肉病或与代谢缺陷病伴发等。

【诊断】

临床表现为心脏扩大、心功能不全和心律失常，超声心动图提示左心扩大为主的全心扩大和左心室收缩功能障碍。

1. 临床表现

各年龄段儿童均可发病，多起病隐匿，早期多无明显症状，随病情进展，临床主要表现为慢性充血性心力衰竭，但也可以急性心力衰竭和心律失常起病。

小婴儿常表现为喂养困难，体重不增多，多汗，易激惹或气促；年长儿主要表现为乏力、食欲缺乏、胸闷、运动、水肿、少尿、呼吸困难，轻者劳累后呼吸困难，重者安静时出现呼吸困难，甚至端坐呼吸。少数患儿还可出现晕厥、猝死，可能与伴发心律失常有关。如出现栓塞，可有脑梗死（偏瘫、失语等）、下肢栓塞（足发凉、坏死等）、肺栓塞（咯血等）等相关症状。

体检可见呼吸和心率增快，脉搏细弱，血压正常或偏低，四肢末端发凉。心前区膨隆，心尖搏动向左下移位，心界向左下扩大。心音减弱，可有奔马律。心脏扩大致二尖瓣关闭不全时，尖部可闻及收缩期杂音。体循环瘀血可出现颈静脉怒张、肝大、颜面和下肢水肿；肺循环瘀血时可出现双肺底细湿啰音。

2. 胸部 X 线

左心室扩大或全心扩大。肺瘀血、肺水肿可有少量胸腔积液。由于心脏扩大，支气管受压也可见节段性肺不张。透视下心脏搏动明显减弱。

3. 心电图

最常见有窦性心动过速、左心室肥厚、左心房扩大，ST-T 改变；QRS 波低电压、异常 Q 波；早搏，异位心动过速和传导阻滞。

4. 超声心动图

超声心动图是重要的诊断依据。各心腔均增大，以左心房、左心室扩大最为明显，室间隔和左心室后壁运动幅度弥漫性减低。二尖瓣舒张期开口小。多普勒检查提示二尖瓣关闭不全、心室射血分数和短轴缩短率明显下降。

5. 磁共振成像

可显示心房、心室扩大，室壁变薄，心脏收缩功能降低，心肌纤维化，心肌水肿，早期增强和晚期强化提示炎症。

6. 心内膜心肌活检

心内膜心肌活检显示不同程度心肌细胞肥大变性、间质纤维化，对诊断无特异性。

7. 遗传代谢和基因检测

有助于病因的明确。

【鉴别诊断】

（1）病毒性心肌炎：急性起病，有前驱感染病史，心肌酶谱或肌钙蛋白增高，心电图以窦性心动过速：低电压、ST-T 改变为主，可有异位性心动过速、传导阻滞表现，大多数恢复良好。以心力衰竭、休克起病者病情重，进展迅速，可危及生命。但部分患者将发展为 DCM，也可称为炎症性心肌病。

（2）风湿性心脏病：常常表现为二尖瓣和和主动脉瓣受累，急性期有发热、关节炎、舞蹈症、皮下结节或者环形红斑等风湿热表现。

（3）冠脉起源异常：常为左冠状动脉起源于肺动脉。以充血性心力衰竭和左心室扩大为主要表现，心电图上有类似前壁和前侧壁心肌梗死的图形，超声心动图可检出除左室扩大收缩功能减弱外，左冠状动脉异常开口于肺动脉，以及冠状动脉内双向血流。

【治疗】

治疗目的：控制心力衰竭和心律失常，预防猝死和栓塞，减慢疾病进展，提高患者的生活质量和生存率。

（1）免疫治疗：如大剂量丙种球蛋白、干扰素、胸腺肽、泼尼松等。

（2）心力衰竭的治疗：严重的心力衰竭宜静脉输入正性肌力药物，如儿茶酚胺类药物（多巴胺、多巴酚丁胺）或磷酸二酯酶抑制剂（米力农），也可加用血管药物如硝酸甘油，减轻心脏后负荷。严重浮肿或肺水肿者静脉注射强效利尿剂。病情稳定后予长期口服卡托普利或依那普利、地高辛、利尿剂。对常规抗心力衰竭治疗效果不佳者，可谨慎加用 β 受体阻滞剂。

（3）栓塞的预防和治疗：对于有心房颤动或者发生栓塞性疾病风险，无禁忌证者，可口服阿司匹林，预防附壁血栓形成；对于有附壁血栓形成和发生血管栓塞患者，必须长期抗凝治疗，口服华法林调节剂量至国际标准化比值（INR）保持在 2.0 ～ 2.5。

（4）心律失常的治疗：无症状非持续性室速和室上性心动过速者，不主张积极地抗心律失常药物治疗，但持续性室性心动过速、室性扑动 / 颤动和室上性心律失常伴血流动力学不稳定者，应给予药物如胺碘酮或电复律治疗。

（5）外科治疗：心脏移植是晚期内科治疗无效的难治性重症的 DCM 的唯一有效治疗方法。

【预后】

儿童 DCM 约有 1/3 死亡，1/3 有进步但仍留心功能不全，1/3 可获愈。诊断后 6 个月内对预后至关重要，治疗改善多见于 6 个月内。预后的指标很难肯定，预后不良因素包括：发病年龄 >5 岁，有家族史，发病时射血分数低，治疗后射血分数改善不明显等。

二、肥厚型心肌病

【概述】

肥厚型心肌病（hypertrophic cardiomyopathy，HCM）以左心室及室间隔对称性或非对称性肥厚、心室腔变小、左心室舒张期充盈受限、室壁顺应性下降为特征，是导致青少年猝死的常见原因。根据左心室流出道有无梗阻，分为非梗阻性与梗阻性 HCM。

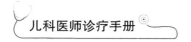

【病因】

遗传因素是主要病因。HCM 是常染色体显性遗传性疾病，具体基因、位点变异与临床表现和进程关系密切。

【诊断】

临床表现为心力衰竭、左室流出道梗阻、心肌缺血等症状，胸骨左缘下端和心尖内侧可闻及心脏杂音。超声心动图显示左心室壁和（或）室间隔肥厚、室间隔厚度 / 左心室后壁厚度为 1.3 ～ 1.5。

1. 临床表现

最常见的发病年龄为青少年期，婴儿期也可发病。临床表现差异大，可无症状或表现为呼吸困难，年长儿诉心悸、胸痛等；重者晕厥和猝死。发生于 1 岁以内的婴儿，大多起病早，病情严重，进展快，很快发生充血性心力衰竭，死亡率高；1 岁以上的儿童，常无明显临床症状，进展缓慢，常因心脏杂音和家族史就诊，但可发生猝死。

体检可有脉搏短促，心尖搏动呈抬举样，第二心音常呈反常分裂。胸骨左缘下段及心尖部可闻及收缩中晚期喷射性杂音。

2. 胸部 X 线

心影正常或轻度左心室增大，心衰时心脏增大明显、可有肺瘀血。

3. 心电图

无特异性改变，可有 ST–T 改变、异常 Q 波、左心房扩大和左心室肥厚，部分患者合并预激综合征，可有房室传导阻滞、室上性和室性心律失常等。

4. 超声心动图

对诊断有重要意义。心脏超声可显示室间隔和（或）心室壁肥厚、心室腔缩小，室间隔厚度 / 左心室后壁厚度为 1.3 ～ 1.5；收缩期二尖瓣前叶向前运动（SAM 征），向室间隔靠拢；可伴有左心室流出道梗阻，左心室舒张及收缩功能障碍。

5. 心脏磁共振成像

可精确定义肥厚心肌的分布与类型，观察局部心肌肥厚或造成流出道梗阻的乳头肌结构，为外科手术治疗提供重要依据。增强显像可显示心肌瘢痕、纤维化心肌血流灌注情况，有助于评估患者猝死风险。

6. 遗传学检查

应常规进行家族史的调查和遗传学检查，明确基因突变类型，有助于寻找心肌肥厚病因，判断预后，指导治疗及家系高危成员的筛查。

【鉴别诊断】

（1）高血压病：也可出现左心室对称甚至非对称性肥厚表现，但是原发性高血压患者一般不伴有左心室流出道梗阻。

（2）先天性心脏病：主动脉缩窄及主动脉瓣狭窄也可继发心室肥厚，心脏超声检查可排除。

【治疗】

治疗目的：减轻左心室流出道梗阻，改善症状，预防并发症，减少猝死危险。

避免用洋地黄、异丙肾上腺素、多巴胺等正性肌力药及强效利尿剂。无症状者是否需治疗，尚有争议，但有明确猝死家族史或严重性质肥厚的患者，多数主张药物治疗。

（1）一般治疗：注意休息，避免情绪激动和剧烈运动，禁忌参加竞争性运动。

（2）药物治疗：主要包括 β 受体阻滞剂、钙通道阻滞剂（维拉帕米）和丙吡胺。

（3）非药物治疗：药物治疗后症状不能改善，并出现以下危险因素之一：心脏骤停、持续性室性心动过速、流出道压差超过 30 mmHg、心室肥厚超过 30 mm 等，需要采取其他治疗措施，包括植入临时和永久双腔起搏器；外科手术切除最肥厚部分心肌，酒精消融；ICD 植入；心脏移植。

【预后】

HCM 发病年龄和临床表现差异很大，预后也不同，婴儿期表现为心力衰竭或发绀者，大多在 1 岁内死亡；少数患者终身没有症状；多数患者病情稳定多年，自然病程可以很长，出现症状后病情逐渐恶化，心力衰竭和猝死是死亡的主要病因。

三、限制性心肌病

【概述】

限制性心肌病（restrictive cardiomyopathy，RCM）是由于心内膜和心肌病变（如纤维化）导致心室充盈受限和心室舒张功能障碍为特征，继而引起心室舒张末压增高和心房扩大而心室大小、室壁厚度和心室收缩功能大致正常的一类心肌病，临床较为少见。

【病因】

病因未明，可继发于全身系统疾病，但在儿童大多数为原发性（包括特发性和心内膜心肌纤维化）。

【诊断】

小儿 RCM 诊断较困难，临床上以心力衰竭为主要表现，尤以右心衰竭为主。超声心动图发现心房明显扩大、心室大小正常或者缩小、收缩功能正常而舒张功能障碍时，应考虑 RCM 可能。

1. 临床表现

通常在青少年期发病，婴儿期发病少见。主要表现为心力衰竭、静脉回流障碍和心排血量减少的症状和体征。体格发育缓慢也比较常见，偶尔会发生晕厥甚至猝死。

体检：心前区心尖搏动弱，心脏轻度扩大，心率快，心音低钝，可有奔马律，多无杂音，也可有收缩期房室瓣关闭不全的杂音，血压偏低，脉压小，脉搏细弱。

2. 胸部 X 线

心脏轻到中度扩大，以左右心房扩大为主，肺血增加。心房扩大压迫支气管可发生肺不张。

3. 心电图

主要表现为心房扩大，ST-T 改变，低电压；可见房性期前收缩、房性心动过速等；房性心律失常时也可见房室传导阻滞及异常 Q 波。

4. 超声心动图

对诊断很有帮助。左右心房明显增大，左右心室腔正常或缩小，心室收缩功能（EF），短轴收缩率（FS）正常，但是舒张功能常有明显异常。心室充盈速度降低。

5. 心脏磁共振成像

心房明显增大，心室腔缩小，心室舒张受限，收缩功能正常或接近正常。增强扫描心肌可有延迟强化。无心包钙化或增厚。

6. 心内膜心肌活检

心内膜心肌纤维化早期可见血管周围嗜酸性粒细胞浸润、空泡样或脱颗粒改变，心肌细胞溶解、变性，心内膜上有血栓覆盖，晚期心内膜心肌纤维化或瘢痕形成。

【鉴别诊断】

缩窄性心包炎：有急性心包炎病史，X 线示心包钙化，CT 和 MRI 示心包增厚。

【治疗】

治疗目的：控制心力衰竭为主。

（1）内科治疗：控制心力衰竭、对症治疗为主，包括利尿剂、强心苷类、扩血管药物、抗凝治疗、抗心律失常治疗。

（2）外科治疗：内科治疗无效时，可考虑心内膜剥离术，若有瓣膜病变可同时进行瓣膜置换术，儿童报道少。

【预后】

RCM 预后不良，平均存活率 1 年左右，2 年存活率低于 50%。

四、致心律失常性右室心肌病

【概述】

致心律失常性右室心肌病（arrhythmogenic right ventricular cardiomyopathy，ARVC）又称致心律失常性右心室发育不良，为右心室心肌病。临床主要表现为室性心律失常、心力衰竭及心脏性猝死。主要发生于青少年和中青年，男性多见，是年轻人群猝死的常见病因之一。

【病因】

病因和发病机制至今未明。遗传因素是导致 ARVC 发生的主要原因，30% ～ 50% 患者为家族性发病。大多数为常染色体显性遗传。

【诊断】

ARVC 的临床表现多为非特异性，单一检查很少能做出诊断，需参考临床症状、心电图、超声心动图等综合判断。病理组织学证据是诊断 ARVC 的金标准，表现为正常心肌组织被脂肪组织和纤维组织所代替，但临床应用有限。

1. 临床表现

发病年龄可为婴幼儿或年长儿，但以青少年占多数，男女比例为（2 ～ 3）：1。临床表现轻重悬殊，与病变部位、范围及发病年龄有关，少数患者无症状，在手术和病理解剖时发现。主要表现为：①心律失常：反复发作左束支传导阻滞型室性心律失常，部分患者以猝死为首发表现，情绪激动和竞技运动时诱发。②右心衰竭：如肝大、水肿、少尿等。③心脏扩大但无症状。

2. 胸部 X 线

多无异常，偶见心影增大。

3. 心电图

可无异常，常见的异常表现为：①心律失常：源自右心室的室性心律失常，轻者表现为室性期前收缩，重者持续性室速或心室颤动、室速呈左束支传导阻滞型，偶见房性心律失常等。②胸前导联 T 波倒置：多见 V1 ～ V3 导联 T 波倒置，偶见于 V1 ～ V6 导联。③局限性 QRS 波增宽：因右心室部分心肌细胞除极延迟，导致 QRS 增宽。④ Epsilon 波：是一个特异性较强的心电图指标，该波出现在 QRS 波末尾或 ST 段起始处，是在 QRS 波后的小振幅电位。⑤不完全性或完全性右束支传导阻滞。

4. 超声心动图

超声心动图是主要的检查手段，但早期超声检查很难发现，超声异常发现主要包括：①右心室不同程度扩大，严重者局部可呈瘤样膨出。②右心室收缩功能减低，可伴阶段性或弥漫性运动减弱或消失。③左心室大多正常，少数有左心房、右心房增大，累及左心室者，左心室腔扩大收缩功能减低。

5.心脏磁共振成像

可显示右心室扩张、室壁变薄，右心室局部膨出，室壁瘤样变，节段性右心室壁运动异常，右心室心肌组织、脂肪组织明显增加，可做出相对特异的诊断。

6 心内膜心肌活检

病理组织学是诊断 ARVC 的金标准，显示正常心肌局部或全部缺失或减少，呈孤岛状，散布在脂肪和纤维组织内，以右心室"发育不良三角"区明显。但采样部位不当易致假阴性，而健康人右心室心肌细胞之间有脂肪岛屿存在，易致假阳性。

【鉴别诊断】

（1）右心室受累的先天性心脏病：如 Ebstein 畸形、肺静脉异位引流等，超声心动图可发现先天性心脏病的结构异常。

（2）扩张性心肌病：当 ARVC 以充血性心力衰竭为主要表现就诊时，超声心动图常表现全心增大，与 DCM 鉴别困难。但心电图示源自右心室的频发室性期前收缩、室性心动过速，以及通过 MRI 可鉴别。

（3）特发性右心室流出道室性心动过速：右心室结构无异常，室性心动过速不易诱发，晚电位阴性，多数预后良好，经射频消融绝大多数可获得根治。

（4）Brugada 综合征：心电图有特征性表现，心脏组织学检查无异常，与 ARVC 不难鉴别。

【治疗】

治疗目的是控制室性心律失常，改善心力衰竭症状和预防猝死。

（1）一般治疗：避免剧烈运动，尤其是竞技运动，以免诱发猝死。

（2）抗心律失常药物：不能改变疾病的自然病程，主要目的在于减轻因心律失常引起的症状。常用药物包括 β 受体阻滞剂、胺碘酮、美西律、普罗帕酮等。

（3）抗心力衰竭药物：病情进展到右心和全心功能不全者，现有的抗心律失常药物均可考虑应用。

（4）ICU 治疗：是目前唯一明确可有效预防心源性猝死的治疗措施，主要针对猝死高危患者包括：有心脏骤停病史、有晕厥史、抗心律失常药物不能完全抑制恶性心律失常及家族中有 1 例以上猝死的 ARVC 患者。

（5）射频消融：抗心律失常药物治疗无效和不耐受者可考虑行射频消融术。高危患者 ICD 植入后仍频繁发生室性心动过速者也可行射频消融术。

（6）外科手术：①局部心肌切除术：通过在心外膜最早激动处切除部分心肌，以消除心律失常起源，但手术后常发生新形式的室性心动过速。②心脏移植：当病情进展至终末期，右心室极度扩张，反复出现威胁生命的恶性心律失常，病变累及左心室或双心室功能衰竭时，可行心脏移植。

【预后】

本病预后不良。幼年发病者进展迅速，出现严重心力衰竭及反复室性心律失常者多于 5 岁前死亡。本病易发生猝死。

五、心肌致密化不全

【概述】

心肌致密化不全（noncompaction of ventricular myocardium， NVM）是由于胚胎形成过程中心肌致密化过程停滞所致，以心室腔内存在过多由心室壁突入心腔的肌小梁及小梁间深陷的隐窝为主要特征，过去被称为海绵状心肌、窦状心肌持续状态，以及胚胎样心肌等。临床常表现为心功能不全、心律失常及血栓栓塞。

【病因】

病因尚不清楚，可能与遗传因素和基因突变有关。

【诊断】

临床表现为心功能不全。超声心动图、心脏 MRI 提示左心扩大为主的全心扩大和收缩功能下降，心室腔内有很多粗大突出的肌小梁，小梁间有深陷的隐窝，心肌致密化不全层 / 致密化层的比值＞2.0。彩色多普勒可探及隐窝内有血流和心腔相通，应考虑诊断。

（1）临床表现：以儿童多见，发病年龄可从出生后 1 天至中老年，也有终身无症状者。男性多于女性，临床表现差异较大。轻者可无症状，重者心功能进行性恶化，可发生室性心律失常、血栓栓塞甚至猝死。

（2）胸部 X 线：多无异常，偶见心影扩大。

（3）心电图：非特异性改变，包括 ST 段、T 波改变，传导阻滞，心脏肥大，心律失常等。

（4）超声心动图：对诊断有决定性的价值。心室腔内可及较多粗大突出、蜂窝状排列的肌小梁，小梁间见深陷的隐窝，主要分布于心尖部、下壁和侧壁，很少累及室间隔及基底段室壁。彩色多普勒可探及隐窝内有血流和心腔相通，小梁外侧近心外膜为致密心肌回声，致密化不全层 / 致密化层的比值＞2.0。左心室心肌致密化不全多见，右心室可同时受累，但单独受累少见。受累心室不同程度扩大，心室运动降低，心室收缩及舒张功能下降。

（5）心脏磁共振成像：可清晰显示心内结构，区别增厚的内层非致密化心肌和明显变薄的外层致密心肌，并可显示超声心动图所不能发现的深部小梁间隐窝。

（6）心脏 CT：可显示病变心肌为密度不同的两层，心室壁外层密度均一性增高，内层室壁密度较低。

【鉴别诊断】

（1）扩张型心肌病：临床不易鉴别，但超声心电图对诊断有帮助。扩张型心肌病的室壁厚度通常不增加甚至变薄，心内膜光滑。

（2）肥厚型心肌病：超声心动图下可见粗大的肌小梁，但缺乏典型深陷的隐窝。

（3）心内膜弹力纤维增生症：主要发生于婴幼儿。超声心电心动图表现为左心室扩大、心内膜回声增强、收缩功能降低。

【治疗】

本病目前尚无特效治疗方法，主要是针对心力衰竭、心律失常、血管栓塞进行治疗。心功能降低者予以强心、利尿、血管扩张剂、改善心脏前后负荷等综合治疗。舒张功能障碍为主要表现者，可应用 β 受体阻滞剂或钙通道阻滞剂治疗。心律失常者，可给予相应抗心律失常药物治疗，胺碘酮是相对安全有效。反复发作的室性心律失常，可安装 ICD 或试行射频消融。对于严重房室传导阻滞患者，可安装起搏器。抗凝方面，应用小剂量阿司匹林，以减少体循环栓塞危险。针对合并的线粒体代谢异常，可合用维生素 B_1、辅酶 Q_{10}、肉碱等辅助治疗。

【预后】

差异较大，可表现为长期无症状成活，也可表现为顽固心力衰竭、致死性室性心动过度及体循环栓塞而死亡或需要心脏移植。有症状者的病死率高于无症状者。

六、心内膜弹力纤维增生症

【概述】

心内膜弹力纤维增生症（endocardial fibroelastosis）以心内膜弥漫性弹力纤维增生为主要病理特征，病变以左心室为主。多数于 1 岁以内发病，临床上主要表现为心脏扩大和心脏收缩与舒张功能减低。

【病因】

病因尚不清楚，病毒感染、遗传因素、血流动力学异常等可能参与其发病。

【诊断】

婴幼儿，尤其是 1 岁以内幼婴突然出现充血性心力衰竭、心脏增大，听诊心脏无杂音，心电图示左心室肥厚，超声心动图示心室扩大、射血分数降低、心内膜回声增强，临床应考虑心内膜弹力纤维增生症。

（1）临床表现：多在 1 岁内起病，主要表现为充血性心力衰竭及喂养困难、哭闹、呼吸急促、多汗、易激惹、苍白和生长发育落后等。可呈暴发性，亦可呈慢性过程，多因感染诱发心力衰竭，亦可无明显诱因。体征包括呼吸急促，心脏呈中重度增大，第一心音低钝，心动过速，可有奔马律，杂音常不明显，如合并二尖瓣关闭不全时心前区可听到收缩期反流性杂音，心力衰竭时常有肝大。

（2）胸部 X 线：心脏呈球形增大或普大型，左心缘搏动多减弱，左心衰竭时可见肺瘀血和肺水肿。

（3）心电图：左心室肥厚伴随 ST-T 改变，偶可出现双室增大、心肌梗死样图形、心律失常和不同程度的房室传导阻滞。

（4）超声心动图：左心室腔明显增大，心肌收缩力减弱，射血分数降低，心室舒张功能异常，心室内膜增厚（一般大于 3 mm），回声增强。

【鉴别诊断】

（1）病毒性心肌炎：可发生于任何年龄，多有前驱感染病史，心电图表现为心律失常、低电压、ST-T 改变，一般无显著心室肥厚。心肌酶谱或肌钙蛋白增高。

（2）扩张型心肌病：超声心电图表现为左心房、左心室扩大为主的全心扩大，心脏收缩功能减低，一般无心内膜回声增强。

（3）糖原贮积病 Ⅱ 型：表现为肌张力低下、巨舌和心脏扩大。多在生后 2～3 个月出现充血性心力衰竭，心电图表现为 PR 间期缩短、左心室肥厚；超声心动图显示显著心肌肥厚。GAA 酶活性测定、肌肉活检和基因检测和肝活检可确诊此病。

【治疗】

（1）肾上腺皮质激素：泼尼松，通常用 1 年至 1 年半，应用时注意其不良反应。

（2）强心苷类药物：至少应用 2～3 年至心脏大小和心电图表现恢复正常，可考虑停药。

（3）利尿剂：心力衰竭症状明显时，应用利尿剂可减轻心脏前负荷、缓解症状。

（4）血管紧张素转化酶抑制剂（ACEI）：除血管扩张作用外，还可延缓心室重构，是心力衰竭的基础治疗药物，可长期应用。

（5）β 受体阻滞剂：可使部分患者症状缓解，改善心功能。

（6）抗心律失常治疗。

【预后】

预后决定于疾病的严重程度及是否正确和长期治疗。近年来由于超声心动图早期做出正确诊断、早期应用强心苷类等药物治疗，并长期坚持用药，预后已完全改观。

（孙　凌　苏州大学附属儿童医院）

参考文献

1. 胡亚美，江载芳.诸福棠实用儿科杂志.7版,北京：人民卫生出版社,2002：1547-1555.

2. 杨思源，陈树宝.小儿心脏病学.4版,北京：人民卫生出版社,2012：468-501.

3. 杜军保.儿科心脏病学.北京：北京大学医学出版社,2013：256-297.

4. 李自普，杜军保.儿童心肌病的精准诊治现状.中华心力衰竭和心肌病杂志,2018,2（1）：57-61.

第九节　心力衰竭

【概述】

心力衰竭（heart failure）是由于心脏的结构或功能异常导致心脏泵功能（心肌收缩或舒张功能）减退，心排血量绝对或相对不足造成氧转运不能满足全身组织代谢需要的病理生理状态，是儿科常见的一种危急重症。

【病因】

先天性心脏结构异常（左室流出道和右室流出道梗阻及瓣膜梗阻、反流性先心病、大量左向右分流性先心病等）是儿童心力衰竭常见的病因。心力衰竭也可继发于心肌炎、心内膜弹力纤维增生、心肌病、心律失常、风湿性心脏病、心内膜炎、高血压、川崎病等。贫血、营养不良、严重感染、电解质紊乱、药物等导致的心脏负荷过重也可诱发心力衰竭。

【病理生理】

心力衰竭发展过程中心排血量下降，组织供氧不足，机体动员一系列代偿机制。心脏自身的改变主要包括心率增快、心肌纤维牵张长度增加（心脏扩大）、心肌收缩力加强。近年来认为神经内分泌系统激活在心衰发生发展中起重要作用：主要包括交感系统激活和血管紧张素—醛固酮系统激活等。交感兴奋使儿茶酚胺分泌增加，引起心率增快、心肌收缩力增强，使心脏排血量增加，同时作用于外周小动脉，使肾血管收缩、血管阻力增加，血液重新分布，钠、水排出减少，血容量增加，维持血压。肾素—血管紧张素—醛固酮系统激活引起血管收缩、升高周围血管阻力，提高动脉的收缩压，保钠排钾作用引起水钠潴留，增加回心血量。心衰呈相对较慢过程时可还激活基因调控机制造成心肌肥厚和重构。在此代偿过程中还伴有肿瘤坏死因子（TNF）-α、白介素（IL）-1、IL-2、IL-6 等相关细胞因子和利钠肽的激活。这些代偿机制在心力衰竭的早期，能保证足够的回心血量，心脏收缩、舒张功能加强，血流重新分布保证心脏冠状动脉、脑组织等重要生命器官的血流灌注，机体的血流动力学得到平衡稳定，对机体是有利的。但是心率过快、前后负荷的长期过度地增加、心肌过度收缩使心肌耗氧量增加、心肌重塑肥厚及儿茶酚胺对心肌的毒性，最终会导致出现不利的血流动力学改变及心肌不可逆的损害，加剧泵血功能衰竭。

心力衰竭在临床上有不同的类型，常见的分类有左心衰竭和右心衰竭；高心排血量和低心排血量心力衰竭；收缩性和舒张性心力衰竭；急性和慢性心力衰竭等。不同的病理生理类型而诊治策略有所区别。

【诊断】

儿童心力衰竭的主要症状为乏力、劳累后气急、食欲减低、腹痛和咳嗽。体征有安静时心率增快，呼吸浅快，颈静脉怒张，肝增大、压痛，肝颈反流试验阳性。病情较重者尚有端坐呼吸，肺底部可听到湿啰音，并出现水肿、尿量明显减少。心脏听诊常可听到心尖区第一音减低和奔马律。

在婴幼儿常表现为呼吸快速、表浅、喂养困难，体重增长缓慢，烦躁多汗，哭声低弱，颜面、眼睑等部位水肿，鼻唇三角区呈现青紫，肺部可闻及干啰音或哮鸣音，肝脏呈进行性增大。

1. 临床诊断依据

①安静时心率增快，婴儿 > 180 次 / 分，幼儿 > 160 次 / 分，不能用发热或缺氧解释者；②呼吸困难，青紫突然加重，安静时呼吸达 60 次 / 分以上；③肝大达肋下 3 cm 以上或在密切观察下短时间内较前增大，而不能以横膈下移等原因解释者；④心音明显低钝或出现奔马律；⑤突然烦躁不安，面色苍白或发灰，而不能用原有疾病解释；⑥尿少、下肢水肿，以除外营养不良、肾炎、维生素 B_1 缺乏等原因所造成者。

2. 其他检查

上述前四项为临床诊断的主要依据，可结合下列 1 ～ 2 项检查进行综合分析。

（1）胸部 X 线检查：心影多呈普遍性扩大，搏动减弱，肺纹理增多，肺门或肺门附近阴影增加，肺部瘀血。

（2）心电图检查：对诊断心力衰竭无特异性，可表现为非特异性的 T 波及 ST 段改变，但有助于病因诊断及指导洋地黄的应用。

（3）超声心动图检查：可了解潜在的心脏结构损害及血流动力学异常，可无创性估计心脏收缩和舒张功能，可见心室和心房腔扩大，心室收缩时间间期（systolic time interval）延长，射血分数（EF）降低。心脏舒张功能不全时，二维超声心动图对诊断和引起心衰的病因判断有帮助。另外，对心力衰竭患者的随访和对治疗效果评价的系列研究对临床具有一定的指导意义。

（4）利钠肽测定：B 型利钠肽（BNP）或 N 末端 B 型利钠肽原（NT-proBNP）测定对心衰具有较高的诊断价值，特异性和敏感性均较高。BNP 及其 NT-proBNP 的浓度增高目前是公认诊断心衰的客观指标，可用于心衰筛查、诊断和鉴别诊断、疗效及预后的判定。

（5）心脏肌钙蛋白（cardiac troponin，cTn）检测及高敏肌钙蛋白（hs-cTn）：有助于急性心衰的诊断和预后评估。

【治疗】

控制和解除引起心衰的基本病因和诱因是治疗心衰的重要环节。危重先天性心脏病所致的心衰、左向右分流型先心病经药物治疗心衰不能控制时，内科治疗往往是术前的准备，应尽快手术治疗。其他抗感染、抗风湿、纠正血气异常及电解质紊乱、治疗贫血或维生素 B_1 缺乏、控制高血压等措施有助于心衰的控制。心力衰竭的内科治疗有下列几方面。

1. 一般治疗

一般治疗包括充分地休息和睡眠、平卧或取半卧位抬高头部和肩部以改善肺功能，适当应用镇静剂、高热能饮食、吸氧等。如有大的左向右分流型先天性心脏病，高流量吸氧宜慎重，因其可降低肺血管阻力而增加左向右的分流，加重病情，在能维持正常血氧水平情况下宜给予低流量如导管吸氧。呼吸困难严重时可予以机械通气支持。还应注意及时纠正酸中毒，低血糖和电解质紊乱等。

2. 强心苷类药物

为治疗婴儿和儿童心力衰竭的最基本和常用的药物。临床常用的强心苷有地高辛、毛花苷 C 和毒毛花苷。洋地黄作用于心肌细胞上的 Na-K ATP 酶，抑制其活性，使细胞内 Na^+ 浓度升高，通过 Na^+–Ca^+ 交换使细胞内 Ca^+ 升高，从而加强心肌收缩力。近年来还认为洋地黄可以提高副交感神经活性，直接抑制过度的神经—内分泌激活（主要抑制交感神经活性），在心衰的治疗中也起到重要作用。洋地黄还具有负性传导、负性心率等作用。小儿时期常用的洋地黄制剂为地高辛，既可口服，又能静脉注射，可用于急性或严重的心力衰竭（表 6-2）。洋地黄的剂量和疗效的关系受到多种因素的影响，早产儿对洋地黄比足月儿敏感，后者又比婴儿敏感，应个体化给药，测定血药浓度。地高辛治疗量和中毒量非常接近，使用时应避免中毒导致的严重并发症。地高辛中毒临床表现多样，包括恶心呕吐、视力障碍和行为异常及心律失常如心动过缓、室上性心动过速、室性心动过速、异位节律等。地高辛中毒的治疗包括停药、治疗心律失常、避免低钾血症等。

表 6-2　洋地黄类药物的临床应用

洋地黄制剂	用药途径	洋地黄化总量（mg/kg）	每日平均维持量	起效时间（h）	效力最大时间（h）	效力完全消失时间（d）	中毒作用消失时间（d）
地高辛	口服	＜ 2 岁 0.04 ～ 0.05；＞ 2 岁 0.03 ～ 0.04（总量不超过 1.5 mg）	1/5 洋地黄化量，分 2 次	2	4 ～ 8	4 ～ 7	1 ～ 2
	静脉	口服量的 3/4 ～ 4/5		10	1 ～ 2		

3. 非强心苷正性肌力药物

常用药物有多巴胺及多巴酚丁胺。多巴胺直接兴奋 β_1 受体，使心肌释放去甲肾上腺素。其药理效用与用药剂量相关，小剂量 2 ～ 5 μg/（kg·min）主要兴奋多巴胺受体，增加肾血流量，使尿量增多。中等剂量 5 ～ 15 μg/（kg·min）主要兴奋 β_1 受体，增强心肌收缩力。大剂量＞ 15 μg/（kg·min）则主要兴奋 α_1，使外周血管、肾血管、肺血管阻力增加，心率增快。多巴酚丁胺是另一种 β_1 受体兴奋剂，但其对心肌收缩力的作用与前者相比较弱，主要用于急性心衰或慢性心衰急性加重，特别是用于心室收缩功能降低如暴发性心肌炎的患儿，是挽救急性心衰患儿生命的必要措施。对左向右分流型先心病伴心功能不全而射血分数正常甚至增高时使用正性肌力药应该慎重。小剂量的肾上腺素增强心肌收缩力的同时可扩张收缩的血管床，大剂量有强烈的血管收缩作用，而去甲肾上腺素因其可致心律失常临床少用。

4. 磷酸二酯酶抑制剂

新型的磷酸二酯酶抑制剂可以提高心肌收缩力，扩张外周血管。临床应用较多的为米力农，儿科心脏手术后低心排患儿中应用较多，现也应用于暴发性心肌炎等导致的严重心力衰竭。不良反应包括低血压、心律失常和血小板减少。

5. 扩血管药物

血管扩张剂使小动脉扩张，可降低心脏后负荷，从而可能增加心搏出量，扩张静脉使前负荷降低、心室充盈压下降、缓解肺充血症状，对左室舒张压增高的患者更为适用，尤其对心脏贮备能力较差的婴幼儿。对顽固性心衰和急性肺水肿患者有良好效果，但对于显著低血压或持续血压下降的患者应慎重。须严格掌握适应证并严密监测血压、心率、呼吸、面色、肢温和尿量等，从小剂量开始，可根据疗效和反应及时调整剂量。

目前儿科常用的药物有血管紧张素转换酶抑制剂，其通过抑制血管紧张素产生而减少循环中血管紧张素 II 的浓度发挥效应，能有效缓解心衰的临床症状，改善左室的收缩功能，防止心肌的重构，逆转心室肥厚，降低心衰患者的死亡率。其中，卡托普利（巯甲丙脯酸）剂量为每日 0.4 ～ 0.5 mg/kg，分 2 ～ 4 次口服，首剂为 0.5 mg/kg，以后可根据病情逐渐加量。依那普利剂量为每日 0.05 ～ 0.1 mg/kg，每日 1 次口服。硝普钠：能释放 NO，使 cGMP 升高而松弛血管的平滑肌，扩张小动脉、静脉的血管平滑肌，作用强，生效快，持续时间短。硝普钠对急性心衰（尤其是急性左心衰、肺水肿）伴周围血管阻力明显增加者效果显著，在治疗体外循环心脏手术后的低心排综合征时联合多巴胺效果更佳，剂量为每分钟 0.5 ～ 8 μg/kg，以 5% 葡萄糖稀释后静脉滴注，以后每隔 5 分钟可增加 0.1 ～ 0.2 μg/kg，直到获得疗效或血压有所降低，最大剂量不超过每分钟 8 μg/kg。应监护动脉血压，如血压过低则立即停药。酚妥拉明（苄胺唑啉）为 α 受体阻滞剂，以扩张小动脉为主，兼有扩张静脉的作用，剂量为 0.1 ～ 0.3 mg/kg，以 5% 葡萄糖稀释后静脉滴注。

6. 利尿剂

钠、水潴留为心力衰竭的一个重要病理生理改变。利尿剂可用于减轻心脏过多的容量负荷，降低心室壁压力，消除心肌重构的潜在刺激因素。临床常用的利尿剂有袢利尿剂、醛固酮拮抗剂和噻嗪类（氯噻嗪、美托拉宗）。袢利尿剂（呋塞米、依他尼酸）常用且有效。螺内酯为一种醛固酮拮抗剂，通常和呋塞米联合使用，可减少尿中钾离子的丢失。氯噻嗪利尿作用较弱。美托拉宗为一种较强的噻嗪类利尿剂，疗效确切。对急性心衰或肺水肿者可选用快速强效利尿剂如呋塞米或依他尼酸，其作用快而强，可排除较多的 Na^+ 而 K^+ 的损失相对较少。慢性心衰一般联合使用噻嗪类与保钾利尿剂，常见并发症有电解质、酸碱平衡紊乱（低钠血症、低钾血症、使用保钾利尿剂所致的高钾血症、低血容量所致的代谢性碱中毒）。长期使用袢利尿剂和噻嗪类利尿剂可致高尿酸血症。

7. 人工机械辅助装置

近些年机械辅助治疗心衰成为心衰治疗的重要进展，主要包括起搏器、心脏再同步化及机械循环支持。起搏器植入可用于二度或三度房室传导阻滞相关的心室功能障碍。心脏再同步化可用于儿童射血分数显著降低、QRS 增宽、完全性左束支传导阻滞导致左右心室不同步诱发的心力衰竭。体外膜肺氧合（ECMO）在儿科应用越来越多，在儿童暴发性心肌炎合并严重、药物难以控制的心衰治疗者中发挥出明显优势。心室辅助装置（VAD）和主动脉内球囊反搏（IABP）的主要适应证是心脏手术后或心肌炎、心肌病等并心衰者药物不能控制时，可作为心脏移植等待时期的治疗方法，在儿科应用尚很少。

8. 血液净化治疗

血液净化不仅可维持水、电解质和酸碱平衡，稳定内环境，还可清除毒素、细胞因子、炎症介质及心脏抑制因子等。常用方法有血液滤过（超滤）、血液透析、连续血液净化和血液灌流等。急性心衰合并高容量负荷如肺水肿或严重的外周组织水肿，且对利尿剂抵抗，以及严重低钠血症、高钾血症等离子紊乱、肾功能进行性减退者，可考虑应用。

（安新江 徐州医科大学附属徐州市儿童医院）

参考文献

1. 陈树宝，李万镇，马沛然 . 小儿心力衰竭 . 北京：人民卫生出版社，2008：322-385.

2. 杨思源，陈树宝 . 小儿心脏病学 . 4 版 . 北京：人民卫生出版社，2012：645-654.

3. 刘春峰 . 儿童心力衰竭诊治——需要关注的一些变化 . 中国小儿急救医学，2017，24（3）：161-165.

4. 中华医学会心血管病专业委员会心力衰竭学组，中国医师协会心力衰竭专业委员会，中华心血管病杂志编辑委员会 . 中国心力衰竭诊断和治疗指南 2018. 中华心血管病杂志，2018，46（10）：760-789.

5. 王卫平，孙锟，常立文 . 儿科学 . 9 版 . 北京：人民卫生出版社，2018：290-293.

第十节　高血压

【概述】

高血压（hypertension）是以体循环动脉压增高为主要表现的临床综合征。儿童高血压多见于青少年，总体发病率较前增加。据 2015 年中国心血管病报告显示，2015 年中国青少年儿童高血压患病率达 18.4%，2010 年则为 14.5%，且儿童高血压存在"轨迹现象"，即儿童期患高血压可以增加成年期患高血压的风险。高血压分为原发性高血压和继发性高血压，儿童高血压以继发性高血压为主。

【病因】

高血压按病因可分为原发性高血压和继发性高血压。

（1）原发性高血压：以体循环动脉压升高为主要临床表现且无确定疾病引起的心血管综合征。原发性高血压患儿的一般特征包括：年龄较大（≥ 6 岁）、父母和或祖父母有高血压阳性家族史、超重和（或）肥胖。主要与下列因素有关：①肥胖：国内外多项研究均表明儿童时期肥胖或超重已成为高血压的首要危险因素。肥胖引起相关高血压的病因机制与交感神经过敏和胰岛素抵抗导致血管反应性改变和钠排泄减少有关。②遗传因素：高血压具有明显的家族聚集性。高血压的遗传可能存在主要基因显性遗传和多基因关联遗传两种方式。③母亲妊娠期：妊娠后期血压与后代血压呈正相关，妊娠期吸烟者后代血压偏高，出生时低体重儿较正常体重儿易发高血压。④膳食营养：循证医学研究表明，母乳喂养时间与儿童及成人期血压呈负相关，与钠盐平均摄入量显著正相关，钾摄入量负相关。高蛋白质摄入及饱和脂肪酸属于升压因素。⑤其他：阻塞性睡眠呼吸暂停综合征、精神应激、被动吸烟均可引起儿童及青少年血压升高。

（2）继发性高血压：主要与以下疾病有关：①肾实质性和肾血管疾病是最常见的继发原因。肾实质疾病占继发性高血压病因的 34% ～ 79%，肾血管疾病占 12% ～ 13%。②心血管系统疾病：包括动脉导管未闭、主动脉缩窄等。③内分泌疾病：如嗜铬细胞瘤、库欣综合征、原发性醛固酮增多症、甲状腺功能亢进等。④环境与药物：如 PM2.5、铅、镉、汞和邻苯二甲酸盐等与血压相关，口服避孕药、麻黄碱、肾上腺皮质激素、非甾体类抗炎药、甘草等也与血压有关。

【诊断】

1. 诊断标准

目前可以参考我国青少年高血压诊断标准即范晖在 2017 年编制的《中国 3 ～ 17 岁儿童性别、年龄别和身高别血压参照标准》。该标准综合了性别、年龄和身别对儿童血压的影响，可以精确评估儿童的血压水平（表 6-3，表 6-4）。

方法：①正常血压：收缩压 / 舒张压 ＜ P_{90}；②高血压前期（prehypertension）或正常高值血压（high-normal blood pressure）：P_{90} ≤收缩压 / 舒张压 ＜ P_{95}，或收缩压 / 舒张压 ≥ 120/80 mmHg；③高血压（hypertension）：收缩压 / 舒张压 ≥ P_{95}。

需要注意的是，儿童血压水平变异范围大，进行高血压诊断时不能基于单一时间点的血压测量结果，当收缩压 / 舒张压 ≥ P_{95} 时，应间隔 2 ～ 4 周后复测，依然高者再行第 2 次复测，连续 3 次在不同时间点收缩压 / 舒张压均≥ P_{95} 方可诊断为高血压。

随后范晖在该标准上研制出更简单易行的公式法：男生收缩压（mmHg）=100+2.0×年龄（岁），男生舒张压（mmHg）=65+ 年龄（岁）；女生收缩压（mmHg）=100+1.5×年龄（岁），女生舒张压（mmHg）=65+ 年龄（岁）。

国外参照的标准是 2017 年美国儿科学会发布的《儿童青少年高血压筛查和管理的临床实践指南》：1 ～ 13 岁，以 P_{90}、P_{95} 作为界限，收缩压 / 舒张压 ＜ P_{90}，为正常血压；P_{90} ≤收缩压 / 舒张压 ＜ P_{95} 为血压升高；收缩压 / 舒张压 ≥ P_{95} 诊断为高血压。13 岁以上儿童血压与美国心脏协会（AHA）和美国心脏病学会（ACC）的成人高血压指南一致。该指南将"高血压前期"更改为"血压升高"，并基于正常体重的儿童青少年制定了新的儿童青少年血压数据表，用于识别需进一步评估血压的儿童青少年。

表 6-3　3 ～ 17 岁男童年龄别及身高别的血压参考标准

年龄（岁）	身高范围（cm）	收缩压（mmHg）				舒张压（mmHg）			
		P_{50}	P_{90}	P_{95}	P_{99}	P_{50}	P_{90}	P_{95}	P_{99}
3	＜ 96	88	99	102	108	54	62	65	72
	96 ～ 97	88	100	103	109	54	63	65	72
	98 ～ 100	89	101	104	110	54	63	66	72
	101 ～ 103	90	102	105	112	54	63	66	73
	104 ～ 106	91	103	107	113	55	63	66	73
	107 ～ 108	92	104	107	114	55	63	66	73
	≥ 109	93	105	108	115	55	63	66	73
4	＜ 102	89	101	104	111	55	64	67	74
	102 ～ 104	90	102	105	111	55	64	67	74
	105 ～ 107	91	103	106	113	55	64	67	74
	108 ～ 110	92	104	108	114	56	64	67	74
	111 ～ 113	93	106	109	115	56	64	67	74
	114 ～ 116	94	107	110	117	56	65	68	75
	≥ 117	95	107	111	117	56	65	68	75
5	＜ 109	92	104	107	114	56	65	68	75
	109 ～ 110	92	104	107	114	56	65	68	75
	111 ～ 113	93	105	109	115	56	65	68	75
	114 ～ 117	94	106	110	117	57	65	69	76
	118 ～ 120	95	108	111	118	57	66	69	76
	121 ～ 123	96	109	112	119	58	67	70	77
	≥ 124	97	110	113	120	58	67	70	77

续表

年龄（岁）	身高范围（cm）	收缩压（mmHg）				舒张压（mmHg）			
		P_{50}	P_{90}	P_{95}	P_{99}	P_{50}	P_{90}	P_{95}	P_{99}
6	< 114	93	105	109	115	57	66	69	76
	114 ～ 116	94	106	110	116	57	66	69	76
	117 ～ 119	95	107	111	117	58	66	69	77
	120 ～ 123	96	108	112	119	58	67	70	78
	124 ～ 126	97	110	113	120	59	68	71	78
	127 ～ 129	98	111	115	121	59	69	72	79
	≥ 130	99	112	116	123	60	69	73	80
7	< 118	94	106	110	117	58	67	70	77
	118 ～ 120	95	107	111	118	58	67	70	78
	121 ～ 123	96	108	112	119	59	68	71	78
	124 ～ 127	97	110	113	120	59	68	72	79
	128 ～ 131	98	112	115	122	60	70	73	81
	132 ～ 135	100	113	117	124	61	71	74	82
	≥ 136	100	114	117	125	62	71	74	82
8	< 121	95	108	111	118	59	68	71	78
	121 ～ 123	95	108	112	119	59	68	71	79
	124 ～ 127	97	110	113	120	60	69	72	80
	128 ～ 132	98	111	115	122	61	70	73	81
	133 ～ 136	99	113	117	124	62	71	74	82
	137 ～ 139	101	114	118	125	62	72	75	83
	≥ 140	102	115	119	127	63	73	76	84

续表

年龄（岁）	身高范围（cm）	收缩压（mmHg）				舒张压（mmHg）			
		P_{50}	P_{90}	P_{95}	P_{99}	P_{50}	P_{90}	P_{95}	P_{99}
9	＜125	96	109	112	119	60	69	72	80
	125～128	96	109	113	120	60	69	73	80
	129～132	98	111	115	122	61	71	74	82
	133～137	99	113	117	124	62	72	75	83
	138～142	101	115	119	126	63	73	76	84
	143～145	102	116	120	128	64	73	77	85
	≥146	103	117	121	129	64	74	77	85
10	＜130	97	110	114	121	61	70	74	81
	131～132	98	111	115	122	62	71	74	82
	133～137	99	113	116	124	62	72	75	83
	138～142	101	115	119	126	63	73	77	85
	143～147	102	117	120	128	64	74	77	85
	148～151	104	118	122	130	64	74	77	86
	≥152	105	119	123	131	64	74	77	86
11	＜134	98	111	115	122	62	72	75	83
	134～137	99	112	116	124	63	72	76	84
	138～142	100	114	118	126	64	73	77	85
	143～148	102	116	120	128	64	74	78	86
	149～153	104	119	123	130	64	74	78	86
	154～157	106	120	124	132	64	74	78	86
	≥158	106	121	125	133	64	74	78	86

年龄（岁）	身高范围（cm）	收缩压（mmHg）				舒张压（mmHg）			
		P_{50}	P_{90}	P_{95}	P_{99}	P_{50}	P_{90}	P_{95}	P_{99}
12	＜140	100	113	117	125	64	73	77	85
	140～144	101	115	119	126	64	74	78	86
	145～149	102	117	121	128	65	75	78	86
	150～155	104	119	123	131	65	75	78	86
	156～160	106	121	125	133	65	75	78	86
	161～164	108	123	127	135	65	75	78	87
	≥165	108	124	128	136	65	75	78	87
13	＜147	102	116	120	128	65	75	78	86
	147～151	103	117	121	129	65	75	78	87
	151～156	104	119	123	131	65	75	79	87
	157～162	106	121	125	133	65	75	79	87
	163～167	108	123	128	136	65	75	79	87
	168～171	110	125	130	138	66	76	79	87
	≥172	110	126	130	139	66	76	79	88
14	＜154	103	118	122	130	65	75	79	87
	154～157	104	119	124	132	65	75	79	87
	158～162	106	121	125	133	65	75	79	87
	163～167	108	123	128	136	65	75	79	87
	168～172	109	125	130	138	66	76	79	88
	173～176	111	127	131	140	66	76	80	88
	≥177	112	128	133	141	67	77	80	89

年龄（岁）	身高范围（cm）	收缩压（mmHg）				舒张压（mmHg）			
		P_{50}	P_{90}	P_{95}	P_{99}	P_{50}	P_{90}	P_{95}	P_{99}
15	< 158	105	120	124	132	65	76	79	87
	158～161	106	121	125	133	65	76	79	87
	162～166	107	122	127	135	66	76	79	88
	167～170	109	124	128	137	66	76	80	88
	171～174	110	126	131	139	66	77	80	89
	175～178	112	128	132	141	67	77	81	89
	≥ 179	113	129	133	142	67	77	81	90
16	< 161	105	121	125	133	66	76	79	88
	161～164	106	121	126	134	66	76	79	88
	165～168	107	123	127	136	66	76	80	88
	169～172	109	125	129	138	66	76	80	88
	173～176	111	126	131	140	67	77	80	89
	177～179	112	128	133	141	67	77	81	90
	≥ 180	113	129	134	142	67	78	81	90
17	< 163	106	121	126	134	66	76	80	88
	163～165	107	122	126	135	66	76	80	88
	166～169	108	124	128	136	66	76	80	88
	170～173	109	125	130	138	67	77	80	89
	174～177	111	127	131	140	67	77	81	89
	178～180	112	129	133	142	67	78	81	90
	≥ 181	123	129	134	143	68	78	82	90

表 6-4　3～17 岁女童年龄别及身高别的血压参考标准

年龄（岁）	身高范围（cm）	收缩压（mmHg）				舒张压（mmHg）			
		P_{50}	P_{90}	P_{95}	P_{99}	P_{50}	P_{90}	P_{95}	P_{99}
3	＜95	87	99	102	108	55	63	67	74
	95～96	88	99	103	109	55	63	67	74
	97～99	88	100	103	110	55	64	67	74
	100～102	89	101	104	111	55	64	67	74
	103～105	90	102	105	112	55	64	67	74
	106～107	91	103	106	113	55	64	67	75
	≥108	91	103	107	113	56	64	67	75
4	＜101	89	101	105	111	56	64	67	75
	101～103	89	101	105	111	56	64	67	75
	104～106	90	102	106	112	56	64	67	75
	107～109	91	103	107	113	56	64	67	75
	110～112	92	104	107	114	56	65	68	75
	113～114	93	105	109	115	56	65	68	76
	≥115	93	105	109	115	56	65	68	76
5	＜108	91	103	106	113	56	65	68	76
	108～109	91	103	107	113	56	65	68	76
	110～112	92	104	107	114	56	65	68	76
	113～116	93	105	109	115	57	65	68	76
	117～119	93	106	109	116	57	66	69	77
	120～122	94	107	111	117	58	66	70	77
	≥123	95	108	111	118	58	67	70	78

续表

年龄（岁）	身高范围（cm）	收缩压（mmHg）				舒张压（mmHg）			
		P_{50}	P_{90}	P_{95}	P_{99}	P_{50}	P_{90}	P_{95}	P_{99}
6	＜113	92	104	108	115	57	65	69	76
	113～114	92	105	108	115	57	66	69	77
	115～118	93	106	109	116	57	66	69	77
	119～121	94	107	110	117	58	67	70	78
	122～125	95	108	112	118	58	67	71	79
	126～128	96	109	113	119	59	68	71	79
	≥129	97	110	114	121	59	69	72	80
7	＜116	93	105	109	115	57	66	69	77
	116～118	93	106	109	116	57	66	69	77
	119～122	94	107	110	117	58	67	70	78
	123～126	95	108	112	119	59	68	71	79
	127～130	96	109	113	120	59	69	72	80
	131～133	97	111	114	122	60	69	73	81
	≥134	98	112	115	122	61	70	73	82
8	＜120	94	106	110	116	58	67	70	78
	120～122	94	107	111	117	58	67	71	79
	123～126	95	108	112	119	59	68	71	79
	127～131	96	109	113	120	60	69	72	80
	132～135	98	111	115	122	61	70	73	82
	136～138	99	112	116	123	61	71	74	83
	≥139	100	113	117	124	62	71	75	83

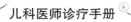

续表

年龄（岁）	身高范围（cm）	收缩压（mmHg）				舒张压（mmHg）			
		P_{50}	P_{90}	P_{95}	P_{99}	P_{50}	P_{90}	P_{95}	P_{99}
9	< 124	95	108	111	118	59	68	71	79
	124 ～ 127	95	108	112	119	59	68	72	80
	128 ～ 132	97	110	113	120	60	69	73	81
	133 ～ 136	98	111	115	122	61	71	74	82
	137 ～ 141	100	113	117	124	62	72	75	84
	142 ～ 145	101	114	118	125	63	72	76	84
	≥ 146	102	115	119	126	63	73	76	85
10	< 130	96	109	113	120	60	69	73	81
	130 ～ 133	97	110	114	121	61	70	73	82
	134 ～ 138	99	112	116	123	62	71	75	83
	139 ～ 143	100	113	117	124	63	72	76	84
	144 ～ 147	101	115	119	126	63	73	76	85
	148 ～ 151	103	116	120	128	63	73	77	85
	≥ 152	103	117	121	129	64	73	77	86
11	< 136	98	112	115	122	62	71	75	83
	136 ～ 139	99	113	116	123	62	72	75	84
	140 ～ 144	101	114	118	125	63	73	76	85
	145 ～ 149	102	116	120	127	64	73	77	86
	150 ～ 154	103	117	121	128	64	74	77	86
	155 ～ 157	104	118	122	129	64	74	77	86
	≥ 158	104	118	122	130	64	74	77	86

续表

年龄（岁）	身高范围（cm）	收缩压（mmHg）				舒张压（mmHg）			
		P_{50}	P_{90}	P_{95}	P_{99}	P_{50}	P_{90}	P_{95}	P_{99}
12	＜ 142	100	113	117	124	63	73	76	85
	142 ～ 145	101	114	118	125	63	73	77	85
	146 ～ 150	102	116	120	127	64	74	77	86
	151 ～ 154	103	117	121	129	64	74	78	86
	155 ～ 158	104	118	122	130	64	74	78	87
	159 ～ 162	105	119	123	130	64	74	78	87
	≥ 163	105	119	123	131	64	74	78	87
13	＜ 147	101	115	119	126	64	74	77	86
	147 ～ 149	102	116	120	127	64	74	78	87
	150 ～ 153	103	117	121	128	64	74	78	87
	154 ～ 157	104	118	122	129	65	74	78	87
	158 ～ 161	105	119	123	130	65	74	78	87
	162 ～ 164	105	119	123	131	65	74	78	87
	≥ 165	105	119	123	131	65	75	78	87
14	＜ 149	102	116	120	127	65	74	78	87
	149 ～ 152	103	117	121	128	65	75	78	87
	153 ～ 155	104	118	122	129	65	75	78	87
	156 ～ 159	104	118	122	130	65	75	78	87
	160 ～ 163	105	119	123	130	65	75	78	87
	164 ～ 166	105	119	123	131	65	75	79	87
	≥ 167	106	120	124	131	65	75	79	88

年龄（岁）	身高范围（cm）	收缩压（mmHg）				舒张压（mmHg）			
		P_{50}	P_{90}	P_{95}	P_{99}	P_{50}	P_{90}	P_{95}	P_{99}
15	< 151	103	116	120	128	65	75	79	88
	151 ～ 152	103	117	121	128	65	75	79	88
	153 ～ 156	104	118	122	129	65	75	79	88
	157 ～ 160	105	119	123	130	65	75	79	88
	161 ～ 163	105	119	123	131	65	75	79	88
	164 ～ 166	105	120	124	131	65	75	79	88
	≥ 167	106	120	124	131	65	75	79	88
16	< 151	103	117	121	128	65	75	79	88
	151 ～ 153	103	117	121	129	65	75	79	88
	154 ～ 157	104	118	122	130	65	75	79	88
	158 ～ 160	105	119	123	130	65	75	79	88
	161 ～ 164	105	119	123	131	66	76	79	88
	165 ～ 167	106	120	124	131	66	76	79	88
	≥ 168	106	120	124	132	66	76	79	88
17	< 152	103	117	121	129	66	76	79	88
	152 ～ 154	104	118	122	129	66	76	79	89
	155 ～ 157	104	118	122	130	66	76	80	89
	158 ～ 161	105	119	123	130	66	76	80	89
	162 ～ 164	105	119	124	131	66	76	80	89
	165 ～ 167	106	120	124	132	66	76	80	89
	≥ 168	106	120	124	132	66	76	80	89

资料来源：范晖，闫银坤，米杰.中国3～17岁儿童性别、年龄别和身高血压参照标准.中华高血压杂志，2017，25（5）：428-435.

2. 测量方法

目前可供选择的血压测量方法主要有水银血压计测量、电子血压计测量和动态血压监护仪，由于各国的血压标准均是用水银血压计测量结果制定的，故3岁以上儿童均建议使用水银血压计测量。而 3 岁以下儿童因臂围过细、查体难以合作等原因，可选择电子血压计。需要注意的是，虽然电子血压计使用简单，但测量结果通常较水银血压计高 10 mmHg（1 mmHg=0.133 kPa）左右。动态血压监护仪目前使用较少，主要用于隐性高血压的诊断。

由于血压计袖带的选择直接影响测量结果的准确性，因此应根据儿童上臂围的大小选择合适的袖带。袖带过窄会导致测量结果偏高，相反，袖带过宽会导致测量结果偏低。目前统一推荐的选择标准为袖带气囊的宽度≥患儿上臂围的 40%，袖带气囊的长度≥患儿上臂围的 8%，气囊宽度与长度的比值至少为 1 : 2。

测量前准备：患儿应在安静的房间内静坐 3 ～ 5 min，背部有支撑物，双脚放在地板上不要交叉，统一测量右上臂血压。测量时：手臂与心脏平齐，有所支撑且与袖带直接接触。袖带下端应位于肘窝上方 2 ～ 3 cm 处，将听诊头置于肘窝肱动脉上方，袖带充气至比肱动脉搏动消失点的血压高 20 ～ 30 mmHg，避免过度充气，以 2 ～ 3 mmHg/s 的速度放气。Korotkoff 音开始出现时（K1）为收缩压，Korotkoff 音消失时（K5）定为舒张压。如果至 0 仍可听到 Korotkoff 音，则应将 Korotkoff 音明显变低沉的点（K4）作为舒张压，或减轻对肱动脉的按压进行重复测量。测量值应读数到最接近的 2 mmHg 范围内。测量下肢血压时，患儿应尽可能平卧。选择合适尺寸的袖带放在大腿中部，听诊器放在腘动脉上方。下肢的收缩压通常比上肢高 10% ～ 20%。需注意在测量过程中，操作者和患者均不说话。

3. 临床表现

（1）一般临床表现：儿童高血压多为轻中度高血压，起病隐匿，无特异性临床表现，多于体检时偶然发现。当血压明显升高或持续性升高时，可出现头晕、头痛、食欲下降、恶心、呕吐、颞部搏动感、视物模糊等表现，严重者可出现惊厥、失语、共济失调、偏瘫、昏迷等高血压脑病表现，当血压短期内急骤升高时还会出现心绞痛、充血性心力衰竭、肺水肿、抽搐等高血压危象表现。

（2）靶器官损害的临床表现：①心血管损害：左心室肥厚是儿童高血压引起靶器官损害的最突出表现，临床工作中可利用心脏超声进行判断。②肾脏损害：可出现肾小球滤过率下降和尿蛋白增加，但肾脏疾病本身也是继发性高血压的主要病因之一，应注意区分原发或继发。③大脑损害：可发生脑出血、脑血栓、高血压脑病等表现。④视网膜损害：表现为视力下降甚至视力丧失，或者局灶性小动脉收缩或迂曲等视网膜血管病变。

体征：①一般情况：有无浮肿、肥胖；有无满月脸、多毛症等库欣综合征的表现；②四肢血压：测量四肢血压，并触诊颈动脉及四肢脉搏，如下肢血压高于上肢血压，股动脉及足背动脉膊搏动减弱或消失，应警惕主动脉缩窄和大动脉狭窄可能；③血管杂音：注意腹、腰及颈部大血管杂音及股动脉枪击音，在肾血管疾病中约半数患儿可闻及血管杂音；④眼底：有无视乳头水肿、视网膜出血、眼底动脉痉挛；⑤腹部包块：注意有无嗜铬细胞瘤、肾胚胎瘤、神经母细胞瘤，以及多囊肾、肾积水等。

4. 辅助检查

（1）尿常规检查：血尿、蛋白尿及管型尿对肾实质疾病诊断有价值，必要时行尿细菌培养。

（2）血液检查：肾功能、尿酸、电解质、肝功能等；结合病史、体格检查，在初步分析的基础上还可选择性检查空腹血糖、糖化血红蛋白、甲状腺功能及行药物筛查等。

（3）胸片、心电图及心脏超声：胸片可以显示心脏大小。心脏超声可检查左室壁厚度、射血分数等，评估高血压严重程度及了解心脏及主动脉弓病变。心电图识别左心室肥厚的特异度很高，但灵敏度较差，因此不建议通过心电图来评估左心室肥厚。

（4）肾脏及腹部超声检查：了解肾脏畸形、囊性及其他病变、肿瘤等。此外，肾血管超声可评估儿童青少年肾动脉狭窄。如以上检查均正常，需进一步检测血肾素、醛固酮、促肾上腺皮质激素（ACTH）、皮质醇浓度，以及24小时尿液检查尿香草扁桃酸浓度。疑有肾动脉狭窄或其他大血管病变的，需做计算机断层血管造影术（CTA）、磁共振血管造影术（MRA）、肾血管造影术等以找出高血压的病因。

（5）眼底检查：有无视乳头水肿、视网膜出血、眼底动脉痉挛。眼底检查可估计高血压的严重程度。I度为正常眼底；II度有局灶性小动脉收缩；III度有渗出伴有或无出血；IV度有视盘水肿。III度或IV度眼底改变提示恶性高血压，并有迅速进展为高血压脑病的可能。

（6）其他：经常打鼾、幼儿多动症或青少年白天嗜睡表现的患儿，可能患有睡眠呼吸暂停综合征，应完善睡眠监测，并应完善动态血压监测（ABPM）评估以明确血压升高情况。

5. 病因诊断

（1）继发性高血压：①肾性高血压：包括急慢性肾小球肾炎、肾盂肾炎、狼疮肾炎、多囊肾、肾积水、肾发育不全、肾肿瘤、溶血性尿毒症、肾动脉和静脉狭窄或阻塞等。血常规、尿常规、中段尿培养、静脉肾盂造影、肾功能、抗核抗体、血红斑狼疮细胞、血清蛋白电泳、血清免疫复合物及循环免疫复合物、肾脏彩超、肾活体组织、肾动脉造影、放射性核素肾图、核素检查、肾静脉肾素活性测定检查等有助于上述疾病的诊断。②心血管病变：包括主动脉缩窄、多发性大动脉炎、动脉导管未闭等。测量四肢血压、听诊血管杂音、心脏超声、血管超声、主动脉造影等检查有助于诊断。③内分泌疾病：包括皮质醇增多症（库欣综合征）、原发性醛固酮增多症、嗜铬细胞瘤、分泌儿茶酚胺类物质的神经母细胞瘤（2岁以下婴幼儿高血压的常见病因）及肾素瘤、甲状腺功能亢进等。皮质醇增多症：库欣征面容，血浆及尿游离皮质醇增高、昼夜节律紊乱，地塞米松抑制试验阴性，尿17-羟类固醇及17-酮类固醇水平增高。腹部B超及CT、MRI

检查有助于确定是否存在肾上腺肿瘤。原发性醛固酮增多症：可有阵发性肌无力和（或）周期性瘫痪、多尿、烦渴、多饮表现。血电解质测定、血及尿醛固酮测定、血浆肾素活性测定、钠负荷试验、螺内酯试验、腹部B超、CT、MRI等检查协助诊断。嗜铬细胞瘤：表现为持续性高血压或阵发性高血压加重，可伴发高血压脑病；血浆总儿茶酚胺及24小时尿儿茶酚胺升高，24小时尿VMA升高，苄胺唑啉试验阳性等有助于诊断。静脉肾盂造影腹部B超及CT、MRI检查有助于确定肿瘤的部位、大小及肾上腺外嗜铬细胞瘤。甲状腺功能亢进：常有情绪不稳、易激惹、食欲增加、体重下降、怕热、多汗等症状，可通过甲状腺功能检查明确。④药物及中毒：详细询问病史、用药史、毒物接触史及毒物检查等可明确。

（2）原发性高血压：在确定高血压的前提下，除外引起高血压的继发性病变后，可诊断为原发性高血压。

【鉴别诊断】

儿童高血压诊断后需要鉴别原发性高血压和继发性高血压，鉴别方法如上所述。

【治疗】

1. 治疗时机

诊断为高血压时，不仅考虑血压水平，还应评估是否存在靶器官损害及引起高血压的继发性疾病。若发现继发病因应立即开始针对性治疗；若诊断为原发性高血压，首先进行非药物治疗，并贯穿始终。药物治疗的起始时间由血压水平、临床症状和靶器官损害程度决定。以下通常是儿童高血压开始药物治疗的考虑指征：①严重的有症状的高血压，应静脉给予降压药；②显著的继发性高血压，如继发于肾血管和肾实质疾病者；③靶器官损害；④具有高血压早期并发症的家族史；⑤糖尿病（Ⅰ型和Ⅱ型）；⑥有血脂异常和其他冠状动脉危险因素的儿童；⑦虽然予以非药物治疗但仍持续高血压者。

2. 降压目标

2004年美国发布的《儿童青少年高血压诊断、评估和治疗的第4次报告》指出，对于无慢性肾脏病或糖尿病的儿童青少年高血压的降压目标，建议为收缩压/舒张压$< P_{95}$。但是有研究发现，当儿童青少年血压位于$P_{90} \sim P_{95}$之间或$> 120/80$ mmHg时，也检测到了靶器官损害的证据。2017年美国儿科学会发布的《儿童青少年高血压筛查和管理的临床实践指南》对降压目标进行了调整，即最佳治疗水平为血压$< P_{90}$或$< 130/80$ mmHg，两者取较低者。

3. 非药物治疗

建议采用生活方式干预来降低血压，如减轻体重、控制饮食、体育锻炼、避免吸烟和口服避孕药。高血压治疗饮食策略（DASH）具体内容包括：多吃水果、蔬菜、低脂奶制品、全谷物、鱼、家禽、坚果和瘦肉，限制糖和甜品、钠的摄入量。建议每周至少3～5天进行中至高强度的体育活动（30～60分钟/次）。无论是有氧训练、抗阻训练，还是联合训练，对降低血压均是有益的。

4. 药物治疗

对儿童及青少年高血压者，长期使用降压药的疗效缺乏数据可寻，因此应慎重开始药物治疗儿童高血压（用药指针如上述）。

最常用方法是从单一降压药小剂量开始治疗，无论是噻嗪类利尿药或 β 受体阻滞药，按需要再逐步加至全量。如果第 1 种药物无效，可添加第 2 种药物或替换前药，小剂量开始逐步加至全量。如果无法达到理想效果，可换另一类药物重新开始。许多情况下，需要一种以上药物才能控制升高的血压。因此，联合应用小剂量噻嗪类利尿药和合适的第二类药物开始治疗比较合适。如果联合应用两种药物后血压仍然升高，第 3 种药物如血管紧张素转换酶抑制药或钙通道阻滞药，可加入治疗方案。在这种情况下，应再次考虑继发性高血压的可能性。各类降压药有不同的不良反应。在随访时除留意血压变化外，亦需注意是否有不良反应发生。如果发现患者有第二期严重高血压，则应尽速检查及开始给予药物治疗。

5. 药物选择

2017 年美国儿科学会发布的《儿童青少年高血压筛查和管理的临床实践指南》中对儿童及青少年降压药治疗建议见表 6-5，禁忌证及不良反应见表 6-6。《小儿心脏病学》中对儿童及青少年降压药治疗建议见表 6-7。

降压药的分类如下。

（1）血管紧张素转换酶抑制药（ACEI）：可抑制循环和组织中肾素—血管紧张素—醛固酮系统，适用于高肾素性高血压，对正常肾素性及低肾素性高血压也有效。对于高血压合并蛋白尿的患儿效果较好。卡托普利是在儿科高血压治疗中广泛应用的 ACEI。依那普利和赖诺普利是较新的长效 ACEI，在儿科高血压治疗中也有效。利尿药能明显加强 ACEI 的效果。ACEI 不良反应包括皮疹、味觉缺失和白细胞减少。偶尔不良反应包括咳嗽和血管性水肿。如果出现咳嗽，可使用血管紧张素受体阻滞药。ACEI 在怀孕时禁忌。此外，ACEI 使用中应检查血电解质和肌酐，以避免高钾血症和氮质血症。

（2）血管紧张素受体阻滞药（ARBs）：是一类新的降压药，其通过取代血管紧张素 Ⅱ 的受体起效，具有拮抗所有已知的血管紧张素作用，可导致外周阻力降低。虽然可出现血管性水肿，但没有咳嗽不良反应。

（3）利尿药：最初作用为降低细胞外和血浆容量，继之降低外周阻力。除了肾衰竭患者，利尿药是降压治疗中的基石。噻嗪类利尿药（氢氯噻嗪）最常应用。儿童利尿治疗最主要的不良反应是低钾，偶尔需要饮食补钾和钾盐。治疗最初行血电解质检查，以后定期检查。利尿药可升高血糖、胰岛素和胆固醇水平。保钾利尿药（螺内酯、氨苯蝶啶）可导致高钾，特别是与 ACEI 或 ARBs 合用时。

（4）钙通道阻滞药：通过抑制钙内流，降低胞质钙浓度，导致血管舒张，降低外周血管阻力、心率及心输出量，从而降低血压，其越来越多地被用于成人高血压的治疗，在儿科应用有限。硝苯地平有最强的外周血管舒张作用，对心脏的自律性、传导性或收缩性影响较小，可不需要同时控制钠盐饮食和应用利尿药，原因在于钙通道阻滞药具有肾血管舒张作用而排钠。苯磺酸氨氯地平对不同类型的儿科高血压的有效性和安全性已有报道，少见的不良反应包括头痛、面红和踝局部水肿。

（5）肾上腺素能阻滞药：普萘洛尔（心得安）为一种 β 肾上腺素阻滞药，作用于 3 个重要部位：在肾小球旁位置抑制血管紧张素系统；在中枢血管调节中心降低体循环血管阻力；在心肌抑制收缩力。通过观察患者卧位数分钟后站立时心率增快受抑情况可判断 β 肾上腺素阻滞药是否足量。β 肾上腺素阻滞药禁用于 I 型糖尿病患者。普萘洛尔在哮喘患者中禁忌。阿替洛尔（氨酰心安）为长效 β 肾上腺素阻滞药，优点是只需要每日单次剂量。α 受体阻滞剂不作为儿童慢性高血压的一线用药，可应用于高血压危重症。酚妥拉明常用于嗜铬细胞瘤术前准备阶段，尤其在有高血压危象时可静脉缓慢推入或滴入。α、β 受体阻滞剂：拉贝洛尔起效迅速，疗效高，对心、脑、肾无不良影响，可用于轻、中、重度各型高血压，静脉滴注可用于高血压危象的抢救。

（6）血管扩张药：通过直接扩张小动脉平滑肌降低总外周阻力而发挥降压作用，在儿童不作为一线药物治疗慢性高血压，可用于治疗高血压危重症。肼屈嗪单独应用时不良反应与心排血量增加（面红、头痛、心动过速、心悸）和盐潴留有关，因此推荐联合应用 β 肾上腺素阻滞药和利尿药。肼屈嗪能引起狼疮样综合征。硝普钠：高血压危象首选药物，输液泵控制下静脉输入后数秒内发挥降压作用，停药后 1～2 分钟降压作用消失，可通过调整静脉滴注的速度，控制血压下降速度，故治疗高血压危象较其他药物安全，其不良反应主要是硫氰酸盐中毒。

表 6-5　儿童及青少年降压药治疗建议

药物	年龄	起始剂量	最大剂量	给药间隔
ACEI				
贝那普利	≥ 6 岁	0.2 mg/（kg·d）（最大 10.0 mg/d）	0.60 mg/（kg·d）（最大 40.0 mg/d）	1 次 / 日
卡托普利	婴幼儿	0.05 mg/kg	6.0 mg/（kg·d）	1～4 次 / 日
	儿童	0.5 mg/kg	6.0 mg/（kg·d）	3 次 / 日

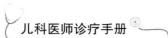

续表

药物	年龄	起始剂量	最大剂量	给药间隔
依那普利	≥1 个月	0.08 mg/（kg·d）（最大 5 mg/d）	0.60 mg/（kg·d）（最大 40.00 mg/d）	1～2 次/日
福辛普利	≥6 岁	0.1 mg/（kg·d）	40.0 mg/d	1 次/日
	<50 kg	最大 5 mg/d		
	≥50 kg	5 mg/d	40 mg/d	
赖诺普利	≥6 岁	0.07 mg/（kg·d）（最大 5.00 mg/d）	0.60 mg/（kg·d）（最大 40.00 mg/d）	1 次/日
雷米普利	不适用	1.6 mg/（m^2·d）	6.0 mg/（m^2·d）	1 次/日
喹那普利	不适用	5 mg/d	80 mg/d	1 次/日
ARBs				
坎地沙坦	1～5 岁	0.02 mg/（kg·d）（最大 4.00 mg/d）	0.40 mg/（kg·d）（最大 16.00 mg/d）	1～2 次/日
	≥6 岁			
	<50 kg	4 mg/d	16 mg/d	
	≥50 kg	8 mg/d	32 mg/d	
厄贝沙坦	6～12 岁	75 mg/d	150 mg/d	1 次/日
	>13 岁	150 mg/d	300 mg/d	
氯沙坦	≥6 岁	0.7 mg/kg（最大 50.0 mg）	1.4 mg/kg（最大 100.0 mg）	1 次/天
奥美沙坦	≥6 岁			1 次/日
	<35 kg	10 mg	20 mg	
	≥35 kg	20 mg	40 mg	
缬沙坦	≥6 岁	1.3 mg/kg（最大 40.0 mg）	2.7 mg/kg（最大 160.0 mg）	1 次/日
利尿药				
氯噻酮	儿童	0.3 mg/kg	2.0 mg/（kg·d）（最大 50.0 mg/d）	1 次/日
氯噻嗪	儿童	10 mg/（kg·d）	20 mg/（kg·d）（最大 375 mg/d）	1～2 次/日
氢氯噻嗪	儿童	1.0 mg/（kg·d）	2.0 mg/（kg·d）（最大 37.5 mg/d）	1～2 次/日

续表

药物	年龄	起始剂量	最大剂量	给药间隔
钙通道阻滞剂				
氨氯地平	1～5岁	0.1 mg/kg	0.6 mg/kg（最大5.0 mg/d）	1次/日
	≥6岁	2.5 mg	10 mg	
非洛地平	≥6岁	2.5 mg	10 mg	1次/日
伊拉地平	儿童	0.05～0.10 mg/kg	0.60 mg/kg（最大10.00 mg/d）	
胶囊2～3次/日，缓释片1次/日				
硝苯地平	儿童	0.2～0.5 mg/（kg·d）	30.0 mg/（kg·d）（最大1200.0 mg）	1～2次/日

表6-6 禁忌证和不良反应

药物	禁忌证	常见不良反应	严重不良反应
ACEI	妊娠、血管神经性水肿	咳嗽、头痛、头晕、乏力	高钾血症、急性肾损伤、血管神经性水肿、胎儿毒性
ARBs	妊娠	头痛、头晕	高钾血症、急性肾损伤、胎儿毒性
噻嗪类利尿药	无尿	头晕、低钾血症	心律不齐、胆汁瘀积性黄疸、新发糖尿病、胰腺炎
钙通道阻滞剂	过敏	脸红、头晕、外周性水肿	血管性水肿

表6-7 儿童及青少年降压药治疗建议（补充）

药物	年龄	起始剂量	最大剂量	给药间隔
利尿剂				
呋塞米	—	0.5～2.0 mg/（kg·d）	6 mg/（kg·d）	1～2次/日
螺内酯	—	1 mg/（kg·d）	3.3 mg/（kg·d）（最大100 mg/d）	1～2次/日
α、β受体阻滞剂				
拉贝洛尔	—	1～3 mg/（kg·d）	10～12 mg/（kg·d）（最大1200 mg/d）	2次/日

续表

药物	年龄	起始剂量	最大剂量	给药间隔
β 受体阻滞剂				
阿替洛尔	—	0.5～1 mg/（kg·d）	2 mg/（kg·d）（最大 100 mg/d）	1～2 次／日
美托洛尔	—	1～2 mg/（kg·d）	6 mg/（kg·d）（最大 200 mg/d）	2 次／日
普萘洛尔	—	1～2 mg/（kg·d）	4 mg/（kg·d）（最大 640 mg/d）	2～3 次／日
血管紧张素受体阻滞剂				
氯沙坦	—	0.7 mg/（kg·d）（最大 5 mg/d）	1.4 mg/（kg·d）（最大 100 mg/d）	1 次／日
血管扩张剂				
肼屈嗪	—	0.75 mg/（kg·d）	0.75 mg/（kg·d）	4 次／日

6. 特殊情况下高血压治疗

（1）伴糖尿病、代谢综合征：非药物治疗如控制饮食、体育活动是关键。降压药优选 ACEI 和 ARBs，其次钙拮抗剂、利尿剂、β 受体阻断剂，但应避免噻嗪类利尿剂与 β 受体阻断剂联用。

（2）伴睡眠呼吸暂停综合征：多见于超重和肥胖患儿，减肥至关重要。对严重患儿可给予正压通气，必要时行手术治疗。

（3）伴肾脏疾病：需强化降压，减少蛋白尿，抑制肾功能恶化。联合用药推荐利尿剂、钙通道阻滞剂。儿童糖尿病肾病相对少见，夜间血压的控制非常关键，其治疗同其他慢性肾病，推荐以出现微量白蛋白尿作为降压的起始信号。

（4）伴心力衰竭：治疗具体方案尚无试验依据，可参照成人治疗。ACEI 与 β 受体阻滞剂联用可减轻症状，提高生存率。

（5）顽固性高血压：经调整生活方式和饮食，使用至少 3 种降压药（其中一种为足量利尿剂）仍不能使收缩压和（或）舒张压降至正常水平的高血压称顽固性高血压。常见原因包括：继发性高血压；治疗依从性差；体重增加；使用可致血压上升的药物；长期容量超负荷，包括利尿剂使用不足、高盐饮食及肾功能不全出现进展。治疗的关键在于寻找继发病因，针对性处理。

（6）高血压危象（表 6-8）：常表现为高血压脑病，治疗上应尽快降压至安全水平范围制止抽搐，防治严重并发症及对症处理，使病情得到稳定或好转。在监护下采用静脉滴注硝普钠，最初 8 小时内使血压较用药前降低 25% 左右，随后 26～48 小时进一步降低血压至 140～130/90～80 mmHg 范围，以保证心、脑、肾等器官充分的血液供应。

硝普钠为强力小动脉和静脉扩张剂，可提供一氧化氮引起血管扩张，还可改善内皮细胞功能。开始剂量为 0.5 μg/（kg·min），逐渐增至 8 μg/（kg·min），数秒钟内起作用，半衰期很短，维持 1 ～ 2 分钟，易于调节；静脉滴注超过 6 小时，宜重新配制新鲜药液。静脉滴注时需要避光，一般持续 3 天左右。不良反应有恶心、呕吐、多汗、肌肉震颤等。慎用于颅高压。一旦高血压危象缓解，应改为口服降压药，如卡托普利或钙通道阻滞剂，也可用尼卡地平或拉贝络尔静脉滴注。

控制惊厥可用静脉注射地西泮（安定），每次 0.3 ～ 0.5 mg/kg，或用氯硝西泮（氯硝西泮）静脉注射或滴注、每次 0.02 ～ 0.05 mg/kg。应用甘露醇静脉注射、每次 5 ～ 10 mL/kg 或呋塞米静脉注射、每次 1 mg/kg，可降低颅内压，防止脑水肿。

表 6-8　高血压急症治疗药物

药名	分类	剂量	给药途径	注意事项
肼屈嗪	扩血管药	0.2 ～ 0.6 mg/kg	肌内注射或静脉注射	不适宜哮喘及心力衰竭
拉贝洛尔	α、β 受体阻滞剂	0.2 ～ 1.0 mg/kg，最大 40 mg	静脉缓注或静脉输注	—
尼卡地平	钙通道阻滞剂	1 ～ 3 μg/（kg·min）	静脉输注	可引起心动过速
硝普钠	扩血管药	0.53 ～ 10 μg/（kg·min）	静脉输注	肾衰竭或使用超过 72 小时应监测血中氰化物浓度或同时给予硫代硫酸钠

（杨世伟　南京医科大学附属儿童医院）

参考文献

1. 陈伟伟，高润霖，刘力生，等.《中国心血管病报告 2015》概要. 中国循环杂志，2016，31（6）：521-528.

2. THEODORE R F, BROADBENT J, NAGIN D, et al. Childhood to Early-Midlife Systolic Blood Pressure Trajectories：Early-Life Predictors, Effect Modifiers, and Adult Cardiovascular Outcomes. Hypertension，2015，66（6）：1108-1115.

3. 杨思源，陈树宝. 小儿心脏病学. 北京：人民卫生出版社，2012.

4. ZHANG Z, DONG B, LI S, et al. Exposure to ambient particulate matter air pollution，blood pressure and hypertension in children and adolescents：A national cross-sectional study in China. Environ Int，2019，128：103-108.

5. 范晖，闫银坤，米杰. 中国 3 ～ 17 岁儿童性别、年龄别和身高别血压参照标准. 中华高血压杂志，2017，25（5）：428-435.

6. 范晖，闫银坤，米杰．中国 3 ～ 17 岁儿童血压简化标准的研制．中华高血压杂志，2017，25（5）：436-440.

7. FLYNN J T，KAELBER D C，BAKER-SMITH C M，et al. Clinical Practice Guideline for Screening and Management of High Blood Pressure in Children and Adolescents. Pediatrics，2017，140（3）：e20171904.

8. 桂永浩，刘芳．实用小儿心脏病学．5 版．北京：人民军医出版社，2009.

第十一节 川崎病心血管并发症

【概述】

川崎病（Kawasaki disease，KD）可发生心血管系统并发症，目前公认是小儿后天性心脏病的最常见病因。流行病学资料显示，经过大剂量 IVIG 治疗，川崎病冠状动脉病变（coronary artery lesion，CAL）发生率自 23% 降至 4% 左右，经适当治疗可逐渐好转，但中等或巨大动脉瘤可能要坚持终身随访治疗。

【病因与病理】

现多认为川崎病是易患宿主被触发的一种免疫介导的全身性中小血管炎症，在病理形态学上可分为 4 期：Ⅰ期：1 ～ 9 d，其特点为小动静脉和微血管及其周围炎、淋巴细胞浸润及局部水肿。Ⅱ期：12 ～ 25 d，其特点为冠状动脉周围主要分支血管炎症，可见冠状动脉瘤及血栓。Ⅲ期：28 ～ 31 d，其特点为中等动脉发生肉芽肿。Ⅳ期：约数月或更久，病变愈合，内膜增厚，瘢痕形成或阻塞的动脉可再通。

【诊断】

1. 临床表现

（1）心血管并发症：既是川崎病自身的主要症状，也是最常见和最严重并发症，重在早期预警、及时治疗。冠状动脉受累是最常见的并发症之一，其他表现还有心肌炎（急性早期为 25% ～ 50%）、心包炎和休克（低血容量表现约为 5%），以及非冠状动脉的中等大小动脉的动脉瘤、瓣膜反流（累及二尖瓣和主动脉瓣）、主动脉根部扩张和周围性坏疽等。

冠状动脉扩张可在发病第 3 天发生，多在第 1 周左右出现，病程第 2、第 3 周检出率最高，第 4 周后出现新的病变较少。急性期冠状动脉病变可从仅轻度扩张到各种形态、数目的冠状动脉瘤，多先累及近段，然后再远端，近段没有异常而仅远端受累的情况很罕见。轻度扩张者大多数 4 ～ 8 周后可恢复正常；中等冠状动脉瘤多数于

1 ～ 2 年内可能恢复；大型冠脉瘤发生率为 0.13% ～ 0.7%，恢复的可能性较小。尤需注意：尽管大部分患者冠状动脉管腔内径可正常，但血管的结构和功能持续异常，且可能进展为狭窄或堵塞。

发生冠状动脉病变的危险因素包括：发病年龄在 1 岁以内、男孩、持续发热超过 14 天、贫血、白细胞总数在 30×10^9/L 以上、血沉超过 100 mm/h、C- 反应蛋白明显升高、低白蛋白血症等。临床上尤其要关注的是，一旦出现丙种球蛋白治疗无反应、重症川崎病、川崎病诊断的延误如不完全川崎病、症状不典型的川崎病时，冠状动脉并发症的概率将大大增加。

川崎病诊断延误的原因之一是其症状的非典型，近年来，除川崎病的 6 项主要临床特征外（见川崎病前面的章节），其他各个系统表现包括：①心血管系统：非冠状动脉的中等大小动脉的动脉瘤（如肾动脉和颈内动脉），瓣膜反流和主动脉根部扩张，周围性坏疽等；②消化系统：肝功能损害、黄疸、胆囊积液、胰腺炎、呕吐、腹泻、腹痛等；③神经系统：易激惹、无菌性脑膜炎，面神经麻痹，感音神经性耳聋等；④肌肉骨骼：关节痛、关节红肿等，大小关节均可累及；⑤泌尿系统：无菌性脓尿，尿道或尿道口炎，鞘膜积液等；⑥呼吸系统：咳嗽、流涕等，胸片示支气管周围及间质渗出、肺结节、胸腔积液等。在病程中的这些非典型表现，有助于佐证川崎病的诊断，尤其是在不完全川崎病时。

（2）关注不完全川崎病：发热 ≥ 5 天，但主要临床特征 < 4 项，评估是否为不完全性川崎病（incomplete Kawasaki disease，IKD）的流程见图 6-33。

不完全川崎病和不典型川崎病的本质均为川崎病。严格地讲，不完全川崎病强调的是典型表现 4 项，心脏超声不一定有冠状动脉病变；而不典型川崎病重在强调：① 川崎病症状的不典型，如肾脏的无菌性脓尿、烦躁和无菌性脑膜炎等；②心脏超声一般可见冠状动脉病变（提示冠状动脉炎）。不典型川崎病往往是不完全川崎病之一。

2. 川崎病 CAL 的检测方法

（1）心脏超声：是检测冠状动脉病变的最敏感和便捷的无创伤性方法，也可发现其他各种心血管病变，如心包积液、左室扩大、二尖瓣反流及心功能不全等。急性期和亚急性期每周检查 1 次，发现瘤样改变时应增加检查频次。

本病的冠状动脉病变以累及其主干近端，左前降支最多见，其次为左回旋支，少见。孤立的远端动脉瘤罕见。有冠状动脉扩张尤其是巨大冠状动脉瘤的患儿应尽可能测量右冠状动脉远端甚至后降支。除测量管腔内径外，还应观察管腔内是否有血栓形成和狭窄。一般将冠状动脉病变严重的程度分为 4 度（表 6-9）。

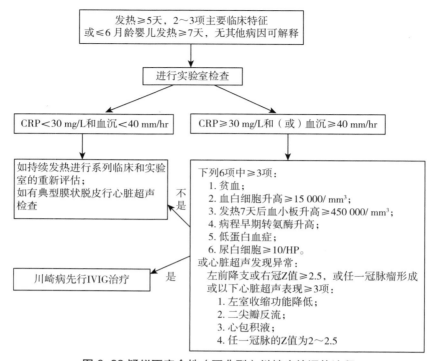

图 6-33 疑似不完全性（不典型）川崎病的评估流程

表 6-9 心脏超声评估川崎病冠状动脉病变

分型	内径 （JCS 标准）	内径 / 邻近段比值（年 龄＞5 岁）	Z 值 （AHA 标准）
冠脉正常	＜5 岁：＜3 mm ≥5 岁：＜4 mm	—	＜2
暂时扩张	1 个月内恢复	—	2.0～2.5 （开始＜2，随访变化幅度≥1）
小型冠脉瘤	≤4 mm	1.5	≥2.5～＜5.0
中型冠脉瘤	4 mm～≤8 mm	1.5～4.0	≥5.0～＜10.0
大型或巨大冠脉瘤	＞8 mm	＞4.0	≥10.0

（2）冠状动脉造影：为诊断 CAL 的金标准，对于巨大或中型冠状动脉瘤但 1 支冠状动脉内有多个或长段动脉瘤，建议在恢复早期（病程 2～3 个月）施行。如果在随访过程出现新的心肌缺血证据，可重复造影检查。

（3）多层螺旋 CT 血管成像（computed tomography angiography，CTA）或磁共振

冠状动脉成像（magnetic resonance coronary angiography，MRCA）：可用于川崎病 CAL 的随访。急性期如果超声心动图显示冠状动脉内血栓形成伴栓塞风险或已经发生栓塞，可先行 CTA 协助判断。

3. 川崎病 CAL 心肌缺血的评估

儿童发生心肌缺血时通常无症状或症状被忽略，因此对于有严重 CAL 的患儿，尤需注意评估是否存在心肌缺血。

（1）心肌酶学评估：包括心肌肌钙蛋白 T 或 I（cardiac troponin T or I，cTnT 或 cTnI）和肌酸激酶同工酶（creatine kinase isoenzymes，CK-MB）。血清 cTnT 或 cTnI 是心肌损伤坏死的标志物，分别在心肌损伤后 12～18 h 和 90～120 h 达峰值，恢复正常的时间分别为 10～15 d 和 5～7 d。CK-MB 在心肌损伤的 4～6 h 出现，2～3 d 恢复正常，但 CK-MB 受影响因素较多，一般不单独作为心肌损伤的标志。

（2）心电图：包括常规心电图、24 h 动态心电图及负荷心电图（运动平板试验）。常规心电图以 ST 段和 T 波波异常多见，也可显示 P-R、Q-R 间期延长，异常 Q 波及心律失常。对中型和巨大冠状动脉瘤伴或不伴冠状动脉狭窄的患儿，均建议进行负荷心电图检查，但运动平板试验仅适用于学龄期或更年长的患儿，且敏感性有限。有冠状动脉狭窄或冠状动脉瘤的患儿至少每年 1 次 24 h 动态心电图检查，鉴别是否有心律失常或缺血改变。

（3）超声心动图评估：包括①经胸超声心动图：评估心功能状态、心肌节段性运动不良、心肌缺血引起的腱索和瓣膜损伤等；②负荷超声心动图：包括药物负荷和运动负荷试验，二者的敏感性均高于单纯运动平板试验。运动负荷试验仅适合于大龄患儿。用于负荷试验的药物包括多巴酚丁胺、三磷酸腺苷（ATP）、腺苷、双嘧达莫（潘生丁），以多巴酚丁胺临床应用较多。

（4）心脏磁共振成像：可进行解剖成像和负荷技术，观察川崎病患儿冠状动脉解剖、心肌炎症、心肌纤维化，并可诱导灌注缺损。正电子发射断层扫描可以检测心肌血流储备和内皮功能的减弱，可能是检测川崎病患儿心肌缺血的另一种潜在的方法。

（5）核素心肌灌注显像（myocardial perfusion imaging，MPI）：可进行药物负荷 MPI。MPI 存在可逆性灌注缺损是川崎病患儿随访中预测心脏事件的一个强有力因素。MPI 的禁忌证包括：哮喘、慢性阻塞性呼吸道疾病史，病态窦房结综合征，Ⅱ、Ⅲ度房室传导阻滞，急性心肌梗死，心功能衰竭，血压异常者。

【鉴别诊断】

应与脓毒血症、各种出疹性疾病、急性淋巴结炎、其他结缔组织病等相鉴别。

【治疗】

川崎病 CAL 药物治疗的目的：在川崎病标准治疗方案即大剂量丙种球蛋白静脉滴注和口服阿司匹林的基础上，建议下列原则：预防和抑制血栓形成，改善血管功能，防止血管壁重塑，保护心肌。

（1）发病 10 d 内（最好 7 d 内）给予大剂量 IVIG（2 g/kg）单次静脉滴注 12 小时以上，同时给予阿司匹林 30～50 mg/（kg·d）抗血管炎。

（2）VIG 无反应型或不敏感型川崎病：如应用首剂 IVIG 36 h 后仍持续发热或热退后再次发热，并伴有至少 1 项川崎病表现，称为 IVIG 无反应型或不敏感型川崎病，可再次使用 IVIG（2 g/kg），并建议糖皮质激素与 IVIG 同步应用。

（3）如果发病 10 d 后，对于持续发热、冠状动脉病变或全身炎症反应（ESR 或 CRP 增高）者，仍建议应给予大剂量丙种球蛋白，并加强抗炎症治疗。

（4）患儿热退后 72 h 及以上，阿司匹林减为小剂量发挥抗凝作用，即 3～5 mg/（kg·d），单次服用。无 CAL 者，阿司匹林持续应用至发病后 2～3 个月；有 CAL 者，阿司匹林持续应用至冠状动脉恢复正常。

（5）严重阿司匹林肝毒性或阿司匹林禁忌者，服用阿司匹林期间若出现水痘等病毒感染时要暂停服用，可以选用氟布洛芬代替，剂量为 3～5 mg/（kg·d），分 3 次。

（6）发生 CAL 的患儿，给予抗血小板药，是否同时加用抗凝药取决于冠状动脉受累的严重程度。

1）任何时期冠状动脉均未受累（Z 值＜2）或急性期冠状动脉有轻度扩张（Z 值在 2.5～5 之间），在病程 30 d 内恢复正常者，需给予小剂量阿司匹林 3～5 mg/（kg·d），持续 2～3 个月。

2）小型冠状动脉瘤（Z 值为 2.5～＜5），给予小剂量阿司匹林 3～5 mg/（kg·d），持续应用，直到冠状动脉恢复正常为止。

3）中型冠状动脉瘤（Z 值为 5～＜10，且内径绝对值＜8 mm）：需双抗血小板治疗即阿司匹林需联合应用其他抗血小板药物如氯吡格雷（＜24 月龄：0.2～1 mg/kg；≥2 周岁：1 mg/kg，qd）。

4）巨大冠状动脉瘤（Z 值≥10，或内径绝对值≥8 mm）或 1 支冠状动脉内有多个动脉瘤或冠状动脉瘤伴冠状动脉狭窄而不伴有心肌缺血者的抗血小板和抗凝的治疗方案：小剂量阿司匹林联合抗凝药如华法林 0.05～0.12 mg/（kg·d），1 次服用，3～7 天起效，使国际标准化比值（INR）维持在 1.5～2.5；或小剂量阿司匹林联合低分子肝素（LMWH）。LMWH 皮下注射，每 12 小时 1 次，剂量：年龄＜1 岁时治疗量为 300 U/（kg·d），预防量为 150 U/（kg·d）；年龄≥1 岁时，治疗量为 200 U/（kg·d），预防量为 100U/（kg·d）。该药起效快速且具有抗炎作用，因此在急性期优先选用。如果患儿病情稳定即动脉瘤停止扩张，建议从 LMWH 过渡到华法林长期口服。另外，可考虑给予 β 受体阻滞剂保护心肌。

5）冠状动脉狭窄、且伴心肌缺血时，在坚持上述的第 4 点方案的同时，要尽早考虑：①溶栓治疗：适用于急性冠状动脉阻塞发生的 12 h 以内；②经皮冠状动脉介入术或冠状动脉旁路移植术等治疗措施：干预的指征为冠状动脉狭窄 ≥ 75% 且有缺血性症状等。

对于冠状动脉血栓风险极高的患儿，治疗方案可更积极，尤其近期因冠状动脉血栓而需要溶栓治疗者，可使用双抗血小板和抗凝 3 种药物（即阿司匹林、氯吡格雷和 LMWH），但需要严密评估出血风险。

溶栓治疗：心肌梗死发生的 12 h 内尽早用药。静脉用药溶栓再通率为 70% 以上，冠状动脉内溶栓再通率可增加 10% 左右。最常用溶栓药物是纤溶酶原激活因子（tissue plasminogen activator，tPA），0.5 mg（/ kg·h），共 6 h。溶栓的同时需应用阿司匹林和低剂量肝素 [10 U（/ kg·h）]，溶栓结束后肝素恢复合适剂量，也可选用尿激酶（4400 U/kg，10 min，单剂）或尿激酶（1000 ～ 4 000 U/kg，30 min 单剂）。

总的建议：川崎病的随访过程中，近远期的并发症多累及心血管系统，建议一旦发现，尽早转入心血管科进行评估和制定随访方案。

（吕海涛　苏州大学附属儿童医院）

参考文献

1. MYUNG K.PARK. 实用小儿心脏病学手册 .4 版 . 桂永浩，刘芳，译 . 北京：人民军医出版社，2011.

2. 中华医学会儿科学分会心血管学组 . 川崎病冠状动脉病变的临床处理建议（2020 年修订版）. 中华儿科杂志，2020，58（9）：718-724.

第十二节　儿童胸痛

【概述】

胸痛是儿科常见的症状和主诉，儿童胸痛的病因涉及多个脏器和系统，多数病因为良性、非心源性的。心源性胸痛虽然是少数，但首诊医师应熟悉儿童胸痛的快速鉴别诊断。胸痛的预后轻重悬殊，尤其需要做好预警的危险性，及时正确转诊至专科医院。

【病因】

儿童胸痛的病因一般分为心源性胸痛、非心源性和特发性胸痛三类。

心源性胸痛少见，主要包括感染性心肌炎及心内膜炎、肺动脉高压、心律失常（室上性心动过过速、频发室性早搏或室性心动过速等）；心功能不全、先天性心脏病、肥厚梗阻型心肌病；先天性或后天性冠状动脉异常（曾患川崎病、冠心病、高血压、镰刀细胞病）、主动脉夹层和主动脉瘤（特纳综合征、马方综合征和努南综合征）、心包疾病（心包炎、心包切开综合征）。

临床较多的为非心源性病因，按照器官分布如下：①胸廓：肋软骨炎、创伤或肌肉劳损、胸廓或胸椎异常、乳腺触痛等；②呼吸系统：严重咳嗽、哮喘、支气管炎或大叶性肺炎、胸腔积液、气胸或纵隔气肿和胸膜痛等；③胃肠系统：胃食管反流、胃炎胃溃疡疾病、异物和胆囊炎等；④心理性病因：过度通气、转换性症状、躯体化障碍和抑郁等，心理性胸痛更多见于 12 岁以上的女童；⑤其他：带状疱疹等为胸痛非常见原因，柯萨奇病毒感染也可引起胸壁痛。

【诊断】

1. 临床表现

（1）心源性胸痛：尽管少见，但是最严重。一般认为心源性胸痛常与运动有关，可伴有头晕和心悸，儿童有时会将心悸或剧烈的心跳主诉为胸痛。这类疾病往往是由快速心律失常、心肌或心包炎、急性心功能不全引起。典型心绞痛为一种深部重压的压榨性疼痛或窒息感伴放射痛，心绞痛位于心前区或胸骨下方，向颈、下颌、臂部、背部或腹部放射痛，运动或情绪紧张可诱发或加重疼痛。胸痛可伴有心悸、头晕或晕厥。

（2）非心源性胸痛：最常见于胸部和呼吸系统疾病。①肋软骨炎：女孩较男孩更常见，可持续数月。特征为轻到中度的胸前壁疼痛，有触痛，通常为单侧，可放射至后背，呼吸或运动时可加重。其中肋软骨炎的特征为胸骨肋软骨结合处大而软、梭状（纺锤状）、非化脓性肿胀，通常累及第 2 肋软骨结合处。②肌肉、骨骼：剧烈运动、举重或胸部创伤病史，胸壁或肌肉的触痛。③呼吸道疾病：肺部病变、胸膜刺激或气胸可引起疼痛。严重咳嗽的病史、伴有肋间或腹部肌肉疼痛、体检有啰音或哮鸣音，如呼吸道感染、肺炎和哮喘等。自发性气胸或纵隔气肿是急性胸痛的少见呼吸道病因，哮喘、囊性纤维化、马方综合征患儿或吸入可卡因容易并发胸痛。④胃肠道：胸痛伴有反酸、恶心往往提示为胃肠病导致胸痛，胸骨下方烧灼样疼痛、仰卧或腹部加压时加重提示胃食管反流。餐后右上腹和部分胸部疼痛提示胆囊炎可能。吞入异物也会引起胸痛。⑤心理性：常见于女性青少年。常有近期受到某些的压力或改变如家庭成员重大事件、新近环境的变化、周围人患病的影响和校园内受挫。建议请心理科或精神科医生确诊。过度通气亦导致胸部不适，常伴有感觉异常和头晕目眩。⑥其他：心前区钝痛后或针刺样疼痛，一种单侧性胸痛，持续数秒或数分钟，与弯腰曲背有关。滑肋综合征（因第 8 到第 10 肋骨没有直接与胸骨相连，其过度移动导致胸痛）。乳腺痛可见于一些男性和女性青少年。

（3）特发性胸痛：经过仔细全面检查仍未查找到病因的胸痛。儿童慢性胸痛多为特发性，很少为心源性。

2. 体格检查

视诊：胸部是否对称、外伤，检查腹部皮肤和肢体有无外伤或慢性疾病。触诊：胸壁触痛或皮下积气，需触诊每一处肋软骨和胸骨肋软骨结合部，腹部是否有放射痛至胸部的来源。叩诊：两侧胸廓是否对称，以鉴别气胸、胸腔积液和肺炎实变。听诊：心脏听诊有心律失常、心脏杂音、摩擦音、低钝心音和奔马律；肺部听诊以发现啰音、哮鸣音或呼吸音减低。

3. 胸片

评估胸骨和肋骨改变；评估肺部病变、肺血管床、心脏和心影改变。

4. 心电图

评估心律失常、心肌肥厚、传导阻滞、预激、QT 间期延长。

5. 心脏超声

心脏超声是必备的检查，主要包括心脏的结构，心脏收缩、舒张功能和心包疾病。有川崎病病史者尤其要关注冠状动脉及其主要分支。

6. 心肌酶学检查

心肌酶学检查是验证心肌损害、鉴别心肌炎症的必备项目，尤其是近期感染或急性胸痛者。

【鉴别诊断】

病史和体格检查，结合心肌酶谱、心电图、心脏超声等辅助检查，足以鉴别或排除大部分心源性胸痛，尤其要注重鉴别冠状动脉相关的、先天性心脏综合征相关的胸痛，以预警猝死，并常可找到特异的非心源性胸痛病因。

1. 现病史

确定疼痛来源是否为心脏、疼痛的性质、与劳累或体力活动的关系、强度、特征、频率、持续时间及放射点。典型的心绞痛为一种深部重压的疼痛、有压榨感或窒息感。心绞痛位于心前区或胸骨下方，向颈、颌、单或双臂、背部或腹部放射，运动或情绪紧张可诱发或加重疼痛。伴有心悸、头晕或晕厥的胸痛提示可能为心源性。非劳力性、短暂锐痛一般是非心源性的胸痛。

2. 既往史

既往是否有基础心脏病史如先天性或获得性心脏病史，心脏手术史；哮喘、感染或川崎病史；既往心电图异常，长 QT 综合征、心律失常等；用药史。

3. 家族史

是否有意外猝死的家族史；是否有心源性死亡的家族史和遗传性疾病史如长 QT 综合征、心肌病等。

4. 非心源性胸痛一般有如下特点

既往无基础心脏病或川崎病史。无遗传性心脏病家族史（如长 QT 综合征、心肌病、意外猝死）。心脏检查无异常。心电图、胸片和心脏超声正常。胸痛多在休息时明显，即非劳力性、在看电视或坐在教室里时发生的胸痛，而运动后或注意力分散后无胸痛或胸痛缓解；锐痛；慢性疼痛而面色无改变。

5. 鉴别心源性的胸痛是胸痛的第一要务

各类心肌炎、心肌病、感染性心内膜炎及风湿性心肌炎等结缔组织疾病导致心血管并发症等出现胸痛表现。常见心源性胸痛鉴别诊断如下。

（1）心肌炎：尤其是急性暴发性心肌炎，可表现为严重心律失常、心力衰竭、心脑综合征甚至猝死。急性胸痛可以是最突出和首发表现，疼痛性质多样，可类似心绞痛症状。血清心肌酶学检查可见 CK-MB 或心肌钙蛋白增高。心电图可有各种改变如 ST 段压低和 T 波动态变化，可有心肌梗死样病理性 Q 波、ST 段呈弓背向上抬高、各种传导阻滞、异位心动过速等。胸片可见心脏搏动减弱、心影进行性增大，心衰时伴肺瘀血。心脏超声显示左心室射血分数降低、心腔增大和室壁动度减弱等。

（2）心包炎：急性心包炎可由感染引起，单独发病或为结缔组织病（风湿病、系统性红斑狼疮等）全身多系统疾病的心包炎部分表现。多有胸痛表现，随体位而改变，放射痛至左肩、颈部及背部。体征：心包摩擦音或心包填塞征为其主要特点。心电图：胸前导联改变最明显，ST 段呈弓背向下型抬高，T 波变为低平或倒置，QRS 波群低电压，上述改变数小时至 1～2 天内出现，持续数小时以至数日。胸片可初步发现心搏减弱，心影增大呈烧瓶状。心脏超声可迅速准确判断积液量和心功能情况，积液性质和病原有待心包穿刺确诊。

（3）心律失常：儿童心律失常并不少见，年长儿可主诉胸痛、胸闷等非特异性表现，其心律失常类型多样，可有阵发性室上性心动过速、室性心动过速等快速型心律失常，也可由频发早搏、完全性房室传导阻滞、病态窦房结综合征等诱发。常规心脏听诊、12 导联心电图和动态心电图等可鉴别。

（4）冠状动脉病变：川崎病已经成为儿童获得性心血管病最常见的病因，未经治疗并发冠状动脉损害的发生率为 20%～25%。冠状动脉损害包括冠状动脉扩张、冠状动脉瘤甚至继发血栓形成。在病程的第2、第3周，因血栓导致冠脉狭窄或闭塞可致心肌梗死、急性胸痛，一旦出现胸痛应高度警惕，可通过心电图、运动或药物负荷心电图、心脏超声甚至 CT 冠脉造影明确诊断。

先天性冠状动脉起源异常、先天性冠状动脉瘘等罕见疾病也可导致胸痛，类似心绞痛，一般需通过多次的心脏超声仔细和反复检查，必要时行 CT 或心血管造影以明确诊断。

【治疗】

治疗目的在于纠治或解除病因。对于心源性胸痛，出现以下各种情况均建议尽早转诊至儿童心脏专科。如果胸痛部位固定，伴有放射痛；胸痛时伴有面色改变尤其是面色苍白、多汗；运动时加重或诱发，或伴心悸、头晕或晕厥等其他症状；心脏体征明显，心肌酶学、胸片或心电图异常（尤其长 QT 综合征、多个导联的 ST-T 改变动态改变）；有基础心脏病如心肌炎、心肌病病史等；有意外猝死家族史、心脏病史和遗传性疾病；胸痛慢性、反复性发作，患儿紧张、家长高度焦虑。

非心源性胸痛如肋软骨炎、骨骼肌肉和非器质性原因引起的胸痛，可选用非甾体抗炎药（布洛芬抗炎并镇痛）或乙酰氨基酚对症治疗。哮喘如为运动性诱发，可吸入 β 受体阻滞剂预防，必要时请儿童呼吸科会诊。疑有胃炎、胃食管反流或胃溃疡，可使用止酸剂、胃黏膜药等治疗。如果疑有心理性因素，建议请心理或精神科医生会诊。对不明原因急性胸痛和极端痛苦患儿，建议及时转诊至专科医生。

儿童慢性胸痛安静时症状明显，多为特发性，但即使已经诊断为特发性胸痛，仍需要坚持随访，反复查找病因，与患儿和家长同时充分沟通。

（吕海涛　苏州大学附属儿童医院）

参考文献

1. MYUNG K.PARK. 实用小儿心脏病学手册 .4 版 . 桂永浩，刘芳，译 . 北京：人民军医出版社，1999.

2. 中华医学会儿科学分会心血管学组 . 川崎病冠状动脉病变的临床处理建议（2020 年修订版）. 中华儿科杂志，2020，（58）：718-724.

第十三节　儿童晕厥

晕厥是由各种原因引起的一过性脑供血不足或中断导致的临床急症，主要表现为一过性意识丧失（transient loss of consciousness，TLOC），伴有肌张力丧失、自主体位不能维持而摔倒，过程多为短暂性、自限性。儿童晕厥是儿童及青少年时期的常见急症。

【概述】

儿童晕厥的发病高峰年龄为 15 ～ 19 岁，约 15% 的儿童及青少年至少经历一次晕厥发作，女性多于男性。虽然晕厥大多数为良性过程，但如果反复发作，会影响患儿的身心健康及生活质量，增加家庭的心理负担。部分晕厥具有猝死风险。

【病因】

我国儿童晕厥的病因如下。

（1）自主神经介导性晕厥（最常见，占 70％～ 80％）：包括血管迷走性晕厥（vasovagal syncope，VVS）（最常见）、体位性心动过速综合征（postural orthostatic tachycardia syndrome，POTS）、直立性低血压（orthostatic hypotension，OH）、直立性高血压、境遇性晕厥（situational syncope）和颈动脉窦敏感综合征。

（2）心源性晕厥（2%～ 3%）：包括心律失常（快速型心律失常、缓慢型心律失常）和结构性心脏病。

（3）不明原因晕厥（20%）。

【诊断】

患儿出现 TLOC，伴有肌张力丧失、体位不能维持而摔倒，起病迅速、过程短暂并能自行恢复，可为发作性。

自主神经介导性晕厥：年长儿多见；有持久站立或体位由卧位或蹲位快速达到直立位、精神紧张或恐惧、闷热环境等诱发因素；直立后常出现直立不耐受症状，如头晕、头痛、疲劳、视物模糊、胸闷、心悸、长出气、手颤、不能耐受运动，严重时可出现晕厥发作；直立试验或直立倾斜试验（head-up tilt test，HUTT）达到不同的阳性标准可分别诊断 VVS、POTS、OH 和直立性高血压；除外其他疾病；境遇性晕厥（特殊情境下晕厥如排尿、排便、咳嗽、吞咽、梳头等）、药源性晕厥（用药史）等可通过典型的病史进行诊断。

心源性晕厥：可发生于任何年龄。晕厥时存在心律失常，如快速心律失常（室性心动过速、室上性心动过速合并心房颤动），缓慢心律失常（三度房室传导阻滞、病态窦房结综合征），应警惕遗传性离子通道病（先天性长 QT 综合征、儿茶酚胺敏感性多形性室性心动过速等）。存在心脏结构异常，如导致流出道梗阻的心脏病（如肺动脉高压、肥厚型梗阻性心肌病、法洛四联征）；兼有以上 2 种因素，如心动过速性心肌病、致心律失常右室心肌病及部分先天性心脏病等。心源性晕厥虽然较少见，但猝死风险高。婴幼儿期起病、运动诱发晕厥、有器质性心脏病或猝死家族史及心电图异常均提示可能为心源性晕厥，其中由运动诱发的晕厥及心电图异常提示意义较大。

不明原因晕厥（20%）：为通过详细询问病史、体格检查及各项辅助检查不能明确诊断，也不能提示诊断的晕厥。如果晕厥反复发作，需要重新从病史、体检及辅助检查进行再次评价，必要时请神经科或精神科医师评估。

晕厥诊断流程见图 6-34。

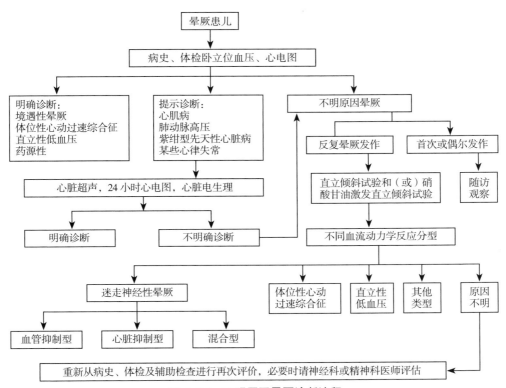

图 6-34 不明原因晕厥诊断流程

【辅助检查】

1. 血生化、心肌酶谱

了解有无低血糖，电解质紊乱（低血钾、低血钙等），心肌损害等。

2. 心电图、24 小时心电图

判断有无心律失常、束支传导阻滞、QT 间期延长或缩短、ST-T 改变、心肌缺血等表现。

3. 超声心动图

了解有无心脏结构异常、心肌病、心包积液、肺动脉高压及心功能、心室流出道等情况。

4. 脑电图

了解有无脑电活动异常。

5. 头颅 CT 或核磁共振

了解有无颅内出血、颅内肿瘤等病变。

6. 运动平板试验

了解有无运动诱发的心律失常或心肌缺血等。

7. 直立试验

可用于晕厥或直立不耐受患儿病因的初筛，无明确禁忌证。患儿先安静平卧 10 min，然后站立 10 min，分别检查直立前后心率、血压和常规心电图，比较各指标的变化。

8. 直立倾斜试验

适用于疑诊自主神经介导性晕厥者。禁忌证：有流出道梗阻型心脏病或脑血管疾病或其他已知的器质性心脏病。患儿仰卧 10 min，然后站立于倾斜床上（倾斜 60°）一定时间，分别检查倾斜前后血压、心率及心电图变化及临床表现，阴性患儿可加做硝酸甘油激发的 HUTT。

VVS 阳性反应的判断标准：在 HUTT 中出现晕厥或晕厥先兆伴下述情况之一者为阳性：血压下降；心率下降；出现窦性停搏代之交界性逸搏心率；一过性二度或二度以上房室传导阻滞及长达 3 s 的心脏停搏。若血压明显下降、心率无明显下降，则为血管抑制型；若以心率骤降为主、血压无明显下降，则为心脏抑制型；若心率与血压均有明显下降，则为混合型。

POTS 阳性反应的判断标准：平卧位时心率在正常范围，直立试验或 HUTT 的 10 min 内心率较平卧位增加 ≥ 40 次 / 分钟和（或）心率最大值达到标准（6 ~ 12 岁 ≥ 130 次 / 分钟，13 ~ 18 岁 ≥ 125 次 / 分钟），同时收缩压下降幅度 < 20 mmHg、舒张压下降幅度 < 10 mmHg。

OH 阳性反应的判断标准：平卧位血压正常，直立试验或 HUTT 的 3 min 内血压较卧位持续下降，收缩压下降幅度 ≥ 20 mmHg 和（或）舒张压持续下降幅度 ≥ 10 mmHg，心率无明显变化。

直立性高血压阳性反应的判断标准：平卧位血压正常，直立试验或 HUTT 的 3 min 内血压升高，收缩压增加 ≥ 20 mmHg 和（或）舒张压较平卧位增加幅度达到标准（6 ~ 12 岁 ≥ 25 mmHg；13 ~ 18 岁 ≥ 20 mmHg）或血压最大值达到标准（6 ~ 12 岁 ≥ 130/90 mmHg，13 ~ 18 岁 ≥ 140/90 mmHg）。心率无明显变化。

直立试验或 HUTT 阳性并不是诊断 VVS、POST、OH 或直立性高血压的唯一依据，应结合临床表现综合判断。

9. 遗传代谢和基因检测

对于 QT 间期延长或缩短、似 Brugada 综合征心电图改变或运动诱发室性心律失常等疑为遗传性离子通道病的患儿，需要行基因检测，有助于明确病因。

【鉴别诊断】

假性晕厥：存在易误诊为晕厥的其他一些导致 TLOC 的基础疾病，如癫痫，代谢紊乱（如低血糖、低氧血症、过度通气导致低碳酸血症）以及精神心理因素。由这些疾病导致的 TLOC 称为"假性晕厥"。需要经过仔细询问病史和晕厥前、晕厥时、晕厥后的详细情况，结合相应的辅助检查做出判断。

【治疗】

1. 自主神经介导性晕厥

（1）健康教育：①避免诱因：如长时间站立不动、突然变换体位（如长时间卧位或坐位后突然起立）、闷热环境、持续运动后突然停止、精神紧张等。②适当体质锻炼：增加腿部肌肉力量，加强肌肉泵的功能。③正确识别晕厥先兆，并进行物理抗压动作：如长时间站立后可稍作屈膝动作、收缩腹肌或四肢肌肉等。④保持心理健康：与患儿沟通，减轻心理负担。

（2）自主神经功能锻炼：①直立训练（倾斜训练）（需有家长看护）：双脚足跟离开墙壁 15 cm，头枕部靠在墙壁站立。站立时间以患儿耐受时间为佳，如从 5 min 起，逐步增加至 20 min，2 次 / 天。②干毛巾擦拭：以质地柔软的干毛巾反复擦拭患儿双前臂内侧及双小腿内侧，可刺激外周神经，有利于血管收缩、舒张功能锻炼，每个部位 5 min，2 次 / 天。

（3）增加水和盐的摄入：保证每日充足的饮水量，保持尿色清亮。适当增加食盐摄入量或酌情应用口服补液盐，尤其是夏秋季节。伴有高血压、肾脏疾病或心功能不全的患儿不宜应用。

（4）药物治疗：用于患儿晕厥或晕厥先兆症状严重、非药物治疗效果欠佳或晕厥先兆不明显而有外伤风险时。常用药物为盐酸米多君和美托洛尔。

（5）疗效随访：初次确诊治疗后需随访 1 ～ 3 个月，以后可根据患者症状发作情况决定随访频率。

2. 心源性晕厥

针对确诊的心脏疾病进行治疗，如抗心律失常，抗肺动脉高压，手术矫治先天性心脏病等。对于明确为遗传性离子通道病者，如果药物预防室性心动过速无效，可安装埋藏式自动复律除颤器（ICD）。

3. 不明原因晕厥

尽量避免可能引起晕厥的诱因，防止患儿因晕厥摔倒导致意外伤害。再次发生晕厥需要重新评估。

【预后】

儿童晕厥的预后和病情转归与原发病因密切相关，需要重视晕厥病因的寻找。

（孙　凌　苏州大学附属儿童医院）

参考文献

1. 杨思源，陈树宝. 小儿心脏病学 .4 版 . 北京：人民卫生出版社，2012：639-644.

2. 杜军保. 儿科心脏病学 . 北京：北京大学医学出版社，2013：488-505.

3. 中华医学会儿科学分会心血管学组. 儿童晕厥诊断指南（2016 年修订版）. 中华儿科杂志，2016，54（4）：246-250.

4. 王成，金红芳，杜军保. 2018 年中华医学会儿科学分会心血管学组儿童青少年晕厥诊断与治疗指南解读. 中华实用儿科临床杂志，2019，34（3）：161-165.

泌尿系统疾病

第一节　肾脏疾病常见症状及临床表现

一、血尿

血尿是儿科泌尿系统疾病常见的症状。正常人尿中红细胞仅为 $0 \sim 2$ 个 / 高倍视野。血尿是指尿液中红细胞数超过正常，分为镜下血尿和肉眼血尿，前者仅在显微镜下发现红细胞增多。取新鲜清洁中段尿（以清晨为好）10 mL，以 1500 转 / 分离心沉淀 5 分钟，弃上清液，将管底沉渣 0.2 mL 混匀后涂片镜检，高倍镜下红细胞 > 3 个 / 高倍视野或尿沉渣红细胞计数 > 8×10^6/L（8000 个 /mL）即为镜下血尿。肉眼即可见尿呈"洗肉水"色或血样，称为"肉眼血尿"。一般当尿红细胞 > 2.5×10^9/L（1000 mL 尿中含 0.5 mL 血液），即可出现肉眼血尿，肉眼血尿的颜色与尿液的酸碱度有关，中性或弱碱性尿颜色鲜红或呈洗肉水样，酸性尿呈浓茶样或烟灰水样。

目前常用尿液分析仪（试纸法）检测血尿，其原理是利用血红蛋白的氧化性与试纸的呈色反应来进行半定量分析，但当尿中存在还原物质（如维生素 C > 50 mg/L），可呈假阴性。尿中存在游离血红蛋白、肌红蛋白和过氧化物酶等物质时可呈假阳性。健康儿童尿液分析可有潜血阳性且尿潜血与镜检往往不平行。尿潜血仅为筛查试验，确诊血尿应以尿沉渣显微镜检查为准。

【病因与临床分类】

引起血尿的原因很多，各种致病因素引起的肾小球基膜完整性受损或通透性增加、肾小球毛细血管腔内压增高、尿道黏膜的损伤、全身凝血机制障碍等均可导致血尿。

1. 肾脏疾病

（1）各种原发性肾小球疾病：急慢性肾小球肾炎、Alport 综合征、薄基膜病、IgA

肾病、肺出血—肾炎综合征等。

（2）感染：肾结核、肾盂肾炎。

（3）畸形：肾血管畸形、先天性多囊肾、游走肾、肾下垂、肾盂积水等。

（4）肿瘤：肾胚胎瘤、肾盂血管肿瘤等。

（5）肾血管病变：肾静脉血栓形成、左肾静脉受压综合征（胡桃夹现象）。

（6）损伤：肾挫伤及其他损伤。

（7）药物：肾毒性药物，如氨基糖苷类抗生素、杆菌肽、水杨酸制剂、磺胺类、苯妥英钠、环磷酰胺等，均可引起肾损害产生血尿。

2.尿路疾病

（1）感染：膀胱炎、尿道炎、结核。

（2）结石：输尿管结石、膀胱结石。

（3）肿瘤、息肉、憩室、异物等。

3.全身性疾病

（1）出血性疾病：弥散性血管内凝血、血小板减少性紫癜、血友病、新生儿自然出血症、再生障碍性贫血、白血病等。

（2）心血管疾病：充血性心力衰竭、感染性心内膜炎。

（3）感染性疾病：猩红热、伤寒、流行性出血热、传染性单核细胞增多症、暴发型流行性脑膜炎及肺炎支原体、结核分枝杆菌、肝炎病毒、钩端螺旋体等所致感染后肾炎。

（4）系统性疾病：系统性红斑狼疮、过敏性紫癜、结节性多动脉炎、风湿性肾炎。

（5）营养性疾病：维生素 C 缺乏症、维生素 K 缺乏症。

（6）过敏性疾病：饮食过敏，如牛奶或菠萝过敏。

（7）其他疾病：如遗传性毛细血管扩张症，剧烈运动引起的一过性血尿，特发性高钙尿症等。

【诊断和鉴别诊断】

1.真性血尿与假性血尿

血尿的诊断首先要排除以下能产生假性血尿的情况：①摄入大量人造色素（如苯胺）、食物（如蜂蜜、黑莓、甜菜）或药物（如大黄、利福平、苯妥英钠）等引起的红色尿；②血红蛋白尿或肌红蛋白尿；③卟啉尿；④初生新生儿尿内尿酸盐可使尿布呈红色；⑤血便或月经血污染。①~④虽有尿色异常但尿沉渣检查无红细胞可资鉴别。

2.肾小球性与非肾小球性血尿

血尿确定后，首先判定血尿的来源，然后确定原发病因。目前常用的方法有：①尿沉渣红细胞形态学检查：若以异形红细胞为主，则提示为肾小球性血尿（相差显微镜下＞

30%）。以均一形为主者则提示非肾小球性血尿。血尿来源于肾盂、肾盏、输尿管、膀胱或尿道，多见于泌尿道感染、结石、结核、肿瘤、创伤等。影响尿红细胞形态的因素有年龄、尿比重、尿 pH、利尿剂的应用、泌尿系感染、肉眼血尿发作。②来源于肾小球的血尿常呈棕色、可乐样或茶色、葡萄酒色，尿试纸蛋白检测 > 100 mg/dL。来源于下尿路的血尿常呈鲜红色、粉红色，可有血丝或血块，尿试纸蛋白检测一般 < 100 mg/dL。③尿沉渣检查见到红细胞管型和肾小管上皮细胞，表明血尿为肾实质性，多提示肾小球疾病。

3. 肾小球性血尿的诊断步骤

（1）临床资料分析：肾小球性血尿的鉴别诊断应注意特别详细地询问血尿的伴随症状及体征：①伴水肿、高血压，尿液中发现管型和蛋白尿，应考虑原发性或继发性肾小球疾病；②近期有上呼吸道感染、皮肤感染、胃肠道感染史者，应考虑急性链球菌感染后肾小球肾炎、IgA 肾病、溶血尿毒综合征；③发作性肉眼血尿，常见于 IgA 肾病、Alport 综合征、薄基膜肾病；④应仔细询问血尿家族史，遗传性肾小球疾病包括 Alport 综合征、薄基膜肾病，其他遗传性肾疾病还有常染色体显性或隐性多囊肾、不典型溶血尿毒综合征、镰状红细胞病等；⑤伴感觉异常，应考虑法布里病；⑥伴肺出血，应考虑到肺出血 – 肾炎综合征；⑦伴有皮疹和关节症状者，应考虑紫癜性肾炎、狼疮性肾炎。

（2）血和尿生化分析：①血 ASO 升高伴有 C3 下降应考虑急性链球菌感染后肾炎；②伴血 HBsAg（+）和（或）HBeAg（+），肾组织中有乙肝病毒抗原沉积，可诊断为乙肝病毒相关性肾炎；③血清补体持续性下降，考虑原发性膜增生性肾炎、狼疮性肾炎、乙肝病毒相关性肾炎、慢性肾小球肾炎；④抗核抗体（ANA）、抗双链 DNA 核体（anti-dsDNA）、抗中性粒细胞胞质抗体（ANCA）等阳性应考虑狼疮性肾炎；⑤血清 IgA 增高，提示有 IgA 肾病的可能；IgG、IgM、IgA 均增高，可见于狼疮性肾炎、慢性肾炎；⑥尿蛋白成分分析中以大分子蛋白尿为主，多见于急慢性肾小球肾炎及肾病综合征；以小分子蛋白尿为主，提示间质性肾炎。

（3）肾活检分析：对持续性镜下血尿、发作性肉眼血尿特别是伴有蛋白尿、肾功能下降或高血压的患者应行肾活检病理检查，其对血尿的病因诊断具有极为重要的价值，如 IgA 肾病、局灶节段性肾小球硬化、狼疮性肾炎、肝炎病毒相关性肾炎、薄基膜肾病、Alport 综合征等。

4. 非肾小球性血尿的诊断步骤

（1）尿三杯试验：第一杯红细胞增多为前尿道出血；第三杯红细胞增多则为膀胱基底部、前列腺、后尿道或精囊出血；三杯均有出血，则为膀胱颈以上部位出血。上尿道出血多呈暗棕色尿，无膀胱刺激征，有时可见血块。尿中出现血块通常为非肾小球性疾病。

（2）临床资料分析：①伴有尿频、尿急、尿痛，应考虑泌尿道感染，其次为肾结核；②伴有低热、盗汗、消瘦，应考虑肾结核；③伴有皮肤黏膜出血，应考虑出血性疾病；④伴有出血、溶血、循环障碍及血栓症状，应考虑弥散性血管内凝血或溶血尿毒综合征；⑤伴有肾绞痛或活动后腰痛，应考虑肾结石；⑥伴有外伤史，应考虑泌尿系统外伤；⑦伴有肾区肿块，应考虑肾肿瘤或肾静脉栓塞；⑧近期使用肾毒性药物，应考虑急性间质性肾炎；⑨无明显伴随症状时，应考虑左肾静脉受压综合征、特发性高钙尿症、肾微小结石、肾盏乳头炎、肾小血管病及肾盂、尿路息肉、憩室。

（3）辅助检查分析：①两次尿培养阳性，尿菌落计数 $> 10^5$/mL，可诊断为泌尿道感染；②尿培养检出结核分枝杆菌，对诊断肾结核有重要价值，并可通过 3 次以上晨尿沉渣找抗酸杆菌，其阳性率为 80% ～ 90%；24 小时尿沉渣找抗酸杆菌，阳性率为 70%；③泌尿系统影像学检查，如超声检查、CT 检查、静脉肾盂造影（IVP）、DMSA 等，有助于泌尿系统结石、肾囊肿、肾肿瘤、左肾静脉受压综合征、肾静脉血栓的诊断；④儿童特发性高钙尿症是非肾小球性血尿的常见原因，2 岁以上者当尿钙 / 尿肌酐（mg/mg）> 0.2 时，进一步行 24 小时尿钙测定 > 4 mg/kg，即可诊断。

二、蛋白尿

正常儿童尿液中的蛋白质排出量小于 150 mg/d 或 100 mg/（m^2 · d），新生儿由于肾小管重吸收功能发育不成熟，其尿蛋白排出量可达 300 mg/（m^2 · d）。儿童 24 小时尿蛋白定量 > 150 mg 或者 24 小时尿蛋白 > 100 mg/m^2 可以诊断为蛋白尿。

【发病机制】

蛋白尿的发生主要与肾小球毛细血管通透性和肾小管的重吸收异常有关。正常情况下肾小球毛细血管可阻止分子量在 4 万道尔顿以上的中大分子蛋白质（如白蛋白、转铁蛋白、免疫球蛋白等）通过，对分子量低于 4 万道尔顿的小分子蛋白质（如 α1-微球蛋白、β2- 微球蛋白、视黄醇结合蛋白等）无屏障作用。漏出的蛋白绝大部分被近端肾小管以胞饮方式重吸收并分解。当肾小球毛细血管通透性异常升高，滤出的蛋白质超过近端小管远端重吸收能力或者近端肾小管重吸收功能障碍时，便可产生蛋白尿。

【分类】

根据发病机制，蛋白尿大致可以分为肾小球性蛋白尿、肾小管性蛋白尿和溢出性蛋白尿三类。

（1）肾小球性蛋白尿：由于肾小球毛细血管通透性升高，白蛋白等中大分子蛋白质也漏出增加，超过了近端肾小管重吸收能力所产生的蛋白尿称为肾小球性蛋白尿。肾小球性蛋白尿是儿童蛋白尿的常见原因，可见于各种原发性、继发性肾小球疾病，以及发热、剧烈运动和体位性蛋白尿。

（2）肾小管性蛋白尿：由于近端肾小管重吸收功能障碍，出现 α1- 微球蛋白、β2- 微球蛋白、视黄醇结合蛋白等小分子蛋白尿时称为肾小管性蛋白尿。肾小管性蛋白尿常见于 Fanconi 综合征以及某些重金属中毒、药物引起的肾损伤。

（3）溢出性蛋白尿：由于血浆中某些蛋白质成分异常增多，导致经由肾小球毛细血管滤过的蛋白质远远超过近端肾小管的重吸收能力而产生的蛋白尿称之为溢出性蛋白尿。溢出性蛋白尿可见于血红蛋白尿、肌红蛋白尿、多发性骨髓瘤等。

【诊断与鉴别诊断】

儿童蛋白尿可分为一过性蛋白尿、体位性蛋白尿和持续性蛋白尿。

1. 一过性蛋白尿

在儿童蛋白尿中最为常见，是指正常肾脏排出的一过性蛋白尿。引起的原因包括发热、剧烈运动、精神压力、惊厥和脱水，因无肾实质损害，预后良好。

2. 体位性蛋白尿

体位性蛋白尿是引起儿童蛋白尿的另一个常见原因，是指直立体位时出现蛋白尿，卧床后蛋白尿消失，常见于青春期男性，可通过直立试验协助诊断。睡前将尿液排空，第 2 天清晨第 1 次尿液尿蛋白阴性，活动 2 小时后查尿蛋白 1+ 以上，即可诊断。

3. 持续性蛋白尿

（1）无症状性持续蛋白尿：是指临床无肾脏病的症状和体征（如浮肿、血尿和高血压）、肾功能正常，而在直位和卧位时均出现持续性蛋白尿。对于 24 小时尿蛋白定量在 $500 mg/m^2$ 以上者，需行肾活检，明确诊断，指导治疗。24 小时尿蛋白定量在 $500 mg/m^2$ 以下者，应注意监测无患儿的血压、蛋白尿和肾功能，若上述指标出现恶化时，应及时行肾活检。其肾活检组织病理常为局灶节段性肾小球硬化、IgA 肾病、膜性肾病、系膜增生性肾小球肾炎及微小病变。

（2）症状性持续蛋白尿：指伴有临床症状（如发热、乏力、体重下降、皮疹、紫癜、关节炎、水肿、高血压、肾功能不全）的持续性蛋白尿，其病因包括感染、肿瘤、风湿免疫性疾病、原发性继发性肾小球疾病及肾小管间质性疾病，临床常见于原发性肾病综合征、急性肾小球肾炎、紫癜性肾炎、狼疮性肾炎及急慢性间质性肾炎等。

三、肾性水肿

水肿是指过多的水、钠潴留在人体组织间隙。因肾脏疾病引起的水肿为肾性水肿。肾性水肿的程度可轻可重，隐性水肿无明显可见的水肿，仅表现为体重的增加。轻度水肿者表现为晨起双眼睑浮肿，重度者则全身明显浮肿，甚至出现第三间隙（胸腔、腹腔、睾丸鞘膜腔）大量积液。

【发生机制】

肾性水肿的发生机制因原发病的不同而异，常见的原因包括肾小球滤过率下降、球管失衡、血浆胶体渗透压下降、肾素—血管紧张素—醛固酮系统激活、抗利尿激素分泌增加等。

（1）肾小球滤过率下降：急慢性肾小球肾炎时，肾小球滤过面积减少，而肾小管仍将滤过的水、钠大量重吸收，引起尿量减少、水钠潴留，产生水肿。

（2）球管失衡：肾脏疾病时肾小球滤过率下降，而肾小管重吸收水、钠无相应减少，造成球管失衡，引起水肿。肾小球滤过率下降、球管失衡是造成肾小球肾炎水肿的主要原因。

（3）血浆胶体渗透压下降：肾病综合征时大量蛋白尿造成低蛋白血症，血浆胶体渗透压下降，液体由血浆渗出到组织间隙，产生水肿。

（4）肾素—血管紧张素—醛固酮系统激活：肾病综合征时血浆胶体渗透压下降，有效循环血量不足，激活肾素—血管紧张素—醛固酮系统，使抗利尿激素分泌增加、利钠激素分泌减少，引起肾小管重吸收水、钠增加，出现水钠潴留、水肿。血浆胶体渗透压下降、肾素—血管紧张素—醛固酮系统激活、抗利尿激素分泌增加、利钠激素分泌减少是肾病综合征水肿的主要原因。

（5）毛细血管通透性增加：急性肾小球肾炎时补体系统激活，产生过敏毒素，导致肥大细胞、嗜碱性粒细胞脱颗粒、组胺释放，引起全身毛细血管扩张、通透性增加，导致大量水分和血浆蛋白渗入组织间隙而产生水肿。水肿液中蛋白质含量可达 10 g/L 以上，这也是急性肾小球肾炎发生水肿的原因之一。

（6）心功能不全：肾脏疾病常同时伴有高血压、贫血、代谢废物潴留、电解质紊乱及严重酸中毒，可直接损害心脏，引起心功能不全，从而造成水肿加重。

【临床分类】

（1）肾炎性水肿（非凹陷性水肿）：急性肾小球肾炎时，水肿相对较轻，水肿液中蛋白质含量较多，压之有一定弹性，凹陷不明显。临床上多有少尿、血尿、管型尿、高血压及血肌酐升高等表现。

（2）肾病性水肿（凹陷性水肿）：肾病综合征时水肿较重，水肿液中蛋白质含量较少，压之呈凹陷性。临床上伴有大量蛋白尿、低白蛋白血症和高脂血症。

【诊断与鉴别诊断】

1. 诊断

肾病患儿若出现可见性水肿，则肾性水肿的诊断可成立，但若为隐性水肿，则可通过测量体重来确定。若在短时间内体重增加 3 公斤以上，可以肯定有水潴留。

肾性水肿的特点：早期表现为晨起时眼睑浮肿或颜面浮肿，久坐久立之后足背、双下肢水肿；肾小球疾病时，多伴有血尿、蛋白尿、管型尿、高血压或肾功能不全，水肿可轻可重，多呈非凹陷性；肾病综合征时，伴有大量蛋白尿、低白蛋白血症和高脂血症，水肿通常较重，呈凹陷性；肾小管—间质疾病时，常表现为小管性蛋白尿，一般有明显的病因如缺血、中毒、过敏等，水肿一般较轻，但合并少尿型肾衰时，水肿可很严重。肾后梗阻性疾病，超声影像学检查有助诊断。部分患儿可追溯到原发或继发性肾脏病史。

2. 鉴别诊断

肾性水肿需与各种非肾性水肿相鉴别。

（1）心源性水肿：心力衰竭时，可出现水肿。左心功能衰竭时，患儿表现为肺水肿；右心功能衰竭时，出现下肢水肿；心肌病全心功能衰竭时，会同时发生肺水肿和外周水肿。心源性水肿一般从下肢开始，呈上行性。患儿可伴有心动过速、气急、肺部湿啰音、哮鸣音、奔马律、肝大、颈静脉怒张等。详细的病史询问、认真的体格检查以及心脏超声等有助于鉴别诊断。

（2）肝源性水肿：儿童肝硬化、门静脉高压时，可出现腹腔积液、下肢水肿。患儿常伴有黄疸、蜘蛛痣、肝脾大、腹壁静脉曲张等临床体征。肝脏超声等影像学检查有助鉴别。

（3）营养不良性水肿：患儿多有喂养不当、蛋白尿丢失性肠病和长期蛋白质供给不足的病史，易出现低蛋白血症而引发水肿。尿液检查无血尿和蛋白尿，可与肾性水肿鉴别。

（4）黏液性水肿：甲状腺功能不全时，因皮下黏多糖沉积，出现非凹陷性水肿。患儿有嗜睡、喂养困难、便秘、表情淡漠、呆板、鼻宽、唇厚、舌大、脐疝等临床症状体征。甲状腺功能检测有助于鉴别。

（赵　非　南京医科大学附属儿童医院）

第二节　肾脏疾病的检查

肾脏疾病的种类繁多，各类肾脏疾病的病因、病理和引起的功能损害各异，且肾脏的正常生理功能很多，故肾脏疾病的功能检查包括内容甚多，表7-1简要指出不同病变部位时应选择的检查项目。

表 7-1　肾脏各部分功能检查法

病变部位	检查项目
肾小球	尿蛋白、尿沉渣、血尿素氮、肌酐、肾小球滤过率、Cystatin C
近端肾小管	酚红试验（120 分值）、重吸收极限量、分泌极限量、低分子蛋白质
髓袢和远端肾小管	尿比重、尿渗量、pH、HCO_3^-、$NH4^+$、可滴定酸、自由水清除率、尿浓缩稀释试验、氯化铵负荷试验
分肾功能	静脉肾盂造影、肾图、排泄性尿路造影
血管系	酚红试验（15 分值）、肾血流量、肾血浆流量、肾血管造影、肾图

1. 尿液分析

尿液分析包括尿色、透明度、酸碱度、比重或渗透压、尿蛋白、尿管型、细胞、尿糖、尿酶、尿氨基酸、尿肌酐、尿电解质、尿细菌学检查等。

2. 尿蛋白定性和定量检查

正常情况下，尿蛋白定性多呈阴性。肾小管对蛋白质重吸收能力减退时即出现肾小管性蛋白尿。其特点是以小分子量蛋白质（如 β_2 微球蛋白溶菌酶等）为主，24 小时尿蛋白定量常低于 1 g，常见于范可尼综合征、重金属中毒、肾毒性抗生素中毒等。肾小球病变时由于滤过膜受损害，血浆中分子量较大的蛋白可滤过，尿蛋白以白蛋白为主，而更大分子量的球蛋白不能滤过，称选择性蛋白尿。肾小球滤过膜病变严重时则蛋白质滤过失去选择性，大小分子量蛋白均可由尿中排出，称非选择性蛋白尿。

3. 血液学检查

可根据病情需要选择：①病原学证据的检查，如抗链球菌溶血素 O（ASO），各种病原微生物相关的抗原、抗体等；②血液生化和血脂分析；③血清免疫球蛋白、补体、循环免疫复合物（CIC）、自身抗体等；④血清蛋白电泳；⑤血常规、血小板计数、血沉等。

4. 肾功能检查

（1）肾小球功能检查：包括血尿素氮（BUN）、血肌酐（SCr）、肾小球滤过率（GFR）、肾小球滤过分数（FF）、Cystatin C 等。血中 β_2 微球蛋白测定如升高表示肾小球滤过率功能降低。

（2）肾小管功能检查：①肾小管葡萄糖最大吸收量（TmG）测定是检查近端肾小管最大重吸收能力。②肾小管对氨基马尿酸最大排泄量（TmPAH）测定是检查近端肾小管排泌功能。③尿浓缩和稀释试验。④肾小管酸中毒的酸碱负荷试验。⑤尿酶检查：尿溶菌酶来自血液，经肾小球滤过，大部分被肾小管重吸收，尿中该酶升高，表示肾小管吸收功能障碍。N- 乙酰 -β-D- 氨基葡萄糖苷酶（NAG）和 γ- 谷氨酸转肽酶（γ-GT）分别存在于近端肾小管上皮细胞溶酶体和刷状缘，尿中两酶增多，提示肾小管损伤。

（3）肾脏内分泌功能检查：肾脏内分泌功能包括 3 个部分：①肾内分泌的内分泌激素，如肾素、血管紧张素、前列腺素、促红细胞生成素等；②以肾脏为靶器官的肾外分泌的多种激素，如抗利尿激素、甲状旁腺素等；③以肾脏作为降解场所的肾外分泌的内分泌激素，如胰岛素等。测定这些激素的浓度和活性，可了解肾脏在内分泌方面的功能，从而有助于分析病情及诊断和治疗疾病。

5. 影像学检查

（1）B 型超声波检查：可检测肾脏位置、大小，了解肾结构有无异常，有无积水、囊肿、占位性病变及结石等。

（2）X 线检查：腹部平片可观察肾脏有无钙化病灶及不透 X 线结石。静脉肾盂造影（IVP）可用于了解肾脏排泄功能、肾位置、形态、结构，有无先天畸形、结石、肿瘤、尿路梗阻等。排泄性膀胱尿路造影可确定有无膀胱输尿管反流及严重程度。其他尚有肾血管造影、数字减影血管造影（DSA）、CT 检查等。

（3）放射性核素检查：静脉注射核素标志的特异性肾显像剂，用核显像仪器探测、记录放射性核素在体内的分布、排泄情况，可获得肾脏的血流灌注、肾实质的形态和功能（包括分肾功能）、输尿管形态、膀胱容量和残余量等数据。对肾动脉狭窄、肾脏占位、肾脏瘢痕、肾静脉血栓、上尿路梗阻性疾病等具有诊断价值，并可提供功能方面的定量数据，如肾有效血浆流量（FRPF）、GFR 等。如 ^{99}Tc- 二巯基丁二酸（^{99}Tc-DMSA）肾静态显像是上尿路感染的病灶和肾瘢痕诊断的“金标准”。^{99}Tc- 二乙三胺五乙酸（^{99}Tc-DTPA）肾动态显像可诊断肾动脉狭窄，成为单侧肾血管性高血压的筛选试验。放射性核素膀胱显像还可用于膀胱输尿管反流的诊断和膀胱残余量的测定。

6. 肾穿刺活组织检查

肾穿刺活组织检查对肾脏病的诊断（病理分型、病变严重程度及活动情况）、指导治疗及评估预后均具有重要的作用。该检查技术的应用、提高和普及，推动了近代肾脏病学的发展。其适应证为不明原因的肾小球性血尿和（或）蛋白尿、难治性肾小球疾病、不明原因的肾功能不全及全身疾病引起的继发性肾脏疾病。

（赵　非　南京医科大学附属儿童医院）

第三节　急性肾小球肾炎

【概述】

急性肾小球肾炎（acute glomerulonephritis，AGN）是一组急性起病、以两侧肾脏弥漫性肾小球非化脓性炎症为主要病理特征的疾病，常为感染后免疫反应引起。根据致病的病原菌的不同，AGN 可分为急性链球菌感染后肾小球肾炎（acute poststreptococcal glomerulnephritis，APSGN）和非链球菌感染后急性肾小球肾炎（non-poststreptococcal acute glomerulonephritis），其中以 A 组 β 溶血性链球菌感染后引起者在儿童期最常见，本章内容主要讨论 APSGN。APSGN 的高发年龄是 4～14 岁，主要临床特征是肉眼或镜下血尿、水肿、氮质血症和高血压，可表现为肾病综合征和急进性肾小球肾炎。充血性心力衰竭、肺水肿和严重高血压脑病是急性期高血容量所致的严重并发症。APSGN 虽然大多预后良好，但仍是儿童急性肾损伤的重要病因之一。

【病因】

APSGN 是 A 组 β 溶血性链球菌感染后引起的免疫复合物性肾小球肾炎。溶血链球菌感染后，肾炎发生率一般在 0～20%。链球菌感染导致肾小球肾炎的可能机制：链球菌的抗原成分以"植入抗原"形式进入肾小球后引发疾病，而且链球菌组分或其产物作为抗原引起的机体体液免疫反应形成免疫复合物，激活补体，引发免疫病理改变而致病。另外，链球菌产生的神经氨酸酶引起 Ig 脱涎酸改变，从而引发抗 Ig 的抗体形成，发生自身免疫反应。链球菌壁上有可与 IgG Fc 片段结合色受体，两者结合后产生 IgG 抗体，抗原抗体反应导致肾小球肾炎的发病。其他病原体，包括细菌（草绿色链球菌、肺炎球菌、金黄色葡萄球菌和伤寒杆菌等）、病毒（柯萨奇病毒、麻疹病毒、乙型肝炎病毒、巨细胞病毒、EB 病毒和流感病毒等）以及肺炎支原体、白念珠菌、丝虫、钩虫、血吸虫、弓形虫、梅毒螺旋体和钩端螺旋体等也可导致急性肾小球肾炎的发生。

【诊断】

诊断依据：①血尿为主，可伴有蛋白尿和（或）管型尿；②水肿，70% 患儿有水肿，一般先累及眼睑及颜面部，继呈下行性累及躯干和双下肢，呈非凹陷性；③高血压，30%～80% 患儿出现血压增高；④血清 C3 出现短暂性下降，到病程第 8 周 94% 的患者恢复正常；⑤3 个月内链球菌感染证据（感染部位细菌培养）或链球菌感染后的血清学证据（ASO 或抗双磷酸吡啶核苷酸酶或抗脱氧核糖核酸酶 B 或抗透明质酸酶滴度增加），疑似 APSGN 的患儿应该完善链球菌血清学检查（敏感性 94.6%）；⑥临床考虑不典型的急性肾小球肾炎，或临床表现或检验不典型，或病情迁延者应考虑行肾组织病理检查，典型病理表现为毛细血管内增生性肾小球肾炎。满足以上第①、④、⑤三条即可诊断 APSGN，如伴有②、③、⑥的任一条或多条则诊断 APSGN 依据更加充分。

APSGN 的病理特点：弥漫性球性肾小球毛细血管内细胞增生，肾小球毛细血管襻上皮侧可见沉积物（驼峰）。免疫荧光：起病早期可见 IgG 和 C3 弥漫颗粒状沉积于肾小球毛细血管襻，IgM、C4、C1q 和 IgA 不常见。随着病程发展，IgG 逐渐减弱而 C3 比较显著。约 30% 的 APSGN 患儿免疫荧光可仅见 C3 沉积，无 IgG 等其他免疫成分沉积，需要同 C3 肾小球肾炎鉴别诊断。

在诊断的过程中，要注意感染和出现血尿蛋、白尿的时间。感染后 10～14 天才出现肾脏表现，此时感染的症状已完全消失，2 周左右再出现肾脏表现；其次，补体 C3 降低为必须证据，如果疾病早期 C3 未降低，需要考虑其他原因；再次，如果补体持续降低，8 周后甚至半年都未正常，需要考虑补体旁路途径异常如 C3 肾小球肾炎。

【鉴别诊断】

（1）C3 肾小球肾炎：病程多迁延或反复，血补体 C3 水平降低多为持续性或反复。肾脏病理特征：补体 C3 沉积于肾小球，无或极少量免疫球蛋白，无补体经典途径活化成分补体 C4 和 C1q 沉积。免疫荧光主要以 C3 沿 GNM 呈短线状或绸带状沉积，系膜区 C3 沉积则呈粗颗粒状和（或）散在性分布。

（2）原发性肾病综合征：具有肾病综合征表现的急性肾小球肾炎需与肾病综合征鉴别。APSGN 患儿呈急性起病，有明确的链球菌感染证据，血清 C3 降低，肾脏病理表现为毛细血管内增生性肾炎。

（3）IgA 肾病：以血尿为主要症状，表现为反复发作性肉眼血尿，多在上呼吸道感染后 24～48 小时后出现血尿，多无水肿、高血压，血清 C3 正常。确诊需要靠肾脏病理检查。

（4）遗传性肾炎如 Alport 综合征：平时因镜下血尿不明显，感染后可以加重而表现为肉眼血尿，此时需要询问家族史（做家庭成员尿检、肾功能等）、眼、耳朵等检查，必要时行肾脏穿刺和基因检查确诊。

【治疗】

1. 一般治疗

（1）休息：急性期需卧床休息 2～3 周，待浮肿消退、血压正常、肉眼血尿及循环充血症状消失后，可以下床轻微活动并逐渐增加活动量，但 3 个月内仍应避免重体力活动。

（2）饮食：在水肿、少尿、高血压期间，应适当限制水、盐、蛋白质摄入。水分一般以不显性失水加尿量计算供给，同时给予易消化的高糖、低盐、低蛋白饮食。食盐摄入不超过 60 mg/（kg·d），蛋白质 0.5 g/（kg·d），尽量满足热能需要。尿量增多、氮质血症消除后应尽早恢复蛋白质供应，以保证小儿生长发育的需要。

（3）清除感染灶：建议给予青霉素或其他敏感抗生素治疗。经常反复发生炎症的慢性感染灶如扁桃体炎、龋齿等应予以清除，但须在肾炎基本恢复后进行。

2. 对症治疗

（1）水肿、少尿：适当限制钠盐摄入，建议用利尿剂。轻症可口服氢氯噻嗪，每次 1～2 mg/kg，1～2 次/日。重症可使用袢利尿剂，如呋塞米，口服剂量 2～5 mg/（kg·d），静脉注射剂量为每次 1～2 mg/kg、1～2 次 / 日。

（2）高血压：根据患者病情可采用钙通道阻滞剂（如硝苯地平控释片、氨氯地平等），ACEI，ARB 及利尿剂等治疗。

3. 高血压脑病

出现脑病征象应快速给予镇静、扩血管、降压等治疗。

降血压药物：①硝普钠：可直接作用于血管平滑肌使血管扩张，血压在 1～2 min 内迅速下降，同时能扩张冠状动脉及肾血管，增加肾血流量。开始以 1 μg/（kg·min）速度静脉滴注，严密监测血压，随时调节药物滴入速度，不宜超过 8 μg/（kg·min），防止发生低血压。②肼屈嗪：每次 0.1～0.25 mg/kg，肌内或缓慢静脉注射，4～6 h 可重复注射。

4. 严重循环充血

（1）卧床休息，严格限制水、钠摄入及降压，可静脉注射呋塞米利尿治疗。

（2）肺水肿者：硝普钠，用法同高血压脑病；酚妥拉明 0.1～0.2 mg/kg 加入葡萄糖 10～20 mL 中静脉缓慢注射。③精神烦躁不安，给予镇静剂如哌替啶 1 mg/kg 或吗啡 0.1～0.2 mg/kg 皮下注射。

5. 肾功能不全

急性（急进性）肾功能不全、严重的体液潴留（对利尿剂反应差）、难以纠正的高钾血症，应予以血液净化治疗。

6. 肾病水平的蛋白尿

建议用泼尼松治疗（具体用法参考"肾病综合征"章节）。

【预后】

儿童 APSGN 经及时诊断、适当治疗，预后良好。合并严重的并发症如高血压脑病、严重循环充血及肺水肿、肾功能不全和肾病水平的蛋白尿者预后差。95%APSGN 儿童病例能完全恢复，＜5% 的病例可有持续尿检异常，死亡病例在 1% 以下，主要死因是急性肾功能不全。

（张　沛　夏正坤　中国人民解放军东部战区总医院）

参考文献

1. DEMIRCIOGLU KILIC B, AKBALIK KARA M, BUYUKCELIK M, et al. Pediatric post-streptococcal glomerulonephritis: Clinical and laboratory data. Pediatr Int, 2018, 60（7）: 645-650.

2. MOHAMMAD D, BARACCO R. Postinfectious Glomerulonephritis. Pediatr Ann, 2020, 49（6）: e273-e277.

3. BALAT A，BAYSAL K，KOÇAK H. Myocardial functions of children with acute poststreptococcal glomerulonephritis. Clin Nephrol，1993，39（3）：151-155.

4.BLYTH C C，ROBERTSON P W，ROSENBERG A R. Post-streptococcal glomerulonephritis in Sydney：a 16-year retrospective review. J Paediatr Child Health，2007，43（6）：446-450.

5. 中国人民解放军医学会儿科分会肾脏病学组．急性肾小球肾炎的循证诊治指南．临床儿科杂志，2013，31（6）：561-564.

6. WEST C D，MCADAMS A J. Serum and glomerular IgG in poststreptococcal glomerulonephritis are correlated. Pediatr Nephrol，1998，12（5）：392-396.

第四节　肾病综合征

【概述】

　　肾病综合征（nephrotic syndrome，NS）是由于肾小球滤过膜对血浆蛋白的通透性增高、大量血浆蛋白自尿中丢失而导致一系列病理生理改变的临床综合征，以大量蛋白尿、低白蛋白血症、高脂血症和水肿为其主要临床特点，可分为原发性、继发性和先天性 NS 三种类型。发病年龄多为学龄前期，3～5岁为发病高峰。原发性肾病综合征（primary nephrotic syndrome，PNS）约占小儿时期 NS 总数的90%。国外报道儿童 NS 患病率为 16/10 万，我国部分省、市医院住院患儿统计资料显示，PNS 约占儿科住院泌尿系疾病的 21%～31%。

【病理生理】

　　（1）蛋白尿：各种原因引起的肾小球滤过屏障结构及功能改变导致大量蛋白尿的产生是肾病综合征最基本和最重要的病理生理改变。肾小球滤过屏障由肾小球内皮细胞、基底膜和足细胞足突及其裂孔隔膜所组成，通过对大分子限制的机械性屏障及表面富含阴电荷的电荷屏障，可有效地阻止血浆中白蛋白及大分子的球蛋白和其他物质进入尿液。

　　（2）低白蛋白血症：大量蛋白质由尿中丢失及被肾小管重吸收后分解是造成低蛋白血症的主要原因。肝脏合成蛋白不足和蛋白分解代谢加快也可使血浆蛋白降低。此外，由于肠壁水肿造成部分蛋白质透过肠壁丢失等亦可加重低蛋白血症的发生。

　　（3）水肿：导致水肿的原因包括：①低蛋白血症引起血浆胶体渗透压下降，使得水分由血管内向组织间隙转移。当血浆蛋白低于 25 g/L 时，液体将在组织间隙滞留；低于 15 g/L 则可有腹水或胸水形成；②血浆胶体渗透压降低可导致血容量减少，刺激渗透压感受器和容量感受器，使抗利尿激素和肾素—血管紧张素—醛固酮系统活化、心钠素减少，最终导致远端肾小管水、钠重吸收增多，从而进一步加重水肿；③低血容量使交感神经兴奋性增高，近端肾小管 Na^+ 吸收增加。

（4）高脂血症：蛋白血症促进肝脏合成脂蛋白增加脂代谢所需的小分子酶从肾脏漏出影响了脂质代谢，导致血清总胆固醇、甘油三酯和低密度、极低密度脂蛋白增高。持续高脂血症使脂质从肾小球滤出，可导致肾小球硬化和肾间质纤维化。

（5）其他：抗凝血酶Ⅲ从尿中丢失，使凝血因子Ⅳ、Ⅴ、Ⅶ和纤维蛋白原增多，机体处于高凝状态。大量蛋白尿时由于钙与白蛋白结合随尿排出，导致低钙血症；当 25（OH）D_3 结合蛋白同时丢失时，游离钙也降低。

【临床表现】

发病年龄多为学龄前儿童，3 ～ 5 岁为发病高峰，男女之比为 3.7∶1。一般起病隐匿，常无明显诱因。大约 30% 有病毒感染或细菌感染病史，70% 肾病复发与病毒感染有关。

多有不同程度的水肿，病初仅表现为晨起眼睑水肿，渐波及四肢、全身，严重者可出现腹水和胸腔积液，男孩常有阴囊水肿。水肿严重时有尿量减少，尿中有较多泡沫，少数可见肉眼血尿。患儿常有疲倦、厌食，大量腹水形成时可伴腹痛。少数患儿可有高血压症状。病程久和长期应用皮质激素者常有生长迟缓，可发生感染、低血容量性休克、电解质紊乱、血管栓塞和急性肾衰竭等并发症。

【实验室检查】

1. 血常规

白细胞计数可正常或增高，此与感染灶是否存在、是否用激素有关。血小板常增加。

2. 血沉

增快。

3. 尿液分析

（1）尿常规：尿蛋白 +++ ～ ++++，可有透明和颗粒管型。

（2）尿蛋白定量：尿蛋白定量 > 50 mg/（kg·24h）或 > 40 mg/（h·m²）。婴幼儿不易留 24 小时尿时可测肌酸肝比值（UPCR），UPCR > 3500 mg/g。

4. 血生化

患者血白蛋白 < 25 g/L，血清胆固醇 > 5.7 mmol/L，甘油三酯、LDL 和 VLDL 升高，HDL 正常，可有低钠血症、低钾血症和低钙血症。部分病例可有暂时性 CCr 降低，血 BUN 和 SCr 升高。

5. 血免疫学检查

微小病变型肾病综合征或单纯型肾病综合征患儿血清补体水平正常，肾炎型肾病综合征患儿补体可下降，血 IgG 常降低。

6. 高凝状态和血栓形成的检查

血小板计数增多，血小板聚集率增加，血纤维蛋白原增加，尿纤维蛋白裂解产物（FDP）增高，凝血因子 Ⅱ、Ⅴ、Ⅶ、Ⅹ 增加，血浆抗凝血酶 Ⅲ 减少，D- 二聚体增高。对疑及血栓形成者可行彩色多普勒超声检查以明确诊断，有条件者可行数字减影血管造影（DSA）。

7. 经皮肾穿刺组织病理检查

多数 PNS 患儿不需要进行诊断性活体组织检查。PNS 肾穿刺指征：①发病年龄＜ 1 岁；②临床分型为肾炎型；③原发或继发激素耐药；④钙调蛋白磷酸酶抑制剂（CNI）治疗中出现进行性肾功能减退者；⑤频繁复发或激素依赖者，非必需指征，但对治疗方案的选择有帮助。

【诊断】

1. 诊断标准

（1）大量蛋白尿：1 周内 3 次尿蛋白定性＋＋＋～＋＋＋＋，或随机或晨尿尿蛋白 / 肌酐（UPCR）≥ 2000 mg/g；24 小时尿蛋白定量 ≥ 50 mg/kg。

（2）低蛋白血症：血浆白蛋白低于 25 g/L。

（3）高脂血症：血浆胆固醇高于 5.71 mmol/L。

（4）不同程度的水肿。

以上 4 项中以（1）和（2）为诊断的必要条件。

2. 临床分型标准

（1）依据临床表现可分为两型：单纯型 NS（simple type NS）：只有上述表现者。肾炎型 NS（nephritic type NS）：除以上表现外，尚具有以下 4 项之 1 或多项者：① 2 周内分别 3 次以上离心尿检查 RBC ≥ 10 个 / 每高倍镜视野（HPF），并证实为肾小球源性血尿者；②反复或持续高血压（学龄儿童 ≥ 130/90 mmHg，学龄前儿童 ≥ 120/80 mmHg），并除外使用糖皮质激素（GC）等原因所致；③肾功能不全，并排除由于血容量不足等所致；④持续低补体血症。

（2）依据糖皮质激素（简称激素）治疗反应可分三型：激素敏感型 NS（steroid-sensitive NS，SSNS）：以泼尼松足量 [2 mg/（kg·d）或 60 mg/（m²·d）]（最大剂量不超过 60 mg）治疗 4 ～ 8 周尿蛋白转阴者。激素耐药型 NS（steroid-resistant，SRNS）：以泼尼松足量 [2 mg/（kg·d）或 60 mg/（m²·d）]（最大剂量不超过 60 mg）治疗 4 ～ 8 周尿蛋白仍阳性者。在判断时需注意泼尼松的用量是否足量，有无感染、血栓形成等并发症，有无使用干扰 GC 药代动力学的药物，如苯妥英钠可增加激素廓清率的 77%，使其半衰期减短 41%；利福平可增加激素廓清率的 45%，减少 66% 的组织利用率。

SRNS 又可分为：①初发耐药：初发激素足量治疗，尿蛋白持续 4～8 周；②迟发耐药：1 次或多次治疗完全缓解后复发，激素足量治疗，尿蛋白持续 4 周以上。

激素依赖型 NS（steroid-dependent NS，SDNS）：指对激素敏感，但连续两次减量或停药 2 周内复发者。

3. 复发的诊断标准

（1）复发（relapse）：连续 3 天，晨尿蛋白由阴性转为 3＋或 4＋，或 24 小时尿蛋白定量 ≥ 50 mg/kg 或尿蛋白 / 肌酐（mg/mg）≥ 2.0。

（2）非频复发（non-frequently relapse，nFR）指肾病病程中 6 个月内复发＜ 2 次或 1 年内复发＜ 3 次。

（3）频复发（frequently relapse，FR）指肾病病程中 6 个月内复发 ≥ 2 次或 1 年内复发 ≥ 3 次。

【鉴别诊断】

PNS 需与伴有肾病综合征表现的先天性、继发性或某些原发性肾小球疾病相鉴别。

（1）先天性肾病综合征：起病时间早，在出生时或生后 3 个月内发病，肾活检病理特征性的改变为弥漫性近曲小管囊性扩张，激素和免疫抑制剂治疗无效，预后差。

（2）急性肾小球肾炎：2%～5% 的急性肾炎患儿可表现为肾病综合征，但这些患儿常急性起病，有前驱感染史，血尿明显，ASO 升高，血补体下降，为自限性过程，必要时可行肾活检，病理表现为毛细血管内增生性肾炎。

（3）急进性肾炎：25%～40% 的急进性肾炎患儿有大量蛋白尿而临床出现 NS 的特征，但该病在短期内肾功能进行性恶化，出现少尿、无尿和尿毒症症状。原发性 NS 在起病或复发时也可出现肾功能不全，但多为肾前性肾衰，程度轻，经利尿扩容后肾功能很快恢复。必要时行肾活检病理检查可见到＞ 50% 的肾小球有新月体形成，有助鉴别。

（4）紫癜性肾炎：常伴有出血性皮疹、关节痛、腹痛、呕血、便血等，有助鉴别。

（5）狼疮性肾炎：学龄期女孩好发，有多器官系统受损的表现，血清狼疮抗体检查阳性，必要时行肾活检病理检查有助鉴别。

（6）乙型肝炎病毒相关性肾炎：患儿血清 HBV 标志物阳性，肾组织切片中找到 HBV 抗原或 HBV-DNA，肾组织病理主要表现为膜性肾病。

（7）IgA 肾病：常有反复发作的肉眼血尿，血 IgA 可升高，肾活检免疫荧光检查见系膜区有 IgA 为主的免疫球蛋白沉积。

【治疗】

儿童 PNS 的治疗原则：①采取以糖皮质激素为主的综合治疗措施，尽快诱导缓解，防止复发，尽可能减轻药物不良反应；②根据不同病理类型及病变程度制订治疗方案；③重视一般治疗、对症治疗和辅助治疗，减少并发症，保护肾功能；④规范化治疗和个体化治疗相结合。

本症的治疗目的是消除蛋白尿，加强全身支持疗法，积极防治并发症。本症病程长，易复发，故需坚持长期治疗及监护，应使家长及患儿了解治疗要求及护理知识，以树立信心、配合治疗。

1. 一般治疗

（1）休息：除高度水肿、低血容量和并发感染外，一般不需卧床休息。需卧床者应在床上转动体位，以避免血管栓塞并发症。病情缓解后可逐渐增加活动量，但不可过累。学龄儿童肾病活动期应休学，缓解 3 ～ 6 个月后可逐渐参加学习。

（2）饮食：多数患儿不必限制水盐的摄入，但水肿、高血压患儿予少盐（2 g/d）饮食，严重水肿和严重高血压病例予戒盐，但须按血钠水平加以调整，不宜长期戒盐。高度水肿和（或）尿少者应适当限制入水量，给予同龄儿正常需要量的热量和蛋白质，不宜高蛋白饮食。蛋白质摄入以 1.5 ～ 2 g/（kg·d）为宜，所供蛋白质应为高生物学效价的动物蛋白（如乳、鱼、蛋、禽、牛肉等）。低脂饮食有利于减轻高脂血症。目前推荐的饮食中，脂肪含量＜总热量的 30%，胆固醇含量＜ 200 mg/d，饱和脂肪酸的含量＜总热量的 7%，单体及多聚不饱和脂肪酸含量分别为总热量的 10% ～ 15% 和 10%，故宜多食富含亚油酸、亚麻酸的食物和富含植物纤维的食物。在应用激素过程中应予补充维生素 D 400 IU/d，同时加服适量钙剂。服药期间须监测血钙，以免血钙过高。持续大量蛋白尿患儿应予补充维生素 B_6。

（3）防治感染、加强护理：注意皮肤、口腔的清洁，避免交叉感染。一旦发生感染应及时治疗，避免使用肾毒性药物。不宜常规预防性使用抗生素。对结核菌素（PPD）皮试阳性（++）而临床无结核证据时，需预防性抗结核治疗，可使用异烟肼（INH）10 mg/（kg·d）、晨一次顿服、疗程 6 个月或同时用利福平（RFP）10 mg/（kg·d）、疗程为 3 个月。注意监测药物不良反应及 RFP 对激素疗效的影响。疫苗的接种：活疫苗的接种应在病情完全缓解且停用激素 6 周后进行。推荐所有 2 岁以上的缓解期患儿及非每天用激素的患儿接种肺炎球菌疫苗。对于未接种过水痘疫苗的患儿，建议在缓解期及停用激素后 2 次接种水痘疫苗，间隔 4 周。对接触水痘的患儿，应在接触后 96 小时内予水痘带状疱疹病毒免疫球蛋白注射，也可静脉用丙种球蛋白（IVIG）2.5 ～ 5 g/d。患水痘的 PNS 患儿，激素应减量，使用 IVIG，口服或静脉用阿昔洛韦 40 ～ 60 mg/（kg·d），分 4 次用。对于未接种过麻疹疫苗的 PNS 患儿在接触麻疹患者后应预防性使用 IVIG。

（4）疾病宣教：应使父母及患儿很好地了解肾病的有关知识，增强治病信心，积极配合治疗，提高治疗的依从性。教会家人使用试纸检验尿蛋白的方法。

2. 对症和辅助治疗

（1）水肿的治疗：限制钠盐的摄入。利尿剂的应用：轻度水肿病例在限盐和激素治疗 7 ～ 10 天后可出现利尿，一般不必应用利尿剂，但严重水肿和高血压者可予利尿治疗。①氢氯噻嗪（HCT）：2 ～ 5 mg/（kg·d），分 2 ～ 3 次口服，当肾小球滤过率低于 30% 无效。②螺内酯（spironolactone）：1 ～ 3 mg/（kg·d），分 2 ～ 3 次口服。NS 患儿常有醛固酮分泌增多，故加用螺内酯可增强利尿效果，因此药属保钾利尿剂，肾功能不全、高血钾时忌用。③呋塞米（速尿）：1 ～ 2 mg/（kg·次），口服。在口服无效时可予静注，先用 1 mg/kg 静脉推注，然后以 1 mg/kg 持续静脉滴注，可起到良好利尿效果。如仍无效，可增加 2 ～ 3 倍剂量，但需严密监测，防治大量利尿而加重血容量不足，出现低血容量性休克或诱发血栓形成和电解质紊乱。④布美他尼：剂量为 0.01 ～ 0.05mg/（kg·次），每天用 2 ～ 3 次。⑤低分子（分子量 < 40 kD）右旋糖酐：6% 制剂按 10 mL/（kg·次）1 小时内静脉滴注，每天 1 ～ 2 次，同时加用呋塞米 2 mg/kg，有显著利尿效果。年长儿应注意发生体位性低血压。此药不宜用于婴幼儿和心血管功能不稳定患儿。⑥人血清蛋白：25% 人血清蛋白每次 1 g/kg 静脉滴注，然后予呋塞米 1 ～ 2 mg/kg 静脉注射，可用于严重低血清蛋白血症（血清蛋白 < 15 g/L）、重度水肿、一般利尿剂无效的患儿。一般应在 2 ～ 4 小时缓慢输入，并监测心率、血压和呼吸，高血容量、高血压、心功能不全患儿禁用。积极促进肾病缓解：上述利尿效果不佳要考虑患儿是否有严重增生性肾小球病变（如重度系膜增生性肾小球肾炎、膜增生性肾小球肾炎）或微小病变肾病（MCD）严重 Kf 降低，此时不应片面强求利尿，应积极治疗肾小球病变，以促使疾病尽快缓解。顽固性腹水伴血液高凝状态者，予抗凝治疗。顽固性水肿并有 GFR 降低者可采用连续性肾替代治疗（CRRT），如连续性静脉 – 静脉血液滤过（CVVH）或连续性动 – 静脉血液滤过（CAVH）等，需在严密监测下进行。

（2）抗凝治疗：抗凝的指征为 ALB < 15 g/L、ChOL > 15 mmol/L、HCT > 0.5、PLT > 600×10^9/L、FIB > 6 g/L 或 AT-Ⅲ < 70%。病理为膜性肾病或膜增生性肾小球肾炎者应常规抗凝。可应用的抗凝药物有：①肝素：0.5 ～ 1 mg/（kg·次），静脉滴注，每天 2 ～ 3 次，目标使活化部分凝血酶时间（APTT）延长 1 倍；②小分子肝素 / 低分子肝素钙：每次 0.01 mL/kg（100 U/mg），皮下注射，每天 1 ～ 2 次；③华法林：< 1 岁 0.1 ～ 0.75 mg/（kg·d），1 ～ 5 岁 0.05 ～ 0.6 mg/（kg·d），> 5 岁 0.04 ～ 0.2 mg/（kg·d），需根据凝血酶原时间（PT）和 APTT 调整剂量；④肠溶阿司匹林：3 ～ 5 mg/（kg·d），每天 1 次。控制高血脂：SSNS 患儿肾病缓解后高脂血症可自然缓解，仅需低脂饮食、控制体重增长而不需降脂药物治疗，而对于难治性肾病，尤其是 SRNS 患儿、肾病活动状态长期不缓解、持续血脂异常时，可考虑使用他汀类降脂药，成人靶目标为控制低密度脂蛋白胆固醇（LDL-C）< 2.58 mmol/L。儿童用降脂药需慎重，并密切观察药物不良反应。> 4 岁患儿可用阿托伐他汀，起始剂量为 10 mg/d，最大剂量 40 mg/d，每天 1 次，口服。> 10 岁患儿可用辛伐他汀，起始剂量为 10 mg/d，最大剂量 40 mg/d，晚上 1 次服用；与环孢素（CsA）同用时，起始剂量 5 mg/d，不应超过 10 mg/d；轻、中度肾功能不全者，起始剂量为 5 mg/d，重度肾功能不全者慎用。控制高血压：伴高血压的患儿，应积极控制高血压。儿童目标血压为随机血压小于相应年龄、性别和身高的第 90 百分位。目标血压为随机血压小于相应年龄、性别和身高的第 90 百分位，使用 24 小时动态血压监测（ABPM）可发现夜间高血压和血压负荷过重。除限制饮食中钠盐外，应加强降压。伴蛋白尿患儿首选 ACEI 或 ARB，其他患儿可首选钙离子拮抗剂。使用糖皮质激素（GC）伴心率增快时可酌情加用 β 受体阻滞剂。儿童常用硝苯地平，0.5 ～ 2.0 mg/（kg·d），每隔 6 ～ 8 小时 1 次；长效制剂氨氯地平，起始剂量 0.1 mg/（kg·d），最大剂量 0.3 mg/（kg·d），每天 1 次；美托洛尔，起始剂量 1 mg/（kg·d），最大剂量 5 mg/（kg·d），每 12 小时 1 次。已用 ACEI 或 ARB 患儿如需加利尿药时，应避免保钾利尿剂且剂量要减少，并监测肾功能和血钾。

3. 糖皮质激素

（1）初发 PNS 的治疗：可分诱导缓解和巩固维持两个阶段。诱导缓解阶段：足量泼尼松（泼尼松龙）60 mg/（m²·d）或 2 mg/（kg·d）（按身高的标准体重计算），最大剂量 60 mg/d，先分次口服，尿蛋白转阴后改为每晨顿服，疗程为 6 周。巩固维持阶段：隔日晨顿服 1.5 mg/kg 或 40 mg/m²（最大剂量 40 mg/d），共 6 周，然后逐渐减量，疗程为 9 ～ 12 个月。

（2）复发 PNS 的治疗：积极寻找复发诱因，积极控制感染，尤其是隐匿性感染，如慢性扁桃腺炎、鼻窦炎、龋齿等。少数患儿控制感染后可缓解。激素治疗：①调整糖皮质激素的剂量和疗程：糖皮质激素治疗后在减量过程中复发者，原则上再次恢复到初始疗效剂量或上一个疗效剂量，或改隔日疗法为每日疗法，或将激素减量的速度放慢，延长疗程。同时注意查找患儿有无感染或影响糖皮质激素疗效的其他因素存在。②更换糖皮质激素制剂：对泼尼松疗效不佳的病例，可换用其他糖皮质激素制剂，如地夫可特（Deflazacort），与同等剂量的泼尼松比较，其能维持约 66% 的激素依赖的患儿缓解，而不良反应无明显增加。

4. 免疫抑制剂

主要用于肾病综合征频繁复发者、糖皮质激素依赖者、耐药者或出现严重不良反应者。应用时应考虑免疫抑制剂的不良反应、治疗的时间和费用，结合患儿的个体差异和对药物的耐受情况，由医师和患儿（或家属）共同选择，同时要避免过度和不恰当的使用，以避免药物的滥用和不良反应。常用的免疫抑制剂有以下几种。

（1）环磷酰胺（CTX）：2 ～ 3 mg/（kg·d）分次口服 8 周，或 8 ～ 12 mg/（kg·d）静脉冲击疗法，每 2 周连用 2 天，总剂量 ≤ 168 mg/kg，或每月 1 次静脉注射、500 mg/（m²·次）、共 6 次。

用药时注意：治疗时患儿的年龄大于 5.5 岁时效果较好，但避免在青春期用药；FRNS 治疗效果好于 SDNS；注意近期不良反应（如胃肠道反应、骨髓抑制、肝功能损害、出血性膀胱炎等），并严格掌握总累积量，以防止远期对性腺的损伤；冲击时注意水化，嘱多饮水及适当补液（增加补液 > 20 mL/kg，用 1/4 ～ 1/3 张液体），必要时可用美司钠（mesna）预防出血性膀胱炎；每次冲击前复查血常规和肝肾功能；WBC $< 4 \times 10^9$/L 时，CTX 用量减半；WBC $< 3 \times 10^9$/L、转氨酶 3 倍以上升高时，暂停使用；近 2 周内有过严重感染或用过其他细胞毒药物者慎用。

（2）环孢素 A（CsA）：①诱导缓解阶段：初始剂量为 4 ～ 6 mg/（kg·d），每 12 小时 1 次，餐前 1 小时或餐后 2 ～ 3 小时服用。于服药后 1 ～ 2 周查 CsA 血药浓度，维持谷浓度 100 ～ 200 μg/L。如血药浓度 < 100 μg/L，肾病未缓解，可增加 CsA 剂量至 1 mg/（kg·d）；如 > 200 μg/L，则减少 CsA 剂量至 0.5 ～ 1 mg/（kg·d）。连续使用 CsA 3 个月蛋白尿减少不足 50%，即认为 CsA 耐药，应停用 CsA 改用其他治疗；有效则建议诱导 6 个月后逐渐减量维持。②巩固维持阶段：CsA 应缓慢减量，每月减少 0.5 mg/（kg·d），减至 1 mg/（kg·d）时维持，总疗程为 1 ～ 2 年。

注意事项：因药物的肝肾毒性，用药期间需定期监测肝肾功能和血药浓度。诱导期间建议每月监测肝肾功能和血药浓度，如血肌酐较基础值增高 > 30%（即便这种增加在正常范围内）或伴有肾小管功能异常时，CsA 应减量 25% ～ 50% 或停药；当肾功能迅速下降、血肌酐增加与尿蛋白减少相分离、CsA 治疗 2 年以上时应考虑肾活检，以及时发现肾毒性的组织学依据。除肾毒性外，尚可致多毛、齿龈增生、肝功能异常、震颤、碱性磷酸酶增高、低血镁等，可以联合应用地尔硫卓 1.5 ～ 2 mg/（kg·d）、酮康唑 25 ～ 50 mg/d 或五酯片 1 ～ 2 片/次、每天 1 ～ 3 次、口服，可提高环孢素 A 的血药浓度，减少环孢素 A 的用量，同时可减轻肾损害的发生率，降低治疗费用。

（3）霉酚酸酯（MMF）：20 ～ 30 mg/（kg·d）或 800 ～ 1200 mg/m²，分两次口服（最大剂量为 1 g，每天 2 次），疗程为 12 ～ 24 个月。大部分患儿停药后会复发。连续使用 MMF4 个月无效者可列为 MMF 耐药。

注意事项：MMF 不良反应主要有胃肠道反应和感染；少数患儿出现潜在的血液系统骨髓抑制如贫血、白细胞减少、肝脏损害。治疗初期有严重消化道症状者剂量可减半，待症状减轻后逐渐加至治疗剂量。治疗过程应定期复查血常规，如白细胞 $< 3 \times 10^9$/L，剂量减半；如白细胞 $< 2 \times 10^9$/L，暂停使用 MMF。并发感染如肺炎时，MMF 减至半量或暂停，待感染完全控制后 1 周加至原剂量。

（4）他克莫司（TAC）：0.10 ～ 0.15 mg/（kg·d），每 12 小时 1 次，餐前 1 小时或餐后 2 ～ 3 小时服用，维持血药谷浓度为 5 ～ 10 μg/L。

连续使用 TAC 3 个月蛋白尿仍较基线值减少 < 50%，即认为 TAC 耐药，应停用 TAC 改用其他治疗；有效则建议诱导 6 个月后逐渐减量维持，每 3 个月减 25%，总疗程

为 12～24 个月。注意事项同 CsA。

（5）长春新碱（VCR）：1 mg/m²，每周 1 次，连用 4 周，然后 1.5 mg/m²，每月 1 次，连用 4 个月，能诱导 80% SDNS 缓解。对部分使用 CTX 后仍复发的患儿可减少复发次数。不良反应较轻，主要有骨髓抑制、肢端麻木、感觉异常、腱反射减弱、外周神经炎等。

（6）利妥昔单抗（rituximab，RTX）：375 mg/（m²·次），每周 1 次，用 1～4 次。利妥昔单抗可用于泼尼松和免疫抑制剂联合治疗仍然频繁复发或出现严重的与治疗有关不良反应的 FRNS 或 SDNS 患儿，能有效地诱导完全缓解，减少复发次数。在 RTX 治疗后给予 MMF 维持治疗，可以巩固 RTX 的疗效，减少复发。用药期间应注意感染、过敏等不良反应。

（7）咪唑立宾（mizlibin，MZR）：4 mg/kg（3～5 mg/kg），每天 1 次，饭后 1 小时。其能减少 FRNS 患儿的尿蛋白，减少激素用量，但疗效与剂量和血药浓度相关，并与年龄相关，< 10 岁患儿应用效果较好。该药不良反应少，主要表现为尿酸升高和骨髓抑制，与剂量有关，在用药开始后 3～6 个月最常见，减量或停药可恢复正常。对本品过敏、WBC < 3.0×10^9/L 时禁用。

（8）免疫调节剂：左旋咪唑一般作为激素辅助治疗，适用于常伴感染的 FRNS 和 SDNS。剂量为 2.5 mg/kg，隔日服用，至少维持 12 个月。该药不良反应轻微，可表现为胃肠不适、流感样症状、皮疹、中性粒细胞下降，停药即可恢复。

5. 辅助治疗

（1）抗凝治疗：可用双嘧达莫、肝素、华法林等，适应证及用量见前所述。

（2）降蛋白治疗：常用血管紧张素转换酶抑制剂（ACEI）和（或）血管紧张素受体阻滞剂（ARB）。此类药物能改善肾小球局部血流动力学，减少尿蛋白，延缓肾小球的硬化，显著延缓肌酐倍增时间及终末期肾病进展，具有肾脏保护作用，尤其适用于伴有高血压的 NS 患儿。患儿常选用以下药物：①依那普利：起始剂量 0.1 mg/（kg·d），最大剂量 0.75 mg/（kg·d），每天 1 次或分 2 次；②贝那普利：起始剂量 0.1 mg/（kg·d），最大剂量 0.3 mg/（kg·d），每天 1 次或分 2 次服用；③福辛普利（蒙诺）：起始剂量 0.3 mg/（kg·d），最大剂量 1.0 mg/（kg·d），每天 1 次；④氯沙坦：起始剂量 1 mg/（kg·d），最大剂量 2 mg/（kg·d），每天 1 次。

应用此类药物时要注意肾功能损伤和高血钾，为避免首剂低血压，应从小剂量起始，早期每 2 周检测 1 次肾功能和血钾。如出现 SCr 上升 < 30%，可继续使用；如 Cr 上升 > 50%，应停用；如 SCr 上升 30%～50%，应减量，并注意寻找排除诱因，如低血容量、低血压及同时使用利尿剂等。发生高钾血症时应停药，并按高钾血症处理。SCr > 256 mmol/L 时不建议使用。双侧肾动脉狭窄者禁用。

（3）控制高血压：伴高血压的患儿，应积极控制高血压。

（4）降脂治疗：予低脂饮食，控制体重增加过快。对持续血脂异常者，可考虑使用他汀类降脂药。

【预后】

本症预后主要取决于肾脏病理类型和对糖皮质激素治疗反应。90%～95%的微小病变型患儿对糖皮质激素治疗敏感，预后较好，但要注意感染或糖皮质激素的不良反应。局灶节段肾小球硬化预后较差，如对糖皮质激素敏感，则预后可改善。约8%的单纯型肾病与绝大多数肾炎型肾病对肾上腺皮质激素或免疫抑制剂仅有部分效应（浮肿消失、蛋白尿减轻）或完全无效应，病程迁延反复，往往疗程长、用药杂，易出现药物不良反应及各种并发症，最终可发展为慢性肾功能不全。

（张爱华　黄松明　南京医科大学附属儿童医院）

参考文献

1. 中华医学会儿科学分会肾脏病学组. 激素敏感、复发 / 依赖肾病综合征诊治循证指南（2016）. 中华儿科杂志，2017，55（10）：729-734.

2. 中华医学会儿科学分会肾脏病学组. 激素耐药型肾病综合征诊治指南（2016）. 中华儿科杂志，2017，55（11）：805-809.

3. 全国儿童常见肾脏病诊治现状调研工作组. 我国儿童激素敏感、复发 / 依赖肾病综合征诊疗现状的多中心研究. 中华儿科杂志，2014，52（3）：194-200.

4. 中华医学会儿科学分会肾脏病学组. 激素耐药型肾病综合征患儿诊治现状多中心调研报告. 中华儿科杂志，2014，52（7）：483-487.

5. KLIEGMAN R M, STANTON B F, ST GEME J W, et al. Nelson Textbook of Pediatrics. 19th ed.California：Elsevier，2011.

6. Kidney Disease：Improving Global Outcomes（KDIGO）Glomerulonephritis Work Group. KDIGO Clinical Practice Guideline for Glomerulonephritis. Kidney Int，2012（Suppl 2）：139-274.

7. SAMUEL S, BITZAN M, ZAPPITELLI M, et al. Canadian Society of Nephrology Commentary on the 2012 KDIGO clinical practice guideline for glomerulonephritis：management of nephrotic syndrome in children. Am J Kidney Dis，2014，63（3）：354-362.

8. ISHIKURA K, MATSUMOTO S, SAKO M, et al. Clinical practice guideline for pediatric idiopathic nephrotic syndrome 2013：medical therapy. Clin Exp Nephrol，2015，19（1）：6-33.

9. BARNES P J. Glucocorticosteroids：current and future directions. Br J Pharmacol，2011，163（1）：29-43.

第五节 原发性 IgA 肾病

【概述】

原发性 IgA 肾病（IgA nephropathy，IgAN）是儿童最常见的原发性肾小球肾炎之一，其病程呈慢性进展过程，是儿童慢性肾脏病（chronic kidney disease，CKD）进展至终末期肾病（end-stage renal disease，ESRD）的常见病因之一。约 10% IgAN 儿童在 10 年后可进展为 ESRD，20%～30% 在 20 年后进展为 ESRD。IgAN 的肾脏病理特征为肾小球系膜区和（或）毛细血管襻有以 IgA 为主的免疫球蛋白沉积。临床表现类型多样，以发作性肉眼血尿和持续性镜下血尿最为常见，可伴有不同程度的蛋白尿，部分患儿表现为肾病综合征、急性肾炎综合征、急进性肾小球肾炎和慢性肾炎。

【病因】

IgAN 的发病机制目前尚不完全清楚。由于 IgAN 免疫荧光表现为 IgA 为主的免疫球蛋白及补体在系膜区沉积，其机制可能是循环中的免疫复合物在肾脏内沉积，激活了补体系统导致肾脏损害。IgAN 患者血清中的 IgA1（galactose-deficient IgA1，Gd-IgA1）铰链区 O- 聚糖链半乳糖化发生障碍，导致该种抗体隐蔽抗原暴露，而肾脏系膜细胞表面存在可结合含 IgA1 免疫复合物的受体，抗原与抗体结合形成循环 IgA1 复合物，进而沉积在肾脏引起肾脏损伤。补体参与 IgAN 发病的可能机制：IgAN 患者系膜区的含有 IgG 或 IgM 的循环免疫复合物被激活，进一步介导补体经典途径的活化，而经典补体通路途径的激活，循环中补体成分（主要为 C3 和 C1q）沉积于系膜区，导致了肾小球的损伤及病变的加重。

IgAN 起病前多有感染病史，常见呼吸道感染，其次为消化道和泌尿道感染，而且肉眼血尿多发生在黏膜感染后。IgAN 儿童在呼吸道或消化道感染后会加重肉眼血尿的临床症状，提示 IgAN 与黏膜免疫异常密切相关。呼吸道感染可导致黏膜来源的多聚 IgA1 调节异常，同时 IgAN 儿童扁桃体淋巴细胞中的 IgA 分泌细胞分泌多聚 IgA1（pIgA1），而 pIgA1 与 IgAN 糖基化异常密切相关。感染可导致肠道黏膜屏障功能下降，毒素吸收入血，激活黏膜相关淋巴组织，使机体处于亚临床炎症状态，产生大量异常糖基化 IgA1，形成循环免疫复合物，沉积于肾小球系膜区。

遗传因素也参与了 IgAN 的发病。全基因组关联分析（genome wide association study，GWAS）发现 Gd-IgA1-O- 聚糖链半乳糖化相关基因 *C1GALT1* 和 *C1GALT1C1* 编码的蛋白水平决定了 Gd-IgA1 产生的速率。HLA 相关基因（*DQA1* 和 *DQB1*）和补体相关基因（*CFHR1*、*3-del* 和 *ITGAM-ITGAX*）也与 IgAN 的发病的病情进展相关。因此，IgAN 的发病是多因素决定的，是遗传因素和环境因素共同相互作用的结果。

【诊断】

1. 诊断标准

IgAN 是免疫病理诊断名称，病理表现是诊断金标准，肾小球系膜区或伴毛细血管襻有以 IgA 为主的免疫球蛋白沉积或仅有 IgA 沉积，并排除过敏性紫癜、系统性红斑狼疮、慢性肝病等所致 IgA 在肾组织沉积者。

2. 临床表现

儿童原发性 IgAN 临床表现分 7 种类型：①孤立性血尿型（包括复发性肉眼血尿型和孤立性镜下血尿型）；②孤立性蛋白尿型（24 h 尿蛋白定量 < 50 mg/kg）；③血尿和蛋白尿型（24 h 尿蛋白定量 < 50 mg/kg）；④急性肾炎型；⑤肾病综合征型；⑥急进性肾炎型；⑦慢性肾炎型。

3. 病理分型

1982 年 Lee 氏分级标准因简单而被用于临床实践：Ⅰ级：绝大多数肾小球正常，偶见轻度系膜增宽（节段），伴 / 不伴细胞增殖；Ⅱ级：半数以下肾小球局灶节段性系膜增殖或硬化，罕见小的新月体；Ⅲ级：轻至中度弥漫性系膜细胞增殖和系膜基质增宽，偶见小新月体和球囊粘连；Ⅳ级：重度弥漫性系膜细胞增殖和基质硬化，部分或全部肾小球硬化，可见新月体（< 45%）；Ⅴ级：病变性质类似Ⅳ级，但更严重，> 45%肾小球伴新月体形成。而近来基于循证的 IgA 肾病牛津分类（MEST-C 评分）可能在今后临床实践中成为儿童 IgAN 病理分型标准（表 7-2）。

表 7-2　IgA 肾病牛津分类（MEST-C 评分）

病理指标	定义	评分
系膜细胞增生（M）	肾小球系膜区系膜细胞超过 3 个	M0：肾小球系膜细胞增生 < 50%； M1：肾小球系膜细胞增生 ≥ 50%
内皮细胞增生（E）	肾小球毛细血管腔细胞数目增加所致的增生	E0：没有内皮细胞增生； E1：任意肾小球呈现内皮细胞增生
节段性肾小球硬化（S）	部分而不是整个肾小球毛细血管丛粘连或硬化（基质致毛细血管腔闭塞）	S0：没有； S1：任意肾小球有
肾小管萎缩或间质纤维化（T）	估计呈现肾小管萎缩或间质纤维化的皮质区百分比，以较高者为准	T0：0 ～ 25%； T1：26% ～ 50%； T2：> 50%
细胞 / 纤维细胞性新月体（C）	细胞 / 纤维细胞性新月体百分比	C0：无； C1：0 ～ 25%； C2：≥ 25%

【鉴别诊断】

（1）紫癜性肾炎：紫癜性肾炎的肾脏病理可表现为肾小球系膜区或伴毛细血管襻有以 IgA 为主的免疫球蛋白沉积，伴或不伴新月体的形成，但紫癜性肾炎发病前有典型的紫癜样皮疹病史，伴或不伴胃肠道和关节症状。

（2）狼疮性肾炎：临床表现为多系统受累，多伴有多项自身抗体阳性。肾脏病理中免疫荧光表现为多种免疫球蛋白和补体沉积。

（3）急性肾小球肾炎：发病前 1～3 周有链球菌感染病史，以血尿、水肿和高血压为主要症状。实验室检查有补体 C3 下降、ASO 和血沉增高。肾脏病理表现为肾小球毛细血管内细胞增生。

（4）膜增生性肾小球肾炎：临床上可表现为肾病综合征、急性肾炎综合征、无症状性蛋白尿和血尿、反复肉眼血尿。典型的肾脏病理改变为肾小球系膜细胞和基质的增生，毛细血管壁的重构（系膜组织的插入和基底膜"双轨征"形成），肾小球毛细血管襻成分叶状改变，肾小球内皮下和上皮下出现致密物沉积，主要靠肾脏病理表现鉴别。

【治疗】

1. 持续性镜下血尿

孤立性镜下血尿、肾脏病理Ⅰ级或Ⅱ级者无须特殊治疗，可定期随访。

2. 肉眼血尿

临床持续 2～4 周以上的肉眼血尿者，建议用甲泼尼龙冲击治疗 1～2 个疗程〔甲泼尼龙冲击治疗，15～30 mg/（kg·d），连续 3 天为 1 个疗程〕。与扁桃体感染密切相关的反复发作性肉眼血尿者，可酌情行扁桃体摘除术。

3. 轻度蛋白尿（24 h 尿蛋白定量＜25 mg/kg）/ 中度蛋白尿（24 h 尿蛋白定量25～50 mg/kg）

可采用小剂量血管紧张素转化酶抑制剂和（或）血管紧张素Ⅱ受体拮抗剂治疗，服用期间应注意监测血压变化。肾脏病理仅显示中度以下系膜增生，也建议用 ACEI 降蛋白治疗。

4. 肾病综合征型或伴肾病水平蛋白尿（24 h 尿蛋白定量＞50 mg/kg）

在应用 ACEI 和（或）ARB 基础上，建议用长程激素联合免疫抑制剂治疗，泼尼松口服 1.5～2 mg/（kg·d），4 周后可改为隔日给药并逐渐减量，总疗程为 1～2 年。免疫抑制剂首选环磷酰胺（CTX），建议采用静脉冲击疗法，每次 500～750 mg/m²，置于生理盐水 100 mL 中缓慢静脉滴注，维持 1～2 h，每月 1 次，总剂量≤168 mg/kg。用药期间需水化碱化治疗（用 1/5～1/4 张力液 30～50 mL/kg，液体量控制在 1000 mL/m²，维持足够尿量，防止出血性膀胱炎的发生），并多饮水。

5. 伴新月体形成

肾脏病理中新月体形成累及肾小球数＞25%时，建议行甲泼尼龙冲击治疗，15～30 mg/（kg·d），连续 3 天，继之口服泼尼松 1.5～2 mg/（kg·d），4 周后可改为隔日给药并逐渐减量，总疗程为 1～2 年，并每月予以 CTX 冲击治疗，每次 500～750 mg/m²，每月 1 次，共 6 个月，总剂量 ≤ 168 mg/kg。

【预后】

儿童 IgAN 的预后表现不一，与临床和肾脏病理表现有关。少数病例呈进展性发展，可进展为 ESRD。因此，对于儿童 IgAN，早期发现和积极治疗是改善预后的关键。

（张　沛　夏正坤　中国人民解放军东部战区总医院）

参考文献

1. MAGISTRONI R，D'AGATI V D，APPEL G B，et al. New developments in the genetics，pathogenesis，and therapy of IgA nephropathy. Kidney Int，2015，88（5）：974-989.

2. COPPO R. Pediatric IgA Nephropathy in Europe. Kidney Dis（Basel），2019，5（3）：182-188.

3. 中华医学会儿科学分会肾脏学组. 原发性 IgA 肾病诊治循证指南（2016）. 中华儿科杂志，2017，55（9）：643-646.

4. MARKOWITZ G. Glomerular disease：Updated Oxford Classification of IgA nephropathy：a new MEST-C score. Nat Rev Nephrol，2017，13（7）：385-386.

第六节　紫癜性肾炎

【概述】

过敏性紫癜（Henoch-Schonlein purpura，HSP）是儿童时期最常见的小血管炎，常累及皮肤、胃肠道、关节和肾脏。过敏性紫癜导致的肾脏损害称之为过敏性紫癜性肾炎（hypersensitive purpura nephritis，HSPN），是儿童时期常见的继发性肾脏疾病之一。

【病因】

研究发现临床上 30%～50% 的患者发病前有前驱上呼吸道感染史，如微小病毒、链球菌感染等，提示本病可能与感染关系密切，而 A 组溶血性链球菌感染是诱发过敏性紫癜的重要原因。22%～30% 的过敏性紫癜患者发病前有过敏史，但缺乏确切证据。

【流行病学】

过敏性紫癜的年发病率为（14～20）/10万，90%的病例见于儿童，好发年龄为3～10岁。由于诊断标准不统一、观察随访时间差异，过敏性紫癜患者中发生肾损害的报道率差异较大，文献报道为10%～100%。国外报道显示97%过敏性紫癜患儿肾损害发生在起病的6个月内，其中85%发生在起病后4周内。我国40所医院调查资料显示73.93%患儿为起病1个月内、96.73%患儿在起病6个月内出现肾损害。

【发病机制】

该病的发病机制目前尚未完全明确。紫癜性肾炎发病机制主要为体液免疫异常，同时也涉及细胞免疫紊乱、凝血机制异常，近年遗传免疫因素也受到重视。IgA在HSPN发病中起重要作用，异常糖基化IgA1导致的循环免疫复合物在肾小球系膜区的沉积是引起肾脏损伤的重要原因。HSPN患者存在B细胞β-1，3半乳糖转移酶缺陷，导致血液循环中IgA1分子铰链区O-糖上连接的半乳糖减少，改变了IgA1的结构，减少了其与基质蛋白、IgA受体和补体的相互作用，造成以IgA为主的免疫复合物在肾小球系膜区沉积，导致肾脏受损。患者可表现为血清IgA水平升高，可测得以IgA为主的循环免疫复合物。肾组织病理可见毛细血管壁和肾小球系膜区IgA沉积。此外，补体可通过补体旁路途径及植物血凝素途径激活。HSPN患儿可伴C3或C4缺陷，肾组织毛细血管壁和系膜区可有补体沉积，部分学者认为补体活性增高，使得C5b-9膜攻击复合物对组织造成直接损伤，但补体在HSPN中的作用仍有待进一步研究。

【临床表现】

紫癜性肾炎临床表现不一，在我国以血尿和蛋白尿型最为常见，其他类型依次为孤立性血尿型、肾病综合征型、孤立性蛋白尿型、急性肾炎型，急进性肾炎型和慢性肾炎型在儿童中发生率显著低于成人。

【诊断标准】

在过敏性紫癜病程6个月内，出现血尿和（或）蛋白尿，其中血尿和蛋白尿的诊断标准分别如下。

（1）血尿：肉眼血尿或镜下血尿RBC≥5/HP。

（2）蛋白尿：满足以下任一项者：①1周内3次尿常规阳性；②24 h尿蛋白定量＞150 mg；③尿微量白蛋白高于正常值。

极少部分患儿在过敏性紫癜急性病程6个月后，再次出现紫癜复发，同时首次出现血尿和（或）蛋白尿者，应争取进行肾活检，如为IgA系膜区沉积为主的系膜增生性肾小球肾炎，仍可诊断为紫癜性肾炎。

此外，近年来有研究发现除以上指标外，尿 α_1-MG、β_2-MG、RBP、NAG 等微量蛋白及酶，亦可提示过敏性紫癜早期肾损害，有待进一步研究证实，以完善诊断标准。

【临床分型】

①孤立性血尿或孤立性蛋白尿；②血尿和蛋白尿；③急性肾炎型；④肾病综合征型；⑤急进性肾炎型；⑥慢性肾炎型。

【病理分级】

肾活检病理检查是判断肾脏损伤程度的金标准，目前常用的病理分级指标为 1974 年国际儿童肾脏病研究组织（ISKDC）和 2000 年中华医学会儿科学分会肾脏病学组制定的。近年来对紫癜性肾炎的临床及病理研究发现，肾小管间质损伤与紫癜性肾炎的疗效及转归密切相关，建议在已有病理分型基础上，增加肾小管间质损伤病理分级，以更好地指导治疗及评估预后。

1. 肾小球病理分级

Ⅰ级：肾小球轻微异常。

Ⅱ级：单纯系膜增生，分为：①局灶 / 节段；②弥漫性。

Ⅲ级：系膜增生，伴有＜50% 肾小球新月体形成 / 节段性病变（硬化、粘连、血栓、坏死），其系膜增生可为：①局灶 / 节段；②弥漫性。

Ⅳ级：病变同Ⅲ级，50%～75% 的肾小球伴有上述病变，分为：①局灶 / 节段；②弥漫性。

Ⅴ级：病变同Ⅲ级，＞75% 的肾小球伴有上述病变，分为：①局灶 / 节段；②弥漫性。

Ⅵ级：膜增生性肾小球肾炎。

2. 肾小管病理分级

（1）（+）级：轻度小管变形扩张。

（2）（++）级：间质纤维化，小管萎缩＜20%，散在炎性细胞浸润。

（3）（+++）级：间质纤维化，小管萎缩占 30%，散在和（或）弥漫性炎性细胞浸润。

（4）（++++）级：间质纤维化，小管萎缩＞50%，散在和（或）弥漫性炎性细胞浸润。

【肾活检指征】

对于无禁忌证的患儿，尤其是以蛋白尿为首发或主要表现的患儿（临床表现为肾病综合征、急性肾炎、急进性肾炎者），应尽可能早期行肾活检，可根据病理分级选择治疗方案。

【鉴别诊断】

（1）IgA 肾病：IgA 肾病与 HSPN 肾组织病理改变较为相似，均表现为肾组织以 IgA 沉积为主，但 IgA 肾病临床只表现为肾损害，无皮疹、关节肿痛、腹痛。

（2）急性肾炎：HSPN 在皮疹等肾外表现不明显时应注意与急性肾炎相鉴别，此时追问病史，包括皮疹形态和分布、关节和胃肠道症状，有助于本病诊断，且急性肾炎水肿、高血压明显，可出现 C3 降低、抗"O"增高等。

（3）狼疮性肾炎：该病可有皮疹、关节痛和肾损害，故需与 HSPN 鉴别，但两者皮疹在形态和分布上均有显著区别，且狼疮性肾炎可同时伴其他多系统损害，实验室检查可出现补体降低、抗核抗体阳性等免疫学检查指标异常，肾活检病理免疫荧光检查则表现为"满堂亮"。

【治疗】

紫癜性肾炎患儿的临床表现与肾病理损伤程度并不完全一致，后者能更准确地反映病变程度。没有条件获得病理诊断时，可根据其临床分型选择相应的治疗方案。

1. 孤立性血尿或病理Ⅰ级

目前未见治疗相关的文献报道，建议对活动性过敏性紫癜给予治疗，对于肾损伤可不予特殊治疗，但应密切监测患儿病情变化，至少随访 3～5 年。

2. 孤立性蛋白尿、血尿和蛋白尿或病理Ⅱa 级

血管紧张素转换酶抑制剂（ACEI）和血管紧张素受体拮抗剂（ARB）类药物有降蛋白尿的作用，可选择使用。既往有雷公藤总甙治疗有效的报道，但目前雷公藤总甙药品说明书明确提示儿童禁用。

3. 非肾病水平蛋白尿或病理Ⅱb、Ⅲa 级

对持续蛋白尿 > 1 g/（1.73m^2·d）、应用 ACEI 或 ARB 治疗尿蛋白不能转阴、GFR > 50 mL/（min·1.73m^2）的患儿，可给予糖皮质激素治疗 6 个月。对虽未达到肾病水平但蛋白尿显著的患儿，尚有激素联合免疫抑制剂治疗的报道，如激素联合环磷酰胺治疗或联合环孢素 A 治疗，但对该类患儿积极治疗的远期疗效尚仍有待研究。

4. 肾病水平蛋白尿、肾病综合征或病理Ⅲb、Ⅳ级

该组患儿临床症状及病理损伤均较重，需常规使用糖皮质激素治疗，且多倾向于采用激素联合免疫抑制剂治疗，其中疗效最为肯定的是糖皮质激素联合环磷酰胺治疗。若临床症状较重、肾病理呈弥漫性病变或伴有 > 50% 新月体形成者，可采用甲泼尼龙冲击治疗，剂量为 15～30 mg/（kg·d）或 15～30 mg/（kg·d）或 1000 mg/（1.73m^2·d），每日最大量不超过 1.0 g，每天或隔天冲击，3 次为 1 个疗程。

此外，有研究显示，其他免疫抑制剂如硫唑嘌呤、环孢素、吗替麦考酚酯等亦有明显疗效。2016 中华医学会儿科学分会肾脏病学组制定的儿童紫癜性肾炎的诊治循证指南

建议：首选糖皮质激素联合环磷酰胺冲击治疗，当环磷酰胺治疗效果欠佳或患儿不能耐受环磷酰胺时，可更换其他免疫抑制剂。

可供选择的治疗方案如下。

（1）糖皮质激素联合环磷酰胺冲击治疗：泼尼松 $1.5 \sim 2$ mg/（kg·d），口服 4 周后渐减量；在使用糖皮质激素基础上应用环磷酰胺静脉冲击治疗，常用方法：① $8 \sim 12$ mg/（kg·d），静脉滴注，连续应用 2 天，间隔 2 周为 1 个疗程；②每次 $500 \sim 750$ mg/m^2，每月 1 次，共 6 次，CTX 累计量 ≤ 168 mg/kg。

（2）糖皮质激素联合钙调蛋白抑制剂：目前文献报道最多的仍是联合环孢素 A。环孢素 A 口服 $4 \sim 6$ mg/（kg·d），每 12 小时 1 次，于服药后 $1 \sim 2$ 周查血药浓度，维持谷浓度在 $100 \sim 200$ ng/mL，诱导期为 $3 \sim 6$ 个月，诱导有效后逐渐减量。有报道，对于肾病水平蛋白尿患儿若同时存在对泼尼松、硫唑嘌呤、环磷酰胺耐药时，加用环孢素 A 治疗可显著降低尿蛋白。

（3）糖皮质激素联合吗替麦考酚酯：吗替麦考酚酯 $20 \sim 30$ mg/（kg·d），分 2 次口服，$3 \sim 6$ 个月后渐减量至 $0.25 \sim 0.5$ mg/（kg·d），疗程为 $3 \sim 6$ 个月；联合泼尼松 $0.5 \sim 1$ mg/（kg·d），并逐渐减量。总疗程为 $12 \sim 24$ 个月。

（4）糖皮质激素联合硫唑嘌呤：泼尼松 2 mg/（kg·d）分次口服，加用硫唑嘌呤 2 mg/（kg·d）时，泼尼松改为隔日 2 mg/（kg·d）顿服，2 个月后渐减量，硫唑嘌呤总疗程为 8 个月。近年国内临床应用逐渐减少，多为国外报道。

除以上免疫抑制剂外，日本及国内尚有激素联合咪唑立宾或来氟米特等治疗有效的临床报道，但均为小样本临床试验，具体疗效仍有待临床大规模多中心 RCT 研究验证。

5. 急进性肾炎或病理Ⅳ、Ⅴ级

这类患儿临床症状严重、病情进展较快，现多采用三、四联疗法，常用方案为甲泼尼龙冲击治疗 $1 \sim 2$ 个疗程后口服泼尼松 + 环磷酰胺（或其他免疫抑制剂）+ 肝素 + 双嘧达莫，亦有甲泼尼龙联合尿激酶冲击治疗 + 口服泼尼松 + 环磷酰胺 + 肝素 + 双嘧达莫治疗的文献报道（具体药物剂量及疗程同上）。

除药物治疗外，有个案报道示扁桃体切除及血浆置换治疗急进性肾炎或病理改变严重者有效，但其为小样本非随机研究，确切疗效仍有待进一步证实。

6. 辅助治疗

在以上分级治疗的同时，对于有蛋白尿的患儿，无论是否合并高血压，多建议加用 ACEI 和（或）ARB 类药物。ACEI 常用制剂为贝那普利，$5 \sim 10$ mg/d 口服或 ARB 制剂为氯沙坦，$25 \sim 50$ mg/d 口服。此外，可加用抗凝剂和（或）抗血小板聚集药，多为双嘧达莫，5 mg/（kg·d）。目前关于抗凝剂和（或）抗血小板聚集药物、丙种球蛋白等辅助治疗是否有效仍存有争议。

【预防】

近5年的Meta分析和大规模多中心RCT研究均提示激素不能有效预防过敏性紫癜肾损害的发生，故不建议常规使用。此外，抗凝剂和（或）抗血小板聚集药物对过敏性紫癜患儿肾损害的预防作用存有争议。目前研究显示双嘧达莫、阿司匹林等不能有效预防过敏性紫癜肾损害，但早期应用抗凝剂肝素可减少或延缓肾损害发生，缓解肾脏受累症状。

【预后】

紫癜性肾炎虽有一定的自限性，但仍有部分患儿病程迁延，甚至进展为慢性肾功能不全。不同随访中心数据不一致，有单位随访20年，显示约20%最终发展为慢性肾功能不全，因此现认为对于紫癜性肾炎患儿应延长随访时间，尤其是对于起病年龄晚、临床表现为肾病水平蛋白尿或肾组织病理损伤严重的患儿，应随访至成年期。

（张爱华 黄松明 南京医科大学附属儿童医院）

参考文献

1. KIRYLUK K，MOLDOVEANU Z，SANDERS J T，et al. Aberrant glycosylation of IgA1 is inherited in both pediatric IgA nephropathy and Henoch-Schönlein purpura nephritis. Kidney Int，2011，80（1）：79-87.

2. 中华医学会儿科学分会肾脏病学组.紫癜性肾炎的诊治循证指南（2016）.中华儿科杂志，2017，55（9）：647-651.

3. Chapter 11：Henoch-Schönlein purpura nephritis. Kidney Int Suppl（2011），2012，2（2）：218-220.

4. DAVIN J C. Henoch-Schonlein purpura nephritis：pathophysiology，treatment，and future strategy. Clin J Am Soc Nephrol，2011，6（3）：679-689.

第七节　狼疮性肾炎

【概述】

狼疮性肾炎（lupus nephritis，LN）是儿童常见的继发性肾小球疾病，是自身免疫疾病系统性红斑狼疮（systemic lupus erythematosus，SLE）的肾脏损害。SLE人群整体患病率为（70～90）/100 000，20%在儿童期发病。40%～70%的SLE儿童可发展为LN，比成人高出10%～30%。

【发病机制】

SLE 为自身免疫性疾病，是由于各种原因导致的异常免疫耐受。炎症及应激、紫外线等可使异常的细胞死亡增加，细胞核物质不能通过凋亡程序清除，而机体对暴露于胞质的细胞核成分（如 DNA、RNA、核小体、核蛋白等）产生抗体，抗原抗体形成免疫复合物，并结合补体等在组织中沉积，引起组织损伤。

1. 免疫耐受异常

机体免疫系统发育过程中，需要经历中枢及外周的免疫耐受，使其能识别自我与非我。由于免疫耐受发育途径中的关键分子基因突变或者调节这些关键分子表达的调节因子异常或环境因素，使免疫耐受发育异常，不能区分自身核物质，从而形成大量的包括抗核抗体在内的核抗原。

2. 异常的细胞死亡及清除

机体内每天均有数十亿个细胞因为新陈代谢或其他异常应激等原因进入死亡程序，但如果大量的细胞不是沉默性细胞凋亡，而是坏死、中性粒细胞网捕死亡、凋亡性坏死、自噬等，可导致细胞核成分直接暴露在细胞质中，引起自身抗体产生。

异常的核物质通过树突样细胞内 Toll 样受体（TLR7、TLR9）激活自身反应性 B 及自身反应性 T 细胞，产生大量自身抗体，自身抗体能与系膜基质、肾脏固有细胞表面抗原或肾小球植入抗原形成免疫复合物，而免疫复合物沉积可引起肾脏局部炎性反应。

3. 肾脏固有细胞反应

（1）系膜细胞反应：系膜细胞是肾小球系膜的组成成分，免疫复合物沉积及多种细胞因子可诱导系膜细胞过度增殖及细胞外基质沉积，引起系膜基质增厚和肾小球硬化，造成 LN 肾脏进展。此外，系膜细胞还能分泌多种细胞因子引起肾脏损伤。

（2）足细胞反应：足细胞是肾小球滤过屏障的重要组成部分，属于终末分化细胞，损伤后可引起蛋白尿。在 LN 中，主要通过抗体介导、细胞介导、裂孔膜蛋白介导等几种方式引起足细胞损伤。①抗体介导：循环抗体可以直接损伤足细胞或形成免疫复合物沉积，而免疫复合物的沉积和随后的补体激活，可能造成足细胞的细胞毒性损害。②细胞介导：有研究表明在狼疮性肾炎患者中，活化的 T 细胞释放细胞因子可导致足细胞损伤。同时，细胞介导的足细胞损伤在 LN 的新月体形成中亦存在重要作用。巢蛋白（Nestin 蛋白）作为足细胞相对稳定的标志物，在足细胞发育不同阶段均呈阳性。在新月体演变过程中均存在巢蛋白阳性的足细胞，细胞新月体中成熟足细胞标志物 podocalyxin 阳性细胞数远少于巢蛋白阳性的足细胞，提示足细胞可能存在退分化，由于退分化程度不同而导致标志物存留程度不同，新月体中各种细胞标志物均阴性的"裸细胞"很可能部分也来源于退分化的足细胞，提示足细胞在新月体进展过程中起着重要的作用。③裂孔膜蛋白介导：有研究表明 LN 患者足细胞裂孔膜蛋白 nephrin 和 podocin 的表达均较正常人明显降低，这两种蛋白与裂孔膜的完整性密切相关。足细胞裂孔膜蛋白表达减少，裂孔膜完整性遭到破坏，推测其与 LN 蛋白尿的发生有关。

（3）肾小管上皮细胞反应：免疫复合物沉积在肾小管基底膜上，诱导肾小管上皮细胞释放多种促炎细胞因子。这些促炎细胞因子一方面可招募白细胞至肾小管间质，引起肾小管间质巨噬细胞浸润，炎性反应；另一方面，这些细胞因子还可导致肾脏纤维化的形成。

（4）内皮细胞：LN 时补体活化可直接损伤内皮细胞，通过趋化因子释放促进炎症细胞浸润，而浸润的白细胞使局部组织 ROS 增加，中性粒细胞内容物释放，加重炎症反应。

【临床表现】

LN 以肾脏为主要受累器官，同时可伴有其他脏器的损害，整个疾病的过程表现为发作继之以不同程度的缓解，病程长期迁延。

（1）肾脏损害：LN 临床表现多样化，程度轻重不一，包括无症状尿检异常、肾病综合征、急性肾炎综合征、慢性肾炎、急进性肾炎和慢性肾功能不全等，其中蛋白尿和血尿发生率最高。部分患者还出现肾小管功能障碍，表现为肾小管性酸中毒及钾代谢紊乱。30% ～ 50% 的系统性红斑狼疮患者在疾病早期即出现肾脏损害的临床表现。

（2）蛋白尿：是狼疮性肾炎最常见的临床表现。约 25% 的患者出现肾病综合征。其中Ⅳ型、Ⅴ型、Ⅴ+Ⅳ型和Ⅴ+Ⅲ型狼疮性肾炎患者肾病综合征发生率较高（20.6% ～ 43.0%）。少部分Ⅱ型和Ⅲ型狼疮性肾炎也可表现为肾病综合征（6.3% ～ 9.2%）。

（3）血尿：镜下血尿多见，肉眼血尿发生率低。持续肉眼血尿或大量镜下血尿主要见于肾小球出现毛细血管袢坏死、有较多新月体形成的凶险病例。血尿多少一定程度上反映肾脏病变的活动性。

（4）管型尿：1/3 患者尿液中出现管型，主要为颗粒管型。大量血尿时可出现尿红细胞管型。

（5）高血压：15% ～ 50% 的狼疮性肾炎患者存在高血压，且与肾脏损害的严重程度有关。肾内血管病变的患者高血压发生率明显升高，甚至出现恶性高血压。

（6）急性肾功能不全：狼疮性肾炎并发急性肾功能不全与下列因素有关：①肾小球弥漫性新月体形成；②急性间质性肾炎；③狼疮性肾炎血管病变，如肾小球毛细血管袢内广泛血栓、血栓性微血管病、非炎症性坏死性血管病变、肾静脉血栓，偶见肾动脉栓等。肾病综合征、血清抗磷脂抗体阳性者容易并发血栓形成，导致肾功能急剧恶化。

（7）慢性肾功能不全：活动性病变未得到有效控制，患者可发展为慢性肾功能不全。若病理仍存在活动性病变，给予恰当的免疫抑制治疗，肾功能可得到部分恢复。

8%～15%的狼疮性肾炎最终可进展至终末期肾病，以Ⅳ型、Ⅴ+Ⅳ型狼疮性肾炎最多见。

（8）肾外损害：多数患者可出现不适、低热、食欲缺乏和消瘦等非特异性症状，还可出现脱发、黏膜溃疡、关节痛及光敏感、雷诺现象、面部蝶形红斑等皮肤损害。22.9%的狼疮性肾炎患者出现胸腔积液或心包积液等浆膜腔炎表现。血液系统损害多见，包括贫血、白细胞或血小板减少。贫血原因包括红细胞生成减少、免疫性或非免疫性溶血、出血等。神经系统损害是系统性红斑狼疮最严重的肾外损害，患者可出现持续性头痛、舞蹈病、神经麻痹、昏迷或精神病。

【病理】

狼疮性肾炎治疗方案的选择以肾活检病理类型为基础。因此，在治疗前应积极行肾活检明确肾脏病理类型。

1.病理分型

Ⅰ型：轻微系膜性狼疮性肾炎。光镜下肾小球正常，但免疫荧光和（或）电镜可见系膜区免疫复合物沉积。

Ⅱ型：系膜增生性狼疮性肾炎。光镜下可见单纯系膜细胞不同程度增生或伴有系膜基质增多，伴系膜区免疫复合物沉积；免疫荧光和电镜下可见少量上皮下或内皮下免疫复合物沉积。

Ⅲ型：局灶性狼疮性肾炎，分为活动性（A）或非活动性（C）病变，呈局灶性（受累肾小球＜50%）节段性或球性的肾小球内增生、膜增生和中重度系膜增生或伴有新月体形成，典型的局灶性的内皮下免疫复合物沉积，伴或不伴有系膜改变。Ⅲ（A）：活动性病变：局灶增生性狼疮性肾炎。Ⅲ（A/C）：活动性和慢性病变：局灶增生和硬化性狼疮性肾炎。Ⅲ（C）：慢性非活动性病变伴有肾小球硬化；局灶硬化性狼疮性肾炎，应注明活动性和硬化性病变的肾小球的比例。

Ⅳ型：弥漫性狼疮性肾炎，分为活动性或非活动性病变，呈弥漫性（受累肾小球≥50%）节段性或球性的肾小球毛细血管内增生、膜增生和中重度系膜增生，或呈新月体性肾小球肾炎，典型的弥漫性内皮下免疫复合物沉积，伴或不伴有系膜病变。Ⅳ型狼疮性肾炎又分两种亚型：Ⅳ-S狼疮性肾炎：超过50%的肾小球的节段性病变；Ⅳ-G狼疮性肾炎：超过50%肾小球的球性病变。若出现弥漫性"白金耳样"病变时，即使轻度或无细胞增生的狼疮性肾炎，也归入Ⅳ型弥漫性狼疮性肾炎。Ⅳ-S（A）：活动性病变：弥漫性节段性增生性狼疮性肾炎。Ⅳ-G（A）：活动性病变：弥漫性球性增生性狼疮性肾炎。Ⅳ-S（A/C）：活动性和慢性病变：弥漫性节段性增生和硬化的狼疮性肾炎。Ⅳ-G（A/C）：活动性和慢性病变：弥漫性球性增生和硬化性狼疮性肾炎。Ⅳ-S（C）：慢性非活动性病变伴有硬化：弥漫性节段性硬化性狼疮性肾炎。Ⅳ-G（C）：慢性非活动性病变伴有硬化：弥漫性球性硬化性狼疮性肾炎。

Ⅴ型：膜性狼疮性肾炎。肾小球基底膜弥漫增厚，可见弥漫性或节段性上皮下免疫复合物沉积，伴或不伴系膜病变，可合并Ⅲ型或Ⅳ型病变，即Ⅲ型 LN。如果光镜、免疫荧光或电镜提示肾小球上皮侧有广泛（>50% 血管袢）免疫沉积物，这时应做出复合性诊断，如Ⅴ型 + Ⅲ型、Ⅴ型 + Ⅳ型等，并可进展为Ⅳ型硬化型狼疮性肾炎。

Ⅵ型：严重硬化型狼疮性肾炎。超过 90% 的肾小球呈现球性硬化，不再有活动性病变。

2. 免疫荧光

LN 肾小球免疫荧光通常为 IgG 优势沉积，并出现 C4、C1q 与 C3 共沉积。IgG、IgA、IgM 及 C3、C4、C1q 染色均阳性，称之为"满堂红"。C1q 阳性往往提示狼疮性肾炎的诊断。纤维素可沉积于肾小球毛细血管袢，尤其是新月体形成区。肾小球免疫荧光染色的性质和分布特点，能为 LN 的诊断提供重要信息，典型病变肾小球系膜区颗粒状的阳性染色汇合成片，并勾画出毛细血管丛的轴性区域，使肾小球呈分叶状改变。"白金耳"样及透明血栓通常为大块的荧光阳性，有时为戒指形或球性沉积，一般上皮侧沉积物为颗粒状。

免疫复合物在小管—间质沉积是狼疮性肾炎的重要特点。各型均可见小管—间质免疫荧光染色阳性（Ⅳ型最突出）。肾小管沉积物多在间质侧，为颗粒状或短线状，偶见肾小管上皮细胞核阳性。间质毛细血管基底膜也可见沉积物，沉积物以 IgG 为主。有的患者仅见 C3 或 C1q 沉积，而无免疫球蛋白。3.29% 的狼疮性肾炎患者管周毛细血管存在 C4d 沉积，标志着患者免疫功能亢进和补体经典途径的激活。

3. 其他病变

（1）肾小管损害：病理表现包括肾小管上皮细胞核固缩、肾小管细胞坏死、肾小管细胞扁平、肾小管腔内有巨噬细胞或上皮细胞、肾小管萎缩、肾间质炎症和肾间质纤维化，在进行病理诊断时应注明肾小管萎缩、肾间质细胞浸润和纤维化的程度和比例。肾小管间质损害型：为孤立的肾小管间质改变，以肾小管损伤为主要表现，肾小球病变轻微，肾小球病变与肾小管间质病变不平行。

（2）血管损伤表现：包括狼疮性血管病变、血栓性微血管病、血管炎和微动脉纤维化。狼疮性血管病变表现为免疫复合物（玻璃样血栓、透明血栓）沉积在微动脉腔内或叶间动脉，也称为非炎症坏死性血管病。血栓性微血管病：与狼疮性血管病变在病理及临床表现上相似，其鉴别要点为存在纤维素样血栓。坏死性血管炎：动脉壁有炎症细胞浸润，常伴有纤维样坏死。微动脉纤维化：微动脉内膜纤维样增厚，不伴坏死、增殖或血栓形成。

4. 增生性狼疮性肾炎的活动指数和慢性指数

对增生性狼疮性肾炎在区分病理类型的同时，还应评价其肾组织的活动指数和慢性指数（表 7-3），以指导临床治疗和判断预后。活动指数值 ≥ 11 分（总分值 24 分），是积极使用激素冲击和免疫抑制剂治疗的指征。慢性指数值 ≥ 3 分（总分值 12 分），则预示着预后不良，容易进展为终末期肾脏病。目前多推荐参照美国国立卫生研究院的半定量评分方法对狼疮性肾炎的活动性指数和慢性指数进行评价。

表 7-3　狼疮性肾炎活动指数（AI）和慢性指数（CI）量化表

病变类型	积分		
	1	2	3
活动性病变			
肾小球			
毛细血管内细胞增生（细胞数 / 肾小球）	120 ～ 150	151 ～ 230	＞ 230
白细胞浸润（个 / 肾小球）	2	2 ～ 5	＞ 5
核碎裂（%）*	＜ 25	25 ～ 50	＞ 50
纤维素样坏死（%）*	＜ 25	25 ～ 50	＞ 50
内皮下透明沉积物（白金耳，%）	＜ 25	25 ～ 50	＞ 50
微血栓（%）	＜ 25	25 ～ 50	＞ 50
细胞性新月体（%）*	＜ 25	25 ～ 50	＞ 50
间质炎性细胞浸润（%）	＜ 25	25 ～ 50	＞ 50
动脉壁坏死或细胞浸润	如有，计 2 分		
慢性病变			
肾小球球性硬化（%）	＜ 25	25 ～ 50	＞ 50
纤维性新月体（%）	＜ 25	25 ～ 50	＞ 50
肾小管萎缩（%）	＜ 25	25 ～ 50	＞ 50
间质纤维化（%）	＜ 25	25 ～ 50	＞ 50
小动脉内膜纤维化	如有，计 2 分		

注：* 积分 ×2。

【诊断】

根据中华医学会儿科学分会肾脏病学组 2016 年制定的《狼疮性肾炎诊断治疗循证指南》中的诊断标准，即在确诊为 SLE 的基础上，患儿有下列任一项肾受累表现者即可诊断为 LN[C/I]：①尿蛋白检查满足以下任一项者：1 周内 3 次尿蛋白定性检查阳性或 24 h 尿蛋白定量＞ 150 mg 或尿蛋白 / 尿肌酐＞ 0.2 mg/mg（50 mg/mmoL）或 1 周内 3 次尿微量白蛋白高于正常值；②离心尿每高倍镜视野红细胞＞ 5 个；③肾小球和（或）肾小管功能异常；④肾穿刺组织病理活检（以下简称肾活检）异常，符合狼疮性肾炎病理改变。

除了要明确诊断，还要对患者的病情活动情况进行评估，常采用系统性红斑狼疮疾病活动性指数（表 7-4），即 SELENA-SLEDAI2000（SLEDAI-2K）评分系统。该评分系统共 105 分，评分在 0 ～ 4 分为基本无活动；5 ～ 9 分为轻度活动；10 ～ 14 分为中度活动；≥ 15 分为重度活动。根据评分可制定治疗方案，评价治疗效果。

表 7-4　系统性红斑狼疮疾病活动性指数：SLEDAI-2K

积分	临床表现	积分	临床表现
8	癫痫发作：最近开始发作的，除外代谢、感染、药物所致	4	蛋白尿：＞ 0.5 g/24 h，新出现或近期增加 0.5 g/24 h 以上
8	精神症状：严重紊乱干扰正常活动，除外尿毒症、药物影响	4	脓尿：＞ 5WBC/HP，除外感染
8	器质性脑病：智力改变，伴定向力、记忆力或其他智力功能的损害，并出现反复不定的临床症状，至少同时有以下两项：感觉紊乱、不连贯的松散语言、失眠或白天瞌睡、精神运动性活动减低或亢进，除外代谢、感染、药物所致	2	脱发：新出现或复发的异常斑片状或弥散性脱发
8	视觉障碍：SLE 视网膜病变，除外高血压、感染、药物所致	2	新出现皮疹：新出现或复发的炎症性皮疹
8	颅神经病变：累及颅神经的新出现的感觉、运动神经病变	2	黏膜溃疡：新出现或复发的口腔或鼻黏膜溃疡
8	狼疮性头痛：严重持续性头痛，麻醉性止痛药无效	2	胸膜炎：胸膜炎性胸痛伴胸膜摩擦音、渗出或胸膜肥厚
8	脑血管意外：新出现的脑血管意外，应除外动脉硬化	2	心包炎：心包痛及心包摩擦音或积液（心电图或超声心动检查证实）
8	脉管炎：溃疡，坏疽，有触痛的手指小结节，甲周碎片状梗死，出血或经活检、血管造影证实	2	低补体：CH50、C3、C4 下降，低于正常最低值
4	关节炎：2 个以上关节痛和炎性体征（压痛、肿胀、渗出）	2	抗 dsDNA 抗体增加

续表

积分	临床表现	积分	临床表现
4	肌炎：近端肌痛或无力伴 CPK 升高，或肌电图改变或活检证实	1	发热：体温 ≥ 38 ℃，排除感染原因
4	管型尿：Hb、颗粒管型或 RBC 管型	1	血小板减少：< 100×10^9/L
4	血尿：> 5RBC/HP，除外结石、感染和其他原因	1	白细胞下降：< 3.0×10^9/L（3000/mm³）

资料来源：GLADMAN D D，IBAÑEZ D，UROWITZ M B，et al. Systemic lupus erythematosus disease activity index 2000. J Rheumatol，2002，29（2）：288-291.

注：0 ～ 4 分：基本无活动；5 ～ 9 分：轻度活动；10 ～ 14 分：中度活动；≥ 15 分：重度活动。

【治疗】

以下治疗方案主要参照中华医学会儿科学分会肾脏病学组 2016 年制定的《狼疮性肾炎诊断治疗循证指南》中推荐的治疗方案。

1. 基本原则

（1）必须依据肾活检病理制定治疗方案，治疗效果不佳者病情恶化，需要重复肾活检，以根据新的病理情况制定新方案。

（2）狼疮性肾炎病情迁延，需要制定长期治疗方案，一般包括诱导阶段与维持阶段。诱导阶段时间一般为 6 ～ 9 个月，免疫抑制剂作用较强，剂量较大，主要是针对急性严重的活动性病变，旨在迅速控制免疫炎症及临床症状，调整免疫失衡、减少组织损伤及随后的纤维化。维持阶段重在稳定病情，防止复发，用药剂量偏小，力求长期，无不良反应。

（3）强调应用多靶点治疗，狼疮性肾炎免疫机制复杂，肾组织病变多样，应用单一药物治疗往往效果不佳。多靶点治疗的优点：①不同药物作用在不同靶点，可以起到协同治疗作用；②各种药物剂量减半，可减少不良反应，降低毒性；③他克莫司与霉酚酸酯并用可增加后者的血药浓度，提高疗效。

（4）警惕药物不良反应，力求治疗有效，不良反应很少，强调治疗方法的个体化。

（5）延缓肾功能不全进展，除免疫抑制剂以外，降压药、对抗局部肾素血管紧张素醛固酮系统的药物等对症治疗有助于延缓肾功能不全的进展。

2. 一般治疗

（1）羟氯喹：推荐所有狼疮性肾炎患者均加用羟氯喹作为基础治疗 [B/IIa]，推荐剂量为 4 ～ 6 mg/（kg·d），安全性好，不良反应少，但因有视网膜毒性作用，建议用药前及用药后每 3 个月行眼科检查（包括视敏度、眼底及视野等）。羟氯喹剂量 > 6.5 mg/（kg·d）时毒性作用明显增大，对于估算的肾小球滤过率（eGFR）< 30 mL/（min·1.73m²）的

患者有必要调整剂量。有研究发现，羟氯喹可提高肾脏对治疗的反应性，减少复发，减轻肾脏受损程度。

（2）控制高血压和尿蛋白[C/IIa]：对于合并有蛋白尿伴或不伴高血压的患儿，肾素—血管紧张素系统阻滞剂均应作为首选药物，有证据表明该类药物有抗高血压、降尿蛋白、保护肾脏的作用。儿童患者常选用：①贝那普利起始剂量为 0.1 mg/（kg·d），最大剂量 0.75 mg/（kg·d），每日 1 次或分 2 次；②苯那普利起始剂量为 0.1 mg/（kg·d），最大剂量 0.3 mg/（kg·d），每日 1 次或分 2 次服用；③福辛普利起始剂量为 0.3 mg/（kg·d），最大剂量 1.0 mg/（kg·d），每日 1 次；④氯沙坦起始剂量为 1 mg/（kg·d），最大剂量 2 mg/（kg·d），每日 1 次。肾素—血管紧张素系统阻断剂的使用剂量应在监测血压（目标值控制在正常血压范围）、血钾和 eGFR 水平的基础上进行调整，尽可能达到最佳的降尿蛋白效果。

3. 常见免疫抑制剂

（1）糖皮质激素：主要作用为抗炎，可干预多种炎症因子的产生和释放，特别是在大剂量作用下，消炎效应快，但是其抗淋巴细胞增殖作用不强，仅在大剂量或超大剂量时才存在。因此，单纯使用激素只能对一些急性炎症起缓解作用，必须与其他抗增殖药物（如环磷酰胺、霉酚酸酯）合用时才能持续起作用。单纯大剂量激素作诱导治疗显然不合适，但在重症狼疮性肾炎的治疗方案中，特别是在诱导期，为了控制症状，激素又是不可缺少的药物。大剂量激素效应快，但是不良反应也大，只能在诱导初期使用，后期需逐步减量，直至维持治疗量。

（2）环磷酰胺（CTX）：作为一种代谢性细胞毒性药物，其具有强烈的免疫抑制效应，特别是抑制 B 淋巴细胞增殖，与激素合用在Ⅳ型狼疮性肾炎（弥漫增殖型）的诱导缓解中具有良好的疗效，但其对Ⅳ型狼疮性肾炎（局灶节段型）或Ⅴ型狼疮性肾炎效果不佳，同时其容易造成性腺损伤、感染等不良反应，目前已逐步被新型免疫抑制剂替代。

（3）他克莫司（FK506）及环孢素 A（CsA）：为钙调神经磷酸酶抑制剂（calicenurin inhibitor，CNI），能抑制 IL-2 的产生，从而发挥抗淋巴细胞增殖的作用。在狼疮性肾炎的治疗中对Ⅳ型狼疮性肾炎病例均有一定效果，对部分Ⅴ型狼疮性肾炎亦有效，但环孢素在长疗程疗法中易出现肾脏纤维化等不良反应，无法长期应用，因此也逐步被新型免疫抑制剂替代。

IL-10 是 Th2 细胞的重要细胞因子，有活化自身反应性 B 细胞的效应，可促进膜性病变的形成。FK506 与 CsA 的不同之处在于其具有抑制 IL-10 的作用，对Ⅴ型狼疮性肾炎具有一定疗效，其不良反应包括高血糖、高血压及肾功能影响，但不良反应发生率较低。

（4）霉酚酸酯（MMF）：除具有一般免疫抑制剂的抗淋巴细胞增殖与抗炎作用外，更具有抗血管炎症的效应，对Ⅳ型狼疮性肾炎伴有血管病变者有效，同时对Ⅳ型伴有弥漫节段病变狼疮性肾炎及Ⅲ型狼疮性肾炎亦有效，但对Ⅴ型及Ⅴ+Ⅳ型狼疮性肾炎诱导缓解率较低。其不良反应包括感染、胃肠反应等，但不良反应发生率较低。

（5）利妥昔单抗（RTX）：B细胞异常活化在狼疮肾炎的发病机制中占据重要地位。利妥昔单抗是一种靶向性针对B细胞表面CD20抗原的人鼠嵌合单克隆抗体，可通过与B细胞表面CD20抗原特异性结合，杀伤B细胞以减少体内自身抗体和促炎症因子而发挥治疗作用。多数患者对RTX耐受，不良反应主要有输注反应及感染。推荐的给药方案为每次375 mg/m²，采用每周静脉注射1次，可用2～4次。

（6）贝利尤单抗：是首个作用于B淋巴细胞刺激因子（BLyS）的抑制剂，是一种重组的完全人源化IgG2λ单克隆抗体，可与可溶性BLyS高亲和力结合并抑制其活性。过往研究提示部分SLE患者BlyS水平升高，而Blys可通过促进记忆性B细胞和产生自身抗体的浆母细胞的形成和存活而在SLE的发病机制中发挥作用。2019年6月发布的欧洲抗风湿病联盟（EULAR）狼疮治疗推荐：对于标准治疗（联合使用羟氯喹和糖皮质激素，包括或不包括免疫抑制剂）的患者，如应答不全，激素减量困难或反复复发，可考虑使用贝利尤单抗治疗。其与常规治疗联合，适用于在常规治疗基础上仍具有高疾病活动（如抗ds-DNA抗体阳性及低补体、SELENA-SLEDAI评分≥8分）的活动性、自身抗体阳性的SLE成年患者，推荐的给药方案为10 mg/kg、静脉滴注，前3次每2周给药1次，随后每4周给药1次，应持续评估患者的病情，如果治疗6个月后疾病控制无改善，应考虑中止本品治疗。但目前关于贝利尤单抗在狼疮性肾炎中的作用仍未完全明确，需要进一步的循证研究验证。同时贝利尤是否适用于儿童患者亦需进一步循证研究。

4. 按照病理分型选择治疗方案

（1）Ⅰ型和Ⅱ型狼疮性肾炎的治疗：目前尚无大规模的RCT结果。一般认为，糖皮质激素和免疫抑制剂的使用取决于肾外狼疮的临床表现（未分级），伴有肾外症状者，予SLE常规治疗。患儿只要存在蛋白尿，就应加用泼尼松治疗，并按临床活动程度调整剂量和疗程。尽管缺乏表现为肾病范围蛋白尿的Ⅱ型狼疮性肾炎的前瞻性研究，但如果用肾素—血管紧张素系统阻断剂及泼尼松均不能有效控制尿蛋白时，大部分学者推荐加用钙调神经磷酸酶抑制剂 [C/IIa]。

（2）增殖性（Ⅲ型和Ⅳ型）狼疮性肾炎的治疗：增殖性狼疮性肾炎是一种进展性疾病。1970年以前，弥漫增殖性狼疮性肾炎的肾脏生存和整体生存率非常低，仅为20%～25%。经过强化免疫抑制治疗，Ⅲ型和Ⅳ型狼疮性肾炎患者的生存和肾脏生存率显著提高。2003年国际肾脏病学会（ISN/RPS）在狼疮性肾炎分型中定义了Ⅲ型和Ⅳ型狼疮性肾炎的活动性病变和慢性病变。对于Ⅲ型和Ⅳ型狼疮性肾炎的治疗，传统分为诱导缓解治疗和维持治疗两个阶段，治疗目标是经过初始强化治疗快速控制肾脏炎症，随后进入较长时间的维持巩固治疗。诱导缓解治疗疗程一般为6个月，个别更长，若病情稳定且达到部分缓解或完全缓解，则进入维持治疗；若治疗反应差，则选择其他诱导缓解治疗的替代方案。维持治疗疗程不少于 3 年，对于达到部分缓解的患儿可能需继续维持治疗更长时间。推荐Ⅲ型和Ⅳ型狼疮性肾炎应用糖皮质激素加用免疫抑制剂联合治疗 [A/I]。

诱导缓解治疗阶段：一般为 6 个月，首选糖皮质激素 + 环磷酰胺冲击治疗 [A/II]。泼尼松为 1.5 ～ 2.0 mg/（kg·d），6 ～ 8 周，依据治疗效果缓慢减量。肾脏增生病变显著时需给予甲泼尼龙冲击联合环磷酰胺冲击治疗 [A/I]。甲泼尼龙冲击剂量为 15 ～ 30 mg/（kg·d），最大不超过 1 g/d，3 天为 1 个疗程，根据病情可间隔 3 ～ 5 天重复 1 ～ 2 个疗程。环磷酰胺静脉冲击有 2 种方法可选择：① 500 ～ 750 mg/（m²·次），每月 1 次，共 6 次。② 8 ～ 12 mg/（kg·d），每 2 周连用 2 天为 1 次，总计 6 ～ 8 次。环磷酰胺累计使用剂量为 150 ～ 250 mg/kg。吗替麦考酚酯（MMF）可作为诱导缓解治疗时环磷酰胺的替代药物 [A/IIa]，在不能耐受环磷酰胺治疗、病情反复或环磷酰胺治疗 6 个月无效的情况下，可改用 MMF0.5 ～ 3.0 g/d（成人剂量），小剂量开始，逐渐加量，持续 1 ～ 3 年。尚无大规模儿童 RCT 的证据。指南推荐儿童 MMF 剂量为 20 ～ 30 mg/（kg·d）[C/IIa]。

维持治疗阶段：维持治疗的目的是维持缓解，防止复发，减少发展为肾衰竭的概率。最佳药物和最佳维持治疗的时间尚无定论。有 8 个 RCT 结果显示平均维持治疗疗程为 3 年，因此建议维持治疗时间不少于 3 年 [A/IIa]。①糖皮质激素减量：目的是以合适的最小剂量维持患儿稳定的缓解状态。糖皮质激素减量不能过快，以免病情复发，同时要强调个体化，要因患儿、因病情而异，减量过程要监测临床表现、糖皮质激素不良反应及实验室指标 [c/IIa]。为了避免糖皮质激素的不良反应，除了在诱导缓解期激素分次服用外（一般经过 2 ～ 3 个月），此后将糖皮质激素一日量早餐前空腹顿服，待病情稳定后以最小维持量（如 5 ～ 10 mg/d）长期服用。②免疫抑制剂的选择和疗程：在完成 6 个月的诱导缓解治疗后呈完全反应者，停用环磷酰胺，口服泼尼松逐渐减量至 5 ～ 10 mg/d，维持数年；在最后 1 次使用环磷酰胺后 2 周加用其他免疫抑制剂序贯治疗，首推 MMF[A/I]，其次可选用硫唑嘌呤 1.5 ～ 2 mg/（kg·d）、每日 1 次或分次服用 [A/I]。MMF 可用于不能耐受硫唑嘌呤的患儿或治疗中肾损害反复者 [A/I]。此外，来氟米特有可能成为狼疮性肾炎维持治疗的选择 [C/IIa]，但目前尚无针对儿童的 RCT 研究结果。

（3）Ⅴ型狼疮性肾炎的治疗：表现为非肾病范围蛋白尿且肾功能稳定的单纯Ⅴ型狼疮性肾炎，使用羟氯喹、ACEI 及控制肾外狼疮治疗 [B/IIa]，表现为大量蛋白尿的单纯Ⅴ型狼疮性肾炎，除使用 ACEI，尚需加用糖皮质激素及以下列任意一种免疫抑制剂，即 MMF、硫唑嘌呤、环磷酰胺或钙调神经磷酸酶抑制剂 [B/IIa]。对于经肾活检确诊为Ⅴ+Ⅲ型及Ⅴ+Ⅳ型的狼疮性肾炎者，治疗方案均同增殖性狼疮性肾炎（Ⅲ型和Ⅳ型狼疮性肾炎）[C/IIa]。有报道Ⅴ+Ⅳ型的狼疮性肾炎采用泼尼松 +MMF+ 他克莫司或泼尼松 + 环磷酰胺 + 他克莫司的多药联合治疗 [B/IIa]，但其疗效尚需进一步的 RCT 研究证实。肾功能恶化的患儿应行重复肾活检，如果合并增殖性肾小球肾炎，按增殖性狼疮性肾炎治疗方案进行治疗。

（4）Ⅵ型狼疮性肾炎的治疗：明显肾衰竭者，予以肾替代治疗（透析或肾移植）[B/Ⅱa]，其生存率与非狼疮性肾炎的终末期肾脏病患者无差异。如果同时伴有 SLE 活动性病变，仍应当给予泼尼松和免疫抑制剂（如 MMF、硫唑嘌呤或环磷酰胺）治疗 [C/Ⅱa]，注意剂量调整与不良反应监测。有研究认为狼疮性肾炎所致终末期肾脏病肾移植优于腹膜透析和血液透析 [C/Ⅱa]。

（5）狼疮性肾炎复发的治疗：及早发现和治疗复发的狼疮性肾炎至关重要，因为每次复发都可能促进狼疮性肾炎的进展和恶化，甚至进展为终末期肾脏病。狼疮性肾炎复发的治疗方案选择：急性加重时先甲泼尼龙冲击，随后口服泼尼松及逐渐减量；对完全缓解或部分缓解后复发的狼疮性肾炎患儿，建议使用原来治疗有效的诱导缓解及维持治疗方案 [C/Ⅱa]；如重复使用原环磷酰胺冲击治疗方案将导致环磷酰胺过量，可能造成性腺损伤等不良反应，推荐使用不含环磷酰胺的初始治疗方案 [C/Ⅱa]。

（6）难治性狼疮性肾炎的治疗：目前对于难治性狼疮性肾炎尚无统一定义，若患儿经常规环磷酰胺治疗后无反应，且采用无环磷酰胺的方案治疗亦无效，那么可认为该患儿为难治性患儿。治疗方案 [C/Ⅱa]：①如仍为狼疮性肾炎导致的肌酐升高和（或）尿蛋白增加，建议换用其他诱导缓解治疗方案重新治疗。②经多种方案治疗（如糖皮质激素加环磷酰胺冲击，或糖皮质激素加 MMF 等治疗 3 个月）后仍无效的狼疮性肾炎患儿，建议在继续使用糖皮质激素的基础上，MMF+ 他克莫司联用治疗，或使用利妥昔单抗每次 375 mg/m^2，每周静脉注射 1 次，可用 2～4 次，为预防发生过敏反应，静脉注射前给予抗组胺药。血液净化（包括持续免疫吸附和血浆置换）也是治疗选项之一。

（高春林　夏正坤　中国人民解放军东部战区总医院）

参考文献

1. SILVA C A, AVCIN T, BRUNNER H I. Taxonomy for systemic lupus erythematosus with onset before adulthood. Arthritis Care Res（Hoboken），2012，64（12）：1787-1793.

2. WENDERFER S E, RUTH N M, BRUNNER H I. Advances in the care of children with lupus nephritis. Pediatr Res, 2017, 81（3）：406-414.

3. HIRAKI L T, FELDMAN C H, LIU J, et al. Prevalence, incidence, and demographics of systemic lupus erythematosus and lupus nephritis from 2000 to 2004 among children in the US Medicaid beneficiary population. Arthritis Rheum, 2012, 64（8）：2669-2676.

4. AMBROSE N, MORGAN T A, GALLOWAY J, et al. Differences in disease phenotype and severity in SLE across age groups. Lupus, 2016, 25（14）：1542-1550.

5. ANDERS H J, FOGO A B. Immunopathology of lupus nephritis. Semin Immunopathol, 2014, 36（4）: 443-459.

6. LORENZ G, DESAI J, ANDERS H J. Lupus nephritis: update on mechanisms of systemic autoimmunity and kidney immunopathology. Curr Opin Nephrol Hypertens, 2014, 23（3）: 211-217.

7. KINLOCH A J, CHANG A, KO K, et al. Vimentin is a dominant target of in situ humoral immunity in human lupus tubulointerstitial nephritis. Arthritis Rheumatol, 2014, 66（12）: 3359-3370.

8. TILSTRA J S, AVERY L, MENK A V, et al. Kidney-infiltrating T cells in murine lupus nephritis are metabolically and functionally exhausted. J Clin Invest, 2018, 128（11）: 4884-4897.

9. KISHIMOTO D, KIRINO Y, TAMURA M, et al. Dysregulated heme oxygenase-1low M2-like macrophages augment lupus nephritis via Bach1 induced by type I interferons. Arthritis Res Ther, 2018, 20（1）: 64.

10. IMAIZUMI T, HAYAKARI R, MATSUMIYA T, et al. Chloroquine attenuates TLR3/IFN-β signaling in cultured normal human mesangial cells: A possible protective effect against renal damage in lupus nephritis. Mod Rheumatol, 2017, 27（6）: 1004-1009.

11. YUNG S, CHAN T M. Anti-dsDNA antibodies and resident renal cells: Their putative roles in pathogenesis of renal lesions in lupus nephritis. Clin Immunol, 2017, 185: 40-50.

12. ZHEN Y, LEE I J, FINKELMAN F D, et al. Targeted inhibition of Axl receptor tyrosine kinase ameliorates anti-GBM-induced lupus-like nephritis. J Autoimmun, 2018, 93: 37-44.

13. OLIVA-DAMASO N, PAYAN J, OLIVA-DAMASO E, et al. Lupus Podocytopathy: An Overview. Adv Chronic Kidney Dis, 2019, 26（5）: 369-375.

14. 刘瑾. 狼疮足细胞病及其研究进展. 肾脏病与透析肾移植杂志, 2012, 21（4）: 375-378.

15. BERTELLI E, REGOLI M, FONZI L, et al. Nestin expression in adult and developing human kidney. J Histochem Cytochem, 2007, 55（4）: 411-421.

16. 王晨, 邹万忠, 郑欣, 等. 四种常见新月体性肾小球肾炎中新月体细胞构成. 中华病理学杂志, 2011, 40（1）: 37-41.

17. PERYSINAKI G S, MOYSIADIS D K, BERTSIAS G, et al. Podocyte main slit diaphragm proteins, nephrin and podocin, are affected at early stages of lupus nephritis and correlate with disease histology. Lupus, 2011, 20（8）: 781-791.

18. YUNG S, NG C Y, AU K Y, et al. Binding of anti-dsDNA antibodies to proximal tubular epithelial cells contributes to renal tubulointerstitial inflammation. Clin Sci（Lond）, 2017, 131（1）: 49-67.

19. YUNG S, NG C Y, HO S K, et al. Anti-dsDNA antibody induces soluble fibronectin secretion by proximal renal tubular epithelial cells and downstream increase of TGF-β1 and collagen synthesis. J Autoimmun, 2015, 58: 111-122.

20. AUSTIN H A 3RD，MUENZ L R，JOYCE K M，et al. Prognostic factors in lupus nephritis. Contribution of renal histologic data. Am J Med，1983，75（3）：382-391.

21. GLADMAN D D，IBAÑEZ D，UROWITZ M B. Systemic lupus erythematosus disease activity index 2000. J Rheumatol，2002，29（2）：288-291.

22. 中华医学会儿科学分会肾脏学组. 狼疮性肾炎诊治循证指南（2016）. 中华儿科杂志，2018，56（2）：88-94.

23. ZHANG J，WAN W，MIAO L，et al. Pharmacokinetics，Pharmacodynamics and Safety of Belimumab in Chinese Patients with Systemic Lupus Erythematosus：A Phase I，Open-Label Study. Rheumatol Ther，2020，7（1）：191-200.

24. ARINGER M，COSTENBADER K，DAIKH D，et al. 2019 European League Against Rheumatism/American College of Rheumatology classification criteria for systemic lupus erythematosus. Ann Rheum Dis，2019，78（9）：1151-1159.

第八节　尿路感染

【概述】

尿路感染（urinary tract infection，UTI）是儿童期最常见的细菌性感染，8% 的儿童会经历至少一次 UTI。30% 的婴儿及儿童在初次感染后的 6 ~ 12 个月会再发尿路感染。一岁以内男婴儿（20%）比女婴儿（5%）更常见，1 岁以后女童发病超过男童。反复的 UTI 具有进展至肾脏疤痕形成和终末期肾病风险，需引起重视。

【致病菌】

大部分 UTI 感染是由大肠杆菌引起的，其他细菌包括肺炎克雷白杆菌、肠球菌、铜绿假单胞菌。1 岁内的婴儿与 1 岁后相比，肺炎杆菌、肠杆菌属、肠球菌属和假单胞菌属感染更加常见。

【病因】

引起反复 UTI 的病因需要重视。

（1）膀胱输尿管反流（vesicoureteral reflux，VUR）：正常输尿管膀胱连接部具有活瓣样功能，只允许尿液自输尿管流入膀胱，阻止尿液反流。如果活瓣样功能受损，尿液逆流入输尿管和肾，这种现象称 VUR。VUR 分为原发性和继发性两种，原发性 VUR 是指活瓣机能先天性发育不全，继发性 VUR 是指继发于下尿路梗阻如后尿道瓣膜症、神经源性膀胱等导致的 VUR。30% ~ 50% 的 UTI 的患儿合并 VUR，新生儿期 UTI 病例发生 VUR 的比例为 50% ~ 70%，12 岁儿童中 VUR 的发病率约为 10%，男性高于女性。

（2）先天性泌尿系统异常：肾盂输尿管连接处梗阻、后尿道瓣膜、原发性输尿管扩张、巨大膀胱、重复膀胱等，以及包茎和包皮过长都可增加儿童发生尿路感染的风险。

（3）功能性排尿障碍：发病机理尚不明确，常见病因包括心理因素、先天性膀胱功能异常等，主要表现为尿频、尿急、尿失禁、排尿无力、尿不尽感等。

（4）膀胱肠道功能障碍（便秘）：患儿长期便秘导致直肠持续扩张，进而刺激膀胱影响逼尿肌，造成尿失禁、膀胱输尿管反流和尿急等，对于便秘且伴尿路感染的患儿需进行尿液细菌培养和尿路影像学检查。

（5）其他：神经源性膀胱、尿路结石、糖尿病、免疫力低下、侵入性操作、抗生素不合理治疗。

【分类】

（1）根据 UTI 发生的部位分为：膀胱以上的感染，为上尿路（肾盂肾炎）；膀胱水平以下的感染，为下尿路（膀胱炎、尿道炎）。

（2）根据是第 1 次还是多次发作分为初发 UTI 和复发 UTI。

（3）根据是否有临床症状分为无症状性菌尿和症状性 UTI。

（4）根据是否有其他的泌尿系结构异常分为单纯性 UTI 和复杂性 UTI。

【临床表现】

1. 临床表现

低年龄表现不典型，可有发热、脓尿、白细胞尿、血尿、蛋白尿等，上尿路感染时有腰痛、腰酸等。其中＜ 3 月龄婴幼儿的临床症状更加不典型，可表现为发热、呕吐、哭吵、嗜睡、喂养困难、发育落后、黄疸、血尿或脓尿等；≥ 3 月龄以上儿童的临床症状可表现为发热、食欲缺乏、腹痛、呕吐、腰酸、尿频、排尿困难、血尿、脓尿、尿液浑浊等，下尿路感染时表现尿频、尿急、尿痛。

2. 体格检查

男童有无包茎、包皮过长、尿道口红肿、脓液；女童有无外阴炎、尿道口红肿；肾区是否叩痛。

3. 实验室检查

（1）尿常规：白细胞增加，尿沉渣白细胞计数＞ 5 个 / 高倍视野；红细胞尿，上尿路（肾盂肾炎）时有蛋白尿、白细胞管型尿、尿比重低。

（2）试纸条亚硝酸盐试验和尿白细胞酯酶检测：试纸条亚硝酸盐试验对诊断 UTI 的特异度高（75.6% ～ 100.0%），而敏感度较低（16.2% ～ 88.1%）。尿白细胞酯酶检测特异度和敏感度分别为 69.3% ～ 97.8% 和 37.5% ～ 100.0%，两者联合检测晨尿的特异度和敏感度分别为 89.2% ～ 100.0% 和 30.0% ～ 89.2%。

（3）清洁中段尿培养：清洁中段尿培养菌落数 $> 1 \times 10^5$/mL，可确诊；$> 1 \times (10^4 \sim 10^5)$/mL，为可疑；$< 1 \times 10^4$/mL，系污染。对临床高度怀疑 UTI 而尿普通细菌培养阴性者，应做 L 型细菌和厌氧菌培养，有条件的要做细菌培养和药敏试验。

（4）泌尿系超声：排除是否存在泌尿系统发育畸形、海绵肾、肾结石等。

（5）核素肾静态扫描（DMSA）：①诊断急性肾盂肾炎的金标准：急性肾盂肾炎时，由于肾实质局部缺血及肾小管功能障碍导致对放射性核素摄取减少。典型表现为呈单个或多个局灶放射性减低或缺损区，但无容量丢失，也可呈弥漫的放射性稀疏伴外形肿大。对发热性泌尿道感染的婴幼儿，急性期行 DMSA 检查对于除外扩张型 VUR（Ⅲ～Ⅴ级）具有重要作用，因此急性期 DMSA 检查可应用于评估是否需要进一步行排尿性膀胱尿路造影检查；②肾瘢痕的发现：急性感染后 6 个月复查 DMSA，可用以评估肾瘢痕 [A/Ⅱa]。

（6）排尿性膀胱尿路造影（micturating cystourethrography，MCU）：为确诊 VUR 的基本方法及分级的金标准。MCU 检查方法：通过导尿管将稀释后的造影剂注入膀胱至患儿有排尿感，然后拔出导尿管并待患儿排尿，同时进行摄片。MCU 不应作为首次发热性泌尿道感染的常规检查项目 [B/Ⅰ]。

MCU 检查的适用情况：①超声提示肾积水或输尿管扩张，除外梗阻性疾病；②DMSA 提示急性肾盂肾炎、肾瘢痕；③泌尿道感染复发；④其他非典型或复杂的临床情况。

【诊断】

具有以上临床表现且尿液检查异常，UTI 的诊断即可初步建立，进一步进行尿液细菌学培养药敏试验可确定诊断和指导治疗。定位诊断要根据是否伴有全身症状发热（≥ 38 ℃），伴有腰酸等考虑上泌尿道感染。下泌尿道感染（膀胱炎或尿道炎）患儿通常无全身症状和体征。DMSA 是诊断急性肾盂肾炎的金标准。对反复 UTI 患者注意查找潜在的病因（图 7-1）。

【鉴别诊断】

（1）与引起肾炎的各种疾病鉴别：如急性肾炎、IgA 肾炎、小管间质性肾炎等情况，尿检可表现为血尿蛋白尿，少数伴有发热，甚至尿中出现白细胞，但不伴有尿频、尿急、尿痛、脓尿，清洁中断尿培养阴性，经 3 天经验性抗生素治疗血尿蛋白尿不能缓解等，可通过血补体、ASO、肾功能、血压，必要时行肾活检病理等以确定或排除诊断。

（2）心理因素导致的尿频：尿检正常，仅有尿频，无尿急、尿痛，无白细胞尿、脓尿，超声检查正常，注意询问心理应激因素。

（3）尿崩症：尿崩症的患儿可表现多尿，被误认为尿路感染，排出等渗、夜尿增多、低比重尿，与 UTI 不同（图 7-2）。

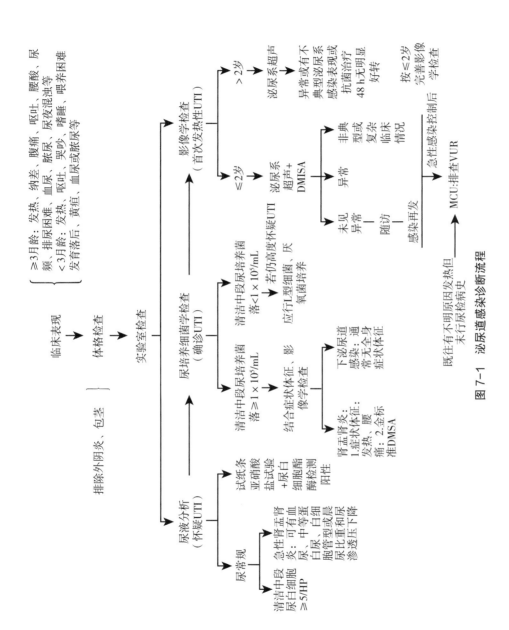

图 7-1 泌尿道感染诊断流程

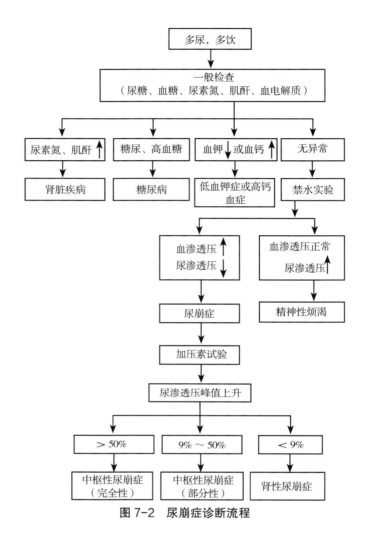

图 7-2　尿崩症诊断流程

【治疗】

泌尿系感染治疗流程见图 7-3。

1. 一般治疗

急性期退热、多饮水，保证热卡及营养需求。清洁尿道口，女性注意清洁外阴。每天鼓励排便，改善便秘情况。积极去除诱因，治疗潜在的病因更加重要。

2. 抗生素治疗

初步诊断确立后可开始治疗。在有细菌培养条件的要在开始治疗前收集尿液以防影响细菌培养结果。反复 UTI 者可根据尿培养药敏试验选择抗生素治疗。

（1）急性肾盂肾炎的治疗：在无药敏试验结果或者无条件进行细菌学检查的情况下，应采取经验性治疗，可使用针对大肠杆菌的无肾毒性、血液浓度较高的抗生素，如二代头孢。≤ 3 月龄：全程静脉敏感抗菌药物治疗 10 ～ 14 天。＞ 3 月龄：若患儿有中毒、脱水等症状或不能耐受口服抗菌药物治疗，可先静脉使用敏感抗菌药物治疗 2 ～ 4 天后改用口服敏感抗菌药物治疗，总疗程为 10 ～ 14 天。

（2）下泌尿道感染的治疗：口服抗菌药物 2 ～ 4 天。不建议长疗程治疗。

（3）注意事项：在抗菌药物治疗 48 h 后需评估治疗效果，包括临床症状、尿检指标等。若抗菌药物治疗 48 h 后未能达到预期的治疗效果，需重新进行尿细菌培养药敏试验，无细菌培养条件的，建议转上一级医院行进一步培养和评估，以免延误病情。

3. 预防性抗菌药物治疗

（1）首次 UTI 不推荐常规进行预防性抗菌药物。

（2）对于有导致反复 UTI 者，预防性抗菌药物治疗可减少感染，但对于预防肾瘢痕形成无确定结论，还可能导致出现耐药菌株。

（3）一般选择敏感抗菌药物治疗剂量的 1/3 睡前顿服，首选呋喃妥因或磺胺甲基异噁唑。若小婴儿服用呋喃妥因后消化道不良反应剧烈，可选择阿莫西林克拉维酸钾或头孢克洛类药物口服。

（4）具体服用疗程目前无一致结论。

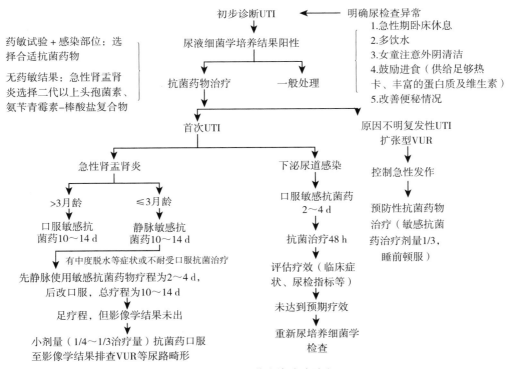

图 7-3 泌尿道感染治疗流程

（高春林 夏正坤 中国人民解放军东部战区总医院）

参考文献

1. 中华医学会儿科学分会肾脏学组. 泌尿道感染诊治循证指南（2016）. 中华儿科杂志，2017，55（12）：898-901.

2. WENNERSTRÖM M, HANSSON S, JODAL U, et al. Primary and acquired renal scarring in boys and girls with urinary tract infection. J Pediatr，2000，136（1）：30-34.

第九节　急性肾损伤

【概述】

急性肾损伤（acute kidney injury，AKI），已取代急性肾衰竭（acute renal failure，ARF）概念，指由多种病因引起肾功能短期内（数小时到数天）急剧下降或丧失的临床综合征，表现为血清肌酐（serum creatinine，SCr）进行性升高或尿量减少，后续可能进展至慢性肾脏病（chronic kidney disease，CKD），导致预后不良甚至死亡。AKI 常见于肾脏科和 ICU，我国住院患儿 AKI 发生率为 20%（社区获得性 3%、医院获得性 17%），总死亡率达 4%。

【病因】

概括为肾前性、肾实质性、肾后性三类，但病因复杂且相互影响。

（1）肾前性 AKI：任何原因引起有效循环血量下降，使肾血流量不足、肾小球滤过率（glomerular filtration rate，GFR）急剧下降所致，多无肾实质损伤，未及时纠正可损伤肾实质。常见原因：①真性血容量不足：胃肠道液体大量丢失（呕吐、腹泻、胃肠减压），大面积烧伤，出血等；②相对血容量不足：休克、低蛋白血症、严重心律失常、心包填塞、心力衰竭等。

（2）肾实质性 AKI：最为常见，由各种肾实质病变或由肾前性损伤发展而来，分为肾小球性、肾小管性、间质性、血管性。常见病因有急性肾小管坏死（acute tubular necrosis，ATN）、急性肾小球肾炎、急性间质性肾炎、溶血尿毒综合征、肾动静脉栓塞、血管炎、弥散性血管内栓塞、慢性肾脏病突发 AKI。

（3）肾后性 AKI：各种原因引起泌尿道梗阻所致，有排尿断续或张力性尿失禁表现，如肾结石、肿瘤压迫、血块堵塞、先天性输尿管或尿道狭窄等。

（4）危险因素：脓毒症，危重疾病状态，急性循环障碍，心脏手术（应用心肺旁路），肾毒性药物（氨基糖苷类、两性霉素 B、利福平、磺胺类、阿昔洛韦、环磷酰胺、对乙酰氨基酚），放射造影剂，急性血管内溶血，横纹肌溶解等。

【临床表现】

表现为原发病症状，还有少尿或无尿（非少尿型患儿除外），以及肾功能急剧下降相关症状，如水钠潴留（全身水肿、肺水肿、脑水肿、心力衰竭），电解质紊乱（高钾、低钠、高镁、低氯血症常见），代谢性酸中毒，全身各系统中毒症状。

【辅助检查】

（1）尿液检查：可辅助鉴别肾前性 AKI 与肾性 AKI（表 7-5），包括尿常规，尿沉渣，24 小时尿蛋白定量，尿电解质（尿钠、尿肌酐）等。病因不明，但有血尿、蛋白尿而无尿路感染或导尿损伤者考虑为急性肾炎。

（2）血生化检查：监测电解质、SCr、BUN 变化。

（3）影像学检查：腹部平片、超声、CT、MRI、静脉肾盂造影等，有助于了解肾脏大小、形态，排查结石、肿瘤、尿路梗阻或畸形、肾血管栓塞等可能。AKI 病因不明或提示尿路梗阻者于评估后 24 小时内进行泌尿系超声检查，而脓性肾病于评估后 6 小时内行超声检查。造影剂可加重肾损伤，应慎用。

（4）肾脏活检指征：①合并严重蛋白尿或持续的肾小球性血尿；②合并全身疾病的症状体征或肾外疾病的证据；③少尿期延长大于 3 周，与慢性肾衰竭不能鉴别时；④伴有无容量扩张的严重高血压，且血压得到控制；⑤非梗阻肾病的无尿；⑥怀疑肾小球、肾间质或肾小血管病变时；⑦鉴别移植肾急性功能丧失的病因。

表 7-5　肾前性 AKI 与肾后性 AKI 实验室鉴别诊断表

诊断指标	肾前性	肾性
尿沉渣	阴性或轻度异常	蛋白质、红细胞、白细胞（因原发病而定）
尿比重	> 1.020	< 1.020
尿渗透压（mOsm/L）	> 500	< 300
尿钠（mmol/L）	< 10	> 20
BUN/SCr	> 10	< 10
肾衰指数	< 1	> 2
滤过钠排泄分数	儿童 < 1%，新生儿 < 2.5%	儿童 > 1%，新生儿 > 2.0%
补液试验 / 利尿试验	尿量增加 / 有效	无效

注：BUN：尿素氮；肾衰指数 = 尿钠（mmol/L）× SCr（μmol/L）/ 尿肌酐（μmol/L）；滤过钠排泄分数 = 尿钠（mmol/L）× SCr（μmol/L）/［血清钠（mmol/L）× 尿肌酐（μmol/L）］× 100%。补液试验：2∶1 等张液 15 ～ 20 mL/kg 半小时内输完，两小时内尿量增加至 6 ～ 10 mL/kg 提示肾前性 AKI；利尿试验：如补液后无反应，可用 20% 甘露醇 0.2 ～ 0.3 g/kg 在 20 ～ 30 分钟推注完，两小时尿量增至 6 ～ 10 mL/kg 为有效，需继续补液改善循环，无反应者予呋塞米 1 ～ 2 mL/kg，两小时尿量增加 6 ～ 10 mL/kg 为有效，否则为无效。

【诊断与鉴别诊断】

目前无专门针对儿童 AKI 诊断的统一标准，现多沿用改良儿童 RIFLE 标准（pRIFLE 标准）或改善全球肾脏病预后组织（KDIGO）临床指南（表 7-6），诊断应注意儿童 SCr 基础值（表 7-7）。当出现肾功能急剧恶化或尿量急剧减少时，应怀疑 AKI。一旦确诊 AKI，应进一步鉴别肾前性、肾性、肾后性 AKI。

表 7-6　改良儿童 RIFLE 标准（pRIFLE 标准）和 KDIGO 临床指南

分期（级）	估算肌酐清除率（eCCL）	血清肌酐（SCr）		尿量	
	pRIFLE 标准	KDIGO 临床指南		pRIFLE 标准	KDIGO 临床指南
Ⅰ期（Risk 风险期）	eCCL 降低 ≥ 25%	48 h 内绝对值升高 ≥ 26.5 μmol/L（≥ 0.3 mg/dL）或 7 d 内较基线值升高 1.5 ～ 1.9 倍		< 0.5 mL/(kg·h)，持续 8h	≤ 0.5 mL/(kg·h)，持续 6 小时
Ⅱ期（Injury 损伤期）	eCCL 降低 ≥ 50%	7 d 内较基线值升高 2 ～ 2.9 倍		< 0.5 mL/(kg·h)，持续 16 h	≤ 0.5 mL/(kg·h)，持续 12 小时
Ⅲ期（Failure 肾功能衰竭期）	eCCL 降低 ≥ 75% 或 eCCL < 35 mL/(min·1.73 ㎡)	7 d 内较基线值升高 ≥ 3 倍或 SCr 升高 ≥ 353.6 μmol/L（≥ 4.0 mg/dL）；或肾脏替代治疗或 < 18 岁患儿 eGFR < 35 mL/(min·1.73 ㎡)		< 0.3 mL/(kg·h)，持续 24 h 或无尿 12 h	≤ 0.3 mL/(kg·h)，持续 24 小时或无尿 12 h
Loss（肾功能丧失期）	持续肾衰竭 > 4 周				
ESRD（终末期肾病）	持续性肾衰竭 > 3 个月				

注：eGFR：估算肾小球滤过率。

表 7-7　不同年龄段儿童 SCr 值基础值

年龄段	SCr 值（μmol/L）
新生儿	44.2 ± 7.1
0.5 ～ 3 岁	28.3 ± 6.2
～ 5 岁	33.6 ± 6.2

续表

年龄段	SCr 值（μmol/L）
～ 7 岁	37.1 ± 7.1
～ 9 岁	44.2 ± 8.8
～ 11 岁	46.4 ± 8.0
～ 18 岁	50 ～ 80

【鉴别诊断】

（1）病因诊断：有呕吐、腹泻、失血休克病史，查体见脱水貌，补液试验尿量增加，利尿试验有效则提示肾前性 AKI。有肾病史或特殊用药史，查体发现水肿、高血压，补液试验和利尿试验无效提示肾性 AKI。泌尿系统影像学检查有助于发现泌尿系梗阻等肾后性 AKI。

（2）慢性肾衰竭：AKI 病程＜ 3 个月，而慢性肾衰竭≥ 3 个月，伴有贫血（长期肾脏损伤引起促红细胞生成素分泌减少）、骨骼病变。影像学检查（B 超、CT）提示肾脏体积缩小，同位素肾图提示肾脏慢性病变。

【治疗与预防】

治疗原则：治疗原发病、去除病因、改善肾功能、防止并发症。

1. 预防管理

高危患儿也要每日测量尿量，记录体重以评估液体平衡情况，监测 BUN、SCr、血糖、血气。AKI 患儿应避免使用肾毒性药物或应根据肾功能调整药物剂量。对呕吐腹泻、脓毒症的 AKI 患儿，应考虑暂停使用 ACEI、ARB 药物，至临床情况改善。

2. 管理与治疗

（1）病因治疗：首先纠正可逆性病因，如外伤、心衰、急性失血、感染等。上尿路梗阻需手术者应在确诊 12 小时内尽快实施。

（2）支持疗法：注意休息，每天补充 210 ～ 250 J/kg 热量及蛋白质 0.5 g/kg。给予高糖、低蛋白（优质动物蛋白）、高维生素的食物。

（3）对症治疗：纠正循环电解质紊乱、代谢性酸中毒。

（4）液体管理：维持体液平衡。每日摄入液体量 = 尿量 + 显性失水量 + 不显性失水量 – 内生水。无发热状态下，不显性失水量 300 mL/ ㎡，体温每增高 1 ℃，不显性失水量增加 75 mL/ ㎡，内生水非高代谢情况下为 100 mL/ ㎡。血流动力学不稳定时，无失血性休克则建议使用等张晶体液扩容；AKI 高危患者首选扩张血管内容量治疗，不推荐首选胶体液；需大量补液且避免容量超负荷患儿可选用胶体液，除非有容量超负荷情况，否则不推荐使用利尿剂。

（5）透析治疗：适应指征：①严重水潴留；②血钾 ≥ 6.5 mmol/L 或心电图提示高钾；③严重酸中毒，血浆 HCO_3^- < 12 mmol/L 或动脉血 pH < 7.2；④严重氮质血症；⑤尿毒症症状或并发症。

急性肾损伤分级诊断流程见图 7-4。

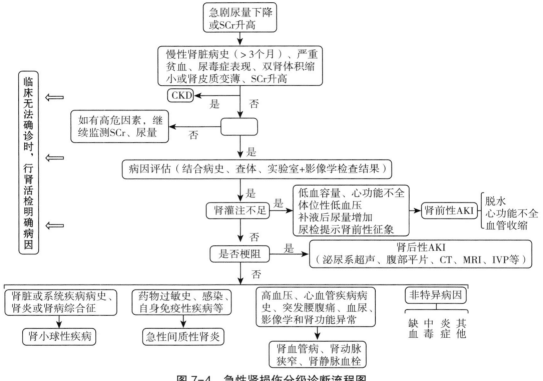

图 7-4　急性肾损伤分级诊断流程图

（高春林　夏正坤　中国人民解放军东部战区总医院）

参考文献

1. XU X, NIE S, ZHANG A, et al. Acute Kidney Injury among Hospitalized Children in China. Clin J Am Soc Nephrol, 2018, 13（12）: 1791-1800.

2. AKCAN-ARIKAN A, ZAPPITELLI M, LOFTIS L L, et al. Modified RIFLE criteria in critically ill children with acute kidney injury. Kidney Int, 2007, 71（10）: 1028-1035.

3. Kidney disease: Improving Global Outcomes（KDIGO）Acute Kidney Injury Work Group.

KDIGO clinical practice guideline for acute kidney injury. Kidney International supplements. nature publishing group，2012，2：124-138.

4. 任晓旭. 小儿急性肾损伤的病因与诊断. 中国小儿急救医学，2013，20（4）：343-347.

第十节 儿童夜遗尿症

【概述】

儿童夜遗尿症（nocturnal enuresis），俗称尿床、遗尿症，是儿童期最常见的发育性健康问题，据估计目前全世界有超过 5000 万的儿童和青少年受累，其发病率为 3.5%～30%。随着年龄增长，部分可自发缓解，3% 可持续至成年期。

【病因】

儿童夜遗尿症病因不明确。目前认为是多种原因（包括觉醒异常、夜间多尿、膀胱机能紊乱、遗传因素、生理节律异常等）综合作用的结果。夜遗尿儿童往往有夜间唤醒困难；部分患儿存在夜间尿量生成增加，抗利尿激素（ADH）作用抵抗等现象；膀胱功能紊乱如逼尿肌无抑制收缩即不稳定膀胱收缩，膀胱容量减小或增大、顺应性减低，逼尿肌、括约肌协同失调；约 50% 有家族遗传性倾向；肾脏对水及电解质排泄的生物节律异常等。

【诊断】

临床上，需对患儿进行详细的病史采集、体格检查和必要的辅助检查，以进一步明确诊断，判断是否为非单症状性夜遗尿及其他潜在疾病引起的夜遗尿如泌尿系统疾病、神经系统疾病、内分泌疾病等，并指导临床治疗。

1. 诊断要点

（1）患儿年龄≥ 5 岁。

（2）患儿睡眠中不自主排尿，每周≥ 2 次，并持续 3 个月以上。

（3）大年龄儿童诊断时可适当放宽夜遗尿的次数。

（4）轻度夜遗尿：每周 2 ～ 3 个夜晚尿床；中度夜遗尿：每周 4 ～ 6 个夜晚尿床；重度夜遗尿：每周 7 个夜晚都有尿床。

（5）还需要注意明确表 7–8 中的术语。

表 7-8　遗尿疾病相关术语定义

术语	定义
夜遗尿	≥ 5 岁儿童平均每周至少 2 次夜间不自主排尿，并持续 3 个月以上
单症状性夜遗尿	患儿仅有夜间遗尿，不伴有日间下尿路症状
非单症状性夜遗尿	患儿不仅有夜间遗尿，还伴有日间下尿路症状（如尿急、尿失禁、排尿延迟等）
原发性遗尿症	自幼遗尿，没有 6 个月以上的不尿床期，并除外器质性疾病
继发性遗尿症	之前已经有长达 6 个月或更长不尿床期后又再次出现尿床
夜间多尿	夜间尿量超过同年龄段儿童预期膀胱容量 130%
膀胱过度活动症	一种以尿急症状为特征的症候群，可伴或不伴有急迫性尿失禁
预期膀胱容量	计算公式为［30+（年龄 ×30）］，单位 mL
最大排尿量	24 h 内出现的单次最大排尿量（早晨第 1 次排尿除外），该排尿量需在膀胱日记中保持记录 3 ～ 4 d
漏尿	多指白天不知不觉将尿液排出体外
并发症因素	能够增加夜遗尿症发病率和（或）增加治疗抵抗的相关因素

2. 按表 7–9 进行病史采集

表 7-9　病史采集表

病史		
夜间遗尿症	是	否
该儿童是否尿床（提示严重度、治疗方法及预后）	是	否
1. 每周尿床的夜晚数_____		
2. 每晚尿床的次数_____		
3. 每晚尿床时间_____		
4. 每晚遗尿量_____（可通过测量尿布增重值进行计量）		
以下症状提示膀胱功能障碍：		
1. 日间发生的漏尿（提示膀胱活动过度 / 非单症状性夜遗尿） 内裤上的尿液滴沥（排尿前 / 排尿后）； 严重尿湿内裤； 漏尿频度（每日发生次数）； 每日间断或持续的漏尿； 3 岁半以后的日间漏尿病史	是	否
2. 尿频（排尿次数每日 ≥ 8 次）	是	否
3. 突然和急迫地想要排尿（提示膀胱活动过度）	是	否
4. 排尿延迟（排尿次数 < 3 次 / 日）（提示排尿机能障碍）	是	否

续表

病史		
5. 特殊憋尿姿势（如文森特氏屈膝礼 – 儿童突然停止活动，脚尖站立，双腿用力交叉或采取蹲位，脚后跟顶着会阴部）（提示排尿机能障碍）	是	否
6. 需按压以促进排尿，即需要压迫腹肌以促进排尿（提示排尿机能障碍）	是	否
7. 排尿间断或一次接一次的数次排尿（提示排尿机能障碍）	是	否
8. 泌尿道感染（常与潜在的膀胱机能障碍相关）	是	否
9. 疾病和（或）畸形	是	否
肾和（或）泌尿道	是	否
脊髓	是	否
并发症 – 可能预测治疗抵抗的因素：		
1. 存在以下排便症状或病史（可预测治疗抵抗；便秘治愈可能致遗尿症的治愈）		
便秘（每周排便 ≤ 3 次）；	是	否
内裤上的大便痕迹（大便失禁），并非内裤清洗不干净造成	是	否
2. 存在心理、行为或精神问题，如注意缺陷多动障碍（ADHD）、孤独症谱系障碍（ASD）的证据（可预测治疗抵抗）	是	否
注意力不易集中、注意短暂	是	否
活动过多	是	否
情绪易冲动	是	否
社会交往、交流障碍	是	否
兴趣狭窄	是	否
刻板重复的行为方式	是	否
3. 运动障碍和（或）学习障碍和（或）精神运动发育障碍的病史（可能提示中枢神经系统病变）	是	否
饮水习惯：		
1. 饮料摄入量和类型_____		
2. 晚间是否饮水	是	否
3. 晚间饮水超过一杯	是	否
4. 晚间是否饮用牛奶或晚餐进食粥、汤类食物	是	否
5. 晚间是否食用有利尿作用的水果（如西瓜等）	是	否

续表

病史		
家族史和既往史：		
1. 夜遗尿家族史（包括父母、同胞及其他亲属）	是	否
2. 既往泌尿道感染病史	是	否
3. 脊髓及泌尿系手术史	是	否
4. 服用影响排尿的药物（如螺内酯、呋塞米等）	是	是
5. 既往夜遗尿的治疗方法 _____		

3. 辅助检查

（1）尿常规：原发性但症状夜遗尿尿常规无异常，尿常规检查可以排除儿童潜在的泌尿道感染、糖尿病和尿崩症等。

（2）泌尿系超声：检查双肾、膀胱、输尿管、残余尿，可排除泌尿系先天畸形，排尿后膀胱壁厚度＞5 mm 为膀胱壁增厚，残余尿量超过膀胱容量的 10% 或＞30 mL 为异常增多。

有条件者可进行以下检查：

（1）尿动力学检查：可客观反映下尿路的排尿过程，有助于判断是否有排尿梗阻及膀胱逼尿肌—括约肌收缩是否协调。

（2）腰骶部核磁共振检查：对伴有下肢及腰骶疼痛、肛门周围感觉障碍、大便失禁、下肢活动障碍及畸形者，可考虑检查，以排除脊髓拴系综合征，该病常需神经外科行脊髓栓系松解术治疗。

【鉴别诊断】

（1）神经心理疾病：引起尿控障碍的如自闭症、运动障碍和（或）学习障碍和（或）精神运动发育障碍、心理异常等问题，需要详细询问病史和体格检查，至相应的专科就诊。

（2）尿路感染及尿崩症等肾脏疾病：尿路感染和肾脏疾病会有尿常规异常，起病可表现为尿失禁或夜间尿床，可于肾脏内科专科就诊。

（3）下尿路畸形：一些引起排尿受阻的下尿路畸形可表现为夜间尿床，但也会有白天症状，排尿梗阻及不畅，问诊中需要仔细询问病史，应于儿童泌尿外科专科就诊。

【治疗】

1. 基础治疗

基础治疗包括调整生活习惯、膀胱功能训练、健康教育。

鼓励患儿白天正常饮水，保证每日饮水量。避免食用含茶碱、咖啡因等有利尿作用的食物或饮料。晚餐不宜吃稀饭、喝汤汁。睡前 2 h 禁止饮水及食用包括粥汤、牛奶、水果、果汁等含水分较多的食品。养成日间规律排尿（每日 4 ～ 7 次）、睡前排尿的好习惯。

膀胱容量小的孩子可进行膀胱功能训练（包括保留控制训练）：在患儿休息的时间进行，即有尿意时尽可能憋住，以增加功能性膀胱容量；排尿时鼓励时断时续排尿，然后将尿排尽，以锻炼盆底肌肉。

教育家长，鼓励孩子增强信心，避免责骂。

2. 去氨加压素

推荐起始剂量为 0.2 mg/d，从小剂量起开始使用，最大剂量为 0.6 mg/d，治疗 3 个月后评估疗效。起效后建议缓慢减量。

适应证：夜尿增多但膀胱容量正常的患儿，宜使用去氨加压素治疗；夜尿增多且膀胱容量偏小的患儿，宜联合去氨加压素和遗尿报警器治疗；夜间尿量正常且膀胱容量正常的患儿可给予遗尿警报器或去氨加压素治疗。若患儿及家长对选择遗尿报警器有抵触，无论患儿为哪一亚型单症状性夜遗尿，均可考虑首先使用去氨加压素治疗。

注意事项：夜间睡前 1 h 服药，予以少量水送服；服药前 1 h 和服药后 8 h 限制饮水；若患儿出现发热、需要大量补充液体，应暂停，以免引起水中毒，必要时监测血压及血钠。

3. 遗尿报警器治疗

遗尿报警器是利用尿湿感应器装置。当患儿尿湿时，警铃报警唤醒患儿起床排尽余尿并清洁床单，通过反复训练建立膀胱涨满—觉醒之间的条件反射，使患儿最终能感受到尿意而自觉醒来排尿。

注意事项：①遗尿报警器不适用于每晚遗尿频率＞ 2 次的患儿；②内裤或床单浸湿时触发警报器，若患儿无反应，此时家长应积极配合协助患儿起床排尿；③患儿应每晚使用遗尿报警器，持续治疗 2 ～ 3 个月或至患儿连续 14 晚无尿床（无论先达到哪个标准）；④遗尿报警器还适用于去氨加压素药物减量阶段，以促进患儿自行觉醒及减少复发的概率。

4. 抗胆碱能

起始推荐剂量为 2 ～ 5 mg（5 ～ 8 岁者 2.5 mg/d，9 ～ 14 岁者 5 mg/d），年龄较大者可增加至 10 mg 或 0.1 ～ 0.3 mg/（kg·d）、每晚 1 次，睡前服用，达到有效剂量后持续治疗 3 个月，逐步减量、停药，随访 3 个月。主要不良反应包括口干、皮肤潮红、便秘、视力模糊、瞌睡等。需严格在专科医生指导下使用，并注意监测残余尿量。

5. 中成药治疗

（1）醒脾养儿颗粒：3～6岁：一次2袋（4克），一日2次；7～14岁：一次3～4袋（6～8克），1日2次，30天为1个疗程，建议1～2个疗程。可用于小儿脾肾两虚证遗尿。

（2）健脾止遗片：5～9岁每次8片，10岁以上每次12片，1日2次，早晚服用，15天为1个疗程。功效：健脾和胃、缩泉止遗，用于治疗肾虚脾胃不和的小儿遗尿症。

（高春林　夏正坤　中国人民解放军东部战区总医院）

参考文献

1. 夏正坤，徐虹 . 儿童遗尿症诊疗规范 . 北京：人民卫生出版社，2019.

第八章

血液系统疾病

第一节　贫血

【概述】

贫血（anemia）是小儿时期常见的一种综合征，指外周血液中红细胞（RBC）计数低于正常范围下限的一种临床症状。红细胞容量是判定贫血及其程度的最好指标，但测定需放射性核素标记，临床常规应用受到限制。由于贫血与血的携氧含量下降有关，因此临床通常以血红蛋白（Hb）浓度来表示贫血的程度。小儿贫血标准（WHO）：＜ 90 g/L（＞ 1 个月）；＜ 110 g/L（6 个月～ 6 岁）；＜ 120 g/L（6 ～ 14 岁）。此外，按照我国小儿血液学会对 6 个月内的进一步定义：＜ 145 g/L（新生儿）；＜ 90 g/L（1 ～ 4 个月）；＜ 100 g/L（4 ～ 6 个月）。贫血不但影响小儿的生长发育，也可导致一些感染性疾病。

【贫血的分类】

1. 按照贫血的严重程度

通常以 Hb 浓度或 RBC 计数来表示贫血的程度（表 8-1）。某些贫血情况下 Hb 含量和 RBC 数量并非平行性降低，如在缺铁性贫血中 Hb 浓度较 RBC 计数更为显著。

表 8-1　小儿贫血的分度

	轻度	中度	重度	极重度
Hb 浓度（g/L）	90 ～ 120	60 ～ 90	30 ～ 60	＜ 30
新生儿 Hb（g/L）	120 ～ 145	90 ～ 120	60 ～ 90	＜ 60
RBC 计数（× 10^{12}/L）	3.0 ～ 4.0	2.0 ～ 3.0	1.0 ～ 2.0	＜ 1.0

2. 按照红细胞形态分类

根据红细胞的形态学可将贫血分为大细胞性、正细胞性、小细胞性（单纯/低色素性）贫血（表8-2）。这种分类法主要依据红细胞平均容积（MCV）、红细胞平均血红蛋白（MCH）、红细胞平均血红蛋白浓度（MCHC），优点是这些指标比较容易获得，基于临床实践的考虑可被广泛接受。

表8-2　小儿贫血的细胞形态学分类

	MCV（fl）	MCH（pg）	MCHC（%）	病因
大细胞性	＞94	＞32	32～38	各种生血素缺乏/失利用性贫血
正细胞性	80～94	28～32	32～38	再生障碍性贫血，急性失血性贫血，某些溶血性贫血
单纯小细胞性	＜80	＜28	32～38	慢性感染，慢性肝肾性疾病贫血
小细胞低色素性	＜80	＜28	32～38	缺铁性贫血，慢性失血性贫血

3. 按照贫血的病因分类

按照贫血的病因可以将其分为红细胞和血红蛋白生成不足、红细胞破坏增加或丢失过多，优点在于其更适合对相关疾病过程采取相应的治疗。

（1）红细胞和血红蛋白生成不足：造血原料缺乏如缺铁性贫血、巨幼细胞性贫血（B_{12}/叶酸缺乏）、维生素 B_6 缺乏、维生素 C 缺乏、蛋白质缺乏、铜缺乏等。骨髓造血功能障碍：再生障碍性贫血（原发性/继发性）、纯红细胞再生障碍性贫血（先天性/获得性）等。其他：感染、恶性肿瘤、肾病、铅中毒等。

（2）红细胞破坏增加（溶血性贫血）：红细胞内在异常：①红细胞膜缺陷：如遗传性球形红细胞增多症、阵发性睡眠性血红蛋白尿等；②红细胞酶缺陷：如葡萄糖-6-磷酸脱氢酶缺乏、丙酮酸激酶（PK）缺乏、磷酸葡萄糖异构酶［也有称为葡萄糖磷酸异构酶（phosphogluco isomerase，PGI）或者（glucose phosphate isomerase，GPI）］缺乏等；③血红蛋白异常：如地中海贫血、异常血红蛋白病等。红细胞外在因素：①免疫性：如新生儿溶血症，自身免疫性溶血性贫血，药物所致的溶血性贫血等；②非免疫性：如感染、理化因素、毒素、脾亢、弥散性血管内凝血（DIC）。

（3）红细胞丢失过多：急性失血性贫血如外伤、出血性疾病，慢性失血性贫血如牛奶过敏、钩虫病、月经过多。

【贫血的临床表现】

贫血的临床表现与其病因、起病急慢、贫血轻重程度有关。急性贫血可引起严重症状甚至休克，慢性贫血早期可无症状或症状轻微，直至 Hb 降至 80 g/L 以下时才会出现一系列症状。

1. 一般表现

皮肤、黏膜苍白为贫血最突出表现，病程较长的患儿常有易疲倦、乏力、头晕、耳鸣、毛发干枯、营养低下、生长发育迟缓。

2. 造血器官反应

髓外造血表现：小儿贫血（尤其在婴儿期）可出现肝、脾、淋巴结轻度肿大（除外再生障碍性贫血）。末梢血中可出现核红细胞、幼稚细胞。

3. 各系统表现

循环和呼吸系统：贫血时由于组织缺氧，可出现一些代偿现象，如呼吸、心率加快、脉速、动脉压增高；重度贫血时可出现心脏扩大，收缩期杂音，严重者发生心衰。

消化系统：消化功能减退，出现食欲减退、恶心、腹胀、便秘等，偶有舌炎、舌乳头萎缩。

神经系统：精神不振、嗜睡或烦躁、注意力不集中、情绪易激动，慢性贫血可出现智力减退。

免疫系统：免疫功能下降，易感染。

其他：溶血性贫血可出现黄疸和血红蛋白尿；严重的慢性溶血性贫血特别是 β 地中海贫血时，可有头颅增大，额骨、顶骨、枕骨突出，发音障碍和肝脾极度肿大等。

【小儿贫血的诊断】

由于贫血不是一种单纯的疾病，而是一种症状或综合征，因此不能满足于判断贫血的程度，还要查明贫血的性质和原因，从而进行合理有效地治疗。

1. 诊断思路（图 8-1）

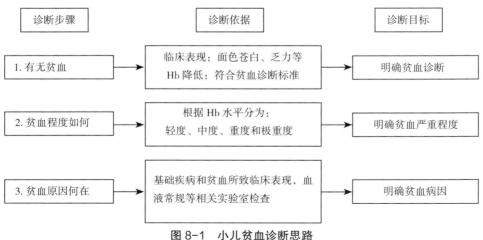

图 8-1 小儿贫血诊断思路

2.具体方法

（1）病史：发病年龄：①新生儿期：出生时出现贫血需考虑产前、产时出血；生后48小时内伴黄疸考虑新生儿溶血病最为可能；②婴幼儿期：2～3个月出现考虑生理性贫血，其后出现则考虑营养性、感染性、遗传性因素；③儿童期：考虑失血、再生障碍性贫血、恶性疾病等。病程经过和伴随症状：起病快、病程短需考虑急性溶血或出血；起病缓慢需考虑营养性贫血、慢性溶血或出血；伴随症状：如黄疸、血红蛋白尿需考虑溶血，神经症状需考虑维生素B_{12}缺乏所致的巨幼红细胞性贫血，肝、脾、淋巴结肿大需考虑血液系统恶性疾病。既往史：有无结核、寄生虫等感染史，肾病、有无风湿等慢性疾病史，有无氯霉素、磺胺等药物使用史。喂养史及家族史：添加辅食、饮食质量、食物搭配等，有无进食蚕豆（G-6-PD缺乏），有无遗传性贫血史。

（2）体格检查：生长发育：发育迟缓和特殊面容。营养状况：营养性贫血的患儿常伴营养不良。皮肤、黏膜：苍白程度和贫血程度成正比。指甲、毛发：指甲变薄、脆、扁平或反甲，毛发干枯。肝、脾淋巴结：是否肿大及程度。

（3）实验室检查：①血常规和外周血涂片：RBC计数和Hb可判断有无贫血及程度，RBC大小、形态、染色情况有助于帮助判别贫血原因，网织红细胞计数可以判断溶血或造血功能，白细胞（WBC）和血小板（PLT）计数也有助于判别贫血原因。②骨髓检查：可直接了解骨髓造血细胞生成的变化，对白血病、再生障碍性贫血、巨幼细胞性贫血等疾病有诊断意义。③其他检查：A.有关溶血性贫血：对血红蛋白分析检查（HbF、Hb电泳、包涵体等），红细胞脆性试验，红细胞酶活力测定，抗人球蛋白试验（Coombs）等；B.血清铁代谢的检查：血清铁（SI）、铁蛋白（SF）、红细胞游离原卟啉（FEP）、锌原卟啉（ZPP）；C.基因分析。

【小儿贫血的治疗原则】

（1）去除病因。

（2）一般治疗。

（3）药物治疗：铁剂、维生素C可用于治疗缺铁性贫血；维生素B_{12}、叶酸可用于治疗巨幼细胞性贫血；糖皮质激素可用于自身免疫性溶血性贫血；联合免疫抑制可用于治疗再生障碍性贫血。

（4）红细胞输注支持：适用于重度以上贫血且短期内无法去除病因者。输注类型：原则上应采用成分输血。输注量：一般每次5～10 mL/kg，极重度或合并肺炎者5～7 mL/kg。

（5）干细胞移植：适用于恶性血液系统疾病（白血病、淋巴瘤）及其他类型血液系统疾病（再生障碍性贫血、地中海贫血、范可尼贫血、阵发性睡眠性血红蛋白尿症等）。

（6）治疗并发症。

（一）生理性贫血

【概述】

生理性贫血（physiological anemia）指婴儿出生后短期内因生理变化导致的贫血，足月健康婴儿 Hb 为 165～185 g/L，生后 2 周后开始下降，至 2～3 个月可降至 105～125 g/L。生理性贫血是一种正常的生理现象，可无临床表现。足月儿血红蛋白很少降至 90 g/L 以下。早产儿生理性贫血出现早且重，在生后 3～6 周血红蛋白可下降至 70～90 g/L。

【发生机制】

（1）生长发育迅速，体重迅速增长和血容量的增加。

（2）出生前胎儿血氧含量低，促红细胞生成素（EPO）水平高，生后自主呼吸建立，血氧含量增加，EPO 水平下降，骨髓造血功能暂时降低。

（3）胎儿红细胞较大，寿限较短，过多的红细胞自行破坏（生理性溶血）。

【临床表现】

轻者可无临床表现或出现皮肤、黏膜苍白，重症者易激惹、疲乏、嗜睡、食欲减退。

【鉴别诊断】

生理性贫血应与遗传性球形细胞增多症等先天性缺陷的贫血相鉴别。早产儿可有维生素 E 缺乏性溶血性贫血，也需与生理性贫血相鉴别。早产儿体内维生素 E 的储存量低，若初生期血清维生素 E 含量低于 0.5 mg/dL 即可出现维生素 E 缺乏症状。早产儿的饮食中若含有大量不饱和脂肪酸，特别是再加用铁剂，则可出现溶血性贫血、血小板增多和水肿。血涂片可见红细胞变形和多量棘形红细胞。此外，需与缺铁性贫血鉴别，除非有经胎盘失血或生产时出血。缺铁性贫血极少在 3 个月内发生，其红细胞形态为小细胞低色素性。

【实验室检查】

（1）血常规及血涂片：正细胞正色素或高色素贫血伴小细胞增多（< 5 μm）。

（2）骨髓象：增生正常或红系轻度增生不良。

【治疗及预后】

呈自限性，一般无须治疗，生后 3 个月 EPO 合成增加，可促进骨髓的造血功能，红细胞数和血红蛋白逐渐增加。当血红蛋白下降至小于 70 g/L 或合并其他疾病时，可予浓缩红细胞 5 ～ 10 mL/kg。大量输血可延缓正常造血的恢复。铁剂对生理性贫血无效。出生体重极低的早产儿，若生理性贫血难恢复，可能由于 EPO 严重缺乏所致，目前可试用 EPO 治疗。

（何海龙　曹　岚　苏州大学附属儿童医院）

参考文献

1. KENNETH KAUSHANSKY，MARSHALL A. LICHTMAN，JOSEF F. PRCHAL，et al. 威廉姆斯血液学 . 9 版（翻译版）. 陈竺，陈赛娟，译 . 北京：人民卫生出版社，2018.

2. 王卫平，孙锟，常立文 . 儿科学 . 9 版 . 北京：人民卫生出版社，2018.

3. 江载芳，申昆玲，沈颖 . 诸福棠实用儿科学 . 8 版 . 北京：人民卫生出版社，2015.

4. 中华医学会儿科学分会 . 儿科血液系统疾病诊疗规范 . 北京：人民卫生出版社，2014.

5. 黄绍良，周敦华 . 小儿血液病临床手册 . 3 版 . 北京：人民卫生出版社，2010.

第二节　溶血性贫血

【概述】

溶血性贫血（hemolytic anemia）是由于红细胞在各种因素作用下破坏加速导致红细胞寿命缩短，而骨髓造血虽增强但不足以代偿红细胞的破坏所致的一组贫血。正常的红细胞寿命是 100 ～ 120 天（新生儿为 80 ～ 100 天），红细胞寿命缩短至 15 ～ 20 天时，骨髓造血不能完全代偿红细胞的破坏，即可发生溶血性贫血。

1. 临床表现

贫血、黄疸、浓茶样尿、肝脾大等是本病常有特征，但应注意，除了贫血，其他表现并非所有患者都会出现。另外，急性溶血时可伴有发热。

2. 实验室检查

对于诊断溶血和寻找溶血的原因非常重要。常用的溶血发生的证据包括：红细胞和血红蛋白水平降低；网织红细胞增多；血清未结合胆红素增高；粪中粪胆元和尿中尿胆原排出增多，血红蛋白尿；血浆结合珠蛋白降低；血浆游离血红蛋白增高。

溶血性贫血的病因分类见表 8-3。

表 8-3 溶血性贫血的病因和发病机制分类

遗传性	获得性
红细胞膜缺陷	免疫性
遗传性球形红细胞增多症	自身免疫性溶血性贫血
遗传性椭圆形红细胞增多症	血型不合输血
遗传性口形红细胞增多症	新生儿溶血病
红细胞酶缺乏	微血管病性溶血性贫血
葡萄糖 -6- 磷酸脱氢酶缺乏症	溶血尿毒症综合征
丙酮酸激酶缺乏症	血栓性血小板减少性紫癜
珠蛋白结构异常和合成障碍	弥散性血管内凝血
血红蛋白病	感染因素
珠蛋白生成障碍性贫血	物理、化学因素

一、遗传性球形红细胞增多症

遗传性球形红细胞增多症（hereditary spherocytosis，HS）是一种红细胞膜先天性缺陷所致的溶血性贫血，以自幼发生的贫血、间歇性黄疸、脾大和球形红细胞增多为特征。

【发病机制】

本病呈常染色体显性遗传，少数为常染色体隐性遗传。本病的红细胞膜缺陷主要涉及红细胞骨架蛋白，可造成骨架蛋白不稳定。受累红细胞双层脂质不稳定，以出芽形式形成囊状而丢失，使红细胞表面积减少、表面积与体积比值下降，红细胞变成球形；红细胞膜阳离子通透增加，钠、水进入细胞而钾透出胞外，继而钠泵作用加强致 ATP 缺乏，钙 -ATP 酶受抑制致细胞内钙离子浓度增高并沉积在红细胞膜上；红细胞蛋白磷酸化功能下降，过氧化物酶增加，与膜结合的血红蛋白增加，致红细胞变形性下降。球形红细胞变形能力下降和柔韧性减弱，少量水分进入细胞即易胀破，通过脾时易被破坏，发生溶血。

【临床表现】

贫血、黄疸和脾大是本病的三大特征。发病年龄及病情轻重不一。发病年龄越小，症状越重，大多为轻至中度，但也可为重度。黄疸可呈间歇性。脾大见于大部分患者。

患者在长期的病程中可出现再生障碍性贫血危象，微小病毒感染是常见诱因。再生障碍性贫血危象是一种暂时性红系造血停滞，表现为血红蛋白急骤下降和网织红细胞减少，可伴不同程度白细胞和血小板减少，持续约 1 周，然后随着网织红细胞上升而逐渐恢复。

【实验室检查】

符合慢性溶血性贫血的实验室检查特点。

（1）血象：①贫血：多为轻或中度，再生障碍性贫血危象发作时贫血迅速加重。轻型患者可无明显贫血。②红细胞形态：外周血涂片可见比例不等的小球形红细胞，多在10%以上（正常人 < 5%），为60%～70%。MCV 多在正常范围或轻度减低，MCHC 常有升高。③网织红细胞比例升高。

（2）红细胞渗透性脆性试验：异常球形红细胞在低渗盐水中较正常红细胞易于溶血，即渗透性脆性升高。正常红细胞约在 0.45% 盐水浓度时开始溶血，0.30% 时完全溶血。本病红细胞可在 0.50%～0.75% 时开始溶血，0.40% 时完全溶血。

（3）其他检查：骨髓检查可见红系造血增生明显，幼红细胞比例升高，可占有核细胞的 25%～60%。再生障碍性贫血危象时骨髓幼红细胞明显减少，血清非结合胆红素升高，尿胆原升高。

【诊断和鉴别诊断】

根据贫血、黄疸和脾大等特征及相关的实验室检查，结合家族史，诊断不难。部分患者临床表现轻微，可能在再生障碍性贫血危象发作时才首次就诊。本病有时需与其他原因黄疸和溶血的疾病鉴别，如黄疸型病毒性肝炎、免疫性溶血性贫血和红细胞酶缺乏所致贫血等。

【治疗】

平时注意防治感染，避免劳累或情绪紧张，适当补充叶酸。严重贫血患者需要输血。除个别常染色体隐性遗传的病例外，脾切除对此病有显著疗效，术后球形红细胞虽依然存在，但贫血、黄疸明显纠正，且不再发生再生障碍性贫血危象。小于 5 岁患儿切脾后发生严重细菌感染的机会增加，故除非病情较重，需经常输血或影响生长发育，应待年龄大于 5 岁后再手术。

二、地中海贫血

本病又称海洋性贫血（thalassemia）或珠蛋白生成障碍性贫血，是一组遗传性溶血性疾病，共同特点是珠蛋白基因缺陷导致珠蛋白肽链中一种或几种异常，改变了血红蛋白组成。本病遍及世界，最多见于地中海区域及非洲、中亚等，我国则以西南和华南一带为高发区。

【遗传和发病机制】

正常人血红蛋白中的珠蛋白是由 α、β、γ、δ 四种肽链经组合构成的四聚体。

根据珠蛋白肽链组合的不同，形成三种血红蛋白：Hb A（α2β2）、Hb A2（α2δ2）及 Hb F（α2γ2）。珠蛋白各肽链受不同的基因控制。α 链基因位于 16 号染色体，β、γ、δ 链基因位于 11 号染色体，呈连锁关系。本病的发生是一种或几种珠蛋白基因的缺陷或缺失，相应珠蛋白链合成减少或缺乏，导致正常血红蛋白合成减少，并出现病理性肽链聚合体或包涵体，继而引起一系列病理生理变化。根据累及基因和珠蛋白生成障碍，本病分为 α 地中海贫血和 β 地中海贫血。

α 地中海贫血多因 α 基因缺失所致，少数由非缺失性突变引起。16 号染色体共有 4 个 α 基因，因受累形式或程度（如基因缺失数目）不同造成多种表型。α 链合成障碍使含有此链的血红蛋白（Hb A、Hb A2、和 Hb F）生成减少，在胎儿期和新生儿期导致 γ 链过剩，在成人期造成 β 链过剩。过剩的 γ 链和 β 链可聚合成 Hb Barts（γ4）和 Hb H（β4）。这两种血红蛋白对氧有高度亲和力，故而不能为组织充分供氧，导致组织缺氧。

β 地中海贫血的发病主要影响 β 链调节和表达的基因发生突变，造成 β 链合成降低。β 链缺乏不能合成 Hb A，γ 链代偿性增加，构成 Hb F（α2γ2），成为主要的血红蛋白成分，过剩的 α 链自聚为不稳定的聚合体，在幼红细胞内沉淀形成包涵体，造成红细胞僵硬和膜损伤，引起溶血。

【临床表现】

1. α 地中海贫血

有 4 种类型，临床表现与 α 基因表达程度相关。

（1）重型：又称血红蛋白 Barts 胎儿水肿综合征。患者 4 个 α 基因均缺乏，是所有珠蛋白生成障碍性贫血中病情最严重的类型。胎儿多于妊娠 30～40 周时宫内死亡。如非死胎，娩出婴儿呈发育不良，明显苍白，黄疸，全身水肿伴腹水、肝脾肿大。患儿多在出生后数小时内因严重缺氧而死亡。

（2）中间型：又称血红蛋白 H 病。患者 3 个 α 基因受累，临床表现为轻至重度贫血。患儿出生时情况良好，婴儿期后逐渐出现贫血和脾大。部分患者因红系造血扩张造成骨骼改变。妊娠、感染和接触氧化性药物可诱发急性溶血而加重贫血。双亲均可为 α 珠蛋白生成障碍性贫血。

（3）轻型：患者无临床表现，因本病无症状，患者多在家族研究时被发现。患者 2 个 α 基因受累，双亲任一方可为 α 珠蛋白生成障碍性贫血。

（4）静止型：患者无临床表现，患者 1 个 α 基因受累，双亲任一方可为 α 珠蛋白生成障碍性贫血。

2. β 地中海贫血

（1）重型：亦称 Cooley 贫血。本病临床上仅占很少比例。患儿出生时表现正常，

3～12 个月左右发病，出现进行性贫血、苍白、黄疸及肝脾大。发病年龄越早，病情越重。呈严重的慢性进行性溶血，患儿发育不良，智力迟钝，性成熟障碍，病程中可发生无菌性心包炎，长期反复输血且未进行去铁治疗者可导致铁负荷过高进而引发多脏器受损。长期贫血者因骨髓代偿增生可造成骨骼异常及特殊面容。本病预后不良，患儿多在 5 岁左右死亡。

（2）中间型：临床表现与重型者类似，但程度较轻，多于幼儿期发病，患者可生存至成年并有正常性发育。

（3）轻型：本型临床上最为常见。患者无临床表现或有轻度贫血，体征正常或有轻度黄疸、肝脾大和下肢溃疡。患者通常是在家系研究或其他检查时被发现，其父或母为 β 地中海贫血杂合子。

【实验室和特殊检查】

1. α 地中海贫血

（1）血红蛋白 Bart 胎儿水肿综合征：血红蛋白常波动于 40～100 g/L，为明显低色素性贫血，血片可见破碎红细胞及靶形细胞、有核红细胞、网织红细胞增多。血红蛋白电泳分析 Hb Barts 可占 80%～100%，有少量 Hb H，含 α 链的血红蛋白 Hb A、Hb A2、Hb F 缺如。

（2）血红蛋白 H 病：血红蛋白多在 70～100 g/L 之间，为明显小细胞低色素性贫血，靶形红细胞、点彩红细胞和破碎红细胞多见，网织红细胞轻度升高，变性珠蛋白小体阳性。血红蛋白电泳出生时 Hb Barts 可占 20%～40%，随年龄增长渐被 Hb H 代替，并维持在 2.4%～44% 的水平。

（3）轻型 α 地中海贫血：血红蛋白水平正常或轻微降低，呈小细胞低色素性。红细胞内可见少量 H 包涵体。出生时 Hb Bart 可占 5%～15%，数月后消失，血红蛋白电泳正常。

（4）静止型携带者：血红蛋白水平正常，无 H 包涵体，仅 MCV 和 MCHC 可轻度降低。出生时 Hb Bart 占 1%～2%，3 个月后即消失。

2. β 地中海贫血

（1）重型 β 地中海贫血：X 线检查可见骨质疏松、骨皮质变薄及髓腔扩张。颅骨 X 线可见骨皮质间垂直短发样骨刺。血红蛋白水平较低，多为 25～65 g/L，呈小细胞低色素性。血片中可见幼红细胞、红细胞大小不等、中心苍白区明显扩大，嗜碱性点彩细胞和靶形细胞增多，网织红细胞升高，幼红细胞内可见 α 链聚集而成的包涵体。红细胞渗透性：脆性显著降低。血红蛋白电泳 Hb F > 30%，为本病重要诊断依据。Hb A 多 < 40%。

（2）中间型 β 地中海贫血：血红蛋白为 60～70 g/L。本病实验室检查发现亦与重症者相仿，唯不似后者严重。Hb F 浓度 10% 左右。

（3）轻型 β 地中海贫血：血红蛋白多在 100 g/L 以上，MCV 和 MCH 降低。血涂片偶见靶形细胞。Hb A2 > 3.5%，Hb F 正常或轻度升高，但不超过 5%。

【治疗】

轻型地中海贫血无须治疗，中间型和重型需给予以下相应治疗。

（1）一般治疗：注意休息，预防感染。

（2）输血和去铁治疗：输血目的是维持血红蛋白接近正常水平，保证机体氧气携带能力，以使患儿生长发育接近正常及预防骨骼病变。输血计划：维持血红蛋白为 90 ～ 105 g/L。反复输血可致患儿铁负荷过高，导致多脏器功能受损，故需去铁治疗，一般在血清铁蛋白 > 1000 μg/L 时开始去铁。临床上可选择的铁螯合剂有地拉罗司、去铁酮及去铁胺。

（3）造血干细胞移植：是目前重型 β 地中海贫血临床治愈的唯一方法。如有合适的 HLA 相配的造血干细胞供者，应为治疗重型 β 地中海贫血的首选方法。

（4）脾切除：可改善贫血症状或减少输血，对中间型 β 地中海贫血部分有效，对重型 β 地中海贫血大多无效。脾切除可致免疫功能减弱，故需在 5 ～ 6 岁后进行，应严格掌握指征。

（5）药物诱导基因活化治疗：应用化学药物增加 γ 基因表达或减少 α 基因表达，继而改善 β 地贫症状。目前已报道的药物包括羟基脲、5- 氮杂胞苷、白消安等。

【预防】

本病是遗传性疾病，开展人群普查和遗传咨询、做好婚前指导可避免地中海贫血基因携带者联姻，对本病的预防意义重大。产前应用基因分析，可在妊娠早期对重型 β 地贫和 α 地贫胎儿做出诊断并及时终止妊娠，为行之有效的预防方法。

三、葡萄糖 -6- 磷酸脱氢酶缺乏症

红细胞酶异常是遗传性溶血性贫血的病因之一，其发生病变可以导致溶血性贫血，这样的酶有 20 种以上，其中最多见的是葡萄糖 -6- 磷酸脱氢酶（glucose-6-phosphate dehydrogenase deficiency，G-6-PD）缺乏。

G-6-PD 缺乏症地理分布广泛，种族间发病率差异大，发病率有南高北低的现象，从北非、地中海、中东到东南亚这些地处北纬 10° ～ 35° 的热带和亚热带地区形成一条高发病地带，我国以华南、西南地区为高发区，包括海南、广东、广西、云南、贵州、四川等省（自治区），北方地区发病率低。

【发病机制】

G-6-PD 缺乏症为 X 性联不完全显性遗传，具有不同的表现度。男性患者由于只有一条 X 染色体，故酶力缺乏明显，发生溶血概率高。G-6-PD 参与的磷酸己糖旁路代谢途径是红细胞产生还原型三磷酸吡啶核苷（NADPH）唯一来源。G-6-PD 缺乏导致 NADPH 和还原型谷胱甘肽（GSH）的减少，后者是保护细胞免受氧化损伤的重要生理物质。G-6-PD 缺乏红细胞接触氧化物质（伯氨喹等药物、蚕豆及感染后），使还原型谷胱甘肽耗竭，引起含巯基蛋白的氧化，形成变性血红蛋白或硫化血红蛋白，后者形成不溶性团块，通过二硫键附着于细胞膜，形成变性珠蛋白小体（Heinz body）。除血红蛋白氧化外，还原型谷胱甘肽耗竭还可造成细胞膜巯基的直接氧化损伤，导致膜多肽的聚集。上述改变的结果是使红细胞变得僵硬，变形性降低，易被脾和肝脏中巨噬细胞破坏。

【临床表现】

G-6-PD 缺乏症在临床上有如下 5 种表现类型。

（1）伯氨喹型药物性溶血性贫血：在服用某些具有氧化性的药物后发生急性溶血，包括抗疟药（伯氨喹等）、解热镇痛药（阿司匹林等）、硝基呋喃类、磺胺类、大剂量维生素 K 等。患者用药 1～3 天后出现急性溶血的症状和体征，包括苍白、黄疸、深色尿、腹痛及腰背痛，重者可出现少尿、无尿、酸中毒、急性肾功能衰竭。

（2）蚕豆病：10 岁以下小儿多见，男孩多见。发病集中于蚕豆收获季节（3—5 月）。患者有进食新鲜蚕豆史，母亲食蚕豆后哺乳可致婴儿发病，通常于摄入蚕豆后数小时至数天突然发病，呈急性血管内溶血过程，表现为头痛、恶心、背痛、寒战和发热，继之出现血红蛋白尿、贫血及黄疸。贫血常较严重，同时可伴发酸中毒和氮质潴留，需积极救治。蚕豆引起溶血的机制尚未完全阐明。蚕豆并非引起所有 G-6-PD 缺乏症患者发生溶血，同一患者也非每次进食蚕豆均有发病，故推测还应有 G-6-PD 缺乏以外的因素参与。

（3）新生儿黄疸：黄疸于出生后 2～4 天达高峰，多见于 G-6-PD 缺乏症高发地区。感染、缺氧、哺乳母亲服用了氧化药物等与发病有关。贫血多为轻至中度，重者可发生胆红素脑病。

（4）感染诱发的溶血：感染原可为细菌、病毒等，一般于感染后几天内诱发溶血，程度多较轻，黄疸不明显。

（5）先天性非球形红细胞性溶血性贫血：在新生儿期即可有黄疸和贫血，溶血呈慢性过程，无明显诱因，服用氧化性物质和感染可加重溶血。患者一般有轻至中度贫血，间歇性黄疸，网织红细胞中度升高，少数患者可有脾大。

【实验室检查】

实验室检查分为 G-6-PD 活性筛选试验和定量测定两类。

（1）G-6-PD 活性筛选试验：国内常用的有：①高铁血红蛋白还原试验：正常：还原率 > 75%（脐血 > 78%）；中度缺乏（杂合体）74% ～ 31%（脐血 77% ～ 41%）；严重缺乏（纯合体或半合体）< 30%（脐血 < 40%）。②荧光斑点试验：正常 10 min 出现荧光；中度缺乏者 10 ～ 30 min 出现荧光；严重缺乏者 30 min 不出现荧光。③硝基四氮唑蓝纸片法：正常活性纸片呈紫蓝色，中度缺乏者纸片呈淡紫蓝色，严重缺乏者纸片仍为红色。

（2）G-6-PD 活性测定：为特异性的直接诊断方法。测定方法有多种，不同方法有不同的正常值确定。

【诊断】

阳性家族史有助于诊断。急性的溶血特征、服用蚕豆或某些药物史或新生儿黄疸等，均提示应考虑本病。凡疑似病例应作相关试验检查，出现异常检查结果即可明确诊断。

【防治】

本病是遗传性疾病，目前尚无根治的疗法。对症治疗因病种而异。严重贫血应予输血，特别是在再障危象或急性溶血时，输血可挽救生命。严重的高胆红素血症新生儿需换血治疗，以避免发生胆红素脑病。其他治疗包括急性溶血时，防止休克，保护肾功能，纠正酸中毒等。切脾效果不明显。国外报道抗氧化剂如维生素 E、硒剂等对先天性非球形红细胞性溶血性贫血有改善作用，对其他类型 G-6-PD 无明显作用。

患者应避免接触有可能诱发溶血的有害因素，如氧化性药物及化学物质，预防病毒感染。对蚕豆敏感者忌食蚕豆。

（何海龙 范俊杰 苏州大学附属儿童医院）

参考文献

1. 何清 . 遗传性球形红细胞增多症诊断的研究进展 . 国际输血及血液学杂志，2014，（37）5：474-478.

2. WEATHERALL D J，CLEGG J B. Thalassemia：a global public health problem. Nat Med，1996，2（8）：847-849.

3. LAI K，HUANG G，SU L，et al. The prevalence of thalassemia in mainland China：evidence from epidemiological surveys. Sci Rep，2017，7（1）：920.

4. ANGELUCCI E, MATTHES-MARTIN S, BARONCIANI D, et al. Hematopoietic stem cell transplantation in thalassemia major and sickle cell disease: indications and management recommendations from an international expert panel. Haematologica, 2014, 99 (5): 811-820.

5. SCHRIER S L, ANGELUCCI E. New strategies in the treatment of the thalassemias. Annu Rev Med, 2005, 56: 157-171.

6. CAPPELLINI M D, FIORELLI G. Glucose-6-phosphate dehydrogenase deficiency. Lancet, 2008, 371 (9606): 64-74.

第三节　缺铁性贫血

【概述】

缺铁性贫血（iron deficiency anemia，IDA）是由体内铁缺乏导致血红蛋白合成减少所致，临床上是以小细胞低色素性贫血、血清铁蛋白减少和铁剂治疗有效为特点的贫血症。本病以婴幼儿发病率最高，IDA 可影响儿童正常的生长发育、运动和免疫等功能。中重度的 IDA 可影响儿童的认知、学习能力和行为发育甚至不能逆转，严重危害儿童健康，是我国重点防治的儿童常见病之一。

【流行病学】

调查显示，我国接近十分之一的人口患有贫血，而缺铁是引起贫血最常见的病因。WHO 调查研究显示：0～5 岁是唯一贫血负担增加的年龄组，5 岁以下儿童贫血中约 50% 为 IDA，我国 7 岁以下儿童 IDA 患病率达 7.8%，而婴儿 IDA 的患病率高达 20.5%。李萍等研究 2325 例 0～7 岁学龄前儿童缺铁性贫血患病情况并分析其影响因素，结果显示在 2325 例儿童中检出缺铁性贫血儿童 198 例，患病率为 8.52%。单因素分析结果显示，影响学龄前儿童缺铁性贫血因素有年龄、出生时体质量指数、母亲妊娠期是否有贫血、是否早产、患儿肠胃消化能力是否正常、喂养形式、进辅食时间、父母学历、是否正常补充铁元素、家庭饮食习惯以及父母月收入。多因素 logistic 回归分析结果显示，年龄小、母亲妊娠期贫血、早产、患儿肠胃消化能力不佳、进辅食时间晚、未补充铁元素及家庭饮食习惯不佳等是导致患儿缺铁性贫血发生的危险因素，因此我国儿童 IDA 现状不容乐观。

【铁的代谢】

1. 铁元素的含量及分布

不同年龄、体重、性别的儿童体内含铁总量不同。铁是人体中含量最多的微量元素，成年人体内平均含铁 3～4 g。正常成人男性体内总铁量约为 50 mg/kg，女性约为

35 mg/kg，新生儿约为 75 mg/kg。总铁量中约 64% 可用于合成血红蛋白，32% 以铁蛋白及含铁血黄素形式贮存于骨髓、肝和脾内，3.2% 合成肌红蛋白，< 1% 存在于含铁酶内和以运转铁的形式存在于血浆中。

2. 铁的来源

来源于食物中的铁元素属外源性铁元素，在人体铁元素摄入量中占 1/3 左右。

铁分为血红素铁和非血红素铁，前者吸收率高于后者。动物性食物含铁量高且为血红素铁；植物性食物中的铁是非血红素铁。母乳与牛乳含铁量均低，但母乳的铁吸收率比牛乳高 2 ～ 3 倍。人体内出现红细胞衰老或血红素铁属内源性铁元素，在人体铁元素摄入量中占 2/3 左右。在正常生理状态下内源性铁元素几乎会全部被机体再利用。

3. 铁的吸收和运转

食物中的铁主要以 Fe^{2+} 的形式在十二指肠和空肠上段被吸收。进入肠黏膜细胞的 Fe^{2+} 被氧化成 Fe^{3+}，一部分与细胞内的去铁蛋白（apoferritin）结合形成铁蛋白（ferritin），暂时保存在肠黏膜细胞中；另一部分与细胞质中载体蛋白结合后移出胞外进入血液，与血浆中的转铁蛋白（transferrin，Tf）结合，随血液循环将铁运送到需铁和贮铁组织，供给机体利用，红细胞破坏后释放出的铁也同样通过与 Tf 结合运送到骨髓等组织，被利用或贮存。肠黏膜细胞通过体内贮存铁和转铁蛋白受体（TfR）来调节铁的吸收。影响铁的吸收的肠腔内因素有：维生素 C、稀盐酸、果糖、氨基酸等，这些还原物质等使 Fe^{3+} 变成 Fe^{2+}，有利于铁的吸收；磷酸、草酸等可与铁形成不溶性铁酸盐，难于吸收；植物纤维、茶、咖啡、蛋、牛奶、抗酸药物等可抑制铁的吸收。正常情况下，血浆中的转铁蛋白仅 1/3 与铁结合，此结合的铁称为血清铁（serum iron，SI）；其余 2/3 的转铁蛋白仍具有与铁结合的能力，在体外实验时加入一定量的铁可使其达到饱和状态，所加的铁量即为未饱和铁结合力。血清铁与未饱和铁结合力之和称为血清总铁结合力（total iron binding capacity，TIBC），血清铁在总铁结合力中所占的百分比称为转铁蛋白饱和度（transferrin saturation，TS）。

4. 铁的利用与储存

铁到达骨髓造血组织后即进入幼红细胞，在线粒体中与原卟啉结合形成血红素，血红素与珠蛋白结合形成血红蛋白。此外，铁参与肌红蛋白和某些酶的合成。在体内未被利用的铁以铁蛋白及含铁血黄素的形式贮存。在机体需要铁时，这两种铁均可被利用，通过还原酶的作用，使铁蛋白中的 Fe^{2+} 释放，然后被氧化酶氧化成 Fe^{3+}，与转铁蛋白结合后被转运到需铁的组织。

5. 铁的排泄

小儿每日排出量约为 15 μg/kg，约 2/3 随脱落的肠黏膜细胞、红细胞、胆汁由肠道排出，其他经肾脏和汗腺排出，表皮细胞脱落也失去极微量的铁。

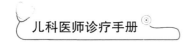

6. 铁的需要量

儿童每日需摄入的铁量相对较成人为多。足月儿自生后 4 个月至 3 岁每天约需铁 1 mg/kg；早产儿需铁较多，约达 2 mg/kg；各年龄儿童每天摄入总量不宜超过 15 mg。

7. 胎儿和儿童期铁代谢特点

（1）胎儿期铁代谢特点：胎儿通过胎盘从母体获得铁，以孕后期 3 个月获得铁量最多，平均每日约为 4 mg。故足月儿从母体所获得的铁足够其生后 4 ～ 5 个月内的需要；未成熟儿从母体获得的铁较少，容易发生缺铁。当孕母严重缺铁，母体 TfR 的代偿性增加和胎盘摄铁能力的下降，可影响胎儿获取铁。

（2）婴幼儿期铁代谢的特点：生后由于生理性溶血释放的铁较多，及生理性贫血期造血相对较低下，加之从母体获得的铁一般能满足 4 个月的需要，故婴儿早期不易发生缺铁。但早产儿从母体获得铁少，且生长发育更迅速，可较早发生缺铁。约 4 月龄以后，从母体获得的铁逐渐耗尽，加上此期生长发育迅速，造血活跃，对膳食铁的需要增加，若不能满足机体的需要，贮存铁耗竭后即发生缺铁，故 6 个月至 2 岁的小儿缺铁性贫血发生率高。

（3）儿童期和青春期铁代谢特点：一般较少缺铁，主要原因是偏食，使得摄入不足，或是食物搭配不合理，使铁的吸收受抑制；肠道慢性失血也是此期缺铁的原因。青春期由于生长发育迅速，对铁的需要量增加，初潮以后少女如月经过多造成铁的丢失也是此期缺铁的原因。

【病因】

1. 先天性铁储存不足

胎儿从母体获得的铁以妊娠最后 3 个月最多，故早产、双胎或多胎、胎儿失血和孕母严重缺铁等均可使胎儿储铁减少，但也有针对欧洲人群的研究显示，孕母孕期补充铁剂不能改善子女体内铁水平。

2. 铁摄入不足

这是缺铁性贫血的主要原因。人乳、牛乳、谷物中含铁量均低，如不及时添加含铁较多的辅食，容易发生缺铁性贫血。婴幼儿期是人生长发育的高峰期，体质量和血容量增加幅度大，对膳食铁需求较正常成人增加 6 倍。以谷物为主的膳食可因谷物中的植酸影响铁吸收，从而降低铁的生物利用度。

3. 生长发育因素

婴儿和青春期儿童生长发育快，对铁的需求量大，如不及时添加含铁丰富的食物，则易致缺铁。

4. 铁吸收障碍

食物搭配不合理可影响铁的吸收。慢性腹泻不仅铁的吸收不良，而且铁的排泄也增加。铁吸收的主要部位在小肠，而胃酸可协助膳食铁中的三价铁转化为二价铁，更易被小肠黏膜上皮细胞吸收。因此，当患儿经历胃肠道手术尤其是胃大部切除术、十二指肠切除术后，因影响了铁的吸收会导致 IDA 发生。而长期使用质子泵抑制剂、糖皮质激素、非甾体类抗炎药等是容易被忽略的可影响铁吸收的因素之一。

5. 铁丢失过多

正常婴儿每天排泄铁量相比成人多，每 1 mL 血约含铁 0.5 mg，长期慢性失血可致缺铁，其中以消化道慢性失血最常见。慢性消化道失血的常见原因包括牛奶蛋白过敏、消化道畸形（如梅克尔憩室、食道裂孔疝等）、胃肠道疾病（如消化道溃疡、食管炎、胃炎、痔疮等）、寄生虫感染（如钩虫、疟原虫等）。而月经量多、月经周期长及青春期功能失调性子宫内膜出血是青春期女性常见的 IDA 病因。

6. 铁代谢紊乱

人体内铁代谢的平衡与铁调素调控密切相关。铁调素是在肝脏合成的肽类激素，可通过与铁释放细胞表面的铁蛋白紧密连接，并诱导其降解，减少细胞内铁元素释放以调节血清铁水平，因此铁调素水平异常增高可引起铁缺乏。炎症因子尤其是 IL-6 与铁调素水平增高相关，因此感染、炎症性肠病等可合并发生 IDA。慢性肾病因肾脏功能下降使铁调素清除减少而引发 IDA。有研究发现维生素 D 水平降低可使 *HAMP* 基因表达降低，从而使铁调素表达增加。有调查数据显示，58% 的 IDA 患儿合并维生素 D 水平减低，39% IDA 患儿合并维生素 D 缺乏，尤其是 2 岁以下儿童及纯母乳喂养者。也有研究发现肥胖者可能因为合并亚临床炎症，铁调素水平增高，从而发生 IDA。

7. 幽门螺杆菌感染

Hp 感染时因为慢性活动性胃炎、消化性溃疡可出现慢性消化道失血而导致铁丢失过多，也可以刺激肝脏合成和分泌铁调素，干扰机体正常铁代谢，并且消耗体内储存铁，增加机体对铁的需求，减少胃酸分泌从而影响铁吸收，多种因素协同作用而增加发生 IDA 风险。而 Kato S 等研究显示，幽门螺杆菌 *sabA* 基因表达增加易导致 IDA，尤其是对于铁需求增加时期的儿童，包括 *vacA* 基因在内的多个宿主交互基因可以在 *sabA* 基因引起 IDA 的过程中发挥协同作用。

【发病机制】

缺铁对血液系统的影响如下。

（1）铁是合成血红蛋白的原料，缺铁时血红素生成不足，进而血红蛋白合成减少，导致新生的红细胞内血红蛋白含量不足，细胞质减少，细胞变小。而缺铁对细胞的分裂、增殖影响较小，故红细胞数量减少程度不如血红蛋白明显，从而形成小细胞低色素性贫血。当铁缺乏时，机体内的铁分布发生改变，幼红细胞会动员储存铁生成血红蛋白，保持血红蛋白稳定，体内储存铁缺乏（iron depletion，ID），如继续减少，将导致缺铁性红细胞（iron deficient eryth-ropoiesis, IDE）生成，血浆铁耗竭时，血红蛋白不能合成，骨髓生成红细胞减少，并且红细胞内血红蛋白含量减少，发生缺铁性贫血，同时会对其他系统产生影响。

（2）缺铁可影响肌红蛋白的合成，并可使多种含铁酶（如细胞色素 C、单胺氧化酶、核糖核苷酸还原酶、琥珀酸脱氢酶等）的活性减低。由于这些含铁酶与生物氧化、组织呼吸、神经介质分解与合成有关，故铁缺乏时可造成细胞功能紊乱，尤其是单胺氧化酶的活性降低，造成重要的神经介质如 5- 羟色胺、去甲肾上腺素、肾上腺素及多巴胺发生明显变化，不能正常发挥功能，因而产生一些非造血系统的表现，如体力减弱、易疲劳、表情淡漠、注意力难于集中、注意力减退和智力减低等。缺铁还可引起组织器官的异常，如口腔黏膜异常角化、舌炎、胃酸分泌减少、脂肪吸收不良和反甲等。此外，缺铁还可引起细胞免疫功能降低，易患感染性疾病。

【临床表现】

任何年龄均可发病，< 3 岁婴幼儿发病率最高，以 6 个月至 2 岁最多见。发病过程缓慢，临床表现根据病情轻重而有所不同。

1. 一般表现

皮肤黏膜逐渐苍白，以唇、口腔黏膜及甲床为甚，昏昏欲睡或疲劳、易怒。年长儿可诉头晕、眼前发黑、耳鸣等。

2. 骨髓外造血表现

由于骨髓外造血，肝、脾可轻度肿大。年龄越小，病程越久，贫血越重，肝脾肿大越明显。

3. 非造血系统症状

（1）消化系统症状：食欲减退，少数有异食癖（如嗜食泥土、墙皮、煤渣等）；可有呕吐、腹泻；可出现上皮改变，如口腔炎、舌炎或舌乳头萎缩；重者可出现萎缩性胃炎或吸收不良综合征。

（2）神经系统症状：婴幼儿期是大脑发育的关键时期，该阶段铁缺乏对脑功能及智力发育的影响较大，表现为烦躁不安或萎靡不振、精神不集中、记忆力减退，智力多数低于同龄儿。有证据表明，铁缺乏患儿即使无贫血，也可能出现神经认知功能受损，影响精神运动和智力发育，而且可能是不可逆的。

（3）心血管系统症状：明显贫血时心率增快，严重者心脏扩大甚至发生心力衰竭。

（4）免疫功能：缺铁可影响淋巴细胞功能，包括产生有缺陷的 IL-2 和 IL-6，增加感染的易感性。

（5）其他：可出现屏气咒语、抖腿综合征和周期性肢体运动障碍，还可因上皮组织异常而出现反甲。

【实验室检查】

1. 血常规检查

外周血象呈小细胞低色素性贫血。平均红细胞容积（MCV）< 80fl，平均红细胞血红蛋白量（MCH）< 26 pg，平均红细胞血红蛋白浓度（MCHC）< 310 g/L。网织红细胞数正常或轻度减少。白细胞、血小板一般无改变。

2. 血涂片

外周血涂片可见红细胞大小不等，以小细胞为主，中央淡染区扩大。

3. 铁代谢检查

（1）血清铁蛋白（serum ferritin，SF）降低（< 15 μg/L），可较敏感地反映体内贮存铁的情况，是诊断缺铁减少期（ID期）的敏感指标。其放射免疫法测定的正常值：由于感染、肿瘤、肝脏和心脏疾病时 SF 明显升高，故当缺铁合并这些疾病时其 SF 值可不降低，此时测定红细胞内碱性铁蛋白有助诊断。

（2）血清铁（serum iron，SI）、总铁结合力（total iron binding capacity，TIBC）和转铁蛋白饱和度（TS）：这 3 项检查反映血浆中的铁含量，通常在缺铁性贫血期（IDA期）才出现异常，即 SI（< 10.7 μmol/L）和 TS（< 15%）降低，TIBC（> 62.7 μmol/L）升高。

4. 骨髓检查

骨髓形态学检查：呈增生活跃，以中、晚幼红细胞增生为主。各期红细胞均较小，胞质少，染色偏蓝，显示胞质成熟程度落后于胞核。粒细胞和巨核细胞系一般无明显异常。骨髓可染铁骨髓涂片用普鲁士蓝染色镜检，细胞外铁减少。观察红细胞内铁粒细胞数 < 15%，提示贮存铁减少，其是反映体内贮存铁的敏感而可靠的指标。

【诊断及鉴别诊断】

根据病史，特别是喂养史、临床表现和血常规、血涂片检查，一般可做出初步诊断，进一步进行有关铁代谢的生化检查有确诊意义，必要时可进行骨髓检查，用铁剂治疗有效可证实诊断。需要与以下表现为小细胞低色素性贫血的疾病鉴别，主要包括地中海贫血、异常血红蛋白病、维生素 B 缺乏性贫血、铁粒幼红细胞性贫血和铅中毒等，应根据各病临床特点和实验室检查特征加以鉴别。

【治疗】

1. 一般治疗

加强护理，避免感染，合理喂养，给予富含铁的食物，注意休息。注意饮食的合理搭配，以增加铁的吸收。

2. 去除病因

尽可能查找导致缺铁的原因和基础疾病，并采取相应措施去除病因，如纠正厌食和偏食等不良饮食行为习惯、治疗慢性失血疾病等。如有慢性失血性疾病，如钩虫病、肠道畸形等，应及时治疗。

3. 铁剂治疗

铁剂包括口服铁剂和注射铁剂，尽量给予铁剂口服治疗。在不能进行铁代谢检测的基层医疗单位，如患儿符合贫血诊断标准，红细胞形态呈典型小细胞低色素性改变，并具有引起 IDA 的明确原因，可拟诊为 IDA，开始诊断性补铁治疗。

（1）口服铁剂：二价铁盐容易吸收，故临床均选用二价铁盐制剂。常用的口服铁剂有硫酸亚铁（含元素铁 20%）、富马酸亚铁（含元素铁 33%）、葡萄糖酸亚铁（含元素铁 12%）、琥珀酸亚铁（含元素铁 35%）等，口服铁剂的剂量为元素铁每日 4 ~ 6 mg/kg，餐间服用，每天 2 ~ 3 次，可同时口服维生素 C 促进铁吸收。近年的研究显示，牛奶、茶、咖啡及抗酸药等与铁剂同服均可影响铁的吸收。

（2）注射铁剂：胃肠道疾病使小肠黏膜上皮细胞受损，经历胃肠道手术、不能耐受口服铁剂、炎症性肠病等均可使口服铁剂治疗失败，评估后可慎选静脉补铁。低分子右旋糖酐铁、蔗糖铁、葡萄糖酸钠铁是常见的静脉补铁剂。静脉补铁的优点是铁生物利用度高，几乎无胃肠道不良反应。Avni T 等研究显示，静脉补铁不会增加感染及病死率，但是在输注中有发生致死性过敏反应的潜在风险。

补给铁剂 12 ~ 24 小时后，细胞内含铁酶开始恢复，烦躁等精神症状减轻，食欲增加。网织红细胞于服药 2 ~ 3 天后开始上升，5 ~ 7 日达高峰，2 ~ 3 周后下降至正常。治疗 1 ~ 2 周后血红蛋白逐渐上升，通常于治疗 3 ~ 4 周达到正常。如 3 周内血红蛋白上升不足 20 g/L，应注意寻找原因，应考虑诊断是否正确，患儿是否按医嘱服药，是否存在影响铁吸收或导致铁继续丢失的原因。如治疗反应良好，血红蛋白恢复正常后再继续服用铁剂 6 ~ 8 周。

4. 输红细胞

一般不必输红细胞，IDA 患儿贫血程度重（< 70 g/L），可出现心力衰竭、心绞痛或其他贫血症状，需予以红细胞输注，除了可以快速纠正低氧等贫血表现，也可以改善铁缺乏，每 1 个单位红细胞大约可提供 200 mg 元素铁。

【IDA 的预防】

IDA 的发生多数是可以预防的，因此降低 IDA 的发病率重点在于预防，需根据不同人群制定相应的防范措施，而预防的关键环节在宣教。

（1）孕母筛查及防治：孕期开始，孕母应开始摄入鱼、蛋、木耳等富含铁的食物，完善贫血筛查，定期随访血常规，并且应补充铁剂。

（2）正确喂养指导：母乳中乳铁蛋白含量不高，但其生物利用度高，可以满足婴儿 6 月龄内生长发育所需要的全部铁，因此中国营养协会推荐婴儿 6 月龄内应坚持纯母乳喂养。6 月龄后应开始添加富含铁的辅食，可以从强化铁的米粉、肉泥开始，逐渐过渡到瘦肉末、蛋黄、鱼肉等固体食物。对于年长儿应培养良好的饮食习惯，均衡摄入动物和植物膳食，避免过度摄入油脂，控制体质量，减少儿童超重或肥胖发生。

（3）预防性铁剂补充：美国儿科协会建议纯母乳喂养的足月婴儿应在 4 月龄开始予以 1 mg/（kg·d）补充铁剂直到引入富含铁的辅食，而母乳喂养的早产儿应在 1 月龄开始予以 2 mg/（kg·d）补充铁剂直到引入富含铁的辅食。WHO 建议学龄前和学龄期儿童，尤其是贫血发病率达 20% 或更高的地区，应预防性间断补充铁剂。

（4）延迟脐带结扎：对于新生儿，尤其是早产儿，延迟结扎脐带可以预防 IDA 的发生。Kc A 等研究显示延迟脐带结扎可增加新生儿血容量而降低 8 ～ 12 个月 IDA 发生率。

（5）病因筛查：慢性失血尤其是慢性消化道失血病初较隐匿，可通过粪便隐血试验发现，而血红蛋白尿可通过尿色、尿常规检查发现。对于因疾病需长期服用质子泵抑制剂、非甾体类抗炎药的患者，或已确诊炎症性肠病、慢性肾病等铁缺乏高风险患者，需密切监测血红蛋白水平，随访铁蛋白了解体内铁储存水平。

（何海龙　孙伊娜　苏州大学附属儿童医院）

参考文献

1. 王卫平，孙锟，常立文 . 儿科学 . 9 版 . 北京：人民卫生出版社，2018.

2.《中华儿科杂志》编辑委员会，中华医学会儿科学分会血液学组，中华医学会儿科分会儿童保健学组 . 儿童缺铁和缺铁性贫血防治建议 . 中华儿科杂志，2008，46（7）：502-504.

3. 常继乐，王宇 . 中国居民营养与健康状况监测：2010—2013 年综合报告 . 北京：北京大学医学出版社，2016.

4. KASSEBAUM N J, JASRASARIA R, NAGHAVI M, et al. A systematic analysis of global anemia burden from 1990 to 2010. Blood，2014，123（5）：615-624.

5.GRABOWSKI M K, GRAY R H, MAKUMBI F, et al. The global prevalence of anaemia in 2011. Geneva Switzerland WHO，2015，126（11）：5409-5418.

6. 中国儿童铁缺乏症流行病学调查协作组 . 中国 7 个月～ 7 岁儿童铁缺乏症流行病学的调查研究 . 中华儿科学杂志，2004，42（12）：886-891.

7. 李萍，冶枫，汤兴萍，等 . 2325 例学龄期儿童缺铁性贫血患病状况及影响因素分析 . 中国初级卫生保健，2019，33（7）：48-50.

8. LIM K H, RIDDELL L J, NOWSON C A, et al. Iron and zinc nutrition in the economically-developed world：a review. Nutrients，2013，5（8）：3184-3211.

9. CAMASCHELLA C. Iron-deficiency anemia. N Engl J Med，2015，372（19）：1832-1843.

10. 易维佳，于洁 . 儿童缺铁性贫血的防治进展 . 儿科药学杂志，2019，25（3）：54-57.

11. KATO S, OSAKI T, KAMIYA S, et al. Helicobacter pylori sabA gene is associated with iron deficiency anemia in childhood and adolescence. PLoS One, 2017, 12（8）: e0184046.

12.POWERS J M, MCCAVIT T L, BUCHANAN G R. Management of iron deficiency anemia: a survey of pediatric hematology /oncology specialists. Pediatr Blood Cancer, 2015, 5（7）: 85-86.

13. SUBRAMANIAM G, GIRISH M. Iron deficiency anemia in children. Indian J Pediatr, 2015, 82（6）: 558-564.

14.《中华儿科杂志》编辑委员会, 中华医学会儿科学分会血液学组, 中华医学会儿科分会儿童保健学组. 儿童缺铁和缺铁性贫血防治建议. 中国儿童保健志, 2010, 18（8）: 724-726.

15. AVNI T, BIEBER A, GROSSMAN A, et al. The safety of intravenous iron preparations: systematic review and meta-analysis. Mayo Clin Proc, 2015, 90（1）: 12-23.

16. 汪之顼, 盛晓阳, 苏宜香.《中国0～2岁婴幼儿喂养指南》及解读. 营养学报, 2016, 38（2）: 105-109.

17. KOHLI-KUMAR M. Screening for anemia in children: AAP recommendations: a critique. Pediatrics, 2001, 108（3）: E56.

18. KC A, RANA N, MÅLQVIST M, et al. Effects of Delayed Umbilical Cord Clamping vs Early Clamping on Anemia in Infants at 8 and 12 Months: A Randomized Clinical Trial. JAMA Pediatr, 2017, 171（3）: 264-270.

第四节　原发性免疫性血小板减少症

【概述】

原发性免疫性血小板减少症（primary immune thrombocytopenia, ITP）是儿童期最常见的一种出血性疾病。ITP是以血小板和巨核细胞为免疫破坏靶点器官的特异性自身免疫性疾病。儿童ITP常于感染或疫苗接种后数天或数周内起病，临床表现为皮肤、黏膜或其他脏器出血，血常规提示血小板计数降低。ITP是一种良性自限性疾病，80%的患者在诊断后12个月内血小板计数可恢复正常。儿童ITP的年发病率为（4～5）/10万。

【病因】

免疫性血小板减少症患儿发病前1～4周常有病毒感染史，少数患儿有疫苗接种史，但病毒感染并不是导致ITP的直接原因。病毒感染通过抗原抗体介导的交叉抗原反应导致血小板在单核—巨噬系统中被清除和破坏。抗血小板抗体主要为IgG抗体，近年研究发现主要为针对血小板膜表面糖蛋白（glycoprotein, GP）的抗体，其中最主要的是抗 GPIIb/IIIa 和 GPIb/IX 抗体。抗血小板抗体同时可作用于巨核细胞，导致巨核细胞成熟障碍，使血小板的产生和释放受到影响，进而引起血小板的进一步减少。细胞免疫也可参与 ITP 的发生与发展，Th1/Th2 失衡极化，Th1 细胞上升，释放细胞因子 IL-2、IFN-α、TNF-β，参与细胞毒性 T 细胞（CTL）及巨噬细胞的活化、趋化和血小板的破坏，同时调节性 T 细胞（Treg）的下降、血小板和巨核细胞的凋亡等因素近年来也在也 ITP 发病中受到关注和证实。总之，ITP 的发生和发展是由体液免疫、细胞免疫共同参与的，并且有血小板和巨核细胞凋亡的复杂的免疫过程。

【诊断】

1. 临床表现

多见于 1～5 岁儿童，病前 1～4 周常有病毒感染病史，如呼吸道感染，少数患儿有疫苗接种史。主要临床表现为皮肤、黏膜出血，多为全身分布的针尖样出血点及皮肤瘀斑、瘀点，部分患儿有鼻出血或牙龈出血，偶见血尿，消化道出血少见。颅内出血罕见，仅发生于 0～1% 的 ITP 患儿中，但一旦发生后果严重。出血严重者可伴有贫血，贫血程度与出血持续时间和出血量相匹配。一般无肝、脾、淋巴结肿大。

2. 实验室检查

（1）血常规：至少两次血常规血小板计数 < 100×10^9/L，出血表现常与血小板水平有关。对 ITP 患儿除血小板计数外，应常规行血涂片检查，了解血小板形态、大小、是否存在其他异常。如 MYH9 相关疾病可发现白细胞包涵体，同时可除外 EDTA 依赖性血小板聚集。如有贫血，需注意贫血是否与出血量相对等。

（2）骨髓检查：骨髓细胞形态学提示巨核细胞正常或增多，伴有成熟障碍。对血常规和血涂片仅存在血小板减少且体格检查未发现其他出血表现与血常规不符合的患儿，骨髓不是必须检查项目。

（3）有条件可进行其他血小板减少相关的检查：血小板膜抗原特异性自身抗体可鉴别免疫性和非免疫性血小板减少，但对原发性和继发性血小板减少无鉴别意义。血小板生成素（TPO）水平升高往往提示血小板破坏增加，下降提示血小板生成减少。

（4）其他检查：如自身抗体检查，可除外自身免疫性疾病如系统性红斑狼疮所致继发性血小板减少；免疫相关病毒检测；慢性或难治性患儿进行基因检查有助于鉴别遗传性血小板减少症。

3. ITP

ITP 为排除性诊断，主要诊断要点为至少 2 次化验血常规检查显示血小板计数减少，血细胞形态无异常。脾脏一般不增大。骨髓检查可见巨核细胞数正常或增多，伴成熟障碍，需除外其他继发性血小板减少、先天性或遗传性血小板减少性疾病。

4. ITP 分期

（1）新诊断的 ITP：指确诊后 3 个月以内的 ITP 患儿。

（2）持续性 ITP：指确诊后 3 ~ 12 个月血小板持续减少的 ITP 患者，包括没有自发缓解的患儿或（和）停止治疗后不能维持完全缓解的患儿。

（3）慢性 ITP：指血小板减少持续超过 12 个月的 ITP 患儿。

（4）重症 ITP：指血小板 $< 10 \times 10^9/L$，且就诊时存在需要治疗的出血症状或常规治疗中发生了新的出血症状，且需要用其他升高血小板药物治疗或增加现有治疗药物的剂量。

（5）难治性 ITP：指满足以下 3 个条件的患者：①脾切除后无效或者复发；②仍需要治疗以降低出血的危险或提高生活质量；③经过再次评估除外其他引起血小板减少症的原因，仍确诊为 ITP。

【鉴别诊断】

（1）骨髓异常增生性疾病：包括再生障碍性贫血、骨髓异常增生综合征（MDS）等。再生障碍性贫血为血常规全血细胞减少，骨髓提示至少一个部位增生减低或重度减低，巨核细胞明显减少或缺如，非造血细胞增多。低增生 MDS 者骨髓粒系、巨核系增生减低，骨髓涂片或活检中存在幼稚细胞，存在前体细胞异常定位（ALIP）则更提示 MDS。

（2）恶性血液病：如低增生性白血病，外周血涂片和骨髓涂片见白血病细胞可鉴别。

（3）遗传性血小板减少：对发病年龄小，有相似的血小板减少阳性家族史、临床表现及对一线治疗反应不佳的患儿，应除外先天性或遗传性血小板减少，可通过基因检测予以鉴别。血涂片大、血小板增多或血小板平均体积增大有助于鉴别部分遗传性血小板减少。

（4）继发性血小板减少：大年龄 ITP 患儿有病情缓慢进展趋势者可进展为慢性或难治性 ITP 的倾向。对这些患儿及同时伴有其他细胞系异常的患儿（如 Evans 综合征），需注意排除自身免疫性相关继发血小板减少，如系统性红斑狼疮、自身免疫性淋巴细胞增殖性疾病（ALPS）、普通变异型免疫缺陷病（CVID）、慢性病毒感染等。

【治疗】

儿童 ITP 多呈自限性经过，ITP 治疗主要目的是防止出血，而不是提升血小板至正常值，因此对儿童 ITP 的分级管理和分层治疗理念非常重要。对新诊断的 ITP 儿童是采取"观察—等待"还是立即治疗取决于患儿起病时的临床严重程度分级。临床严重程度的分级取决于出血程度分级（表 8-4）、血小板计数、并发症、当前其他用药情况（尤其是抗凝药物）以及 ITP 治疗对患儿及家庭生活质量的影响。治疗方式的选择更大程度上取决于临床出血表现，而不是血小板水平。对血小板 $\geq 20 \times 10^9/L$、无出血表现或仅

1～2级出血程度的患儿可以采取"观察—等待"，但应密切随访关注出血表现和血小板计数变化趋势（24小时复查血常规），以及对生活质量的影响。对3～4级出血程度ITP患儿需采取治疗，但患儿和家长均需了解无论治疗与否均存在严重出血的风险，并且理解治疗是有效的但也存在治疗相关不良反应。

表8-4　儿童 ITP 出血程度分级

等级	出血症状
1级（轻微）	轻微出血，少许出血点（≤ 100 个）或 ≤ 5 个小瘀斑（直径 ≤ 3 cm），无黏膜出血
2级（轻度）	轻度出血，较多出血点（> 100 个）或 > 5 个大瘀斑（直径 > 3 cm），无黏膜出血
3级（中度）	中度出血，明显的黏膜出血，生活受到较大影响
4级（重度）	严重出血，黏膜出血导致 Hb 下降 > 20g /L 或疑似颅内出血

1. 一般治疗

适当限制活动，避免外伤。对考虑有细菌感染者，予抗感染治疗。避免使用影响血小板功能的药物，如阿司匹林等。慎重预防接种。

2. 以下情况需采取治疗

（1）任何 4 级的严重出血须立即采取治疗回升血小板直至出血症状改善。

（2）3 级（中度）出血可考虑收入院并治疗。

（3）以下情况也推荐入院治疗：①出血症状加重或出现严重并发症。②颅内出血风险：头颅外伤，无法解释的头痛，近 1 个月内有中、重度出血表现，8 小时内服用非甾体类抗炎药或有其他明确的凝血功能障碍（如血管性血友病）。③出现明显的抑郁或烦躁的行为或情绪改变。④血小板水平低下且家长对出血极度焦虑或无法控制或减少患儿的活动。⑤因其他原因需要服用抗凝药或影响血小板功能药物而增加出血风险者。

3. 一线治疗

（1）糖皮质激素：①开始泼尼松 1 ～ 2 mg/（kg·d），最大剂量不超过 60 mg/d，建议晨起顿服，血小板数量 ≥ 100×10⁹/L 后稳定 1 ～ 2 周，逐渐减量直至停药，也可对治疗有反应（如血小板回升至 50×10⁹/L 以上、出血症状明显控制）开始逐步减量，一般疗程为 4 ～ 6 周，也可用等效剂量的其他糖皮质激素制剂代替。如对初始治疗剂量无反应，需注意长期使用糖皮质激素的不良反应，不应过度延长激素治疗而是逐步减量至停药。②大剂量糖皮质激素治疗：包括大剂量甲泼尼松龙（30 mg/kg）、大剂量地塞米松（0.6 mg/kg 或 28 mg/m²），均在 3 ～ 4 天的短程疗法后即开始减量至停药，应注意监测血压、血糖、保护胃黏膜。对所有长程使用糖皮质激素的 ITP 患儿，均应注意其不良反应，如股骨头坏死、骨质疏松等，同时要注意感染风险。

（2）静脉丙种球蛋白（IVIG）：单剂 0.8 ～ 1.0 g/（kg·d），常可在 24 ～ 48 小时内回升血小板到止血水平（50×10^9/L），如对首剂 IVIG 反应不理想或仍有持续出血者，可再重复使用 1 天(1 ～ 2 天为 1 个疗程)。其他可采用的剂量为 400 mg/(kg·d)×(3 ～ 5)d，目标是血小板回升至安全水平。

4. 二线治疗

（1）促血小板生成药物：包括血小板生成素受体激动剂（TPO-RA）和重组人血小板生成素（rhTPO）。①血小板生成素受体激动剂有艾曲波帕（eltrombopag）和罗米司亭（romiplostim）。艾曲波帕初始剂量：年龄 6 ～ 17 岁且体重 ≥ 27 kg 患儿，50 mg，每天 1 次（体重 < 27 kg 的患儿，1.5 mg/kg，每天 1 次）；年龄 1 ～ 5 岁患儿（或体重 < 27 kg）1.5 mg/kg，每天 1 次。根据血小板计数进行剂量调整，使血小板计数维持 ≥ 50×10^9/L，最大口服剂量不超过 75 mg/d。治疗期间需监测肝功能。②重组人血小板生成素：0.1 μg/（kg·d），皮下注射，血小板计数 ≥ 100×10^9/L 时可考虑停药。应用 14 天血小板计数无回升，提示无效，可以停用。

（2）CD20 单克隆抗体（利妥昔单抗）：375 mg/m²，静脉滴注，每周 1 次 × 4 次或小剂量方案 100 mg/ 次，每周 1 次 × 4 次。首剂使用后 4 ～ 8 周内起效。23% ～ 69% 患儿有效，但部分患儿在 1 年内病情反复，使用后应注意获得性体液免疫低下及感染风险。

（3）脾切除：儿童持续性或慢性 ITP 患者很少推荐脾切除，故应严格掌握适应证，其仅用于那些对当前所有治疗方法无效且持续存在低血小板水平导致的出血或生活质量严重受损者，应尽可能地推迟切脾年龄。在脾切除前，必须对 ITP 的诊断重新评估，排除遗传性血小板减少、骨髓衰竭性疾病、MDS、亚临床病毒感染、免疫缺陷病、自身免疫性疾病继发血小板减少等，如仍确诊为 ITP 者，方可考虑脾切除术。①经以上正规治疗，仍有危及生命的严重出血或急需外科手术者；②病程 > 1 年，年龄 > 5 岁，且有反复严重出血，药物治疗无效或依赖大剂量糖皮质激素维持（ > 30 mg/d）；③有使用糖皮质激素的禁忌证。脾切除前应完成计划免疫并进行嗜血流感杆菌、脑膜炎双球菌、肺炎链球菌疫苗注射。脾切除后注意门静脉血栓等并发症的预防，定期跟进疫苗接种，预防感染，积极监测和治疗脓毒症。

（4）其他二线治疗：其他免疫抑制剂如硫唑嘌呤、长春新碱、环孢素 A 及西罗莫司等，在以上二线治疗无效时可酌情选择，但这些免疫抑制剂对儿童 ITP 的疗效不肯定，同时不良反应较多，应慎重选择，仔细权衡治疗收益及风险。

5. 儿童 ITP 紧急治疗

重症 ITP 患儿（血小板计数 < 10×10^9/L），伴器官出血、危及生命的出血或需要急诊手术时，应迅速提高患者血小板计数至 50×10^9/L 以上。选用输注血小板、静脉肾上腺皮质激素甲泼尼龙（10 ～ 30）mg/（kg·d）及 IVIG 1.0 g/（kg·d）的联合治疗，如 24 小时内血小板计数对治疗无反应，第 2 天再次用糖皮质激素和 IVIG。如治疗后出血

表现仍持续，可考虑应用纤溶抑制剂（如氨甲环酸、6-氨基己酸）。如仍无法控制严重出血考虑使用 rhTPO 和 TPO-RA。需注意的是单纯输注血小板并不能改善血小板的破坏过程和速度，因此联合使用糖皮质激素和 IVIG 非常重要。

（黄　婕　方拥军　南京医科大学附属儿童医院）

参考文献

1. PERERA M，GARRIDO T. Advances in the pathophysiology of primary immune thrombocytopenia. Hematology，2017，22（1）：41-53.

2. 方拥军，黄婕. 儿童原发性免疫性血小板减少症的发病机制. 中华实用儿科临床杂志，2017，32（15）：1121-1124.

3. 国家卫生健康委. 儿童原发性免疫性血小板减少症诊疗规范（2019年版）. 全科医学临床与教育，2019，17（12）：1059-1062.

4. 蒋慧. 儿童原发性免疫性血小板减少症分级管理和分层治疗的理念. 国际儿科学杂志，2015，42（2）：231-232.

5. PROVAN D，ARNOLD D M，BUSSEL J B，et al. Updated international consensus report on the investigation and management of primary immune thrombocytopenia. Blood Adv，2019，3（22）：3780-3817.

第五节　血友病

【概述】

血友病（hemophilia）是一种 X 染色体连锁的隐性遗传性出血性疾病，是相应的凝血因子基因突变引起的凝血因子缺乏而导致凝血功能障碍，表现为关节、肌肉、内脏等部位自发性出血或轻微损伤后出血不止。根据所缺乏的凝血因子的不同，血友病可分为血友病 A：凝血因子Ⅷ（FⅧ）缺乏；血友病 B：凝血因子Ⅸ（FⅨ）缺乏。血友病 A 占血友病患者 80%～85%，血友病 B 占 15%～20%。在男性人群中血友病 A 的发病率约为 1/5000，血友病 B 的发病率约为 1/25 000；女性血友病患者极其罕见。我国的血友病患病率为 2.73/10 万。

【病因】

FVIII 基因位于 X 染色体长臂末端（Xq28），长约 186 kb，包含 26 个外显子、25 个内含子。现报道的 *FVIII* 基因缺陷有近 3000 种，最常见的为内含子 22 倒位，见于 40%～45% 的血友病 A 患者，其余的为大片段缺失、错义、无义、剪切位点突变等。

FIX 基因位于 Xq27，长约 32 kb，包含 8 个外显子和 7 个内含子。*FIX* 基因缺陷包括点突变、调控区域突变、大片段缺失、小片段缺失 / 插入等。这些基因缺陷导致体内 FVⅢ或 FⅨ因子水平低下或缺乏，从而导致凝血过程的第一阶段中的凝血活酶生成减少，引起血液凝固障碍，导致出血倾向，重度缺乏者可发生自发性出血。

【诊断】

1. 病史及家族史

男性患者，自发或创伤后有出血倾向，有或无相似家族性出血性疾病或出血倾向史。有家族史者且符合 X 染色体连锁隐性遗传规律者，即家族史出现于母亲一方中。女性纯合子型极其罕见。需要注意的是，大约 1/3 的血友病患者并无阳性家族史，仅因出血表现或凝血常规检测发现部分凝血活酶时间（APTT）延长而初次怀疑本病。

2. 出血表现

出血倾向是血友病的主要表现。血友病 B 的出血症状与血友病 A 相似。出血症状与患者的凝血因子活性水平有关，轻型患者一般无自发出血，仅表现为创伤和小手术后的迟发性出血，重型患者则表现为自幼反复的关节肌肉自发性出血，中间型者表现介于两者之间（表 8-5）。由于是遗传性出血性疾病，血友病患者终身存在出血问题，部分重型的血友病患者首次出血发生在会走或开始学会跑的年龄。关节、肌肉等深部组织出血或血肿是血友病最常见的临床表现之一。严重出血最多见部位为关节出血，占 70% ～ 80%。多见于铰链关节，如膝、踝、肘关节，其次为髋、肩关节。反复出血可致关节畸形、强直或假性骨瘤形成，继发性肌萎缩，神经挛缩、疼痛等症状。其次为肌肉出血，占 10% ～ 20%。其他严重出血占 5% ～ 10%，中枢神经系统出血约占 5%。其他部位出血如皮下出血、鼻出血、咯血、呕血、黑便、血尿等也可见于血友病。颅内、咽喉和胃肠道是危及生命的出血部位。

3. 实验室检查

根据病史、出血表现和家族史等即可考虑血友病。由于不同的出血性疾病可以表现为相似的出血症状，因此对有出血性疾病的患者，尽早确诊非常重要，以便根据诊断采取适宜的治疗措施。

（1）筛查试验：凝血常规显示重型血友病患者激活的 APTT 明显延长，轻型血友病患者 APTT 仅轻度延长或正常，凝血酶原时间（PT）正常、凝血酶时间（TT）正常、出血时间正常，纤维蛋白原定量正常。血块回缩试验正常，血小板计数正常。

（2）确诊试验：血友病确诊需行血浆 FⅧ活性（FⅧ：C）、FⅨ活性（FIX：C）以及血管性血友病因子抗原（vWF：Ag）的测定。血友病 A 患者 FⅧ：C 减低或缺乏，vWF：Ag 正常，FⅧ：C/vWF：Ag 明显降低。血友病 B 患者 FIX：C 减低或缺乏。根据凝血因子活性水平将血友病为轻、中、重型。

表 8-5 血友病 A 及血友病 B 临床分型

临床分型	因子活性水平（IU/dL）	临床表现
重 型	＜ 1	关节及肌肉自发出血
中间型	1 ～ 5	小手术 / 外伤后可严重出血，偶有自发出血
轻 型	5 ～ 40	大的手术外伤可致严重出血，罕见自发出血

（3）F Ⅷ /FⅨ 抑制物检测：抑制物是血友病患者接受外源性凝血因子输注后产生的抗 F Ⅷ /F Ⅸ 因子同种抗体。重型血友病 A 患者抑制物发生率约为 30%，非重型为 3% ～ 13%，而血友病 B 患者发生率为 1% ～ 6%。因此对临床应用相同或相似剂量因子止血治疗效果不佳的患者，需高度怀疑抑制物。对接受凝血因子替代治疗的血友病 A 儿童患者，凝血因子输注的不同暴露日阶段均需进行抑制物监测（表 8-6）。所有血友病患者在手术前均须再次行抑制物检测。血友病 B 患者抑制物检测应根据临床表现选择监测时间。

表 8-6 血友病 A 抑制物监测

暴露日	抑制物检测
1 ～ 20 个	每 5 个暴露日 1 次
21 ～ 50 个	每 10 个暴露日 1 次
51 ～ 150 个	每年 2 次
＞ 150 个	每年 1 ～ 2 次
止血或预防治疗效果不佳	随时检测
手术前	必须检测

怀疑抑制物的患者可先行 APTT 纠正试验对抑制物进行筛选，阳性者用 Bethesda 法或者 Nijmegen 法进行抑制物检测方可确诊抑制物。在 1 ～ 4 周内连续 2 次发现患者抑制物滴度超过 0.6 BU/mL，判定为抑制物阳性；滴度 ≥ 5 BU/mL，为高滴度抑制物；滴度 ≤ 5 BU/mL，为低滴度抑制物。

（4）基因检测：建议对血友病患者进行基因检测，以确定基因缺陷类型，可以对患者家族中可能为携带者的女性家庭成员的基因检测提供信息，也为家庭所需的产前检查提供基因信息。血友病患者的抑制物产生风险也与一定的基因类型有关，大片段缺失、无义突变、22 号内含子倒位的重型血友病 A 患者具有抑制物高风险，且血友病 B 有大片段基因缺失或无效突变的患者抑制物发生率高。因此进行基因检测也有助于判断抑制物风险。

【鉴别诊断】

血友病需与以下疾病鉴别。

（1）血管性血友病（vWD）：是由于血管性血友病因子（von Willebrand factor，vWF）基因突变导致血浆 vWF 数量减少或质量异常而导致的出血性疾病，vWF 作为 FVⅢ 的载体，与 FVⅢ 非共价结合稳定循环中的 FVⅦ。vWD 为常染色体显性遗传，男女均可发病，较血友病发病率高（国外报道 vWD 发病率约为千分之一）。患者血小板数量正常，血块收缩试验正常，但出血时间延长。患者常见的临床症状为皮肤和黏膜出血，不同类型 vWD 患者出血的严重程度差异很大。确诊血友病 A 必须排除 vWD，可通过 FVⅢ：C、vWF 抗原（vWF：Ag）、瑞斯托霉素辅因子（vWF：RCo）活性和 vWF 多聚体分析等检查来进行鉴别。

（2）获得性血友病：是由于循环中出现抗凝血因子 VIII 或 IX 的自身抗体而导致的获得性出血性疾病。最常见的是获得性血友病 A，既往无出血史，无阳性家族史，男女均可发病，多继发于恶性肿瘤、自身免疫性疾病或药物导致免疫反应等，表现为自发性出血，手术、损伤性操作或外伤后出血不止。最常见的出血部位为皮肤黏膜，很少发生关节畸形。如果抑制物筛选试验（APTT 纠正试验）阳性，应进一步检测抑制物滴度。需注意的是，与血友病伴抑制物产生不同，用 Bethesda 法测定获得性血友病患者的抑制物往往表现为复杂非线性的动力学特征。

（3）遗传性凝血因子 XI（FXI）缺乏症：过去本病曾一度被命名为血友病 C，后更名为遗传性 FXI 缺乏症，为常染色体隐性遗传性疾病，男女均可发病，自发性出血少见。实验室检查可见 APTT 延长、FXI：C 降低。

【治疗】

对血友患者，尤其是重型血友病而言，理想的治疗不只是治疗急性出血，除此之外，还应减少关节出血，避免或延缓血友病关节病变的形成和发展，提高血友病患者的生活质量。因此，血友病患者应该在血友病诊疗中心接受以血友病专病医护人员为核心的多学科综合关怀模式的治疗。

1. 一般治疗

血友病患者应避免外伤。禁服阿司匹林或其他非甾体类解热镇痛药及可能影响血小板聚集的药物，若有出血应及时给予早期、足量、足疗程的替代治疗，如为关节出血，应对局部进行 PRICE 原则（制动、休息、冰敷、压迫和抬高）的处理，尽量避免肌内注射及其他创伤性操作和手术，如必须进行创伤诊断和治疗操作，应进行充分的凝血因子替代治疗覆盖。

2. 凝血因子替代治疗

输注相应的凝血因子制剂是治疗和预防血友病患者出血的最主要的治疗方法。替代治疗的方式分为按需治疗和预防治疗。血友病 A 选择重组或血源性 VIII 因子，每输注 VIII 因子 1 IU/kg，可提高体内 VIII 因子水平 2%。因子来源不足的情况下可选择冷沉淀或新鲜冰冻血浆。现有的 IX 因子制剂为重组 IX 因子和凝血酶原复合物，每输注 IX 因子 1 IU/kg，可提高体内 IX 因子水平 1%。VIII 因子半衰期为 8 ～ 12 小时，IX 因子半衰期为 18 ～ 24 小时，可根据出血部位和程度来确定需要达到的目标因子浓度水平和输注频率及疗程。

预防治疗是指对血友病患者进行规律性的凝血因子替代治疗，按照开始时间分为初级预防、次级预防和三级预防治疗。按照预防剂量分为大、中、低剂量方案：① Malm 方案（大剂量方案）：每剂 25 ～ 40 IU/kg，血友病 A 患者 3 次 / 周，血友病 B 患者 2 次 / 周。② Utrecht 方案（中剂量方案）：每剂 15 ～ 30 IU/kg，血友病 A 患者 3 次 / 周，血友病 B 患者 2次 / 周。③低剂量方案：血友病 A：FVIII 制剂 10 IU/kg，2 次 / 周；血友病 B：FIX 制剂 20 IU/kg，1 次 / 周。对重型血友病患儿，有严重出血或关节出血、关节病变时，有条件应尽早开始预防治疗，预防治疗的目标是年关节出血次数（AJBR）或年出血次数（ABR）小于 3 次。需要根据患儿的临床出血表型、频次、关节状况、活动强度、静脉情况及凝血因子药代动力学（PK）制定个体化的预防方案，并定期评估关节、抑制物、出血情况，对治疗方案进行调整。

3. 其他药物

（1）1- 去氨基 -8-D- 精氨酸加压素（DDAVP）：可促进附近内皮细胞释放 FVIII 和 vWF，主要用于轻、中型血友病 A 或 vWF 患者出血，剂量为 0.3 μg/kg，溶于 50 mL 生理盐水后静脉滴注，20 ～ 30 min 滴完，每 12h1 次，连续 1 ～ 3 d 为 1 个疗程。用药 30 min 后应监测 F Ⅷ：C，上升 30% 以上有效。不良反应包括头痛、暂时性面色潮红、水潴留等。此药在幼儿慎用，2 岁以下儿童禁用。

（2）抗纤溶药物：常用药物有氨甲环酸、6- 氨基己酸、氨甲苯酸等。对黏膜出血有效，口腔出血、泌尿系统出血时禁用。避免与凝血酶原复合物同时使用。

（3）艾美赛珠单抗：又名 ACE910，是一种重组人源化、双特异性单克隆抗体，可替代活化的 FVIII 的辅因子活性，识别 IXa 及其底物 X 因子，还可通过同时结合酶和底物，模拟原辅因子 FVIII 在酶—底物复合物中促进共域化的部分功能，促进凝血酶的增加，达到止血目的，现已成功被应用于伴抑制物产生的血友病 A 患者。具体应用方法为：负荷剂量（第 1 ～第 4 周）3 mg/kg，皮下注射，每周 1 次；维持剂量：（第 5 周开始）1.5 mg/kg，每周 1 次，目前在国外也已批准 3 mg/kg、每 2 周 1 次及 6 mg/kg、每 4 周 1 次维持给药的方案。预防治疗期间出现突破性出血，非伴有抑制物的血友病 A 患儿可以应用浓缩 F Ⅷ制剂止血治疗，而伴有抑制物的血友病 A 患儿仅可以使用重组人凝血因子

Ⅶa（rⅦa）止血治疗。为避免血栓性微血管病和血栓事件，使用艾美赛珠单抗预防期间应避免使用凝血酶原复合物（PCC）/活化的凝血酶原复合物（aPCC）。

（4）基因治疗：除终身的外源性凝血因子外，基因工程技术的不断发展使从基因层面治疗血友病这样一个单基因缺陷导致的疾病成为可能，也具有重大的临床意义。已有临床研究利用腺相关病毒（AAV）作为载体，将密码子优化的Ⅸ因子cDNA导入靶细胞——肝细胞，能够使重度血友病B患者获得FIX因子水平的提高，并减少至少90%的出血。重度血友病A的基因治疗也已进入临床研究阶段。虽然血友病的基因治疗仍存在诸多挑战，但作为本病治愈的最佳途径，全球诸多研究者正在进行积极地研究。

（5）并发症的治疗：包括抑制物管理和治疗、血友病关节病及血液传播性疾病的治疗。抑制物管理和治疗：对于伴有抑制物的血友病患者，主要是有效止血和清除抑制物治疗。①急性出血控制：低滴度抑制物患者可加大凝血因子的用量，一般以1BU/mL抑制物可中和20 U/kg外源Ⅷ因子来计算用量，可根据止血效果调整，或换用旁路制剂。高滴度或低滴度高反应抑制物可使用旁路制剂：PCC：50～100 U/（kg·次），8～12小时1次，每天剂量不超过200 U/kg；重组人活化Ⅶ因子（rFⅦa）：90 μg/（kg·次），静脉推注，2～3 h一次，给药1～3次，或270 μg/kg、静脉推注1次。②清除抑制物治疗：免疫耐受诱导治疗（ITI）是目前公认的唯一的清除抑制物的方法，指反复输注凝血因子，诱导体内对凝血因子的免疫耐受。进行ITI治疗需要对患者进行评估，制定ITI方案，掌握适应证和治疗及停药时机。血友病关节病是血友病患者致残的主要原因，也是影响血友病患者生活质量的主要因素。对出现关节病变的患者应尽早开始三级预防治疗下的多学科诊治，包括关节物理治疗和康复训练。治疗过程中对关节功能和关节结构进行定期评估，调整方案，必要时行滑膜切除、骨关节矫形手术治疗。血液传播性疾病：应定期对使用血源性因子或其他血制品预防治疗的血友病患者进行人类免疫缺陷病毒、丙型肝炎病毒、乙型肝炎病毒检测，对乙肝表面抗体阴性者进行乙肝疫苗注射。

（6）血友病评价体系和综合团队关怀：血友病为单基因缺陷病，对血友病患儿无论病情程度轻重及治疗方式的不同，均应进行长期随访和定期评估，评估内容包括出血情况（ABR、AJBR）、抑制物监测、关节结构及功能评估、活动参与及生活质量评估。关节结构可以通过定期关节B超进行评估，对出现关节病变的患者可进行关节MRI评估。其中，关节B超经济、简便和实时，有利于定期对关节病变进展进行监测。关节功能可通过HJHS评分进行评估，活动参与可通过血友病患者功能独立性评分（FISH、E-FISH）或血友病活动列表（HAL、Ped-HAL）等工具进行评估。生活质量可通过中文版CHO-KLAT量表进行评估。血友病综合关怀及分级诊疗：血友病的治疗需要以血友病专病医生及护士为核心，多学科参与，针对患儿及家庭开展血友病的诊断、治疗、随访、健康知识宣教、家庭治疗等多方面全面的治疗，同时可通过全国血友病防治体系的三级血友病中心（血友病治疗中心、血友病诊疗中心、血友病综合管理中心）的建设，保证血友病患者获得正确的疾病认知和有效的疾病管理和治疗。

（黄　婕　方拥军　南京医科大学附属儿童医院）

参考文献

1. SRIVASTAVA A, BREWER A K, Mauser-Bunschoten E P, et al. Guidelines for the management of hemophilia. Haemophilia, 2013, 19（1）: e1-47.

2. 中华医学会血液学分会血栓与止血学组, 中国血友病协作组. 凝血因子Ⅷ/Ⅸ抑制物诊断与治疗中国指南（2018 年版）. 中华血液学杂志, 2018, 39（10）: 793-799.

3. 中华医学会血液学分会血栓与止血学组, 中国血友病协作组. 血友病治疗中国指南（2020年版）. 中华血液学杂志, 2020, 41（4）: 265-271.

4. LENTING P J, DENIS C V, CHRISTOPHE O D. Emicizumab, a bispecific antibody recognizing coagulation factors IX and X: how does it actually compare to factor VIII? Blood, 2017, 130（23）: 2463-2468.

5. PERRIN G Q, HERZOG R W, MARKUSIC D M. Update on clinical gene therapy for hemophilia. Blood, 2019, 133（5）: 407-414.

6. QUEROL F, RODRIGUEZ-MERCHAN E C. The role of ultrasonography in the diagnosis of the musculo-skeletal problems of haemophilia. Haemophilia, 2012, 18（3）: e215-26.

7. VAN DEN BERG H M, FELDMAN B M, FISCHER K, et al. Assessments of outcome in haemophilia-what is the added value of QoL tools? Haemophilia, 2015, 21（4）: 430-435.

8. YANG R, POON M C, LUKE K H, et al. Building a network for hemophilia care in China: 15 years of achievement for the Hemophilia Treatment Center Collaborative Network of China. Blood Advances, 2019, 3（Supplement 1）: 34-37.

第六节　白血病

【概述】

白血病（leukemia）是造血系统恶性增殖性疾病，为儿童时期最常见的恶性肿瘤，是我国 15 岁以下儿童第 2 位的死亡原因。儿童白血病年发生率为（3～4）/10 万人，包括急性白血病、慢性白血病和骨髓增生异常综合征。随着对儿童白血病临床和基础的深入研究，儿童白血病治疗效果已经取得惊人的成绩，80% 以上儿童白血病可以治愈，其中低危急性淋巴细胞白血病及急性早幼粒细胞白血病总的存活率超过 90%。进一步提高疗效、降低死亡率、保证远期生活质量仍然是目前儿童白血病工作的重点。

【病因】

发病机制总体不明，与其他恶性肿瘤相似，儿童白血病的发生是一个多因素、多步骤的过程。目前研究的结果显示可能导致白血病的原因有：病毒感染导致的免疫异常反应，辐射及 X 线的暴露，装修污染，有害物质的吸入，父母饮酒、吸烟，既往化疗，遗传变异如唐氏综合征，神经纤维瘤，P53 基因突变。这些因素综合作用，导致相应的血细胞不可控制的克隆性过度增生，浸润到各组织器官，导致一系列的临床症状。

【诊断】

1. 临床表现

大多数起病急，表现为中低热，如合并感染，表现为高热。贫血一般发生较早，并呈进行性加重，表现为皮肤苍白，一般不伴有黄染、气促、活动无力等。皮肤、黏膜出现出血点，严重的表现为消化道出血、血尿、咯血甚至颅内出血。白血病细胞全身浸润表现为肝、脾、淋巴结肿大，纵隔肿大可导致呼吸困难，也有粒细胞瘤形成。骨关节疼痛或浸润性破坏，表现为骨骼疏松。中枢神经系统浸润白血病表现为颅高压症状、脑膜刺激症状、神经麻痹、惊厥和昏迷。神经系统症状可能是孤立中枢神经系统白血病唯一临床症状。睾丸白血病表现为局部睾丸无痛性增大。

2. 实验室检查

（1）血常规：外周血白细胞异常增高或减少，出现比例不等的幼稚细胞，大细胞或正细胞性贫血，血小板可以正常或减少。

（2）MICM（形态学、免疫学、细胞遗传学和分子生物学）：①法、美、英（FAB）分型是形态学分型的基础，一般儿童急性淋巴细胞白血病分为 L1 ～ L3 共计 3 个亚型；急性非淋巴细胞白血病可分为 7 个亚型即 M0 ～ M7，一般原始 + 幼稚细胞超过 20% 可以确诊为白血病。如果低于 20%，存在白血病特殊遗传学变化也可以诊断。目前形态学分类更倾向于 2016 年的 WHO 淋巴造血系统疾病分类，即分为急性淋巴细胞和急性非淋巴细胞白血病及急性早幼粒细胞白血病。急性淋巴细胞白血病已较少使用传统的 L1 ～ L3。②免疫学：基于流式细胞激素及单克隆抗体技术，根据白血病细胞表面的免疫学标记，可以把急性淋巴细胞白血病分为 T、B 和 NK 及双表型或不能分型，且髓系白血病也有其表面特异性免疫标志，见表 8-7。③分子遗传学：90% 以上的儿童具有克隆性染色体异常，包括数量和结构异常，并形成各种融合基因，如急性淋巴细胞白血病形成的 t（12；21）TEL/AML1 表示其预后良好，而 t（9；22）BCR/ABL 预后差。分子生物学主要是免疫球蛋白重链重排，T 细胞受体重排及融合基因形成。

根据典型的临床表现，外周血常规加上骨髓细胞形态学、原始幼稚细胞比例超过 20% 可以诊断，并可根据 MICM 进一步分型。

表 8-7 急性淋巴细胞白血病分型

B 系标记	T 系标记	髓系标记	干祖细胞标记及其他
CD	CD	CD	CD
CD19	CD7	MPO	CD34
cCD79a	cCD3	CD33	HLA-DR
cCD22	TCR α β	CD13	CD117
CD10	TCR γ δ	CD11b	CD9
CD20	CD3	CD64	CD123
CD22	CD4	CD36	CD66c
SmIgM	CD8	CD14	CD56
CU	CD1a	CD15	CD38
TDT	CD2	CD71	CD65
	CD5	CD61	
		GPA	
		CD41	

注：cCD79a、cCD22、cCD3、MPO 为胞质染色，分别是 B-ALL、T-ALL 及 AML 的特异性抗原；CD19 与 CD7 分别是 B-ALL、T-ALL 的系列敏感性抗原。

【鉴别诊断】

（1）再生障碍性贫血：发热、贫血、血小板减少，无肝脾肿大，外周血及骨髓未出现幼稚细胞。

（2）类白血病反应：一般为低年龄儿童，合并严重感染，可有肝、脾肿大，末梢血可以见中晚幼粒及有核细胞。本病往往有感染灶，抗感染治疗后病灶消失，原发病也会缓解。

（3）传染性单核细胞增多症：一般由 EB 病毒感染导致，肝、脾、淋巴结肿大，白细胞增高，外周出现异常淋巴细胞，血红蛋白和血小板计数正常。EB 阳性者绝大多数能够自行缓解。

（4）风湿性关节炎：发热、游走性关节疼痛，但一般无肝、脾大，外周血常规正常，一般无红肿热痛。

【治疗】

1. 支持治疗

由于白血病患儿免疫功能低下，保护性环境隔离、防止院感非常重要，一般可使用广谱抗生素预防感染。如果发生感染，应选用强有力的抗生素如亚胺培南西司他丁钠、万古霉素等，必要时需行抗真菌治疗如卡泊芬净、伏立康唑等，同时还需进行病原学检测如血培养、病毒宏基因检测。化疗早期容易发生肿瘤溶解综合征，导致尿路结石，少尿和肾功能不全，应水化、碱化，可以使用拉布海酶预防。成分输血及营养评估、支持治疗目前发展较快，能够为儿童急性淋巴细胞白血病的治疗提供重要的支撑。

2. 化疗

化疗是目前主要治疗手段，可有效杀灭白血病细胞，缓解白血病的临床症状，使病情得到控制，缓解后再使用强化疗清除残留病灶，可达到治愈白血病的目的。化疗一般可以分为诱导治疗、巩固治疗、髓外白血病预防、强化治疗和维持治疗。一般通过诱导治疗达到白血病缓解，是长期存活关键。现代治疗可依据分型及临床症状选择合适的方法，治疗过于敏感或化疗反应严重者，可以选择较轻的化疗方案或延迟化疗，一般儿童ALL选择糖皮质激素（泼尼松或地塞米松）、长春新碱、柔红霉素和门冬酰胺酶制剂（培门冬酰胺酶或门冬酰胺酶）为基本组成的诱导治疗方案。巩固治疗：缓解状态下尽可能杀灭白血病细胞，能够有效防止复发，一般采用CAM（环磷酰胺、阿糖胞苷、巯嘌呤）或CAM+培门冬酰胺酶。髓外白血病预防：髓外复发是儿童ALL失败的主要原因，髓外白血病的预防成功能够大大提高存活率。一般采用氨甲蝶呤＋阿糖胞苷＋地塞米松三联鞘内给药或大剂量氨甲蝶呤4次。国外RCT的研究结果表明，不采用放疗预防髓外白血病与放疗结果差异不大，因此目前已经基本不使用放疗。达到缓解的白血病，还需进行1到2个疗程的强化治疗，以杀灭微小残留病灶。研究表明，对于儿童ALL，需至少2年以上的维持治疗，能够减少复发概率。

3. 细胞治疗与造血干细胞移植

尽管儿童ALL的疗效得到了极大的提高，低危ALL根治率已经超过90%，但复发难治ALL仍然是治疗失败的原因。异基因造血干细胞移植已经成为根治儿童白血病的主要手段，供体来源包括血缘相关半相合（同胞、父母），无关供体（中华骨髓库和中国脐带血公共库）。细胞治疗：嵌和抗原T淋巴细胞治疗即嵌合抗原受体T细胞免疫疗法（chimeric antigen receptor T-Cell immunotherapy），是一种非常有前景的、能够精准、快速、高效且有可能治愈癌症的新型肿瘤免疫治疗方法。T细胞也叫T淋巴细胞，是人体白细胞的一种，来源于骨髓造血干细胞，在胸腺中成熟。在实验室，技术人员通过基因工程技术，将T细胞激活，并装上定位导航装置CAR（肿瘤嵌合抗原受体），将T细胞这个普通"战士"改造成"超级战士"，即CAR-T细胞，如CD19，其可识别体内CD19+的肿瘤细胞（ALL细胞），并通过免疫作用释放大量的多种效应因子，能高效地杀灭肿瘤细胞，从而达到治疗恶性肿瘤的目的。国内大多数中心的策略是：难治复发的急性淋巴细胞白血病，应用CAR-T治疗使白血病再次缓解，可作为移植前的桥接治疗。

（方拥军　薛　瑶　南京医科大学附属儿童医院）

参考文献

1.PUI C H, EVANS W E. A 50-year journey to cure childhood acute lymphoblastic leukemia. Semin Hematol, 2013, 50（3）: 185-196.

2.LARSEN E C, DEVIDAS M, CHEN S, et al. Dexamethasone and high-dose methotrexate improve outcome for children and young adults with high-risk b-acute lymphoblastic leukemia: a report from Children's oncology group study AALL0232. J Clin Oncol, 2016, 34（20）: 2380-2388.

3.MAUDE S L, TEACHEY D T, PORTER D L, et al. CD19-targeted chimeric antigen receptor T-cell therapy for acute lymphoblastic leukemia. Blood, 2015, 125（26）: 4017-4023.

第七节　郎格汉斯细胞组织细胞增生症

【概述】

郎格汉斯细胞组织细胞增生症（Langerhans cell histiocytosis, LCH）是以 CD207+ 克隆性病理性组织细胞在各种组织中形成的肉芽肿样病变伴有炎性浸润为特征的临床表现多样的罕见疾病。LCH 的多样性表现为自限性的单灶性病变到播散性的多器官病变，病程长短、病情发展和结局转归均有较大的异质性。本病可发生于任何年龄段，发病高峰为 1～4 岁，0～15 岁儿童发病率为（4～8）/100 万，成人发病率为（1～2）/100 万。

【病因】

LCH 的发病机制不明确，其是肿瘤性还是反应性疾病多年来一直存在争论，因而形成了炎症反应性和肿瘤性两种假说。LCH 病变组织主要由病理性组织细胞和炎性细胞组成。高表达 CD1a 和 CD207 的朗格汉斯细胞（langerhans cell, LC）与表皮 LC 表型相似，在 T 细胞共刺激分子和各种促炎因子作用下，LC 和炎性细胞在局部组织释放的各种炎症因子形成了病灶局部的"细胞因子风暴"，说明这些病理性 LC 是一种激活类型的 LC，这也是最初炎症反应性假说形成的基础。随着二代测序技术的发展，在 60%LCH 的病变中发现了 BRAF V600E 体细胞突变，这为认识 LCH 发病机制带来突破性的进展。BRAF 通过 MAPK 途径参与调控细胞生物学功能，BRAF 突变通过异常激活其下游的 MEK-ERK 信号通路影响正常的生长、增殖、分化和凋亡，导致肿瘤的形成。BRAF V600E 为最常见的 BRAF 突变位点，已证实其与包括胶质瘤、毛细胞白血病、恶性黑色素瘤等在内的多种恶性肿瘤发病相关。对 LCH 发病机制的进一步研究发现，除 BRAFV600E 外，MAPK 途径体细胞突变 MAP2K1、ARAF、MAP3K1 和 ERBB3 等通过 RAS–RAF–MEK–ERK 通路在 LCH 中发挥重要的作用。以上证据进一步支持 LCH 并非单纯的炎症或免疫反应性疾病，而是炎性髓系肿瘤性疾病。

【诊断】

1.临床表现

LCH 临床表现与侵犯的器官和范围有关。根据当前已有的报道，LCH 可侵犯全身除双肾和生殖腺外的所有器官。

（1）骨骼和皮肤：骨骼是最常见的受累部位，75% ～ 80% 的 LCH 伴有骨病变，表现为骨痛、局部肿胀，骨盆炎症和下肢受累可导致跛行，严重长骨病变可致病理性骨折。各部位骨骼均可受累，颅骨、四肢长骨、盆骨、脊柱受累多见。皮肤损害常见于 1 岁以内患者，可为首发症状，表现为分布于躯干、发际、会阴部的红色脱屑样、湿疹样脂溢性皮疹，成批出现，各期皮疹可同时存在，结痂脱落后留有色素脱失。

（2）危险器官（risk organ，RO）包括肝、脾、血液系统受累，多见于小年龄儿童（尤其是小于 2 岁）。肝脏受累表现为肝大（肋下＞ 3 cm）和肝功能损害（总胆红素和直接胆红素升高、低蛋白血症）以及肝活检提示 CD207+ 树突状细胞浸润。脾受累表现为脾脏肿大 。血液系统受累可表现为贫血、血小板减少、白细胞减少，骨髓通常无法找到 CD207+ 郎格汉斯细胞。血细胞减少也与脾脏增大有关，故血液系统异常与骨髓象异常不成正比。

（3）肺部受累可出现咳嗽、气促或呼吸困难，但肺部体征不明显，晚期可形成肺大疱或气胸。

（4）中枢神经系统受累：最常见部位是丘脑—神经垂体区，可出现抗利尿激素分泌功能低下所致尿崩症（diabetes insipidus，DI）和进行性神经退性行变（震颤、共济失调、诵读困难、吞咽困难、行为改变和学习障碍等）。

（5）其他表现：胃肠道受累主要部位为小肠和回肠，可表现为呕吐、腹泻和吸收不良，进而导致患儿生长发育迟缓。少数患者出现外耳道溢脓等外耳炎表现。乳突受累表现为乳突炎、慢性耳炎和听力丧失，眼眶受累出现眼球突出，黏膜受累可累及口腔黏膜、牙龈、生殖器或肛门。

2.影像学检查

骨骼 X 线检查（平片和 CT）可发现溶骨性破坏，头颅骨可出现单一或多发性地图样缺损（图 8-2），长骨可出现虫蚀样病灶（图 8-3）。CT 有助于评估眼眶、乳突、蝶骨和颞骨受累。MRI 适用于评估大脑、丘脑－垂体、脊椎、脊髓和骨盆损害。胸片或肺部 CT 可用于评估肺部病灶，表现为两肺弥漫网状或点网状阴影，严重病例可有间质纤维化、肺气肿、肺大疱、纵隔气肿、气胸等（图 8-4）。腹部 B 超或 CT 有助于了解有无肝脾肿大和结构异常。

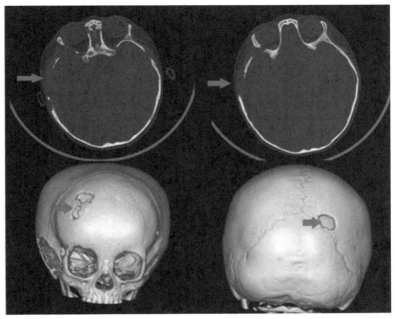

图 8-2　LCH 所致颅骨地图样溶骨性破坏（头颅 CT 平扫 + 三维重建）（彩图 16）

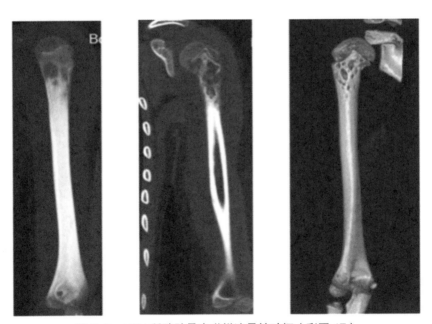

图 8-3　LCH 所致肱骨虫噬样溶骨性破坏（彩图 17）

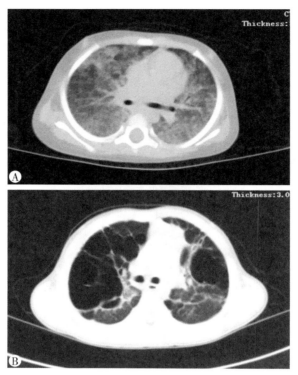

A.弥漫间质病变，网状、点网状影；B.严重病例出现广泛间质纤维化、多发肺大疱。

图 8-4 LCH 肺部影像改变

3. 病理学检查

组织病理学检查是本病确诊的金标准。LCH、未定类树突细胞肉瘤（indeterminate dendritic cell sarcomas，INDCS）、埃德海姆-切斯特病（ECD）及 ECD/LCH 混合病变在 2016 年国际组织细胞协会组织细胞和单核树突状细胞恶性疾病修订分类中被分为"L"组（"L" group）。镜下表现为咖啡豆样/肾形核树突细胞浸润，同时可见到其他炎性细胞的招募，包括淋巴细胞、嗜酸性粒细胞和巨噬细胞等。病理性 LC 免疫组化可见 CD1a、CD207、S100 阳性。CD1a、CD207 作为朗格汉斯细胞的特异性标记，可以替代过去电镜下 Birbeck 颗粒，成为 LCH 的确诊依据。

4. 骨髓检查

所有年龄小于 2 岁或伴有血细胞减少的 LCH 患儿均需行骨髓穿刺或骨髓活检。LCH 造血功能受损者骨髓无特异性，但需行骨髓检查除外其他恶性造血系统疾病及恶性肿瘤骨髓侵犯。

5. 基因检查

肿瘤 *BRAF / MAP2K1* 基因测序（需注意如病灶组织 LC 浸润少可能出现假阴性）；

病变组织 BRAF-V600E 突变 PCR 测定，如结果阳性或无可用病变组织，可行外周血或骨髓（如果适用）BRAF-V600E 测定。

6. 其他实验室检查

伴有造血功能受累者，血常规检查可见血细胞减少（以下至少两项）：①除外缺铁或其他原因引起贫血，Hb < 100 g/L，婴儿 < 90 g/L；② WBC < 4.0×10⁹/L；③血小板 < 100×10⁹/L。伴有尿崩症表现者需进行尿比重、渗透压检测和限水试验。

7. LCH 临床分型

病理组织检查明确诊断后需对本病侵犯范围进行全面评估，包括完整采集病史，详细描述可能受累部位的症状和持续时间，以及全面辅助检查评估病变范围（包括血常规、肝肾功能、血沉、腹部 B 超、胸部 X 线检查、凝血功能、全身骨骼病变评估等），对特定表现可增加相应的实验室检查、影像及特殊临床评估（如头颅 MRI、头颅 CT、胸腹 CT、骨髓检查、肺功能、肺泡灌洗、听力筛查、神经认知功能检查等）。根据 LCH 侵犯范围的不同，LCH 分为单系统 LCH（single system disease，SS-LCH）和多系统 LCH（multisystem disease，MS-LCH）。SS-LCH 指单一系统或器官受累的 LCH，可为单一病灶，也可为多病灶，如骨、皮肤、淋巴结、肺等。MS-LCH 指病变侵犯两个或两个以上器官 / 系统的 LCH，伴或不伴危险器官受累。有无 RO 浸润和初始治疗反应与 LCH 预后相关，根据病灶部位、范围、是否有 RO 浸润和初始诱导治疗反应可将 MS-LCH 进行危险度分层（表 8-8）。

表 8-8 朗格汉斯组织细胞增生症临床分型及危险度分层

累及系统，危险度	侵犯器官 / 治疗反应
单系统、单病灶 / 局限病灶	单器官单一病灶
单系统 　多病灶，特殊部位	单器官 ≥ 2 个病灶或特殊部位 ª 侵犯
多系统，低危	≥ 2 个系统，无危险器官 ᵇ 受累
多系统，高危	伴有任何危险器官受累
多系统，极高危	危险器官受累，一线诱导治疗 6 周反应不佳

注：a. 特殊部位指颅内软组织浸润和椎管内软组织浸润；b. 危险器官指肝、脾、造血系统受累。

【鉴别诊断】

（1）与其他组织细胞增生疾病鉴别：如同属组织细胞疾病 L 组的埃德海姆 – 切斯特病。ECD 儿童罕见，病理免疫组化 CD68、CD163 阳性而 CD1a 阴性。

（2）与其他疾病相鉴别：骨病变与骨髓炎、骨肿瘤、神经母细胞瘤骨转移等可通过病理或相应肿瘤血清学指标相鉴别；皮肤病变与湿疹、脂溢性皮炎可通过皮肤活检、是否其他系统器官病变可鉴别；肺部受累需注意与粟粒性肺结核、感染所致间质性肺炎相鉴别；肝、脾肿大需注意与尼曼匹克病、戈谢病等代谢性疾病相鉴别；造血系统受累者可通过骨髓检查与急性白血病相鉴别。

【治疗】

LCH 需根据病变累及部位和范围及是否存在危险器官侵犯进行分层治疗。

1. 局部治疗

孤立性骨骼或皮肤损伤均有一定自限性，骨质破坏 < 5 cm 可通过手术刮除和病灶局部病灶甲泼尼龙注射治疗（每次 60 ～ 150 mg）。对单纯皮肤病变可用局部激素、氮芥、咪喹莫特和光疗等局部治疗。孤立性皮肤或淋巴结病变可给予手术切除。

2. 全身治疗

所有 MS-LCH、SS-LCH 中多灶性骨损害及特殊部位侵犯均需进行全身化疗。

（1）一线治疗：VP 方案：以长春碱（VBL）/ 长春地辛（VDS）和糖皮质激素为基础，分 6 ～ 12 周诱导治疗及维持治疗两个阶段，总疗程为 52 周。强化诱导：VBL 6 mg/m^2 或 VDS 3 mg/m^2 每次，静脉注射，1 次 / 周 ×6 周；泼尼松 40 mg/（m^2·d），分 2 次 ×4 周，口服。第 5、第 6 周逐渐减量，首次 6 周及 12 周诱导治疗结束后需对病灶进行评估。初始治疗 6 周的反应是重要的预后因素，如 2 个疗程诱导治疗均无反应或继续进展提示预后不良。维持治疗：3 周 1 次 VP 方案：VBL 每次 6 mg/m^2 或 VDS 3 mg/m^2，静脉注射；泼尼松 40 mg/（m^2·d）分 2 次口服，×5 天。MS-LCH 加用巯嘌呤（6-MP）50 mg/（m^2·d），每晚 1 次，口服，总疗程为 52 周。体重小于 10 kg 的婴儿可根据月龄调整化疗剂量（< 6 个月者，剂量减至标准剂量的 50%；6 ～ 12 个月者，剂量减至标准剂量 75%）。

（2）二线治疗：对于标准一线方案化疗无效的高危型 LCH、难治性 LCH 或反复复发患者，可尝试二线治疗，方案有克拉屈滨（cladribine，2-CdA）单药治疗、2-CdA 与阿糖胞苷联合方案、氯法他滨（Clofarabine）单药方案或与 VBL、糖皮质激素联合方案等。

（3）靶向治疗：随着对 LCH 发病机制的深入研究，针对 MAPK 信号通路相关基因突变的靶向治疗为 LCH 患者的治疗带来新的选择。目前治疗 LCH 主要的靶点药物有维罗非尼（vemurafenib）、达拉非尼（dabrafenib）和曲美替尼（trametinib）。这些靶向药物在复发 / 难治性 LCH 患者中已初显疗效，但仍需要进一步的临床数据对其有效性、远期疗效及不良反应进行全面评估。

3. 其他治疗

由于存在诱发放射区域二次肿瘤和影响儿童生长发育的风险，当前多数学者不主张对 LCH 进行放疗，仅有少数青少年孤立性骨损害（椎体）可谨慎选用局部放疗。近年来也将减低剂量预处理的造血干细胞移植用于对一线及挽救治疗耐药的高危 LCH 患者的报道。

4. 支持治疗

肝功能损害者应进行保肝治疗，化疗期间注意预防机遇性感染，监测肝肾功能及化疗药物相关神经毒性。

（黄　婕　吴　鹏　南京医科大学附属儿童医院）

参考文献

1. TRAN G，HUYNH T N，PALLER A S. Langerhans cell histiocytosis：A neoplastic disorder driven by Ras-ERK pathway mutations. J Am Acad Dermatol，2018，78（3）：579-590.

2. HAROCHE J，COHEN-AUBART F，ROLLINS B J，et al. Histiocytoses：emerging neoplasia behind inflammation. The Lancet Oncology，2017，18（2）：e113-e125.

3. EMILE J F，ABLA O，FRAITAG S，et al. Revised classification of histiocytoses and neoplasms of the macrophage-dendritic cell lineages. Blood，2016，127（22）：2672-2681.

4. NIRAV H. THACKER，ABLA O. Pediatric langerhans cell histiocytosis：State of the science and future direction. Clin Adv Hematol Oncol，2019，17（2）：122-131.

5. HAUPT R，MINKOV M，ASTIGARRAGA I，et al. Langerhans cell histiocytosis（LCH）：guidelines for diagnosis，clinical work-up，and treatment for patients till the age of 18 years. Pediatr Blood Cancer，2013，60（2）：175-184.

6. HERITIER S，EMILE J F，HELIAS-RODZEWICZ Z，et al. Progress towards molecular-based management of childhood Langerhans cell histiocytosis. Arch Pediatr，2019，26（5）：301-307.

7. VEYS P A，NANDURI V，BAKER K S，et al. Haematopoietic stem cell transplantation for refractory Langerhans cell histiocytosis：outcome by intensity of conditioning. Br J Haematol，2015，169（5）：711-718.

第八节　噬血细胞综合征

【概述】

噬血细胞综合征（hemophagocytic syndrome，HpS），又称为噬血细胞性淋巴细胞组织细胞增多症（hemophagocytic lymphohistiocytosis，HLH）。其并不是一个单纯的疾病，而是以过度失控的免疫反应介导的包括发热、肝脾肿大、血细胞减少、肝脾淋巴组织见到噬血现象为特点的临床综合征。HLH 起病急、病情进展迅速、病死率高，通常分为原发性 HLH（primary HLH，pHLH）和继发性 HLH（secondary HLH，sHLH）两类。

【病因】

原发性 HLH 是基因突变所致免疫清除功能障碍，进而可引起全身过度炎症反应。pHLH 多为常染色体隐性遗传，少数为性染色体隐性遗传。pHLH 分为家族性 HLH（FHL1～FHL5 型）和原发性免疫缺陷综合征引起的 HLH。继发性 HLH 则继发于感染（病毒、细菌、原虫等）、肿瘤（淋巴瘤最多见）、自身免疫性疾病（系统性红斑狼疮、幼年型类风湿性关节炎等）。当前一致认可 HLH 是由 NK 细胞和细胞毒 T 细胞（CTL）穿孔素介导依赖的细胞素缺陷导致的多系统炎症反应。在感染及其他因素的触发下，穿孔素基因缺陷导致 CTL 和巨噬细胞过度增殖及活化，凋亡受阻，使杀伤 T 细胞和 NK 细胞功能缺陷，形成细胞因子风暴，产生高炎症因子血症，导致相应临床症候群。对 HLH 的发病机制、病理生理及临床表现研究揭示了 HLH 特殊的起病模式，NK 细胞功能缺陷、HLH 家族史、既往 HLH 及不明原因的血细胞减少病史、穿孔素及 SAP、XIAP 等蛋白的表达降低等均提示预先存在的免疫功能缺陷，而持续发热、肝脾肿大、铁蛋白升高、可溶性 CD25（sCD25）及 CD163（sCD163）升高则提示过度的免疫激活，最终可导致血细胞减少、低纤维蛋白血症、高甘油三酯血症、肝功能损伤、噬血现象、中枢神经系统受累等一系列异常的免疫病理改变。

【诊断】

1. 临床表现

（1）最常见症状为间断或持续发热，体温常 ≥ 38.5 ℃，热型不规则或呈稽留、弛张热型。

（2）肝、脾、淋巴结肿大，并呈进行性增大，脾肿大更有临床意义，肝功能损害可伴有黄疸、腹水。

（3）皮肤表现：除黄疸外，部分患者可出现多形性皮疹，贫血患者出现面色苍黄等贫血貌，因血小板减少和凝血异常可有皮肤出血点、瘀斑等出血表现。

（4）中枢神经系统症：表现多样，可出现抽搐或局部抽搐、易激惹、嗜睡、昏迷、活动障碍、颅神经损伤、精神症状、脑病表现及认知障碍等。

（5）其他表现：如呼吸系统侵犯，可有咳嗽、气促、呼吸困难，严重者可出现浆膜腔积液。

2. 实验室检查

（1）血常规：多为全血细胞减少，初期可为一系或两系下降，迅速进展为三系下降，其中贫血和血小板减少较为多见。

（2）骨髓象：疾病早期骨髓内吞噬血细胞现象可不明显，仅表现为反应性组织细胞增生。极期粒、红、巨核系增生减低，并有明显的吞噬血细胞现象（图 8-5）。但骨髓噬血现象不是 HLH 诊断的必要条件，需结合其他临床及实验室指标进行综合判断。部分患者骨髓虽存在噬血现象，临床其他指标不符合 HLH 诊断标准，对因治疗后病情缓解迅速，则需严密监测病情走向和噬血相关其他指标而不是单凭噬血现象诊断 HLH。

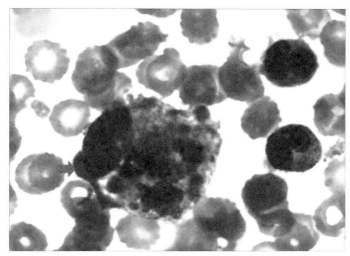

图 8-5 噬血细胞综合征骨髓象：吞噬网状细胞吞噬成熟红细胞和血小板（彩图 18）

（3）血生化指标：出现血清转氨酶、胆红素升高、低蛋白血症等肝功能损害表现，以及甘油三酯升高，血清铁蛋白显著升高，并与疾病转归明显相关。有研究表明，铁蛋白水平高于 10 000 μg/L 对于 HLH 诊断的敏感度为 90%、特异度为 96%，也可出现低密度脂蛋白上升和高密度脂蛋白下降。

（4）细胞因子水平检测：可溶性 CD25（sCD25）即可溶性 IL-2 受体明显升高是诊断 HLH 的重要标准之一，IFN-γ、IL-10、IL-6 等炎症因子水平也可升高。

（5）NK 细胞和 CTL 的功能学检查：NK 细胞活性和脱颗粒功能检测（ΔCDL07a）持续降低；穿孔素、颗粒酶 B、SAP、XIAP 等与 HLH 缺陷基因相关蛋白表达量降低均提示原发性 HLH。

（6）基因检测：对 NK 细胞和 CTL 功能检查明显异常、发病年龄小于 2 岁、未寻找到明确 HLH 病因及病情反复、治疗效果不佳的患者，应尽早进行基因测序检查，寻找目前已知的 HLH 相关致病基因有无病理性突变，并进行分子生物学诊断。

（7）影像学检查：B 超可明确肝、脾、淋巴结肿大情况，肺部侵犯的患者胸部 CT 可表现为间质性肺炎、片状或大片状肺实质受累表现、胸腔积液等。伴有中枢神经系统受累者可出现神经影像学异常，头颅 MRI 和 CT 影像异常表现多变，可出现实质信号增强、脑膜信号增强、脑白质病变及弥漫性脑水肿等表现。

（8）脑脊液检查：所有诊断为 HLH 的患儿在发病初期生命体征或凝血功能允许的情况下均需进行 CSF 检查。CNS 侵犯的患者可出现脑脊液细胞数升高，以淋巴细胞升高为主，也可出现脑脊液蛋白升高，少数患者脑脊液中可见到噬血现象。

3. HLH 诊断标准

当前儿童 HLH 诊断仍参照国际组织细胞协会 2004 诊断标准（表 8-9）。

4. HLH 中枢神经系统受累

神经和（或）精神症状：如易激惹、惊厥、癫痫、脑膜刺激征、意识改变、共济失调、偏瘫等。CNS 影像学异常：头颅 MRI/CT 提示脑实质或脑膜异常改变。脑脊液异常：CSF 细胞＞5 个 /μL 和（或）蛋白质升高＞350 mg/L。符合以上一项或多项考虑 CNS 受累。

【鉴别诊断】

1. 原发性 HLH 与继发性 HLH 的鉴别

（1）感染相关 HLH：继发于病毒感染后的 HLH 最为常见，尤其是 EB 病毒感染，需注意的是 EB 病毒常常可以是 pHLH 的触发因素，注意尽早行基因检测对二者进行鉴别。其他可引起 HLH 病毒有腺病毒、巨细胞病毒（CMV）等。其他病原体如细菌、原虫、支原体等感染也可引起 HLH，病原学检查有助于鉴别，同时部分患者对因治疗后好转。

（2）肿瘤相关 HLH：最常见的是淋巴瘤相关 HLH，可发生于淋巴瘤治疗前，也可发生于复发进展后，以及淋巴瘤治疗过程中化疗后合并感染时。常见的是 T 细胞或 NK 细胞淋巴瘤，其次为弥漫大 B 和霍奇金淋巴瘤。其他恶性肿瘤性疾病，如急性白血病等也可继发 HLH。通过组织病理检查、骨髓检查可予以鉴别。

表 8-9　HLH-2004 诊断标准

符合以下两条之一者即可诊断 HLH：

（1）分子生物学诊断符合 HLH：包括 *PRF1*、*UNC13D*、*STX11*、*STXBP2*、*LYST*、*RAB27A*、*ADTB3A*、*SH2DLA*、*BIRC4*、*ITK*、*CD27*、*MAGT1* 等目前已知的 HLH 致病基因缺陷中找到病理性突变

（2）临床诊断满足以下 8 条中的 5 条诊断标准：

①发热（持续 7 天及以上，热峰 ≥ 38.5 ℃）；

②脾肿大；

③血细胞减少（影响外周血 2 或 3 系）：Hb＜90 g/L（新生儿血红蛋白＜100 g/L），血小板＜100×10^9/L，中性粒细胞＜1.0×10^9/L，非骨髓造血功能减低所致；

④高甘油三酯血症和（或）低纤维蛋白原血症：甘油三酯＞3.0 mmol/L 或高于同年龄的 3 个标准差，纤维蛋白原 ≤ 1.5 g/L 或低于同年龄的 3 个标准差；

⑤骨髓、脾或淋巴结中发现噬血现象，无恶变证据；

⑥ NK 细胞活性减低或缺乏；

⑦血清铁蛋白升高，≥ 500 μg/L；

⑧可溶性 CD25（sCD25）升高，≥ 2400 U/ mL

（3）巨噬细胞活化（MAS）：继发于自身免疫性疾病，最多见的为继发于全身型幼年型特发性关节炎和系统性红斑狼疮。存在自身免疫性疾病病史、相关临床表现、实验室指标可予以鉴别。

2. 急性白血病

全血细胞减少、肝脾淋巴结肿大需与急性白血病相鉴别，急性白血病骨髓象提示原始/幼稚细胞增多可鉴别。

3. 郎格汉斯细胞组织细胞增生症

多系统 LCH 可有肝脾肿大，累及血液系统可出现贫血等表现，80% 以上伴有骨损害，仅在合并感染时出现发热，罕见合并 HLH 者。临床及实验室指标可鉴别。

【治疗】

1. 对因治疗

对 HLH 患者应该积极针对原发病治疗，尤其是 sHLH 患者。部分 pHLH 患者由于感染或其他因素触发 HLH，也应该积极寻找和针对触发因素治疗，如控制感染；淋巴瘤继发 HLH，HLH 控制后进行针对淋巴瘤进行治疗；自身免疫性疾病需针对 SLE 等疾病进行治疗。

2. 化疗

部分感染继发的 sHLH 经过积极抗感染治疗后临床可获得缓解，另有一些继发于风湿免疫性疾病和临床经过较轻的 HLH 患者，经过糖皮质激素治疗后可获得缓解，这些患者无须进行化疗和使用细胞毒药物。当前的化疗方案以国际组织细胞协会 HLH-94 方案为基础。

（1）诱导治疗（0～8周）：①地塞米松：10 mg/（m^2·d）×2周，5 mg/（m^2·d）×2周，1.25 mg/（m^2·d）×2周，第8周减停，或选用甲泼尼龙 10 mg/（kg·d）×3 d，5 mg/（kg·d）×3 d，2 mg/（kg·d）×8 d，1 mg/（kg·d）×2周，0.5 mg/（kg·d）×2周，0.25 mg/（kg·d）×1周，第8周减停。②依托泊苷（VP-16）：静脉滴注，75～150 mg/（m^2·次），2次/周×2周，1次/周×6周或2次/周×1周→1次/周×7周。

（2）维持治疗（9～40周）：诱导治疗期间需监测患儿临床及实验室指标。诱导8周结束临床原发病除外 pHLH 和 MAS，第8周评估无复发表现，相关指标稳定，无 HLH 相关基因缺陷者不需要继续维持治疗。维持治疗的目的是让需要移植的 pHLH 患者保持病情稳定，等待配型寻找供体进行造血干细胞移植。诊断 MAS 的患者可按照相应的疾病进行维持治疗，8周停药后再次病情活动者，可再次诱导治疗，但应积极寻找配型，为异基因干细胞移植作准备。维持治疗方案：地塞米松：10 mg/（m^2·d）×3 d，每2周1次，第9周起。VP-16：静脉滴注，100～150 mg/（m^2·次），每2周1次，第10周起（两者交替）。肾功能良好者予 CSA：口服，5 mg/（kg·d），分2次，每12小时1次，维持 CSA 谷浓度不超过 200 μg/L，用药期间需注意监测血压及其他 CSA 相关不良反应。

3. CNS 受累的治疗

HLH 病初有 CNS 受累表现的患儿，应诱导治疗 2 周后再次评估，对中枢神经系统表现进展或 CSF 异常无改善者给予鞘内注射氨甲蝶呤和地塞米松（MTX/Dex），剂量如下：年龄 < 1 岁，MTX 6 mg/Dex 2 mg；1～2 岁，MTX 8 mg/ Dex 2 mg；2～3 岁，MTX 10 mg/Dex 4 mg；> 3 岁，MTX 12 mg/ Dex 5 mg；每周 1 次，共 4 次，或持续至临床表现或脑脊液改变恢复正常至少 1 周后。

4. 造血干细胞移植

持续 NK 细胞功能低下、通过基因检查确证为家族性 / 遗传性 HLH、复发性 / 难治性 HLH、中枢神经系统受累的 HLH 患者应尽早进行异基因造血干细胞移植。

5. 支持治疗

HLH 病情来势凶猛，进展迅速，除早期诊断、及时给予诱导治疗外，支持治疗也非常重要。支持治疗包括：①输注血小板、新鲜冰冻血浆或其他凝血因子纠正血小板降低和凝血功能障碍所致的出血。②化疗期间预防性使用抗真菌药物和复方磺胺甲噁唑预防机遇性感染。③其他保护脏器功能的治疗及化疗期间针对继发感染的治疗。

6. 挽救治疗

对诱导治疗 8 周反应良好，停药后疾病活动的患者可尝试再次诱导治疗。任何阶段对 HLH-94 方案治疗部分应答或疾病持续进展的患者，可予以挽救治疗以争取控制 HLH 病情进展，为造血干细胞移植创造机会，可选用 DEP 方案（脂质体多柔比星、VP-16、甲泼尼龙）或 L-DEP（DEP 方案加门冬酰胺酶制剂）。其他的新治疗方法如抗 γ 干扰素抗体依帕伐单抗等免疫靶向治疗也在 pHLH 及难治性 HLH 的治疗中取得进展。

（黄　婕　方拥军　南京医科大学附属儿童医院）

参考文献

1. EMILE J F, ABLA O, FRAITAG S, et al. Revised classification of histiocytoses and neoplasms of the macrophage-dendritic cell lineages. BLOOD, 2016, 127（22）: 2672-2681.

2. JORDAN M B, ALLEN C E, WEITZMAN S, et al. How I treat hemophagocytic lymphohistiocytosis. Blood, 2011, 118（15）: 4041-4052.

3. 噬血细胞综合征中国专家联盟, 中华医学会儿科学分会血液学组. 噬血细胞综合征诊治中国专家共识. 中华医学杂志, 2018（2）: 91-95.

4. LOCATELLI F, JORDAN M B, ALLEN C, et al. Emapalumab in Children with Primary Hemophagocytic Lymphohistiocytosis. N Engl J Med, 2020, 382（19）: 1811-1822.

第九节　中性粒细胞减少症

【概述】

儿童时期的粒细胞减少极为常见。粒细胞减少是指外周循环中粒细胞绝对数（ANC）减少，一般特指 ANC 小于 1.5×10^9/L，新生儿时期 ANC 小于 2.5×10^9/L，12 月龄婴儿小于 2.0×10^9/L，1 岁以上儿童或成人小于 1.5×10^9/L。依据病程分类可以分为急性暂时性粒细胞减少，一般病程小于 3 个月；慢性粒细胞减少，一般病程超过 3 个月。单纯粒细胞减少容易发生轻度感染，而严重型或肿瘤相关性者容易发生严重的感染。

【病因】

中性粒细胞自多能干细胞到定向干细胞分化，经过干细胞池、分裂池、储存池。成熟的中性粒细胞多储存于骨髓，可随时释放入血。进入血液后，中性粒细胞一半附于小血管壁，称为边缘池，另一半在血液循环中，称为循环池，二者之间互相交换。中性粒细胞在外周血的半衰期很短，为 6 ~ 7 小时，随后进入组织。中性粒细胞减少原因很多，发病机制复杂，临床上分为 3 类。

1.中性粒细胞破坏或消耗过多

（1）免疫性因素：儿童时期常见，如自身免疫性粒细胞减少、某些病毒感染诱发，有时可达 12 个月以上。

（2）非免疫性因素：严重细菌感染、败血症、病毒感染或脾功能亢进，由于儿童时期骨髓代偿功能低下，故往往容易发生粒细胞减少。

2.中性粒细胞生成障碍

（1）化疗和放疗患者：癌症儿童在进行放化疗时发生，是最常见的原因。

（2）感染与异常免疫：一些细菌、病毒、立克次体或原虫严重感染。

（3）骨髓异常细胞成分浸润：白血病、淋巴瘤、神经母细胞瘤骨髓侵犯，一般年龄较大儿童粒细胞减少，更容易见到。

（4）骨髓衰竭性疾病：再生障碍性贫血和先天性骨髓衰竭性疾病。

（5）先天性中性粒细胞减少症：儿童多见，分为严重型（通常合并免疫缺陷）和周期性或良性粒细胞减少。

3.中性粒细胞分布异常

中性粒细胞转移、释放障碍，在感染时，往往能够恢复到正常。

【诊断】

（1）病史：常有反复感染、癌症治疗病史、自身免疫疾病、疫苗接种等，也可以见于健康体检后。

（2）儿童粒细胞缺乏时，起病急骤，可出现重症感染症状，也可无任何临床症状。

（3）血常规：白细胞数减少，中性粒细胞减少，淋巴细胞比率相对增多。根据中性粒细胞减少的程度分为轻度（$\geq 1.0 \times 10^9$/L）、中度［（$0.5 \sim 1.0$）$\times 10^9$/L］、重度（$< 0.5 \times 10^9$/L），通常合并轻度免疫功能下降。

（4）骨髓象：一般无特异性变化。骨髓衰竭性疾病或肿瘤者，可见骨髓异常。

（5）二代测序：一般半年不能恢复，严重型（通常合并免疫缺陷、反复感染）或同时淋巴细胞偏低均应考虑行二代测序。

【鉴别诊断】

（1）骨髓衰竭性疾病或肿瘤：粒细胞急性下降，通常见于年长儿，容易合并严重感染，及时骨髓穿刺有助于诊断。

（2）先天性粒细胞减少：严重性粒细胞减少者 ANC 小于 0.5×10^9/L，持续时间超过 3 个月者容易发生严重感染或潜在恶变风险，ELANE、HAX1 和 WASP 突变是最严重的三种形式，二代测序可以协助诊断。周期性的粒细胞减少为一个良性过程，无严重感染和癌变风险。

（3）自身免疫性粒细胞减少：一般由病毒感染诱发，见于婴幼儿，是一个良性过程，通常持续 6 ～ 18 个月，能够自行缓解。

【治疗】

1. 病因治疗

明确病因或鉴别诊断后，应积极治疗原发病，如肿瘤或再生障碍性贫血，应进行相应治疗；化疗后骨髓抑制主要是对症治疗。若药物引起，需停用可疑药物。

2. 防治感染

轻度粒细胞减少或无感染，一般不需特别的预防措施。中度以上减少者，感染概率增加，应减少进出公共场所，注意皮肤、口腔、呼吸道卫生，去除慢性感染灶。粒细胞缺乏者，应采取隔离措施，防止交叉感染。

有感染者，尤其合并发热时，应按照粒细胞缺乏合并感染的临床指南进行治疗，可进行病原菌培养，明确感染部位和类型。在致病菌未明确前，应经验性采用广谱、高效、足量抗生素治疗，注意真菌感染。

3. 对症、升白治疗

粒细胞缺乏合并感染者，必须予粒细胞集落刺激因子治疗。

4. 免疫接种

一般粒细胞缺乏通常不合并免疫功能缺乏，可正常进行预防接种，为减少接种风险，可以进行免疫功能评估。

（方拥军　吴　鹏　南京医科大学附属儿童医院）

参考文献

1. DAVID C. Dale How I diagnose and treat neutropenia Curr Opin Hematol, 2016, 23（1）: 1-4.

2. AFZAL W, OWLIA M B, HASNI S, et al. Autoimmune Neutropenia Updates: Etiology, Pathology, and Treatment. South Med J, 2017, 110（4）: 300-307.

3. SPOOR J, FARAJIFARD H, REZAEI N.Congenital neutropenia and primary immunodeficiency diseases.Crit Rev Oncol Hematol, 2019, 133: 149-162.

4. SKOKOWA J, DALE D C, TOUW I P, et al. Severe congenital neutropenias. Nat Rev Dis Primers, 2017, 3: 17032.

第十节　造血干细胞移植

【概述】

造血干细胞移植（HSCT）是指将他人或自己的造血干细胞移植到受体体内，以重建患者造血及免疫系统，是用来根治造血系统恶性肿瘤或某些先天性遗传性疾病的一种治疗方法。随着移植技术、抗排异方法的进步，移植的适应证也不断扩大，供体来源也不断扩大。

【种类】

造血干细胞移植种类见图8-6。

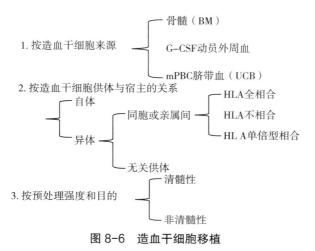

图8-6　造血干细胞移植

【移植的适应证】

1. 淋巴造血系统恶性疾病

利用超大剂量化疗／免疫抑制剂和移植物中的免疫细胞清除残留肿瘤或异常克隆。

（1）白血病：超高危急性淋巴细胞白血病、高危急性粒细胞白血病、慢性髓细胞性白血病、幼年型粒单核细胞白血病（JMML）。

（2）实体瘤：神经母细胞瘤、淋巴瘤、横纹肌肉瘤。

（3）其他：骨髓增生异常综合征、难治的组织细胞增生征（LCH）、自身免疫性疾病。

2. 骨髓造血功能病变

利用正常骨髓替代病变骨髓。

（1）获得性：再生障碍性贫血。

（2）先天性：如范可尼贫血、Postman's 粒细胞缺乏症、Chediak-Hegashi 综合征、先天性纯红再障、血红蛋白病等。

3. 遗传性免疫缺陷

利用供体骨髓中的造血干细胞分化提供正常的免疫细胞，如重度联合免疫缺陷病（SCID）、威斯科特－奥尔德里奇综合征、慢性肉芽肿病、X 连锁高 IgM 血症。

4. 遗传性代谢障碍性疾病

必须是所缺乏的酶能由供体白细胞产生，如黏多糖病（MPS）、高雪氏病、尼曼匹克病。

【移植禁忌证】

（1）多脏器功能不全、不能耐受移植者：肝功能不全：TBIL 和 DBIL 超过正常 3 倍以上者；肾功能不全：内生肌酐清除率 < 40 mL/（min·1.73m^2）；心功能不全：左心射血分数 $< 40\%$。

（2）原发疾病不能从移植中获益者。

（3）合并严重感染者为相对禁忌。

【移植流程】

1. HLA 配型（自体移植无）

供体选择优先排序；HLA 基因型相合的同胞；HLA 表型相合的家庭成员；1 个 HA 抗原不合的家庭成员（10%）；HLA 表型相合的无关供者（1/10 万）；1 个 HA 抗原不合的无关供者；2 个或 3 个 HA 抗原不合的家庭成员。

在具体选择供体时还要考虑原发病及其他因素，如造血干细胞（HSC）来源、HLA 不相合的位点等。

2. 预处理

目的：①清除体内的异常克隆细胞；②摧毁受体造血；③摧毁受体免疫。

组成和主要用药：①清髓治疗：白消安、环磷酰胺（200 mg/kg）、氟达拉宾、TBI 等。②免疫抑制：ATG、环磷酰胺（120 mg/kg）、氟达拉宾、TBI 等。

3. 供体细胞输注

生命体征监护，医护看护；细胞计数：有核细胞、CD34+；止吐 / 保护肾功能 / 抗过敏 / 水化碱化。

4. 受体造血恢复

移植后造血重建定义：中性粒细胞重建：指 ANG > 500/μL 连续 3 天以上（中位时间为 10 ～ 17 天）。血小板重建：无输注情况下，> 2 万 /μL 连续 7 天（中位时间为 2 周至 1 年）。红细胞重建：HB 不低于 80 g/L，且脱离输血。

通常以中性粒重建指代整个造血重建。

5. 植入成功影响因素

HLA 相合程度，供体细胞数，移植物来源，预处理强度。

【造血干细胞移植流程及相关问题】

造血干细胞移植流程及相关问题见图 8-7。

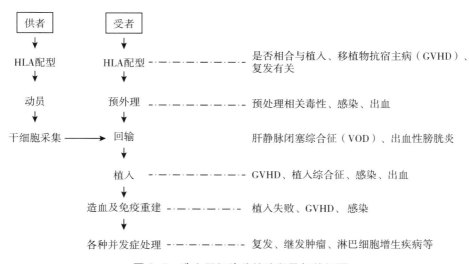

图 8-7 造血干细胞移植流程及相关问题

【移植相关并发症】

1. 预处理药物毒性

心脏毒性：环磷酰胺是主要因素。

肾脏毒性：避免联合应用肾毒性药物。

肺部毒性：特发性间质性肺炎（IPS），与 TBI 和化疗药物有关。

肝脏毒性：TBI 及大剂量化疗造成的肝脏损害。

中枢神经系统毒性：白质脑病。

2. 感染

移植后早期（1 个月内）：感染以败血症、蜂窝组织炎、细菌性心内膜炎为主。真菌以念珠菌和曲霉菌为主；病毒多为内源潜在的单纯疱疹病毒（HSV）激活，占 70% ～ 80%。

移植后中期（2 ～ 3 个月）：主要为病毒和寄生虫感染，如 CMV、水痘 – 带状疱疹病毒（VZV）、单纯疱疹病毒（HSV）、腺病毒、卡氏肺囊虫。

移植后期（3 个月至 2 年）：细菌多见革兰阳性菌、肺结核；病毒感染多见 VZV 感染及病毒性肝炎。移植后期机会性中枢神经系统感染常见于弓形虫脑炎及曲霉菌脑炎，多致命。

3. 肝静脉闭塞综合征（VOD）

肝窦内皮细胞受损是 VOD 发生的始动因素，最早和最根本的病理改变是肝窦的阻塞。VOD 是造血干细胞移植（HSCT）后 2 个月内发生的最主要和最严重的并发症和死亡原因，治疗上应尽量避免和降低 VOD 的危险因素。

4. 出血性膀胱炎

两大原因：CTX- 丙烯醛；感染 BK 病毒、腺病毒。

治疗：水化、碱化、对症、抗病毒、减少免疫抑制药物、雌激素。

5. 急性 GVHD

主要临床表现：皮疹，伴高胆红素血症的肝损，呕吐、腹泻。

6. 慢性 GVHD

体能、皮肤、口腔、眼、胃肠道、肺、肝、关节、生殖系统等。

7. 植入失败

相关因素：疾病：再生障碍性贫血（AA）、骨髓纤维化、CML。患者：移植前致敏、抗供体淋巴细胞（＋）。供体：HLA 、脐带血，移植物：质量不佳、数量不足、去 T。预处理：免疫抑制不够。移植后治疗：免疫抑制剂不当。感染：CMV 等。

8. 其他并发症

植入综合征，移植后溶血，肾功能不全，神经毒性（惊厥 / 意识改变），高血压，特发性肺炎综合征，原发病复发，移植后淋巴增殖性疾病（PTLD），生长障碍，内分泌生殖异常，继发肿瘤。

【移植后免疫重新接种】

骨髓移植会造成严重的免疫功能损伤，疫苗保护作用差。减毒疫苗有引起感染扩散风险并可诱发 GVHD。患儿在移植后早期存在严重的体液、细胞免疫抑制，之后免疫功能逐渐恢复，产生功能性 B 淋巴细胞和出现 T 淋巴细胞反应。若出现 CD4 细胞计数恢复，则提示患儿免疫系统的恢复。移植最初 24 个月内，受者应完全避免接种病毒活疫苗；无活动性 GVHD 且未使用免疫抑制剂的患儿移植后 12 个月需接种部分特定疫苗（表 8-10）。

表 8-10　接种部分特定疫苗

疫苗	第 1 次	第 2 次	第 3 次
白喉、破伤风、百日咳混合针（IM）	移植后 12 个月	第 1 次 2 个月后	第 2 次 2 个月后
乙型肝炎（IM）	移植后 12 个月	第 1 次 2 个月后	第 2 次 2 个月后
流感嗜血杆菌	移植后 12 个月	第 1 次 2 个月后	第 2 次 2 个月后
2、3 价肺炎链球菌	2 岁以上，移植后 12 个月	2 岁以上，移植后 24 个月	
灭活脊髓灰质炎	移植后 12 个月	第 1 次 2 个月后	第 2 次 2 个月后
痲疹、腮腺炎、风疹（MMR）	在移植 24 个月后，同时需停止免疫治疗 12 个月及无慢性 GVHD		
流感	每年流感季节接种直至免疫功能正常，于 HSCT 6 个月后开始		

（方拥军　戎留成　南京医科大学附属儿童医院）

参考文献

1. 黄晓军. 实用造血干细胞移植. 北京：人民卫生出版社，2016.

2. 陈静. 儿童恶性血液病异基因造血干细胞移植指征. 中华妇幼临床医学杂志（电子版），2014（3）：13-17.

3. ECKERT C，HENZE G，SEEGER K，et al. Use of allogeneic hematopoietic stem-cell transplantation based on minimal residual disease response improves outcomes for children with

relapsed acute lymphoblastic leukemia in the intermediate-risk group. J Clin Oncol, 2013, 31 (21): 2736-2742.

4.RODRIGUEZ J, CONDE E, GUTIERREZ A, et al.The results of consolidation with autologous stem-cell trasplantation in patients with peripheral T-celllymphoma (PTCL) in first complete remission the spanish lymphoma and autologous transplantation group experience.Ann Oncol, 2007, 18 (4): 652-657.

5. GRUBIC Z, STINGL JANKOVIC K, et al. The effect of HLA allele and haplotype polymorphisms on donor matching in hematopoietic stem cell transplantation-Croatian experience. Hum Immunol, 2016, 77 (12): 1120-1127.

6. PEFFAULT DE LATOUR R. Transplantation for bone marrow failure: current issues. Hematology Am Soc Hematol Educ Program, 2016, 2016 (1): 90-98.

7. HARRIS A C, YOUNG R, DEVINE S, et al. International, Multicenter Standardization of Acute Graft-versus-Host Disease Clinical Data Collection: A Report from the Mount Sinai Acute GVHD International Consortium. Biol Blood Marrow Transplant, 2016, 22 (1): 4-10.

第九章

神经系统疾病

第一节　病毒性脑炎

【概述】

病毒性脑炎（viral encephalitis，VE）是由多种病毒引起脑和脑膜病变的总称。若炎症过程主要在脑膜，临床重点表现为病毒性脑膜炎，主要累及大脑实质时则以病毒性脑炎为临床特征。各年龄组均可发病，儿童发病更为常见。由于致病病原体与宿主的免疫反应过程不同，可导致病情轻重不一，临床表现各异，大多数患儿预后良好，但也有少数患儿起病急骤，进展迅速，易造成不同程度的神经系统后遗症甚至短期内死亡。

【病因】

目前能够导致 VE 的病毒种类多种多样，全球各国病原分布情况不同，据统计国内外报道约 130 多种病毒可引起脑炎的病变，其中主要的病原体有肠道病毒、疱疹病毒、虫媒病毒、副粘病毒、弹状病毒及腺病毒等几大种类，还有新发现的西尼罗病毒、博尔纳病毒、靴雪野兔病毒、版纳病毒等。在我国儿童患者中，最常见的是肠道病毒，主要包括脊髓灰质炎病毒、柯萨奇病毒、埃可病毒及新型肠道病毒。其次是疱疹病毒（在重症脑炎中占首位）、虫媒病毒（危害最大，传播最广）和其他病毒等。

【诊断】

（1）临床表现：急性或亚急性起病，发病前常有上呼吸道感染症状或胃肠道症状，如发热、恶心、呕吐、腹泻等，婴幼儿常易激惹、烦躁不安，年长儿可诉头痛等，病程为 1～2 周。重症脑炎常出现神经系统症状及体征。典型的临床表现可有意识障碍、抽搐、失语、吞咽困难、饮水呛咳、精神神经障碍及肢体活动障碍等症状，也可有面瘫、偏瘫、共济失调、肌阵挛以及病理征阳性、脑膜刺激征阳性、眼球震颤等神经定位损害的表现。

（2）影像学检查：首选 MRI 检查，其有较高的软组织分辨率，可准确进行空间定位，敏感度较高，对于微小病灶或多发病灶具有较高检出率，有助于早期诊断、病灶定位以及评估预后。

（3）脑脊液检查：典型改变为压力增加、外观清亮。白细胞计数正常或轻度增高，可达（50～100）×10^6/L，以淋巴细胞增多为主，但在发病早期（48 h 以内）可以中性粒细胞为主。蛋白水平一般在正常范围或轻度升高，但一般为（0.5～1.0）g／L，糖和氯化物一般正常，脑脊液培养及涂片无异常，部分患儿脑脊液可正常。

（4）病毒学检查：主要有以下四种办法：①病毒的分离与培养。②病毒抗原抗体检测，脑脊液中某种病毒的 IgM 抗体阳性或急性期和恢复期（间隔 14 天以上）IgG 抗体滴度有 4 倍或以上升高，一般可以确定诊断（对于单纯疱疹病毒性脑炎，若血清和脑脊液中的抗体比值 ≤ 20∶1，一般可以诊断）。③采用 PCR 等检测病毒基因。病毒核酸的 PCR 检测是早期快速诊断方法，敏感性高达 98%，特异性为 94%。④高通量测序技术，基于第二代测序技术平台，可精准检测血清或脑脊液中未知病毒或其他病原体，对于疑难危重病毒性脑炎具有较好的辅助诊断作用。

（5）脑电图检查：急性期脑电图异常率为 80%～90%，脑电波多呈弥漫性慢波背景异常，当炎症加重或伴有颅内压升高、脑实质开始出现炎性水肿时，脑电波产生弥漫性活动，并且伴随弥漫性、广泛性呈局限性或阵发性的高波幅的慢化波，主要在额、顶区，表现为 θ 或 δ 波。若病情进一步加重，可出现广泛性平坦或爆发性抑制性脑电波。

【鉴别诊断】

（1）颅内其他病原感染：需与化脓性、结核性、真菌性脑膜炎相鉴别，主要根据临床表现及脑脊液外观、常规、生化及病原学等检查。如并发硬膜下积液常提示化脓性脑膜炎，有开放性结核患者接触史、结核感染症状或者结核菌素（PPD）试验阳性应考虑结核性脑膜炎。

（2）急性播散性脑脊髓炎：是一组与自身免疫障碍有关的神经系统脱髓鞘疾病，多发生在中枢神经系统以外感染之后的 1～3 周，脑脊液可有 IgG 指数的升高，寡克隆区带及髓鞘碱性蛋白阳性。MRI 常见多发性、不对称白质异常信号。

（3）瑞氏综合征：急性起病，表现为急性弥漫性脑水肿，伴肝功能异常，无明显黄疸表现，脑脊液无明显异常，起病 3～5 天后不再进展，婴幼儿可出现血糖降低等特点。

【治疗】

（1）对症支持治疗：密切监测生命体征，维持水、电解质平衡和合理的营养供给。对于高热者可采用物理降温及药物降温的方法来维持体温的稳定；发生惊厥者可采用安定、苯巴比妥、咪达唑仑等药物控制惊厥的发作，国内外部分学者将咪达唑仑作为临床上治疗小儿惊厥发作的一线药物；颅内高压时，高渗性脱水药甘露醇是首选药物，一般选用 20% 甘露醇。

（2）抗病毒治疗：阿昔洛韦是治疗疱疹病毒的首选药物，用法为 10 mg/（kg·d），每天 3 次，疗程为 14 ～ 21 天。更昔洛韦具有抗 EBV、CMV、HSV、VZV 等活性的作用，其中对 CMV、EBV 的抑制活性是阿昔洛韦的 10 ～ 20 倍，与阿昔洛韦相比疗效更显著，用法为 5 mg /（kg·d），间隔 12 h 重复用药 1 次，疗程为 14 ～ 21 天。膦甲酸钠主要作用是抗 CMV 和抗 HSV 的活性，也适用于对阿昔洛韦耐药的 HSV 株，用法为 0.18 mg /（kg·d），分 3 次静脉注射，1 个疗程为 14 天。

（3）激素的应用：对于轻中度的病毒性脑炎应慎用糖皮质激素；对于重症或伴有顽固性颅内高压患者早期短疗程应用激素可减少炎症等并发症的发生，临床上地塞米松应用广泛，剂量为每次 0.25 ～ 0.50 mg /（kg·d），连用 2 ～ 3 天后逐渐减量，一般连用 5 天或甲泼尼龙每次 1 ～ 2mg / kg，间隔 12 小时可重复用药 1 次。对于急性重症脑炎急性期可遵循短期大剂量冲击疗法，可达到保护脑细胞、缩短病程的目的。

（4）丙种球蛋白的应用：一般采用 IVIG 400 mg/（kg·d），连用 5 天或大剂量使用，每日（1 ～ 2）g / kg，1 ～ 2 次用药即可，应尽量早期、足量、足够疗程使用。

（5）其他治疗：包括高压氧、营养脑神经、康复训练等治疗，对改善预后有很好的治疗作用。

病毒性脑炎的诊治流程见图 9-1。

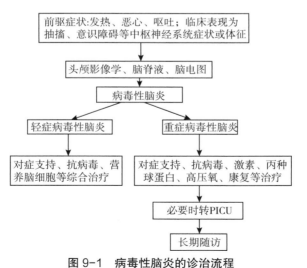

图 9-1 病毒性脑炎的诊治流程

（张　刚　南京医科大学附属儿童医院）

参考文献

1. 吴延杰，申红卫，石向辉，等 . 广东省病毒性脑炎流行状况及病原学研究 . 中华实验和临床病毒学杂志，2016，30（2）：241-243.

2. 冯绵烨，娄燕 . 病毒性脑炎的诊治研究进展 . 中华诊断学电子杂志，2019，7（1）：72-76.

3. 马孝煜，林佛君，余治健，等 . 病毒性脑炎病原学及诊断技术研究进展 . 临床内科杂志，2017，34（11）：734-736.

4. SOLOMON T，MICHAEL B D，SMITH P E，et al. Management of suspected viral encephalitis in adults：Association of British Neurologists and British Infection Association National Guidelines. J Infect，2012，64（4）：347-373.

5. 汪倩，洪思琦 . 儿童重症病毒性脑炎的治疗进展 . 现代医药卫生，2019，35（19）：3015-3018.

第二节 癫痫

【概述】

癫痫（epilepsy）是一种以具有持久性的致痫倾向为特征的脑部疾病，是 WHO 重点防治的五大神经精神疾病之一。在我国癫痫的患病率为 4‰～ 7‰，约 60% 的癫痫起源于儿童期。据不同年龄段的癫痫发病率不同，出生后第 1 年发病率最高，到第 1 个 10 年末下降到成年人的水平。新生儿期直至青春期，神经系统结构和功能都处于快速发育塑形过程中，因此，不同年龄段的癫痫从病因、发病机制、临床特征表现到预后，很多方面与成人不同。小儿癫痫病因多样，临床表现各异，应尽可能做到病因诊断，选择恰当的治疗方式。

【病因】

国际抗癫痫联盟（International League Against Epilepsy，ILAE）在 2017 年新推出的癫痫发作及癫痫分类中强调癫痫病因诊断的重要性，强调在第 1 次癫痫发作起就应考虑癫痫病因，并将癫痫病因分为六种：遗传性、结构性、感染性、免疫性、代谢性、未知病因。每个患者可有单个病因，也可以有多个病因，临床工作中更需要关注可治病因。

【癫痫相关定义】

癫痫综合征：某些癫痫患者，无论其病因是否相同，因癫痫发作类型、影像学和脑电图特征的一组电生理临床疾病具有相同性，在临床上特称癫痫综合征。

癫痫持续状态：全面性惊厥发作超过 5 min；部分性发作或非惊厥性发作持续超过

15 min；5 ～ 30 min 内出现 2 次发作，而且发作间歇期内意识未完全恢复者，符合以上 3 种情况任何一种均属于癫痫持续状态。

难治性癫痫：2010 年 ILAE 指出癫痫患者若接受过两种以上可耐受的选择且应用合理的抗癫痫治疗后仍无效，无论是单药交替使用或联合药物治疗，均可视为难治性癫痫。我国学者认同的难治性癫痫定义为：经过两种及两种以上的一线抗癫痫药物正规治疗至少 2 年后（血药浓度在有效范围），仍然不能控制癫痫发作，每月发作 4 次以上，并且排除进行性中枢神经系统疾病或用药依从性差等因素，严重影响患者日常生活状态。

癫痫猝死（sudden unexpected death in epilepsy，SUDEP）：癫痫患者突然发生的、意外的、有或无目击者、非外伤或溺水所致的死亡，伴或不伴癫痫发作，必须排除癫痫持续状态，尸检未发现结构性或中毒性致死因素。

【诊断】

2014 年 ILAE 提出癫痫发作的诊断应满足以下至少一种条件：2 次相隔时间至少 > 24h 的非诱发或非反射癫痫发作；一次非诱发或非反射的癫痫发作，并且在未来 10 年再发风险至少 > 60%；诊断某种癫痫综合征。目前认为癫痫的诊断分为三部曲：判断是否癫痫；判断癫痫类型及综合征；寻求癫痫病因并评估残障及共患病。

值得注意的是，详细而准确的病史非常重要。癫痫临床表现形式多样且就诊时多数患儿发作已终止，询问病史应该包括首发年龄、发作时情况描述或视频、发作频率、促发因素、发作间期的状态等；围产史、生长发育史、既往有无高热惊厥史、家族史；目前的生活状态。体格检查应重点关注患儿生长发育的里程碑，如患儿整体外貌、头颅大小和五官、毛发、皮肤。辅助检查：血常规、血糖、电解质、肝肾功能、血气、乳酸、血氨。心电图可排除心源性发作。发作期或发作间期异常脑电活动是诊断癫痫发作的金标准。头颅影像学检测、血尿代谢筛查以及基因检测均有助于癫痫病因的寻找。

【癫痫的分类】

癫痫是指在癫痫诊断明确后，根据临床症状及脑电图进一步确定癫痫类型。2017 年 ILAE 提出将癫痫分为四个大类：局灶性、全面性、全面性合并局灶性及不明分类的癫痫。其中全面性合并局灶性癫痫是新提出的类型，临床表现为全面性起源和局灶性起源的癫痫发作，且脑电图提示全面性棘波和局灶性痫样放电，如婴儿严重肌阵挛癫痫及伦诺克斯 – 加斯托综合征。

【共患病】

随着人们对生活质量要求的提高，癫痫的共患病也越来越受重视，是自癫痫诊断明确后就应该考虑的问题，包括精神异常、认知障碍、睡眠障碍、心血管及呼吸系统异常、癫痫猝死、偏头痛等。

【鉴别诊断】

癫痫的临床特点是发作性。临床上发作性疾病包罗万象，几乎涉及全身各个系统。近年来国际上许多学者提出癫痫性发作（epilepsy seizures，ES）与非癫痫性发作（non-epilepsy seizures，NES）的概念，后者指不伴有脑电图痫样放电的阵发性临床发作。癫痫的鉴别诊断实际上主要是二者之间的鉴别。NES临床上分为两大类：心理性NES和躯体性NES。

心理性NES为心因性或精神因素所致，常见的发作如下。

（1）屏气发作：5岁以内发病，尤以6～18个月多见，发病前常有精神因素，如惊吓、发怒、哭闹等，继而出现呼气相屏气，青紫或苍白，少部分患儿伴意识丧失及全身强直甚至肢体抽动，可有尿失禁，一般发作不超过1分钟。

（2）情感性交叉腿发作：常见于1～3岁的女性患儿，发作时双大腿交叉夹紧，伴有摩擦动作，面部涨红，双眼凝视，但意识始终清楚。一般1～2分钟可缓解，可被外界强行制止。与外阴部炎性刺激有关，应注意外阴部清洁。

（3）非癫痫性强直发作：常见于婴儿期，清醒期发病，发作多局限在眼、嘴及头颈部，表现为凝视、咬牙、头颈部伸缩及左右摆动，无意识丧失。

躯体性NES常指非心因性的神经系统功能障碍的发作，常见发作如下。

1. 睡眠障碍

夜惊（睡惊症）：常见于学龄前儿童，为睡眠中突然出现的一种惊恐症状，表现为深睡中突然坐起尖叫、哭喊，表现惊恐，常伴自主神经症状，意识呈朦胧状态，事后不能回忆，睡眠EEG监测无痫样放电。发作频繁者，可应用调节自主神经药物。白天过度疲劳可诱发。

梦游症（睡行症）：最常见于学龄前儿童，临床表现为睡眠中突然起床，下地走动，意识处于朦胧状态，可有一些较复杂的动作，持续时间较长，对外界无反应，或答非所问，事后不能回忆。EEG监测正常。

发作性睡病：多见于青少年，临床特点为发作性睡眠（不分时间、场合的不可抗拒的睡眠），猝倒症（常为情感因素诱导的猝倒，为肌张力丧失所致，意识常保存），睡眠麻痹（入睡前幻觉）。多次睡眠潜伏期试验可确诊。

2. 偏头痛

儿童以普通型偏头痛多见，无先兆，头痛部位也不固定，可以是双侧的。患儿常有偏头痛家族史，易伴恶心、呕吐等胃肠症状。儿童期发生头痛是一个非常容易发生诊断混淆的问题。所谓的头痛性癫痫、偏头痛与癫痫并存以及癫痫部分性发作，相互之间需要鉴别诊断。儿童期偏头痛的发病率远远高于癫痫发病率，偏头痛为2.5%～5%，而癫痫仅为0.5%。儿童期偏头痛临床以普通型为主，持续时间较成人短，数十分钟至1～2

小时，但易频繁发作。

3. 晕厥

晕厥是因各种原因引起的脑血流灌注不足而发生的一种短暂而突发的意识丧失，发作前常有先兆，如头晕、双眼发黑、心慌等，发作时常出现大量冷汗、面色苍白，一般无肢体抽搐及尿失禁，少数严重患者可出现上述症状，一般数秒及数分钟清醒，醒后不能回忆，并有疲乏感。与癫痫不同，晕厥患者意识丧失和倒地均逐渐发生，发作中少有躯体损伤，EEG 正常，直立倾斜试验可呈阳性反应。

4. 抽动障碍

抽动是一种不自主、无目的、快速、刻板的肌肉收缩，属于锥体外系症状。情绪紧张时可致发作加剧，睡眠时消失，有时伴有发声。抽动能被患者有意识地暂时控制，睡眠中消失，EEG 发作期无癫痫样放电。

【治疗】

癫痫的治疗包括：病因和诱发因素的治疗；抗癫痫药物治疗；癫痫外科治疗；生酮饮食、IVIG、激素、免疫抑制剂；癫痫患者的宣教。药物治疗原则：一经确诊，原则上应尽早用药，并应长期、规律服用，可根据发作类型及癫痫综合征选择药物。

药物治疗的基本原则包括：①应该在充分评估病情的基础上并与患儿家长充分沟通后，开始抗癫痫治疗；②要根据发作类型、癫痫综合征及共患病，选择药物；③首选单药治疗，如需联合治疗，应尽量选择不同作用机制的药物联合；④遵循抗癫痫药的药代动力学服药：应规则、不间断用药，剂量个体化；⑤定期监测血药浓度；⑥如需替换药物，应逐渐过渡；⑦疗程要长，一般需要治疗至少连续 2 年，不发作，而且脑电图癫痫样放电完全或者基本消失，才能开始逐渐减药；⑧缓慢停药，减停过程一般要求为 3～6 个月；⑨在整个治疗过程中均应定期随访，监测药物可能出现的不良反应。常用的抗癫痫药物见表 9-1。

表 9-1　国内儿科常用抗癫痫药

	日维持用量（mg/kg）	日最大剂量（口服）（mg）	每日使用次数	有效血药浓度（mg/L）	常见不良反应
卡马西平	10～20	1000	2～3	8～12	过敏反应、白细胞减少
氯硝西泮	0.1～0.2	10	2～3		嗜睡、共济失调及行为异常
苯巴比妥	3～5	180	1～3	15～40	嗜睡、共济失调、多动

续表

	日维持用量（mg/kg）	日最大剂量（口服）（mg）	每日使用次数	有效血药浓度（mg/L）	常见不良反应
苯妥英钠	4～8	250	2～3	10～20	齿龈增生、多毛、头晕、乏力、共济失调、白细胞减少
丙戊酸钠	20～30	2000	2～3；缓释片：1～2	50～100	肝功能损害、体重增加、震颤、血小板减少、胰腺炎
拉莫三嗪	单药：1～15；与丙戊酸合用：1～5；与肝酶诱导剂合用：5～15	单药：500；与丙戊酸合用：200；与肝酶诱导剂合用：700	1～2	5～18	过敏反应、肝肾衰竭、弥散性血管内凝血、疲倦、恶心、白细胞减少
左乙拉西坦	20～60	3000	2	10～40	易激惹、血小板减少
奥卡西平	20～46（片剂）；20～60（混悬液）	2400	2	12～24	过敏反应、低血钠、白细胞减少、头晕和嗜睡
托吡酯	单药：3～6；添加：5～9	单药：1000；添加：1600	2	4.0～25	注意力受损、青光眼、低热、闭汗、找词困难、肾结石、体重减轻
唑尼沙胺	4～12	600	1～3	7～40	皮疹、肾结石、少汗、困倦、乏力、运动失调、白细胞降低，肝功能损害

癫痫的外科治疗：对于一些有明确癫痫灶如局灶皮层发育不良等及抗癫痫药物治疗无效或效果不佳、频繁发作影响患儿的日常生活者，可考虑癫痫外科治疗。首先应进入专业的癫痫中心进行癫痫外科治疗评估，如果适合，应及时进行外科治疗。目前手术治疗的类型分为3种：①局部切除手术：手术切除局部的或大块的有致癫痫病灶的脑组织，消除癫痫灶和癫痫源区。此类手术有前颞叶切除术、大脑半球切除手术及病灶切除术。②阻断癫痫发放传播通路的手术：通过破坏癫痫发放的传播通路、提高癫痫阈值、毁损癫痫的兴奋机构来阻断癫痫发作。③毁损和刺激术：有脑立体定向核团射频毁损术，如海马及电刺激术、慢性小脑刺激术和迷走神经刺激术，可刺激癫痫的抑制结构。癫痫手术治疗毕竟是有创治疗，必须在专业的癫痫中心谨慎评估手术的风险及获益，并与家长反复沟通后再进行。

另外，癫痫治疗还包括一些其他疗法，如生酮饮食，免疫治疗（大剂量免疫球蛋白、糖皮质激素等）。

【预后】

随着医疗水平的提高，研究显示约80%的患儿通过治疗病情可得到控制，其中50%的患儿治疗停药后可终身不发作。

癫痫诊断流程见图9-2。

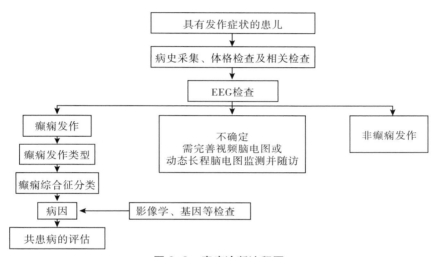

图 9-2　癫痫诊断流程图

（郑　帼　南京医科大学附属儿童医院）

参考文献

1. SCHEFFER I E，BERKOVIC S，CAPOVILLA G，et al. ILAE classification of the epilepsies：Position paper of the ILAE Commission for Classification and Terminology. Epilepsia，2017，58（4）：512-521.

2. FISHER R S，CROSS J H，FRENCH J A，et al. Operational classification of seizure types by the International League Against Epilepsy：Position Paper of the ILAE Commission for Classification and Terminology. Epilepsia，2017，58（4）：522-530.

3. FISHER R S，ACEVEDO C，ARZIMANOGLOU A，et al. ILAE official report：a practical clinical definition of epilepsy. Epilepsia，2014，55（4）：475-482.

4. 中国抗癫痫协会. 临床诊疗指南：癫痫病分册（2015修订版）. 北京：人民卫生出版社，2015.

5. 王卫平，孙锟，常立文. 儿科学.9 版. 北京：人民卫生出版社，2018.

第三节　吉兰—巴利综合征

【概述】

　　吉兰—巴利综合征（Guillain Barré syndrome，GBS）是一种常见的急性自身免疫性、多发性周围神经病，表现为急性感染后四肢对称性、进行性、迟缓性瘫痪，感觉轻度减退，腱反射减弱或消失，脑脊液蛋白—细胞分离。GBS 发病无明显季节性，病程具有单向性、自限性，大多在数周内病情恢复，但严重者可死于急性期的呼吸肌麻痹。

【病因】

　　1. 感染因素

　　约 2/3 的吉兰—巴雷综合征患者在发病前 8 周内有明确前驱感染史，上呼吸道及肠道感染更为多见，其病原体主要包括如下。

　　（1）空肠弯曲菌：是吉兰—巴雷综合征最常见的前驱感染病原体，30% 的感染归因于它。其菌体脂多糖等结构与周围神经的多种神经节苷脂如 GM1、GD1a 等存在类似分子结构，从而发生交叉免疫反应。感染该菌后，血清中同时被激发抗 GM1 和抗 GD1a 等抗神经节苷脂自身抗体，导致周围神经免疫性损伤。

　　（2）巨细胞病毒：占前驱感染第 2 位的病原体，欧洲和北美地区多见，患者抗该病毒特异性抗体和抗周围神经 GM2 抗体同时增高，致病机制也被认为与两者的某些抗原结构相似有关。

　　（3）其他病原体：主要包括 EB 病毒、单纯疱疹病毒、水痘—带状疱疹病毒、流感病毒、肝炎病毒、风疹病毒、流感嗜血杆菌、寨卡病毒、登革病毒、肺炎支原体等。

　　2. 免疫遗传因素

　　人群经历相同病原体的感染后仅有少数人发生吉兰—巴雷综合征，由此可推测存在相似遗传背景的易感个体，如特异的 HLA 表型携带者受到外来刺激（如感染）后引起的异常免疫反应，导致本病的发生。

【临床表现】

　　1. 运动障碍是本病的主要临床表现

　　四肢尤其两下肢对称性、进行性、弛缓性瘫痪是本病的基本特征。近端或远端可同时或分别受累，绝大多数进行性加重不超过 3 ～ 4 周。进展迅速者也可在起病 24 小时或稍长时间内出现严重肢体瘫痪和（或）呼吸肌麻痹，后者可引起呼吸困难、口周发绀。部分患者伴有对称或不对称脑神经麻痹，以核下性面瘫最常见，其次为展神经。当波及两侧第 IX、X、XII 对脑神经时，有延髓麻痹的表现，如饮水呛咳、声音低哑、吞咽困难，窒息后加重呼吸困难，危及生命。

2. 感觉障碍症状相对轻微

一般表现为肢体远端感觉异常，如烧灼、麻木、刺痛和不适感等，可在颈、肩、腰和下肢等部位突然出现剧烈的神经根疼痛，少数患儿因惧怕神经牵涉性疼痛而致颈抵抗，可有颈项强直。神经根痛和感觉过敏大多在数日内消失。

3. 自主神经功能障碍症状较轻微

主要表现为多汗、便秘、不超过 12 ～ 24 小时的一过性尿潴留；可有心律和血压改变失常，如心动过速、心动过缓、心律失常、高血压、低血压、波动性血压。

【临床分型】

（1）急性炎症性脱髓鞘性多发性神经病（AIDP）。

（2）急性运动性轴索神经病（AMAN）。

（3）急性运动感觉轴索型神经病（AMSAN）。

（4）米 – 费综合征（MFS）。

（5）Bickerstaff 脑炎（BBE）。

【诊断】

1.AIDP 诊断标准

据中华医学会神经病分会神经免疫学组 2010 年 8 月提出的中国吉兰—巴雷综合征诊治指南，AIDP 诊断标准：①常有前驱感染史，呈急性或亚急性起病，进行性加重，多在 2 周左右达高峰；②对称性肢体无力，重症者可有呼吸肌无力、四肢腱反射减低或消失，可伴轻度感觉异常和自主神经功能障碍；③脑脊液出现蛋白—细胞分离现象；④电生理检查：运动神经传导潜伏期延长，运动神经传导速度减慢，F 波异常，传导阻滞，异常波形离散等。⑤病程具有自限性。

2. 实验室检查

脑脊液检查：80% ～ 90% 的吉兰—巴雷综合征患者脑脊液中蛋白增高，但白细胞计数和其他均正常，此乃本病特征的蛋白—细胞分离现象。然而，这种蛋白—细胞分离现象一般要到起病后第 2 周才出现。抗 GQ1b 的 IgG 抗体检测有助于诊断 MFS，敏感性为 85% ～ 90%。

3. 神经传导功能测试

（1）以脱髓鞘为主：运动神经传导速度减慢，CMAP 波形离散，远端潜伏期延长，伴或不伴传导阻滞，F 波潜伏期延长或引不出；感觉神经传导速度减慢，SNAP 波幅降低或引不出。

（2）以轴索为主：运动神经传导速度正常或轻度减慢，CMAP 波幅降低，远端潜伏期正常或轻度延长，F 波潜伏期正常或轻度延长；感觉神经传导速度正常，SNAP 波幅轻度降低或正常。

（3）针极肌电图（EMG）：脱髓鞘一般无自发电位，募集减少或正常，如果轴索损害可见自发电位、运动单位动作电位（MUP）宽大。

4. 影像学

颅脑、脊髓核磁共振有助于对神经电生理检查未发现病变的患者进行诊断，典型患者脊髓 MRI 可显示神经根强化。

5. 诊断评价

国际上常利用 Brighton 诊断评价标准（表 9-2）来诊断 GBS，诊断强度分为 4 级，1 级为高度确诊，4 级为可能／疑似吉兰—巴雷综合征。

表 9-2　Brighton 诊断评价标准

诊断评价标准	诊断强度评级			
	1	2	3	4
对称弛缓性四肢肌无力	+	+	+	+/-
四肢深部腱反射减弱或消失	+	+	+	+/-
单相病程和发病至谷底 12 小时至 28 天	+	+	+	+/-
脑脊液细胞计数 50/μL	+	+a	−	+/-
脑脊液蛋白含量＞正常值	+	+/-a	−	+/-
神经电传导与 GBS 的其中一个亚型一致	+	+/-		+/-
排除其他可能导致肌力下降的诊断	+	+	+	+

注：+：阳性；−：阴性；+/-：阳性或阴性；a：如果没有收集脑脊液或结果不可用，神经电传导检查结果必须与吉兰—巴雷综合征的诊断一致。

【鉴别诊断】

（1）肠道病毒引起的急性弛缓性瘫痪：柯萨奇病毒、埃可病毒等其他肠道病毒引起的急性弛缓性瘫痪，表现为肢体瘫痪不对称，脑脊液中白细胞增多，周围神经传导正常，以及急性期粪便病毒分离阳性。

（2）急性横贯性脊髓炎：在锥体束休克期表现为四肢弛缓性瘫痪，但急性横贯性脊髓炎有尿潴留等持续括约肌功能障碍和感觉障碍，而且周围神经传导功能正常。

（3）其他：颅内肿瘤、脑血管病、脊髓压迫症等有相应的影像学改变，重症肌无力、小脑共济失调、肌炎等有特定的疾病特征和检查。

【治疗】

1. 对症支持治疗

加强护理，保持呼吸道通畅，勤翻身，拍背，雾化吸入吸痰；吞咽困难者要鼻饲，以防误入气管窒息；维持水、电解质、热量的平衡；补充 B 族维生素、神经生长因子以促进神经修复；早期康复治疗、针灸、按摩、理疗、功能训练，可防止肌肉萎缩，促进恢复。

2. 呼吸肌麻痹的抢救

呼吸肌麻痹是本病死亡的主要原因，如患儿出现呼吸急促，咳嗽无力，血氧饱和度降低。有Ⅸ、Ⅹ、Ⅻ对颅神经麻痹致延髓麻痹者，应及时进行气管切开或插管，必要时使用机械通气以保证有效的通气和换气。

3. 静脉注射免疫球蛋白（IVIG）和血浆置换（PE）

（1）尽早静脉注射大剂量免疫球蛋白，能明显延缓本病的进展速度，减轻极期症状的严重程度，减少使用呼吸机的概率。IVIG 治疗的总剂量为 2 g/kg，分 2 日 [1 g/（kg·d）] 给予。研究发现接受 2 日方案的患者早期复发要高于 5 日方案，建议给予400 mg/（kg·d），连用 5 日。

（2）血浆置换治疗方案：每次血浆交换量为每千克体重 30 ～ 50 mL，在 1 ～ 2 周内进行 3 ～ 5 次。

（3）目前多数专家认为肾上腺皮质激素对本病治疗无效。

4. 康复治疗

瘫痪期即应予康复介入，应尽可能将肢体摆在功能位或使用辅助器具，避免出现继发性肢体功能障碍，如足下垂、跟腱挛缩等。病情稳定后，应早期进行康复锻炼。

【预后】

本病病程呈自限性。肌肉瘫痪停止在数周内，85% 以上的患儿肌力逐渐恢复，3 ～ 6个月内完全恢复。但有 10% ～ 20% 的患儿遗留不同程度的肌无力，1.7% ～ 5% 的患儿死于急性期呼吸肌麻痹。病变累及脑神经、需要气管插管、肢体瘫痪严重者往往提示有后遗症。

吉兰—巴雷综合征的诊断流程见图 9-3。

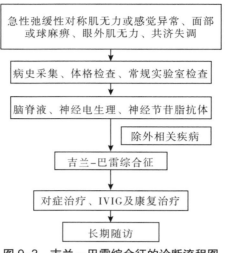

图 9-3　吉兰－巴雷综合征的诊断流程图

（郑　帼　南京医科大学附属儿童医院）

参考文献

1. FOKKE C，VAN DEN BERG B，DRENTHEN J，et al. Diagnosis of Guillain-Barré syndrome and validation of Brighton criteria. Brain，2014，137（1），33 - 43.

2. LEONHARD S E，MANDARAKAS M R，GONDIM F A A，et al. Diagnosisandmanagementof Guillain-Barré syndromeintensteps.Nat Rev Neurol，2019，15（11）：671-683.

3. 刘代强，郝延磊. 格林—巴利综合征前驱感染病原学简介. 中华微生物和免疫学杂志，2018，38（7）：510.

第四节　急性小脑共济失调

【概述】

儿童急性小脑共济失调（acute cerebellar ataxia，ACA）是由多种原因引起的以急性小脑功能异常为主要特征的综合征，1～4岁最多见，发病机制尚不明确，临床起病急，进展快，大部分预后良好，是小儿时期较常见的一种临床综合征。

【病因】

儿童急性小脑共济失调发病机制尚不明确，病因多认为与感染有关，约80%患儿发病前1～3周有呼吸道或消化道感染症状，约50%患儿有病毒感染史，以水痘病毒、柯萨奇病毒感染居多，也可见细菌、支原体感染，接触对氯苯基三氯乙烷（DDT）或接种水痘疫苗、重组乙肝疫苗后也可发病。有文献报道胃肠道手术史也是急性小脑共济失调发病与复发的高危因素，机制尚未明确，可能与手术导致的肠道菌群异常通过脑肠轴对神经系统产生影响有关。

【诊断】

（1）临床表现：多见于 1～4 岁，发病前 1～3 周患儿多有上呼吸道或消化道感染病史。临床起病急，进展快，多在数小时或 2～4 d 达高峰，患儿多表现为头晕、呕吐、步态不稳，不能站立，易跌倒。发病初期多表现为不愿行走，喜抱、卧位，部分患儿表现为头偏向一侧，脑膜刺激征和病理征检查多为阴性，年龄越小者症状越不典型。

（2）脑脊液检查：脑脊液正常，少数患者可见细胞数轻度增多。虽然脑脊液检查对本病的诊断不具有特异性，但通过脑脊液检查可排除其他颅内感染性疾病，应作为常规检查项目。

（3）头颅 CT/MRI：多数表现为正常。常规进行影像学检查主要是为了与遗传代谢病、占位、脱髓鞘等疾病鉴别。

（4）脑电图：大部分脑电图正常，少数可见弥漫性慢波。

（5）肌电图：均可正常，有助于疾病早期与吉兰－巴雷综合征相鉴别，避免延误诊治。

（6）其他检查：如血、尿、粪常规、血沉、肝肾功能等均可正常。

【鉴别诊断】

（1）颅内占位：小脑、脑干肿瘤可引起小脑性共济失调，多为缓慢起病，进行性加重，可伴颅高压及颅神经损害，头颅 CT 及 MRI 检查可确诊。

（2）药物中毒：若误服或长期过量服用抗癫痫药物如苯妥英钠、鲁米钠等，可引起共济失调，根据病史及检测血药浓度可鉴别，停药后好转。

（3）先天性代谢疾病：某些先天性代谢异常疾病如色氨酸代谢病和先天性高氨酸血症也可导致共济失调，常有家族史，血、尿代谢筛查可助诊。

（4）急性病毒性小脑炎：急性起病，可表现为小脑共济失调，严重者可出现意识改变、局灶性神经缺损、颅内压升高、脑积水甚至脑疝，预后不如急性小脑性共济失调。

（5）遗传性共济失调：缓慢起病，进行性加重，主要表现为共济失调、辨距障碍，常有家族史，尚无有效治疗方法，预后差。

【治疗及预后】

本病一般预后良好，大部分患儿半个月内可恢复正常，急性期卧床休息，治疗以皮质激素为主，同时予以对症治疗，治疗较晚者病程延长，极少数有共济失调、语言障碟、智力落后等后遗症发生可能。反复发作者需要进一步查找原因。

急性小脑共济失调的诊治流程见图9-4。

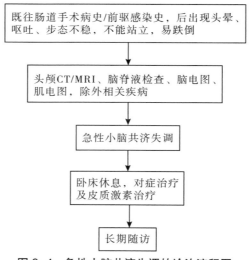

图 9-4　急性小脑共济失调的诊治流程图

（张　刚　南京医科大学附属儿童医院）

参考文献

1. 万国兰. 现代实用小儿神经疾病学. 郑州：郑州大学出版社，2008：148-150.

2. 陈凤民. 儿童急性小脑共济失调23例临床分析. 中国实用神经疾病杂志，2014，17（15）：23-24.

3. YU J，FAN Y，WANG L，et al. Intestinal Surgery Contributes to Acute Cerebellar Ataxia Through Gut Brain Axis. Front Neurol，2019，10：995.

第五节　脑性瘫痪

【概述】

脑性瘫痪（cerebral palsy，CP）是一组持续存在的中枢性运动及姿势发育障碍、活动受限症候群，由各种因素引发的发育中胎儿或婴幼儿脑部非进行性损伤所致，常伴有感觉、知觉、交流和行为异常，以及癫痫和继发性的骨骼、肌肉问题。

本病在世界范围内的患病率约为2‰，而我国2013年完成的12省市自治区32万余名 1～6 岁儿童脑瘫流行病学调查结果显示，脑瘫患病率为 2.46‰，并有上升趋势，这可能与危重新生儿抢救技术的发展有关。

【病因】

脑瘫病因复杂，并无单一的确切致病因素，在出生前、出生时及出生后均可发生。脑损伤和脑发育异常是脑瘫的直接原因。大部分的脑瘫发生与产前因素有关，母亲妊娠时的各种异常情况，如妊娠期高血压、糖尿病、用药不当、毒物接触、宫内感染、胎盘异常等都被视为脑瘫的高危因素。此外，通过人工助孕技术受孕、多胎妊娠、早产、低出生体重、缺血缺氧性脑病、胆红素脑病、中枢神经系统感染、颅内出血等亦是引起脑瘫的重要原因。近年来随着分子生物技术的发展，遗传因素被发现在脑瘫发病中起着重要作用。染色体异常、拷贝数变异等基因组的大片段变异、单基因突变以及一些基因的多态性都与脑瘫的发病密切相关。

【临床类型】

根据脑损伤部位及受累肢体可分为如下。

（1）痉挛型四肢瘫：病变主要累及锥体系，包括皮质运动区损伤。牵张反射亢进是此型的特征，表现为四肢肌张力增高，活动受限。上肢肩关节内收，肘关节、腕关节屈曲，手握拳，拇指内扣。下肢髋关节外展困难，膝关节屈曲，踝关节跖屈，立位时可见尖足，行走时剪刀样步态。

（2）痉挛型双瘫：症状同痉挛型四肢瘫，但双下肢症状重于双上肢。

（3）痉挛型偏瘫：症状同痉挛型四肢瘫，以单侧肢体受累为主要表现。

（4）不随意运动型：病变主要在锥体外系，表现为不随意运动增多，即在进行有意识运动时伴随不自主的多余动作，紧张时尤其明显。肌张力可高可低，婴儿时期肌张力多低下。

（5）共济失调型：以小脑受损为主，主要特点是由运动感觉和平衡感觉障碍造成的不协调运动。走路时步态不稳，足间距宽，四肢动作不协调。

（6）混合型：具有两型以上的特点。

【临床表现】

脑瘫患儿的脑内病变是非进行性的，症状却会随着患儿的生长发育而出现变化，且因脑损伤部位的不同，临床表现也大相径庭，但大多有以下表现。

（1）运动发育落后、主动运动减少：脑瘫患儿运动发育里程碑均有不同程度地落后，也很少出现踢腿、蹬腿、伸手抓物等主动运动。

（2）肌张力异常：痉挛型表现为肌张力增高，不随意运动型早期表现为肌张力低下，后转变为静止时肌张力低下，紧张或运动时肌张力增高。

（3）异常姿势：与肌张力异常和原始反射延迟消失有关，在静态和动态及不同体位下表现出多种多样的异常姿势。

（4）反射异常：常表现为原始反射延迟消失，保护性反射难引出或延迟出现。痉挛型脑瘫患儿腱反射活跃或亢进，可引出踝阵挛，病理反射可阳性。

由于脑损伤的存在，脑瘫患儿常合并其他功能异常。智力障碍是脑瘫患儿最常见的伴随疾病，尤以痉挛型四肢瘫患儿多见。癫痫则更多见于痉挛型偏瘫患儿。语言障碍、视觉障碍、听觉障碍、行为障碍也是脑瘫常见的伴随疾病。

【诊断】

脑瘫的诊断应当具备以下 4 项必备条件：①中枢性运动障碍持续存在：在婴幼儿脑发育早期即可出现粗大运动及精细运动功能障碍或显著发育落后，并持续存在；②运动和姿势发育异常：运动模式异常，而姿势异常应根据不同年龄段的姿势发育判断；③反射发育异常：原始反射延缓消失，立直反射及平衡反应不出现或延迟出现，病理反射可引出；④肌力及肌张力异常：大部分儿脑瘫患儿肌力低下，肌张力的异常可通过检查肌肉硬度，肢体运动幅度，关节活动度（围巾征、足跟耳试验、股角、腘角、足背屈角等）判断。

诊断脑瘫的参考条件：①有引起脑瘫的病因学依据：通过病史采集寻找脑瘫发生的高危因素；②头颅影像学佐证（MRI、CT、B 超）：了解脑损伤的性质及位置。

脑瘫的诊断更依赖于神经系统体格检查及详细的病史询问，但辅助检查对伴随疾病的诊断及鉴别诊断仍是不可或缺的。脑电图可用于癫痫的辅助诊断，脑干视觉、听觉诱发电位能帮助早期发现视觉、听觉障碍，智力发育量表用以了解患儿是否合并智力障碍，肌电图能区分肌源性或神经源性瘫痪，遗传代谢及基因的检查则有助于与家族性痉挛性截瘫、精氨酸酶缺乏症、戊二酸血症 1 型、丙酮酸脱氢酶复合物缺乏症等遗传及代谢性疾病进行鉴别。

【治疗】

1. 治疗原则

（1）早发现、早干预：0 ～ 1 岁是大脑发育最迅速及代偿能力较强的时期，因此早期发现异常表现并早期干预对取得最佳康复效果、减轻脑瘫患儿伤残程度至关重要。

（2）遵循患儿运动发育规律，促进正常运动模式的建立，抑制异常姿势。综合性康复：以患儿为中心，各科医生、治疗师、护士等共同参与制定全面系统的治疗计划，康复治疗的同时，开展对癫痫等伴随疾病的诊治，以获得更好的康复效果，减少继发性骨骼、肌肉问题的发生。

（3）家庭训练与医师指导相结合：脑瘫的康复是个长期、连续的过程，不能仅仅依靠短期的院内治疗，在医师指导下持之以恒地进行规范的家庭训练同样重要。

2.治疗措施

（1）功能训练：①躯体运动训练（physical therapy，PT）：主要针对粗大运动，运用物理手段进行高强度的主动、被动运动，抑制不正常的姿势，诱导正常运动模式的建立，国内常用 Bobath 和 Vojta 疗法；②技能训练（occupational therapy，OT）：主要训练精细运动，提高患儿独立生活能力；③语言训练（speech therapy，ST）：包括发音训练、咀嚼吞咽功能训练等，如合并有听力障碍，宜尽早佩戴助听器，以免影响语言发育。

（2）物理因子疗法：功能性电刺激、生物反馈疗法、经颅磁刺激技术、水疗、蜡疗等物理因子疗法已被广泛应用于临床，主要功效在于增强肌力、降低肌张力。

（3）矫形器和辅助器具的应用：能帮助矫正患儿异常姿势，代偿丧失功能，促进正常运动发育，还有抑制异常反射的作用。

（4）手术治疗：主要适用于痉挛型脑瘫患儿，包括肌腱手术、神经手术、骨关节手术等，可矫正畸形，改善肌张力。

（5）药物治疗：A 型肉毒毒素可用于缓解局部高肌张力，但目前并没有针对脑瘫的特效药物，药物的应用仍主要是针对伴随疾病的治疗，如合并癫痫的患儿可应用抗癫痫药物。

（6）其他：在我国针灸、推拿等中医手段也被用于脑瘫的辅助治疗。

关于治疗措施的选择应综合考虑患儿病情、家庭、经济、身体状况、伴随疾病等因素。

【预后】

脑瘫的预后不能一概而论。影响预后的因素包括脑瘫类型、治疗起始时间及依从性、伴随症状的严重程度等。偏瘫患儿如无其他异常，能在患侧肢体的辅助下进行日常活动。伴有智力障碍或癫痫控制欠佳的患儿大都预后不良，生活难以自理。

（华　颖　南京医科大学附属无锡儿童医院）

参考文献

1.李晓捷，邱洪斌，姜志梅，等.中国十二省市小儿脑性瘫痪流行病学特征.中华实用儿科临床杂志，2018，33（5）：378-383.

2.王芳芳，罗蓉，屈艺，等.脑性瘫痪的遗传学研究进展.中国当代儿科杂志，2017，19（9）：1022-1026.

第六节 细菌性脑膜炎

【概述】

细菌性脑膜炎（bacterial meningitis，BM），亦称化脓性脑膜炎（purulent meningitis），是小儿时期常见的中枢神经系统急性感染性疾病，发病率较高。约 80% 的细菌性脑膜炎发生在 6 岁以内，如果不进行治疗，病死率接近 100%。随着诊疗水平的提高，病死率已大幅下降，但仍有约 1/3 ～ 1/2 的幸存者遗留各种神经系统后遗症。及时诊断和合理的治疗对改善预后非常重要。

【病因】

许多化脓菌都能引起细菌性脑膜炎，感染与患儿的年龄、地区，以及免疫状态均有关。目前国内病原菌检测阳性率仅为 25.6% ～ 33.6%。在病原菌检测明确的脑膜炎中，主要病原体为肺炎链球菌、B 族溶血性链球菌和大肠埃希菌。在小于 3 个月的婴儿中，B 族溶血性链球菌和大肠埃希菌最常见。在大于 3 个月的儿童中，肺炎链球菌最为常见，此外还有流感嗜血杆菌和金黄色葡萄球菌。6 岁以上儿童患者的主要致病菌为脑膜炎奈瑟菌和李斯特菌。如果患儿合并有原发性或继发性免疫缺陷，除肺炎链球菌和大肠埃希菌外，一些少见的病原菌也可致病，如表皮葡萄球菌、铜绿假单胞菌等。致病菌主要通过血行播散、邻近组织器官感染蔓延或者与颅腔共通的部位进入颅内，可引起脑膜及脑组织的炎症。

【诊断】

1.临床表现

患儿大多起病较急，发病前常有上呼吸道感染或胃肠道感染症状，但多数患儿局灶感染的症状轻微甚至缺如。

（1）全身感染中毒症状：主要表现为发热、感染中毒等非特异性表现，年龄较大的儿童有精神不振等症状，小婴儿可表现为烦躁、嗜睡、易激惹和拒奶等。双球菌脑膜炎的暴发型起病急骤，很快出现休克、弥散性血管内凝血等症状，在短时间内危及生命。新生儿发热可有可无，可出现体温不升，可表现为少哭少动、黄疸、发绀等。

（2）颅高压表现：年长儿可出现剧烈头痛和喷射性呕吐，可伴有血压增高和心动过缓。小婴儿则表现为前囟隆起和张力增高。合并脑疝时会出现瞳孔不等大、意识障碍、呼吸不规则等征兆。

（3）脑膜刺激征：表现为颈强直、克氏征与布氏征阳性，小婴儿因肌力弱和反应低下，脑膜刺激征不明显，治疗不及时可见头后仰甚至角弓反张。

（4）惊厥：20%～30% 的患儿可出现全身性或部分性惊厥，以流感嗜血杆菌和肺炎链球菌脑膜炎多见。年龄小于 3 个月的婴儿惊厥可不典型，仅见局部小抽动。

（5）局灶体征：多由血管闭塞引起脑实质或颅神经受损引起，出现肢体瘫痪、感觉异常、眼球活动异常、失明、耳聋等。

2. 并发症

（1）硬膜下积液：是 BM 最常见的并发症，以流感嗜血杆菌和肺炎链球菌脑膜炎多见，常发生在起病 7～10 天后，如经有效抗生素治疗 48～72 小时脑脊液好转，但仍有体温不降或退而复升，以及出现进行性前囟饱满、呕吐、惊厥、意识障碍时需要警惕。

（2）脑室管膜炎：是 BM 最严重的并发症，以革兰阴性杆菌脑膜炎多见，侧脑室穿刺见脑室内脑脊液异常可确诊。

（3）脑性低钠血症：炎症刺激垂体后叶致抗利尿激素过量分泌，引起高容量性稀释性低钠血症，可加重脑水肿，引起惊厥和意识障碍。尿渗透压可大于血渗透压。

（4）脑积水：脑脊液循环通道堵塞、蛛网膜颗粒受累，都可引起脑脊液吸收障碍、脑积水。临床上需监测头围、前囟张力等协助判断病情。脑积水可引起颅高压、动脉痉挛、脑梗死、脑组织发育不良等。

（5）听力损害：可发生在病程早期，也可发生在恢复期甚至起病 1 年后，以双侧多见，且常为不可逆性听力障碍。

3. 脑脊液检查

典型细菌性脑膜炎的脑脊液表现为外观浑浊，压力增高，白细胞总数显著增多，常在 $1000 \times 10^6/L$ 以上，以中性粒细胞为主；糖含量显著下降，蛋白显著增高。脑脊液检查前已使用抗菌药可致不典型表现。确定致病菌主要依靠脑脊液培养，但阳性率较低。目前高通量测序查找病原菌也逐渐开展，但其阳性率、假阳性率和假阴性率仍需要大样本研究证实。

4. 外周血象及其他炎性标志物

白细胞总数常明显增高，分类以中性粒细胞为主，严重感染时白细胞反而减少。C-反应蛋白和降钙素原的明显增高也有助于判断细菌感染。

5. 血培养

能帮助明确病原菌，早期未接受抗生素治疗阳性率较高。

6. 影像学检查

患儿治疗过程中如怀疑有并发症时可完善头颅 MRI 或 CT 检查，明确有无硬膜下积液、脑积水、脑脓肿等。鼻窦及颅底高分辨 CT、脊髓 MRI 等也可帮助判断有无合并脑脊液、鼻漏、局部窦道等基础疾病。

【鉴别诊断】

（1）结核性脑膜炎：多数起病较慢，需与不规则治疗的细菌性脑膜炎相鉴别。有结核接触史或肺部结核病灶时支持结核性脑膜炎诊断。脑脊液白细胞数多在 500×10^6/L 以下，以淋巴细胞为主。

（2）病毒性脑膜炎：全身感染中毒症状较轻，脑脊液清亮，白细胞轻度增高，以淋巴细胞为主，蛋白含量可轻度增高。某些病毒性脑炎早期尤其是肠道病毒感染者，脑脊液细胞数可明显增多，但糖含量正常，细菌学检查阴性。

（3）隐球菌性脑膜炎：脑脊液表现和结核性脑膜炎相似，但起病可能更缓慢，早期病情可呈波动性，剧烈头痛等颅高压表现更明显，诊断依赖脑脊液涂片墨汁染色，以及培养中找到新型隐球菌。

（4）莫拉雷脑膜炎：是指反复出现化脓性脑膜炎的脑脊液改变和临床表现，病因未明，但脑脊液病原学检查均为阴性，可找到莫拉雷细胞。治疗上对肾上腺皮质激素敏感。

【治疗】

（1）抗生素治疗用药原则：早期抗生素治疗；静脉用药；选择易于透过血—脑屏障的抗生素；对病原菌敏感；足量足疗程。及时完善脑脊液和血培养，并做药物敏感试验，培养阳性时，可根据药敏结果用药。因为培养阳性率不高，很多时候病原菌无法明确。考虑到肺炎链球菌在各个年龄段患儿中较常见，而该菌对青霉素和三代头孢的耐药率高，建议将三代头孢菌素加万古霉素作为初始的经验治疗。头孢菌素过敏时，可选用美罗培南替代治疗。欧美指南推荐三代头孢或美罗培南（耐药菌）用于大肠埃希菌脑膜炎。李斯特菌脑膜炎感染时标准治疗为阿莫西林，备选治疗为美罗培南加利奈唑胺或复方磺胺甲噁唑。对于万古霉素耐药的金黄色葡萄球菌，可选用利奈唑胺或复方磺胺甲噁唑。脑膜炎奈瑟菌、流感嗜血杆菌常选三代头孢为标准治疗，备选用药有氯霉素、氟喹诺酮类、美罗培南等。当致病菌明确时，需坚持足疗程的抗菌治疗，一般认为肺炎链球菌脑膜炎疗程为 7～14 天，双球菌脑膜炎疗程为 7 天，李斯特菌脑膜炎疗程不少于 21 天，流感嗜血杆菌脑膜炎疗程为 7～10 天，无乳链球菌和金黄色葡萄球菌脑膜炎疗程不少于 14 天，大肠埃希菌脑膜炎疗程不少于 21 天。无法明确致病菌时，疗效建议至少 2 周，同时需掌握严格的停药指征，即完成治疗并满足以下条件可停用抗菌药物：症状消失，热退 1 周以上，脑脊液压力正常，细胞数低于 20 个，脑脊液生化指标正常，脑脊液培养阴性。如标准抗菌药物疗程结束后脑脊液蛋白轻度升高，但低于 1 g/L（肺炎链球菌多见）和（或）脑脊液糖仍低，但高于 2.0 mmol/L（革兰阴性菌如大肠埃希菌多见），也可停药密切观察。但部分肺炎链球菌导致的 BM，如果疗程结束后仅有脑脊液蛋白升高，建议复查头颅 MRI 平扫加增强，如有合并硬膜下积液建议适当延长抗生素疗程。对于治疗效果欠佳的患儿，应从药物选择和疗程、是否合并并发症和解剖结构异常、病原菌是否耐药等方面综合分析。

（2）糖皮质激素治疗：糖皮质激素可以抑制多种炎症因子的产生，降低血管通透性，降低颅内压，减少炎症粘连。对于流感嗜血杆菌感染，早期糖皮质激素的治疗在预防听力减退方面有肯定疗效，对于肺炎链球菌感染也可能有效。伴有脓毒性休克的脑膜炎也推荐使用。但其他病原菌引起的脑膜炎及小于 6 周的小婴儿不建议使用。常用药物为地塞米松，推荐剂量为每次 0.15 mg/kg，每 6 h 1 次，疗程为 2 ～ 4 天，应在抗菌治疗开始前或同时使用，避免使用时间过长或不当使用。

（3）对症支持治疗：急性期密切监测生命体征及瞳孔、意识的改变，及时处理颅高压、惊厥、高热和感染性休克等。颅内高压患儿需绝对卧床，头正中位抬高 15° ～ 30° 。临床常用甘露醇，对于增高严重者，可加用利尿药物，防止脑疝。注意水电解质平衡，对有抗利尿激素分泌异常的患者，可适当限制液体量，酌情补充钠盐，并严密监测 24 小时出入量和电解质、尿渗透压等。对于小婴儿或者病情危重者，可静脉注射免疫球蛋白。

（4）并发症的治疗：少量硬膜下积液不需要处理，积液量较大引起颅压增高或者局部刺激症状时，可请神经外科会诊是否可行硬膜下穿刺、硬膜下—腹腔分流术等外科干预。脑室管膜炎可进行侧脑室穿刺引流，并注入抗生素，确诊后抗生素疗程需延长至 6 ～ 8 周。脑积水主要依赖手术治疗。

【预防】

国内目前已有肺炎链球菌、流感嗜血杆菌、脑膜炎双球菌疫苗，推荐适龄儿童特别是有基础疾病，如脑脊液漏、低丙种球蛋白血症的儿童常规接种。

细菌性脑膜炎的诊治流程见图 9-5。

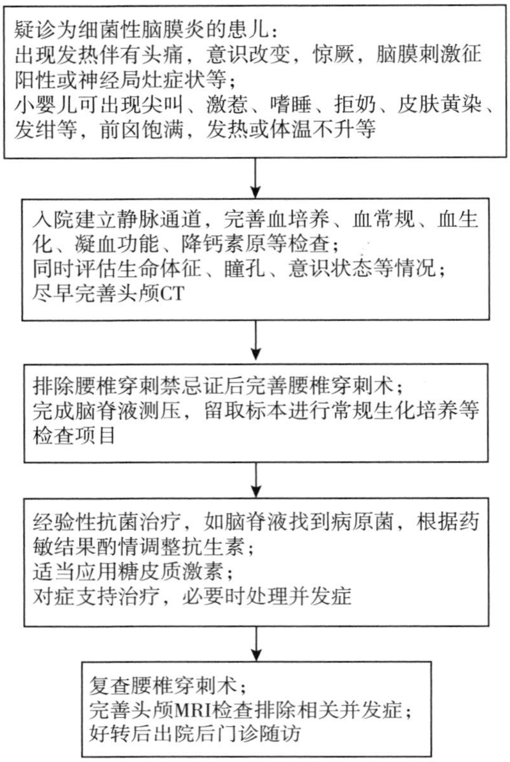

疑诊为细菌性脑膜炎的患儿：
出现发热伴有头痛，意识改变，惊厥，脑膜刺激征阳性或神经局灶症状等；
小婴儿可出现尖叫、激惹、嗜睡、拒奶、皮肤黄染、发绀等，前囟饱满，发热或体温不升等

↓

入院建立静脉通道，完善血培养、血常规、血生化、凝血功能、降钙素原等检查；
同时评估生命体征、瞳孔、意识状态等情况；
尽早完善头颅CT

↓

排除腰椎穿刺禁忌证后完善腰椎穿刺术；
完成脑脊液测压，留取标本进行常规生化培养等检查项目

↓

经验性抗菌治疗，如脑脊液找到病原菌，根据药敏结果酌情调整抗生素；
适当应用糖皮质激素；
对症支持治疗，必要时处理并发症

↓

复查腰椎穿刺术；
完善头颅MRI检查排除相关并发症；
好转后出院后门诊随访

图 9-5 细菌性脑膜炎的诊治流程

（华 颖 南京医科大学附属无锡儿童医院）

参考文献

1. 王卫平，孙锟，常立文 . 儿科学 .9 版 . 北京：人民卫生出版社，2018：378.

2. 中华医学会儿科学分会神经学组 . 儿童社区获得性细菌性脑膜炎诊断与治疗专家共识 . 中华儿科杂志，2019，57（8）：584-591

3. 彭镜，广诗琦 . 儿童细菌性脑膜炎并发症的识别与处理 . 中华实用儿科临床杂志，2019，34（12）：903-906.

4. 黄亮，罗蓉 . 儿童细菌性脑膜炎抗生素的规范治疗 . 中华实用儿科临床杂志，2019，34（12）：898-902.

5. 胡家胜，邓小龙，孙丹，等 .2016 版《欧洲临床微生物和感染病学会急性细菌性脑膜炎诊治指南》解读 . 中国实用儿科杂志，2017，32（10）：726-732.

第七节　小儿神经系统检查

由于小儿神经系统发育未成熟，不同年龄的正常标准各不相同，检查方法也有其特点。检查前尽量取得患儿的合作，可先在家长身上做示范，减少患儿恐惧心理，分次检查可以有效避免患儿厌烦情绪。小婴儿的神经系统检查容易受外界环境影响，入睡时肌张力松弛，原始反射减弱或消失，饥饿时常表现不安、多动，吃奶后容易入睡，在进食前 1 小时进行为最佳时机。小儿配合度差，应该从对小儿打扰最小的检查开始。

【一般检查】

1. 意识和精神行为状态

意识障碍：嗜睡，意识模糊，昏睡，昏迷（浅昏迷、中度昏迷、深昏迷）；精神状态要注意有无烦躁不安、激惹、谵妄、迟钝、抑郁、幻觉，对人、地、时间的定向力有无障碍。

检查过程中，尤其对智力发育落后的小儿要注意有无特殊气味，患某些先天代谢异常的小儿往往有某种特殊气味，如苯丙酮尿症患儿常有鼠尿味或发霉气味。

2. 头颅

观察头颅外形和大小。矢状缝早闭时头围向左右两侧增长受限，而向前后增长不受影响，形成"舟状头"畸形；冠状缝早闭时头围向前后增长受限，而向左右增宽，形成"扁头"畸形；若各颅缝均早闭则形成"塔形头"畸形；头围可粗略反映颅内组织容量。头围过大时要注意脑积水、硬膜下血肿、巨脑症等。头围过小警惕脑发育停滞或脑萎缩。每位患儿均要测量头围，测量方法为沿枕外隆突及眉间水平测量头围周径。正常情况下初生时大约为 34 cm；生后半年内增长最快，每月约增 1.5 cm；后半年每月增加约为 0.5 cm，1 岁时头围约为 46 cm；2 岁时 48 cm，5 岁时 50 cm。头围个体差异较大，可与小儿自己的胸围比较，2 岁以前胸围与头围相近或略小于头围，2 岁以后胸围超过头围。头部望诊还要观察头皮静脉是否怒张，头部有无肿物及瘢痕。头颅触诊要注意囟门大小及紧张程度，检查时扶小儿呈半坐位。囟门中心点若高度超过囟门骨缘水平，为之隆起，反映颅内压力增高，哭闹时前囟膨隆。正常情况下，安静半坐位时囟门稍凹。触诊时还需了解颅缝情况，新生儿时期囟门附近冠状缝可宽达 4 ~ 5 mm，无临床意义，若鳞状缝（顶颞缝）裂开，则需注意这是脑积水的一个体征。颅透照检查是一种适用于婴儿的检查方法，简便安全，即用一个普通手电筒，前端围以海绵或胶皮圈，使电筒亮端能紧贴患儿头部不漏光，在暗室中透照头颅各部位。正常情况下，沿胶皮圈外缘有一条 2 cm 左右宽的红色透光带，前额部光圈 > 2 cm，枕部 > 1 cm，或两侧不对称时对诊断有提示作用。脑穿通畸形或重症脑积水皮质萎缩薄于 1 cm 时，照一侧时对侧也透光。

3. 面部检查

面部检查要注意五官位置、大小及形状。许多神经系统疾病常合并有眼的发育畸形。小眼球可见于先天性风疹、弓形体感染及染色体疾病。注意判断内眦距离是否增宽。还要观察耳的外形及耳的位置，是否过低，大致可根据耳上缘与双侧内眦水平线之间的关系来判断，如耳上缘低于双侧内眦水平线者为低位耳。体检时还要注意人中的长度，下颌是否过小，有无高腭弓等。

4. 皮肤

许多先天性神经系统疾病常合并有皮肤异常。脑面血管瘤病在一侧面部可见红色血管瘤；结节性硬化症面部可见到血管纤维瘤，四肢或躯干皮肤可见到白色的色素脱失斑；神经纤维瘤病常在四肢和躯干的皮肤见到浅棕色的"咖啡牛奶斑"；色素失调症的患儿皮肤常见到条状、片状或大理石花纹状的黑褐色色素增生；共济失调毛细血管扩张症的患儿可见球结膜及面部毛细血管扩张。此外，还要注意头发的色泽，苯丙酮尿症时头发呈黄褐色。注意背部中线部位皮肤有无凹陷小窝，有时伴有异常毛发增生，见于隐性脊柱裂、皮样窦道或椎管内皮样囊肿。

5. 脊柱

注意有无畸形、强直、异常弯曲，有无叩击痛，有无脊柱裂、脊膜膨出等。

【颅神经检查】

1. 嗅神经

新生儿时期一般很少做此项检查，对糖尿病母亲的新生儿需做此项检查，因这类新生儿患先天性嗅球缺陷的机会较正常组发病风险增高。检查时利用牙膏、香精、橘子的香味等，不可用刺激三叉神经的如氨水、浓酒精、胡椒、樟脑等，可观察婴儿表情有无反应。嗅神经损伤常见于先天性节细胞发育不良或额叶、颅底病变者。

2. 视神经

视觉：胎龄 28 周以上新生儿即能睁眼，并对强光有闭眼反应。胎龄 37 周以上时可将头转向光源。一个月的婴儿仰卧位时眼球可随摆动的红色圆环（直径大于 8 cm）转动 90 度（左右各 45 度），3 个月婴儿可达 180 度（左右各 90 度）。

视力：年龄较大儿无明显智力低下者可用视力表检查。年幼儿可用图画视力表或小的实物放在不同距离进行检查。

视野：5～6 个月以上小儿可做此检查，但很粗略，检查时不蒙眼，扶小儿呈坐位，家人在小儿前方逗引小儿，检查者站在小儿后方，用两个颜色、大小相同、不发声的物体从小儿背后缓缓移动到小儿视野内，左右移动方向及速度尽量一致。若小儿视野正常，就会先朝一个物体去看，面露笑容，然后再去看另一个，同时用手去抓。若多次试验小儿只看一侧物体，可能对侧视野缺损。年长儿可直接用视野计。

眼底：正常婴儿的视盘由于小血管发育不完善，以致颜色稍苍白，不可误诊为视神经萎缩。有严重屈光不正（远视）时，视盘边缘可稍模糊，易与视盘水肿相混。慢性颅内高压时可见视盘水肿和视网膜静脉瘀血。

3. 动眼、滑车、外展神经

此 3 对颅神经支配眼球运动及瞳孔反射。检查时注意眼球位置，有无外突或内陷，眼睑有无下垂，瞳孔大小，对光反应是否对称。用一手电筒在小儿正前方照射，逗引小儿注视光源，两眼反光点都应在瞳孔中心。动眼神经麻痹时，患眼偏向外侧，轻度偏向下方。滑车神经麻痹时，患眼在静止时位置不偏或轻偏上方，特别在眼内收时明显。外展神经麻痹时，患眼在静止时向内偏移，同时头略转向麻痹侧以减少复视，外观上两眼也近乎平行。瞳孔检查时要注意大小、形状、位置，左右是否对称，对光反应及调节反应。查对光反应时两眼分别检查。检查调节反应可令小儿看数尺以外的物品，再将该物移至中线近鼻梁处，引起缩瞳为正常。新生儿期以后，在相同光线下小儿瞳孔比成人大，属正常现象。

4. 三叉神经

运动纤维支配咀嚼肌。当瘫痪时，做咀嚼运动扪不到咀嚼肌收缩；三叉神经运动纤维受刺激时，咀嚼肌强直，发生牙关紧闭。感觉纤维司面部感觉，分别由三叉神经眼支、上颌支、下颌支传入。检查面部感觉有无异常比较困难，只能粗略估计，检查角膜反射可了解三叉神经感觉支是否受损。

5. 面神经

观察随意运动或表情运动（如哭或笑）中双侧面部是否对称。周围性面神经麻痹时，患侧上、下面肌同时受累，表现为病变侧皱额不能、眼睑不能闭合、鼻唇沟变浅和口角向健侧歪斜。中枢性面瘫时，病变对侧鼻唇沟变浅和口角向病变侧歪斜但无皱额和眼睑闭合功能的丧失。

6. 听神经和前庭神经

观察小儿对突然声响或语声反应以了解有无听力损害。突然响声可引发新生儿惊跳或哭叫。3 个月起婴儿头可转向声源方向。对可疑患者，应安排特殊听力测验。

7. 舌咽、迷走神经

舌咽神经及迷走神经损害时可表现为吞咽困难、声音嘶哑、鼻音等现象，检查时可发现咽后壁感觉减退或消失。一侧舌咽、迷走神经麻痹时，该侧软腭变低，发"啊"音时，病侧软腭不能上提或运动减弱。在急性延脑麻痹（又称"球麻痹"）时，表现为舌咽、迷走及舌下神经麻痹，咽反射消失，并可有呼吸及循环功能障碍，称为"真性球麻痹"。当病变在大脑或脑干上段时，由于双侧锥体系受累也有吞咽、软腭及舌的运动障碍，但咽反射不消失，下颌反射亢进，此时称为"假性球麻痹"。两者需注意鉴别。

8.副神经

副神经主要支配胸锁乳突肌及斜方肌上部，可通过耸肩、转头检查胸锁乳突肌和斜方肌功能。斜方肌瘫痪时，患侧耸肩无力，举手不能过头，一侧胸锁乳突肌瘫痪时，头不能向对侧转动，双侧胸锁乳突肌无力时，则头不能保持直立。

9.舌下神经

检查时观察舌静止状态时的位置，有无萎缩、肌束震颤，伸舌是否居中。瘫痪时舌面多皱纹，肌肉萎缩，伸舌时舌尖推向瘫侧，两侧舌下神经损害时舌不能伸出。

【运动功能检查】

1.躯体姿势

正常足月新生儿仰卧位时，颈部肌肉放松，脊柱与床面之间没有空隙，当颈部肌肉紧张时脊柱与床面之间有一较大空隙，但早产儿由于后枕部较突出，也有一较大空隙，不要误认为颈肌紧张。正常足月新生儿屈肌张力稍强，仰卧位时上肢屈曲内收、握拳、拇指内收。髋关节屈曲轻度外展，膝关节屈曲。俯卧位时，髋屈曲，膝屈曲在腹下方，臀部高起。下列姿势均属异常：①仰卧位时肢体平置在床面，上肢肩关节、肘关节、腕关节及下肢的髋关节、膝关节、踝关节均能同时接触床面，似青蛙状姿势；②角弓反张，头后仰，下肢伸直；③头持续转向一侧；④四肢极度屈曲，两手紧握在嘴前方；⑤肢体极度不对称，一侧上肢和（或）下肢内旋或外旋。观察小儿躯体姿势时，要特别注意左右是否对称。

2.肌容积

观察并按捏肢体有无肌萎缩或肥大，小婴儿皮下脂肪较丰满，检查时需注意。

3.肌力

检查肌力时，关节置于中间位，令患儿对抗阻力向各个可能的方向运动。运动方向为屈—伸，内收—外展，内旋—外旋，旋前—旋后。一般测肩、肘、腕、指、筋、膝、踝及趾各关节。肌力大致可定为6度，见表9-3。

表 9-3　肌力分级

0 级	完全瘫痪，无任何肌收缩活动
1 级	可见轻微肌收缩但无肢体移动
2 级	肢体能在床上移动但不能抬起
3 级	肢体能抬离床面但不能对抗阻力
4 级	能做部分对抗阻力的运动
5 级	正常肌力

4. 肌张力

肌张力指安静情况下的肌肉紧张度。检查时触摸肌肉硬度并作被动运动以体会肌紧张度与阻力。肌张力增高多见于上运动神经元性损害和锥体外系病变，但注意半岁内正常婴儿肌张力也可稍增高。下运动神经元或肌肉疾病时肌张力降低，肌肉松软，甚至关节可以过伸。

5. 共济运动

可观察婴儿手拿玩具的动作是否准确。年长儿则能和成人一样完成指鼻、闭目难立、跟膝胫和轮替运动等检查。当患儿存在肌无力或不自主运动时，也会出现随意运动的不协调，不要误认为共济失调。还可通过下面检查法进行：鼻—指—鼻试验，即患儿与检查者对坐，令患儿用食指尖触自己鼻尖再指检查者手指，再指自己鼻尖，睁眼、闭眼皆试，观察有无震颤。

指—鼻试验：患儿可采取任何体位，伸直前臂，再用示指触鼻尖。生后几个月内小婴儿无法查共济运动，对较大婴儿可通过观察伸手拿玩具或玩弄物品时有无意向震颤。或将小儿拇指放入其口中，小儿会出现吸吮手指的动作，此时将其手指从口中拔出，小儿会将手指再次放入口中继续吸吮，观察手指能否准确放入口中，有无震颤。此试验称为"拇指—口试验"。

6. 姿势和步态

姿势和步态与肌力、肌张力、深感觉、小脑及前庭功能都有密切关系。观察小儿各种运动中姿势有何异常。常见的异常步态包括：双下肢的剪刀式或偏瘫性痉挛性步态，足间距增宽的小脑共济失调步态，高举腿、落足重的感觉性共济失调步态，髋带肌无力的髋部左右摇摆"鸭步"等。

7. 不自主运动

主要见于锥体外系疾病，常表现为舞蹈样运动、扭转痉挛、手足徐动症或一组肌群的抽动等。每遇情绪紧张或进行主动运动时加剧，入睡后消失。

【感觉功能检查】

新生儿已经具有痛、触觉，但对于刺激的定位能力很差，随着小儿发育成熟，感觉功能逐渐变得精确，温度觉一般可省略不做，可用痛觉检查代替。深感觉在年龄较小的小儿检查比较困难，较大小儿可做此项检查。

（1）浅感觉：包括痛觉、触觉和温度觉。痛觉正常者可免去温度觉测试。

（2）深感觉：位置觉、音叉震动觉。

（3）皮层感觉：闭目状态下测试两点辨别，或闭目中用手辨别常用物体的大小、形态或轻重等。皮肤出现感觉障碍注意是按周围神经分布还是按脊髓节段分布。

【反射检查】

正常小儿的反射有两种，一种是终身存在的反射，浅反射及腱反射；另一种为小儿时期暂时性反射，或称原始反射。

1. 浅反射和深反射

（1）浅反射：角膜反射：使小儿向一侧看，检查者用棉花细絮轻触角膜，正常时两眼同时出现闭眼动作。若试一眼没有闭眼动作，试另一眼时两眼有反应，说明没有引起反应的一侧三叉神经麻痹；若分别刺激双侧角膜，只一侧眼不闭合，说明这侧面神经麻痹。咽反射：用压舌板刺激咽后壁，正常时出现咳嗽或呕吐动作。腹壁反射：用钝针或木签自腹外侧向中线方向快速轻划腹壁皮肤，分别试上、中、下腹部，肚脐向刺激的一侧收缩为阳性。上腹壁反射中枢在胸髓7、8，中腹壁在胸髓9、10，下腹壁在胸髓11、12。婴儿时期腹壁反射不明显，呈弥散性，随着锥体束的发育而逐渐明显，1岁以后比较容易引出，注意两侧是否对称。膀胱充盈、肥胖、水肿或脱水时可能引不出或减弱。提睾反射：用钝针或木签轻划大腿内侧皮肤，引起同侧睾丸上提为阳性，反射中枢在腰髓1、2，男孩4～6个月后才比较明显，正常时可有轻度不对称。肛门反射：刺激肛门周围皮肤，引起肛门括约肌收缩，中枢在骶髓4、5节。

（2）深反射：刺激肌腱、骨膜等引起的反射。膝腱反射：坐位或卧位，膝自然屈曲，用叩诊锤敲击髌骨下方的股四头肌肌腱，引起小腿前踢为阳性。小婴儿检查膝腱反射时，应将头面部置于正中位，否则可能使膝腱反射不对称，头面部一侧的膝反射亢进，枕部一侧反射抑制。

2. 原始反射

（1）拥抱反射：又称Moro反射，是婴儿时期一种重要反射，有几种引出的方法。①小儿仰卧，检查者手放置于小儿头后部，将头抬起与床面呈30度，呈半坐位，然后迅速将头后倾10～15度（检查者的手不离开头部），可以引出此反射。②小儿呈仰卧位，拉小儿双手使躯体慢慢升起，当肩部略微离桌面（头并未离开桌面）时，突然将手抽出，引起颈部的突然活动，也可引出此反射。Moro反射阳性时表现为上肢伸直、外展，下肢伸直（但不经常出现），同时躯干及手指伸直，拇指及示指末节屈曲，然后上肢屈曲内收，呈拥抱状，有时伴有啼哭。

（2）吸吮反射：检查者用橡皮奶头或小手指尖插入小儿口内3 cm，引起小儿口唇及舌的吸吮动作。

（3）觅食反射：正常足月新生儿脸颊部接触到母亲乳房或其他部位时，即可出现"寻找"乳头的动作。检查此反射时，可轻触小儿口角或面颊部，小儿将头转向刺激侧，唇顿起。此反射在足月儿也不恒定，生后第1天有时可引不出，不能视为异常。生后数月此反射逐渐消失。

（4）握持反射：检查者手指或其他物品从小儿手掌尺侧进入，此时小儿手指屈曲握物，首先是中指屈队继而是环指、小指、示指，最后是拇指。检查时头部要放在正中位，不要转向一侧，否则枕部的一侧手容易引出。注意不要触手背，这是另一个相反的反射，可使手张开。此反射生后即出现，2～3个月后消失，逐渐被有意识的握物所代替。

【病理反射】

巴宾斯基征：简称巴氏征，检查时平卧，全身放松，踝、膝关节伸直，足跟放在床上，若坐位时膝关节应适当伸直，检查者用手握住其踝关节。用大头针钝端划足底外侧缘，由足部向前划，阳性反射为拇趾背屈，其余各趾散开。2岁以内出现意义不大，2岁以后阳性是锥体束损害重要体征之一，但也可出现于深昏迷或熟睡时。

查多克（Chaddock）征、戈登征（Gordon）和奥本海姆征（Oppenheim）等，检查和判断方法同成人。

【脑膜刺激征】

病理反射脑膜刺激征包括颈强直、屈髋伸膝试验（凯尔尼格征）和抬颈试验（布鲁津斯基征），方法同成人。

（张　刚　南京医科大学附属儿童医院）

参考文献

1. 吴江. 神经病学. 2版. 北京：人民卫生出版社，2017.

2. 吴希如，林庆. 小儿神经系统疾病基础与临床. 2版. 北京：人民卫生出版社，2009.

3. 江载芳，申昆玲，沈颖. 诸福棠实用儿科学. 8版. 北京：人民卫生出版社，2015.

第八节　腰椎穿刺术

腰椎穿刺术简称腰穿，是用腰穿针从腰椎棘突间隙刺入蛛网膜下腔的一种技术操作。临床上主要用于检测脑脊液的性质，测定颅内压力，以及椎管内注药等。

【适应证】

（1）检查脑脊液性质，协助诊断中枢神经系统感染、脱髓鞘疾病、头颅CT阴性的蛛网膜下腔出血等。

（2）某些疾病的鞘内注射及减压治疗。

（3）测定颅压，判断有无颅内压增高或减低的疾病，了解蛛网膜下腔是否堵塞。

（4）椎管造影检查排除有无脊髓血管畸形等。

【禁忌证】

（1）休克、严重心肺功能不全等危重患者。

（2）穿刺部位皮肤有感染。

（3）凝血功能异常，有出血倾向。

（4）颅压高有可能形成脑疝。

（5）可疑颅内及脊髓占位。

【方法步骤】

（1）对神志清楚的年长儿，向其说明腰穿的目的和方法，消除紧张情绪，通过鼓励的话语争取其配合。婴幼儿可行睡眠剥夺，必要时联合 10% 水合氯醛口服或稀释 1～2 倍后保留灌肠（0.3～0.5 mL/kg，最大剂量不超过 10 mL），也可静脉注射咪达唑仑（0.2～0.3 mg/kg，最大剂量不超过 10 mg）进行适当镇静。

（2）患儿一般采取侧卧位，头部在术者左侧，背部与检查台垂直，低头屈颈，膝部尽量贴近腹部，使椎间隙充分展开便于进针。助手与患儿面对面，一侧上肢绕过患儿颈部，另一侧上肢绕过患儿腘窝，固定患儿。

（3）腰穿穿刺点选择双髂前上棘最高点的连线与脊柱中线的相交处，一般在腰第 3～第 4 椎间隙处。婴幼儿脊髓下端的终止水平较低，故穿刺点宜选择腰第 4、第 5 椎间隙。

（4）选定穿刺点后，做好标记。局部皮肤常规消毒，消毒范围以穿刺点为中心，直径 15 cm 以上。戴无菌手套，铺无菌孔巾，用 2% 利多卡因 1～2 mL 在穿刺点行皮内、皮下浸润麻醉，然后垂直缓慢进针直至棘韧带，注药前注射器先回吸，注意无回血后才能继续操作，避免麻药注入血管内。避免麻药注入太多，使椎间隙水肿影响后续定位，或在术前 1 小时在以穿刺点为圆心的局部皮肤上，涂以 0.5 g/5 cm² 的 5% 复方利多卡因乳膏，并用无菌透明敷贴覆盖，这种方法可部分替代利多卡因注射液的浸润麻醉，减少患儿痛苦。麻醉结束后左手固定穿刺点，右手持腰穿针，保持穿刺针与皮肤平面的两个轴都垂直（一个轴是脊柱，另一个是两侧髂前上棘最高点连线），在此基础上进针方向略偏向于头部，针尖斜面与矢状面平行，缓缓进针，当针穿过棘上韧带、棘间韧带及硬脊膜时，有落空感（进针深度成人一般为 4～5 cm，小儿为 2～4 cm，但可因年龄、体形胖瘦而异），说明针已进入蛛网膜下腔，继后再把针头的斜面转向头侧，徐徐抽出针芯，针芯拨至针管外端口处需观察并感触手的冲击力如何，以免颅压太高出现"溃堤"。如需测压，接上测压管，让患者头部、肢体自然放松、伸直，然后测压。拔掉测压管，取脑脊液送检，送检时间不超过 1 小时。

（5）术毕，将穿刺针芯插入针体，然后一同拔出。局部消毒后在穿刺点盖无菌纱布，局部按压以防止出血及脑脊液外渗导致低颅压，嘱患儿去枕平卧 4～6 小时。患儿可适当翻身，婴幼儿可由父母水平位怀抱。

【注意事项】

（1）穿刺前及穿刺过程中注意观察患儿的生命体征、意识和瞳孔，以防脑疝。

（2）严格无菌操作，避免腰穿引起的感染。

（3）一般每次采集脑脊液 2～5 mL，不宜采集过多，以免发生腰穿后低颅压反应。避免连续多次穿刺，因穿刺孔增多，可致脑脊液外漏，导致低颅压。腰穿后低颅压症状可表现为直立性头痛，多在腰穿后的 2～3 天出现，可采取头低脚高位卧床休息，通过多饮淡盐水或口服补液盐补充体液，必要时静脉滴注生理盐水或应用促进脑脊液生成的药物，如地塞米松等进行治疗。

（4）注意观察穿刺处敷贴有无脱落和浸湿，24 小时内不宜洗澡，以防感染。

（5）穿刺进针或撤出时，均应插入针芯，避免无针芯的穿刺针穿刺时把小的表皮栓子带到蛛网膜下腔，数年后可能缓慢生长成为植入性表皮肿瘤。

（华　颖　南京医科大学附属无锡儿童医院）

参考文献

1. 尚红，王毓三，申子瑜. 全国临床检验操作规程. 4 版. 北京：人民卫生出版社，2015：187.

2. 何小城，伍咏瑶，彭盛，等. 水合氯醛联合咪达唑仑在儿童腰穿术中的镇静效果观察. 中国医学创新，2019，16（8）：156-160.

3. 王莉，李红艳，薛晚利，等. 复方利多卡因乳膏在儿童腰椎穿刺中的应用效果. 中国妇幼健康研究，2016，27（9）：1129-1130.

4. 刘亚萍，许丹丹. 两种体位对腰椎穿刺术后患者的影响及护理要求. 当代医学，2013（19）：118-118.

5. 王华，李明磊. 儿童低颅压综合征的诊断与急救处理. 中国小儿急救医学，2011，18（5）：400-402.

第十章
内分泌疾病

第一节　儿童内分泌系统概述

内分泌系统是人体重要的调节系统之一，其与神经系统、免疫系统相互调节并共同作用，维持人体生理功能的稳定。人体内分泌器官主要包括下丘脑、垂体、甲状腺、甲状旁腺、肾上腺、胰腺、性腺（卵巢、睾丸）等。

垂体位于蝶鞍的垂体窝内，是重要的内分泌腺体，可分泌多种激素，并调控其他多种内分泌腺。垂体前叶分泌生长激素（GH）、促甲状腺激素（TSH）、促肾上腺皮质激素（ACTH）、促卵泡生成素（FSH）、促黄体生成素（LH）等，垂体后叶分泌抗利尿激素（ADH）及催产素（OXT）。

甲状腺位于颈部气管前下方，主要功能是合成与分泌甲状腺素，调节机体基础代谢及生长发育，在婴儿期对神经系统发育起重要作用。

甲状旁腺位于甲状腺两叶的上下级，通过其主细胞分泌的甲状旁腺素及甲状腺滤泡旁细胞分泌的降钙素来调节机体的钙磷平衡和骨骼代谢。

肾上腺位于腹膜后脊柱两侧肾脏上端。肾上腺实质分为皮质及髓质两部分，肾上腺皮质分泌的激素有球状带分泌的盐皮质激素、束状带分泌的糖皮质激素及与网状带分泌的性激素，肾上腺髓质中的嗜铬细胞主要合成及储存儿茶酚胺类激素。

胰腺的胰岛中有 a、β、δ 与 PP 细胞，分别合成胰高血糖素、胰岛素、生长抑素、胰多肽。其中胰高血糖素及胰岛素对血糖调节起重要作用。

性腺在女性为卵巢，在男性为睾丸。卵巢主要分泌雌激素和孕激素及产生卵子，睾丸产生精子及分泌雄激素。性激素对女性及男性的第二性征及性发育进程及生育功能都有重要作用。

下丘脑与垂体在结构及功能方面密切相关，共同构成下丘脑—垂体神经内分泌系统。下丘脑结节区的神经内分泌细胞合成的多种激素经垂体漏斗部进入垂体门脉系统，调节腺垂体内各种细胞的分泌活动，构成下丘脑—腺垂体系统。而下丘脑视上核和视旁核的神经元发出的神经纤维直接进入神经垂体，将其合成的 ADH 和 OXT 运送至神经垂体储存而释放入血，构成下丘脑—神经垂体系统。下丘脑作为神经内分泌系统的高级中枢，其分泌的激素作用于腺垂体并调节其相应的激素分泌，腺垂体分泌的激素再作用于相应的靶器官，靶器官再分泌激素起到激素的生理作用，其分泌的激素反过来又可影响下丘脑及腺垂体的分泌活动。下丘脑、垂体、靶器官三者连成重要的具有调节人体生理功能的神经内分泌轴。人体重要的神经内分泌轴有下丘脑—垂体—生长轴、下丘脑—垂体—甲状腺轴、下丘脑—垂体—肾上腺轴、下丘脑—垂体—性腺轴。下丘脑分泌的激素主要有生长激素释放激素（GHRH）、生长抑素（SS）、促甲状腺激素释放激素（TRH）、促皮质激素释放激素（CRF）、促性腺激素释放激素（GnRH）；垂体分泌的激素主要有生长激素（GH）、促甲状腺素（TSH）、促皮质激素（ACTH）、黄体生成素（FSH）、卵泡生成素（FSH）、抗利尿激素（ADH）、泌乳素（PRL）、催产素（OT）。

从胚胎发育直至青春发育期，整个机体处于不断生长、发育、成熟的阶段，内分泌系统本身也在不断发育和成熟中。内分泌系统的功能与胎儿器官的形成、分化与成熟以及儿童青少年的生长发育、生理功能、免疫机制等密切相关，在此过程中激素的产生、分泌、结构和功能异常均可导致内分泌疾病。

儿童常见的内分泌疾病主要有生长迟缓、性分化异常、性早熟、甲状腺疾病、糖尿病、肾上腺疾病、尿崩症等。有些婴儿一出生即存在生化代谢紊乱和激素功能障碍，严重影响生长发育及智力发育，如得不到早期诊断及治疗易造成残疾甚至夭折。

儿童内分泌疾病的诊断常常需要做许多激素水平的检测及腺体功能的评估。各种检测技术的发展如酶联免疫吸附技术（ELISA）、免疫化学放光法（ICL）、质谱技术、基因检测技术、各种激发试验的建立等提高了内分泌疾病的诊断水平。许多内分泌疾病往往需要长期个体化甚至终身用药治疗，各种生物制药技术的提高，又有许多治疗内分泌疾病的新药出现，如重组人生长激素（rhGH）、赖脯胰岛素（lispro）、甘精胰岛素（glargine）、促性腺激素释放激素类似物的缓释剂（GnRHa）等已经被广泛应用于临床，使许多内分泌疾病得到有效治疗。

（陈临琪　苏州大学附属儿童医院）

参考文献

1. 孙锟，沈颖，黄国英 . 小儿内科学 . 5 版 . 北京：人民卫生出版社，2014.

2. 王卫平，孙锟，常立文 . 儿科学 . 9 版 . 北京：人民卫生出版社，2018.

第二节　生长激素缺乏症

【概述】

生长激素缺乏症（growth hormone deficiency，GHD）是由于垂体前叶合成和分泌生长激素（growth hormone，GH）部分或完全缺乏，或由于 GH 结构异常、受体缺陷等所致的生长发育障碍性疾病。其身高处在同年龄、同性别正常健康儿童生长曲线第三百分位数以下或低于两个标准差，符合矮身材标准。发病率为 20 ～ 25/10 万。

大多数垂体功能缺陷的儿童，其分泌的生长激素（GH）的量往往不足，因此，垂体功能减退这个术语可以与生长激素缺乏症（GHD）互换使用。GHD 患者（通常定义为经刺激后生长激素水平低于 10 ng / mL）中"特发性"的占 78%。22% 的 GHD 患者为"获得性"或"器质性"，由肿瘤、创伤、炎症和其他原因引起。

【病因】

生长激素缺乏症（垂体机能减退）的病因包括特发性、器质性、暂时性。

（一）特发性

1. 下丘脑机能障碍

下丘脑机能障碍可影响生长激素释放激素（GHRH）的正常释放。这类患儿在下丘脑、垂体未发现明显病灶，但 GH 分泌功能不足，其中因神经递质—神经激素功能途径的缺陷，导致 GHRH 分泌不足而引起的矮小称为生长激素神经分泌功能障碍（GHND）。

2. 垂体疾病

垂体疾病包括垂体发育不全、发育不良及一些遗传综合征如生长激素基因缺失、家族性全垂体功能低下和家族性孤立性生长激素缺乏。多达 3% 到 30% 的 GHD 患者，其父母、兄弟姐妹或孩子往往也受影响，其转录因子的多种编码缺陷，导致了垂体细胞发育的失败。

人类 *PROP 1* 基因的异常会导致多种垂体激素缺乏症（MPHDS），其特征是生长激素（GH）、催乳素（PRL）、甲状腺刺激激素（TSH）、卵泡刺激激素（FSH）、黄体生成素（LH），偶尔还有促肾上腺皮质激素（ACTH）均缺乏，以上激素的缺乏程度可变，且往往与年龄有关。截至目前，已经描述了编码生长激素的基因中的特定突变。人生长激素基因簇是由编码基因 *GH1*（*GH-N*）和 *CSHp1*、*CSH1*、*GH2*、*CSH2* 等基因组成的长约 55 kbp 的 DNA 链。由于 *GH1* 基因缺乏者称为单纯性生长激素缺乏症（IGHD），按遗传方式分为Ⅰ（AR）、Ⅱ（AD）、Ⅲ（X 连锁）三型。此外，还有少数是由于 GH 分子结构异常、GH 受体缺陷（Laron 综合征）、IGF 受体缺陷引起。这类受体缺陷患者虽然 GH 或 IGF 水平不低但不起促生长作用，与 GHD 一样表现为矮小。而由垂体 Pit-1 转录因子缺陷所致者，临床上表现为多种垂体激素缺乏（CPHD）。

（二）器质性

1. 鞍内肿瘤

鞍内肿瘤包括颅咽管瘤、腺瘤、下丘脑胶质瘤等。50% ~ 80% 的患者在诊断时，至少有一种垂体前叶激素水平异常。

2. 下丘脑、垂体结构或发育异常

由生长激素缺乏（GHD）而导致的特发性垂体功能低下，可能会在出生后的第 1 年年底出现生长障碍。这种疾病被认为是由于分娩并发症引起的，多达 70% 的特发性垂体功能低下的儿童有过某种围产期损伤的病史，如产妇出血缺氧、臀位分娩或出生过程中窒息。然而，在这些患者中，至少有 30% 的患者通过影像学研究证实了垂体柄、异位垂体后叶或垂体前叶发育不良的异常影像学表现。因此，GHD 儿童围产期的问题似乎更有可能是垂体功能减退的结果，而不是原因。GH 缺乏也可能与多种中枢神经系统和面部中线发育缺陷有关，包括前脑无裂畸形、唇裂和腭裂。垂体功能减退也可能与端粒减少、眼距过窄或单个上中切牙有关。

视隔发育不良是面中部中枢神经系统发育不良的一种形式，其中 GH 缺乏和其他垂体激素缺乏与小视盘、眼球震颤、失明以及透明隔经常缺失或发育不良相关。空蝶鞍综合征是一种罕见的儿童疾病，发生在鞍膈没有紧紧地包围垂体柄的时候，结果是蛛网膜疝入垂体窝，正常垂体组织被压迫到蝶鞍壁上。蝶鞍可扩张，CT 可显示蝶鞍内低密度。许多空蝶鞍综合征患者没有垂体功能障碍的症状或体征，但有些患者确实有相关的垂体功能减退。

3. 非肿瘤性破坏

与外伤、感染或头部放射线照射相关的梗死。

4. 头颅照射

有多达 4000 名儿童癌症幸存者，因广泛头颅照射的癌症治疗而患有生长激素缺乏症（GHD）。广泛头颅照射后，GHD 可能会随着时间的推移而演变。辐射可能会同时损害下丘脑和垂体的功能。低剂量的辐射通常会导致孤立性 GHD，更高剂量的辐射可能会导致多种垂体缺陷。

（三）暂时性

生长激素分泌缺陷会出现在心理社会侏儒症中，以及由于情感剥夺导致的极端形式的"发育不良"者。孩子们在给予支持环境中待了一段时间后，脑垂体功能显著改善。

【临床表现】

垂体功能减退伴随生长激素缺乏症（GHD）的临床表现，因发病年龄而异，但都有严重的成长障碍。对于新生儿来说，其诊断可能具有挑战性。男性新生儿如有小阴茎及一些低血糖的存在，应考虑到要对生长激素（GH）/胰岛素样生长因子（IGF）轴的评估。大多数在新生儿阶段没有被发现的特发性垂体功能低下的患者，在生命的第 1 年末会表现出生长不良。该类患者的童年时期的身高生长速率通常很低，往往低于 3～4 cm/ 年。垂体功能减退的儿童往往超过相应身高的标准正常体重，其腹部有明显的皮下脂肪沉积。由于同时存在促性腺激素的缺乏，许多相关的患者在适当的年龄没有经历青春期。由于肾上腺分泌的盐皮质激素不依赖于垂体促肾上腺皮质激素（ACTH），大多数儿童没有电解质紊乱，尽管其血清甲状腺素浓度可能低于正常水平，但也很少有甲状腺激素缺乏的临床症状。尿崩症在特发性垂体功能减退患者中很少出现。当尿崩症存在时，这种情况表明存在肿瘤或另一种下丘脑结构性病变（如鼻中隔发育不良或漏斗发育不良）。

【实验室检查】

GH 在血清中的半衰期相对较短（20～25 分钟），其释放是脉冲的。因此，随机测量在临床应用中是没有用的，目前常常使用 GH 激发实验进行判断。

（1）常用生长激素刺激实验见表 10-1。

表 10-1　常用生长激素刺激实验

实验	方法	采血时间
胰岛素	0.05～0.1 IU/kg，静脉滴注	0、15、30、60、90、120 分钟测血糖、皮质醇、GH
精氨酸	0.5 g/kg，用注射用水配成 5%～10% 溶液，30 分钟滴完	0、30、60、90、120 分钟测 GH
可乐定	0.004 mg/kg，1 次口服	同上
左旋多巴	10 mg/kg，1 次口服	同上

注：GH 正常值标准：GH 峰值＜ 10 μg/L 为分泌功能不正常，GH 峰值 5～10 μg/L 为部分性生长激素缺乏，GH 峰值＜ 5 μg/L 为生长激素完全缺乏。

（2）胰岛素样生长因子 1（IGF-1）的测定：该值较稳定，无昼夜波动，但受营养、性发育程度和甲状腺功能状态影响。

（3）X 线检查：常用左手腕掌指骨片评定骨龄，GHD 患儿骨龄往往落后。

（4）MRI 检查：可用于了解下丘脑 - 垂体有无肿瘤及器质性病变。

（5）其他激素水平检测：包括甲状腺激素、性腺激素、皮质激素等检测，以了解全垂体功能情况。

【诊断及鉴别诊断】

1. 诊断依据

身材矮小，身高处在同年龄、同性别正常健康儿童生长曲线第三百分位数以下或低于两个标准差；生长速率＜ 4 cm/ 年，骨龄落后；GH 两次激发实验均低于 5 μg/L，提示完全性生长激素缺乏症，为 5 ～ 10 μg/L 提示部分性生长激素缺乏症；IGF-1 低于平均水平；智力正常；排除其他疾病影响。怀疑 GHD 诊断的患者单次任意抽血查 GH 无法确切诊断 GHD 的，目前常常使用 GH 激发实验进行判断，但特异性及敏感性仍然不高。GHD 的诊断需要结合临床表现、生长速率及 IGF-1 及激发实验和影像学检查综合判断。

2. 鉴别诊断

家族性矮小：父母身高均矮小，年生长速率约为 4 cm，生长曲线沿着第三百分位线，骨龄与年龄匹配，出生体重、智力、性发育均正常。

体质性青春期延迟：属于正常发育的变异，青春期启动年龄比正常晚 3 ～ 5 年，青春期前生长速率慢，骨龄落后，往往有遗传家族史，最终身高大多可以正常。早期诊断比较困难。

先天性子宫卵巢发育不全（特纳综合征）：女孩身材矮小要考虑到此病，有身材矮小、第二性征缺乏、颈蹼、颈短、肘外翻等特征性表现，典型特纳综合征诊断不难，染色体为 45XO 即可确诊，但嵌合体症状不典型，容易漏诊，往往需要观察比较多的染色体分裂象且有时需要运用 FISH 等其他检测手段确诊。

甲状腺功能减低症：也可以表现为生长落后，但往往伴有代谢减低的其他表现，如智力低下、黏液水肿等，查甲状腺功能可确诊。

骨骼发育障碍：各种骨、软骨发育不全等，均有特殊的面容及体形，查骨骼影像片及基因检测可以确诊。

其他：有些慢性疾病也可影响生长，如皮质醇增多症、糖原累积病、慢性肾脏疾病等，需要做相应检查确诊。

【治疗】

基因重组人生长激素（recombination hGH，rhGH）是目前治疗 GHD 的有效药物，常用剂量为 0.1 U/kg，每晚睡前皮下注射 1 次，持续治疗至终身高，提倡早诊断、早治疗。如有全垂体功能异常要注意其他垂体激素的补充，替代所有缺乏的激素。rhGH 对 GHD 的治疗疗效肯定，比较安全，治疗过程中应注意适当监测糖代谢及其他激素的浓度，如合并有性发育异常要注意给予性发育异常的治疗。患有生长激素缺乏症的儿童，通常在治疗的第 1 年，可将他们的生长速度从治疗前的 3 ～ 4 cm/ 年提高到平均 8 ～ 11 cm/ 年。随着治疗的继续，身高增长率有所下降，因此经过 3 ～ 4 年的治疗，可能达到该年龄的身高及成熟的平均水平。一般来说，患有最严重 GHD 的儿童，对 GH 的治疗反应最好。

（陈临琪　苏州大学附属儿童医院）

参考文献

1. 孙琨，沈颖，黄国英 . 小儿内科学 .5 版 . 北京：人民卫生出版社，2014.

2. 罗小平 . 身材矮小症儿童诊疗规范 . 北京：人民卫生出版社，2019.

3. 王卫平，孙锟，常立文 . 儿科学 .9 版 . 北京：人民卫生出版社，2018.

第三节　中枢性尿崩症

【概述】

尿崩症（diabetes insipidus，DI）是患儿完全或部分丧失尿液浓缩功能，主要表现为多尿、排出稀释性尿和多饮。造成尿崩症的原因很多，因抗利尿激素（antidiuretic hormone，ADH），又名精氨酸加压素（arginine vasopressin，AVP）分泌或释放不足引起者，称中枢性尿崩症（central diabetes insipidus，CD I）。

【病因】

AVP 遗传性或先天性的缺乏或分泌 AVP 神经元受到物理性的破坏或存在抑制 AVP 合成、转运或分泌的浸润性或炎症性病变均可导致中枢性尿崩症，其病因包括遗传性、获得性和特发性等。

【诊断】

1. 临床表现

临床上以烦渴、多饮、多尿为主要症状。每天饮水量多，$> 3000 \ \mathrm{mL/m^2}$，每天尿量为 4 ～ 10 L，甚至更多，尿比重低且固定。夜尿增多，可出现遗尿。婴幼儿烦渴时哭闹不安，不肯吃奶，饮水后安静。喂水不足的患儿可发生便秘、低热、脱水甚至休克，严重脱水可导致脑损伤及智力缺陷。学龄儿童由于烦渴、多饮、多尿影响学习和睡眠，出现少汗、皮肤干燥苍白、精神不振、食欲低下、体重不增、生长缓慢等症状。如充分饮水，一般情况正常，无明显体征。

2. 尿液检查

每天尿量为 4 ～ 10 L，尿色清淡无气味，尿比重低，一般低于 1.005；尿渗透压低，为 50 ～ 200 mmol/L；尿蛋白、尿糖及有形成分均为阴性。

3. 血生化检查

血钾、氯、钙、镁、磷等一般正常，血钠正常或稍高，肌酐、尿素氮正常，血渗透压正常或偏高。无条件测定血浆渗透压者可用公式推算：

渗透压＝（血钠＋血钾）×2＋血糖＋血尿素氮，计算单位均用 mmoL/L。

4. 禁水试验

目的是观察患儿在细胞外液渗透压增高时的尿液浓缩能力。自试验前 1 天晚上 7～8 时患儿开始禁食，直至试验结束。试验当天晨 8 时开始禁饮，先排空膀胱，测定血压、脉搏、体重，并采血测血钠及渗透压、尿比重及尿渗透压；然后每小时排尿 1 次，测尿量、尿渗透压（或尿比重）和体重。终止试验的标准：相邻 2 次尿渗透压之差连续 2 次＜30 mmol/L，或患儿不能耐受，或体重下降达 5%，或尿渗透压≥800 mmol/L，或血压明显下降，即可再次采血测渗透压、血钠，终止试验。

结果分析：正常儿童禁饮后不出现脱水症状，每小时尿量逐渐减少，尿比重逐渐上升，尿渗透压可达 800 mmol/L 以上，而血钠、血渗透压均正常。

尿崩症患儿每小时尿量减少不明显，持续排出低渗尿，尿比重不超过 1.010，尿渗透压变化不大；血钠和血渗透压上升分别超过 145 mmol/L 和 295 mmol/L；体重下降 3%～5%。

5. 加压素试验

用于评价肾脏最大尿液浓缩能力，鉴别中枢性尿崩症和肾性尿崩症。禁水试验结束后，皮下注射垂体后叶素 5 U（或精氨酸加压素 0.1 U/kg），然后 2 小时内每 30 分钟留尿 1 次，共 4 次，测定尿量和尿渗透压。

结果分析：如尿渗透压上升峰值超过给药前的 50%，则为完全性中枢性尿崩症；9%～50% 者为部分性尿崩症；小于 9% 为肾性尿崩症。

6. 血浆 AVP 测定

结合禁水试验测定血浆 AVP 有助于尿崩症的鉴别。中枢性尿崩症血浆 AVP 浓度低于正常；肾性尿崩症血浆 AVP 基础状态可测出，禁饮后明显升高但尿液不能浓缩；精神性多饮 AVP 分泌正常。但由于 AVP 半衰期短（24 分钟），在体内外不稳定、易被清除，加之检测方法烦琐、耗时等，限制了其在尿崩症鉴别诊断中的应用。

7. 血浆 copeptin 测定

血浆 copeptin 是 AVP 激素原羧基端糖蛋白，在体内血浆 copeptin 与 AVP 以 1 : 1 的比例合成和分泌，可敏感地反映体内 AVP 的分泌状态。血浆 copeptin 基础浓度的检测有助于尿崩症的鉴别诊断：中枢性尿崩症血浆 copeptin ＜ 2.6 pmol/L，而肾性尿崩症则＞ 20 pmol/L。

此外，由于 copeptin 在体外相对稳定，检测所需血浆量少、耗时短等，因此，其检测有望取代 AVP 的检测，成为诊断尿崩症一个有价值的指标。

8.影像学检查

选择性进行头颅 X 线平片、CT 或 MRI 检查，以排除颅内肿瘤，明确病因，指导治疗。探查颅内神经垂体病变 MRI 优于 CT 检查。

【鉴别诊断】

（1）精神性或习惯性多饮（psychogenic polydipsia）：通常由某些精神因素引起多饮后导致多尿，起病多为渐进性，多饮、多尿症状逐渐加重，但夜间饮水较少，患儿血钠、血渗透压均处于正常低限，AVP 分泌能力正常，因此，禁水试验比加压素试验更能使其尿渗透压增高。

（2）高渗性利尿：如糖尿病、肾小管酸中毒等，根据血糖、尿比重、尿渗透压及其他临床表现加以鉴别。

（3）高钙血症：见于维生素 D 中毒、甲状旁腺功能亢进等。

（4）低钾血症：见于原发性醛固酮增多症、慢性腹泻、巴特综合征等，可表现为多饮、多尿。心电图显示低钾图形。

（5）慢性肾脏疾病：尤其是肾小管疾病，可引起肾脏对 AVP 的作用不敏感的电解质紊乱，如高钙血症、低钾血症可影响肾脏的浓缩功能而引起多尿、多饮等症状。

（6）肾性尿崩症：为 X 连锁或常染色体显性 / 隐性遗传疾病，是由于肾小管上皮细胞对 AVP 无反应所致。发病年龄和症状轻重差异较大，重者生后不久即出现症状，可有多尿、脱水、体重不增、生长障碍、发热、末梢循环衰竭甚至中枢神经系统症状。轻者发病较晚，当患儿禁饮时，可出现高热、末梢循环衰竭、体重迅速下降等症状。禁水、加压素试验均不能提高尿渗透压。

【治疗】

1.病因治疗

明确诊断后应积极寻找病因。对有原发病灶的患儿必须针对病因治疗，如肿瘤者应根据肿瘤的性质、部位选择手术或放疗方案。特发性中枢性尿崩症患儿，应检查有无垂体其他激素缺乏情况；渴感正常的患儿应充分饮水，但存在脱水、高钠血症的情况下应缓慢给水，以免造成脑水肿。对精神性多饮者应寻找引起多饮、多尿的精神因素，并进行相应的治疗。

2.激素补充治疗

（1）1- 脱氨 -8-D- 精氨酸加压素（DDAVP）：为人工合成的 AVP 类似物。控制症状所需剂量的个体差异较大，一般用药 1～2 小时后患儿尿量开始减少。

口服片剂：作用维持 8～12 小时，含量为 100 μg/ 片。剂量为 100～200 μg/d，分 2～3 次口服，一般从小剂量每次 50 μg 开始，逐渐加量至疗效满意。

喷鼻剂：作用维持时间 12～24 小时，含量为 100 μg /mL，通常用量为 2～40 μg / 次，每天1次或2次（间隔12小时）。一般从小剂量开始，如婴儿每次从0.5～1μg、儿童从2.5μg渐加量至疗效满意。用前需清洁鼻腔，症状复现时再次给用。

DDAVP不良反应少见，偶有头痛或腹部不适。喷鼻剂可有眼刺激、鼻炎、咳嗽等不良反应。

（2）鞣酸加压素（长效尿崩停）：为混悬液，用前需稍加温并摇匀，再进行深部肌内注射。开始剂量为每次0.1～0.2mL，药效可维持3～7天，需待多尿、多饮症状又出现时再次注射，可根据疗效逐步调整剂量，每次增加0.1mL。剂量过大可引起患儿面色苍白、血压升高及腹痛等。此外，用药期间应注意患儿的饮水量，避免发生水中毒。

尿崩症诊断流程见图10-1。

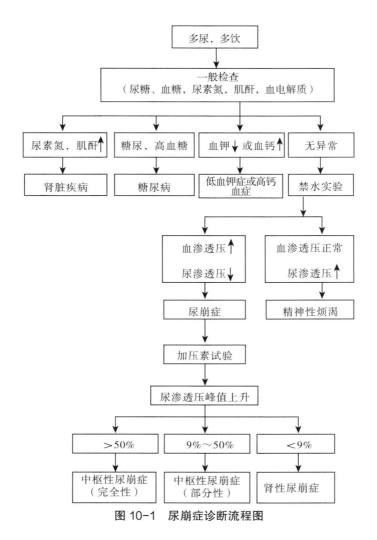

图10-1 尿崩症诊断流程图

（薛 颖 徐州医科大学附属徐州市儿童医院）

参考文献

1. 王卫平，孙锟，常立文 . 儿科学 .9 版 . 北京：人民卫生出版社，2018：399-401.

2. LEVY M，PRENTICE M，WASS J. Diabetes insipidus. BMJ，2019，364：l321.

3. 中华医学会儿科学分会 . 儿科内分泌与代谢性疾病诊疗规范 . 北京：人民卫生出版社，2016：36-43.

第四节　性早熟

【概述】

性早熟（precocious puberty）是指女孩在 8 岁前、男孩在 9 岁前出现第二性征。性发育开始的时间与遗传、环境、肥胖等因素有关。性早熟的年龄界定应根据不同国家、不同种族的标准进行。性发育的进程和速度存在明显个体差异。性发育顺序异常需注意除外外周性性早熟、不完全性性早熟。性发育进程异常应警惕慢进展型性早熟（在界定的年龄前出现性发育征象，但是性发育过程和骨龄进展缓慢）和快进展型青春期（在界定的年龄之后出现性发育，但从一个发育分期进展到下一分期的时间较短，< 6 个月）。

【病因和分类】

性早熟分类：按下丘脑—垂体—性腺轴（HPGA）功能是否提前启动分为中枢性性早熟（GnRH 依赖性、真性、完全性性早熟）、外周性性早熟（非 GnRH 依赖性、假性性早熟）和不完全性性早熟（部分性性早熟）。

1. 中枢性性早熟

中枢性性早熟（central precocious puberty，CPP）是指 HPGA 功能提前启动而导致女孩 8 岁前、男孩 9 岁前出现内外生殖器官快速发育及第二性征呈现的一种常见儿科内分泌疾病，发病率为 1/0000 ～ 1/5000，女孩为男孩的 5 ～ 10 倍。其对机体的影响主要表现：由于性发育过早，引起女孩早初潮；由于骨骼成熟较快，骨龄超过实际年龄而骨骺提前愈合，影响患儿的终身高；由于第二性征过早发育及性成熟，可能带来相应的心理问题或社会行为异常。

（1）特发性中枢性性早熟（idiopathic central precocious puberty，ICPP）：是由于下丘脑对性激素负反馈的敏感性下降，促使性腺释放激素过早分泌所致，女性多见，约占女孩 CPP 的 80% 以上，而男孩则仅为 40% 左右。

（2）继发性性早熟：多见于中枢神经系统异常，包括肿瘤或占位性病变（下丘脑错构瘤、囊肿、肉芽肿）；中枢神经系统感染；获得性损伤（外伤、术后、放疗或化疗）；

先天发育异常（脑积水、视—中隔发育不全等）。

（3）其他疾病：如未经治疗的原发性甲状腺功能减低症、外周性性早熟转化而来等。

（4）不完全性中枢性性早熟：是 CPP 的特殊类型，指患儿有第二性征的早现，其控制机制也在于下丘脑—垂体—性腺轴的发动，但其性征发育呈自限性。最常见的类型为单纯性乳房早发育，多发生于 2 岁内女孩，可能是由于下丘脑—性腺轴处于生理性活跃状态，又称为"小青春期"，还可表现为单纯性阴毛早出现、单纯性早初潮等。

2. 外周性性早熟

外周性性早熟（peripheral precocious puberty，PPP）亦称假性性早熟，是非受控于下丘脑—垂体—性腺轴功能所引起的性早熟，有第二性征发育，有性激素水平升高，但下丘脑—垂体—性腺轴不成熟，无性腺的发育，出现的第二性征与患儿原性别相同时称为同性性早熟，与原性别相反时称为异性性早熟。

（1）性腺肿瘤：卵巢颗粒—泡膜细胞瘤、黄体瘤、睾丸间质细胞瘤、畸胎瘤等。

（2）肾上腺疾病：肾上腺肿瘤、先天性肾上腺皮质增生症等。

（3）外源性：如误服含雌激素的药物、食物或接触含雌激素化妆品等。

（4）其他：如纤维性骨营养不良综合征等。

一、中枢性性早熟

【临床表现】

性早熟以女孩多见，女孩发生特发性中枢性性早熟约为男孩的 9 倍。而男孩性早熟者中枢神经系统异常（如肿瘤）的发生率较高。中枢性性早熟的临床特征是提前出现的性征发育与正常青春期发育顺序相似，但临床表现差异较大。

（1）女孩在 8 岁以前、男孩 9 岁以前出现第二性征，以女孩出现乳房结节，男孩睾丸容积增大为首发表现。

（2）HPGA 功能启动，血清促性腺激素和性激素水平升高至青春期水平。

（3）性腺增大：盆腔 B 超示女孩子宫、卵巢容积增大（长 × 宽 × 厚 × 0.5223），并可见多个直径 > 4 mm 的卵泡；男童睾丸容积（长 × 宽 × 厚 × 0.71）≥ 4 mL，睾丸长径 > 2.5 cm。

（4）线性生长加速：年生长速率高于正常儿童。

（5）骨龄超前：超过实际年龄 1 岁或 1 岁以上。

【实验室检查】

基础性激素测定：基础促黄体生成激素（LH）测定有筛查意义，如凭基础值不能确诊时需进行激发试验。人绒毛膜促性腺激素（HCG）和甲胎蛋白（AFP）应当纳入基本筛查，是诊断分泌 HCG 生殖细胞瘤的重要线索。雌激素和睾酮水平升高有辅助诊断意义。雌激素水平 > 367 pmol/L（100 pg/mL）时，应高度警惕卵巢囊肿或肿瘤。

1. GnRH 激发试验

GnRH 激发试验是目前诊断 CPP 的金标准，也是鉴别 CPP 和 PPP 的重要依据。以 GnRH 2.5 μg/kg（最大剂量 100 μg）皮下注射，测定不同时间点血清 LH 和促卵泡素（FSH）；如用化学发光法测定，激发峰值 LH ≥ 5.0 IU/L、LH/FSH 比值 ≥ 0.6 时可判断性腺轴启动。单纯以 LH/FSH 比值 ≥ 0.6 作为诊断标准，易造成误诊；FSH 的基础值和峰值对性早熟诊断无明显临床意义。

2. 子宫卵巢 B 超

单侧卵巢容积（长 × 宽 × 厚 ×0.5223）为 1 ～ 3 mL，并可见多个直径 ≥ 4 mm 的卵泡，子宫长度为 3.4 ～ 4 cm，可认为已进入青春发育状态。子宫内膜回声具有较好的特异性，可作为 CPP 与正常女孩及单纯性乳房发育的鉴别诊断的辅助手段，但敏感性稍低（42% ～ 87%），而单凭 B 超检查结果不能作为 CPP 诊断依据。

3. 骨龄

骨龄是预测 CPP 成年终身高、对性早熟预后估计以及疗效判断的重要依据，对鉴别中枢性和外周性性早熟无特异性，但骨龄提前程度及增长速度可判断成熟程度的快缓。

【影像学检查】

男性性早熟患儿可能有神经系统异常，50% 左右的患儿存在中枢神经系统肿瘤，故对于年龄小于 6 岁的 CPP 女孩、所有男性性早熟患儿、性成熟过程迅速或有其他中枢病变表现者均应常规行头颅（尤其是鞍区）MRI（CT）检查。

【诊断和鉴别诊断】

性早熟的诊断需要详细询问病史、全面的体格检查、必要的实验室检查，诊断包括 3 个步骤：首先要确定是否为性早熟；其次是判断性早熟属于中枢性或外周性；第三是寻找性早熟的病因。ICPP 的诊断过程主要是排除其他原因所致的性早熟。另外，需注意外周性性早熟的诊断。外周性性早熟的性发育过程与上述规律明显不同。男孩如果睾丸未增大，但男性化进行性发展，则提示外周性性早熟，其雄激素可能来自肾上腺、性腺肿瘤、分泌 HCG 生殖细胞瘤、外源性激素等。颅内肿瘤所致者在病程早期常仅有性早熟表现，后期可见颅压增高、视野缺损等定位征象，需加以重视。

【治疗】

（1）治疗目标：抑制骨骼成熟，改善骨龄提前而减损的成年期终身高；抑制或减慢性发育进程；防止或缓释患儿或家长因性早熟所致的相关的社会或心理问题（如早初潮），但并非所有的 CPP 都需要治疗。

（2）病因治疗：中枢神经系统病变 CPP 可考虑手术或放疗；对非进行性损害的颅内肿瘤或先天异常，如下丘脑错构瘤或蛛网膜囊肿，则宜谨慎处理；对继发于其他疾病的 CPP 应同时针对原发病治疗。外周性性早熟可按不同病因分别处理，如手术治疗各类肿瘤；糖皮质激素替代治疗先天性肾上腺皮质增生症等；单纯性乳房早发育多呈自限病程，一般不需药物治疗，但需强调定期随访。小部分患儿可能转化为中枢性性早熟，尤其在 4 岁以后起病者。

（3）GnRH 类似物的治疗：GnRHa 与垂体前叶促性腺细胞的 GnRH 受体结合，抑制垂体—性腺轴，使 LH、FSH 和性腺激素分泌减少，从而控制性发育进程，延迟骨骼成熟。GnRHa 治疗应严格掌握指征，采用个体化治疗方案，并在治疗过程中密切关注性发育进程、生长情况及安全性监测，确保用药的有效性与安全性。

（4）治疗指征：快进展型 CPP；快进展型青春期；出现与性早熟直接相关的心理行为问题。

（5）治疗方案：目前国内常用制剂有曲普瑞林和亮丙瑞林的缓释剂。国内推荐缓释剂首剂 3.75 mg，此后剂量为 80 ～ 100 μg/（kg·4 周），或采用通常剂量 3.75 mg、每 4 周注射 1 次，可根据性腺轴功能抑制情况进行适当调整。不同药物制剂选择剂量有所不同。

（6）安全性监测：GnRHa 长期治疗安全性良好。治疗过程中偶尔出现皮疹、潮红、头痛、局部反应，但通常短暂轻微，不影响治疗。部分患儿首次应用 GnRHa 治疗 3 ～ 7 天后可出现少量阴道出血，与 GnRHa 的"点火效应"有关。

（7）停药时机：国内外普遍认为停药时机取决于治疗目的。以改善成年身高为目的者治疗一般宜持续 2 年以上。但停药时机亦需个体化。

（刘倩琦　南京医科大学附属儿童医院）

参考文献

1. 中华医学会儿科学分会内分泌遗传代谢学组. 中枢性性早熟诊断与治疗共识（2015），2015，53（6）：412-432.

2. 梁雁，罗小平. 进一步规范中枢性性早熟的诊疗. 中华儿科杂志，2015，53（6）：405-408.

第五节　先天性甲状腺功能减低症

【概述】

先天性甲状腺功能减低症（congenital hypothyroidism），也称先天性甲低，是引起儿童智力发育及体格发育落后最常见的儿科内分泌疾病之一，也是可预防、可治疗的疾病。该病是由于各种原因累及下丘脑—垂体—甲状腺轴功能，造成甲状腺素合成障碍或分泌减少，或是由于甲状腺素受体缺陷所造成的临床综合征。

【病因】

根据发病机制先天性甲状腺功能减低症可分为散发性和地方性两大类。

1. 散发性先天性甲低（sporadic congenital hypothyroidism）

散发性先天性甲低是由于甲状腺激素合成不足或甲状腺素受体缺陷所造成的一种疾病，发生率约为 1/2050。

（1）甲状腺不发育、发育不全或异位：是造成先天性甲低最主要的原因，约占90%，亦称原发性甲低，多见于女孩。其中 1/3 为甲状腺完全缺如，其次为发育不全或异位甲状腺，可能与遗传因素、免疫介导机制有关。

（2）甲状腺激素（thyroid hormone）合成障碍：是导致甲状腺功能低下的第 2 位发病原因，亦称家族性甲状腺激素生成障碍（familial thyroid dyshormonogenesis），多为常染色体隐性遗传病，是由于甲状腺激素合成或分泌过程中过氧化酶、偶联酶、脱碘酶、甲状腺球蛋白合成酶等缺陷所致。

（3）TSH、TRH 缺乏：亦称下丘脑—垂体性甲低或中枢性甲低，是因垂体分泌 TSH 障碍而引起的，常见于特发性垂体功能低下或下丘脑、垂体发育缺陷，常与生长激素、催乳素、黄体生成素等其他垂体激素缺乏并存，由位于 3p11 的 *pit-1* 基因突变引起的临床上称为多种垂体激素缺乏症（MPHD）。

（4）甲状腺或靶器官反应低下：是由于甲状腺细胞质膜上的 GSα 蛋白缺陷，对TSH 无反应或 α、β-甲状腺受体基因缺陷，对 T3、T4 无反应，均为罕见病。

（5）母亲因素：母亲服用抗甲状腺药物或母亲患自身免疫性疾病，存在抗 TSH 受体抗体，均可通过胎盘影响胎儿，亦称暂时性甲低，一般在生后 3 个月好转。

2. 地方性先天性甲低（endemic congenital hypothyroidism）

多因孕妇饮食缺碘，致使胎儿在胚胎期因为碘缺乏而导致甲状腺功能低下，多见于甲状腺肿流行的山区。

按病变涉及的位置地方性先天性甲低分为：①原发性甲低：是由于甲状腺本身疾病所致；②继发性甲低：其病变位于垂体或下丘脑，又称为中枢性甲低，多数与其他下丘脑—垂体轴功能缺陷同时存在。

【临床表现】

甲状腺功能减低症的症状出现的早晚、轻重程度与残留甲状腺组织的多少及甲状腺功能低下的程度有关，如不治疗可有智力低下、生长发育落后及各项生理功能低下。

1. 新生儿期表现

症状和体征缺乏特异性，易误诊或漏诊，但仔细询问病史和体格检查可发现可疑线索，如患儿常为过期产、胎便排出延迟；生后常有腹胀、便秘、脐疝；生理性黄疸延长；肌张力低、吸吮差、少吃少哭少动睡眠多、体温低等。

2. 典型症状

多数先天性甲状腺功能减低症患儿常在出生半年后出现典型症状。

（1）特殊面容和体态：面部黏液性水肿，眼睑水肿，鼻梁低平，眼距宽，皮肤粗糙，毛发稀疏、无光泽，唇厚，舌大而宽厚、常伸出口外，身材矮小，躯干长而四肢短，腹部膨隆，常有脐疝。

（2）神经系统症状：智力发育低下，表情淡漠，神经反射迟钝，运动发育障碍（会翻身、坐、走的时间延迟）。

（3）生理功能低下：安静少动，嗜睡，声音低哑，肌张力低，腹胀、便秘，心音低钝，脉搏、呼吸缓慢。

3. 地方性甲低

临床表现为"神经性"综合征和"黏液水肿性"综合征两种不同的类型，但可相互交叉重叠。

4. 促甲状腺素和促甲状腺激素释放激素分泌不足

常有其他垂体激素缺乏的症状，如低血糖（促肾上腺皮质激素缺乏）、小阴茎（促性腺激素缺乏）、尿崩症（精氨酸升压素缺乏）等。

【辅助检查】

甲状腺激素缺乏在生命早期对神经系统功能损害重，且先天性甲低治疗容易、疗效佳，因此早期诊断、早期治疗尤为重要。

1. 新生儿筛查

对新生儿进行群体筛查是早期发现、早期诊断的必要手段，在《母婴保健法》中已被列为新生儿筛查的疾病之一。多采用足月新生儿出生后 72 小时足跟血干血滴纸片法检测 TSH 浓度作为初筛，如初筛阳性再检测血清 T4 和 TSH 以确诊。但该方法只能检出原发性甲低和高 TSH 血症，无法检出中枢性甲低、TSH 延迟升高等危重新生儿或接受过输血治疗的新生儿，可能出现筛查假阴性结果。

2. 确诊性检查

任何新生儿筛查结果可疑或临床可疑的患儿都应检测血清 T4、T3、TSH 浓度，如T4 降低、TSH 明显升高，可诊断。

3. 其他辅助检查

（1）甲状腺 B 超：可评估甲状腺发育情况，但对异位甲状腺判断不如放射性核素扫描显像敏感。

（2）放射性核素检查：采用静脉注射^{99}Tc后以单光子发射计算机体层摄影术（SPECT）检测患儿甲状腺发育情况及甲状腺大小、形状和位置。

（3）骨龄片：新生儿膝关节正位片显示股骨远端骨化中心出现延迟，提示可能存在宫内甲低；幼儿和儿童手腕部摄片可显示骨成熟明显延迟。

（4）甲状腺球蛋白（TG）与抗甲状腺抗体测定：有助于病因学诊断。

（5）基因学检查：仅在有家族史或其他检查提示为某种缺陷的甲低或怀疑甲状腺受体缺陷时进行。

（6）其他检查：继发性甲低应做下丘脑—垂体部位磁共振成像（MRI）及其他垂体激素检查，延迟诊断和治疗的患儿需检查血常规、肝肾功能、心肌酶谱、血脂、心电图、心脏B超等。

【鉴别诊断】

需与下列疾病进行鉴别。

（1）先天性巨结肠：患儿出生后即开始便秘、腹胀，并常有脐疝，但其面容、精神反应及哭声等均正常，皮肤无粗糙，钡灌肠可见结肠痉挛段与扩张段，但甲状腺功能正常。

（2）唐氏综合征：患儿身材矮小、智能及动作发育落后、有特殊面容、皮纹异常，但无黏液性水肿，无生理功能低下，可伴有先天性心脏病、消化道畸形，亦可并发甲状腺功能减低、白血病等，染色体核型分析可鉴别。

（3）佝偻病：患儿可有动作发育迟缓、生长落后等表现，但智能正常，皮肤无粗糙，无生理功能低下表现，有佝偻病的体征、血生化改变，长骨X光摄片可鉴别。

（4）骨骼发育障碍的疾病：如骨软骨发育不良、黏多糖病等都有生长迟缓症状，可有特殊面貌，骨骼X线片和血尿代谢物检查可鉴别。

（5）原发性生长激素缺乏症：该类患儿生长落后，生长激素缺乏，但一般智力正常，全身比例正常，无生理功能低下，甲状腺功能正常。

【治疗】

本病要早期确诊、尽早治疗，以减小对脑发育的损害。

先天性甲低的治疗原则包括：一旦诊断确立，无论是原发性或者继发性先天性甲低，应该立即治疗，治疗不能随意中断；先天性甲低系甲状腺发育异常或甲状腺合成障碍者，需终身治疗；新生儿筛查诊断的先天性甲低，治疗剂量应一次足量给予，尽早使血FT4 TSH恢复正常，FT4最好在治疗2周内、TSH在治疗后4周内达到正常。而对于大年龄儿童，甲状腺素治疗需从小剂量开始，下丘脑—垂体性甲低者还应同时给予生理需要量的糖皮质激素治疗，防止突发的肾上腺皮质功能衰竭；若疑有暂时性甲低者，可在治疗 2 年后减药或停药 1 个月后复查甲状腺功能；若功能正常，则可停药定期观察。治疗过程中应注意随访，根据血清 T4 和 TSH 水平及时调整剂量，并注意监测智力和体格发育情况。

治疗方案：目前左甲状腺素制剂是治疗先天性甲低的最有效药物，起始治疗剂量在新生儿期为 10 ～ 15 μg/（kg·d），婴儿期一般为 5 ～ 10 μg/（kg·d），1 ～ 5 岁为 5 ～ 6 μg/（kg·d），5 ～ 12 岁为 4 ～ 5 μg/（kg·d），治疗 2 周后复查血 FT4、TSH 水平，调整治疗剂量。用量过小影响智力和体格发育，过大则造成人为甲亢。

【预后】

开始治疗的时间早晚、L—T4 初始剂量和 3 岁以内的维持治疗、患儿的依从性等因素，与患儿最终智力水平密切相关。先天性甲低如果在出生后 3 个月内开始足量治疗，大部分患儿的神经系统发育和智力水平可接近正常。新生儿筛查发现的甲低患儿，经过早期治疗，预后多数良好。晚发现、晚治疗者的体格发育有可能逐步赶上同龄儿童，但神经、精神发育迟缓不可逆。

（刘倩琦　南京医科大学附属儿童医院）

参考文献

1. 孙锟，沈颖，黄国英 . 小儿内科学 .5 版 . 北京：人民卫生出版社，2014.

2. 王卫平，孙锟，常立文 . 儿科学 .9 版 . 北京：人民卫生出版社，2018.

3. 颜纯，王慕逖 . 小儿内分泌学 .2 版 . 北京：人民卫生出版社，2006.

第六节　儿童糖尿病

【概述】

糖尿病（diabetes mellitus，DM）是由于胰岛素绝对或相对缺乏而造成的糖、脂肪、蛋白质代谢紊乱。WHO 新共识将糖尿病分为 6 个亚型，与儿童关系密切的主要有 1 型糖尿病、2 型糖尿病、混合型糖尿病和特殊类型糖尿病。①1 型糖尿病：又称胰岛素依赖型糖尿病（insulin-dependent diabetes mellitus，IDDM），大多数儿童期糖尿病属此类型，占总数的 90%；②2 型糖尿病：亦称非胰岛素依赖型糖尿病（noninsulin-dependent diabetes mellitus，NIDDM），随着肥胖儿童的增多，我国近年来儿童青少年 2 型糖尿病发病率有逐年增加趋势；③混合型糖尿病：分成人隐匿性自身免疫性糖尿病和酮症倾向性 2 型糖尿病，儿童隐匿性自身免疫性糖尿病少见，酮症倾向性 2 型糖尿病非洲裔相对高发；④特殊类型糖尿病：胰岛 β 细胞功能缺陷（如青年人的成年发病型糖尿病即 MODY）、胰岛素作用缺陷、综合征相关的糖尿病、胰岛外分泌疾病等，儿童少见。本章主要介绍儿童期 1 型糖尿病。

【病因】

流行病学调查提示，糖尿病的发生与种族、地理环境、生活方式、饮食、感染等有关。儿童糖尿病各年龄均可发病，我国近年发病率为（2～5）/10 万，＜5 岁儿童发病率年平均增速为 5%～34%，呈现低龄化趋势。患病率男女无性别差异。秋、冬季节相对高发。研究表明，1 型糖尿病的发生与遗传易感性、胰岛 β 细胞自身免疫及环境因素密切相关，确切的病因仍不清楚，尚无一种完善的理论可以解释所有的病因和发病机制。

（1）遗传易感性：遗传因素在 1 型糖尿病的发病过程中起着重要的作用。目前已知该病为多基因遗传病，有多个基因与遗传易感性有关。HLA- Ⅱ 类分子 DR-DQAl-DQB1 的结构是影响 1 型糖尿病的易感性和保护性的主要因素，但遗传易感性在不同种族间有一定的差别，与遗传多态性有关。

（2）自身免疫因素：90% 的 1 型糖尿病在初诊时即可检测到胰岛相关抗体。进一步研究发现，导致 β 细胞破坏的过程涉及淋巴细胞、细胞因子、氧自由基、内质网应激等多个细胞免疫环节。此外，部分患儿可伴有其他自身免疫性疾病，如甲状腺功能亢进症、桥本甲状腺炎等。

（3）环境因素：环境因素与 1 型糖尿病的关系最为复杂，如柯萨奇病毒、巨细胞病毒、EB 病毒、风疹病毒、流感病毒、腮腺炎病毒等感染，亦有报道与食物中的某些成分有关，如牛乳中的 α 、β 蛋白、牛胰岛素、维生素 D 等。

【临床表现】

1 型糖尿病起病多数较急骤，多因感染、饮食不当或情绪波动诱发而起病。典型症状表现为明显多尿、多饮，每天饮水量和尿量可达几升，易饿多食，但体重下降，称为"三多一少"。婴幼儿多饮多尿不易发现，通常以酮症酸中毒为首发症状。学龄儿童亦有因夜间遗尿而就诊者。在病史较长的年长儿中，消瘦、精神不振、倦怠乏力等体质显著下降，颇为突出。除消瘦外，一般无阳性体征发现，多表现为胃纳减退、恶心、呕吐、腹痛、关节肌肉疼痛，酮症酸中毒时可出现呼吸深快、呼气中带有酮味，脉搏细数，神志萎靡、嗜睡、反应迟钝。严重者可出现昏迷，常被误诊为重症肺炎、急腹症、中枢神经系统感染等。

儿童糖尿病有特殊的自然病程，包括急性代谢紊乱期（从出现症状到临床确诊一般在 1 个月之内）、暂时缓解期（75% 左右的患儿经胰岛素治疗后可进入蜜月期，一般持续数周，最长可达半年以上）、强化期（蜜月期后，胰岛素用量逐渐或突然增多，尤其在青春发育期病情不甚稳定，胰岛素用量大）和永久糖尿病期（青春期后，病情趋于稳定，胰岛素用量亦相对恒定）。

在长期的病程中，糖尿病有以下并发症。

（1）急性期并发症：糖尿病酮症酸中毒：40% 的患儿在就诊时即处于酮症酸中毒状态，常因急性感染、暴饮暴食、诊断延误、突然中断胰岛素治疗等因素诱发。低血糖：主要由于胰岛素注射过多、进食过少、运动或睡眠过多等引起。既往有严重低血糖发作、合并自身免疫性疾病或心理问题是低血糖发生的危险因素。糖尿病高渗性非酮症性昏迷：在儿童中较少见。

（2）慢性并发症：是影响患儿长期生存的主要因素。若血糖长期控制不良，其并发症为不可逆性。常见的有生长障碍、糖尿病肾病、糖尿病神经病变、糖尿病眼病、大血管并发症等。儿童期即可出现眼部并发症，平均发病 3.2 年后 20% 患儿存在不同程度糖尿病眼病，周围神经病变发生率从 10% 到 27% 不等。

【实验室检查】

（1）血糖和糖化血红蛋白（HbA1c）：血糖增高，空腹血糖 ≥ 7.0 mmol/L，随机血糖 ≥ 11.1 mmol/L。糖化血红蛋白是由血中葡萄糖与血红蛋白非酶性结合而产生，其寿命周期与红细胞相同，反映过去 2 ～ 3 个月的血糖平均水平，正常人 < 7%，未治疗患儿常大于正常的 2 倍以上，胰岛素治疗后 HbA1c > 9% 则提示血糖控制不理想。

（2）尿液检测：尿糖阳性。糖尿病酮症酸中毒时尿酮体阳性。

（3）口服葡萄糖耐量试验（OGTT）：1 型糖尿病一般不需做 OGTT，仅用于无明显症状、空腹血糖正常或正常高限、餐后血糖高于正常而尿糖偶尔阳性的患儿，通常采用口服葡萄糖法。

【诊断和鉴别诊断】

2019 年 WHO 颁布了新的糖尿病诊断标准，符合下述 4 条中之一可诊断为糖尿病：①空腹血糖 ≥ 7.0 mmol/L（≥ 126 mg/dL）；②随机血糖 ≥ 11.1 mmol/L（≥ 200 mg/dL），伴有糖尿病症状；③ OGTT 2 小时血糖 ≥ 11.1 mmol/L（≥ 200 mg/dL）[口服葡萄糖 1.75 g/kg 体重，葡萄糖最大量 75 g]；④ HbA1c ≥ 6.5%（HbA1c 测定方法需美国糖化血红蛋白标准化计划认证）。若 OGTT 后 2 小时血糖 7.8 ～ 11.0 mmol/L，为糖耐量受损（IGT）。空腹血糖 5.6 ～ 6.9 mmol/L 为空腹血糖受损（IFG）。符合以上诊断标准但对于无症状者建议在随后的 1 天重复检测以确认诊断。

儿童 1 型糖尿病一旦出现临床症状、尿糖阳性、空腹血糖达 7.0 mmol/L 以上和随机血糖在 11.1 mmol/L 以上，不需做糖耐量试验就能确诊。

需与下列疾病相鉴别。

（1）非糖尿病性葡萄糖尿：某些先天性遗传代谢病（Fanconi 综合征、肾小管酸中毒、胱氨酸尿症等），主要依靠空腹血糖或 OGTT 鉴别。

（2）应激性高血糖：多见于高热、严重感染、手术、呼吸窘迫、头部外伤等患儿，应激诱发的一过性高血糖不能诊断为糖尿病，但需长期随访。

（3）其他发生酸中毒、昏迷的疾病：如低血糖、急腹症、中枢神经系统感染、重症肺炎、感染性休克等。

【治疗】

1 型糖尿病是终身的内分泌代谢性疾病。治疗目的和要求：①消除高血糖引起的临床症状；②积极预防并及时纠正糖尿病酮症酸中毒；③避免发生低血糖；④保证患儿正常生长、发育和性成熟；⑤防止肥胖；⑥防止和及时纠正情绪障碍；⑦早期诊断和治疗并发症及伴随疾病；⑧防止慢性并发症的发生和发展。糖尿病的治疗强调综合治疗，包括 5 个方面：合理应用胰岛素、饮食管理、运动锻炼、自我血糖监测、糖尿病知识教育和心理支持。

1. 胰岛素治疗

胰岛素是糖尿病治疗能否成功的关键，但是需要个体化，需依据患儿年龄、病程、生活方式、既往健康状况等决定。

（1）胰岛素制剂和作用：临床常用的胰岛素按照其作用时间分为速效、短效、中效、长效剂型（表 10-2）。

表 10-2　胰岛素的种类和作用时间

胰岛素种类	开始作用时间（h）	作用最强时间（h）	维持时间（h）
速效胰岛素类似物	0.15 ～ 0.35	1 ～ 3	3 ～ 5
短效胰岛素（RI）	0.5 ～ 1	2 ～ 4	5 ～ 8
中效胰岛素（NPH）	2 ～ 4	4 ～ 12	12 ～ 24
长效胰岛素类似物	1 ～ 4	4 ～ 12	20 ～ 24

（2）常用的治疗方案：①每日 2 次方案：速效胰岛素类似物或短效胰岛素与中效胰岛素混合，在早晚餐前使用，中效胰岛素占 1 日总量的 40% ～ 60%。起始剂量分配为早餐前胰岛素占 1 日总量的 2/3，晚餐前占 1/3，后再根据血糖酌情增减。由于药代动力学的原因，该方法虽操作方便，但血糖波动大。②每日多次注射（multiple daily injection，

MDI）：常用的方案有三餐前速效胰岛素类似物 + 睡前长效胰岛素或三餐前短效胰岛素 + 睡前中效胰岛素。以短效作为餐时胰岛素的，其比例可达每日总量的 70%，睡前中效约占 30%；以速效作为餐时胰岛素的，其比例占每日总量的 50% ～ 70%，长效类似物可占 30% ～ 50%。③持续胰岛素皮下注射（continuous subcutaneous insulin injection，CSII）：胰岛素 CSII 治疗可最大限度地模拟生理性的胰岛素分泌模式，减少胰岛素用量、低血糖、DKA 和慢性并发症的发生，但长期有效性受生活方式、运动等多因素影响。CSII 将胰岛素分为基础胰岛素和餐时大剂量 2 种方式给药。

除上述常用方案外，尚有各类变通的胰岛素治疗方案。儿童每天至少应使用 2 次胰岛素治疗。6 岁以上儿童使用强化方案，如 MDI 和 CSII。

（3）胰岛素剂量及剂量的调节：初始胰岛素剂量为 0.5 ～ 1 IU/（kg·d）。剂量与以下多种因素有关，包括年龄、体重、发育阶段、糖尿病病程、注射部位的状态、运动、日常生活、血糖控制情况，以及有无合并其他疾病情况等。胰岛素用量的调整：根据患儿进食碳水化合物情况及与目标血糖的差异为基础进行剂量调整，但还应结合患儿的个体情况，因其会受到食物的消化、胰岛素抵抗、运动等影响。

（4）胰岛素长期治疗的注意事项：胰岛素过量（Somogyi 现象）：由于胰岛素过量，午夜或凌晨可发生低血糖，在反调节激素作用下，清晨出现高血糖，即低—高血糖反应，可监测午夜 1 ～ 3 点血糖以及时诊断。胰岛素不足（黎明现象）：因晚间胰岛素不足，在清晨 5 ～ 9 点呈现血糖和尿糖增高，长期处于高血糖状态，可导致患儿生长停滞、肝脾肿大、高脂血症，容易发生糖尿病酮症酸中毒，可加大晚间胰岛素注射剂量或将中效胰岛素注射时间稍往后移。

2. 饮食管理

饮食管理是进行计划饮食而不是限制饮食，目的是使血糖能控制在要求达到的范围内，既要保证儿童正常生长，又避免肥胖。营养师可定期进行营养评估和指导。患者的饮食应基于个人口味和嗜好，且必须与胰岛素治疗同步进行。

（1）热量需要：每日总热量 kcal（千卡）=1000+[年龄 ×80—100]。

（2）热量分配：全日热量可分 3 大餐和 2 次点心；早餐占 1/5，中餐和晚餐各占 2/5，每餐中留出少量作为餐间点心。

（3）食物的成分：碳水化合物占 50% ～ 55%，蛋白质 15% ～ 20%，脂肪 30%。每日进食应定时定量。

3. 运动治疗

运动亦对糖尿病患儿至关重要，是儿童正常生长发育所必需的生活内容，不要限制糖尿病患儿参加任何形式的锻炼，包括竞技运动。运动时肌肉对胰岛素的敏感性增高，增强胰岛素的作用，有利于血糖控制。糖尿病患儿应每天安排适当的运动。运动应在血糖控制良好后才开始，并坚持每天固定时间运动。运动时必须做好胰岛素用量调节和饮食调节，避免发生运动后低血糖。

4. 糖尿病的教育和监控

对本病的管理和监控非常重要，应做到及时联络、定期随访。

（1）糖尿病教育包括：①糖尿病的性质与危害；②糖尿病治疗目的和原则；③胰岛素注射技术；④如何调整胰岛素剂量；⑤饮食治疗的重要性和如何制定食谱；⑥运动疗法的选择及注意事项；⑦如何监测血糖、尿糖、尿酮体和记录要求；⑧低血糖症的识别、预防和治疗；⑨足、皮肤、口腔的保健和护理；⑩糖尿病患者及其家庭成员的心理治疗。

（2）监测指标：①血糖测定：每天应常规测量微量血糖，如三餐前、临睡前、夜间，也可用动态血糖监测。②糖化血红蛋白（HbA1c）测定：应每3个月检测1次，目标 HbA1c ≤ 7%。③尿微量白蛋白测定：一般每年检测 1～2 次，以监测早期糖尿病肾病的发生。同时严密观察血压，若发生高血压应予治疗。④其他慢性并发症的筛查：首次筛查为糖尿病确诊时，异常者在血糖控制 6 个月后复查，首次筛查正常者每年筛查 1 次。

5. 糖尿病酮症酸中毒的救治

儿童糖尿病酮症酸中毒是糖尿病最常见的死亡原因，其治疗必须针对高血糖、脱水、酸中毒、电解质紊乱和可能并存的感染等情况制订综合治疗方案，包括液体治疗，主要针对脱水、酸中毒及电解质紊乱。目前推荐 48 小时均衡补液，即 48 小时内均衡补入累积损失量和维持量，总液体张力为 1/2 张～2/3 张。开始排尿后即应在输入液体中加入氯化钾溶液，不宜常规使用碳酸氢钠溶液。治疗过程中注意监测生命体征、电解质、血糖、酸碱平衡等，避免发生脑水肿等并发症。胰岛素应用：采用小剂量胰岛素持续静脉输入，胰岛素用量为 0.05 ～ 0.1U/（kg·h），< 3 岁者 0.05 U/（kg·h）。一般在补液开始 1～2 小时后使用，血糖下降速度以 2 ～ 5 mmol/L 为宜。当临床状况稳定、能进食、酸中毒纠正后，可改为皮下注射胰岛素。控制感染：并发感染时，应在急救的同时采用有效抗生素的治疗。

（刘倩琦　南京医科大学附属儿童医院）

参考文献

1. 中华医学会儿科学分会内分泌遗传代谢学组，中华儿科杂志编辑委员会．中国儿童 1 型糖尿病标准化诊断与治疗专家共识（2020 版）．中华儿科杂志，2020，58（6）：447-454.

第七节　先天性肾上腺皮质增生症

【概述】

先天性肾上腺皮质增生症（congenital adrenal hyperplasia，CAH）是一组由于肾上腺皮质激素合成途径中酶缺陷引起的疾病，属常染色体隐性遗传病，新生儿的发病率为 1/20 000～1/16 000，因地区、人种和性别而异。

【病因】

不同酶缺陷 CAH 将发生相应类固醇激素（终产物）缺乏和所缺陷酶的相应阶段的前体（中间代谢产物）堆积和旁路代谢亢进所致产物增多，引起不同的相应症状（图 10-2）。由于醛固酮合成和分泌在常见类型的 CAH 中亦大多同时受到影响，故常可引起血浆肾素活性（PRA）分泌增高。目前较明确的 6 种酶缺陷中最常见的是 21- 羟化酶（CYP21）缺陷，占 95%；其次为 11-β 羟化酶（CYP11B1）缺陷、17a- 羟化酶（CYP17）缺陷、17，20 碳裂解酶（CYP17）缺陷和 3β- 羟类固醇脱氢酶（3β-HSD）缺陷，分别占 1% 左右。此外，还有胆固醇侧链裂解酶（P450scc）缺陷、类固醇生成急性调节蛋白（StAR）缺陷。近年还发现了 P450 氧化还原酶（POR）缺陷。

【诊断】

1. 临床表现

（1）21- 羟化酶缺乏症：根据 21- 羟化酶缺乏程度不同，可分为失盐型、单纯男性化型和非典型三种。失盐型：为最严重、最经典型 CAH，是 21- 羟化酶完全缺乏所致。患儿除有男性化表现外，生后不久即可出现拒食、呕吐、腹泻、体重不增或下降、脱水、低钠、高钾、代谢性酸中毒、伴或不伴低血糖等，未及时诊治可致命。危象一般由应激诱发，如轻重不等的感染、外伤、手术甚至预防接种。单纯男性化型：为 21- 羟化酶不完全缺乏所致。女性患儿出生时有不同程度的外阴男性化。轻者出生时仅阴蒂肥大，随年龄加重。严重者外阴酷似完全性阴囊型尿道下裂伴隐睾的男性。因婴儿期雄激素受体不敏感，男性新生儿期和婴儿期无阴茎增大等外生殖器异常表现，是延误诊断的常见原因。至幼儿期，男孩因雄激素受体开始敏感，发生阴茎增大伴阴毛早生等外周性性早熟表现。高水平性激素对下丘脑促性腺激素释放激素神经元的长期影响，至 5 岁起两性均可转化为中枢性性早熟。两性均在幼年期开始出现线性生长伴骨龄增长加速，使成年身高受损，可有皮肤黏膜色素沉着，无失盐表现。非典型：为 21- 羟化酶轻微缺乏所致，常无明显症状。临床表现各异，发病年龄不一，可在儿童期或青春期才出现男性化表现。男童为阴毛早现、性早熟、生长加速、骨龄提前，影响终身高；女童可出现初潮延迟、原发性闭经、多毛症和不孕症等。

（2）11-β 羟化酶缺乏症：此酶缺乏时，可出现类似 21- 羟化酶缺乏所致的高雄激素症状和体征。女性患儿出生后外生殖器有不同程度男性化，但程度较 21- 羟化酶者轻，如仅有阴蒂肥大而无阴唇融合。男性患儿出生时可正常，至儿童期出现阴茎增大、阴毛早现等外周性性早熟表现。11- 去氧皮质酮（DOC）增加（DOC 是一种弱盐皮质类固醇）可使部分患儿出现高血压、低血钾、高血钠、碱中毒及高血容量，进而抑制血浆肾素活性（PRA），致醛固酮分泌减少，又因皮质醇合成减少，可出现肾上腺皮质功能减低症状。

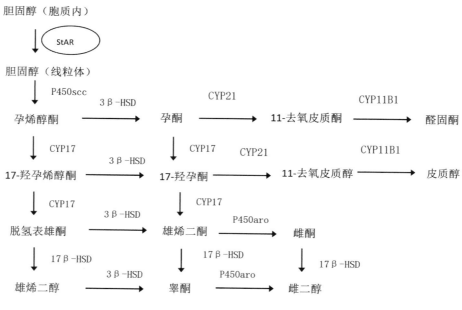

图 10-2　类固醇激素生物合成途径

（3）3-β 羟类固醇脱氢酶缺乏症（3β-HSD）：该酶缺乏时，醛固酮、皮质醇、睾酮的合成均受阻。临床可分为经典型和非经典型。典型病例出生后出现失盐、肾上腺皮质功能不全和性发育异常症状。男性患儿出现假两性畸形，如尿道下裂、小阴茎等。女性患儿因脱氢表雄酮（DHEA）增高，在外周转化为活性较强的雄激素，而出现不同程度男性化，如阴蒂肥大、阴唇融合等。非经典型可无失盐表现，至青春期女性出现轻度雄激素增高症状，如阴毛早现、痤疮、多囊卵巢等。

（4）17α-羟化酶/17,20裂解酶缺乏症（17α-OHD）：由于皮质醇和性激素合成受阻，而 DOC 合成增多，致临床出现高血压、低血钾、水钠潴留、碱中毒，伴轻度肾上腺皮质功能不全症状。女性患儿表现为性幼稚，青春期缺乏第二性征和原发性闭经。男性患儿表现为假两性畸形，外生殖器酷似女孩，但无子宫和卵巢，可伴隐睾，青春期可出现乳房发育。

（5）先天性类脂质肾上腺皮质增生症（CLAH）：*StAR* 基因和 *P450scc* 基因突变均可引起 CLAH。StAR 可将细胞内胆固醇递送到线粒体内膜，P450scc 将胆固醇转化为孕烯醇酮。StAR 将胆固醇转运到线粒体内膜是类固醇激素合成的关键步骤。StAR 及 P450scc 缺陷均可引起类固醇激素合成严重受阻。经典型患儿出生后出现呕吐、腹泻、脱水、体重不增等失盐型肾上腺皮质功能不全表现，无论男女均表现为女性外生殖器。非经典患儿可表现迟发的糖皮质激素不足，男性患儿出生时外生殖器正常或出现隐睾、尿道下裂等，青春期睾丸功能低下等。

（6）P450 氧化还原酶缺乏症（PORD）：是一种新发现的 CAH。POR 是一种黄素蛋白，可将电子提供给所有微粒体 P450 酶，包括 P450c17、p450c21 和 P450aro，以及肝脏、药物代谢 P450 酶。POR 缺乏致 P450c17 和 P450c21 均存在部分缺陷。女孩出生时外阴男性化（宫内雄激素代谢异常），但生后不再加重。母亲孕期出现男性化症状（痤疮、多毛症），患儿出生后迅速消失。常有肾上腺危象。PORD 患者的雄激素水平低下，男孩男性化不足。男孩和女孩都可能出现骨骼畸形。

2. 辅助检查

（1）生化：失盐型患儿有不同程度的低钠和高钾血症，可伴酸中毒和低血糖。

（2）内分泌激素：血清皮质醇和 ACTH：典型患者早上 8 时血清皮质醇低下伴 ACTH 升高支持原发性皮质醇合成减低，但酶活性减低程度轻者，两者都可以在正常范围内，尤其非应激情况下。血 17- 羟孕酮（17-OHp）、黄体酮、肾素活性（PRA）、醛固酮（Aldo）、脱氢表雄酮（DHEA）、去氧皮质酮（DOC）、睾酮（T）等的测定：在不同类型 CAH 中，其测得值有不同表现。

（3）B 超检查：对于性别模糊者，可判断有无子宫、卵巢、睾丸，还可显示增大的肾上腺。

（4）CT/MRI 检查：可发现双侧增大的肾上腺，并可与肾上腺肿瘤或其他肾上腺发育不良、萎缩所致皮质醇减低鉴别。

（5）染色体核型分析：对有失盐危象的新生儿或婴儿，不论有无外阴性别模糊者都需做染色体核型分析。

（6）基因检测：对临床高度疑似但实验室检查结果不典型者，可做相应基因检测以获确诊。

【鉴别诊断】

典型失盐型患儿在新生儿期应与幽门狭窄、食管闭锁等相鉴别。女孩假两性畸形、男孩单纯男性化应与真性性早熟、肾上腺肿瘤、性腺肿瘤及小儿性发育障碍等疾病相鉴别。另外，皮质醇减低还需与非 CAH 的肾上腺皮质功能减退疾病鉴别。

1. 肾上腺皮质肿瘤

儿童肾上腺皮质肿瘤以性激素分泌增多为主时需与单纯男性化型鉴别，可伴或不伴皮质醇分泌增多，但 ACTH 低下是鉴别要点。DHEA 在肿瘤中可显著升高，雄激素不能被地塞米松抑制，影像学检查可发现占位性病变。

2. 其他病因引起的肾上腺皮质功能减退

原发性肾上腺病变：遗传性肾上腺发育缺陷，如 *SF-1*（*NR5A*）基因和 *DAX-1*（*NROBI*）基因等突变，可引起肾上腺组织发育障碍。其他感染、免疫、外伤、肿瘤等引起的肾上腺原发性损害，可致皮质醇合成不足。

继发性肾上腺病变：继发于下丘脑—垂体病变者，因 ACTH 分泌不足可致肾上腺皮质功能减退，包括诱导垂体发育的转录因子缺陷，如 HESX-1、LHX-4、SOX3 等，及下丘脑垂体占位性病变、头颅外伤等。

3. 单纯性阴毛早发育

除阴毛 / 腋毛生长外，无阴蒂肥大，无痤疮，外阴仍呈幼女状。鉴别方法是 ACTH 激发实验或相关基因分析（表 10-3）。

表 10-3　不同酶缺陷的 CAH 类型的临床、激素改变和生化异常

酶缺陷	21-OHD 失盐型	21-OHD 单纯男性化型	11β-羟化酶	17α-羟基脱氢酶	3β-羟基脱氢酶	类脂质 CAH	P450 氧化还原酶
编码基因	*CYP21*	*CYP21*	*CYP11*	*CYP17*	*HSD3B2*	*StAR/CYP11A*	*POR*
皮质醇	↓↓	↓	↓	↓↓	↓	0	↓
醛固酮	↓	N	↓↓↓	↓↓↓	↓↓	0	↓
DHEAS	↑	N/↑	↑	↓↓↓	↑↑↑	0	↓
雄烯二酮	↑↑	↑↑	↑	↓↓↓	↓	0	↓
睾酮	↑	↑	↑	↓↓↓	↓	0	↓
17-OHp	↑↑↑	↑↑	↑	↓↓	N/↓	0	↓
肾素活性	↑↑	N/↑	↓↓	↓↓	↑	↑↑↑	↑
去氧皮质酮	↓	↓	↑↑	↑↑	↓	0	↑
失盐	+	−	−	−	+	+	−
高血压	−	−	+	+	−	−	+

续表

酶缺陷	21-OHD 失盐型	21-OHD 单纯男性化型	11β-羟化酶	17α-羟基脱氢酶	3β-羟基脱氢酶	类脂质 CAH	P450 氧化还原酶
间性外阴	+（F）	+（F）	+（F）	+（B）	+（B）	+（M）	+（B）
外周性性早熟	+	+	+	−	−	−	−
青春期发育障碍	−	−	−	+	+	+	+

注：+：有；−：无或不作为检测生化标记；F：女性；M：男性；B：两性；N：正常；0：不能检出。

【治疗】

21-羟化酶缺乏症和所有类型的 CAH 的主要治疗是皮质激素替代治疗。治疗的目标是防止肾上腺危象和抑制 21-OHD 和 11-OHD 的高雄激素合成，以保证未停止生长的个体有尽可能正常的线性生长和青春发育。非典型者一般不需治疗，除非症状明显，如骨龄快速进展或明显的高雄激素血症和继发多囊卵巢综合征等。

1. 长期补充治疗方案

为避免对生长的抑制，应该使用氢化可的松，不宜应用对生长有较强抑制作用的长效的制剂（如泼尼松、甲泼尼龙甚至地塞米松）。对失盐型，除氢化可的松外，必须联用理盐作用强的 9α-氟氢可的松。对 2 岁以下患儿还需额外补充氯化钠，具体剂量见表 10-4。

表 10-4　未生长治疗的 21-OHD 个体皮质醇替代制剂和方案的建议

药物	每日总剂量	每日分次
氢化可的松	10 ~ 15 mg/（m² · d）	3
氟氢可的松	0.05 ~ 0.20 mg/d	1 ~ 2
氯化钠补充	1 ~ 2 g/d	分次于进食时

2. 应激的建议剂量

感染性疾病时的剂量建议：轻中度感染（发热体温高于 38 ℃、中重度腹泻）增加至原剂量 2 ~ 3 倍，分 4 次服用至病愈。重度应激（体温高于 39 ℃、腹泻呕吐伴脱水）增加至原剂量 5 倍，分 4 次服用至病愈。按年龄可不分轻重：1 岁以下 25 mg，1 ~ 5 岁

50 mg，≥ 6 岁 100 mg。已达到成年状态者上午 60 mg、下午 30 mg（或等效剂量的长效制剂）。不能口服时用胃肠外给药（肌注或静脉）。病愈后在 1 周内逐步减量至原替代量，不需要额外补充盐皮质激素，避免急性疾病期空腹，口服葡萄糖和电解质不能耐受时，需立即就医。

肾上腺危象：最常见的诱因是呼吸道和胃肠道感染。本病特征是不同程度的急性血容量下降伴以低血钠和高血钾为主的电解质紊乱。治疗目标是迅速恢复血容量和组织正常的血流灌注，紧急处理高血钾所致的心脏危象，静脉足量补充皮质醇制剂氢化可的松，纠正相关电解质紊乱和低血糖。

3. CAH 的青春期女性

建议妇科问诊和查体，确保女性解剖学功能正常，排除阴道狭窄或月经异常。

4. 男性化程度低，出生后阴蒂肥大不明显的女性患儿

可考虑推迟手术或观察到患儿长大。对于男性化严重的女性患儿，则应尽早进行阴蒂整形手术，建议行保留神经血管的阴蒂成形术。

5. 促生长治疗

近年的研究表明，rhGH 与 GnRHa 联合应用可改善转变为中枢性性早熟 CAH 儿童的最终身高。小剂量的氢化可的松与抗雄激素药物及芳香化酶抑制剂联合治疗，在延迟骨龄闭合的同时可促进患儿生长，且无明显的不良反应。目前治疗仍处于探索性阶段，长期治疗的有效性和安全性尚有待观察。

6. 治疗监测

确诊后 3 个月内每月复诊 1 次，其后至 2 岁以上患儿，每 3 个月复诊 1 次。病情稳定后酌情 4 ~ 6 个月复诊。糖皮质激素剂量按体重和激素控制状态调节。

（1）临床体格生长指标：定期检测生长速度、身高、BMI、血压、体重、库欣样体征和第二性征的发育。生长速度过快或 6 岁前呈现第二性征提示雄激素控制欠佳，应及时做性腺轴相关检查确认是否并发中枢性性早熟。2 岁起监测骨龄，6 岁前一般 1 年 1 次，但线性生长速度过快和激素控制不佳者需 4 ~ 6 个月复查。长期服用高于平均补充剂量糖皮质激素或非创伤性骨折患儿需行骨密度检查。

（2）内分泌激素检测：对于 21- 羟化酶缺乏症患儿，主要监测早餐空腹且未服氢化可的松前测定的 17-OHp 和雄烯二酮。合适的目标是使各指标稍高于按年龄或青春期参考值范围正常上限为度。应用氟氢可的松者应定期监测肾素活性，在电解质正常的前提下，控制肾素活性（PRA）在正常年龄范围参照值偏上限范围内。ACTH 和皮质醇不是常规监测指标。

（3）睾丸和肾上腺的影像检查：男孩自 4 岁起每年 B 超检查睾丸，明确是否有睾丸残余瘤发生。激素指标控制不良者，两性都需做肾上腺的 CT/MRI，以发现有无肾上腺结节样增生甚或腺瘤形成。

先天性肾上腺皮质增生症的诊治流程见图10-3。

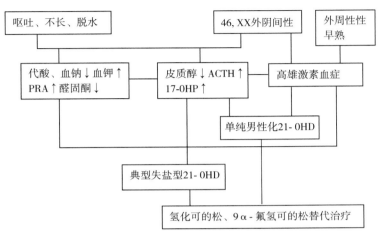

图 10-3 先天性肾上腺皮质增生症的诊治流程图

（薛　颖　徐州医科大学附属徐州市儿童医院）

参考文献

1. 王卫平, 孙锟, 常立文. 儿科学. 9版. 北京: 人民卫生出版社, 2018: 407-411.

2. 杜敏联. 先天性肾上腺皮质增生症21-羟化酶缺陷诊治共识. 中华儿科杂志, 2016: 569-576.

3. SPEISER P W, ARLT W, AUCHUS R J, et al. Congenital Adrenal Hyperplasia Due to Steroid 21-Hydroxylase Deficiency: An Endocrine Society Clinical Practice Guideline. J Clin Endocrinol Metab, 2018, 103 (11): 4043-4088.

4. 颜纯, 王慕逖. 小儿内分泌学. 2版. 北京: 人民卫生出版社, 2006: 216-254.

5. 罗小平. 身材矮小症儿童诊疗规范. 北京: 人民卫生出版社, 2019: 67-74.

7. KRONE N, DHIR V, IVISON H E, et al. Congenital adrenal hyperplasia and P450 oxidoreductase deficiency. Clin Endocrinol (Oxf), 2007, 66 (2): 162-172.

第十一章
风湿免疫性疾病

第一节　儿科风湿病实验室检查

【常规实验室检查】

（1）C- 反应蛋白（C-reactive protein，CRP）：是一种能与肺炎链球菌 C 多糖体反应形成复合物的急性时相反应蛋白，表现的生物活性包括宿主对感染的防御反应、对炎症反应的吞噬作用和调节作用等。CRP 是定量指标，可能比其他急性时相反应蛋白更能直接反映疾病炎症程度。系统性红斑狼疮（SLE）合并细菌感染时常伴有 CRP 的明显升高。除感染外，SLE 活动期患儿有急性浆膜炎时，CRP 浓度也显著升高。在幼年特发性关节炎（JIA）和血管炎治疗中，CRP 是判断疗效的客观指标，与主观的临床症状和体征改善相比更有意义。

（2）血沉（erythrocyte sedimentation rate，ESR）：是以红细胞在第 1 小时末下沉的距离来表示红细胞的沉降速度，在很大程度上取决于纤维蛋白原和其他急性时相反应蛋白的浓度，因此 ESR 作为疾病活动的临床指标主要缺点是其只是一个间接反映急性时相反应蛋白浓度的指标，且受红细胞大小、形状、数目影响，结果有时不精确，可能会引起误导。SLE 活动期患儿可能 ESR 明显升高，全身型 JIA 合并巨噬细胞活化时 ESR 会较前明显下降。

（3）血清铁蛋白（serum ferritin，SF）：是去铁蛋白和铁核心 Fe^{3+} 形成的复合物，是另一种急性反应时相蛋白，正常范围为 40 ～ 200 ng/mL。在炎症性疾病的发病过程中，SF 可能是一个衡量标准。感染、炎症、肿瘤和肝细胞受损时 SF 升高，全身型 JIA 合并巨噬细胞活化综合征患儿其浓度会显著升高，通常超过 3000 ng/mL，可高达 10 000 ng/mL。

（4）免疫球蛋白（immunoglobulin，Ig）：是一组具有抗体活性和（或）抗体样结构的球蛋白，由浆细胞产生，主要存在于血浆中，也见于其他体液包括组织液和外分泌液中。Ig 可分为 5 类：IgA、IgG、IgD、IgE 和 IgM。IgG 分为 4 个亚类：IgG1、IgG2、IgG3 和 IgG4。几种不同的 Ig 水平增加主要见于感染、肿瘤、自身免疫病、慢性活动性肝炎、肝硬化及淋巴瘤等。SLE 以 IgG、IgA、IgM 升高多见，JIA 以 IgG、IgM 升高多见。IgG 亚类可能与自身免疫性疾病、免疫缺陷和感染复发有关，IgG4 相关性疾病如自身免疫性胰腺炎、间质性肾炎、腹膜后纤维化及米库利兹综合征病等会出现高浓度 IgG4。

（5）补体（complement，C）：是存在于血清与组织液中的一组经活化后具有酶活性的蛋白质，除具有溶解细胞和杀菌外，还对免疫反应起调节作用，但在某些自身免疫性疾病的病理过程中，可引起组织损伤和破坏。系统性红斑狼疮、急性感染后肾小球肾炎、膜增殖性肾小球肾炎或肝病中存在低补体水平。先天性补体缺乏症易导致反复感染。在 SLE 中，连续 C3 和 C4 检查有助于监测疾病活动。补体水平在疾病活动时下降，持续低 C3 会伴随狼疮性肾炎。

（6）抗链球菌溶血素"O"（antistreptolysin O，ASO）：是溶血性链球菌产生的一种代谢产物，能溶解红细胞，在体内作为一种抗原物质存在。凡由此菌感染所引起的疾病都会使 ASO 升高（如猩红热、丹毒、急性链球菌感染后肾小球肾炎等）；某些与溶血性链球菌无明显关系的疾病，ASO 也可增加（如少许肝炎、肾病综合征、结核、亚急性感染性心内膜炎以及有些过敏性紫癜患儿）；高胆固醇血症、巨球蛋白血症、多发性骨髓瘤等 ASO 也可增高。因此即使 ASO、ESR 都增加的情况下，对活动性风湿病的诊断仍应结合临床表现，鉴别诊断时应结合临床资料综合分析。

（7）循环免疫复合物：免疫复合物（cyclic immunocomplex，CIC）是指机体内抗体与抗原结合的产物，小的免疫复合物游离于血液、体液中，为可溶性的，可在局部沉积，通过激活补体，并在血小板、中性粒细胞的参与下，引起一系列连锁反应而导致组织损伤。自身免疫性疾病如 SLE、类风湿关节炎（RA）、急性链球菌感染后肾炎等，CIC 阳性。

【自身抗体检查】

自身抗体是抗自身细胞内、细胞表面和细胞外抗原的免疫球蛋白，血液中存在高效价的自身抗体是风湿性疾病的重要特征之一。自身抗体检查有助于风湿性疾病的诊断、鉴别诊断、病情评估、治疗监测、病程转归和预后判断，以及发病机制的研究。

1. 抗核抗体（ANA）检测

抗核抗体又称抗核酸抗原抗体，是一组对细胞核内的 DNA、RNA、蛋白或这些物质的分子复合物产生的自身抗体。广义指一组各有不同临床意义的自身抗体，更确切的名称应为抗核抗体谱。ANA 主要存在于 IgG，也见于 IgM、IgA 甚至 IgD 及 IgE 中。其能识别各种细胞核组分，可特征性地出现于许多自身免疫性疾病，尤其是风湿性疾病中，可判断疾病的活动性及预后，观察治疗反应，指导临床治疗。抗核抗体检查是自身免疫性疾病筛选试验，在多种自身免疫病中均呈不同程度的阳性率（如系统性红斑狼疮、类风湿性关节炎、混合性结缔组织病、干燥综合征、全身性硬皮病、原发性胆汁性肝硬化等）。

2. 抗双链 DNA（dsDNA）抗体检测

抗双链 DNA 抗体是抗 DNA 抗体中的一种，为临床上最常进行的一项实验室检测指标。抗 dsDNA 是 SLE 的血清学标志物，主要出现于 SLE 患者的血清中，对组织器官损伤有致病作用。抗 dsDNA 抗体是 SLE 的特异性抗体（60% ~ 90%），其与 SLE 的关系密切，且随疾病的活动度升降，病情好转者其滴度下降甚至转阴。因为抗 ds DNA 抗体检测方法的特异性都不是 100% 的，因此对抗 dsDNA 抗体的检测结果应结合临床分析，必要时动态观察。

3. 抗可提取性核抗原（ENA）抗体检测

可提取性核抗原又称可溶性核抗原，指的是细胞核在盐水中可以溶解的一部分抗原成分。抗可提取性核抗原抗体属于抗非组蛋白抗体。抗 ENA 抗体的检测是诊断自身免疫性结缔组织疾病的重要血清学依据。目前临床最常检测的包括：抗 Sm 抗体、抗 U1RNP 抗体、抗 SSA 抗体、抗 SSB 抗体、抗 rRNP、抗 Scl-70 抗体和抗 Jo-1 抗体。常用免疫双扩散法和免疫印迹法进行检测。不同的抗 ENA 抗体在各种弥漫性结缔组织病中的阳性率有明显差异，有些自身抗体属某些疾病的标志性抗体或特异性抗体，对自身免疫性疾病的诊断与鉴别诊断有极为重要的意义。抗 Sm 抗体为 SLE 的标志性抗体，很少单独出现，常与 U1RNP 相伴，为系统性红斑狼疮的标志抗体，但阳性率不高。抗 U1RNP 抗体在混合性结缔组织病中高滴度阳性，阳性率＞95%，抗体滴度与疾病活动相关。抗 U1RNP 抗体在 SLE 中的阳性率为 40% 左右，但几乎总伴有抗 Sm 抗体。抗 SSA 抗体主要见于原发性干燥综合征。此外，抗 SSA 抗体常与亚急性皮肤型红斑狼疮、新生儿狼疮等相关。抗 SSB 抗体较抗 SSA 抗体诊断干燥综合征更特异，是干燥综合征血清特异性抗体，原发性干燥综合征阳性率达 40% 左右。其他自身免疫性疾病中如有抗 SSB 抗体，常伴有继发性干燥综合征。抗 rRNP 抗体是 SLE 的特异性抗体，其他疾病和正常人中很少见，其与神经精神损害有很大的相关性，与 SLE 的病情活动也相关，因此作为临床辅助诊断是必需的。抗 Scl-70 抗体主要见于硬皮病，重症弥漫性全身性硬皮病中抗 Scl-70 抗体阳性率高达 75%，局限型硬皮病患者此抗体一般为阴性。抗 Jo-1 抗体对多发性肌炎、皮肌炎的诊断具有较强的特异性，在多发性肌炎中阳性率达 25% 左右，在皮肌炎中阳性率为 7.1%，合并肺间质病变的皮肌炎（PM/DM）患者，阳性率高达 60%。

4. 抗着丝点（ACA）抗体检测

抗着丝点抗体是一种紧附于染色体着丝点的 DNA 蛋白结合体，在间期细胞上荧光染色型为散在斑点型。在细胞外染色体上着丝点部位呈现一对亮绿荧光。阴性正常人无此抗体。系统性硬皮病患者血清中，ACA 阳性时有较高的特异性。在 ACA 阳性的患者中 CREST 综合征阳性率达 90%，其他结缔组织病很少见。

5. 抗组蛋白（AHA）抗体检测

组蛋白是核内最丰富的蛋白质，其与 DNA 构成的复合物称为染色质，5 种组蛋白都有各自对应的自身抗体。抗 DNA 的自身免疫反应与抗组蛋白的自身免疫反应间具有连锁性，抗 DNA 抗体阳性的患者常同时能检出抗组蛋白抗体，但抗组蛋白抗体阳性并不一定伴有抗 DNA 抗体。AHA 在药物性狼疮患者中阳性率较高，如果仅有 AHA 抗体而不伴有除抗 DNA 抗体以外的其他自身抗体，则强烈支持药物性狼疮诊断。

6. 抗核小体抗体检测

核小体存在于细胞核，是染色体的基本结构和功能亚单位，是 DNA 与组蛋白形成的复合体。抗核小体抗体的主要临床意义在于其出现于系统性红斑狼疮早期，而且与疾病的活动度呈正相关。研究发现，抗核小体抗体与患者的皮疹、脱发、红细胞沉降率（ESR）增快、CRP 增高、补体降低呈显著相关，其滴度高低也与系统性红斑狼疮疾病活动指数评分呈明显正相关。

7. 抗磷脂抗体谱

抗磷脂抗体（APL）是一组针对各种带负电荷磷脂的自身抗体。目前临床上常规检测的抗磷脂抗体为抗心磷脂抗体（ACL）、狼疮抗凝物（LAC）和抗 β_2-GP1 抗体。ACL 主要有 IgG、IgM、IgA3 种类型，其中高水平的 IgG 型抗体对原发性抗磷脂综合征的诊断最为特异。ACL 在 SLE 中的阳性率为 20% ~ 50%，主要是 IgG、IgM 型，IgG 型与血栓形成、习惯性流产和血小板减少相关，而 IgM 型与溶血性贫血和中性粒细胞减少有关。LAC 在 SLE 中阳性率最高，与 SLE、抗磷脂综合征（APS）的高凝状态有关。LAC 也可出现于其他疾病如特发性血小板减少性紫癜、恶性肿瘤及肝炎。抗 β_2-GP1 抗体在 APS 患者血清中阳性率为 30% ~ 60%，与静脉血栓和脑卒中密切相关。

8. 抗中性粒细胞胞质抗体谱

抗中性粒细胞胞浆抗体（ANCA）是一组针对中性粒细胞及单核细胞胞浆成分，如蛋白酶 -3（PR3）、髓过氧化物酶（MPO）、组织蛋白酶、溶菌酶等抗体的总称。在荧光显微镜下根据荧光分布的不同将 ANCA 分为胞质型（cANCA）、核周型（pANCA）和非典型（xANCA）。cANCA：靶抗原主要是 PR3，系韦格纳肉芽肿（WG）的特异性抗体，阳性率占 80%，与病情严重性和活动性相关。cANCA 阳性也见于显微镜下多血管炎、坏死性新月体型肾小球肾炎、结节性多动脉炎、巨细胞动脉炎等疾病。cANCA 在临床的应用价值在于其滴度与病情活动一致，在 WG 等原发性血管炎中常被作为判断疗效、评估复发的指标。pANCA：靶抗原主要是 MPO，pANCA 阳性主要见于坏死性新月体型肾小球肾炎、显微镜下多血管炎；也可见于 Churg-Strauss 综合征、结节性多动脉炎、系统性红斑狼疮、干燥综合征、系统性硬化症等疾病；在坏死性新月体型肾小球肾炎、显微镜下多血管炎中 pANCA 和 cANCA 的阳性率几乎相同，相对而言 pANCA 阳性者的血管炎病变程度重，常有多系统损害。xANCA：代表了 pANCA 和 cANCA 的混合物。xANCA 阳性见于溃疡性结肠炎、自身免疫性肝炎和慢性炎症疾病。

9. 类风湿因子（RF）检测

RF 为 RF 阳性多关节型幼年特发性关节炎（JIA）血清学标准，其在类风湿性关节炎（RA）患者中的检出率很高。RF 阳性支持早期 RA 的倾向性诊断。在 RA 患者，RF 的滴度与患者的临床表现呈正相关，即随症状加重而效价升高。但 RF 并不是 RA 独有的特异性抗体。在 SLE 患者中有 50%RF 阳性，在其他结缔组织病如干燥综合征、硬皮病、慢性活动性肝炎及老年人中均可有不同程度的阳性率。

10. 抗环瓜氨酸肽（CCP）抗体检测

抗环瓜氨酸肽抗体是以合成的环化瓜氨酸多肽（CCP）为抗原的自身抗体，对类风湿关节炎具有较高的敏感性和特异性，是 RA 早期诊断的一个高度特异指标，临床多采用酶联免疫吸附法检测（ELISA）。

【特殊实验室检查】

（1）HLA 分析：人类白细胞抗原（HLA）是位于细胞表面的糖蛋白，由位于第 6 号染色体短臂的一组基因所控制，其参与并调节免疫应答反应。HLA 分析有助于某些风湿性疾病的诊断，如与附着点炎症相关 JIA 与 HLA-B27 抗原有非常强的关联；HLA-DR2、HLA-DR3 与 SLE 有相关性；HLA-DR4 与 RA 相关；HLA-B51 可能与白塞病有关。

（2）滑液检查：指滑液的病理性细胞和成分的检查。滑液由关节滑膜分泌及透析而来，是血浆的蛋白透析液，含有滑膜细胞产生的黏蛋白，细胞数约为 0.1×10^9/L，以单核细胞为主。正常滑液为清晰透明的淡黄色液体，因其中含透明质酸盐而具黏滞性。滑液检查可用以判断关节病变病情发展、转归。JIA 患儿滑液中白细胞数明显增加，中性粒细胞 > 50%。如滑液中发现积血和微生物，对创伤性关节炎和感染性关节炎有确诊价值。

（黄　娜　南京医科大学附属儿童医院）

第二节　幼年特发性关节炎

幼年特发性关节炎（juvenile idiopathic arthritis，JIA）是儿童期常见的风湿免疫性疾病，是一种原因不明的以慢性关节滑膜炎为主要特征，并伴有眼、肝、脾等脏器功能损害的全身性疾病。国际风湿病学会联盟儿科学常委专家组于 2001 年 8 月在加拿大埃得蒙顿的会议上讨论将儿童时期不明原因、持续 6 周以上的关节肿胀统一命名为 JIA，取代了美国幼年类风湿关节炎和欧洲幼年慢性关节炎这两个概念。

【病因及发病机制】

（1）感染因素：目前很多病毒都被认为和 JIA 的发病有关，包括流感病毒、风疹病毒、腮腺炎病毒、细小病毒、EB 病毒、萨科奇病毒、单纯疱疹病毒、乙肝及丙肝病毒等。在慢性关节炎患者的关节滑液中发现有细小病毒 B19 的存在。JIA 的发生可能与细小病毒 B19 感染及持续的存在有关。在 JIA 患者中发现抗 VP1 蛋白 IgM 抗体和细小病毒 DNA，但是尚未在流行病学上证实这些感染是诱发 JIA 的直接原因。

（2）免疫因素：JIA 患儿血清和关节滑夜中检测到 ANA 及 RF、C3 降低，关节液中 CD4 淋巴细胞显著升高，以 TH1 及 TH17 为主，且促炎细胞因子如 IL-6、TNF-a、IL-17 等也显著升高，这都支持 JIA 是一种自身免疫性疾病。

（3）遗传因素：尚无明确报道指出某种基因异常可直接导致 JIA 发病，仅与某些 HLA 等位基因具有相关关系，其中 *HLA-B27* 是最先被鉴定出在基因层面与 JIA 发病相关的危险因子，存在于以少关节起病的年长男性患儿，且最终诊断脊柱关节病。同样 *HLA-A*02*、*DRB1*08*、*DRB1*11*、*DP1*0201*、*DQA1* 等也与以少关节型起病的患者呈明显正相关，*DR11*、*DR8*、*DP3*（*DPB1*0301*）则与 RF– 多关节型相关，DR4 与 RF+ 多关节型相关。

【病理】

关节滑膜早期充血、水肿及黏膜组织淋巴细胞浸润，继而滑膜增厚、血管翳形成，炎性组织向软骨浸润，导致关节软骨表面溃疡、破坏。同时软骨下骨组织有大量炎症细胞浸润，造成骨侵蚀破坏，继而出现关节腔间隙狭窄、纤维化。附着点肌腱端、腱鞘均可发生炎症反应，关节面融合或纤维化、新骨形成等，最终可导致骨性强直。

【JIA 分类及临床表现】

1. 全身型幼年特发性关节炎

定义：每日发热，热型为弛张热，至少 2 周以上，伴有关节炎，同时伴随以下 1 项或更多症状：短暂的、非固定的红斑样皮疹；全身淋巴结肿大；肝脾肿大；浆膜炎。

应排除下列情况：银屑病患儿；6 岁以上 HLA-B27 阳性的男性关节炎患儿；家族史中一级亲属有 HLA-B27 相关的疾病（强直性脊柱炎、与附着点炎症相关的关节炎、急性前葡萄膜炎或骶髂关节炎）；2 次类风湿因子阳性，2 次间隔为 3 个月。

2. 少关节型

定义：发病最初 6 个月有 1 ～ 4 个关节受累。有两个亚型：①持续性少关节型：整个疾病过程中关节受累数 ≤ 4 个。②扩展性少关节型：病程 6 个月后关节受累数 ≥ 5 个。

应排除下列情况：银屑病患儿；6 岁以上 HLA-B27 阳性的男性关节炎患儿；家

族史中一级亲属有 HLA-B27 相关的疾病（强直性脊柱炎、与附着点炎症相关的关节炎、急性前葡萄膜炎或骶髂关节炎）；2 次类风湿因子阳性，2 次间隔为 3 个月；全身型 JIA。

3. 多关节型（类风湿因子阳性）

定义：发病最初 6 个月 5 个以上关节受累，伴类风湿因子阳性。

应排除下列情况：银屑病患儿；6 岁以上 HLA-B27 阳性的男性关节炎患儿；家族史中一级亲属有 HLA-B27 相关的疾病（强直性脊柱炎、与附着点炎症相关的关节炎、急性前葡萄膜炎或骶髂关节炎）；全身型 JIA。

4. 多关节型（类风湿因子阴性）

定义：发病最初 6 个月 5 个以上关节受累，伴类风湿因子阴性。

应排除下列情况：银屑病患儿；6 岁以上 HLA-B27 阳性的男性关节炎患儿；家族史中一级亲属有 HLA-B27 相关的疾病（强直性脊柱炎、与附着点炎症相关的关节炎、急性前葡萄膜炎或骶髂关节炎）；全身型 JIA。

5. 与附着点炎症相关的关节炎

定义：关节炎合并附着点炎症，或关节炎或附着点炎症，伴有下列情况中至少 2 项：骶髂关节压痛或炎症性腰骶部及脊柱疼痛，而不局限在颈椎；HLA-B27 阳性；6 岁以上发病的男性患儿；急性葡萄膜炎；家族史中一级亲属有 HLA-B27 相关的疾病（强直性脊柱炎、与附着点炎症相关的关节炎、葡萄膜炎或骶髂关节炎）。

应排除下列情况：银屑病患者；2 次类风湿因子阳性，2 次间隔为 3 个月；全身型 JIA。

6. 银屑病性关节炎

定义：1 个或更多的关节炎合并银屑病，或关节炎合并以下任何 2 项：指（趾）炎；指甲凹陷或指甲脱离；家族史中一级亲属有银屑病。

应排除下列情况：6 岁以上 HLA-B27 阳性的男性关节炎患儿；家族史中一级亲属有 HLA-B27 相关的疾病（强直性脊柱炎、与附着点炎症相关的关节炎、葡萄膜炎或骶髂关节炎）；2 次类风湿因子阳性，2 次间隔为 3 个月；全身型 JIA。

7. 未定类的幼年特发性关节炎

定义：不符合上述任何一项或符合上述两项以上类别的关节炎。

【辅助检查】

（1）炎症指标：血沉增快，CRP 增高，但是少关节型往往正常。全身型 JIA 白细胞显著升高，中性粒细胞为主，伴有轻度贫血，血清铁蛋白升高，血清促炎因子如 IL-1、IL-6、TNF-a 等也显著升高。

（2）自身抗体：CCP 或 RF 阳性多提示关节病变严重，容易发生骨侵蚀，预后不良。

ANA 抗体在早发 JIA 患儿阳性多见，容易导致虹膜睫状体炎而失明。

（3）其他检查：关节液穿刺分析可区分化脓性关节炎、结核性关节炎及滑膜肿瘤。放射学检查可发现 JIA 中后期关节面破坏及虫蚀样改变，早起可有骨质疏松表现。MRI 可检查到增厚的滑膜病变和骨水肿表现，特异性较强。关节超声检查更为简便，近些年已在临床上广泛应用。

【诊断依据】

（1）定义：16 岁以下不明原因关节肿胀持续 6 周以上者，诊断幼年特发性关节炎必须除外【鉴别诊断】中的疾病。

（2）分类：参照上述各型幼年特发性关节炎的分类定义。

【鉴别诊断】

（1）全身性感染：脓毒症、结核病、病毒感染等。

（2）恶性疾病：白血病、淋巴瘤及其他肿瘤。

（3）关节受累应与风湿热、化脓性关节炎、关节结核、外伤性关节炎、血友病性关节炎、关节血管畸形等鉴别。

（4）与其他风湿病鉴别：系统性红斑狼疮、混合型结缔组织病、系统性血管炎等鉴别。

【治疗】

治疗原则：控制疾病活动，消除关节肿胀疼痛，预防关节破坏致残，恢复关节功能及劳动力。

1. 一般治疗

急性期建议休息为主，待炎症控制后适当进行关节功能锻炼康复；定期进行眼科裂隙灯检查，早期发现虹膜睫状体炎；重视身心健康教育，尤其青少年患儿应帮助其克服自卑心理，定期服药，鼓励正常活动和上学，使患儿身心健康成长。

2. 药物治疗

（1）非甾体类抗炎药物：是治疗 JIA 的一线用药，如萘普生，每天 $10 \sim 15$ mg/kg，分 2 次口服；布洛芬，每天 $30 \sim 50$ mg/kg，分 3 次口服，病情缓解后可停药，部分患者需要长期应用，应注意期间消化道不良反应。

（2）缓解病情抗风湿药物：又称为抗风湿的慢作用药物，是治疗 JIA 的锚定药物，可有效阻止关节影像学进展，在尚未发生骨侵蚀或关节破坏之前早期使用该组药物，可控制病情加重。

氨甲蝶呤：最常用的抗风湿药物，$10 \sim 15$ mg/m^2，每周口服 1 次，$3 \sim 12$ 周起效，不良反应较轻，长时间服用可引起胃肠道反应，部分患者可有转氨酶升高、贫血、口腔溃疡和粒细胞减少等。该药对所有 JIA 类型适用，可长期服用数年，肿瘤发生风险不高。

柳氮黄吡啶：30 ～ 50 mg/kg，分次口服，多饮水避免肾脏结晶。不良反应有恶心、呕吐、腹泻、皮疹、白细胞降低、贫血及肝损。

硫酸羟氯喹：抗疟药物，5 ～ 6.5 mg/kg，分 1 ～ 2 次口服，不良反应为视网膜病变、白细胞减少、肌无力及肝损，要求服药前及每隔半年检测眼底情况。

其他药物：包括来氟米特、艾拉莫得等新型药物，成人应用较为广泛，其他如青霉胺、金制剂、硫代苹果酸钠等药物目前均已停用。

（3）肾上腺皮质激素：可以减轻 JIA 的关节症状，但是不能阻止关节破坏，长期应用不良反应较大，因此，肾上腺皮质激素不作为首选（全身型除外）或单独使用，要严格掌握适应证。全身型：初始用量 1 ～ 2 mg/kg，分 2 次口服，待体温正常和炎症指标降低后逐渐减量至停药，部分患者激素依赖，减停激素困难。重型病例或者合并巨噬细胞活化综合征患儿可静脉大剂量激素冲击治疗。多关节炎：在急性期加用小剂量激素，可迅速缓解关节症状，待慢作用药物起效后逐渐停药，起到"桥"的作用，疗程在 3 个月以内。少关节型：原则上不建议全身应用激素，可在关节腔内注射激素，改善生活质量。虹膜睫状体炎：轻者局部应用糖皮质激素滴眼液，对于重症患儿可全身应用激素甚至冲击治疗。

（4）其他免疫抑制剂：可选用环保霉素、硫唑嘌呤、来氟米特、环磷酰胺等。

（5）生物制剂：是近年来治疗 JIA 最为主要的药物，改变了 JIA 传统治疗模式，显著改善了 JIA 患儿预后。目前主要应用生物制剂有 TNF-a 拮抗剂，主要包括依那西普、英夫利昔单抗、阿达木单抗、戈利木单抗等，这类生物制剂对关节炎型 JIA 效果明显。IL-6 单克隆抗体：国内已经批准用于全身型 JIA 的治疗，也可用于治疗多关节型幼年特发性关节炎（pJIA）。IL-1 单抗：用于治疗全身型 JIA 以及巨噬细胞活化综合征，国外应用较广泛，但国内没有该药。JAK 抑制剂：包括巴瑞替布、托法替布等，但尚无儿童适应证。

【预后】

不同类型的 JIA 预后有很强异质性，研究认为 RF 及 CCP 滴度越高则预后更差。JIA 的主要并发症是关节畸形和眼部虹膜睫状体炎，可导致残疾和失明。全身型 JIA 容易合并巨噬细胞活化综合征。该并发症具有致死性，需要早期诊断和积极治疗才能挽救生命。

（俞海国　南京医科大学附属儿童医院）

第三节　巨噬细胞活化综合征

【概述】

噬血细胞综合征（hemophagocytic syndrome，HLH）又称巨噬细胞活化综合征（macrophage activation syndrome，MAS），是一种严重的具有潜在生命威胁、多继发于幼年特发性关节炎全身型（sJIA）失控的自身炎症性反应综合征，其本质是机体在多种因素作用下引起炎症因子风暴而导致的多器官功能衰竭。1985年Hadchouel第1次描述继发sJIA，是以出血、肝炎和神经系统异常表现的综合征，直到1993年发现了巨噬细胞活化的证据并注意到该综合征与噬血细胞综合征有着极其相似的临床表现，第1次提出了MAS的概念并将其归纳到继发性HLH范畴。国内儿童风湿病专家在2000年后将MAS概念逐渐引入。

HLH分为原发性和继发性，继发性HLH分为病毒感染相关、肿瘤相关和风湿病相关，继发性于风湿病的HLH成为MAS。MAS除继发于全身型幼年特发性关节炎之外，也可见于川崎病、系统性红斑狼疮、皮肌炎、菊池病等其他免疫性疾病。

继发于sJIA的MAS发病率并不十分清楚，有7%～13%的sJIA患儿发生MAS，30%～40%sJIA患儿合并亚临床型MAS或轻型MAS。MAS似乎更多发生于女孩，与男孩比例为6∶4。sJIA起病年龄中位数为5.3岁，并发MAS的时间在起病3.5个月。近22%的MAS与sJIA同时被诊断，提示MAS可作为sJIA的早期表现甚至首发症状。

【病因及发病机制】

引起MAS的原因并不十分清楚，可能与患儿本身细胞免疫功能紊乱有关。MAS可由多种因素诱发，而sJIA并发MAS主要是由于疾病本身高度活动引起。病原微生物感染如EB病毒、巨细胞细胞病毒、单纯疱疹病毒、微小病毒B19、支原体、肺炎链球菌、金葡菌、利士曼原虫等都可诱发MAS。一些药物如非甾体类药物也可能诱发MAS，但是至今没有确凿证据。有报道应用生物制剂治疗sJIA过程中可发生MAS。

【发病机制】

免疫反应失控导致细胞毒性T淋巴细胞和巨噬细胞过渡激活和增殖是MAS的典型病理学特征，激活的免疫细胞产生大量炎症因子，形成高细胞因子血症（hypercytokinemia）。MAS的临床特征和家族性噬血细胞综合征（FHLH）相似。FHLH是一种常染色体隐性遗传性疾病，大约30%的FHLH存在穿孔素基因突变，导致被病毒感染的靶细胞、肿瘤细胞以及活化的淋巴细胞自身凋亡途径受阻。10%的FHLH存在与穿孔素释放相关基因MUNC13-4的突变。穿孔素颗粒细胞内转运基因（STX11）及突触融合蛋白 2（*STXBP2*）基因的突变与 FHLH 相关。这类患者中的细胞毒性细胞能够产生足量的穿孔素，但是由于释放过程及与靶细胞融合受阻，其杀伤靶细胞的功能却显著下降，这样就会延长活化的 CD8+T 细胞、NK 细胞和感染的靶细胞之间相互作用时间，最终导致促炎细胞因子风暴反应。

淋巴绒毛样脑膜炎病毒感染动物能够诱导 HLH 模型，出现典型的发热、全血细胞减少、铁蛋白增高以及组织噬血现象，而这些 HLH 特征可以通过注射 CD8 抗体或 IFNγ 中和抗体而阻断。HLH 和 MAS 患者肝脏组织活检也证实大量分泌 IFN-γ 的 CD8+T 细胞及分泌 TNF-α、IL-6 的巨噬细胞浸润。MAS 时均伴有可溶性白介素 -2 受体（sIL-2Rα）增高，用环孢霉素 A 治疗有效。而环孢霉素 A 直接抑制 T 淋巴细胞，对巨噬细胞作用不大，这些都佐证了分泌 IFNγ 的 CD8+T 细胞在 HLH 发病机制中起重要作用。

【临床表现】

MAS 起病迅速并很快进展为多器官功能障碍，死亡率高达 8%，对于任何已经诊断或疑似诊断 sJIA 的患者都必须全程监测相应的 MAS 特征和实验室检查。由于细胞因子谱的变化导致发生 MAS 时关节炎、浆膜炎的症状会相应缓解。当出现以下临床表现时应考虑 MAS 可能。

（1）热型的改变：表现为持续发热不退，当由典型的 sJIA 弛张热转变成持续的、不能缓解的发热时，同时伴有神经精神症状如嗜睡，应警惕发生 MAS。

（2）肝脾淋巴结肿大：原发基础疾病活动时可伴有肝脾淋巴结肿大，但在发生 MAS 时会进一步肿大。

（3）肝功能急剧恶化：可出现恶心、呕吐、黄疸表现，部分患者发生 MAS 时并不发热，而是以重症肝炎为突出表现，这类患者在给予环孢素 A 治疗后肝功能迅速好转，因此，sJIA 患者出现肝功能急剧恶化，即使没有发热，也应积极检测 MAS 相关指标并给予治疗。

（4）出血倾向：多数表现为皮肤黏膜出血性紫癜和消化道出血，严重病例可出现肺出血而死亡。部分患者到后期可发展为弥漫性血管内凝血（DIC）。

（5）神经系统表现：MAS 中枢神经系统功能障碍更为常见，表现为乏力、易激惹、定向障碍、头疼、失明、抽搐甚至昏迷，持续脑水肿可导致脑疝而死亡。出现神经系统损害尤其是抽搐表现时多提示已达 MAS 晚期，治疗会更加棘手。

（6）间质性肺病：MAS 合并间质性肺病（ILD）比较常见，且预后不好。有报道 sJIA 患者发生 MAS 时约 78% 合并肺间质病变，其中 sJIA-ILD 和 MAS-ILD 患者 5 年总体生存率仅为 42%。MAS-ILD 的病理特点比较特殊，类似于肺泡蛋白沉积症（PAP）和内源性脂质诱导的肺炎（ELP）的病理表现，同时有明显的血管炎特点，可能由于肺泡内巨噬细胞激活和 IL-18 和 IFN-γ 过度分泌有关。

（7）较少有肾脏和心脏受累，极个别患者表现为轻度肾功能不全。

【辅助检查】

（1）全血细胞减少：是 MAS 典型的实验室特征，主要有白细胞、血小板和血红蛋白的降低，尤其是血小板的降低更具有预警意义。值得注意的是，由于 sJIA 本身在疾病活动时伴有白细胞、血小板增高和轻度贫血，发生 MAS 时这些指标有可能仅表现为相对降低，要注意加以鉴别。

（2）血生化改变：谷丙转氨酶和谷草转氨酶异常增高，有时可达数千，可伴有血胆红素增高，三酰甘油和乳酸脱氢酶增高，部分患者有低蛋白血症表现。

（3）凝血功能异常：包括凝血酶原时间和部分凝血时间延长、低纤维蛋白原血症、D-二聚体增高等表现。

（4）血清铁蛋白（SF）异常增高：SF 可高达至数万 ng/mL，是早期诊断 MAS 的重要标记之一。检测时应预先对样本进行稀释，避免出现"钩状效应"造成假阴性结果。动态检测 SF 的变化对于监测疾病活动、评价治疗效果和提示预后尤为重要。

（5）血沉及 CRP：血沉突然降低是 MAS 的重要实验室特点，其机制可能与循环中 TNF-α 增多及低纤维蛋白血症有关，血清铁蛋白和血沉的比率（SF/ESR）> 80 也可作为有效区分 MAS 和 sJIA 的指标。发生 MAS 时 CRP 则持续增高。

（6）低补体血症在 MAS 中也有报道，其发病机制可能与血浆中的纤溶酶激活有关。

（7）其他实验室指标：MAS 时可溶性 CD25、CD163、卵泡抑素相关蛋白 -1（FSTIL-1）血清水平显著增加，血清和尿中的 β2 微球蛋白水平也显著增加，最近的研究认为腺苷脱氨酶 2（ADA2）活性增高是 MAS 的特异性标志物。

（8）骨髓穿刺、淋巴结及肝脏活检的组织病理学检查发现嗜血现象具有重要诊断价值，但仅用于疑似病例的诊断，况且在疾病的早期不易发现嗜血现象。

【鉴别诊断】

与 EBV 相关性 HLH 及川崎病、狼疮并发的 MAS 相比，仅有 sJIA 并发 MAS 出现了 IL-18 异常增高，因此 IL-18 可作为预测 sJIA 发生 MAS 的重要血清学指标。MAS 最为重要的鉴别诊断就是要与原发疾病的活动区别开来，二者的治疗不尽相同，发生 MAS 需要更加积极的治疗来挽救生命。sJIA 和 MAS 临床和实验室指标的区别见表 11-1。

表 11-1　活动性 sJIA 和 MAS 的临床特征和实验室检查的不同

临床特点和实验室检查	sJIA	MAS
发热模式	间歇发热	持续发热
肝脾淋巴结肿大	+	++
关节炎	++	−
浆膜炎	+	−
出血	−	+
中枢神经系统	−	+
白细胞和中性粒细胞比例	↑↑	↓
血红蛋白	正常或↓	↓
血小板计数	↑↑	↓
血沉	↑↑	正常或↓
转氨酶	正常	↑↑
胆红素	正常	正常或↑
乳酸脱氢酶	正常或↑	↑↑
三酰甘油	正常	↑
凝血酶原时间	正常	↑
部分凝血酶原激活时间	正常	↑
纤维蛋白原	↑	↓
D- 二聚体	↑	↑↑
血清铁蛋白	正常或↑	↑↑
可溶性 CD25	正常或↑	↑↑
可溶性 CD163	正常或↑	↑↑

【诊断】

目前应用更为广泛是 2005 年由 Ravelli A 提出的 sJIA 并发 MAS 初步诊断标准：实验室指标包括血小板减少（≤ 262 × 10^9/L）、天冬氨酸氨基转移酶升高（＞ 59 U/L）、白细胞计数下降（≤ 4.0 × 10^9/L）、低纤维蛋白原血症（≤ 2.5g/L）；临床指标包括中枢神经系统功能障碍（激惹、头痛、昏睡、定向力障碍、抽搐、昏迷），出血（紫癜、黏膜出血）、肝大（肋缘下≥ 3 cm）；组织病理学标准（骨髓涂片证实有巨噬细胞噬血现象）。符合≥ 2 条实验室指标或至少 1 条实验室指标和 1 条临床指标，可以考虑 MAS。骨髓检查发现嗜血现象仅用于疑似病例的诊断。研究显示该诊断标准的敏感性和特异性高达 86%。

2016 年儿童风湿病国际研究组织（PRINTO）完成了一项 sJIA 并发 MAS 的分类标准（classification criteria），即伴有发热的确诊或疑似 sJIA 患者如满足以下条件可考虑并发 MAS：血清铁蛋白大于 684 ng/mL，同时具备下列 4 项指标中任意 2 项：血小板减少（≤ 181×10^9/L）；天冬氨酸氨基转移酶升高（> 48 U/L）；三酰甘油升高（> 156 mg/dL）；纤维蛋白原降低（≤ 360 mg/dL）。新的分类标准将发热和铁蛋白视为必须条件，增加了甘油三酯指标，但却降低了血小板的预警值，由于这一新的分类标准源自专家的意见，而且忽视了生物制剂对实验室指标的潜在影响，其临床有效性仍需进一步验证。

当然，MAS 是一种严重的威胁生命的并发症，在临床诊断中不能恪守诊断标准，有些患儿在满足诊断条件时有可能已经到了疾病后期，因此，这就要求风湿科医师密切监测 MAS 的实验室指标变化，时刻警惕发生 MAS 的可能，必要时甚至依据个人临床经验加以判断并给予大剂量激素冲击治疗以挽救生命。

【治疗】

迄今为止，针对 MAS 的治疗方案仍然来临床经验，缺乏有效的临床对照试验研究。由于该病进展迅速，死亡率高，因此早期诊断、早期治疗是改善预后的关键。由于 MAS 临床表现的异质性，治疗上也应该个体化和阶段化，目前 MAS 的主要药物和方法如下。

（1）高剂量糖皮质激素（甲泼尼龙）冲击治疗：由于 MAS 起病急骤且进展迅猛，需要早期应用大剂量激素冲击治疗迅速控制炎症反应，缓解病情。甲泼尼龙是治疗 MAS 的首选药物，剂量为 30 mg/kg（最大量为 1g），静脉滴注，连续 3～5 天，疾病缓解后改用足量激素维持，若疾病持续不缓解可在 5～7 天后再次激素冲击治疗。低剂量激素治疗 MAS 无效。

（2）环孢霉素 A：能明显抑制 T 淋巴细胞活性，对 MAS 患者起"拯救性"作用，初期采取静脉给药方式，5～6 mg/kg 单次静脉滴注，持续时间应超过 6 小时，待病情稳定后改为口服维持治疗。尚不清楚 MAS 临床症状改善后环孢霉素需要维持多久，突然停药会引起 MAS 复发，用药期间应监测其血药浓度。

（3）足叶乙甙（VP16）：是 HLH-2004 化疗方案中最为重要的药物，而对于继发风湿病的 MAS 其作用并不明确，且绝大多数 MAS 在激素联合环孢霉素治疗后都能缓解，难治性病例可尝试 VP16 治疗。

（4）大剂量静脉滴注丙种球蛋白（IVIG）：目前大剂量丙种球蛋白冲击治疗 MAS 仍较为广泛，但其疗效并不确定，不推荐用于治疗 MAS，但对于由明确感染诱发的 MAS，可给予 IVIG 治疗。

（5）生物制剂：国外应用生物制剂治疗 MAS 较多，认为 IL-1 受体拮抗剂可显著改善对传统治疗失败的 sJIA/MAS 的临床症状，已经开展随机安慰剂对照研究，但是国内没有该药物。IL-6 单抗（拖珠单抗）可有效控制 sJIA 的系统症状，但是其可以改变 MAS 临床特征，甚至在成人斯蒂尔病中能诱导 MAS 发生，因此不建议在 MAS 期间应用。然而对于 MAS 缓解后仍存在原发疾病高度活动的 sJIA 患儿可考虑应用 IL-6 单抗维持治疗。干扰素单抗 Eapalumab 治疗难治性 MAS 疗效显著，是未来治疗 MAS 最有前景的生物制剂之一。

（6）其他治疗：当以上方法无效时可考虑血浆置换、造血干细胞移植等治疗。

【预后】

MAS 是一种严重的具有潜在生命威胁的风湿性疾病并发症，从活动性 sJIA 到具有 MAS 特征的 sJIA（MASing），再到完全爆发的 MAS（full blown），整个病程进展迅猛，因此，早期诊断 MAS 并积极进行干预是拯救患儿生命的关键。MAS 多发生于疾病高度活动的 sJIA 患儿，在治疗 sJIA 的过程中要密切关注 MAS 的相关实验室指标和临床变化，将 MAS 从疾病活动中区分开来。近年来随着儿童风湿科医师对该病认识深入和警惕性不断提高，其病死率已显著下降。

（俞海国　南京医科大学附属儿童医院）

参考文献

1. RAVELLI A. Macrophage activation syndrome. Curr Opin Rheumatol, 2002, 14（5）: 548-552.

2. SCHULERT G S, YASIN S, CAREY B, et al. Systemic Juvenile Idiopathic Arthritis-Associated Lung Disease: Characterization and Risk Factors. Arthritis Rheumatol, 2019, 71（11）: 1943-1954.

3. BEHRENS E M, BEUKELMAN T, PAESSLER M, et al. Occult macrophage activation syndrome in patients with systemic juvenile idiopathic arthritis. J Rheumatol, 2007, 34（5）: 1133-1138.

4. 马慧慧，俞海国，钱小青，等. 重症肝损伤在幼年特发性关节炎全身型并发巨噬细胞活化综合征中的诊断意义. 中华风湿病学杂志, 2016, 20（10）: 675-678.

5. RAVELLI A, MAGNI-MANZONI S, PISTORIO A, et al. Preliminary diagnostic guidelines for macrophage activation syndrome complicating systemic juvenile idiopathic arthritis. J Pediatr, 2005, 146（5）: 598-604.

6. RAVELLI A, MINOIA F, DAVÌ S, et al.2016 Classification Criteria for Macrophage Activation Syndrome Complicating Systemic Juvenile Idiopathic Arthritis: A European League Against

Rheumatism/American College of Rheumatology/Paediatric Rheumatology International Trials Organisation Collaborative Initiative. Ann Rheum Dis，2016，75（3）：481-489.

第四节　川崎病

【概述】

川崎病（Kawasaki disease，KD）又称黏膜皮肤淋巴结综合征，是一种病因未明的全身性血管炎综合征，表现为发热、皮疹、眼球结膜充血、口腔黏膜充血、手足红斑、指（趾）端硬性水肿及颈淋巴结肿大。主要病理改变为全身性中、小动脉病变，心肌炎，血栓形成等。最严重后果是中、后期发生的冠状动脉损伤，是儿童最重要的后天获得性心脏病之一。据统计，发热10天内未经治疗者，冠状动脉病变发生率为20%～25%，即使单用阿司匹林者也有约15%患儿发生冠脉病变。约80%患儿小于5岁，多数为1～3岁，最小年龄仅8天，但6个月以下者少见。我国流行病学调查表明，2000—2004年北京5岁以下儿童发病率为49.4/10万，男：女为1.5：1，四季均可发病，有季节性高峰。早期严重心肌炎、中后期动脉瘤破裂与血管栓塞是本病死亡的主要风险。

病因及病理：川崎病病因不明，感染是重要的致病因素之一，在病前、病中有链球菌、葡萄球菌、反转录病毒、支原体等多种病原体感染的证据。因此，感染既可能是触发因素，也可能是合并因素。其他参与致病的因素的研究没有一致结论，但多通道免疫调控系统失衡产生自身免疫性炎症的病理属性没有异议，多个基因的异常表达决定本病临床表型、冠状动脉损害、病程与预后的观点也是当今研究者的基本结论。急性期以小血管炎为主，以后累及中、大动脉，特别好发于冠状动脉及其分支。小血管、微血管炎消退后，大、中血管肉芽肿改变，纤维增生，冠状动脉分支全部或部分阻塞，冠状动脉瘤破裂构成本病主要病理改变。

【临床表现】

1. 主要临床表现

（1）发热：一般持续7～12天，少数有更长时间（2周至月余），多在39℃以上，呈稽留热或弛张热，抗生素治疗无效。

（2）皮疹：多形弥漫性红斑，近似麻疹样，一般无疱疹与结痂，躯干部多见，面部、四肢也可见上述皮疹。发热后2～4天出诊，持续4～5天后消退。

（3）双眼球结合膜充血：无脓性分泌物，一般无糜烂。

（4）唇红、干燥、皲裂：口咽黏膜充血，舌乳头隆起似杨梅。充血症状持续于整个发热期。

（5）手足硬种：手足掌现弥漫性红斑，趾、指末端硬肿伴疼痛和僵直，9～14天开始出现特征性趾、指末端沿甲床缘或片状脱屑。

（6）颈部非化脓性淋巴结炎：一过性淋巴结肿大，直径大于1.5 cm，多为颈侧淋巴结，单侧多见，压痛轻，质较硬，不化脓。发热3天后即现此症。

2.其他临床症状

常有不同程度心肌炎、心包炎、心内膜炎、心律失常，偶闻奔马律、心音低钝、心音分裂，可发生心肌梗死、心力衰竭、高血压、心源性休克等危象及因冠状动脉瘤破裂或血栓梗死而引起猝死。少数患儿有惊厥、昏迷、中枢性、外周性神经麻痹及精神、情绪异常及无菌性脑炎、脑膜炎症状等，部分患儿有脓尿、尿道炎及腹痛、腹泻、呕吐、肠梗阻、肝大、黄疸等泌尿系统、消化系统症状、体征，也有关节痛、关节炎、咳嗽、间质性肺炎的报告，上述症状多于病程1～6周出现。偶见并发巨细胞活化综合征，威胁生命。

【辅助检查】

无特异的实验诊断手段。患儿有轻度贫血，外周血白细胞数增加，以中性粒细胞为主，有核左移现象。血小板早期正常，第2、第3周起显著增高。血浆黏度增高，血浆纤维蛋白原增加。血沉增快，C-反应蛋白阳性。血清IgG、IgA、IgM可升高，类风湿因子、抗核抗体一般阴性。部分患儿ALT和AST升高，可见血清球蛋白升高、白蛋白降低。尿液中白细胞数增多，轻度蛋白尿。病程第1周常见各类心电图异常，如心动过速、ST-T改变、房室传导阻滞、T波改变及心律不齐。病程第2周若无有效治疗，有10%～40%患儿B超或冠状动脉造影可见各冠状动脉病变（管壁或管周回声增强、动脉扩张、动脉瘤等）。

【诊断标准】

多采用日本黏膜皮肤淋巴结综合征研究会（MCLS）或国际川崎病研会提出的诊断标准，即满足以下6项中5项者即可诊断本病。

（1）不明原因发热5天以上。

（2）双侧球结膜弥漫性充血：无脓性分泌物，一般无糜烂。

（3）口唇潮红，皲裂，口咽黏膜充血，杨梅舌。

（4）病初手足指（趾）肿胀，掌跖潮红，2～3周现指（趾）端膜状脱屑。

（5）躯干、四肢多形充血性红斑。

（6）颈部淋巴结非化脓性肿大。

国际会议诊断标准中特别强调应除外其他疾病。

【不完全崎病诊断】

1. 不完全川崎病（IKD）概念

IKD 指临床表现不能完全满足日本川崎病研究会或国际通用 KD 主要诊断依据中 5 项条件的病例。KD 病例除发热以外只能满足 3 项，甚至 1～2 项其他条件。极端案例没有发热或发热不超过 5 天。文献报告 IKD 约占全部 KD 患儿的 13.8%～26.2%，其中日本全国调查为 13.8%，国内 942 例 KD 报告中有 IKD168 例（17.8%）。有报告称＜1 岁患儿 KD 发生率可能是＞1 岁患儿的 4 倍；年龄小于半岁的婴儿 IKD 占 28%，其中 85% 发生冠状动脉病变。IKD 中只符合 4 项诊断条件者（包括发热）约占 60%，只符合 3 项者为 36%，个别儿只符合 1～2 项诊断标准。因此，应该高度关注 KD 诊断，及时寻找 IKD 早期诊断线索，以最大限度减少和延误诊断，把握最佳治疗时间，可最终减少冠状动脉病变整体发生率。有学者曾称 IKD 为不典型川崎病，但多数人认为 IKD 患儿临床特征、病理特征以及预后均与典型川崎病并无差异，仅仅因为不能满足人为诊断条件而已，故命名"不完全川崎病"更为严谨。"不典型川崎病"命名宜用于除具有诊断标准内的临床表现之外还伴有其他脏器损害症状的病例，如脓尿、黄疸、关节肿胀、腹泻、无菌性脑膜炎等。

2. IKD 诊断临床辅助指标

有观察认为发热不足 5 天就给予 IVIG 治疗反而会导致耐药或冠脉损害发生率更高，且病程早期需做大量鉴别诊断工作，故不足 5 天观察时间不要急于诊断 KD。另外，据 157 例川崎患儿临床观察发现，病程＜7 天给予 IVIG 治疗，冠脉扩张（CAD）、冠脉瘤（CAA）发生率仅为 1.3%，病程＞7 天即使给予大剂量 IVIG 治疗也有 9.6% 患者发生 CAD、CAA，可见 7 天内明确诊断、及时用药的重要意义，其是改善 IKD 总体预后的重要时机，因此定义 5～7 天为早期诊断时间窗是顾及各方面因素的利害得失后的综合考虑。归纳总结国内外资料，早期诊断 IKD 应注意以下临床表现的辅助诊断价值。

（1）肛周黏膜潮红、脱屑：此项特征国内报告最多，资料较为翔实，发生时间多为 3～5 天，提示为早期小血管炎，有早期辅助诊断 IKD 价值。

（2）卡介苗接种处红肿：在接种卡介苗 3 个月～3 年内患儿易见此体征。多数人认为此症状有一定特异性，且出现时间早（3～5 天），在主要诊断条件不足时可以作为重要诊断参考依据。但极少报告确定川崎病患儿卡疤红肿的实际发生率和出现此征的平均时间，是否有助于早期诊断 KD 有待总结。

（3）指（趾）端膜状脱皮：患儿早期指（趾）端肿胀不明显或被忽视，但后期仍会发生典型的指（趾）端膜状脱皮，出现此症有特殊诊断价值。但是，指（趾）端脱皮多发生在 10 天之后，7 天以内少见，显然此体征对回顾诊断 IKD 意义更大。

3.IKD 诊断辅助检查指标

（1）急性期炎症反应指标：外周血白细胞增加、血沉增快、C-反应蛋白阳性等，上述检测结果与其他炎症性疾病缺乏严格对照，也缺乏其异常结果的消长时间观察，因此，其敏感性高、特异性差。

（2）病程第 2 周后血小板计数大幅增加对 KD 诊断的敏感性、特异性已为多数学者所公认，但因其发生时间多在 9 ～ 10 天，早期诊断价值仍有限，但对 IKD 回顾诊断价值更大。

（3）超声影像学早期发现：美国 KD 诊断标准中指出，小婴儿不明原因发热超过 5 天，即便只有 1 项临床表现也可考虑 IKD 诊断，其心脏超声学检查最有辅助诊断价值。之前超声医学指标强调冠状动脉扩张和瘤样改变的诊断价值，而这两个指标的总检出率大约只有 25%，且病程 5 ～ 7 天阳性率不足 5%。显然需要研究其他具有较高检出敏感性、特异性和准确性超声学指标。大系列病例研究认为以下几个方面改进有助于超声早期诊断 IKD：①体表面积与冠状动脉内径比值：美国心脏病协会建议将相同体表面积下超声状动脉测值均数的 1 个标差定为一个 Z 值，则任何年龄 Z 值 ≥ 2.5 则视为冠状动脉扩张，根据这个定义，大系列病例资料结合中国儿童年龄与体表面积关系分析，如将冠状动脉扩张的判断标准定为年龄 < 3 岁冠状动脉内径 > 2.5 mm、3 ～ 5 岁内冠状动脉内径 > 3 mm、> 5 岁冠状动脉内径 > 4 mm，其早期论断符合率明显提高，优于传统判断标准。②冠状动脉壁与管周回声增强：此项超声影像学改变病理证实是冠状动脉血管及周围炎。鉴于川崎病累及冠状动脉有其特异性，经 417 例大样本观察报告证实其冠状动脉血管及周围炎诊断 KD 的敏感性为 65.2%，特异性达 94.0%。③节段性室壁运动异常与冠脉血流速度加快：大样本报告其诊断 KD 敏感性为 70% ～ 80%，特异性为 73% ～ 88%，可供参考。

【鉴别诊断】

（1）猩红热皮疹：发生早（1 ～ 2 天），粟粒样均匀丘疹，疹间皮肤潮红，发病年龄普遍大于 3 岁，可见化脓性咽峡炎，青霉素治疗可能有效。

（2）幼年特发性关节炎：稽留热或弛张热，反复隐现多型皮疹（热退疹隐），指（趾）以关节为中心的梭形脚胀而非指（趾）末端肿胀，热程反复数周、数月。

（3）渗出性红斑：常见口唇、眼角多处黏膜糜烂，常有脓性渗出、假膜形成。皮疹广泛、大片，有水疱和结痂。

（4）脓毒症：高热，感染中毒症状重，病情进展快，肝脾肿大，多个淋巴结肿大，抗生素可能有效，皮肤黏膜充血一般不突出，指（趾）端肿胀不明显。

【治疗】

（1）阿司匹林：发热时用量每天 30 ～ 50 mg/kg，热退后 2 ～ 3 天可根据血小板数、血凝状态调整剂量，一般为每天 5 mg/kg 或 10 mg/kg，再用 8 ～ 12 周。有冠状动脉病变者用药疗程延至冠状动脉病变恢复正常。长期用药宜以最小维持量 [3 ～ 5 mg/（kg·d）]，注意随访肝功能。G-6-PD 患者注意用其他药替代。

（2）静脉注射用丙种球蛋白（IVIG）：治疗本病疗效突出，发热、充血症状可在 24 小时左右缓解。与单用阿司匹林治疗比较，冠状动脉病变发生率从 18% 降至 4% 左右，单次大剂量（2 g/kg）比分次给药（每天 400 mg/kg、连用 5 天）有更佳疗效，急性期症状缓解更快，冠状动脉病变发生率更低。超过半数的病例一次性用 1 g/kg 也可见效。若 IVIG 治疗在病程 10 天之后，冠状动脉病变预防效果将显著降低。IVIG 输注同时和输注后 2 ～ 3 个月仍需用阿司匹林以控制后期炎症和防止恢复期高凝状态及血栓形成。如有经济原因，有人主张 IVIG 用于冠状动脉病变高危患儿。高危因素包括：①年龄＜1岁、男性；②红细胞压积＜ 0.35；③血白蛋白＜ 30 g/L；④ C- 反应蛋白强阳性；⑤血小板数第 1 周低于 200×10⁹/L。但上述高危判断条件的价值与敏感性未得到严格论证。

（3）双嘧达莫：每天 3 ～ 5 mg/kg，有强化抗血小板聚集的作用。

（4）皮质激素：近年有关 IVIG 治疗无反应（5%～ 15%）病例受到高度关注，因皮质激素具有强大抗炎、抗过敏、抑制免疫反应的综合药理作用，能有效减轻血管内皮损伤，及时控制强烈炎症，进而减轻冠脉损害，被多数学者主张用于 IVIG 无反应川崎病患儿，即在首剂给予 IVIG 2 g/kg 后 36 小时发热不退，再追加 IVIG 2 g/kg，同时应用激素，考虑短程足量激素治疗或甲基泼尼松龙冲击治疗。

（5）肿瘤坏死因子拮抗剂：IVIG 无反应川崎病者，可给予英夫利昔单抗 5 mg/kg 单次应用。

（6）法华林：冠状动脉中度及以上瘤样扩张者，应用华法林 0.05 ～ 0.12 mg/kg，应根据 INR 值调整剂量，INR 值应维持在 1.5 ～ 2.5 之间。

（7）其他治疗：乌司他丁、肝素、血浆置换、细胞毒性药物等缺乏足够经验，在 IVIG 无反应川崎病例中谨慎使用。

（8）溶栓与介入治疗：急性期很快发生冠状动脉或心外动脉血栓者可用尿激酶或蝮蛇抗栓酶治疗。介入治疗：用尿激（8000 ～ 10000 µ/kg）通过插管滴入冠状动脉内治疗 15 例巨大冠脉内血栓形成患者，结果血栓完全消失 3 例，部分消失 4 例，1 例已有心肌梗死者出现再通，7 例无变化，随访 2 年无死亡或心肌梗死病例发生。

【随访】

本病退热出院后，2 ～ 3 个月内应持续用阿司匹林治疗，每 2 ～ 4 周重点随访冠状动脉超声学改变及外周血血小板计数，以决定抗凝、抗血栓治疗策略。有心律失常或心肌炎者随访心电图、心肌酶。停用阿司匹林后应随访冠状动脉病变，每6个月1次至数年，有冠脉病变者在病变消失后应随访数年或至成年。

（张雅媛　南京医科大学附属儿童医院）

参考文献

1. 马颐姣，李永柏，杨军，等. 可诱导共刺激分子在川崎病患儿外周血T淋巴细胞的表达. 临床儿科杂志，2011，29（8）：749-751.

2. 李永柏. 不完全川崎病诊治进展. 广东医学，2010，31（1）：11-13.

3. NAKAGAWA N, YOSHIDA M, NARAHARA K, et al. Kawasaki disease in an 8-day-old neonate. Pediatr Cardiol, 2009, 30（4）：527-529.

4. 张伟，李秋，赵晓东，等. 942例川崎病的临床分析. 中华儿科杂志，2006，44（5）：324-328.

5. 《中华儿科杂志》编辑委员会. 川崎病专题研讨会纪要. 中华儿科杂志，2007，45（11）：826-829.

6. 夏焙，李姝娜，邱宝明，等. 超声心动图对儿童川崎病早期诊断的作用探讨. 中华医学超声杂志（电子版），2009，6（5）：34-38.

7. NEWBURGER J W, TAKAHASHI M, GERBER M A, et al. Diagnosis, treatment and long-term management of Kawasaki Disease：a statement for health professionals from the committee on rheumatic fever, endocardits, and Kawasaki Disease, council on cardiovascular disease in the young. American heart association. Pediatrics, 2004, 114（6）：1708-1733.

8. MCCRINDLE B W, ROWLEY A H, NEWBURGER J W, et al. Diagnosis, Treatment, and Long-Term Management of Kawasaki Disease：A Scientific Statement for Health Professionals From the American Heart Association. Circulation, 2017, 135（17）：e927-e999.

9. MA L, ZHANG Y Y, YU H G. Clinical Manifestations of Kawasaki Disease Shock Syndrome. Clin Pediatr（Phila）, 2018, 57（4）：428-435.

第五节　过敏性紫癜

【概述】

过敏性紫癜（Henoch-Schonlein purpura，HSP）是儿童期最常发生的血管炎，是主要以小血管炎为病理改变的全身综合征。HSP临床表现为非血小板减少性、可触性皮肤紫癜，伴腹痛、胃肠出血、关节痛、肾脏损害等症状。多数呈良性、自限性过程，但也可出现严重的胃肠道、肾脏及其他器官损伤。2012 年教堂山会议共识（CHCC2012）新的血管炎分标准建议将 HSP 更名为 IgA 血管炎。

【病因】

该病的病因及发病机制仍未完全阐明，病因可能涉及感染、免疫紊乱、遗传等因素。其发病机制以 IgA 介导的体液免疫异常为主，IgA1 沉积于小血管壁引起的自身炎症反应和组织损伤在 HSP 发病中起重要作用，特别是 IgA1 糖基化异常及 IgA1 分子清除障碍在 HSP 的肾脏损害中起关键作用。

（1）感染：常常是 HSP 发生的触发因素。HSP 最常见的感染以 A 族 β 溶血性链球菌所致的上呼吸道感染最多见，幽门螺杆菌（Hp）、金黄色葡萄球菌等感染也可能是 HSP 发病的原因之一。HSP 发生也可能与副流感、微小病毒 B19、柯萨奇病毒、EB 病毒、腺病毒、麻疹、风疹、水痘带状疱疹、流行性腮腺炎、肝炎病毒、人类免疫缺陷病毒等感染有关，其他包括肺炎支原体感染。

（2）疫苗接种：如流感疫苗、乙肝疫苗、狂犬疫苗、流脑疫苗、白喉疫苗、麻疹疫苗接种也可能诱发 HSP。

（3）食物和药物因素：克拉霉素、头孢呋辛、米诺环素、环丙沙星、双氯芬酸、丙硫氧嘧啶、肼屈嗪、别屈醇、苯妥英钠、卡马西平、异维 A 酸、阿糖胞苷、阿达木单抗、依那西普等的使用也可能触发 HSP 发生。目前尚无明确证据证明食物过敏是导致 HSP 的原因。

（4）遗传因素：HSP 存在遗传好发倾向，不同种族人群的发生率也不同，白种人的发病率明显高于黑种人。近年来有关遗传方面的研究涉及的基因主要有 *HLA* 基因、家族性地中海基因、血管紧张素转换酶基因（*ACE* 基因）、甘露糖结合凝集素基因、血管内皮生长因子基因、*PAX2* 基因、*TIM-1* 等。

【诊断及临床表现】

1. 诊断标准

2006 年欧洲抗风湿病联盟和欧洲儿科风病学会（EULAR/PReS）制定了儿童血管炎的新分类，从而替代美国风湿学会 1990 年制定的 HSP 分类标准。

HSP 的诊断标准（EULAR/PReS 统一标准）：可触性（必要条件）皮疹伴如下任何 1 条：弥漫性腹痛；任何部位活检示 IgA 沉积；关节炎 / 关节痛；肾脏受损表现［血尿和（或）蛋白尿］。

部分患儿仅表现为单纯皮疹而无其他症状，2012 年中华医学会儿科学分会免疫学组"儿童过敏性紫癜诊治专家座谈会"根据国内组织活检未普遍开展的情况，建议：对于典型皮疹急性发作的患儿排除相关疾病，可以临床诊断；对于皮疹不典型或未见急性期发作性皮疹者，仍需严格按标准诊断，必要时行皮肤活检。

2. 临床表现

（1）皮疹：HSP 的常见症状，是 HSP 诊断的必需条件。典型的紫癜形成前可能是类似荨麻疹或红色丘疹，四肢或臀部对称性分布，以伸侧为主，可逐渐扩散至躯干及面部，并可能形成疱疹、坏死及溃疡，也可出现针尖样出血点。另外，皮疹也可见于阴囊、阴茎、龟头、手掌及足底处。少于 5%HSP 患儿有皮肤坏死。皮疹一般在数周后消退，可遗留色素沉着，但是会逐渐消退。35% ～ 70% 幼儿还可出现非凹陷性头皮、面部、手背或足背水肿，急性发作期部分患儿尚有手臂、腓肠肌、足背、眼周、头皮、会阴部等神经血管性水肿和压痛。

（2）关节症状：关节受累发生率为 82%，以单个关节为主，主要累及双下肢，尤其是踝关节及膝关节，但鲜有侵蚀性关节炎发生。有 30% ～ 43% 的患儿以关节痛或腹痛起病，可长达 14 天无皮疹，极易误诊。

（3）胃肠道症状：发生率为 50% ～ 75%，包括轻度腹痛和（或）呕吐，但有时为剧烈腹痛，偶尔有大量出血、肠梗阻及肠穿孔。肠套叠是少见但很严重的并发症，发生率为 1% ～ 5%，还可有少见的肠系膜血管炎、胰腺炎、胆囊炎、胆囊积水、蛋白丢失性肠病及肠壁下血肿至肠梗阻。

（4）肾脏损害：临床上肾脏受累发生率为 20% ～ 60%。常见有镜下血尿和（或）蛋白尿，肉眼血尿也常见，高血压可单发或合并肾脏病变，急性肾小球肾炎或肾病综合征严重者可出现急性肾衰竭。

（5）其他系统表现：生殖系统受累以睾丸炎常见，男孩 HSP 发生率为 27%。神经系统受累占 2%，常见头痛，可出现抽搐、瘫痪、舞蹈症、运动失调、失语、失明、昏迷、蛛网膜下腔出血、视神经炎、吉兰 - 巴雷综合征，也有颅内占位、出血或血管炎报道，但较少见。儿童少见肺部改变，如肺出血、肺泡出血及间质性肺炎。也有患儿出现肌肉内出血、结膜下出血、反复鼻出血、腮腺炎和心肌炎。

【辅助检查】

HSP 目前尚无特异性的辅助检查方法，相关辅助检查仅有助于了解病程和并发症。可根据病情选择下列检查。

（1）外周血检查：白细胞正常或增加，中性粒细胞可增高，血小板计数正常或升高。ESR 正常或增快，CRP 升高。凝血功能检查通常正常，抗凝血酶原 - Ⅲ 可增高或降低，部分患儿纤维蛋白原含量、D- 二聚体含量增高。

（2）尿常规：可有红细胞、蛋白、管型，重症可见肉眼血尿。镜下血尿和蛋白尿为最常见的肾脏表现。

（3）血液生化检查：血肌酐、尿素氮多数正常，极少数急性肾炎和急进性肾炎表现者可升高。血 ALT、AST 少数可有升高。少数血 CK-MB 可升高。血白蛋白在合并肾病或蛋白丢失性肠病时可降低。37% 患儿血清 IgA 升高，部分患儿类风湿因子 IgA 和中性粒细胞抗体细胞抗体 IgA 升高。

（4）超声检查：对于 HSP 消化道损伤的早期诊断和鉴别诊断有重要作用。高频超声检查 HSP 急性期肠道损害显示病变肠壁水肿增厚，回声均匀减低，肠腔向心性或偏心性狭窄，其黏膜层及浆膜层呈晕环状低回声表现，肠系膜淋巴结肿大及肠间隙积液。临床诊断或排除肠套叠首选腹部超声检查。

（5）腹部 X 线及 CT 检查：HSP 合并胃肠道受累时，腹部 X 可表现为黏膜折叠增厚、指纹征、肠袢间增宽，小肠胀气伴有多数液气平面，结肠和直肠内无气体。CT 显示多发节段性肠管损害，受累肠壁水肿增厚、肠管狭窄，受累肠管周围常可见少量腹水。在诊断 HSP 并发症如肠套叠、肠穿孔、肠梗阻时，CT 表现较具特征性。肠系膜血管炎 CT 影像可表现为肠壁、血管壁水肿及增厚圈。对怀疑有肠套叠的 HSP 患者，行钡剂或空气灌肠对诊断和治疗意义不大，有可能会加重炎症，导致肠穿孔。CT 检查多在 X 线片及 B 超检查有疑问时适用。

（6）内镜检查：仅有消化道症状而临床无皮肤皮疹患儿，消化道内镜虽然能直接观察患儿胃肠黏膜呈紫癜样改变、糜烂和溃疡，但由于不符合诊断标准，在临床诊断上要谨慎使用，内镜检查常在合并严重腹痛或消化道大出血时采用。

（7）皮肤活检：对于不典型可触性皮疹或疑诊患者，可行皮肤活检协助诊断。典型病理改变为白细胞碎裂性血管炎，血管周围中性粒细胞和嗜酸粒细胞浸润，血管壁可有灶性坏死及血小板血栓形成，严重病例可出现坏死性小动脉炎。免疫荧光染色可见 IgA、C3、纤维蛋白、IgM 沉积。

【鉴别诊断】

（1）急性婴儿出血性水肿（AIHE）：< 2 岁婴儿紫癜注意与 AIHE 鉴别。AIHE 特点为发热、水肿、大圆形紫癜、帽徽样皮损（面部、耳郭、四肢、阴囊），仅有皮肤关节损害，很少有腹痛和肾损害，少复发。

（2）脓毒症、细菌性心内膜炎、脑膜炎、立克次体等感染严重者可出现皮肤紫癜，常伴有血小板减少和凝血时间延长，可根据全身感染中毒症状及紫癜分布、形态与 HSP 鉴别。HSP 典型皮疹为血小板正常，可触性紫癜，四肢臀部对称性分布。

（3）其他风湿性疾病：血管炎包括混合性结缔组织病（MCTD）和皮肌炎（DM）等风湿性疾病，并发皮肤血管炎时可出现紫癜。MCTD 常有心肺受累和食道蠕动障碍，抗 RNP 抗体也是重要诊断依据。DM 特点是肌无力，患儿病程初期多为步态不稳和不能爬楼梯，可仅有皮疹或皮疹早于肌肉受累数年，皮疹也是双侧对称性的，但伴肘及膝关节伸侧面萎缩，肌电图异常和肌酶升高。

（4）急性链球菌感染后肾小球肾炎（APSGN）：并发皮肤超敏反应也可出现广泛皮疹。APSGN 也可有关节痛、血尿和水肿，这些均与 HSP 相似。但是，与 HSP 不同，其肾组织免疫荧光检查示广泛的 IgG 和 C3 颗粒沉积。皮肤表现为散在红斑、荨麻疹或血管性水肿。HSP 的荨麻疹或血管性水肿通常是无瘙痒的。详细询问病史，包括近期接触、用药史及临床表现可与 HSP 鉴别。

（5）外伤性紫癜：外伤性皮肤损伤不会引起全身症状，如腹痛、血尿或蛋白尿。但婴幼儿 HSP 可仅以水肿、红斑和面部紫癜起病，而没有全身症状。鉴别有困难时可予皮肤活检，若显示为 IgA 沉积的白细胞破碎性血管炎可排除外伤性紫癜。

（6）自体红细胞过敏综合征（Gardner-Diamond 综合征）：是一种不常见的女性紫癜性疾病。皮疹常为环形、触痛性瘀斑，直径达数英寸，多位于下肢和躯干腹侧，与 HSP 相同，也可有发热、关节痛和胃肠道症状。但与 HSP 不同的是，其病变范围较大，且常发生在轻度或严重创伤后数周。组织学检查也可鉴别 HSP 和自体红细胞过敏综合征，后者皮肤活检可见真皮层和皮下脂肪中有红细胞渗出，没有白细胞破碎性血管炎表现。

【治疗】

1. 一般治疗

目前尚无明确证据证明食物过敏是导致 HSP 的病因，故仅在 HSP 胃肠道损害时需注意控制饮食，以免加重胃肠道症状。HSP 腹痛患儿若进食可能会加剧症状，但是大部分轻症患儿可以进食少量少渣、易消化食物，严重腹痛或呕吐者可能需要营养要素饮食或肠外营养支持。

2. 抗感染治疗

急性期呼吸道及胃肠道等感染可适当给予抗感染治疗，需注意急性期感染控制后的抗感染治疗对 HSP 的发生并无治疗和预防作用。

3. 皮疹治疗

皮疹很少需要治疗，目前尚无证据证明糖皮质激素治疗对皮疹的消退及复发有效，但有报道糖皮质激素用于皮肤疱疹和坏死性皮疹治疗有效，也有一些使用氨苯砜和秋水仙碱治疗反复发作性皮疹有效的报道，但疗效需进一步研究证实。

4. 关节症状治疗

关节痛患儿通常应用非甾体类抗炎药能很快止痛，口服泼尼松 1mg/（kg·d），2 周后减量，可降低 HSP 关节炎患儿关节疼痛程度及疼痛持续时间。

5. 胃肠道症状治疗

糖皮质激素治疗可较快缓解急性 HSP 的胃肠道症状，缩短腹痛持续时间。激素也可应用于其他胃肠道症状，如低蛋白性水肿、胃肠蛋白丢失等。腹痛明显时需要严密监测患儿出血情况（如呕血、黑便或血便），必要时需行内镜检查。严重胃肠道血管炎，有应用丙种球蛋白、甲泼尼松龙静脉滴注及血浆置换或联合治疗有效的报道。虽然 HSP 持续性或慢性腹痛不是很常见，但也有报道应用氨甲蝶呤和吗替麦考酚酯取得较好的疗效。大部分 HSP 患者存在ⅩⅢ因子减少，与腹痛和胃肠道出血有关。ⅩⅢ因子补充治疗对治疗腹痛和胃肠道出血可能有效。

6. 糖皮质激素的应用

糖皮质激素适用于 HSP 胃肠症状、关节炎、血管神经性水肿、肾损害较重者及表现为其他器官的急性血管炎。目前认为激素对 HSP 胃肠道及关节症状有效。早期应用激素能有效缓解腹部及关节症状，明显减轻腹痛，提高 24 小时内的腹痛缓解率，并可减少肠套叠、肠出血的发生风险。对腹部症状严重的患儿早期应用激素是有益的，有可能降低外科手术干预风险。需注意 HSP 腹痛时应用激素治疗应严密观察肠套叠、肠穿孔、腹膜炎等急腹症症状和体征。多个随机对照试验证明早期应用糖皮质激素不能阻止 HSP 患者肾病的发生，也没有证据提示糖皮质激素能预防 HSP 的复发，但能有效改善肾脏症状。

有腹部症状者推荐口服泼尼松治疗，1 ～ 2 mg/kg（最大剂量 60 mg），1 ～ 2 周，后 1 ～ 2 周减量。胃肠症状较重者不能口服患儿（包括持续腹痛、肠出血、肠系膜血管炎、胰腺炎等），推荐静脉使用糖皮质激素，一般剂量为氢化可的松琥珀酸钠每次 5 ～ 10 mg/kg，可根据病情间断 4 ～ 8 小时重复使用；甲基泼尼松龙 5 ～ 10 mg/（kg·d）［病情严重者如肠系膜血管炎大量出血者给予冲击治疗剂量可达 15 ～ 30 mg/（kg·d），最大剂量 < 1000 mg/d，连用 3 天，必要时 1 ～ 2 周后重复冲击 3 d］或地塞米松 0.3 mg/（kg·d），严重症状控制后应改口服糖皮质激素，并逐渐减量，总疗程推荐为 2 ～ 4 周，注意疗程不宜过长。

血管神经性水肿、关节炎及急性器官血管炎患者，也推荐静脉使用一般剂量糖皮质激素治疗，严重器官血管炎可给予冲击治疗剂量。

7. 其他免疫抑制剂的应用

糖皮质激素治疗 HSP 反应不佳或依赖者加用或改用吗替麦考酚酯后，可改善胃肠道症状、关节炎症状及皮疹反复发作，也有静脉用甲基泼尼松龙和环磷酰胺冲击治疗 HSP 合并颅内血管炎、颅内出血及 HSP 合并肺泡出血的有效治疗病例报道，以及静脉环孢霉素 A 有效治疗 HSP 合并肺泡出血病例报道。近年吗替麦考酚酯、环磷酰胺、硫唑嘌呤、咪唑立宾、环孢素 A、他克莫司等免疫抑制剂常被用于严重 HSP 患者的治疗，但目前尚无较高的证据水平研究来证明其对 HSP 肾脏以外症状治疗的有效性，尚需进一步研究证实。有个案报道抗 CD20 单克隆抗体利妥昔单抗治疗严重慢性 HSP 可改善皮肤和肾脏症状，疗效有待进一步研究证实。

8. 静脉用丙种球蛋白（IVIG）

IVIG 能明显改善 HSP 坏死性皮疹，严重胃肠道症状（包括腹痛、肠出血、肠梗阻），脑血管炎（包括抽搐、颅内出血）的症状，推荐剂量为 1 g/（kg·d），连用 2 天，或 2 g/（kg·d）用 1 天，或 400 mg/（kg·d）连用 4 天。由于缺乏良好的临床 RCT 研究证据，IVIG 治疗 HSP 适应证和剂量还不确定，仍有待高质量的临床研究证实。需注意有报道部分患者使用 IVIG 后出现肾衰竭，故临床不要盲目扩大使用指征，仅在 HSP 严重症状、常规糖皮质激素无效时选用。

9. 血浆置换

血浆置换适用于治疗急进性紫癜性肾炎（病理提示新月体肾炎）、HSP 伴有严重并发症患者。

单独血浆置换治疗可以明显提高肾小球滤过率，改善急进性紫癜性肾炎预后，但对于终末期肾衰竭治疗疗效仍有争议。

血浆置换可缓解 HSP 神经系统症状，可作为 HSP 合并严重神经系统并发症的一线治疗。HSP 合并肺肾综合征或反复肺出血时建议血浆置换。有报道血浆置换联合免疫抑制剂治疗 HSP 并多脏器功能衰竭后胃肠道出血停止，因此快速进展或危及生命 HSP 推荐使用血浆置换联合免疫抑制剂治疗。注意轻—中度过敏性紫癜及肾炎的一线治疗方法仍以药物治疗为主。

10. 血液灌流

血液灌流可能对改善 HSP 急性期严重症状有效，但确切疗效尚需更大规模设计良好的 RCT 研究进一步证实。

11. 白细胞去除法

在 HSP 糖皮质激素及 IVIG 治疗无效时使用，白细胞去除法可改善皮疹及胃肠道症状，由于研究病例少，确切疗效需进一步证实。

【预后】

HSP 具有自限性，单纯皮疹不需要治疗干预。糖皮质激素适用于 HSP 胃肠道症状、关节炎、血管神经性水肿、肾损害较重及表现为其他器官的急性血管炎患儿，伴有严重并发症患者可采用血浆置换。总体发生终末期肾病的风险度＜ 2%，但表现为肾炎综合征、肾病综合征、肾炎型肾病患儿有 5% ～ 20% 发展为终末期肾病。

（郭翼红　南京医科大学附属儿童医院）

参考文献

1. MCCARTHY H J，TIZARD E J.Clinical practice：Diagnosis and management and Henoch-Schonlein purpura. Eur J Pediatr，2010，169（6）：643-650.

2.JENNETTE J C，FALK R J，BACON P A，et al. 2012 revised international chaphill consensus conference nomenclature of vasculitides. Arthritis Rheum，2013，65（1）：1-11.

3.OZEN S，RUPERTO N，DILLON M J，et al. EULAR/PReS endorsed consensus criteria for the classification of childhood vasculitides. Ann Rheum Dis，2006，65（7）：936-941.

第六节 风湿热

【概述】

风湿热（rheumatic fever，RF）是一种由于咽喉部感染 A 组乙型溶血性链球菌后发生的急性或慢性的风湿性疾病，可反复发作，主要累及关节、心脏、皮肤及皮下组织，偶可累及中枢神经系统、血管、浆膜及肺、肾等。临床表现以心脏和关节炎为主，可伴有发热、皮疹、皮下小结、舞蹈病等。本病发作呈自限性，急性发作时通常以关节炎较为明显，急性发作后常遗留轻重不等的心脏损害，尤以瓣膜病变最为显著，可形成慢性风湿性心脏病或风湿性心瓣膜病。

目前本病的发病率明显下降，但在发展中国家，风湿热仍是儿童和青少年后天性心脏病中最常见的病因之一。我国各地发病情况不一，风湿热总发病率约为 22/10 万，虽低于其他发展中国家，但仍明显高于西方发达国家。本病可发生在任何年龄，3 岁以下婴幼儿少见，学龄儿童多见，最常见于 5～15 岁的儿童和青少年。一年四季均可发病，以冬季多见，无性别差异。

【病因】

已有多项临床及流行病学研究显示，风湿热是 A 族 β 溶血性链球菌感染后的自身免疫性疾病，其发病机制与 A 族 β 溶血性链球菌的特殊结构成分和细胞外产物有关。

A 族 β 溶血性链球菌的荚膜由透明质酸组成，与人体关节、滑膜有共同抗原。其细胞壁外层蛋白质中 M 蛋白、M 相关蛋白及中层多糖中 N- 乙酰葡萄糖胺与人体心肌和瓣膜有共同抗原；其细胞膜蛋白与人体心肌和丘脑下核、尾状核之间有共同抗原。因此链球菌感染后，机体产生抗链球菌抗体，在清除链球菌起保护作用的同时，也可与人体组织产生交叉免疫反应导致器官损害。同时，链球菌抗原与抗链球菌抗体形成循环免疫复合物可在人体关节滑膜、心肌、心瓣膜等沉积，产生炎性病变。此外，宿主的遗传易感性及免疫应答能力在风湿热发病中也起一定作用。

【临床特征】

（1）一般表现：在病前 1～6 周有链球菌感染后咽峡炎、扁桃体炎或猩红热感染史。急性起病者，发热在 38～40 ℃之间，热型不规则，1～2 周后转为低热。隐匿起病者仅为低热或无发热。其他表现为精神不振、乏力、食欲减退、面色苍白、多汗、关节痛和腹痛等，个别有胸膜炎和肺炎。

（2）心肌炎：风湿热患儿中有 40% ～ 50% 累及心脏，出现心肌、心内膜、心包炎症，是风湿热唯一的持续性器官损害。多于首次起病 1 ～ 2 周内出现症状，常有心悸、气短、心前区不适等。累及心肌时可有心动过速，第一心音减弱，重者可出现心脏扩大，心尖搏动弥散，闻及奔马律；侵犯心内膜主要累及二尖瓣和主动脉瓣，造成关闭不全，反复发作后造成永久性瓣膜损害。风湿热的心包炎多为轻度，出现心前区不适、心包摩擦音等。心肌炎可单独出现，或与其他症状同时出现。

（3）关节炎：约占急性风湿热的 50% ～ 60%，表现为多发性、游走性大关节炎，主要累及四肢大关节，偶见小关节受累，出现红、肿、热、痛和功能障碍，可延续 3 ～ 4 周，愈后不遗留关节畸形。

（4）舞蹈病：约占风湿热的 3% ～ 10%，年长女孩多见，表现为肌肉不自主、突发、无目的的快速运动，可累及全身肌肉，以面部和上肢肌肉为主，如扮鬼脸、挤眉弄眼、四肢乱动等，兴奋和注意力集中时加剧，睡眠时消失，也可出现喜怒无常、易冲动等神经过敏表现。多发生在链球菌感染后 1 ～ 6 个月，也可为首发症状，平均病程为 3 个月左右，呈自限性。

（5）皮肤症状：较少见，躯干可出现环形红斑，呈环形或半环形边界清楚的淡色红斑，时隐时现，可持续数周；皮下小结见于约 5% 左右的风湿热患儿，常伴随心肌炎出现，发于大关节伸面或枕、额、棘突处，直径为 0.1 ～ 1 cm，质硬无压痛，活动无粘连，一般 2 ～ 4 周内消失；其他皮肤表现有荨麻疹、结节性红斑、多形红斑等。

（6）其他表现：风湿热亦可累及其他重要脏器，如出现风湿性肺炎、胸膜炎、肾炎、脑炎等。

【实验室检查】

无特异性，但可作为鉴别有无链球菌感染、风湿活动及心脏损害的依据。

（1）链球菌感染：抗链球菌溶血素 O 增高、咽拭子培养呈阳性提示链球菌感染。

（2）风湿热活动：血沉增快，C- 反应蛋白增高，白细胞计数增高提示风湿活动。

（3）心脏损害：X 线检查可出现心脏增大，心电图常见 PR 间期延长、1 度房室传导阻滞、ST-T 改变、低电压及心律失常；超声心动图可显示瓣膜增厚、狭窄和关闭不全，少数可伴心包积液。

【诊断】

根据以上临床表现和典型实验室检查综合分析可做出风湿热的诊断。目前仍沿用 1992 年修改的 Jones 诊断标准，在确定链球菌感染证据的前提下，有两项主要表现或一项主要表现伴两项次要表现即可做出诊断（表 11-2）。

表 11-2　风湿热 Jones 诊断标准

主要表现	次要表现	链球菌感染证据
心肌炎； 多关节炎； 舞蹈病； 多形红斑； 皮下小结	发热； 关节痛； 血沉增高； CRP 阳性； P-R 间期延长	咽拭子培养阳性； 快速链球菌抗原试验阳性； 抗链球菌抗体（ASO）滴度增高

注：主要表现为关节炎者，关节痛不再作为次要表现；主要表现为心肌炎者，P-R 间期延长不再作为次要表现。

由于近年风湿热不典型和轻症病例增多，如果强行执行 Jones 标准，易造成诊断失误。因此，对比 1992 年修订的 Jones 标准，2002—2003 年 WHO 标准对风湿热做出了分类标准，并做如下改变：①对伴有风湿性心脏病的复发性风湿热的诊断明显放宽，只需具有 2 项次要表现及前驱链球菌感染证据即可确立诊断；②对隐匿发病的风湿性心肌炎和舞蹈病诊断放宽，不需要有其他主要表现，即使前驱链球菌感染证据缺如也可做出诊断；③对多关节炎、多关节痛或单关节炎可能发展为风湿热给予重视，以避免误诊及漏诊。

【鉴别诊断】

风湿热以发热及关节炎为主要临床表现，需与下列疾病进行鉴别。

（1）幼年特发性关节炎（JIA）：本病分 7 种亚型，全身型以弛张高热为主，常伴风湿性皮疹、肝脾淋巴结肿大，严重病例出现巨噬细胞活化综合征，可危及生命；多关节型 JIA 常累及指（趾）小关节，关节炎无游走性特点，反复发作后可遗留关节畸形，X 线骨关节摄片可见软组织肿胀、关节面破坏、关节间隙变窄和骨质疏松，较少侵犯心脏。

（2）感染性心内膜炎（infective endocarditis，IE）：先天性心脏病或风湿性心脏病合并感染性心内膜炎时，应注意与风湿性心脏病伴风湿活动鉴别。IE 患儿临床可出现发热、贫血、肝脾肿大、皮肤瘀斑或其他栓塞症状，超声心动图发现心瓣膜或心内膜赘生物，血培养阳性可确诊。

（3）急性白血病：儿童白血病常出现发热及骨关节疼痛，大多同时合并贫血，出血倾向、肝脾及淋巴结肿大。外周血象可见幼稚白细胞，骨髓检查可确诊。

【治疗】

风湿热的治疗目标：清除链球菌感染，去除诱发风湿热病因；控制临床症状，使心肌炎、关节炎、舞蹈病及风湿热症状迅速缓解，解除风湿热带来的痛苦；处理各种并发症，提高患者身体素质和生活质量，延长寿命。

（1）休息：卧床休息的期限取决于心脏受累程度和心功能状态。急性期无心肌炎患儿建议卧床休息 2 周，随后逐渐恢复活动，于 2 周后达正常活动水平；心肌炎无心力衰竭患儿建议卧床休息 4 周，随后于 4 周内逐渐恢复活动；心肌炎伴充血性心力衰竭患儿则需卧床休息至少 8 周，以后 2 ～ 3 个月内逐渐增加活动量。

（2）清除链球菌感染：清除链球菌感染首选青霉素或苄星青霉素，对于初发链球菌感染，可肌内注射苄星青霉素 60 万 U ～ 120 万 U。无苄星青霉素时可用青霉素 80 万单位肌内注射，每日 2 次，持续 2 周。青素过敏者可改用其他有效抗生素，如红霉素、头孢菌素等。

（3）抗风湿热治疗：心肌炎时宜早期使用糖皮质激素，泼尼松每日 2 mg/kg，最大量 ≤ 60 mg/d，分次口服，2 ～ 4 周后减量，总疗程为 8 ～ 12 周。无心肌炎的患儿可用非甾体抗炎药，如阿司匹林，每日 100 mg/kg，最大量 ≤ 3 g/d，分次服用，2 周后逐渐减量，疗程为 4 ～ 8 周。

（4）其他治疗：有充血性心力衰竭时应视为心肌炎复发，及时给予大剂量静脉注射糖皮质激素，如甲泼尼龙每日 1 次，剂量为 10 ～ 30 mg/kg，共 1 ～ 3 次。多数情况在用药后 2 ～ 3 天即可控制心力衰竭。应慎用或不用洋地黄制剂，以免发生洋地黄中毒。予以低盐饮食，必要时氧气吸入，给予利尿剂和血管扩张剂。舞蹈病时可使用苯巴比妥、地西泮等镇静剂。关节肿痛时应予制动。

【预防和预后】

风湿热预后主要取决于心肌炎的严重程度、首次发作是否得到正确抗风湿热治疗以及是否行正规抗链球菌治疗。心肌炎者易于复发，预后较差，尤以严重心肌炎伴充血性心力衰竭患儿为甚。

建议每 3 ～ 4 周肌内注射苄星青霉素（长效青霉素）120 万 U，预防注射期限至少 5 年，最好持续至 25 岁；有风湿性心病者，宜作终身药物预防。对青霉素过敏者可改用红霉素类药物口服，每月口服 6 ～ 7 天，持续时间同前。风湿热或风湿性心脏病患儿，当拔牙或行其他手术时，术前、术后应用抗生素以预防感染性心内膜炎。

（马慧慧　南京医科大学附属儿童医院）

第七节　系统性红斑狼疮

【概述】

系统性红斑狼疮（systemic lupus erythematosus，SLE）是一种以多系统损害和血清中出现多种自身抗体为特征的自身免疫性疾病，为儿童常见风湿性疾病之一。儿童发病率国外报道为（0.36 ～ 0.60）/10 万人，我国大陆地区儿童 SLE 发病率尚无报道，但小样本的病例显示男女患病比例为（13.9 ～ 5.93）：1。15% ～ 20%SLE 在儿童时期起病，其中 90% 为女性。

【病因】

SLE 病因和发病机制尚不清楚，大量研究显示遗传、内分泌、感染、免疫异常和一些环境因素与本病的发病有关。在遗传因素、环境因素、雌激素水平等各种因素相互作用下，T 淋巴细胞减少、T 抑制细胞功能降低、B 细胞过度增生，产生大量的自身抗体，并与体内相应的自身抗原结合形成免疫复合物，沉积在皮肤、关节、小血管、肾小球等部位。在补体的参与下，引起急慢性炎症及组织坏死（如狼疮性肾炎），或抗体直接与组织细胞抗原作用，引起细胞破坏（如红细胞、淋巴细胞及血小板壁的特异性抗原与相应的自身抗体结合，分别引起溶血性贫血、淋巴细胞减少症和血小板减少症），从而导致机体的多系统损害。

【诊断】

1. 临床表现

儿童 SLE 较成人病情重，更易累及重要器官特别是肾脏、心脏和神经系统，全身症状较成人多见，如发热、乏力、体重下降、脱发以及全身炎症性改变，如淋巴结肿大、肝脾肿大等。

（1）皮肤、黏膜：发生率为 30% ～ 90%，40% 左右患儿以皮疹为首发症状。面部蝶形红斑最常见，是 SLE 的标志性表现，还可见脱发、光过敏、非特异性全身皮疹、口腔及鼻黏膜溃疡。

（2）关节、肌肉：发生率为 20% ～ 80%，其中关节痛、关节炎最常见，表现为对称性、多发性大小关节的肿、痛、积液、活动受限、晨僵，但无骨质破坏。

（3）狼疮性肾炎：儿童狼疮性肾炎比成人多见且严重，发生率为 40% ～ 90%，90% 在发病第 1 年内出现。症状从轻度蛋白尿或镜下血尿到终末期肾功能衰竭，蛋白尿是最常见的临床表现，其次为镜下血尿、高血压和肾功能不全。最常见的病理类型为弥漫增殖性肾小球肾炎。

（4）血液系统：发生率为 50% ～ 75%，贫血最常见，其次是白细胞减少，其中淋巴细胞减少比中性粒细胞减少更常见，是疾病活动的敏感指标。血小板减少占 30%，儿童病例中近 15% 以血小板减少为首发症状，20% ～ 30% 的抗核抗体（ANA）阳性的血小板减少患儿最终发展为 SLE，因此慢性血小板减少患儿应注意监测狼疮指标。

（5）神经系统表现：神经精神性狼疮占 17% ～ 95%，25% 的患儿于病后第 1 年内出现。临床表现从轻度认知功能障碍到严重的精神病症状，最常见的表现是头痛，其他包括情绪异常、认知功能障碍、精神病、惊厥、脑血管疾病以及横贯性脊髓炎、周围神经病和假性脑瘤等，在精神病症状中以幻视为儿童 NPSLE 的特征性表现。运动性疾病中的舞蹈症、认知功能障碍和情感障碍常与抗磷脂抗体有关，发生率高于成人。

（6）心血管系统：以心包炎最常见（58.3%），心肌炎为 10%～15%，心瓣膜异常、心律失常/传导异常及心脏扩大相对少见。16% 儿童 SLE 存在无症状性心肌缺血，4% 存在确切的冠心病（CAD）。成人资料显示 2.8%～15% SLE 患者发生肺动脉高压（PAH），且通常与雷诺现象有关；儿童 SLE 合并 PAH 的发生率为 5%～14%。

（7）呼吸系统：肺部受累见于 50% 的儿童 SLE，并且 4%～15% 患儿以肺部表现起病，儿童 SLE 肺部亚临床表现低于成人 SLE。胸腔积液引起的呼吸困难最常见，其他肺部受累包括间质性肺疾病（ILD）、弥漫性肺泡出血（DAH）、急性间质性肺炎（ALP）和急性呼吸窘迫综合征（ARDS）。抗双链 DNA（dsDNA）抗体可能与肺部并发症有关。

（8）其他系统：20%～40% 的儿童 SLE 可出现各种消化系统表现，包括腹痛、食欲减退、恶心呕吐、腹胀、腹泻及消化道出血、穿孔等。脾大占 20%～30%，肝大占 40%～50%，其中 25% 可有肝损伤的酶学异常。患儿可出现内分泌系统异常，35% 有抗甲状腺抗体阳性，其中 10%～15% 发展为明显的甲状腺功能低下，也可为甲状腺功能亢进。此外，还可出现月经异常、青春期延迟等症状。

2. 实验室检查

SLE 患者急性炎症反应的指标明显增高，包括血沉及急性期蛋白等，同时存在低补体血症，特别是 C3 降低常常和疾病活动度及肾脏损害有关。多种自身抗体的出现是 SLE 的特征性表现，且大部分自身抗体阳性率儿童 SLE 高于成人，包括 ANA 阳性率为 96%～100%，抗 dsDNA 抗体 84%～95%，抗 RNA 抗体为 27%，抗 U1-RNP 抗体为 37%，抗 Sm 抗体为 20%，但是抗 SSA/Ro 抗体和抗 SSB/La 抗体的阳性率则较成人低，其中 ANA 诊断 SLE 的敏感度为 100%，特异度为 90%，特别是高滴度的 ANA 高度提示 SLE 的可能，抗 dsDNA 和抗 Sm 抗体对 SLE 诊断的特异度近 100%。抗磷脂抗体也是 SLE 患儿较常见的自身抗体，包括抗心磷脂抗体、狼疮抗凝物和抗 β2 糖蛋白 1 抗体。抗磷脂抗体阳性者出现血栓、舞蹈病、缺血性坏死、癫痫、偏头痛、网状青斑的危险增加。SLE 患儿还可出现类风湿因子、抗核糖体 P 抗体等阳性，后者在 NPSLE 中阳性率更高。

3. 影像学检查

由于 SLE 可出现各个系统器官的受累，涉及脏器的异常都可出现相应的其他辅助检查的异常，包括心脏受累时的心电图、超声心动图等检查；肺部受累时胸部 X 线或 CT、肺功能等检查。NPSLE 患儿应行腰椎穿刺、脑电图、头颅 MRI 或头颅 CT 等检查。

4.SLE 诊断标准

目前多采用 1997 年美国风湿病学会（ACR）修订的 SLE 诊断标准，符合其中 4 项或以上即可诊断为 SLE：① 颊部红斑：遍及颊部的扁平或高出皮肤的固定性红斑，常不累及鼻唇沟部位；② 盘状红斑：隆起的红斑上覆盖有角质性鳞屑和毛囊栓塞，旧病灶可有萎缩性瘢痕；③ 光过敏：日光照射引起皮肤过敏；④ 口腔溃疡：口腔或鼻咽部无痛性溃疡；⑤ 关节炎：非侵蚀性关节炎，累及 2 个或以上的周围关节，以关节肿痛或渗液为特点；⑥ 浆膜炎包括胸膜炎：胸痛、胸膜摩擦音、胸膜渗液；⑦ 心包炎：心电图异常、心包摩擦音或心包渗液；⑧ 肾脏病变：持续性蛋白尿（大于 0.5 g/d 或 > +++）；细胞管型：红细胞、血红蛋白、颗粒管型或混合型管型；⑨ 神经系统异常：非药物或代谢紊乱（如尿毒症、酮症酸中毒或电解质紊乱）所致抽搐和精神症状；⑩ 血液学异常：溶血性贫血伴网织红细胞增多，白细胞减少至少两次测定 $< 4 \times 10^9$ /L，淋巴细胞减少至少两次测定 $< 1.5 \times 10^9$ /L，血小板减少 $< 100 \times 10^9$ /L（除外药物影响）；⑪ 免疫学异常：抗 dsDNA 抗体阳性 / 抗 Sm 抗体阳性 / 抗磷脂抗体阳性（包括抗心磷脂抗体或狼疮抗凝物阳性，或至少持续 6 个月梅毒试验假阳性三者之一即可）；⑫ 抗核抗体：免疫荧光法或其他相应方法检测 ANA 抗体滴度异常，并排除了药物因素。

【鉴别诊断】

（1）类风湿性关节炎：以关节和关节周围组织非化脓性炎症为主，关节病变呈持续性，程度较重，晨僵时间长，畸形多见，全身损害少见，X 线显示侵蚀性关节炎，血清中可查到自身抗体。而系统性红斑狼疮有典型皮疹，关节病变为非侵蚀性，多有肾脏病变，抗 Sm 抗体、抗 dsDNA 抗体阳性。

（2）药物性狼疮：常有服药史，主要表现为发热、管型尿，显微血尿和氮质血症少见，DNA 抗体多阴性，病情较轻，与系统性红斑狼疮最大的区别在于药物性狼疮常于停药后消失，再次用药很快再发病。

（3）多发性肌炎：可表现为关节痛或多关节炎，肌肉酸痛无力，以上眼睑暗紫色涨红为特征，而系统性红斑狼疮虽然也有皮肤及肌肉病变，但肌无力、肌肉疼痛症状较轻，肌酶谱多正常，肌电图无特异性改变。

【治疗】

目前 SLE 尚无特效的治疗方法，治疗原则为积极控制狼疮活动、改善和阻止脏器损害，坚持长期、规律治疗，加强随访，尽可能减少药物不良反应以改善患儿生活质量。

1. 一般治疗

对于 SLE 这种严重、慢性疾病，首先要对家长和患儿进行相关知识的宣传，说明长期治疗的必要性以增强治疗的依从性，同时为患儿树立治疗的信心。适当的休息和营养，防治感染，日常生活中注意防晒。

2. 药物治疗

（1）糖皮质激素：是治疗儿童 SLE 的基础用药。常用泼尼松 1.5～2.0 mg/（kg·d），为更快、更好地发挥其抗炎和免疫抑制作用，治疗开始时主张每日 2～3 次给药。根据病情轻重初始足量激素应维持 3～8 周，然后根据患儿病情控制情况（一般要活动指标正常后）酌情缓慢减量，至 5～10 m/d 维持数年。快速减量会导致病情复发，也不主张过早改为隔日应用。甲泼尼龙冲击剂量为 15～30 mg/（kg·次）（最大量不超过 1 g/次），连用 3 d 为 1 个疗程，可连用 2～3 个疗程，间隔期间及疗程结束后需服用足量泼尼松。需注意的是，甲泼尼龙冲击治疗前应充分除外各种感染，特别是结核、真菌等的感染；甲泼尼龙冲击时应密切观察生命体征（因其可致心律失常）；应用糖皮质激素的同时应加用维生素 D 和钙剂。

（2）免疫抑制剂：①羟氯喹：常用量为 4～6 mg/（kg·d），通常用于治疗轻症 SLE，对关节症状、皮疹及疲倦等有效。其可以防治 SLE 复发和延长患者生存期，早期使用可以防治不可逆的系统损害、血栓形成和骨质疏松。其有很好的安全性，相关的不良反应少见，且多为可逆的轻微反应，其所致的视网膜病变与剂量有关，在目前推荐剂量下即 ≤ 6.5 mg/（kg·d）很少出现视网膜的毒性作用，每 6～12 个月需进行 1 次眼科检查。②环磷酰胺：是治疗重度活动性 SLE 的有效药物之一，早期与糖皮质激素联合应用是降低病死率的关键。但是由于其较大的不良反应，建议用于重症或狼疮危象时。美国国立卫生院（NIH）治疗成人狼疮性肾炎的标准方案也可适用于儿童：（0.75～1.0）g/（m²·次）、每月 1 次，6 个月后改为每 3 个月 1 次、疗程 2 年。最近的欧洲方案可能有更小的不良反应：每次 0.5 g/m²、每 2 周 1 次，3 个月后改为维持治疗。目前国内更多应用的方案为：8～12 mg/（kg·d），每 2 周连用 2 d 为 1 个疗程，6 个疗程后逐渐延长给药间隔，维持 1～3 年。冲击当天应进行水化（增加补液 > 20 mL/kg）。如患儿有严重感染或 WBC < 4.0×10^9/L 时应慎用。③霉酚酸酯：常用剂量为 15～30 mg/（kg·d），联合激素治疗狼疮性肾炎与激素联合环磷酰胺（CTX）具有相同的疗效，而且在疲劳、精神压力以及机体功能方面的影响均明显降低，特别是用于血管炎或增殖性肾炎诱导期的治疗。霉酚酸酯用于狼疮性肾炎的维持治疗、肾脏外器官损伤及儿童 SLE 治疗均安全且有效。④环孢霉素 A：常用剂量为 4～6 mg/（kg·d），有效血浓度维持在 120～200 μg/mL。其联合激素治疗较单独糖皮质激素能更好地减轻疾病活动度，但糖皮质激素的累积用量和不良反应没有明显相关性。其治疗狼疮性肾炎总有效率为 83%，高于 CTX 的 60%，但停药后复发率较高。⑤他克莫司：与 CsA 同为强效神经钙蛋白调节抑制剂，效果较 CsA 强 10～100 倍，能够明显降低狼疮活动指标。常用量为 0.1～0.15 mg/（kg·d），维持血药浓度在 5～15 ng/mL。最近有报告应用更小剂量每日 1 次给药（0.04～0.075 mg/kg）治疗儿童狼疮性肾炎也安全有效。⑥来氟米特：来自成人的资料显示来氟米特治疗轻中度 SLE 患者与安慰剂对照组相比能够更好地降低

狼疮活动指标，特别是治疗狼疮性肾炎，与传统的免疫抑制剂相比具有不良反应少的特点，而且是用于狼疮肾炎长期治疗有效且安全的药物。来氟米特的成人用量为初始剂量40～60 mg/d，分2～3次口服，然后改为20 mg/d维持。⑦硫唑嘌呤：目前多用于CTX冲击治疗以后的续贯治疗，特别是用于狼疮性肾炎的治疗效果与霉酚酸酯和CTX相当，不良反应则较CTX少。其通常用量为1～2 mg/（kg·d），口服，不良反应有骨髓抑制、胃肠道反应和肝功能损害等，严重者可导致严重粒细胞和血小板减少甚至再生障碍性贫血。⑧其他免疫抑制剂：氨甲蝶呤、长春新碱等均可作为轻症或维持期患者免疫抑制治疗的可选择药物之一。

3. 其他药物治疗

（1）抗凝治疗：对于抗磷脂抗体阳性的患儿，可给予低剂量阿司匹林或小分子肝素抗凝治疗，对合并肺动脉高压的患儿也多主张用双嘧达莫抗凝治疗，对于血管炎合并心脑梗死的患儿应按照相应的治疗方案进行治疗。

（2）静脉注射丙种免疫球蛋白（IVIG）：联合免疫抑制剂可用于重症SLE的治疗，特别是常规治疗无效的患者，剂量为400 mg/（kg·d），连续3～5 d为1个疗程，每月1个疗程，依病情可持续数个疗程。国内由于经济原因可采用400 mg/（kg·d），连续3～5 d，然后每月2.5～5 g，维持数月至数年。由于感染是SLE患儿死亡的主要原因并且可以诱发SLE活动，促进SLE病情恶化，应用IVIG对控制SLE患儿感染也有作用。

（3）去除B细胞治疗：目前常用的药物为抗CD20分子的鼠/人嵌合的单克隆抗体——利妥昔单抗。其可抑制淋巴细胞的成熟和分化，使难治性重症SLE患者得到临床缓解，且耐受性好，特别是对于儿童SLE的自身免疫性血小板减少和自身免疫性溶血是安全有效的，常用剂量为375 mg/m^2，每周1次，共4次。应充分关注用药期间可能合并的各种感染。

4. 其他治疗

（1）血浆置换和特异性免疫吸附：对SLE患者有短期的治疗效果，可明显改善临床症状和免疫学指标，但其远期效果与单纯应用药物治疗者无差别。适应证包括活动性重症SLE，伴有心脑肾等重要脏器受累、药物治疗无效或因药物不良反应而不能耐受所需的糖皮质激素及免疫抑制剂者。

（2）干细胞移植：1995年欧洲外周血骨髓和脐血移植组和欧洲抗风湿联盟（EBMT/EULAR）宣布外周血干细胞移植治疗自身免疫病疗效肯定，其对常规治疗无效的严重自身免疫病可达到超过5年的持续缓解。近1年国内儿科对儿童难治性风湿病尝试自体外周血干细胞移植治疗，也取得了较好的近期疗效。建议干细胞移植适用于常规药物治疗无效、病情进行性发展、预后不良、累及重要脏器危及生命、不能耐受药物不良反应者。

【随访】

SLE 是 1 种以恶化与缓解反复交替为特征的慢性疾病，治疗后的定期规律随访对防止复发和减少并发症非常重要。轻症患者或维持治疗的患者应每 3 个月随访 1 次，稳定期的患者可 6 ～ 12 个月随访 1 次，但是重症诱导缓解期则建议每月随访，包括 SLE 血清学检查、器官功能评估及治疗药物不良反应检测等。随访中应充分重视并发症的防治，包括骨质疏松、股骨头坏死、肺动脉高压及动脉粥样硬化等。

（黄　娜　南京医科大学附属儿童医院）

第八节　混合性结缔组织病

【概述】

混合性结缔组织病（mixed connective tissue disease，MCTD）是一种以多脏器损害为主的自身免疫性疾病，临床体征有类似系统性红斑狼疮（SLE）、系统性硬化症（PSS）、多发性肌炎 / 皮肌炎（PM/DM）和类风湿性关节炎（RA）的混合表现，并伴有血清学上极高滴度的斑点型抗核抗体和高滴度 U1RNP 抗体。该病发病年龄在 4 ～ 80 岁之间，平均 37 岁，女性多发，约占 80%，在小儿风湿免疫性疾病中非常少见。

【病因】

该病病因及发病机制尚不明确。MCTD 是一种免疫功能紊乱的疾病，如抑制性 T 细胞缺陷、B 细胞过度活化产生的自身抗体，高球蛋白血症，循环免疫复合物存在和组织中有淋巴细胞和浆细胞浸润等。Th1/Th2 细胞的平衡偏离导致的 Th1/Th2 细胞因子网络的改变在 MCTD 的发病机制中可能存在一定的作用。

【临床特征】

1. 临床表现

患儿可表现出各种结缔组织疾病（系统性红斑狼疮、系统性硬化症、多肌炎 / 皮肌炎或类风湿性关节炎）的任何临床症状。典型的临床表现是多关节炎、雷诺现象、手指肿胀或硬化、肺部炎性改变、肌病和肌无力、食管功能障碍、淋巴结肿大、脱发、额部皮疹以及浆膜炎等。然而 MCTD 具有的多种临床表现并非同时出现，重叠的特征可以相继出现，不同的患者表现也不尽相同。成人雷诺现象伴指（趾）水肿常是多见的早期症状，占 90% 以上，还有肌痛及关节痛。而儿童 MCTD 起病有雷诺现象者占 50% ～ 70%，关节疾病占 36% ～ 57%，指、趾水肿仅占 6%，而乏力和发热的症状比成人突出。

（1）发热：MCTD 患儿中，不明原因的发热很突出，且往往是 MCTD 的最初表现。

（2）关节表现：大多为轻到中度的关节功能障碍，仅有极少数会发生挛缩、畸形、关节破坏以致残疾。在有明确关节畸形的患儿中影像学检查可见骨质侵蚀和关节破坏。

（3）肌肉病变：肌炎是 MCTD 的常见症状，也是此类疾病的一项诊断标准。临床发现上肢肌肉比下肢更容易受累。患儿可表现为近端肌无力或肌痛，伴或不伴肌酶升高及肌电图的表现。MCTD 在组织学上的表现与儿童皮肌炎相同。

（4）皮肤表现：最常见和最早的表现是雷诺现象，至少 80%～90% 的患儿可出现。此症状在疾病的早期出现并且持续多年，在有些患儿中这可以是疾病长期的主要表现。部分患儿还可出现硬皮病样的皮肤表现，并且大多表现为指端硬化而不伴有指尖溃疡，严重者还可以导致手功能丧失。有些患儿面部皮肤也可受累。

（5）心、肺疾病：心包炎是 MCID 心脏受累的最常见的临床表现，心包填塞少见。心肌炎也偶有报道。肺部表现在儿童 MCTD 的患儿中很常见，早期症状不明显，常无呼吸道症状和体征，胸部 X 线无异常改变，早期肺功能障碍，若不详细检查则不易发现。症状有呼吸困难、胸痛及咳嗽。影像学检查异常可有间质性改变、肺动脉高压、胸腔积液、肺浸润和胸膜增厚等。肺功能可显示限制性通气功能障碍、弥散功能障碍及低氧血症。

（6）肾脏疾病：MCTD 肾脏受累的临床表现多种多样，轻重不一，轻型多见。临床上可有蛋白尿，血尿少见，部分患儿可表现为肾病综合征。病理改变具有混合病变的特点，肾小球、肾血管和肾间质均可出现病变，肾中小动脉病变与系统性硬化症相近，肾小球病变类似于狼疮性肾炎，肾间质常见淋巴细胞、单核细胞和浆细胞大片状浸润。总体上 MCTD 肾脏受累时病理变化即弥散性肾小球肾炎和实质间质性病变很少发生，以膜型和系膜增生型为主。

（7）胃肠道表现：多数患者有食管功能障碍和食管压力改变，主要表现为食管上部和下部括约肌压力降低，食管远端 2/3 蠕动减弱，出现进食后发噎和吞咽困难，亦可出现腹痛，可能是由于肠道蠕动减少、浆膜炎、肠系膜血管炎、结肠穿孔或胰腺炎所致。其他胃肠道损害还有低张力、假性囊状扩张、吸收不良等。

（8）中枢神经系统表现：常见症状为头痛、恶心、头晕，多数可能是血管性头痛，有些患儿可表现为慢性头痛及抑郁症。其他表现包括癫痫样发作、器质性精神综合征、多发性周围神经病变、脑栓塞和脑出血等。

（9）其他表现：干燥综合征在儿童 MCTD 中较为常见，临床表现为反复腮腺肿大和（或）干性角膜结膜炎伴或不伴反复或持续的声嘶。还有一些患儿血液系统受累，出现血小板和白细胞减少。

2. 实验室检查

高滴度的抗 U1RNP 抗体阳性是诊断 MCTD 的必备条件，同样也是儿童 MCTD 的必不可少的诊断依据。高滴度斑点型 ANA 是 MCTD 的特征。MCTD 的患儿通常抗 Ro 抗体阳性、抗 RNP 抗体阳性和抗 Sm 抗体阴性（一些患儿可有低滴度的 Sm 抗体），RF 阳性，血清补体通常正常，dsDNA 抗体有时可阳性。MCTD 患儿可能会发展成硬皮病，Scl-70 抗体或抗着丝点抗体出现，强烈提示硬皮病的诊断。这些抗体最初可能不会出现，但几年后可能会表现出来。

【诊断】

目前对于 MCTD 国内外尚无统一的诊断标准，成人常采用美国的 Sharp 于 1987 年提出的标准，由于儿童 MCTD 临床表现和转归与成人不同，按照成人 MCTD 的诊断标准，仅有 30% 的患者能完全符合。目前认为横田俊平制定的小儿 MCTD 的诊断标准更适合儿童使用（表 11-3）。

表 11-3　小儿 MCTD 诊断标准

Ⅰ 核心所见	Ⅱ 临床症状及检查所见
①雷诺现象；②抗 U1RNP 抗体阳性	①手指肿胀、浮肿；②颜面红斑；③关节痛、关节炎；④肌炎；⑤高丙种球蛋白血症；⑥ RF 阳性；⑦白细胞减少 / 血小板减少等

注：只要满足Ⅰ中 2 项 + Ⅱ中 3 项就可以诊断小儿 MCTD。

【鉴别诊断】

MCTD 首先应与 SLE、SSc、PM/DM、RA 等弥漫性结缔组织病相鉴别。根据分类标准，对典型的弥漫性结缔组织病诊断并不困难。MCTD 患者存在高滴度斑点型 ANA 和抗 U1RNP 抗体，并有雷诺现象、滑膜炎或肌炎、手肿胀，可与弥漫性结缔组织病相鉴别。

（1）系统性红斑狼疮（SLE）：常有特异性皮损（蝶形红斑）、光过敏、口腔溃疡、肾损害及抗 Sm 抗体阳性及补体下降等。

（2）系统性硬化病（SSc）：掌指关节以上的皮肤变硬，除指端硬化外，还有指腹消失、瘢痕凹陷及双侧肺基底纤维化，多有抗 Scl-70 抗体及抗着丝点抗体阳性等。

（3）多发性肌炎（PM）：对称性的肢体近端肌无力、疼痛及肌酶谱及肌电图和肌活检的异常，可有抗 JO-1 抗体阳性等。

此外，MCTD 可能在某一时期以 SLE 样症状为主要表现，在另一时期又以 SSc 或 PM/DM、RA 样症状为主要表现，或最终转为某一特定的结缔组织病。MCTD 还应与其他重叠综合征相鉴别，如未分化结缔组织病（UCTD）、硬皮病重叠综合征、肌炎重叠综合征。

【治疗】

目前，小儿 MCTD 没有统一明确的治疗方案，临床多根据患儿与其他结缔组织病相似症状的处理方法进行治疗。对于 MCTD 患儿，应依据临床病程进展、全身及受累脏器状况进行以激素为主的整体综合治疗，在疾病不同时期依据累及脏器情况及进展程度选择不同个体化药物治疗，及时判断疗效、调整方案。

（1）非甾体抗炎药物（NSAID）：发病早期仅低热不伴其他症状或仅有轻度关节症状，或疾病活动性低且稳定，可用阿司匹林、布洛芬、萘普生等治疗，疗程不宜过长，注意肝功能损害、消化道溃疡等。

（2）肾上腺皮质激素：在疾病活动性高、发热并伴有多脏器损害时，应积极治疗，采取激素为主并联合其他免疫抑制剂的长期治疗，以防止后期出现食管蠕动功能不全、成人硬皮病样症状、肺纤维化和肺动脉高压等症状。皮质类固醇激素的用量应根据 IgG水平、血沉、贫血、临床症状来调整。

（3）免疫抑制剂：主要是诱导缓解，与激素的协同作用，适用于纤维化性肺泡炎、肾炎、血管炎、心肌炎和肺动脉高压等。常用环磷酰胺（CTX），剂量与治疗 SLE 相同。氨甲蝶呤、硫唑嘌呤多用于维持治疗和减少激素用量。

（4）雷诺现象及其他症状的治疗：雷诺现象单用激素治疗效果差，应注意保暖和避免寒冷和激动，可用血管扩张药、抗凝药等联合治疗，低分子肝素可缓解雷诺现象。抗疟药羟氯喹对关节痛及狼疮样皮损有效。进行性肺动脉高压和增殖性血管病变，可用大剂量糖皮质激素或联合用免疫抑制剂治疗。

（马慧慧 南京医科大学附属儿童医院）

第九节 幼年皮肌炎

【概述】

幼年皮肌炎（JDM）是最常见的儿童特发性炎性肌病，具有特异性的皮疹和肌肉病理改变。早期出现多系统器官不同程度的血管周围炎性细胞浸润，后期进展为钙质沉着症，是该病的典型特征。除了皮肤和肌肉，JDM 还可以影响关节和其他器官。儿童 JDM的发病率是每年(2~4)/100万，女童多见，4~10岁高发，部分患儿可在4岁之前发病。

【病因和发病机制】

JDM 的病因不明确，感染、母源微嵌合体、遗传（HLA 和非 HLA 相关）和环境暴露等与 JDM 的发病均有统计学意义。JDM 被认为是环境因素如病毒、毒性物质和光过敏等作用于遗传易感个体，引起免疫功能障碍和组织炎症。补体激活与免疫复合物血管炎和肌纤维表面 MHC-1 类分子的表达上调引起血管周围和肌膜周围浆细胞样树突状细胞和 CD4$^+$T 淋巴细胞浸润。浆细胞样树突状细胞通过激活 I 型干扰素反应，导致皮肤和血管周围细胞因子和趋化因子增加。JDM 钙化物中含有巨噬细胞和促炎细胞因子，包括 IL-6、TNF-α、IL-1β、可溶性 TNF 受体和 IL-18，表明巨噬细胞的激活在诱导钙质沉着中发挥作用。

【临床表现】

1. 典型 JDM

JDM 常呈亚急性起病，可在诊断前 3 ~ 6 个月出现疲劳、乏力、发热和皮疹，但部分患儿可急性起病。肌炎特异性抗体可以特征性地表现出不同的临床特征和并发症。

（1）骨骼肌受累的表现：近端肌肉受累是 JDM 特征性的临床表现，部分患儿可同时伴有肌肉水肿或肌压痛。上肢近端肌肉受累可表现为手臂抬高受限，躯干肌肉乏力可表现为直立困难，难以转身和上下床。颈屈肌无力可表现为头常呈后仰，平卧时抬头困难。下肢近端肌肉受累，可表现为爬楼困难、蹲下或从座椅上站起困难。由于不适和肌肉萎缩，部分患儿后期可出现关节挛缩。病情严重的患儿可出现吞咽困难、呼吸困难和声音嘶哑。另外，关节炎在 JDM 患者中也比较常见。

（2）皮肤受累的表现：JDM 可有特征性的皮肤表现。眶周皮疹是 JDM 特征性的皮肤损害，表现为上眼睑或眶周水肿性的紫红色皮疹。高春征是 JDM 另一特征性的皮肤损害，鳞状红色斑丘疹主要分布在掌指（MCP）和近端指间（PIP）关节以及其他伸肌表面如膝盖和肘部。个别患儿会出现面部皮疹，类似于狼疮的颧部皮疹，但不会影响鼻唇沟。甲根皱襞处可见毛细血管袢扭曲、管壁增厚、周围血管缺失和毛细血管袢呈树枝状簇集等现象。其他皮肤表现包括颈部的 V 形区域或披肩区域上的皮疹。部分重症患儿晚期可出现局限性或弥漫性脂肪代谢障碍，出现进行性的皮下脂肪消失或消瘦，常伴有高胰岛素血症、高甘油三酯血症和黑棘皮病等特征。钙质沉着是指软组织发生钙化，是最严重的后遗症之一，主要见于疾病后期、治疗延迟或治疗不充分的患者。早期积极治疗控制炎症可减少或预防其发生。

（3）重症患者呼吸肌无力会影响呼吸甚至需要机械通气。消化道平滑肌无力会出现腹痛、吞咽困难和食物反流等。心脏受累及肾脏受累罕见。

2. 无肌病性皮肌炎（ADM）

仅有 DM 特征皮肤损害，且在皮肤病变出现后 12 个月内始终没有肌病证据，称为 ADM。随着对疾病认识的深入，发现部分患者存在非常轻微的肌肉损伤，或有主观肌无力症状但无肌肉受累的客观证据，称为低肌病性皮肌炎（HDM）。ADM 及 HDM 统称临床无肌病性皮肌炎（ADM）。

3. JDM 的血管炎

溃疡形成是 JDM 血管炎最严重的表现，可明确提示疾病潜在的致命性和持续的肌无力。动脉、静脉和毛细血管的闭塞和受损及炎症是典型的组织学表现。腋窝褶皱处和眼角内侧容易出现皮肤溃疡。胃肠道血管的炎症和阻塞可导致整个消化道溃疡、穿孔。肺血管炎可导致自发性气胸或间质病变。皮肤溃疡或其他血管病变的患者如果出现腹痛或呼吸费力，需要紧急评估和处理。存在溃疡性疾病的患者病情容易反复，发生钙质沉着的风险很高。中枢神经系统受累可表现为幻觉或抽搐，头颅 MRI 提示脑水肿。

【辅助检查】

（1）肌酶：绝大多数患儿在疾病活动期血清骨骼肌肌酶不同程度的增高。肌酶包括肌酸激酶（CK）、丙氨酸氨基转移酶（ALT）、乳酸脱氢酶（LDH）、天冬氨酸氨基转移酶（AST）和醛缩酶。CK 最敏感，通常是正常的 5 ～ 20 倍，如果水平过高提示可能是横纹肌溶解或肌营养不良。肌酶改变先于肌力和肌电图的改变，在疾病的早期对诊断价值较大，但疾病晚期肌肉广泛萎缩的患儿活动期肌酶水平可正常，因此 CK 正常并不代表炎症停止。

（2）肌炎特异性抗体：JDM 的抗体可分为肌炎特异性抗体（MSAs）和肌炎特异性抗体。MSAs 主要包括抗氨基酰 tRNA 合成酶（ARS）抗体、抗信号识别颗粒抗体、抗 Mi-2 抗体、抗黑色素瘤分化相关基因（MDA）5 抗体、抗转录中介因子 -1γ 抗体、抗核基质蛋白（NXP）2 抗体和抗小泛素样修饰物活化酶（SAE）抗体等，对判断 JDM 的临床亚型、疗效反应及预后等均具有重要意义。抗 ARS 抗体阳性的患者常有发热、肺间质病变、关节炎、雷诺现象和"技工手"等临床表现而被称为"抗合成酶综合征"。抗 MDA5 抗体阳性的患者通常具有 ADM 的临床表型、急性或亚急性肺间质病变和溃疡性皮疹，预后极差。抗 NXP2 抗体与皮下钙化的发生相关。

（3）核磁共振成像（MRI）：T2 加权图像和压脂序列可清楚显示肌肉水肿和炎症改变。MRI 对早期肌肉病变和钙质沉着敏感，可用于评估疾病活动性和对治疗的反应。有学者主张以 MRI 替代有创的骨骼肌活检用于 JDM 的诊断。

（4）肌电图（EMG）：绝大多数患者出现肌源性损害的表现。活动性患者肌电图可表现为典型的三联征：①插入性电位增加、纤颤波、正锐波；②自发异常的高频放电；③低幅、短时限的多项动作电位。自发性电活动是疾病活动性指标。

（5）肌肉病理：肌肉活检尽量避开 EMG 检查的部位，选择四肢近端中度受损但没有萎缩的肌肉。JDM 的肌肉病理特点是炎症分布于血管周围或在束间隔及其周围，而不在肌束内。浸润的炎性细胞以 B 细胞和 CD4+T 细胞为主，肌纤维表达 MHC-1 分子也明显上调。束周萎缩是 JDM 的特征性表现。皮肤病理通常无特异性改变。

【诊断要点】

目前临床应用较多的仍是 Bohan 和 Peter（1975 年）提出的诊断标准：对称性近端肌（肢带肌和颈屈肌）进行性无力，持续数周至数月，伴或不伴吞咽困难和呼吸肌无力；血清骨骼肌肌酶谱升高，特别是 CK 升高；EMG 有三联征改变；骨骼肌活检病理组织学异常；特征性的皮肤损害。对于儿童患者，具备特征性的皮肤损害，加上其中的 3 项或 4 项可确诊为 JDM；加上其中的 2 项可能为 JDM；加上其中 1 项为可疑 JDM。

【鉴别诊断】

当缺乏典型的皮疹时，须警惕其他包括神经肌肉病变引起的肌无力。临床查体发现肌强直、副肌强直或肌肉肥大表明系神经肌肉病变。神经病变常导致远端肌无力和感觉丧失，神经肌肉接头疾病可导致反复运动后肌力下降。相反，肌肉受累导致对称的近端持续无力，很少有感觉缺失和反射减弱。

除肌肉营养不良外，JDM 还需要与重症肌无力、吉兰—巴利综合征及其他系统性肌病（感染相关性肌病、代谢性肌病、药物性肌病、肿瘤相关性肌病）相鉴别。

【疾病活动性和累积损害的评估】

JDM 异质性明显，需要根据临床和血清学特征评估 JDM 的严重程度和活动性，制定个体化治疗方案。JDM 疾病活动评分用于评估肌无力、皮肤损害、血管病变和功能状态。JDM 疾病活动性评估包括总体评估和器官特异性评估，后者包括肌肉活动度、皮肤活动度和所涉及的其他器官的评估。

儿童健康评估问卷（CHAQ）和父母/患者视觉模拟量表（VAS）可用于总体评估疾病活动。肌力评估采用儿童期肌炎评估量表（CMAS）或徒手肌力测试（MMT）。肌炎疾病活动评估（MDAA）用于评估肌肉以外的整体疾病活动，包括器官特异性视觉模拟量表和皮肤评估工具（CAT）。肌炎损伤指数由 VAS 量化评估不同器官系统损害的整体评估。

【治疗】

皮肤护理和康复锻炼是 JDM 患儿的支持性治疗。需避免紫外线暴露，皮肤溃疡处和钙化排出白色黏稠物时需避免感染。急性期需被动运动肢体，预防肌肉萎缩，病情稳定后进行积极康复锻炼尤其是物理治疗，尽可能恢复功能，防止挛缩。

糖皮质激素联合免疫抑制剂是 JDM 药物治疗的原则，早期、足量给药是改善预后的关键。糖皮质激素是标准的一线治疗药物，急性病例初次治疗通常使用标准剂量泼尼松 2 mg/（kg·d）口服，足量 4～6 周后开始按每 2 周减初始剂量的 10% 调整，以后根据临床症状、肌力和肌酶水平缓慢减量，总疗程不少于 2 年。对于中重度 JDM 患儿或有严重吞咽困难、呼吸困难、发声困难、血管炎、进展性肺间质病变的患儿，均应给予大剂量甲强龙冲击治疗 [30 mg/（kg·d）]，连续使用 3 天，必要时重复数次，可获得迅速而显著的近期疗程，减少长期口服大剂量激素的不良反应。

免疫抑制剂可协助激素顺利减量和控制病情。激素和氨甲蝶呤是初始治疗使用的一线药物。氨甲蝶呤在儿童中耐受性良好，剂量为每周 10 ～ 15 mg/m²，口服或皮下注射，其是 JDM 首选的免疫抑制剂，不仅能控制肌肉的炎症，而且能改善皮肤症状，早期使用可提高疗效，改善预后，并可减少激素的用量。

对于重症或高危、难治性、复发性、甲氨蝶呤反应不佳、初始治疗效果不好或有不良反应者可采用激素联合二线药物（丙种球蛋白、环孢素或硫唑嘌呤等）或三线药物（环磷酰胺、霉酚酸酯、他克莫司和利妥昔单抗或肿瘤坏死因子 α 拮抗剂等）治疗。环孢素 A 可用于激素抵抗或者伴有肺间质病变的患儿。IVIG 每月 1 ～ 2 g/kg 连续应用 3 ～ 6 个月，对肌力和皮疹均有明显的改善，可用于疾病进展迅速或复发性、难治性的患儿。近年来霉酚酸酯在复发性病例中显示出良好的治疗效果。硫唑嘌呤（AZA）仅用于 MTX 或环孢素 A 治疗无效者。羟氯喹对皮肤病变有效，但对肌肉病变无明显的作用。沙利度胺对 JDM 皮疹也有效。环磷酰胺对肌炎疗效欠佳，合并血管炎、肺间质病变、消化道受累的患儿常采用甲强龙冲击联合环磷酰胺冲击治疗。生物制剂如肿瘤坏死因子抗体和抗 B 细胞抗体均为治疗难治性 JDM 的小样本或个案报告，有待大样本的研究明确其确切疗效。

JDM 皮下钙化是疾病长期慢性炎症的结果，目前尚无明确有效的药物。有报道秋水仙碱、丙磺舒、双磷酸盐、地尔硫卓、外用硫代硫酸钠等效果尚可。一些钙化随着病情改善数年后可自行吸收。

【预后】

JDM 预后较好，早期诊断、早期治疗及激素和免疫抑制剂的合理应用能显著改善 JDM 的临床过程和预后。病初重症患儿、发病 6 个月内合并感染、存在某些肌炎特异性抗体的患儿病情常常进展或反复发作，复发性病例通常与血管病相关。

值得注意的是，疾病过程中出现严重的肌肉损伤将影响功能和力量，CK 水平升高可能与肌炎无关，而是日常运动活动的结果。在这种情况下，近端肌群的 MRI 可以帮助评估 CK 升高的原因，而不是盲目增加激素用量。

（樊志丹 南京医科大学附属儿童医院）

第十节 儿童硬皮病

【概述】

儿童硬皮病是一种以皮肤增厚和纤维化及内脏器官受累为特点的慢性多系统的自身免疫性疾病。皮肤硬化是所有硬皮病共有的最大特征，根据临床特点，分为幼年系统性硬化病（JSSc）和幼年局灶性硬皮病（JLS）两大类，二者具有某些相同的病理生理学途径，但其临床特征和发病率差异很大。JSSc 患儿较少见，发病率为每年（0.27 ～ 0.5）/100 万儿童，女孩多见。JLS 发病率约为 JSSc 的 10 倍。JSSc 皮肤受累多为双侧对称性，弥漫性分布，可进展到身体的近端部位，皮肤受累程度通常与内脏受累正相关。JLS 主要累及皮肤和皮下组织，多为单侧受累，呈散在分布，预后通常比 JSSc 好得多，轻者仅累及皮肤的纤维斑块，重症者可能导致显著的畸形和功能障碍。

【病因和发病机制】

研究表明硬皮病及相关并发症的病理生理主要包括炎症、纤维化和血管病变。对硬皮病患者行活检和热成像技术发现，通常在炎症前期，皮肤及重要器官和血管周围成纤维细胞产生过多的胶原和细胞外基质；血管黏附分子上调，引起内皮细胞损伤；免疫调节异常，如细胞因子和趋化因子平衡改变、T 细胞活化和自身抗体的存在。此外，环境暴露与个体基因易感性也在发病机制中发挥重要作用。

一、幼年局灶性硬皮病

JLS（也被称为 morphea）是儿童时期最常见的硬皮病类型，生后即可发病，平均发病年龄约为 7.3 岁。JLS 通常是单侧的，相对局限，与 JSSc 在临床和组织病理学改变方面存在类似的皮肤改变，但缺乏典型的内脏和血管表现。JLS 包括斑块状硬斑病、线状硬斑病、广泛性硬斑病、全硬化性硬斑病、混合性硬斑病。

【临床表现】

JLS 的临床表现和严重程度差异很大。斑块状硬斑病患儿占 25% ～ 40%，病初多表现为坚硬的象牙色椭圆形病变，通常无症状，如果病变部位周围出现紫红色或红色晕环，表明疾病活跃。斑块通常持续数年，但最终可自发软化，形成退化性萎缩和色素改变。当在三个不同区域存在四个以上的斑块状病变时，被称为广泛性硬斑病。

一半以上的 JLS 患儿皮肤病变呈线性分布，归类为线状硬斑病。病变的位置决定疾病的影响和过程。如果病变影响关节，可导致关节挛缩和运动功能丧失。当病变影响头面部时，常被称为马刀砍样硬斑病或进行性偏侧颜面萎缩（帕里—龙贝格综合征，

PHA）。马刀砍样硬斑病的病变多发生在额头上，常分布于正中线附近，向上延伸到头皮并伴有局部秃发。病变可引起局部萎缩、颅骨缺损、头痛或癫痫发作。进展性偏侧颜面萎缩的患者面部畸形明显，但未受影响的一侧能正常生长发育。

全硬化性硬斑病病情重，进展迅速，死亡风险高，可影响四肢和躯干部，导致严重的胸壁运动障碍，但一般不影响手指和足趾。混合性硬斑病为 2 种或 2 种以上亚型混合，常为线状和斑块状硬斑病混合。

约 25% 的 JLS 患儿可出现皮肤外表现，关节炎最常见，神经系统及眼睛等亦可受累，出现抽搐、头痛、行为改变、葡萄膜炎等。

【诊断】

JLS 患儿临床表现多样，早期临床表现常不明显，临床上诊断常被延迟，平均时间为 1.4 ～ 1.6 年。JLS 没有诊断或特征性实验室检查结果，临床上多通过识别特征性的病变进行诊断，但其他皮肤病变包括嗜酸性筋膜炎、皮肤 T 细胞淋巴瘤、苔藓硬化和萎缩性骨膜瘤等也可出现硬皮病的表现，需行皮肤活检鉴别诊断，但活检病理发现取决于所采样病变的阶段。JLS 皮肤活检病理常提示炎症细胞浸润，胶原纤维增厚。实验室指标如 ESR 或 CRP 轻度升高，高球蛋白血症，嗜酸性粒细胞增多和 ANA 阳性和类风湿因子阳性，但均为非特异性，部分活动性病变患儿仍可正常。

【疾病活动性评估】

JLS 疾病恶化或复发较为常见，疾病活动的评估对制定适当的治疗方案至关重要。JLS 疾病活动的评估主要包括：临床评估如皮肤和皮肤外表现；实验室检查和组织学检查如血沉、CRP、肌酸激酶、醛缩酶、自身抗体，但皮肤活检不适合动态监测；影像学检查如 MRI、超声和热成像。

临床评估主要包括疾病活动患者的特征；特征性评分的实时变化；医师全球活动度评估（PGA-A）（金标准）。疾病活动特异性的表现有红斑、紫罗兰色、皮温高、新发症状、乳白或黄色。JLS 皮肤评分系统（LoSCAT）包括局限性硬皮病皮肤严重度指数（LoSSI）和损伤指数（LoSDI）两个有效的评价指标。改良的 LoSSI 人为将身体分为 18 个解剖部位，通过红斑、新的 / 变大的病变和受损部位的皮肤厚度进行评分，可有效评价 JLS 病灶活动度和严重程度。

影像学检查有助于评价 JLS 疾病活动、严重程度及患儿对治疗的反应。红外热成像中病变活动部位温度升高。激光多普勒超声血流仪在疾病活动部位血流增加。MRI 评估包括肌肉骨骼、皮肤增厚、皮下组织增厚或萎缩、筋膜增厚和信号增强。对于面部及头部受累的 JLS 患儿，无论是否出现神经系统受累，均建议在确诊时进行头颅 MRI 检查。

【治疗】

JLS 患儿的治疗决策应基于疾病的特定亚型、受累部皮外受累和活动程度，通过早期诊断和早期治疗，以及更敏感的疾病状态监测可显著提高疗效。轻度的斑块状硬斑病大多 2～3 年可改善，治疗主要是局部外用激素、他克莫司、咪喹莫特、卡泊三醇和中等剂量紫外线光疗（UVA1，340～400 mm，每次 40～70 J/cm²）。当病变进展迅速，穿过关节或有可能导致不良的畸形和功能性残疾时，应尽早行系统治疗抑制炎症。MTX 是 JLS 的一线治疗药物。JLS 炎症活动期可予全身用糖皮质激素，并在开始糖皮质激素时即联用 MTX 或其他抗风湿药物（DMARDS）。

中到重度疾病活动的 JLS 患儿一般需要积极的治疗。儿童关节炎和风湿病研究联盟（CARRA）及欧洲儿科风湿病单中心访问单位（SHARE）将线状、广泛性、全硬化性或合并深部组织、头面部病变及皮肤外表现的患儿定义为中重度硬皮病。中重度 JLS 患儿强烈推荐早期加用 MTX（最大 25 mg）治疗，最初 3 个月可联合激素治疗，但激素一般为 "桥" 的作用。临床缓解后 MTX 仍需继续维持 12 个月后再逐渐减量。JLS 复发率为 15%～59%，多数在 MTX 停止使用 16～26 个月复发，且复发患儿疾病模式可能改变（皮肤外病变可能发生，临床亚型可能发生变化）。MTX 治疗失败 / 不能耐受的患者可考虑口服吗替麦考酚酯治疗。生物制剂如英夫利昔单抗、托珠单抗和阿巴西普仅有个案报道。

超过 40% 的线状硬斑病患儿的肢体可出现骨科问题，可引起严重挛缩、成角问题或肢体长度不等，需要外科手术组织松解、重建或矫正。另外，手术可能有助于改善面部的损伤，但应在疾病临床缓解至少 1 年后方可考虑。

二、幼年系统性硬化病

幼年系统性硬化病（JSSc）是一种异质性的疾病，主要的病理特点是广泛的小血管损伤、自身抗体产生和成纤维细胞功能异常，平均发病年龄约为 12.1 岁，与成人相比，其病程进展更缓慢，5 年生存率约为 95%。

【分类】

JSSc 包括局限型系统性硬皮病（lSSc）、弥漫型系统性硬皮病（dSSc）和无皮肤硬化的硬皮病。dSSc 病情进展快，更易出现手腕和脚踝近端以及躯干受累，常有突发性雷诺现象，快速进展的全身皮肤硬化，早期出现内脏受累，10 年存活率为 50% 左右。lSSc 既往称为 CREST 综合征，主要表现为皮下钙质沉积、雷诺现象、食道障碍、皮肤硬化和毛细血管扩张，常引起肺动脉高压。CREST 进展缓慢得多，常伴有着丝点抗体阳性，有长期的雷诺现象病史，慢性皮肤病发展史，内脏受累少，预后多良好，但是晚期容易出现肺动脉高压。无皮肤硬化的硬皮病通常有雷诺表现和肺部疾病，但无皮肤变硬。

【临床表现】

雷诺现象（暴露于寒冷或压力下的远端身体部位的特征性三相变色：白色至蓝色至红色，伴随肢端的麻木、疼痛和针刺感）是 JSSc 的一个重要特征和常见的首发症状。雷诺现象伴发其他表现的儿童需警惕 JSSc。原发性雷诺综合征是由血管功能改变引起的，不会导致不可逆的组织损伤，甲周毛细血管镜检查无微血管的异常。单独出现孤立的雷诺现象的儿童有可能进展为 JSSc。合并不对称、指甲褶皱、血管系统异常和抗核抗体阳性的雷诺综合征提示可能演变成结缔组织病，最终导致组织缺失、肢端溃疡和坏疽。

JSSc 典型的皮肤病变分为三个时期：水肿期、硬化期和萎缩期。早期的皮肤表现是起始于手指和手掌非凹陷性的炎症性水肿，病情进展出现皮肤增厚和紧致，无法捏住和抬起皮肤。皮肤逐渐变厚和紧绷会导致关节挛缩和面部皮肤紧绷，导致张口受限、毛囊消失。其他皮肤表现包括钙质沉着症、毛细血管扩张和受压部位皮肤破裂。如果肢端血流受压严重，则可能会出现肢端麻痹、溃疡甚至坏疽。

肌肉骨骼受累很常见。关节囊的纤维化和滑膜的增厚可导致关节挛缩，关节周围增厚和紧密的皮肤进一步加重关节挛缩。关节痛一般是轻度和短暂的，关节僵硬但通常不会肿胀。亚临床肌病较常见，轻度肌无力和血清肌酶水平轻度升高。当与肌炎综合征重叠时，肌肉受累更明显。另一个特征是手腕和脚踝部位出现肌腱摩擦音，预示预后欠佳。

胃肠道受累早期即可出现，整个胃肠道都可能受到影响。由口腔干燥和食管纤维化继发的食管蠕动缓慢可引起吞咽困难，食管下括约肌功能障碍可导致胃酸反流和反流性食管炎，小肠运动障碍可导致严重的便秘和巨结肠。

肾脏受累是 JSSc 最不利的特征之一。硬皮病肾危象表现为严重高血压和肾功能迅速恶化，常伴有微血管病性溶血。近年来随着大剂量血管紧张素转换酶抑制剂的应用，血压更容易控制，肾危象存活率明显提高。肾血管病可能导致"硬皮病肾"进展，其通常表现为急剧进展的高血压和微血管病。这种潜在的灾难性并发症可能是由大剂量皮质类固醇引起。高血压可能先于蛋白尿出现。肾小球疾病很少见。

肺部受累的早期症状包括干性咳嗽，其次是运动时进行性呼吸困难。随着疾病的进展，可能会听到单一的干啰音，并可伴发胸部扩张度降低。肺部受累主要表现为肺间质纤维化和肺动脉高压。间质性肺病始于炎症性肺泡炎并发展为间质纤维化。至关重要的是在早期阶段发现肺部疾病，可能仍然对治疗有反应。肺病的第二种最常见的形式是肺动脉高压，可作为硬皮病血管病变的一部分发生，或继发于间质性肺病。低位食管功能障碍引起的复发性夜间吸入也可能导致慢性肺病。

心脏也会受影响。心包炎通常无症状，心包积液很少见。心脏微血管受累可导致小面积心肌梗死，最终引起心肌病。传导系统纤维化可导致束支阻滞或其他心律失常。

其他全身性受累包括牙周韧带受累而出现牙齿松动、骨吸收、罕见的神经病变（如三叉神经）、干燥综合征和甲状腺受累。

【实验室检查】

实验室特征包括反映器官受累和严重程度的非特异性指标，以及硬皮病的特异性指标。除了疾病早期红细胞沉降和其他急性炎症标志物可能升高，尚无全身性炎症的实验室指标。不良饮食、吸收不良或慢性疾病可引起贫血。内皮激活后 vwf 因子升高。硬皮病肌病伴随肌酶水平轻度升高，尤其在重叠综合征中显著升高。肺功能检查很重要，早期病变时一氧化碳（DLCO）的弥散能力降低，进行性纤维化表现为残气量增加和 FEV1 降低。高分辨率 CT（HRCT）是监测和随访肺间质性病变的主要手段。心脏超声心动图可发现肺动脉高压。心电图检查可评估是否存在心律失常和传导阻滞。肾功能异常较罕见，蛋白尿阳性表明出现硬皮病肾脏，需评估是否存在高血压和微血管病性溶血性贫血和血小板减少症。

血清学异常很常见，有助于分类患者。80% ～ 90% 的患者可出现非特异性抗核抗体阳性，少数患者类风湿因子阳性。ANA 的特异性很重要。抗 ANA 抗体阳性占 90%，抗着丝点抗体阳性占 10%，抗 Scl-70（抗异构酶 I）阳性者占 30% ～ 40%。抗 Scl-70 的存在与 dSSc 相关，抗着丝点抗体与 lSSc 相关。抗 PM-Scl 和抗 U1-RNP 抗体是硬皮病与肌炎的重叠综合征的突出特征，可以寻找更多特异性自身抗体来帮助确定特定器官受累的风险，但通常仅在基础研究上可用。

建议进行 6 个月的临床评估，包括皮肤评分（改良的 Rodnan 皮肤评分），关节计数，器官系统评估，DLCO 和 FVC 评估，每 6 个月进行 1 次心脏超声以及每 3 个月评估 1 次血压。病初及临床恶化时需完善 HRCT。

【分类标准】

JSSc 的第 1 个分类标准于 2007 年发布。主要标准是在掌指关节或跖趾关节近端皮肤对称性增厚、绷紧和硬化。八个次要标准包括皮肤（指肢端硬化症）；外周血管（雷诺现象、甲周毛细血管病变、指端溃疡）；消化道（吞咽困难、胃食管反流）；心脏（心律失常、心力衰竭）；肾脏（肾危象、新发高血压）；呼吸系统（肺纤维化、DLCO 下降、肺动脉高压）；神经系统（神经病变、腕管综合征）；骨骼肌肉（肌腱摩擦感、关节炎、肌炎）；血清学（ANA、SSc 相关性抗体即抗 Scl-70、抗着丝点抗体、抗纤维蛋白抗体、抗 PM-Scl、抗 RNA 聚合酶 I 或 II）。患者需要满足 1 个主要和 2 个次要标准。该分类标准敏感性为 90%，特异性为 96%。

2013 年美国风湿病学会（ACR）及欧洲抗风湿病联盟（EULAR）联合制定的成人系统性硬化病（SSc）分类标准也可应用于 JSSc 患儿。该标准采用项目加和的方式分类，如果达到9分，则可将患者归类为SSc。双手的手指皮肤硬化并延伸至掌指关节即足以对SSc患者做出诊断（9分）；如果没有此种表现，则用其他不同权重的7个条目进行评估：手指皮肤增厚、指尖损害、毛细血管扩张、甲襞微血管异常、间质性肺疾病或肺动脉高压、雷诺现象及与SSc相关的自身抗体。

【治疗】

JSSc治疗的建议大多基于成人系统性硬化症患者。目前尚无药物能根本改变本病的自然病程，但多种药物对改善症状或内脏病变有一定价值。治疗过程主要针对炎症表现、血管病变和皮肤病变三个方面。早期治疗的目的在于阻止新的皮肤和脏器受累，晚期治疗的目的在于改善已有的症状和并发症。

保暖是缓解雷诺现象的重要措施。二氢吡啶类钙离子拮抗剂如硝苯地平常作为SSc相关的雷诺现象的一线治疗药物。目前临床上常用的血管扩张剂如钙离子拮抗剂、前列环素、内皮素受体拮抗剂及磷酸二酯酶抑制剂可用于肺动脉高压或SSc相关的严重的雷诺现象和局部缺血。消化道受累患儿要注意少吃多餐，抬高床头，吃饭后不要仰卧。质子泵抑制剂和促动力药物用于胃食管反流、食管溃疡和食管狭窄。吸收不良综合征主要是由于肠道细菌的过度生长引起，可口服抗生素（每4周更换抗生素以免耐药）进行治疗。ACE抑制剂目前尚不用于预防肾危象，但为治疗肾危象的首选方法，早期积极使用可使部分患者避免透析治疗。

有内脏损害的弥漫性SSc患者可使用糖皮质激素，但高剂量和中剂量的糖皮质激素会增加肾脏高血压的风险，应避免使用。SSc患儿早期皮肤受累首选氨甲蝶呤，一般使用更高剂量（15 mg/m²）。环磷酰胺是SSc-ILD的首选药物。近期研究表明霉酚酸酯与环磷酰胺在治疗SSc-ILD方面具有相同的功效，可作为维持治疗药物。生物制剂利妥昔单抗、托珠单抗和阿巴西普在皮肤和内脏器官受累中均显示出一定的疗效。

自体骨髓移植是对早期疾病进展快速的患者所有器官系统最有效的治疗方法，但如果在疾病后期被用做抢救疗，则死亡率很高。

【病程和结局】

SSc的过程通常以皮肤紧致为特征，可导致患儿严重的残疾，但随着时间的推移最终软化。预后与其临床分型、内脏受损及病程有关。lSSc患儿部分有自发性缓解，dSSc患儿的致残率和死亡率较高，伴有心肺肾受累者预后不佳，主要死亡原因是肺部感染及肾功能衰竭及心脏受累。

（樊志丹　南京医科大学附属儿童医院）

第十一节　干燥综合征

【概述】

干燥综合征（Sjogren syndrome，SS）是一种以累及外分泌腺功能为典型特征的慢性系统性自身免疫性疾病，以灶性淋巴细胞浸润为病理特点，多数患者有明显的高球蛋白血症，RF 阳性，抗核抗体阳性，其中以抗 SSA 和抗 SSB 抗体为主。SS 典型表现为体液分泌减少而导致的"干燥"症状，唾液腺和泪腺是 SS 患者最常被累积的腺体。除腺体外，SS 也常累积多系统脏器，从而有非常多样的临床表现。

SS 可分为原发性和继发性两种。继发于结缔组织病（如类风湿关节炎、系统性红斑狼疮和硬皮病）和特殊病毒感染等称为继发性干燥综合征，不并发其他疾病者称为原发性干燥综合征（primary Sjogren syndrome，pSS），在儿童中罕见。

【病因与发病机制】

虽然目前对 pSS 发病机制进行了广泛的研究，但尚有许多未知领域，目前认为主要受基因易感性、环境刺激、免疫紊乱共同影响。其发病受多基因控制，某些特定 HLA 基因易发生 pSS，某些非 HLA 基因能调控信号通路，参与免疫反应。环境因素可能加速了发病过程，在环境因素的影响下，免疫反应可被激活，而且基因易感性和环境因素共同作用更易导致疾病的发生。随着免疫反应被激活，淋巴细胞浸润及抗体产生。总之，这些因素间复杂的相互作用导致了 pSS 的发生，有效的免疫调节反应药物或疫苗或是未来的治疗靶点。

【临床表现】

1. 局部表现

口干和眼干是干燥综合征的典型表现，因唾液腺病变而引起。由于唾液腺分泌减少，咽痛，吞咽困难，常会发生长时间讲话困难。此外，局部易继发细菌感染，严重的龋齿、牙龈炎等表现十分常见。泪液分泌减少可导致眼睛刺痛、视力模糊、畏光。由于缺乏泪液的润洗，角膜上皮结构破坏，发生多发性角膜结膜炎，并易继发局部感染。

在儿童中，口、眼干燥症状在起病初期常常缺乏。反复发作的腮腺炎或腮腺肿大是儿童 SS 最常见到早期症状，部分患儿在 1 年内可数次发生腮腺炎，可伴有低热。

2. 系统表现

（1）皮肤：在儿童中，皮肤是最常累及的器官，有报道近半数的患儿可有皮肤损害。SS 的皮肤病变可分为血管炎性和非血管炎性。非血管炎性的皮肤病变常见的表现是皮肤色素沉积、皲裂和脱屑、鱼鳞样改变，这种改变可单独出现，也可合并皮肤血管炎共同出现。皮肤血管炎可发生于约 1/3 的 SS 患儿，多见于下肢，表现为高出皮面，可触及的紫癜、瘀点瘀斑、红色斑丘疹和冻疮样皮疹。目前发现有皮肤血管炎表现的患儿往往有更多的腺体外表现和更高的抗核抗体和抗 SSA 抗体的阳性率。

（2）骨骼肌肉：关节痛较为常见，少数患者有关节肿、多关节受累，但多不严重，且多为一过性，血沉及 CRP 通常无异常。部分患儿出现肌痛，主要原因为纤维肌痛，少数患者可出现肌炎，可有肌无力、肌酶谱升高和肌电图改变。

（3）肾：肾脏损害是儿童 SS 最具特征性且最常见的腺外损害，可先于口眼干燥或发生于无腺体受累的儿童，其中肾小管酸中毒最多见，主要累及远端肾小管，表现为因肾小管酸中毒而引起的周期性低钾性肌肉麻痹，严重者可出现肾钙化、肾结石、肾性尿崩症及肾性软骨病。近端肾小管损害较少见。部分患者肾小球损害较明显，出现大量蛋白尿、低蛋白血症甚至肾功能不全。

（4）呼吸系统：表现为气道受累和间质性肺炎，偶见胸膜炎、肺大疱、胸腔积液。

（5）消化系统：可有吞咽困难、消化不良，可出现萎缩性胃炎、胃酸减少。部分患者可并发免疫性肝病，以原发性胆汁性肝硬化多见，也可出现慢性顽固性胰腺炎。

（6）神经系统：中枢神经和周围神经均可受累，与血管炎、血栓形成等有关。小纤维感觉神经病变、周围神经病变常见。

（7）血液系统：本病可出现白细胞减少和（或）血小板减少，严重者可有出血现象。贫血也较常见，包括自身免疫性溶血性贫血、缺铁性贫血等。部分患者可合并淋巴瘤。

（8）心血管系统：本病可出现心包炎、肺动脉高压，严重者可出现心力衰竭。

【实验室与其他检查】

血、尿常规及其他常规检查为非特异性检查，但却是评价疾病活动性和药物不良反应的重要指标。

自身抗体：抗 SSA 及抗 SSB 抗体与本病密切相关，是 2012 年美国风湿病学会（ACR）分类标准的组成部分之一，RF 和 ANA（1：320）是其代替指标。

高球蛋白血症：90% 以上的患者有高球蛋白血症，以 IgG 增高为主，与疾病活动度相关。

X 线及 CT 检查：可见肺间质纤维化、肺大疱等改变。肾小管酸中毒时会出现骨密度降低的表现，严重时可出现病理性骨折。

泪腺功能检测希尔默（Schirmer）试验：用滤纸测定泪流量，滤纸浸湿长度正常为 15 mm/ 5 min，≤ 5 mm/5 min 则为阳性。泪膜破碎时间（BUT 试验）：< 10 s 为阳性。

涎腺功能检测：可测唾液流量，未经刺激唾液流量 > 0.5 mL/min 为正常，若 ≤ 1.5 mL/15 min 为阳性。腮腺造影表现为腮腺管不规则、狭窄或扩张，碘液瘀积于腺体末端如葡萄状或雪花状。

唇腺活检 ≥ 1 个灶性淋巴细胞浸润 /4mm² 组织,凡有 ≥ 50 个淋巴细胞聚集为 1 个灶,是 2012 年 ACR 分类标准的指标之一。

【诊断】

目前临床普遍使用的 SS 的诊断标准主要针对成人患者制定,尽管儿童 SS 的临床特点不同于成人,但目前尚无公认的儿童 SS 诊断标准(表 11-4)。

入选标准:至少有眼干或口干症状其一的患者,下列至少一项阳性:①每日感到不能忍受的眼干,持续 3 个月以上;②眼中反复沙砾感;③每日需用人工泪液 3 次或 3 次以上;④每日感到口干,持续 3 个月以上;⑤吞咽干性食物时需频繁饮水帮助,或在 EULAR SS 患者疾病活动度指标(ESSDAI)问卷中至少一个系统阳性的可疑 SS 者。

排除标准:①头颈部放疗史;②活动性丙型肝炎病毒感染(由 PCR 确认);③艾滋病(AIDS);④结节病;⑤淀粉样变性;⑥移植物抗宿主病;⑦IgG4 相关性疾病。

满足入选标准,并除外排除标准者,下列 5 项评分总和 ≥ 4 分者可诊断 pSS(表 11-5)。

表 11-4　2012 年 ACR 干燥综合征国际分类(诊断)标准

具有 SS 相关症状 / 体征的患者,以下 3 项客观检查满足 2 项或 2 项以上,可诊断为 SS:
1. 血清抗 SSA 和(或)抗 SSB 抗体(+),或者类风湿因子 RF 阳性同时伴 ANA ≥ 1∶320;
2. 唇腺病理活检示淋巴细胞灶 ≥ 1 个 /4 mm²(4 mm² 组织内至少有 50 个淋巴细胞聚集);
3. 干燥性角结膜炎伴结膜角膜染色评分(ocular staining score,OSS)染色评分 ≥ 3 分(患者当前未因青光眼而日常使用滴眼液,且近 5 年内无角膜手术及眼睑整形手术史);
必须除外:颈头面部放疗史、丙型肝炎病毒感染、艾滋病(AIDS)、结节病、淀粉样变、移植物抗宿主(GVH)病、IgG4 相关性疾病

表 11-5　2016 年 ACR/ELAR 共识 pSS 分类标准

条目	得分(分)
唇腺病理示淋巴细胞灶 ≥ 1 个 / 4 mm²	3
抗 SSA/Ro 抗体阳性	3
角膜染色:OSS 评分 ≥ 5 分或 Van Bijsterveld 评分 ≥ 4 分(至少单眼)	1
Schirmer 试验 ≤ 5 mm/5 min(至少单眼)	1
自然唾液流率 ≤ 0.1 mL/min	1

【治疗】

pSS 的治疗很难达成共识,主要取决于患者病情轻重及腺外脏器累及情况。基于

RCT 的证据也偏少，多依靠临床医生的经验选择。pSS 临床表现多样，异质性强，临床医生需重视患者的主观症状，并全面评价患者的病情、器官受累轻重程度，有针对性地选择不同治疗方案，轻症患者仅需局部治疗，中重症患者则需全身激素、免疫抑制剂治疗，危重症、难治复发型患者甚至需要激素冲击、血浆置换和（或）利妥昔单抗等治疗。正确的个性化治疗的目的在于挽救并维持器官功能，缓解临床症状，并尽量减少药物不良反应，提高患者生活质量，改善长期预后。

【预后】

本病在仅累及腺体功能时预后良好，可以较长期地保持残余腺体功能，但是发生腺体外症状时预后较差。

（郭翼红　南京医科大学附属儿童医院）

第十二节　抗中性粒细胞胞质抗体相关性血管炎

抗中性粒细胞胞质抗体（anti-neutrophil cytoplasmic antibodies，ANCA）相关性血管炎（AAV）是一组累及小至中等血管并具有一些相似临床、实验室特征的血管炎，中老年人发病率高，儿童偶见，常具有起病急、进展快、病死率高的特点。因在原发性小血管炎中 ANCA 的检出率高因而称之为 AAV。既往 AAV 包括 3 种疾病，分别为微型多血管炎、韦氏肉芽肿及变应性肉芽肿性血管炎。2012 年 Chapel Hill 共识会重新命名，依次更改为显微镜下多血管炎（MPA）、肉芽肿性多血管炎（GPA）及嗜酸性肉芽肿性多血管炎（EGPA）。AAV 可同时引起肾、肺、皮肤、五官、神经系统等多器官损伤，其中肾脏急性损伤、肺出血等是威胁患者生命的主要因素，故早期诊断及合理治疗可提高患者生存概率。AAV 属于系统性血管炎类疾病中的小血管炎，病理学以毛细血管、静脉及细动脉炎症和坏死为主要病变特点。ANCA 是三种小血管炎重要的血清学诊断指标，是一组因机体 B 细胞被异常激活后产生的自身抗体，以体内中性粒细胞和单核细胞为靶抗原造成全身多系统损害。中性粒细胞及单核细胞中的多种胞质成分均可成为 ANCA 的靶抗原，其中最常见的是蛋白酶 3（PR3）和髓过氧化物酶（MPO）。近年来，体内外实验研究表明，ANCA 是参与 AAV 发病的必要因素，抗体与细胞表面抗原的相互作用引起了细胞活化和炎症反应，最终导致血管壁及周围组织坏死性改变。

根据目前 AAV 的定义，主要表现为小血管坏死性改变，且与 MPO、PR3 两种抗体密切相关。MPA 患者多种器官组织的小血管壁发生炎症反应，尤其在肾脏和肺，而 GPA、EGPA 主要表现为血管外组织的坏死性肉芽肿形成，如上、下呼吸道。坏死性肾小球肾炎在 AAV 患者中很常见，尤其在 MPA 患者中发生率极高。

【临床表现及诊断】

尽管 AAV 的发现已有近 2 个世纪的历史，但由于其发病机制复杂，临床表现多样，各类型血管炎临床症状及病理变化相互重叠，故诊断存在一定的难度，迄今为止并没有一个很理想的诊断标准。由于 AAV 可累及全身多个器官和组织，故当患者出现症状不典型且多样化的表现时，如发热、关节痛、上下呼吸道症状及肾脏或其他器官同时损伤等，要高度怀疑本病的可能。虽然不同类型的血管炎可有相同的临床表现，但其各自又有着独有的特征，临床诊断时需根据组织活检、ANCA 类型等实验室检查方法综合判断 AAV 的具体类型。

（1）显微镜下型多血管炎：MPA 往往起病隐匿，其与 GPA 更容易造成肾脏受累，二者均以急性肾炎综合征和慢性肾衰竭为主。由于临床中部分患者表现仅局限于肾脏损害，病情迁延，不易及早诊断，因而临床确诊时患者往往已是慢性或终末期肾衰竭。除肾脏外，MPA 还可累及肺脏，常表现为肺间质弥漫性浸润，易造成弥漫性肺泡出血，而 GPA 与 EGPA 少见，大部分患者可出现咯血等表现。其他可见胃肠道、神经系统病变。临床组织病理检查见小血管的坏死性血管炎，无肉芽肿形成，抗体以 MPO-ANCA 阳性多见。

（2）肉芽肿性多血管炎：GPA 有 80%～90% 可累及肾脏，表现为坏死性肾炎伴新月体形成，与 MPA 不同，GPA 常常引起上、下呼吸道的肉芽肿伴坏死性血管炎改变，其肺部受累率常高于 MPA，表现为孤立或多发性结节伴空洞形成，严重者也可造成咯血。组织活检在各组织血管内、外可见肉芽肿浸润，而肾脏活检肉芽肿病变罕见，临床中也有无肾脏受累的 GPA 患者，即局限性 GPA，病变常仅涉及眼、耳、鼻、喉等部位，可达 25%，此种类型的 GPA 诊断更加困难，往往只有通过组织活检或肿块切除术后才可诊断。抗体以 PR3-ANCA 阳性更常见。

（3）嗜酸性肉芽肿性多血管炎：有 30%～45% 累及肾脏，发生率远不如 MPA 及 GPA，其肾损害相对较轻，但也可出现肾衰竭和新月体形成。EGPA 皮肤损害发生率较高，可有多种类型的皮疹表现。EGPA 最典型且不同于 GPA 及 MPA 的临床表现是大多数患者有哮喘发生，同时伴嗜酸性粒细胞增多（>10%），也常常引起上、下呼吸道的肉芽肿伴坏死性血管炎改变。此外，EGPA 与 GPA 在神经系统方面的损伤较 MPA 更为常见，EGPA 对心脏的损害往往高于 GPA 及 MPA。各种组织活检常有大量嗜酸细胞浸润。抗体以 MPO-ANCA 阳性更常见。根据既往风湿病学会制定的标准，三种类型 AAV 的诊断要点见表 11-6。肾脏为 AAV 最常受累也是可造成严重后果的器官，三者肾组织免疫学检查均提示无或寡免疫复合物沉积。近年来也有报道显示部分 AAV 患者有免疫沉积，与经典的"无或寡免疫沉积"相比其临床表现往往更重且预后不良。

表 11-6　三种类型 AAV 诊断标准

类型	诊断要点
MPA	①肾活检示小血管的坏死性血管炎和（或）无明显免疫沉积的肾小球肾炎；②呼吸系统无肉芽肿炎症；③多个脏器受累；符合 2 条或以上可诊断
GPA	①鼻或口腔出现痛或无痛性溃疡；②胸部影像学异常：结节、浸润或空洞；③血尿：红细胞 > 5/HP 或见红细胞管型；④组织活检：动脉、小动脉壁内、血管周围、血管外区域肉芽肿浸润；符合 2 条或以上可诊断
EGPA	①哮喘：发作时可闻及哮鸣音；②鼻旁窦异常：急、慢性副鼻窦炎，鼻旁窦压痛或影像学提示鼻旁窦混浊；③单神经病变、多发性单神经病变或多神经病变；④ X 线表现为非固定的肺部浸润；⑤外周血嗜酸性粒细胞增多（ > 10% ）；符合 3 条或以上可诊断

【病情活动和预后评估】

目前国际公认的判断血管炎病情活动的指标是 BVAS 评分系统，又叫伯明翰血管炎活动指数评分。其对一般情况、皮肤表现、皮肤黏膜、耳鼻喉、呼吸系统、心血管系统、消化系统、泌尿系统、神经系统九大系统器官临床改变进行评分。较高的 BVAS 评分反映了疾病的病情活动及严重性，也标志着疾病的预后不良。大量的体内外实验已揭示 ANCA 可直接参与 AAV 的发病，其对 AAV 患者病情复发有重要的预测价值。研究显示进展的肾脏病、低血红蛋白水平、疾病活动、器官损伤是 AAV 患者死亡的重要预警项目。

【治疗】

确诊的 AAV 患者若未经有效治疗常常在 2 年内死亡，激素和环磷酰胺等免疫抑制剂的使用大大延长了患者的生存时间，随着免疫抑制剂应用于 AAV 的治疗，其 5 年生存率为 70% ~ 90%，但其病死率仍较高，并且由于治疗带来的并发症增加了与疾病本身无关危险的发生。AAV 的治疗包括诱导缓解（一般为 3 ~ 6 个月）和维持缓解（通常持续 2 年或终身服药）两个阶段。

1. 诱导缓解

（1）激素联合环磷酰胺：是目前被广为接受的标准诱导缓解方案。环磷酰胺可口服，剂量为 1 ~ 3 mg/（kg·d），bid，持续 3 ~ 6 个月，或者静脉冲击，常用 0.6 ~ 1.0 g/m²，每月 1 次，连续 6 个月，其后维持治疗为每 3 个月 1 次，整个疗程为 1.5 ~ 2 年。醋酸泼尼松片口服 0.5 ~ 1.0 mg/（kg·d），4 ~ 6 周，病情控制后可逐渐减量，治疗时间应达到 1.5 ~ 2 年。对于重要器官受累的重症患者（如中枢神经系统血管炎、肺出血或新月体肾炎）可先行甲基泼尼松龙静脉冲击治疗，每日 1 次，每次剂量不超过 1000 mg，连续 3 次为 1 个疗程，可冲击 2 或 3 个疗程。对于肾功能不全的患者环磷酰胺应适当减量。

（2）吗替麦考酚酯：是一种选择性嘌呤代谢抑制药，可同时抑制淋巴细胞、内皮细胞增生及细胞黏附分子的合成等，具有保护血管内皮细胞，从而治疗血管性病变的作用，一般剂量为 1.5～2 g/d，bid。

（3）生物制剂应用：利妥昔单抗在 AAV 患者诱导缓解中的确切疗效已被大量临床研究证实，对复发病例更优，有望成为标准治疗药物。TNF-α 拮抗剂等均被证实对部分血管炎患者有效，但缺乏大型的临床对照试验验证其有效性及安全性。

2. 维持缓解

进入维持缓解期激素应逐渐减量至停服，环磷酰胺可以用其他免疫抑制剂替代治疗，如硫唑嘌呤、氨甲蝶呤、来氟米特或霉酚酸酯等。维持治疗时间为 5 年。另外，复方新诺明每周 3 次，可以预防肺孢子菌感染以减少系统性血管炎的复发。对于威胁生命的肺出血、重症原发性小血管炎和肾功能急剧恶化的坏死性新月体性肾炎可使用血浆置换方法。大剂量免疫球蛋白静脉滴注可不同程度地控制免疫炎症反应。其他治疗还有使用阿达木单抗、英利昔单抗等生物制剂及特异性免疫吸附等，但其疗效还有待大规模临床研究验证。

（郭翼红　南京医科大学附属儿童医院）

第十二章
感染性疾病

第一节　流行性感冒

【概述】

流行性感冒（influenza）简称流感，是由流感病毒（influenza virus）引起的一种急性呼吸道传染病，临床以高热、畏寒、头痛、乏力、全身肌肉酸痛和轻度呼吸道症状为主要特征。流感起病急，大多数为自限性，但部分患者因出现肺炎等并发症或基础疾病加重发展成重症病例，少数危重症病例病情进展快，可因急性呼吸窘迫综合征（ARDS）、急性坏死性脑病或多器官功能不全等并发症而死亡。

【病原学】

流感病毒属正粘病毒科，由薄膜、基质蛋白层及核壳体三部分组成，为单股、负链、分节段 RNA 病毒。根据核蛋白和基质蛋白的抗原性分为甲（A）、乙（B）、丙（C）三型，以及近年来发现的牛流感病毒，被归为丁（D）型。其中甲型流感病毒抗原性极易发生变异，多次引起世界性大流行。目前感染人的主要是甲型流感病毒中的 H1N1、H3N2 亚型及乙型流感病毒中的 Victoria 和 Yamagata 系。

流感病毒抵抗力较弱，不耐热，56 ℃条件下 30 分钟即可被灭活。对干燥、紫外线、乙醚、乙醇、甲醇、碘伏等常用消毒剂敏感。

【流行病学】

1. 传染源

流感患者和隐性感染者是主要传染源。从潜伏期末到急性期都有传染性，病初 2 ~ 3 天传染性最强，病毒在人呼吸道分泌物中一般持续排毒 3 ~ 7 天，儿童、免疫功能受损及重症患者排毒时间可超过 1 周。

2. 传播途径

主要通过空气飞沫传播，也可通过口腔、鼻腔、眼睛等处黏膜直接或间接接触传播。接触患者呼吸道分泌物、被污染的物品也可能引起感染。另需警惕在特定的场所，如人群密集且密闭或通风不良的房间内，也可能通过气溶胶的形式传播。

3. 易感人群

人群普遍易感，儿童及青少年发病率最高，不同流感病毒型别及亚型之间无交叉免疫。

4. 重症病例的高危人群

（1）年龄＜5岁的儿童（年龄＜2岁者更易发生严重并发症）。

（2）年龄≥65岁的老年人。

（3）伴有以下疾病或状况者：慢性呼吸系统疾病、心血管系统疾病（高血压除外）、肾病、肝病、血液系统疾病、神经系统及神经肌肉疾病、代谢及内分泌系统疾病、恶性肿瘤、免疫功能抑制等。

（4）肥胖者 [体质指数（body mass index，BMI）大于 30]。

（5）妊娠及围产期妇女。

5. 流行特征

呈全球性分布，四季均可发病，每年 10 月我国各地陆续进入流感冬春季流行季节。

【临床表现】

潜伏期一般为 1 ～ 7 天，多为 2 ～ 4 天。

（1）主要症状：急性起病，有发热、畏寒、头痛、乏力、全身肌肉、关节酸痛，食欲减退等全身症状，体温可达 39 ～ 40 ℃。

（2）其他症状：可伴有鼻塞、流涕、咽痛、胸骨后不适、眼结膜充血等症状。感染乙型流感的儿童常以呕吐、腹痛、腹泻为主要表现。部分患者症状轻微或无流感症状。无并发症者呈自限性，多于发病 3 ～ 4 天后体温逐渐消退，全身症状好转，但咳嗽、体力恢复常需 1 ～ 2 周。

【并发症】

1. 肺炎

流感病毒可侵犯下呼吸道，引起原发性病毒性肺炎，重症流感患者容易合并细菌、真菌等其他病原体感染，严重者可出现 ARDS。

（1）继发细菌性肺炎：发生率为 5% ～ 15%，表现为流感起病后 2 ～ 4 天病情进一步加重，出现高热、剧烈咳嗽、脓性痰、呼吸急促、肺部细湿啰音及肺实变体征。外周血白细胞总数和中性粒细胞显著增多。痰培养可发现致病菌，以肺炎链球菌、金黄色葡萄球菌和流感嗜血杆菌多见。

（2）其他病原菌所致肺炎：包括支原体、衣原体、嗜肺军团菌及真菌（曲霉菌）等。

（3）其他病毒性肺炎：常见的有呼吸道合胞病毒、副流感病毒、鼻病毒、偏肺病毒等，COPD 患者中发生率高，可使病情加重。

2. 神经系统损伤

神经系统损伤包括脑炎、脑膜炎、脊髓炎、吉兰—巴雷综合征等，其中急性坏死性脑病多见于儿童。

3. 心脏损伤

主要有心肌炎、心包炎，可见心电图、心脏超声等异常，肌酸激酶升高，严重者可出现心力衰竭。心肌梗死、缺血性心脏病相关住院和死亡的风险明显增加。

4. 肌炎

主要见于下肢，以小腿腓肠肌疼痛为甚，表现为肌痛、肌无力、血清肌酸激酶、肌红蛋白升高和急性肾损伤等。

5. 脓毒性休克

主要表现为低血压、组织灌注不足及多器官功能障碍等。

【 实验室检查 】

1. 实验室检查

白细胞总数大多减少，中性粒细胞减少明显，淋巴细胞相对增加；可有天门冬氨酸氨基转移酶、丙氨酸氨基转移酶、乳酸氢酶、肌酐等升高。少数病例肌酸激酶升高，休克病例血乳酸可升高。

2. 病原学检查

（1）病毒抗原检测：可采用胶体金法和免疫荧光法。抗原检测速度快，但敏感性低于核酸检测。病毒抗原检测阳性支持诊断，但阴性不能排除流感，必要时结合其他检测方法可确诊。

（2）病毒核酸检测：主要包括实时荧光定量 PCR 和快速多重 PCR。荧光定量 PCR 法可检测呼吸道标本（鼻拭子、咽拭子、鼻咽或气管抽取物、痰）中的流感病毒核酸，且可区分流感病毒亚型。病毒核酸检测的敏感性和特异性很高，对重症患者，检测下呼吸道标本更加准确。

（3）病毒培养分离：从呼吸道标本中培养分离出流感病毒是流感诊断的金标准，敏感性和特异性均很高，但由于病毒培养周期长，无法满足临床治疗过程中快速诊断的需求。

（4）血清学检测：IgG 抗体水平恢复期比急性期呈 4 倍或以上升高有回顾性诊断意义。IgM 抗体检测敏感性低，不建议常规使用。

3.影像学检查

流感并发肺炎时胸部 X 线表现为肺内斑片状、多叶段渗出性病灶。CT 显示双侧、多段和外带肺部磨玻璃影改变（图 12-1）。进展迅速者，可发展为双肺弥漫的渗出性病变或实变，个别合并少量胸腔积液。

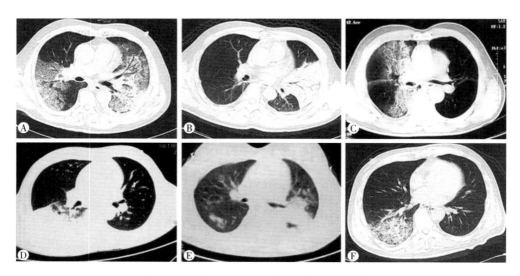

图 12-1　早期双肺多叶段的磨玻璃影及实变影

【诊断】

根据流行病学资料及接触史（发病前 7 天在无有效个人防护的情况下与疑似或确诊流感患者有密切接触，或属于流感样病例聚集发病者之一，或有明确传染他人的证据），以及典型的症状和体征，可建立临床诊断。如遇不典型的散发病例，有赖于病原学检测明确诊断，具有以下一种或以上病原学检测结果阳性：流感病毒核酸检测阳性；流感抗原检测阳性；流感病毒培养分离阳性；急性期和恢复期双份血清的流感病毒特异性 IgG 抗体水平呈 4 倍或以上升高。

【重症与危重病例】

1.出现以下情况之一者为重症病例

（1）持续高热＞3 天，伴有剧烈咳嗽，咳脓痰、血痰或胸痛。

（2）呼吸频率快，呼吸困难，口唇发绀。

（3）神志改变：反应迟钝、嗜睡、躁动、惊厥等。

（4）严重呕吐、腹泻，出现脱水表现。

（5）合并肺炎。

（6）原有基础疾病明显加重。

（7）需住院治疗的其他临床情况。

2.出现以下情况之一者为危重病例

（1）呼吸衰竭。

（2）急性坏死性脑病。

（3）脓毒性休克。

（4）多器官功能不全。

（5）出现其他需进行监护治疗的严重临床情况。

【鉴别诊断】

（1）普通感冒：以上呼吸道卡他症状为主要表现，全身症状较轻，根据流行病学史及病原学检测可鉴别。

（2）其他上呼吸道感染：包括急性咽炎、扁桃体炎、鼻炎和鼻窦炎。感染与症状主要限于相应部位，局部分泌物流感病原学检查阴性。

（3）其他下呼吸道感染：流感有咳嗽症状或合并气管—支气管炎时需与急性气管—支气管炎相鉴别；合并肺炎时需要与其他肺炎，包括非流感病毒性肺炎、细菌性肺炎、支原体肺炎、真菌性肺炎、肺结核等相鉴别。根据临床特征和病原学检查可诊断。

【治疗】

1.对症治疗

大部分流感具有自限性，目前尚无特效药物，主要是对症治疗。无并发症患者应居家隔离治疗，卧床休息，饮食宜清淡，多饮水，预防并发症。出现高热、烦躁不安、头痛等症状应予对症处理，可用物理降温或服用对乙酰氨基酚、布洛芬等退热剂。儿童忌用阿司匹林及其他水杨酸制剂，以防发生瑞氏综合征。

2.抗病毒药物治疗

在发病 48 小时内应尽早地开始抗病毒药物治疗，可减少并发症，降低病死率，缩短住院时间。我国目前上市的药物有神经氨酸酶抑制剂、血凝素抑制剂和 M2 离子通道阻滞剂三种。

（1）神经氨酸酶抑制剂：对甲型和乙型流感均有抑制作用。在我国上市的有三个品种，即奥司他韦、扎那米韦和帕拉米韦。奥司他韦为口服剂型，成人剂量每次 75 mg，每日 2 次。1 岁以下儿童推荐剂量：0～8 月龄，每次 3.0 mg/kg，每日 2 次；9～11 月龄，每次 3.5 mg/kg，每日 2 次。1 岁及以上年龄儿童推荐剂量：体重不足 15 kg 者，每次

30 mg，每日 2 次；体重 15～23 kg 者，每次 45 mg，每日 2 次；体重 23～40 kg 者，每次 60 mg，每日 2 次；体重大于 40 kg 者，每次 75 mg，每日 2 次。疗程为 5 天，重症患者疗程可适当延长。肾功能不全者要根据肾功能调整剂量。扎那米韦为粉雾吸入剂型，适用于成人及 7 岁以上青少年，每次 10 mg，每天 2 次，疗程为 10 天，预防用药只需 1 天吸 1 次。帕拉米韦为静脉注射制剂，成人用量为 300～600 mg，国内建议儿童一般情况为 10 mg/kg，1 次给药，也可根据病情连续给药 1～5 天，最大剂量为 600 mg。美国 FDA 建议：肾功能正常者，年龄小于 30 天新生儿为 6 mg/kg，31～90 天婴儿为 8 mg/kg，91～180 天婴儿为 10 mg/kg，181 天～5 岁为 12 mg/kg，6～17 岁儿童为 10 mg/kg，每日 1 次，连用 5～10 天。

（2）血凝素抑制剂：阿比多尔可用于成人甲、乙型流感的治疗，用量为每次 200 mg，每日 3 次，疗程为 5 天。我国临床应用数据有限，需密切观察疗效和不良反应。

（3）M2 离子通道阻滞剂：包括金刚烷胺和金刚乙胺，仅对甲型流感病毒有抑制作用，但对目前流行的流感病毒株耐药，不推荐使用。

3. 重症病例的治疗

积极治疗原发病，防治并发症，并进行有效的器官保护和功能支持。低氧血症或呼吸衰竭者，需要密切监护，及时给予相应的治疗，包括常规氧疗、鼻导管高流量氧疗、无创通气或有创机械通气等。对难治性低氧血症患者，可考虑使用体外膜肺氧合（extracorporeal membrane oxygenation，ECMO）。重症流感患者常合并细菌或真菌感染，应积极留取标本送检病原学，及时、合理应用抗细菌或抗真菌药物治疗。合并神经系统并发症时应给予降颅压、镇静止惊等对症处理。急性坏死性脑病无特效治疗，可给予糖皮质激素和丙种球蛋白等治疗。

4. 中医治疗

轻症：风热犯卫：银花、连翘、桑叶、菊花、桔梗、牛蒡子、竹叶、芦根、薄荷（后下）、生甘草，水煎服；清开灵颗粒、疏风解毒胶囊、银翘解毒类等。儿童可选儿童抗感颗粒、小儿豉翘清热颗粒等。热毒袭肺：炙麻黄、杏仁、生石膏（先煎）、知母、浙贝母、桔梗、黄芩、柴胡、生甘草，水煎服；连花清瘟胶囊、莲花清热类制剂等。儿童可选小儿肺热咳喘颗粒、小儿咳喘灵颗粒等。危重症：毒热壅肺：炙麻黄、生石膏（先煎）、杏仁、知母、鱼腥草、葶苈子、黄芩、浙贝母、生大黄（后下）、青蒿、赤芍、生甘草，水煎服。正虚邪陷：生晒参、炮附子（先煎）、黄连、金银花、生大黄、青蒿、山萸肉、枳实，水煎服。恢复期：气阴两虚：沙参、麦冬、五味子、浙贝母、杏仁、青蒿、炙枇杷叶、焦三仙，水煎服，也可鼻饲或结肠滴注。

【预防】

1. 一般预防措施

保持良好的个人卫生习惯，增强体质，勤洗手，保持环境清洁和通风。在流感流行季节尽量减少到人群密集场所活动，保持良好的呼吸道卫生习惯，咳嗽或打喷嚏时用上臂或纸巾、毛巾等遮住口鼻，咳嗽或打喷嚏后洗手，尽量避免触摸眼睛、鼻或口。出现流感样症状应注意休息及自我隔离，前往公共场所或就医过程中需戴口罩。

2. 疫苗接种

接种流感疫苗是预防流感最有效的手段，可降低发病率和发生严重并发症的风险。推荐60岁及以上老年人、6月龄至5岁儿童、孕妇、6月龄以下儿童家庭成员和看护人员、慢性病患者和医务人员等重点人群，每年优先接种流感疫苗。

3. 药物预防

建议对有重症流感高危因素的密切接触者进行暴露后药物预防，建议不要迟于暴露后48小时用药，可使用奥司他韦和扎那米韦，预防量为治疗剂量的1/2，每日1次。一般人群可用7～10天，免疫抑制者为4～8周。

（田健美　李　嫣　苏州大学附属儿童医院）

参考文献

1. 方峰，俞蕙. 小儿传染病学 .5 版 . 北京：人民卫生出版社，2020：31-35.

2. CHEN C，CHEN J，HUANG J A. Persistence of lymphocytopenia with CT abnormalities among patients with critical H7N9 swine-origin influenza A virus infection. Jpn J Radiol，2015，33（10）：657-662.

3. 江载芳，申昆玲，沈颖. 诸福棠实用儿科学 .8 版 . 北京：人民卫生出版社，2015：839-847.

4. HIKITA T，HIKITA H，HIKITA F，et al. Clinical effectiveness of peramivir in comparison with other neuraminidase inhibitors in pediatric influenza patients. Int J Pediatr，2012，2012：834181.

第二节　手足口病

【概述】

手足口病（hand foot and mouth disease，HFMD）是由肠道病毒感染引起的一种儿童常见传染病。3岁以下儿童多发，表现为口痛，厌食，发热，手、足、口腔等部位出现斑丘疹、疱疹。多数患儿1周左右自愈，少数患儿可引起心肌炎、肺水肿、无菌性脑膜脑炎等并发症，个别重症患儿病情发展快，导致死亡。手足口病是全球性疾病，我国各地全年均有发生。我国患者数占 WHO 报道的全球患者数的 87%。

【病原学】

主要病毒的血清型包括柯萨奇病毒（Coxsackievirus，CV）A 组 4 ～ 7、9、10、16 型和 B 组 1 ～ 3、5 型，埃可病毒（Echovirus）的部分血清型和肠道病毒 A 组 71 型（enterovirus A71，EV-A71）等，其中以 CV-A16 和 EV-A71 最为常见，重症及死亡病例多由 EV-A71 所致。自 2013 年以来，部分地区柯萨奇病毒 A 组 6 型（CA-6）、柯萨奇病毒 A 组 10 型（CA-10）有增多趋势，在我国一些省市，CA-6 甚至已经超过 EV-71 和 CA-16 成为导致手足口病的主要病原体。

【流行病学】

（1）传染源：手足口病患儿和隐性感染者为主要传染源，手足口病隐性感染率高。肠道病毒适合在湿、热的环境下生存，可通过感染者的粪便、咽喉分泌物、唾液和疱疹液等广泛传播。

（2）传播途径：可通过密切接触或通过呼吸道飞沫传播，也可通过接触被病毒污染的手、毛巾、手绢、牙杯、玩具、食具、奶具以及床上用品、内衣等引起感染。饮用或食入被病毒污染的水和食物后亦可感染。

（3）易感人群：人群对肠道病毒普遍易感，但成人大多通过隐性感染获得相应抗体，因此临床以儿童居多。

（4）流行特征：一年四季均可发病，以每年的 4 ～ 9 月份居多。

【临床表现】

潜伏期多为 2 ～ 10 天，平均为 3 ～ 5 天。根据疾病的发生发展过程，手足口病可分为 5 个期。

第 1 期（出疹期）：主要表现为发热，手、足、口、臀等部位出疹，可伴有咳嗽、流涕、食欲不振等症状。部分病例仅表现为皮疹或疱疹性咽峡炎，个别病例可无皮疹。典型皮疹表现为斑丘疹、丘疹、疱疹。皮疹周围有炎性红晕，疱疹内液体较少、浑浊。不典型皮疹通常小、厚、硬、少，有时可见瘀点、瘀斑。某些型别肠道病毒如 CV-A6 和 CV-A10 所致皮损严重，皮疹可表现为大疱样改变，伴疼痛及痒感，且不限于手、足、口部位（图 12-2，图 12-3），仅有此期表现者属于手足口病普通型，病程为 1 周左右。

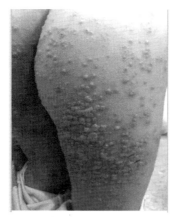
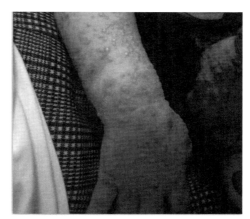

图 12-2　患儿大腿根部大疱样皮疹（彩图 19）　　图 12-3　患儿前臂大疱样皮疹（彩图 20)

第 2 期（神经系统受累期）：少数病例可出现中枢神经系统损害，多发生在病程 1 ～ 5 天内，表现为精神差、嗜睡、吸吮无力、易惊、头痛、呕吐、烦躁、肢体抖动、肌无力、颈项强直等。此期属于手足口病重症病例重型，大多数可痊愈。

第 3 期（心肺功能衰竭前期）：多发生在病程 5 天内，表现为心率和呼吸增快、出冷汗、四肢末梢发凉、皮肤发花、血压升高。此期属于手足口病重症病例危重型。及时识别并正确治疗是降低病死率的关键。

第 4 期（心肺功能衰竭期）：可在第 3 期的基础上迅速进入该期。临床表现为心动过速（个别患儿心动过缓）、呼吸急促、口唇发绀、咳粉红色泡沫痰或血性液体、血压降低或休克。亦有病例以严重脑功能衰竭为主要表现，临床可见抽搐、严重意识障碍等。此期属于手足口病重症危重型，病死率较高。

第 5 期（恢复期）：体温逐渐恢复正常，对血管活性药物的依赖逐渐减少，神经系统受累症状和心肺功能逐渐恢复，少数可遗留神经系统后遗症。部分手足口病例（多见于 CV-A6、CV-A10 感染者）在病后 2 ～ 4 周有脱甲的症状，新甲于 1 ～ 2 个月长出。

【实验室检查】

（1）血常规及 C- 反应蛋白（CRP）：多数病例白细胞计数正常，部分病例白细胞计数、中性粒细胞比例及 CRP 可升高。

（2）血生化：部分病例丙氨酸氨基转移酶（ALT）、天门冬氨酸氨基转移酶（AST）、肌酸激酶同工酶（CK-MB）轻度升高，病情危重者肌钙蛋白、血糖、乳酸升高。

（3）脑脊液：神经系统受累时，脑脊液符合病毒性脑膜炎和（或）脑炎改变，表现为外观清亮，压力增高，白细胞计数增多，以单核细胞为主（早期以多核细胞升高为主），蛋白正常或轻度增多，糖和氯化物正常。

（4）血气分析：呼吸系统受累时或重症病例可有动脉血氧分压降低、血氧饱和度下降、二氧化碳分压升高、酸中毒等。

（5）病原学及血清学：临床样本（咽拭子、粪便或肛拭子、血液等标本）肠道病毒特异性核酸检测阳性或分离到肠道病毒。

（6）胸部影像学：轻症患儿肺部无明显异常。重症及危重症患儿并发神经源性肺水肿时，两肺野透亮度减低，磨玻璃样改变，局限或广泛分布的斑片状、大片状阴影，进展迅速。

（7）颅脑 CT 和（或）MRI：颅脑 CT 检查可用于鉴别颅内出血、脑疝、颅内占位等病变。神经系统受累者 MRI 检查可出现异常改变，合并脑干脑炎者可表现为脑桥、延髓及中脑的斑点状或斑片状长 T1、长 T2 信号。并发急性弛缓性麻痹者可显示受累节段脊髓前角区的斑点状对称或不对称的长 T1、长 T2 信号。

【诊断】

结合流行病学史、临床表现和病原学检查可做出诊断。

1. 临床诊断病例

（1）流行病学史常见于学龄前儿童，婴幼儿多见。流行季节，当地托幼机构及周围人群有手足口病流行，发病前与手足口病患儿有直接或间接接触史。

（2）临床表现符合上述临床表现。极少数病例皮疹不典型，部分病例仅表现为脑炎或脑膜炎等，诊断需结合病原学或血清学检查结果。

2. 确诊病例

在临床诊断病例基础上，具有下列之一者即可确诊。

（1）肠道病毒（CV-A16、EV-A71 等）特异性核酸检查阳性。

（2）分离出肠道病毒，并鉴定为 CV-A16、EV-A71 或其他可引起手足口病的肠道病毒。

（3）急性期血清相关病毒 IgM 抗体阳性。

（4）恢复期血清相关肠道病毒的中和抗体比急性期有 4 倍及以上升高。

【鉴别诊断】

（1）其他儿童出疹性疾病：与如丘疹性荨麻疹、沙土皮疹、水痘、不典型麻疹、幼儿急疹、带状疱疹、风疹以及川崎病等鉴别；CV-A6 或 CV-A10 所致大疱性皮疹需与水痘鉴别；口周出现皮疹时需与单纯疱疹鉴别。可依据病原学检查和血清学检查进行鉴别。

（2）其他病毒所致脑炎或脑膜炎：如单纯疱疹病毒、巨细胞病毒、EB 病毒等引起脑炎的临床表现与手足口病合并中枢神经系统损害的重症病例表现相似。对皮疹不典型者，应结合流行病学史并尽快留取标本，进行肠道病毒尤其是 EV-A71 的病毒学检查，并结合病原学或血清学检查结果做出判断。

（3）肺炎：重症病例可发生神经源性肺水肿，应与肺炎鉴别。肺炎患儿一般无皮疹；胸片可见肺实变病灶、肺不张及胸腔积液等，病情加重或减轻呈逐渐演变的过程。

（4）爆发性心肌炎：以循环障碍为主要表现的重症手足口病病例，需要与爆发性心肌炎鉴别。后者多有严重的心律失常、心源性休克、阿斯综合征等表现，一般无皮疹。可依据病原学和血清学检测进行鉴别。

【重症病例的早期识别】

重症病例诊疗关键在于及时准确地识别第 2 期和第 3 期，阻止发展为第 4 期。年龄 3 岁以下、病程 3 天以内和 EV-A71 感染为重症高危因素。下列指标提示患儿可能发展为重症病例危重型：持续高热，体温大于 39 ℃，常规退热效果不佳；神经系统表现如出现精神萎靡、头痛、眼球震颤或上翻、呕吐、易惊、肢体抖动、吸吮无力、站立或坐立不稳等；呼吸异常如呼吸增快、减慢或节律不整，安静状态下呼吸频率为 30 ～ 40 次 / 分；循环功能障碍如心率增快（> 160 次 / 分）、出冷汗、四肢末梢发凉、皮肤发花、血压升高、毛细血管再充盈时间延长（> 2 秒）；外周血白细胞计数升高如外周血白细胞计数 ≥ 15 × 10⁹/L，除外其他感染因素；血糖升高如出现应激性高血糖，血糖 > 8.3 mmol/L；血乳酸升高如出现循环功能障碍时，通常血乳酸 ≥ 2.0 mmol/L，其升高程度可作为判断预后的参考指标。

【诊疗】

1. 普通病例

目前尚无特效抗病毒药和特异性治疗手段。注意隔离，避免交叉感染；清淡饮食；做好口腔和皮肤护理。积极控制高热。体温超过 38.5 ℃者，采用物理降温（温水擦浴、使用退热贴等）或应用退热药物治疗。保持患儿安静。惊厥病例需要及时止惊。

2. 重症病例

（1）控制颅内高压：限制入量，常用甘露醇降低颅压，剂量为 20% 甘露醇 0.25 ～ 1.0 g/（kg·次），每 4 ～ 8 小时 1 次，20 ～ 30 min 快速静脉注射；严重颅内高压或脑疝时，可增加频次至每 2 ～ 4 小时 1 次。严重颅内高压或低钠血症患儿可考虑联合使用高渗盐水（3% 氯化钠）。有心功能障碍者，可使用利尿剂，如呋塞米 1 ～ 2 mg/kg 静脉注射。

（2）糖皮质激素：有脑脊髓炎和持续高热等表现者及危重病例可酌情使用。可选用甲基泼尼松龙 1 ～ 2 mg/（kg·d），或氢化可的松 3 ～ 5 mg/（kg·d），或地塞米松 0.2 ～ 0.5 mg/（kg·d），一般疗程为 3 ～ 5 天。

（3）静脉丙种球蛋白：第 2 期不建议常规使用静脉丙种球蛋白。有脑脊髓炎和持续高热等表现者以及危重病例可酌情使用，剂量为 1.0 g/（kg·d），连用 2 天。

（4）呼吸、循环衰竭的治疗：保持呼吸道通畅，吸氧，心电脉氧监护，保护重要脏器的功能，维持内环境稳定。

（5）恢复期治疗：针对患儿恢复期症状进行康复治疗和护理，促进各脏器功能尤其是神经系统功能的早日恢复。

【预防】

（1）一般预防措施：保持良好的个人卫生习惯是预防手足口病的关键。勤洗手，不要让儿童喝生水，吃生冷食物。儿童玩具和常接触到的物品应定期进行清洁消毒。避免儿童与患手足口病儿童密切接触。

（2）接种疫苗：EV-A71型灭活疫苗可用于6月龄～5岁儿童，预防EV-A71感染所致的手足口病，基础免疫程序为2剂次，间隔1个月，鼓励在12月龄前完成接种。

（3）加强医院感染控制：医疗机构应积极做好医院感染预防和控制工作。各级各类医疗机构要加强预检分诊，应有专门诊室（台）接诊手足口病疑似病例；接诊手足口病病例时，采取标准预防措施，严格执行手卫生，加强诊疗区域环境和物品的消毒，选择中效或高效消毒剂如含氯（溴）消毒剂等进行消毒，75%乙醇和5%来苏对肠道病毒无效。

（田健美　卢春玉　苏州大学附属儿童医院）

参考文献

1. 王卫平，孙锟，常立文.儿科学.9版.北京：人民卫生出版社，2018.

2. 国家卫生和健康委员会.手足口病诊疗指南（2018年版）.

3. 钱素云，李兴旺.我国手足口病流行及诊治进展十年回首.中华儿科杂志，2018，56（5）：321-323.

4. VENTAROLA D，BORDONE L，SILVERBERG N. Update on hand-foot-and-mouth disease. Clin Dermatol，2015，33（3）：340-346.

5. MIRAND A，PEIGUE-LAFEUILLE H. Symptomatologie et évolution de la maladie 《pieds-mains-bouche》 [Clinical characteristics and course of hand，foot，and mouth disease]. Arch Pediatr，2017，24（10）：1036-1046.

6. ESPOSITO S，PRINCIPI N. Hand，foot and mouth disease：current knowledge on clinical manifestations，epidemiology，aetiology and prevention. Eur J Clin Microbiol Infect Dis，2018，37（3）：391-398.

7. MAO QY，WANG Y，BIAN L，et al. EV-71 vaccine，a new tool to control outbreaks of hand，foot and mouth disease（HFMD）. Expert Rev Vaccines，2016，15（5）：599-606.

第三节　EB 病毒相关性传染性单核细胞增多症

【概述】

EB 病毒相关性传染性单核细胞增多症（IM）是由 EB 病毒原发（首次）感染所致的一种单核—巨噬细胞系统急性增生性传染病，其典型临床"三联症"为发热、咽峡炎和颈淋巴结肿大，可合并肝脾肿大，外周血中异型淋巴细胞增高。IM 是一良性自限性疾病，多数预后良好，少数可出现噬血细胞综合征等严重并发症。

原发性 EBV 感染所致 IM 的临床表现不超过 3 个月。如持续 3 个月以上，应考虑慢性活动性 EB 病毒感染。

【病因】

本病的病因为原发性 EBV 感染。EBV 属疱疹病毒属，是一种人类普遍感染的病毒，具有潜伏及活化的特性。

【流行病学】

EBV 在正常人群中感染非常普遍，约 90% 以上的成人血清 EBV 抗体阳性。儿童血清 EBV 阳性率随年龄增长而增加。

EBV 主要通过唾液传播，也可经输血和性传播。国内儿童 IM 的发病高峰年龄在 4～6 岁。本病自潜伏期至病后 6 个月或更久均可传播病原体。

【病理变化】

病毒进入口腔后，在咽部淋巴组织内复制，继而进入血流产生病毒血症，主要累及全身淋巴组织及具有淋巴细胞的组织与内脏。IM 时 EBV 主要感染 B 细胞，继之引起 T 细胞的免疫反应，形成外周血中可见到的异型淋巴细胞，也就是活化的细胞毒性 T 细胞（CD8+T 细胞）。

本病主要病理组织学改变是淋巴组织的良性增生，肝、脾、心肌、肾、肾上腺、肺、中枢神经均可受累，表现为异常的淋巴细胞浸润。EB 病毒不诱致细胞溶解，但可产生细胞变形，并引起形态及功能改变。

【临床表现】

1. 潜伏期

在小儿潜伏期较短，为 4～15 天，大多为 10 天，青年期较长可达 30～50 天。多数患儿有前驱征、发热及咽痛、全身不适、恶心、疲乏、腹痛、肌痛、头痛等。

591

2.典型症状

症状轻重不一，年龄越小症状越不典型。

（1）发热：绝大多数患儿均有不同程度的发热。热型不定，一般波动在 39 ℃左右，偶亦可高达 40 ℃以上。发热维持约 1 周左右，中毒症状轻。

（2）淋巴结肿大：90% 以上的患者有淋巴结肿大，为本病的特征之一，主要见于颈部，可不对称，较柔韧，无压痛，边界清晰。肿大淋巴结亦可出现于腋窝、肱骨内上髁和鼠蹊部。

（3）咽峡炎：80% 以上患儿出现咽痛及咽峡炎症状。扁桃体充血、肿大，陷窝可见白色渗出物，偶可形成假膜，需与化脓性扁桃体炎、白喉相鉴别。

（4）肝脾肿大：部分病例可有肝脾肿大、肝区压痛，还可出现类似肝炎的症状，部分患者发生肝功能损害，约 10% 出现黄疸。

（5）眼睑水肿：部分病例可有眼睑水肿。

（6）皮疹：出现率约为 10%，呈多样性，无特异性。

【并发症】

本病可并发多个系统病变，如血液系统出现自身免疫性溶血性贫血、血细胞减少或免疫性血小板减少性紫癜、嗜血细胞性淋巴组织细胞增生症等；神经系统出现脑炎、无菌性脑膜炎、吉兰—巴雷综合征等；其他如心脏、肺部、眼及泌尿系统等并发症相对少见。

【实验室检查】

（1）血象：白细胞总数增加，淋巴细胞百分比在 50% 以上，其中异型淋巴细胞的比例可达 10% 以上，CD4+/CD8+T 淋巴细胞的比值下降或倒置。

（2）血清嗜异凝集反应：1∶64 以上即为阳性反应，1∶80 以上更具有价值。其在国内儿童 EBV 感染 IM 的诊断价值有限，许多地方已经不再开展此项检测。

（3）EB 病毒特异性抗体测定：检测血清抗衣壳抗原抗体（CA-IgM）对早期诊断有价值；在急性感染的晚期，抗早期抗原抗体 EA-IgG 出现有诊断价值。

（4）EB 病毒 DNA 的检测：血清实时定量 PCR 是有较强的敏感性和特异性。

【诊断】

当患儿同时出现发热、咽峡炎、淋巴结及肝脾肿大时，即应考虑本病。外周血异型淋巴细胞比例 ≥ 10%、EBV-DNA 阳性、血清噬异凝集抗体阳性及特异性抗体 CA-IgM、EA-IgG 阳性即可诊断。

【治疗】

本病无特效治疗方案，以对症及支持治疗为主。

（1）一般治疗：急性期应卧床休息，加强护理。脾肿大患者应注意防治脾破裂，避免任何可能挤压或撞击脾脏的动作。①限制或避免运动。②进行腹部体格检查时动作要轻柔。③注意处理便秘。

（2）对症治疗：可对症使用退热止痛、镇静、止咳及保肝等措施。

（3）抗病毒治疗：抗病毒治疗首选阿昔洛韦，但抗病毒治疗对改善症状和缩短病程无明显作用。

（4）抗生素的应用：抗生素对本病无效，只用于伴发细菌感染时。

【预后】

本病为自限性疾病，如无并发症预后大多良好，病程为 1 ～ 2 周，但亦可反复。

本病病死率仅为 1% ～ 2%，由严重并发症引起。

少部分转化为慢性 EB 病毒感染，需引起重视。

（顾绍庆　镇江市第一人民医院）

第四节　麻疹

【概述】

麻疹（measles）是由麻疹病毒引起的具有高度传染性的急性出疹性呼吸道传染病。本病主要临床表现有发热、卡他症状、麻疹黏膜斑（koplik's spots）、全身斑丘疹及疹退后色素沉着伴糠麸样脱屑。因麻疹疫苗的普遍接种，麻疹流行已明显减少，只有一些散发病例，但 < 8 月龄的麻疹患儿占比有所上升，感染后大多可获得终身免疫。

【病原学】

麻疹病毒属于副粘病毒科麻疹病毒属，是一种球形、不分节段的单股负链 RNA 病毒。麻疹病毒含有 6 种结构蛋白，其中 3 种与病毒 RNA 结合在一起，他们分别是核蛋白（N）、磷酸化蛋白（P）、RNA 聚合酶（L）。另外 3 种与病毒囊膜相关，包括膜基质蛋白（M）、两种糖蛋白血凝素（H）和溶血素（F）。血凝素和溶血素均有抗原性，产生的抗体均有保护作用。麻疹病毒仅存在一种血清型，抗原性稳定，病后可产生持久的免疫力，大多可终身免疫。人类是麻疹病毒的唯一宿主。麻疹病毒对理化因素抵抗力弱，对紫外线、高温和一般消毒剂敏感，但该病毒在空气飞沫中可保持 8 小时以上的传染性。

【流行病学】

（1）传染源：麻疹患者是本病的唯一传染源。在出疹前后 5 天，有并发症者可延长至出疹后 10 天，患者的结膜、呼吸道分泌物、尿和血液中均可分离出病毒。

（2）传播途径：主要通过呼吸道分泌物飞沫传播和密切接触传播。

（3）易感人群：未患本病且未接种麻疹疫苗者对本病易感。

（4）流行特征：一年四季均可发病，以冬春季节为多，呈小年龄儿童散发与局部暴发并存状态。

【临床表现】

1. 典型麻疹

（1）潜伏期：麻疹的潜伏期为 9～14 天，平均约为 10 天左右。

（2）前驱期：也称出疹前期，为 3～4 天，有发热，体温可高达 40 ℃以上，热型不一。发热的同时可出现流涕、打喷嚏、结膜充血、畏光、流泪等上呼吸道卡他症状。皮疹出现前 1～2 天，在下磨牙相对的颊黏膜上出现直径为 0.5～1.0 mm 的灰白色小点，周围有红晕，即麻疹黏膜斑（koplik's spots，柯氏斑，图 12-4）。麻疹黏膜斑是麻疹早期的特征性体征，一旦皮疹出现，会很快消退。

（3）出疹期：多在发热 3～4 天出现皮疹，此时处于本病极期，有高热，咳嗽加剧，呼吸促，伴嗜睡或烦躁不安。典型的皮疹首先出现在耳后、发际，渐至颜面、颈部，自上而下蔓延至躯干、四肢，最后达到手掌、足底。皮疹初为红色斑丘疹，呈充血性，疹间皮肤正常，不伴痒感，后可融合成片。

（4）恢复期：若无并发症，皮疹出现 3～4 天后体温开始下降，全身症状好转，皮疹按出疹的顺序消退，疹退后有色素沉着伴糠麸样脱屑。

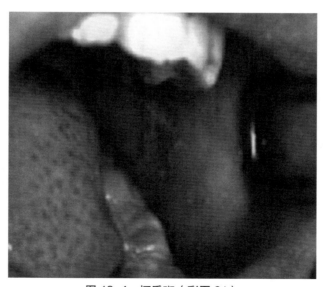

图 12-4　柯氏斑（彩图 21）

2.非典型麻疹

（1）轻型麻疹：多见于接种过麻疹疫苗或在潜伏期内接受过丙种球蛋白支持者，或有母亲被动抗体的小婴儿。主要表现为全身中毒症状轻，病程短，麻疹黏膜斑不典型或缺如，出疹顺序不规则，皮疹稀疏、色淡，消失快，无并发症。

（2）重型麻疹：见于营养不良、免疫力低下者。全身中毒症状重，持续高热，40 ℃以上，伴惊厥、昏迷，皮疹密集融合。有出血性皮疹者常伴有黏膜、消化道出血、咯血、呕血、血尿、血小板减少等，称为黑麻疹。此型常有肺炎、心力衰竭并发症，死亡率高。

（3）异型麻疹：见于接种过麻疹疫苗而再次感染麻疹野毒株者。全身症状重，高热、头痛、肌痛。皮疹为反向出疹顺序，从四肢远端开始蔓延至躯干、头面部。皮疹多样化，斑丘疹、红斑、荨麻疹，亦可出现紫癜、水泡。常并发肺炎，临床诊断困难，血中麻疹抗体滴度很高。

【实验室检查】

（1）血常规：外周血白细胞减少，淋巴细胞相对增高。

（2）麻疹病毒的实验室诊断：①抗原检测：用免疫荧光法检测鼻咽分泌物或尿沉渣脱落细胞中麻疹病毒抗原，可早期快速诊断。②抗体检测：近一月未接种过麻疹减毒活疫苗而麻疹病毒特异性 IgM 抗体阳性可确诊。恢复期麻疹 IgG 抗体滴度比急性期有 4 倍以上升高，或急性期抗体阴性而恢复期抗体阳性亦可诊断。③核酸检测：用反转录 PCR 方法检测鼻咽分泌物或尿沉渣细胞中的麻疹病毒核酸。④分离病毒：取麻疹患儿的呼吸道分泌物、血、尿接种于人胚肾细胞或羊膜细胞进行病毒分离。

【并发症】

（1）呼吸系统并发症：①肺炎是麻疹最常见的并发症，多数病例是病毒性的间质性肺炎，多不严重。继发性肺炎多为细菌性的，常见的合并细菌有肺炎链球菌、流感嗜血杆菌、金黄色葡萄球菌，多见于免疫低下或营养不良儿，临床症状重。②喉炎：麻疹患儿可有轻度的喉炎，若并发细菌混合感染时，分泌物可增多，临床表现为犬吠样咳嗽、声嘶、喉喘鸣，严重者喉梗阻而窒息死亡。

（2）神经系统并发症：①脑炎：发生率为 1‰～ 2‰，一般在皮疹出现后 1 周内再次出现发热，并有呕吐、惊厥、嗜睡、烦躁、昏迷，脑脊液改变与病毒性脑炎相似。病死率为 15%，多数 1 ～ 5 周恢复。部分患者有智力减退、强直性瘫痪、癫痫等后遗症。②亚急性硬化性全脑炎（subacute sclerosing panencephalitis，SSPE），是少见的麻疹远期并发症，发病率为 1 ～ 4/100 万，一般在患麻疹后数年才出现症状，开始可仅表现为行为和情绪的改变，以后出现进行性痴呆，逐渐恶化，出现共济失调、肌阵挛，晚期因昏迷、强直性瘫痪而死亡。患儿的血清和脑脊液中存在高滴度的麻疹病毒抗体。

（3）胃肠道并发症：包括胃肠炎、肝炎、肠系膜淋巴结炎、回肠结肠炎等，可在无黄疸的情况下出现谷丙转氨酶、谷草转氨酶显著增高。

（4）其他罕见的并发症：心肌炎、肾小球肾炎、感染后血小板减少性紫癜、营养不良、维生素 A 缺乏。麻疹患儿因细胞免疫受抑制，可使原有的结核病加重。

【诊断】

易感者有麻疹接触史，急性发热、上呼吸道卡他症状、畏光、流泪、口腔麻疹黏膜斑、皮疹的形态和出疹顺序以及疹退后色素沉着伴糠麸样脱屑，即可做出临床诊断。对于不典型病例，仍需进行实验室检查以确诊。

【鉴别诊断】

（1）幼儿急疹：常见于 2 岁以下小儿，高热持续 3 ～ 4 天，热退疹出，无麻疹黏膜斑。

（2）猩红热：高热、扁桃体炎、口周苍白圈、草莓舌、皮肤弥漫性充血，上有密集针尖大小丘疹，疹退后伴有大片状脱皮，无色素沉着。

（3）风疹：全身症状轻，耳后、枕部淋巴结肿大并触痛，发热半天至 1 天后出疹，皮肤斑丘疹，疹退后无色素沉着及脱屑。

（4）肠道病毒感染：发热、咽痛、流涕、腹泻、全身或颈后淋巴结肿大，散在斑丘疹，发热时或热退后出疹。

【治疗】

麻疹无特异性抗病毒药，主要是对症支持治疗，预防并发症发生。

（1）一般治疗：卧床休息，保持室内适当的温度、湿度和空气流通。避免强光刺激，注意皮肤和口鼻腔、眼部的清洁。多饮水，给予富有营养、易消化的食物，补充多种维生素，尤其是维生素 A。维生素 A 缺乏常与麻疹后的并发症相关，WHO 建议发展中国家麻疹患儿均使用 2 剂维生素 A，每日 1 次，连用两天，每日剂量：< 6 个月婴儿为 5 万 IU，6 ～ 11 个月婴儿 10 万 IU，≥ 12 个月婴幼儿 20 万 IU。

（2）对症治疗：高热时可小剂量使用退热药，以免热度骤降而至出疹终止，出现虚脱。有高热惊厥或烦躁不安可适当给予镇静剂。咳嗽剧烈可用镇咳药或雾化吸入药。对于肺炎、喉炎、角膜炎继发细菌感染时，可适当加用抗生素。

（3）抗病毒治疗：利巴韦林在体外对麻疹病毒有抑制作用，对免疫受损病例可考虑使用。婴幼儿麻疹易并发肺炎，营养不良患儿发生麻疹时病情较危重，可静脉滴注丙种球蛋白。

【预防】

（1）管理传染源：麻疹患者隔离至出疹后 5 天，合并肺炎者延长至出疹后 10 天。接触麻疹的易感儿童应隔离检疫 3 周。

（2）切断传播途径：流行期间易感儿童避免去人群密集场所。患者停留的房间应通风并用紫外线照射消毒。无并发症的轻症患儿应在家中隔离，减少传播。

（3）降低人群易感性：我国计划免疫规定 8 月龄接种第 1 剂麻疹—风疹联合疫苗（MR），18 ～ 24 月龄接种第 2 剂麻疹—流行性腮腺炎—风疹联合疫苗（MMR），学龄前可再补充免疫 1 次 MMR。接触麻疹后 5 天内立即注射免疫球蛋白，可预防发病。接受免疫球蛋白用于预防麻疹感染者，在 6 个月后可接种麻疹疫苗。

（田健美　吴佳慧　苏州大学附属儿童医院）

参考文献

1. MOSS W J. Measles. Lancet，2017，390（10111）：2490-2502.

2. 蒋荣猛. 麻疹诊断标准（2017 年版）解读. 传染病信息，2017（4）：15-17.

3. 龙川凤，李忠洲. 麻疹的流行病学特征及实验室检测研究进展. 中国国境卫生检疫杂志，2019，42（5）：376-380.

4. GIGNOUX E，POLONSKY J，CIGLENECKI I，et al. Risk factors for measles mortality and the importance of decentralized case management during an unusually large measles epidemic in eastern Democratic Republic of Congo in 2013. PLoS One，2018，13（3）：e0194276.

5. VÉGH M，HÁRI-KOVÁCS A，ROTH H W，et al. A kanyaró szem₄szeti t ü netei és kezel é se [Ophthalmological symptoms of measles and their treatment]. Orv Hetil，2017，158（39）：1523-1527.

第五节　水痘

【概述】

水痘（varicella）是由水痘—带状疱疹病毒（varicella-zoster virus，VZV）原发感染所致的急性呼吸道传染病，以向心性分布的斑疹、丘疹、疱疹、结痂为主要临床特征，可伴有发热。2 ～ 6 岁儿童高发。健康儿童感染 VZV 一般是良性、自限的，免疫系统受损患儿可造成严重甚至致命的疾病。

【病原学】

VZV 属于疱疹病毒科 α 亚科。人类疱疹病毒 3 型是一种双链 DNA 病毒。病毒颗粒呈二十面体立体对称结构，直径为 150～200 nm，裸露的衣壳直径为 90～95 nm，衣壳的中心有双链 DNA，其长度大约为 125 kb。病毒的基因组有长独特区（105 kb）和短独特区（5.2 kb）；病毒的全基因组共 12.5 万个碱基，71 个开放读码框，编码 80 多种蛋白质，包括 9 种糖蛋白，现统一分别命名为 gB、gC、gE、gH、gI、gK、gL、gM 和 gN。在受感染的细胞中，糖蛋白 gE、gB 和 gH 极为丰富，在病毒体的胞膜中也存在这些糖蛋白。VZV 只有一个血清型，但不同毒株之间在基因序列上存在差异。

培养 VZV 常用人成纤维细胞及猴的多种细胞，3 天至 2 周左右出现典型的细胞病变，如细胞核内包涵体及多核巨细胞的形成。病毒在细胞与细胞间扩散，再感染邻近细胞。

【流行病学】

（1）传染源：人类是该病毒唯一宿主，水痘患者、带状疱疹患者为传染源。

（2）传播途径：经呼吸道分泌物、皮损水疱液通过空气或接触传播，也可以由母亲垂直传播。

（3）易感人群：人群普遍易感，学龄期及学龄前发病最高。

流行特征：四季均可发病，以冬春季节多见，每年的 4—6 月和 11 月—次年 1 月为发病高峰期，感染后一般获得终身免疫，再次患病极少。

【临床表现】

1. 水痘

水痘的潜伏期一般为 10～21 天。临床轻重不一，轻症可无发热、皮疹少，症状轻微。典型病例有 1～2 天的前驱期，发热、不适、食欲减退、头痛、咽痛等，此期之后出现皮疹，首先出现于头皮、面部、躯干，瘙痒明显，先为斑疹，然后发展为充满含有透明液体的水疱疹，24～48 小时疱内液体变浑浊，疱疹出现脐凹、破溃、结痂。同时存在斑疹、疱疹、破溃、结痂不同时期的皮疹，为水痘的特征。部分患儿结膜、口腔、生殖器等部位可见疱疹（图 12-5）。

大部分患者 1～2 周，病程自限。在免疫受损患者、新生儿、妊娠妇女，可能出现进展型水痘，表现为严重腹痛和出血性水疱，部分患者病情严重，可致死亡。

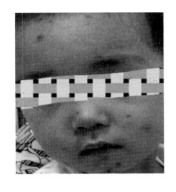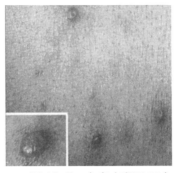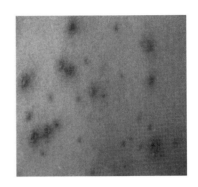

图 12-5 水痘（彩图 22）

2. 新生儿水痘

妊娠妇女在围产期出现水痘感染，可能导致新生儿水痘发生，妊娠妇女在分娩前或者分娩后一周患水痘时，其新生儿常患水痘，而且病情可能严重。如果母源性感染发生在出生前 5 天至出生后 2 天之间，婴儿发生严重水痘感染的可能性将显著升高，未经治疗者的死亡率可达 31%。死亡通常由水痘肺炎引起。新生儿可能是在宫内感染 VZV 而患水痘，虽然出现症状是在出生后，但也有在出生暴露于 VZV 而患水痘者。

3. 先天性水痘综合征

先天性水痘综合征是由于胎儿在孕早期暴露于 VZV 所致，此综合征主要影响皮肤、肢体、脑、眼，典型的皮肤损害是叶痕，呈锯齿性的瘢痕形成，受累肢体短而且发育不良，也可无皮肤表现者出现白内障或大脑广泛发育不全，偶有小头畸形并发脑内钙化。其他表现包括低出生体重、关节挛缩、先天性髋关节脱位、角膜浑浊、乙状结肠狭窄等。

【并发症】

健康儿童感染 VZV 后的并发症发生率低。并发症多见于免疫受损的患者。VZV 感染可导致多个器官和系统发生并发症，如血小板减少、紫癜、血尿、胃肠出血、肺炎、肾炎、心肌炎、关节炎、脑炎和小脑共济失调等。

（1）继发感染：以金黄色葡萄球菌、A 组溶血性链球菌感染最常见。

（2）脑炎和小脑共济失调：多见于 5 岁以下，一般发病 1 周内发生，也可发生在潜伏期或皮疹消退后。脑炎临床表现为颈项强直、意识改变和惊厥。小脑共济失调表现为步态失调、眼球震颤和言语不清，临床恢复比较迅速，可在 2 ～ 3 天恢复正常。如为弥漫性脑炎，则病情严重。

（3）肺炎：水痘肺炎是一个严重并发症，多发生在成人和免疫损伤的高危人群，表现为咳嗽、呼吸困难、发绀、咯血和胸痛等，如白血病、淋巴瘤等患者在接受化疗时，特别是使用大剂量肾上腺皮质类固醇制剂者，可发生严重肺炎。

【实验室检查】

（1）一般检查：外周血白细胞计数正常或降低，部分患者合并血清转氨酶轻中度升高。

（2）VZV病毒检查：病毒培养、直接荧光抗体分析、PCR、血清抗体检测。

【诊断及鉴别诊断】

根据病史、流行病学史及皮疹特点易于做出诊断，但需要和以下疾病相鉴别。

（1）丘疹性荨麻疹：皮疹多分布四肢躯干，一般不累及头部或口腔，不结痂。皮疹为梭形水肿性红色丘疹，中心有针尖或者粟粒大小的丘疱疹或者水疱，扪之较硬，甚痒。不会出现发热、咽痛、头痛等症状。

（2）脓疱疮：好发于鼻唇周围或四肢暴露部位，初为疱疹，发展成脓疱，结痂，无分批出现特点，不见于黏膜处。

（3）手足口病：可由多种病毒引起，故皮疹较为多样化，以斑、丘疹为主，以离心性分布为主，手足臀关节等处易见较为集中的皮疹。在疱疹鉴别上，手足口病的疱疹常为多厚壁疱疹，疱疹液可见较为混浊。

（4）其他：药物性皮炎、蚊虫叮咬等，根据病史及皮疹分布、形态，一般不难鉴别。

【治疗】

1.一般治疗

对症支持治疗。保持能量摄入，给予易消化的食物，充足的水分。对发热者可予物理降温，或者口服非甾体类抗炎药如对乙酰氨基酚、布洛芬等，不主张使用水杨酸类药如阿司匹林等。瘙痒明显者，可予抗组胺药物。注意卫生，防止继发细菌感染。

2.抗病毒治疗

（1）阿昔洛韦：对水痘—带状疱疹病毒感染有效。对免疫状态正常的水痘患儿不推荐使用阿昔洛韦抗病毒治疗。美国儿科学会也对无并发症的水痘儿童不推荐常规使用阿昔洛韦。对重症或者免疫受损病例，应予静脉注射阿昔洛韦，推荐剂量为30 mg/（kg·d），1日量分3次，每次输入时间1小时以上，疗程为7天或者无新皮疹出现达48小时为止。口服阿昔洛韦对免疫健全的水痘患儿有适度的益处，但只有在水痘发病24小时内开始治疗才有效。对13岁或者更大儿童和年龄为12个月或12个月以上并且过去有慢性皮肤或肺部疾病、正在接受短期或者间歇性吸入性肾上腺皮质激素制剂、接受长期的水杨酸制剂治疗或可能是家庭中续发病例的儿童，可口服阿昔洛韦，每次20 mg/kg，最大为每次800 mg，每日4次，共5天，治疗越早越好。

（2）伐昔洛韦：文献报道有一定效果。

（3）其他：利巴韦林是人工合成的核苷类抗病毒药物，对病毒具有较强的抑制作用。西咪替丁具有较强的免疫调节能力，可以提高T淋巴细胞转化率，能在一定程度上起到抗病毒作用。

3. 中药治疗

近年国内不少地方报道中医中药治疗水痘取得了一定的效果。

【预防】

对所有水痘易感患儿或成人都应该进行水痘减毒活疫苗的接种。对高危易感个体（免疫受损、妊娠、接受免疫抑制治疗者等）暴露于水痘患者的预防，可选用以下3种方式之一：水痘特异性免疫球蛋白（VZIG）；阿昔洛韦，在暴露8天或者9内开始，持续用药7天；水痘减活疫苗，必须在暴露3天内接种。

（田健美　陈庆会　苏州大学附属儿童医院）

参考文献

1. SAUERBREI A. Diagnosis, antiviral therapy, and prophylaxis of varicella-zoster virus infections. Eur J Clin Microbiol Infect Dis, 2016, 35（5）: 723-734.

2. 江载芳, 申昆玲, 沈颖. 诸福棠实用儿科学. 8版. 北京: 人民卫生出版社, 2015: 834-836.

3. 郑军, 戴光辉. 评价盐酸伐昔洛韦分散片治疗儿童水痘的疗效和安全性. 中国医药指南, 2016, 14（21）: 12, 14.

4. 林菁, 朱炜春, 谭丽丽, 等. 盐酸伐昔洛韦与阿昔洛韦治疗儿童水痘疗效的临床观察. 辽宁医学院学报, 2015, 36（2）: 64-65.

5. LEUNG J, BRODER K R, MARIN M. Severe varicella in persons vaccinated with varicella vaccine（breakthrough varicella）: a systematic literature review. Expert Rev Vaccines, 2017, 16（4）: 391-400.

6. 程旭. 水痘疫苗对水痘发病率和病情的影响分析. 中国保健营养, 2018, 28（5）: 302-303.

7. 潘兴强, 马瑞, 方挺, 等. 接种1剂次水痘疫苗水痘突破病例发生率及疫苗效果. 中华预防医学杂志, 2015, 49（7）: 611-614.

8. AVILA-AGUERO M L, ULLOA-GUTIERREZ R, CAMACHO-BADILLA K, et al. Varicella prevention in Costa Rica: impact of a one-dose schedule universal vaccination. Expert Rev Vaccines, 2017, 16（3）: 229-234.

第六节 流行性腮腺炎

【概述】

流行性腮腺炎（mumps, epidemic parotitis）简称流腮，俗称痄腮，是由腮腺炎病毒（mumps virus）引起的急性呼吸道传染病，临床以腮腺肿痛、腮腺非化脓性炎症为主要特征，有时可累及其他唾液腺，并可延及全身各种腺体组织。本病为自限性疾病，目前尚缺乏特效药物，抗生素治疗无效。一般预后良好，感染后获得终身免疫。

【病原学】

本病由腮腺炎病毒引起，为单股 RNA 病毒，属副粘病毒科。

【流行病学】

（1）传染源：为患者和隐性感染者。患者可在腮腺肿大前 7 天至后 9 天主要从唾液排毒，脑脊液、血液、尿液、脑组织及其他组织中亦可分离出病毒。

（2）传播途径：主要通过呼吸道传播，亦可经直接接触、垂直传播。

（3）易感人群：人群普遍易感，好发于 5 ～ 14 岁，感染后一般可获得终身免疫。

（4）流行特征：四季均可发病，以冬春季节多见。呈高度散发与局部暴发并存状态，集体机构为主要场所。

【临床表现】

潜伏期为 12 ～ 25 天，平均 16 ～ 18 天，30% ～ 40% 为隐性感染。起病大多较急，前驱可无或很短，有中度发热、畏寒、头痛、耳痛、食欲不佳、呕吐、全身不适等。数小时至 1 ～ 2 天内出现腮腺肿痛，一般以耳垂为中心，向前、后、下发展，形如马蹄（图 12-6），质地坚韧有弹性，边缘不清，有触痛，咀嚼（尤其进食酸性食物）时疼痛加剧，腮腺管口红肿（图 12-7）。通常一侧腮腺先肿胀，数日内累及对侧。双侧肿胀者约占 75%，可同时或仅累及其他唾液腺如颌下腺或舌下腺等。腮腺肿胀多于 6 ～ 10 天恢复正常。

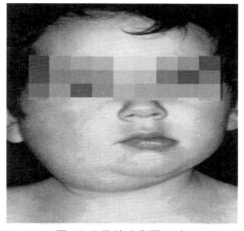

图 12-6 马蹄（彩图 23）

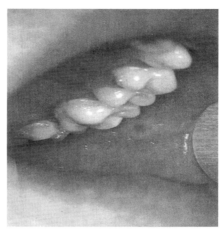

图 12-7 腮腺管口红肿（彩图 24）

【实验室检查】

（1）常规及生化检测：白细胞计数正常、略低或稍增，分类以淋巴细胞为主。90%患者的血、尿淀粉酶有轻度至中度增高，有助诊断。淀粉酶升高程度往往与腮腺肿胀程度成正比。

（2）病毒分离：早期患者可在唾液、尿、血、脑脊液中分离到病毒或核酸阳性。应用单克隆抗体或特异性抗体检测腮腺炎病毒抗原有助于早期诊断。

（3）特异性抗体检测：特异性 IgM 阳性提示近期感染。恢复期血清特异性 IgG 效价4 倍以上升高，也可确诊。因与副流感病毒存在共同抗原，有轻度交叉反应。

【并发症】

（1）神经系统：常见脑膜炎及轻度脑膜脑炎，男孩较女孩多 3 ～ 5 倍，可能在腮腺肿大前、同时或后 3 ～ 10 天发生，表现为发热、头痛、嗜睡、脑膜刺激征，少见惊厥和昏迷。脑脊液中白细胞总数增高，以淋巴细胞为主，蛋白正常或稍高，糖和氯化物正常。一般预后良好，个别病例可留有耳聋、脑积水等后遗症。

（2）胰腺炎：常见轻型及亚临床型，重型罕见。腮腺肿大后 3 ～ 7 天出现发热、中上腹疼痛、呕吐、腹胀等。B 超可显示胰腺肿大，血清脂肪酶 > 1.5 U/dL 有助诊断胰腺炎。血、尿淀粉酶明显升高，但不宜作为诊断依据。

（3）睾丸炎：10 岁以上男性患者发病率为 20% ～ 35%，表现为腮腺肿大 1 周左右，突发高热、寒战、下腹痛、睾丸肿痛变硬，进而约半数发生不同程度的睾丸萎缩。多侵犯一侧，很少引起不育症，可伴有或仅有附睾炎。

（4）卵巢炎：青春期后女性患者发病率为 5% ～ 7%，表现为发热、呕吐、下腹部酸痛和轻压痛，右侧卵巢炎酷似阑尾炎，需与之鉴别。尚未见导致不育的报告。

（5）其他：心肌炎、间质性肺炎、肝炎、肾炎、乳腺炎、甲状腺炎、泪腺炎、关节炎、血小板减少等。

【诊断】

根据流行情况和接触史，以及典型腮腺肿大的特征，可建立临床诊断。如遇不典型的可疑病例或接种过疫苗者，可行病原学明确诊断。

【鉴别诊断】

（1）化脓性腮腺炎：多局限于一侧，患侧腮腺红肿、压痛明显，晚期有波动感，挤压后有脓液自腮腺管口流出。外周血白细胞总数和中性粒细胞明显增高。

（2）颈部及耳前淋巴结炎：肿大不以耳垂为中心，而是局限于颈部或耳前区，边界清楚，压痛明显，常有头面部或口咽部的感染灶；腮腺管口无红肿。外周血白细胞总数及中性粒细胞增高。

（3）复发性腮腺炎：病因不明，5岁左右常见，部分有流行性腮腺炎或上呼吸道感染的诱因，表现为单侧或双侧腮腺反复肿大、硬结或疼痛，挤压腮腺可见导管口有脓液或胶冻样液体流出，建议口腔医院就诊。

（4）其他病毒所致腮腺炎：如流感病毒、副流感病毒、腺病毒、巨细胞病毒、柯萨奇病毒、单纯疱疹病毒等均可造成腮腺肿大，需行病原学检查以鉴别。

【治疗】

本病为自限性疾病，目前尚无特效药物，主要为对症治疗，抗生素治疗无效。

（1）一般治疗：隔离患者，卧床休息直至腮腺肿胀完全消退。保持口腔清洁，给予半流质或软食，避免进食酸性食物，保证充分的液体摄入量。高热、腮腺胀痛时可用解热镇痛药。

（2）抗病毒治疗：可口服板蓝根冲剂。

（3）局部治疗：局部肿痛可用金黄散、青黛散调醋或新鲜仙人掌外敷，也可给予红外线、透热等理疗。

（4）并发症治疗：并发胰腺炎时应禁食，维持水、电解质及能量平衡。并发脑膜脑炎者给予降低颅内压、镇静止惊等药物。睾丸炎患者行局部冷湿敷，用睾丸托带，严重者可用激素，短期静脉滴注氢化可的松5 mg/（kg·d）。出现并发症时酌情建议转院治疗。

【预防】

（1）管理传染源：早期隔离患者直至腮腺肿胀完全消退。接触者一般检疫3周。

（2）切断传播途径：流行期间，幼儿园、学校等集体场所应加强通风、空气消毒等，易感人群避免与患者接触。

（3）降低人群易感性：我国 18 个月龄的婴幼儿常规接种麻疹—腮腺炎—风疹三联疫（MMR），可有效降低发病率，但研究显示疫苗阳性率及保护效果随时间推移降低，目前部分省份已开展学龄前儿童第 2 剂 MMR 常规接种，有证据显示其具有良好免疫原性和安全性，有利于控制流行性腮腺炎疫情。因给予腮腺炎高价免疫球蛋白和丙种球蛋白，无明显预防作用，且来源困难，故不推荐用于暴露后预防。

（周　凯　陆玲玲　南京医科大学附属儿童医院）

参考文献

1. 朱启镕，方峰. 小儿传染病学.3 版. 北京：人民卫生出版社，1987：14-16.

2. 中华医学会. 临床诊疗指南：传染病学分册. 北京：人民卫生出版社，2006：54-56.

3. 赵霞，秦艳虹，董盈妹，等. 中医儿科临床诊疗指南·流行性腮腺炎（修订）. 中医儿科杂志，2017，13（1）：1-5.

4. 张志愿，俞光岩. 口腔科学.8 版. 北京：人民卫生出版社，2013：147-149.

5. 蒋蕊鞠，殷琼洲，徐明珏，等.2004—2018 年全国流行性腮腺炎发病特征及重点防控人群分析. 中国当代儿科杂志，2019，21（5）：441-444.

第七节　幼儿急疹

【概述】

幼儿急疹（exauthema subitum，ES），又称婴儿玫瑰疹（roseola infantum），是常见于婴幼儿的一种以高热、皮疹为特点的急性出疹性疾病。

【病原学】

人类疱疹病毒（human herpesvirus，HHV）6 感染是该病的主要原因。HHV-7 感染是引起该病的另一病因，约占 10%。其他病毒如埃可病毒 16 型、腺病毒和副流感病毒等也可引起。

HHV-7 与 HHV-6 同源性较高，同属于 β - 疱疹病毒科，具有典型的疱疹病毒科病毒的形态特征。HHV-6 分为 A 型和 B 型。目前人们认为 HHV-6B 感染是幼儿急疹的主要原因，近期有研究显示原发性 HHV-6B 感染患儿更易发生高热惊厥。HHV-6A 更具有神经毒性，更多与多发性硬化等神经炎性疾病有关。

【流行病学】

无症状的成人患者是本病主要传染源（目前也有研究表示与成人相比，处于 ES 恢复期的儿童唾液更可能是 HHV-6 感染的来源）。唾液传播是 HHV-6 和 HHV-7 感染的主要传播途径。尽管有胎盘传播的血清学方面的证据，但罕见先天性感染患儿。HHV-7 也有可能经产道和消化道传播。本病 90% 发生于 2 岁以内，发病高峰年龄为 6 ～ 18 月龄，多发于春秋季，无性别差异，多为散发病例。

【临床表现】

潜伏期一般为 5 ～ 15 天，平均为 10 天。

（1）发热期：常突起高热，持续 3 ～ 5 天，体温多达 39 ℃或更高，伴随症状（食欲缺乏、咳嗽、腹泻、烦躁不安）和体征（咽部、扁桃体、眼结膜轻度充血和颈部浅表淋巴结肿大）轻微，与高热不相称。部分患儿出现特征性的悬雍垂和软腭接合处斑疹或出血点（nagayama spots）；5% ～ 10% 患儿高热初期伴惊厥。

（2）出疹期：病程第 3 ～第 5 天体温骤退，同时或稍后出现斑丘疹，分布于面部及躯干，压之褪色，很少融合，持续约 2 天后自行消退，无色素沉着和脱皮（图 12-8），偶有并发脑炎和血小板减少紫癜。部分原发性 HHV-6 感染患儿无典型皮疹发生，仅表现为发热。

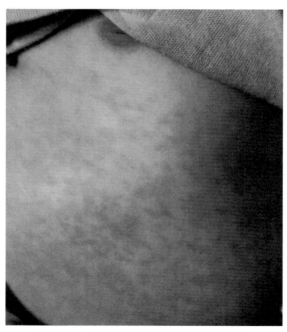

图 12-8　幼儿急诊皮疹特点（彩图 25）

【一般实验室检查】

常规检查：外周血白细胞计数减少，淋巴细胞增高，最高可达 90% 以上。

【病原学检查】

（1）病毒分离：是 HHV-6、7 型感染的确诊方法。由于 HHV-6、7 型可在新鲜人脐血单核细胞或成人外周血单核细胞中增殖，故可取患者外周血单个核细胞或唾液接种于新鲜人脐血单核细胞或成人外周血单核细胞中。感染细胞在 7 天左右出现病变。该检查费时，不适于早期诊断。

（2）病毒抗原检测：目前广泛采用免疫组化方法检测细胞和组织内病毒抗原，适用于早期诊断。抗原阳性可作为确诊依据。

（3）病毒抗体的测定：目前最常用的方法是采用 ELISA 方法和间接免疫荧光方法测定 HHV-6、7 型 IgG 和 IgM 抗体。IgM 抗体阳性，IgG 高滴度及恢复期 4 倍增高等均可说明 HHV-6、7 感染存在。

（4）病毒核酸检测：采用 PCR 和核酸杂交方法检测血浆中病毒 DNA。

【诊断】

本病在发热期间诊断较困难，一旦高热骤退同时出现皮疹，结合外周血常规检查很容易建立诊断。非典型病例可借助病原学诊断。

【鉴别诊断】

（1）风疹：常有前驱症状，发热 1 ～ 2 日出现皮疹，皮疹更广泛并常伴耳后淋巴结肿大。

（2）麻疹：除有明显前驱症状外，麻疹黏膜斑、明显卡他症状、结膜炎疹和热高出疹等有助于鉴别。同时需注意与腺病毒、肺炎球菌脓毒血症等感染相鉴别。

【治疗及预后】

一般无须特殊治疗，主要是对症治疗，加强护理。本病预后良好。

（周 凯 刘立飞 南京医科大学附属儿童医院）

参考文献

1. ZERR D M，MEIER A S，SELKE S S，et al. A population-based study of primary human herpesvirus 6 infection. N Engl J Med，2005，352（8）：768-776.

2. 江载芳，申坤玲，沈颖 . 诸福棠实用儿科学 .8 版 . 北京：人民卫生出版社，2015.

3. HATTORI F，KAWAMURA Y，KOZAWA K，et al. Clinical Characteristics of Primary

HHV-6B Infection in Children Visiting the Emergency Room. Pediatr Infect Dis J, 2019, 38（10）: e248-e253.

4. MIYAZAKI Y, NAMBA H, TORIGOE S, et al. Monitoring of human herpesviruses-6 and -7 DNA in saliva samples during the acute and convalescent phases of exanthem subitum. J Med Virol, 2017, 89（4）: 696-702.

5. AGUT H, BONNAFOUS P, GAUTHERET-DEJEAN A. Laboratory and clinical aspects of human herpesvirus 6 infections. Clin Microbiol Rev, 2015, 28（2）: 313-35.

第八节　猩红热

【概述】

猩红热（scarlet fever）是由产致热毒素的 A 族 β 溶血性链球菌（group A streptococci, GAS）所致的急性呼吸道传染病，多见于 3 岁以上儿童，常在冬末春初流行，潜伏期为 1～7 天，平均 3 天。临床特征为发热、咽峡炎、全身弥漫性鲜红色皮疹和疹退后明显的脱屑。少数患儿因变态反应而继发心、肾、关节损害。

【流行病学】

本病的传染源为患者和带菌者，主要经空气飞沫传播，也可经被污染的生活用品、食物、破损皮肤或产道等传播。人群普遍易感，以儿童多见。

【诊断】

1. 临床表现

90% 以上患者有发热，多为持续性，可高可低，近年来发热轻而短者增多。患者几乎都有咽峡炎，初感咽部干燥，继而疼痛，吞咽时加重，多数伴有扁桃体肿大，可有灰白色或黄白色点片状脓性渗出物，易于抹去。一般在皮疹出现前，可先有黏膜疹，表现为轻度肿胀的基础上，软腭黏膜有小米粒状充血或出血性黏膜内疹。

婴幼儿发病通常较隐匿，表现低热、流清涕，罕见有扁桃体渗出及颈淋巴结肿大，但易并发中耳炎。3 岁以上儿童起病急，典型表现为：①前驱期，畏寒高热、咽痛，常伴全身不适、倦怠、头痛、呕吐、食欲减退等症状，体检可见咽部明显充血，扁桃体肿大充血，腺窝可覆有点或片状黄、白色渗出物，易被擦拭，软腭有时可见小出血点，颌下或颈部淋巴结肿大，常有压痛；②出疹期，多数在发病第 2 日出现皮疹，皮疹始见于耳后、颈及上胸部，1 日内蔓延至全身，典型的皮疹表现为在皮肤充血的基础上弥漫着针尖大小、密集而均匀的点状充血性红疹（图 12-9），压之褪色，去压后经数秒钟恢复充血，有时皮疹隆起如寒冷时所起的"鸡皮疙瘩"状，抚摸有砂纸感，可在其顶端出现粟粒状小疱疹，严重者可见出血性皮疹，皮肤常有瘙痒感。面部皮肤充血，可有少量皮疹，口、鼻周围不充血，形成"环口苍白"征；在腋下、肘部及腹股沟的皮肤皱褶处，皮疹密集，色深红，间或有出血点，呈横线状，称之为"帕氏线"或"帕氏征"。近年猩红热症状趋轻，皮疹常不典型，有时仅表现为稀疏皮疹；发疹同时，可出现舌苔厚白，舌乳头红肿，称为"草莓舌"（图12-10），2～3天后白苔消退，舌面光滑呈牛肉色，味蕾仍较明显，称为"杨梅舌"（图12-11）。③恢复期，皮疹多在1周内消退，1周末至第2周开始脱皮，躯干常呈糠样脱屑，皮疹严重者四肢、手掌、足底可引起片样脱皮，由于目前多为轻症，大片脱皮者已较少见。

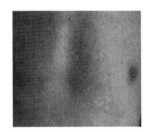
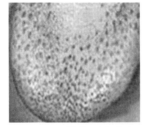
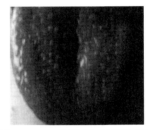

图 12-9 猩红热皮疹（彩图 26） 图 12-10 草莓舌（彩图 27） 图 12-11 杨梅舌（彩图 28）

一般引起猩红热链球菌原发感染灶位于咽部及扁桃体，位于皮肤而出现猩红热症状者，称为外科性猩红热，较常见于皮肤烫伤继发链球菌感染的患儿。

猩红热可出现下列并发症。

（1）感染直接蔓延侵袭邻近组织器官如颌下，引起颈淋巴结炎、鼻窦炎、中耳炎、乳突炎、扁桃体周围脓肿、咽后壁脓肿及支气管炎、肺炎等。

（2）细菌通过血行传播引起败血症及迁徙性病灶，如脑膜炎、骨髓炎、化脓性关节炎及心内膜炎等。

（3）非化脓性并发症与变态反应有关：①风湿热（rheumatic fever）：一般在 A 族链球菌咽、扁桃体炎或猩红热后 3 周左右起病，脓疱疮后一般不引起风湿热。近年由于链球菌感染时多能获得早期、足够疗程的治疗，风湿热发病已明显减少。②链球菌感染后肾小球肾炎（poststreptococcal glomerulonephritis）：多发生在感染后 2～3 周，咽峡炎及脓疱疮均能引起肾炎。③链球菌感染后反应性关节炎（poststreptococcal reactive arthritis）：常指由 GAS 感染后引起的尚不满足风湿热诊断标准的以急性关节炎为特征的综合征，关节炎一般侵犯大关节，为非游走性，多在链球菌感染后 10 天内发病。有报道示部分患者可发生心脏瓣膜病，故此类患者应密切随访数月。④儿童链球菌感染相关性自身免疫性神经精神障碍（pediatric autoimmune neuropsychiatric disorders associated with Streptococcus pyogenes，PAN-DAS）：一般认为在上呼吸道感染后发病，但此疾病与 GAS 的关系尚存在争议。

（4）罕见并发症：肝炎，其机制可能是通过细胞因子和链球菌热原性外毒素共同介导的细胞损伤。

2. 血常规

外周血白细胞计数及中性粒细胞均增高，核左移。猩红热恢复期可见嗜酸粒细胞增多。

3. 细菌培养及抗原检测

咽扁桃体或伤口等处分泌物或渗出物培养可分离到 A 族链球菌。10% ～ 20% 正常学龄儿童咽部也可带有此菌，因此阳性培养结果需结合临床考虑。近年采用快速 A 族链球菌抗原检测（RADT），敏感性为 60% ～ 95%，特异性在 95% 以上。据观察细菌培养阳性患者中，有 1/5 抗原检测阴性，因此抗原检测尚不能完全取代细菌培养。

4. 链球菌毒素、酶的抗体测定

①抗链球菌溶血素 O（antistreptolysin O，ASO）：急性链球菌（咽部）感染后 2 ～ 3 周其滴度升高，由于正常儿童较成人水平高，故恢复期抗体较急性期抗体滴度升高 2 倍或 2 倍以上，具有诊断价值。② 链球菌脓皮病感染后 6 ～ 8 周及急性肾小球肾炎，抗 DNAase 可显著增高，有些咽部感染也可增高。③ 抗透明质酸酶（AH）在链球菌咽炎及脓皮病感染后均可增高，但不如 ASO 增高那么稳定。④ 2 分钟玻片法测多种抗体，包括抗链 O、抗 DNAase、抗透明质酸酶、抗链激酶等，敏感性较测定 ASO 高，常提示 A 族链球菌近期感染。

5. 尿常规检查

链球菌感染急性期或恢复早期，尿中可出现一过性蛋白尿、镜下血尿，这与感染 2 周后出现的急性肾炎不同。

【鉴别诊断】

渗出性的扁桃体炎需与以下疾病相鉴别：①传染性单核细胞增多症：此病扁桃体上也可有白色渗出物，但患者发热持续时间长，抗生素治疗无效，外周血异型淋巴细胞增多，噬异凝集试验及 EB 病毒抗体阳性可资鉴别。②腺病毒所致上呼吸道感染：有时也会在扁桃体窝上见白色渗出，但抗生素治疗无效，病毒抗原及抗体检测可鉴别。③咽白喉：有流行病学史，发病较缓，发热较轻，咽充血不如链球菌咽炎明显，扁桃体上覆有片状灰白色假膜，可波及软腭、悬雍垂或咽后壁黏膜，假膜不易擦去，强行擦拭，可引起出血，咽培养及涂片检查有助于诊断。

皮疹需与以下疾病鉴别：①麻疹、风疹等病毒性出疹性疾病，皮疹为斑丘疹，疹间皮肤正常，咽充血不如猩红热明显，无扁桃体渗出，无杨梅舌，麻疹前驱期颊黏膜可见麻疹黏膜斑，发热 3 ～ 4 天后才出疹，风疹常有枕后淋巴结肿大。②金黄色葡萄球菌感染也可发生猩红热样皮疹、杨梅舌等，鉴别需依靠细菌学检查。③川崎病可有杨梅舌、皮疹，1周末有指（趾）端脱皮，但与猩红热不同，好发于3岁以下儿童，高热5天以上，抗生素治疗无效，同时有眼结合膜充血、口腔黏膜充血、口唇干裂等。④药疹也可有猩红热样皮疹，有药物史，感染中毒症状较轻，无咽、扁桃体炎及杨梅舌等表现，停药后症状减轻，抗生素治疗无效。

【治疗】

治疗目的是控制感染、消除症状，预防并发症及减少传播。

青霉素为首选药物。青霉素V钾片，250 mg/次，每日3次，也取得较满意的疗效。疗程一般主张10天，但患儿多难以坚持，国内近年多采用5～7天的疗程，无论在消除症状、预防并发症及减少带菌方面均取得较好疗效；也可采用青霉素G，剂量为每日2万～4万U/kg，分2次肌内注射。同时也有人认为单剂长效苄星青霉素60万～120万U肌内注射，或普鲁卡因青霉素60万U，每日1次肌内注射也有效，但目前临床很少应用。阿莫西林，50 mg/kg（最大量不超过1000 mg）10天疗程对治疗CAS咽喉炎亦有效。

对青霉素过敏的患者，可使用第1、第2代头孢菌素，如头孢氨苄（cefalexin，先锋Ⅳ）25～50 mg/（kg·d），分4次；头孢羟氨苄（cefadroxil）30～40 mg/（kg·d），分2次；头孢克洛（cefaclor）20 mg/（kg·d），分3次。头孢呋辛酯（cefuroxime axetil）0.125～0.25 g/次，每日2次（适用于5岁以上儿童）等口服也有较好疗效。对青霉素过敏者也可用大环内酯类和克林霉素治疗，但2010年冯利娟等报道我国部分地区GAS对克林霉素和大环内酯类的耐药率分别达到了96.9%和94.0%以上。本病需定期复查咽培养，部分病例在第2周带菌可自然阴转，阳性者可延长青霉素疗程或改用其他药物。

侵袭性A族链球菌感染，尤其合并中毒性休克综合征（toxic shock syndrome，TSS）及坏死性筋膜炎者，应加大青霉素用量，一般可用10万～20万U/（kg·d），分4～6次静脉滴注，疗程需根据病情调整。由于侵袭性链球菌生长缓慢，在深部组织中菌量高，有时青霉素清除效果不够满意，可根据药敏结果选用敏感抗生素。重症患者需严密监护，维持水、电解质平衡，必要时可静脉丙种球蛋白。有坏死组织及脓肿的病例需行外科切除或引流。

【预防】

早期、足疗程治疗A族链球菌感染，可有效预防风湿热及急性小球肾炎的发生。猩红热患儿应隔离至咽培养阴转，约为1周。对密切接触患者的易感儿需检疫1周，对体弱者可用药物预防，如注射长效青霉素或口服青霉素或头孢菌素。流行期避免去拥挤的公共场所。注意皮肤卫生，以防皮肤感染。

猩红热的诊治流程见图 12-12。

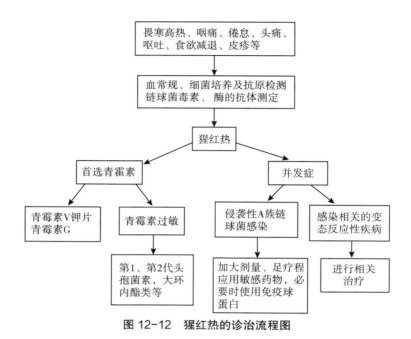

图 12-12　猩红热的诊治流程图

（周　凯　单鸣凤　南京医科大学附属儿童医院）

参考文献

1. 江载芳，申昆玲，沈颖. 诸福棠实用儿科学. 8 版. 北京：人民卫生出版社，2015：1018-1023.

2. GARCÍA-VERA C，DE DIOS JAVIERRE B，CASTÁN LARRAZ B，et al. Scarlet fever: A not so typical exanthematous pharyngotonsillitis（based on 171 cases）. Enferm Infecc Microbiol Clin，2016，34（7）：422-426.

3. PANCHOO A V，SAPS M，RIVERA RIVERA E D. Scarlet fever associated with hepatitis in pediatrics. A case report. Rev Chil Pediatr，2018，89（4）：521-524.

4. 冯利娟，杨永弘，俞桑洁，等. 儿童 A 族 13 溶血性链球菌分离株抗生素赖药模式的研究. 中国感染与化疗杂志，2010，10（2）：127-130.

第九节　儿童病毒性肝炎

【概述】

病毒性肝炎（viral hepatitis）是由嗜肝病毒所致，以肝脏炎症和肝细胞坏死病变为特点的一组传染性疾病，可经消化道、血液或体液传播。目前已确定的肝炎病毒有 5 型，即甲型肝炎病毒（HAV）、乙型肝炎病毒（HBV）、丙型肝炎病毒（HCV）、丁型肝炎病毒（HDV）及戊型肝炎病毒（HEV）。

除以上 5 型肝炎病毒外，很多其他已知病毒，如巨细胞病毒、EB 病毒、风疹病毒、单纯疱疹病毒、肠道病毒以及黄热病病毒等，也可引起肝脏炎症，但主要引起肝脏以外的临床表现，故不包括在本病范畴之内。

一、甲型病毒性肝炎

甲型病毒性肝炎是由 HAV 引起，经消化道传播为主，可导致黄疸，为肝脏损害的急性传染病，儿童易感，发病率较高，易于暴发流行，病程较短，多呈急性，绝大多数预后良好。

【病原学】

HAV 为肠道病毒 72 型。

甲型肝炎病毒耐酸、耐碱、耐乙醚和耐热。极易通过日常生活接触传播，贝壳类水产品如毛蚶、牡蛎等有浓缩 HAV 的能力，常通过这类食物的生食和水源污染而引起暴发流行。

【流行病学】

甲型肝炎是全世界范围的传染病。我国甲型肝炎发病率从 1990 年的 55/10 万已下降至 2011 年的 2/10 万。

（1）传染源：甲型肝炎患者和亚临床感染者是本病的传染源。无慢性 HAV 携带状态。

（2）传播途径：主要经粪—口途径传播，食物和水源的严重污染可引起暴发流行。

（3）人群易感性：人们对 HAV 普遍易感，成人多因早年隐性感染而获得免疫力，初次接触 HAV 的成人及儿童易感性强。甲型肝炎患病后可产生持久的免疫力。

【临床表现】

甲型肝炎的潜伏期为 14～45 天，平均为 30 天，临床分为急性黄疸型、急性无黄疸型、瘀疸型和亚临床型。年龄越轻，症状相对较轻，无症状的比例高。

1. 急性黄疸型肝炎

（1）黄疸前期：急性起病，畏寒发热，体温 38 ～ 39 ℃，常伴有上呼吸道感染症状，继之食欲缺乏、恶心呕吐、全身乏力，幼年儿童多见伴有腹泻，尿色深黄。本期持续约 3 ～ 7 日。

（2）黄疸期：热退，上感及腹泻症状缓解，呈现皮肤、巩膜不同程度黄染，全身乏力、食欲缺乏持续，尿色进一步加深，年长儿可诉上腹不适、肝区隐痛。肝脏肿大，有叩痛和压痛。本期持续 2 ～ 6 周。

（3）恢复期：黄疸渐退，症状逐渐消失，肝功能较快恢复至正常，而肝大回缩至正常较慢，本期持续 4 ～ 8 周。

2. 急性无黄疸型肝炎

起病较急，急性黄疸型肝炎徐缓，除无黄疸外，其他临床症状与体征与黄疸型相似，仅程度上较轻，多在 1 ～ 2 个月内恢复。

3. 亚临床型肝炎

临床无明显症状与体征，经体检和肝功能检测发现肝脏可有轻度肿大，肝功能轻度异常，血清甲肝病毒感染标志阳性。

4. 重症型肝炎

患儿可持续高热，极度乏力，厌食、呕吐，黄疸迅速加深，血清胆红素大于 170 μmol/L，很快出现嗜睡、烦躁不安、神志恍惚，进而昏迷，可伴有肿大的肝脏迅速回缩、腹胀、水肿、出血倾向、肝功能严重损害（血清天冬氨酸转氨酶即 AST 升高超过血清丙氨酸转氨酶即 ALT 或出现"酶胆"分离）、凝血酶原时间明显延长等。

起病后 10 日内出现以上情况且可排除其他原因者，称为急性重型肝炎，又称暴发型肝炎。在 10 日以后呈现为重型者称亚急性重型肝炎。重症肝炎病死率高。

5. 瘀胆型肝炎

见急性黄疸型肝炎，黄疸较深，持续超过 3 周，但其他全身症状及消化道症状较轻，肝功能中 ALT 仅轻度至中度升高，此型预后良好。

【实验室检查】

（1）常规检查：外周血象白细胞计数一般正常或减少，淋巴细胞或单核细胞比例增高。病程早期尿中尿胆原阳性，黄疸期尿胆原及尿胆红素均阳性。

（2）肝功能生化检查：血清总胆红素和直接胆红素升高，ALT、AST 明显升高。瘀胆型肝炎患者血清胆汁酸和碱性磷酸酶增高。合并肝衰竭患者有白蛋白减低和凝血酶原时间延长。

（3）血清学检查：血清抗 HAV-IgM 是甲型肝炎早期诊断最可靠的血清学标志。抗 HAV-IgG 在急性期后期和恢复早期出现，持续多年或终生，单份血清阳性表示感染过

HAV，如恢复期较急性期 HAV-IgG 滴度有 4 倍以上升高，可作为诊断甲型肝炎的依据。

（4）HAV RNA 检测：检测粪便中的 HAV RNA。

【诊断】

依据流行病学资料、临床特点如当地甲肝的流行疫情，病前有与甲肝患者接触不洁饮食史，发生食欲缺乏、乏力、肝脏肿大、黄疸、尿色深褐，尿胆红素呈阳性反应，血清 ALT 和 AST 升高，应考虑为本病。确诊指标是血清抗 HAV-IgM 阳性，或发病早期及疾病恢复期抗 HAV-lgG 滴度 4 倍升高，以及 HAV RNA 阳性。

【治疗】

（1）一般治疗：避免剧烈活动，适当休息，发热呕吐、乏力时必须卧床。合理饮食，不能进食者给予补液。

（2）药物治疗：甲型肝炎是自限性疾病，不用药物也可自愈。为防止发展为重症肝炎，除密切监护外，适当选用保护肝脏的西药或中草药行清退利胆治疗。

（3）重症型肝炎：应该住院隔离治疗，绝对卧床休息，加强护理，进行监护，密切观察病情，采取综合措施，如阻止肝细胞继续坏死，促进肝细胞再生，降低血清胆红素，改善肝脏微循环，预防和治疗并发症如肝性脑病、肝肾综合征、继发感染、出血、电解质紊乱、原发性腹膜炎等，以促进肝脏功能的恢复。

【预后】

预后良好，病死率低。

【预防】

1. 管理传染源

患者予以隔离，隔离期为 3 周。幼托机构发现甲型肝炎，除对患儿隔离治疗外，需对接触者进行医学观察不少于 40 天。

2. 阻断传播途径

加强卫生宣教，提高个人和集体卫生水平，养成餐前、便后洗手习惯，共用餐具严格消毒，实行分食制。加强水源、饮食、粪便管理。

3. 保护易感人群

（1）主动免疫：对易感人群广泛开展甲肝疫苗的预防接种是减少乃至消灭本病的重要措施。

（2）被动免疫：如果病毒感染后两周内肌内注射人丙种球蛋白 0.05 ～ 0.1/kg，保护率可达 90%。免疫保护期较短，一般为 1 ～ 2 个月。

二、乙型病毒性肝炎

乙型病毒性肝炎是由乙型肝炎病毒（HBV）引起的以肝脏损害为主的全身性传染病。主要经输血、血液制品、未严格消毒的注射器具、母婴传播和生活上的密切接触传播。本病可发展为慢性肝炎，少数患者可形成肝硬化和肝癌。

自 1992 年乙肝疫苗被列入计划免疫管理及 2002 年被正式列入计划免疫以来，有效阻断了 HBV 母婴传播，儿童乙肝的发病率已显著降低。我国 5 岁以下儿童无症状 HBV 携带率已下降到小于 1%。

【病原学】

HBV 为有包膜的双链 DNA 病毒，抵抗力很强，对热、低温、干燥、紫外线和一般消毒剂均能耐受，因而有很强的传播活力和传染性。

【流行病学】

1. 传染源

急性、慢性乙肝患者和无症状慢性 HBV 携带者，尤其 HBV 携带者是重要传染源。

2. 传播途径

（1）母婴传播：母亲传给其婴儿，包括宫内、产时及产后传播。

（2）输血传播：HBV 可通过输血、血浆、血液制品、换血、血液透析等导致感染。

（3）密切接触传播：携带者或患者的唾液、汗液、阴道分泌物、月经、羊水、初乳和精液均可检测到 HBV，存在家属集聚性感染。

（4）医源性传播。

3. 人群易感性

本病普遍易感。儿童由于母婴传播，于生后 6 个月发病率升高，4～6 岁为高峰年龄。

4.HBV 感染的自然史

人感染 HBV 后的发展，在很大程度上取决于感染时的年龄。病毒持续 6 个月仍未清除者称为慢性 HBV 感染。围生期和婴幼儿时期感染 HBV 者中，分别有 90% 和 25%～30% 可成为慢性 HBV 感染，6～12 岁慢性化概率为 10%，成人期感染者仅少数（＜5%）成为慢性感染。

慢性 HBV 感染的结局变化多样，可从非活动携带状态到慢性肝炎、肝硬化、肝硬化失代偿、肝细胞肝癌和死亡。

【临床表现】

HBV 感染后的潜伏期为 30～180 天，平均为 60～90 天，可发生急性肝炎，其中 70%～80% 的急性肝炎经 2～4 个月的病程完全恢复，少数病程迁延超过 6 个月以上者为慢性肝炎，只有 0.1% ～ 0.5% 可并发重症肝炎。

有肝功能损害，尚无临床症状者称隐匿性肝炎或亚临床肝炎，此类患者存在肝硬化，甚至肝癌的潜在危险。

（1）急性乙型肝炎：起病较甲型病毒性肝炎隐匿，多数无发热，很少有高热。前驱期部分患者可有皮疹、荨麻疹，急性期症状如同甲型肝炎，约半数出现黄疸。病程一般为 2 ～ 4 个月。儿童中急性乙肝较多见。

（2）慢性乙型肝炎：急性乙型或隐匿性乙型肝炎病程超过 6 个月以上。根据临床表现和病理改变的轻重分为轻度慢性乙肝（即慢性迁延性肝炎）和中度慢性肝炎（即慢性活动性肝炎）。前者儿童中多见，症状较轻，无黄疸或轻微黄疸，肝脏轻度肿大，质地偏韧，脾脏可触及，肝功能改变以 ALT 波动为特点，无肝外多脏器损害的症状。后者症状较重，乏力、纳减、腹胀、肝区压痛、慢性肝病面容，皮肤黝黑，肝、脾肿大，皮肤黏膜可有出血倾向、蜘蛛痣、肝掌等体征，肝功能损害较显著，ALT 持续或反复升高，血浆球蛋白升高，白 / 球蛋白比值降低，血清抗核抗体、抗线粒体抗体、抗平滑肌抗体阳性。

（3）重症乙型肝炎：儿童以亚急性重症乙型肝炎多见，急性重型较少。急性重症肝炎指 14 日内迅速出现深度黄疸、严重胃肠道反应、频繁恶心、呕吐、极度乏力，可伴有高热持续，行为异常，意识障碍至神志昏迷。血清胆红素上升大于 171 μmoL/L，凝血酶原时间明显延长，ALT 升高后与胆红素呈"酶胆"分离及血浆白蛋白的含量明显下降等。起病后 15 日以上才出现以上指征者，为亚急性重症肝炎。

（4）瘀胆型肝炎与甲型瘀胆型肝炎类似，常起病于急性黄疸型乙型肝炎，但症状常较轻，黄疸明显，儿童常因皮肤瘙痒而见抓痕，肝脏肿大，血清胆红素明显升高，以直接胆红素为主，似梗阻性黄疸，碱性磷酸酶（ALP）、γ 谷氨酰转肽酶（GCT）、胆固醇均见升高，黄疸持续 3 周以上，应排除其他肝内、外梗阻性黄疸。

【实验室检查及辅助检查】

1. 常规检查

外周血象白细胞计数正常或减少，淋巴细胞增多。少数患者如肝硬化、重症肝炎可出现血小板减少和白细胞减少。黄疸患者尿胆原和尿胆红素阳性。

2. 肝功能检查

急性期 ALT、AST 增高，增高值常低于甲型肝炎。当血清胆红素上升＞ 170 pmoL/L、凝血酶原活动度≤40%、白 / 球蛋白比例倒置、血浆白蛋白明确下降、AST/ALT 比值＞ 3：1 均提示病情较为严重。

3. 血清学检测

（1）HBV 血清标志物检测：① HBsAg 是感染了 HBV 的一个特异性标志，但不能反映 HBV 复制情况和预后。HBsAg 阳性见于急性乙型肝炎的潜伏期和急性期、慢性 HBV 携带者和慢性乙肝。② HBsAb 是一种保护性抗体，表示曾经感染过 HBV 已经恢复，并具有对 HBV 的免疫力。注射乙肝疫苗后，产生 HBSAb，表示对 HBV 感染有免疫力。③ HBeAg 阳性和滴度反映 HBV 复制及传染性的强弱。④ HBeAb 阳性是既往感染 HBV 的标志，出现于急性乙肝的恢复期。慢性 HBV 感染若从 HBeAg 阳性转为 HBeAb 阳性称为血清转换，表示 HBV 无明显活动性复制，传染性减弱。⑤ HBcAb 阳性提示感染过 HBV，可能为既往感染，也可能为现症感染。急性肝炎和慢性肝炎急性发作时均可出现 HBcAb IgM，但急性乙肝的抗体滴度较高。HBcAb IgG 出现时间晚于 HBcAb IgM，主要见于恢复期和慢性感染。

（2）血清 HBV DNA 的检测：是 HBV 复制和传染性的直接标志，也用于治疗效果的评估。

4. 肝组织学检查

用于了解和评估肝脏炎症和纤维化程度，对慢性肝炎抗病毒药物的选择、疗效和预后判断均有很大的意义，同时有助于肝脏疾病的诊断与鉴别诊断。

5. 超声检查

B 型超声检查能动态观察肝及脾的大小、形态、肝内血管直径和结构改变，有助于估价肝硬化。

【诊断】

（1）急性乙型肝炎：典型者不难诊断。当起病隐匿，症状不典型，虽有肝功能损害及 HBsAg 阳性，尚需检测抗 HBc IgM，如呈强阳性则符合急性乙肝。反之抗 HBe IgM 阴性而抗 HBc IgG 强阳性，即使患儿病程尚短，也高度提示慢性可能。

（2）慢性乙型肝炎：HBsAg、HBeAg、HBV DNA 任何一项持续阳性，肝功能损害延续已达半年以上者。虽然病程尚未迁延反复超过半年，HBV 抗原标志物存在，也可能抗 HBe IgM 及抗 HBe IgG 同时存在，但肝组织活检时已显示慢性化病理表现，则同样可诊断为慢性乙肝。

（3）重症乙型肝炎：由于强烈的免疫反应形成免疫复合物，而 HBsAg 检测阴性，此时测 HBV DNA 及抗 HBe IgM 对确诊有帮助。

【鉴别诊断】

儿童期需要与巨细胞病毒性肝炎、细菌性感染引起的中毒性肝炎和肝脓肿以及肝豆状核变性进行鉴别，关键在检测到 HBV 或其他抗原存在的依据。

【治疗】

1. 一般原则

经过适当休息，合理的饮食和支持疗法，多数患儿能在 2～4 个月内康复。

（1）休息：急性期患儿充分卧床休息至症状消失、肝功能恢复正常后 2～3 个月，之后随访观察 1 年。慢性肝炎活动期应适当休息，如出现黄疸应卧床休息。慢性肝炎稳定期可参加学习，但应该避免剧烈运动和过度劳累。

（2）营养：应根据需要合理安排饮食，注意适当营养，饮食要易于消化，多吃碳水化合物，蛋白质（如瘦肉、鸡蛋、奶类、豆制品等），维生素（包括蔬菜、水果）。脂肪摄入量要适当控制。进食量要平衡，切忌盲目过量摄入。

（3）支持疗法：频繁恶心呕吐者可静脉输注葡萄糖、维生素和复合氨基酸溶液，以补充摄食不足，增加热量。有低蛋白血症者可补充人血白蛋白。

2. 药物治疗

（1）急性肝炎：大多为自限性，可选用保肝利胆的药物 2～3 种进行治疗。

（2）慢性肝炎：美国食品和药物管理局批准了 4 种可用于治疗儿童（＜18 岁）慢性乙型肝炎的抗病毒药物。①普通 a 干扰素（IFN-a）：可用于 12 个月及以上儿童；②拉米夫定（LAM）：用于 3 岁及以上儿童；③阿德福韦酯（ADV）：用于 12 岁及以上儿童；④恩替卡韦（ETV）及替比夫定：用于 16 岁及以上儿童。没有药物被批准可用于 1 岁以下婴儿，通常这个年龄段也不需要抗病毒治疗。我国目前尚未批准拉米夫定治疗儿童乙型肝炎患者的适应证。此外，可根据病情酌情选用复方甘草酸苷、还原型谷胱甘肽、维生素 C、促肝细胞生长素和熊去氧胆酸等保肝利胆药物。

（3）重症肝炎：重症肝炎的形成是肝细胞大量坏死而陷入肝衰竭的过程。肝衰竭能否逆转，决定于尚存活肝细胞数量的多寡。当肝细胞坏死殆尽，丧失了再生基础，欲用药物使肝衰竭逆转的机会甚少，必须早期抓紧监护和治疗，保存相当数量的存活肝细胞，这是提高重症肝炎存活率的关键。同时，早期应用人工肝支持系统治疗，可降低病死率。有条件者应进行肝移植，可显著降低病死率。

【预后】

急性乙型肝炎发展为慢性的危险性与患者感染的年龄成反比。围生期和婴儿期 HBV 感染者中 90% 可转为慢性，慢性肝炎患者易发展为肝硬化。重症肝炎预后差，病死率高，为 50%～80%。

【预防】

1. 管理传染源

应采取综合措施，改善卫生条件，建立严格的消毒隔离制度，加强医源性传播途径的管理。加强对饮食行针业、保育人员和幼托机构儿童患者和 HBV 携带者的管理等。

2. 切断传播途径

重点在于防止通过血液和体液传播。①加强血制品的管理；②防止医源性传播；③防止生活用具感染；④阻断母婴传播：孕妇产前检查呈 HBV 携带者，于产前 3 个月每个月注射一针乙肝免疫球蛋白 200 ～ 400 IU。

对 HBsAg 阳性母亲的新生儿，应在出生后 24 h 内尽早注射乙型肝炎免疫球蛋白，同时在不同部位接种乙型肝炎疫苗，在 1 个月和 6 个月时分别接种第 2 和第 3 针乙型肝炎疫苗，可显著提高阻断母婴传播的效果。新生儿在出生 12 小时内注射 HBG 和乙型肝炎疫苗后，可接受 HBsAg 阳性母亲的哺乳。对 HBsAg HBeAg 双阳性及 HBV-DNA 高载量的母亲，建议人工喂养。

3. 保护易感人群

（1）主动免疫：易感儿童按 0、1、6 个月接种乙肝疫苗 3 次，所产生的特异性抗体（抗 HBs）可持续 10 ～ 15 年，当抗 HBs 滴度低于 10 mU/mL 则需加强注射，只需一次剂量，其保护性抗体又可持续 5 年之久。

已感染 HBV 或呈慢性 HBSAg 携带者接种疫苗无效。

（2）被动免疫：注射 HBG 属被动免疫，系直接注入抗 HBs，保护作用迅速，但持续时间仅为 2 ～ 4 周，适用于意外暴露的高危人群。意外暴露者应在 7 日内肌内注射 HBG200 IU，成人 200 ～ 400 IU，必要时 1 个月后追加 1 次。

三、丙型病毒性肝炎

丙型病毒性肝炎是由 HCV 引起的一种以肝脏损害为主的传染性疾病。曾是输血后肝炎的主要病原体，由于其起病隐匿，转为慢性的概率高，易导致肝硬化和诱生肝细胞肝癌，故预后较差。

【病原学】

HCV 为 RNA 病毒，属黄病毒属。由于 HCV 易于变异，感染更易慢性化。

【流行病学】

HCV 感染呈全球性分布，平均感染率为 2% ～ 3%，每年新发丙型肝炎病例 3.5 万例。

1. 传染源

慢性 HCV 携带者因无症状常不被察觉，是重要的传染源。急性和慢性患者也为传染源。

2. 传播途径

（1）输注血液或血液制品：血传播是我国 HCV 传播的主要途径。

（2）经性传播和日常生活密切接触传播。

（3）母婴传播。

3. 人群易感性

本病无地理界限，呈全球性分布，人群普遍易感。

4. HCV 感染的自然史

60% ～ 85% 的急性丙肝患者会发展为慢性感染，其中 10% ～ 20% 慢性丙肝发展成肝硬化。

【临床表现】

丙型肝炎的临床表现通常较轻，常呈亚临床型。潜伏期为 21 ～ 180 天，平均为 50 天。输血后丙肝潜伏期为 7 ～ 33 天，平均为 19 天。

（1）急性丙型肝炎：多数患者起病隐匿，常无明显症状，仅少数患者有轻度消化道症状，伴 ALT 异常，5% 患者出现轻中度黄疸。急性丙肝中有 15% ～ 40% 为急性自限性肝炎（ALT 正常、HCV RNA 消失、抗 HCV 抗体滴度较急性期下降）。感染 HCV 年龄越小清除率越高。儿童自发性 HCV 清除率接近 50%。60% ～ 85% 急性丙肝可发展为慢性持续性感染。单一 HCV 感染极少发生重症肝炎。

（2）慢性丙型肝炎：急性丙型肝炎发病 6 个月后，HCV RNA 持续阳性伴 ALT 异常者，称为慢性丙型肝炎，常表现为 ALT 反复波动，部分患者持续性 ALT 轻度升高，1/3 患者 ALT 持续保持正常，HCV 抗体和 HCV RNA 持续阳性。肝活检可见慢性肝炎，甚至肝硬化。

【实验室检查】

（1）血清学检测：检测到 HCV 特异性 IgG 抗体，说明有过 HCV 感染，不能区别是现症感染还是既往感染。

（2）HCV RNA 检测：为确诊方法。HCV 感染后 1 ～ 3 周即可检测到 HCV RNA，阳性结果早于血清学，抗 HCV 抗体检测阳性数周。

（3）血清肝生化功能检测：ALT、AST、白蛋白、胆碱酯酶、凝血酶原时间等水平反映肝细胞损害程度。

（4）肝组织病理学检查：对慢性丙肝的诊断、疾病进展情况、预后判断疗效评价均有重要意义。

【诊断】

有 HCV 暴露史，临床有急性肝炎的临床症状、体征，ALT 升高，血清抗 HCV、HCV RNA 阳性，可做出急性丙肝诊断。若 HCV RNA 阳性持续 6 个月以上，伴有 ALT 反复波动，可诊断为慢性丙型肝炎。

【治疗】

1. 治疗原则

同乙型肝炎。

2. 抗病毒治疗

目前推荐 a 干扰素（IFN-a）或全聚乙二醇干扰素（PFG-IFN α）联合利巴韦林（RBV）治疗慢性丙型肝炎，最佳标准治疗方案是 PEG-IFN α 联合 RBV。

不推荐对新生儿行抗病毒治疗。新生儿 HCV 感染的诊断应慎重并长期随访，待到儿童期再行抗病毒治疗。

2～17 岁儿童慢性 HCV 感染的治疗方案与成人相同，为 PFG-IFN α 联合 RBV，可根据 HCV 基因型确定治疗疗程。

【预防】

（1）传染源的管理：加强对献血员队伍的管理，同时加强对单采浆机构运送血细胞等血液成分过程的管理及质量控制，可消除交叉感染的传染源。

（2）切断传播途径是控制 HCV 感染的最主要措施。严格把好献血员筛选关，认真开展抗 HCV 及转氨酶筛查。

（3）保护易感人群：目前尚无主动免疫和被动免疫措施可预防 HCV 感染。

四、丁型病毒性肝炎

丁型病毒性肝炎是由 HDV 与 HBV 共同感染引起肝细胞损害的传染病，可使 HBV 携带者致病，易使乙型肝炎慢性化和转为重症。其传播途径与乙型肝炎相似。

【病原学】

HDV 是一种较小的单链 RNA 缺陷病毒。

【流行病学】

（1）传染源：重叠感染 HDV 的乙型肝炎患者或慢性 HBV 携带者。

（2）传播途径与 HBV 相同。

【临床表现和诊断】

凡无症状 HBsAg 慢性携带者或慢性乙肝患者，突然出现急性肝炎样症状、重症肝炎样表现或迅速向慢性活动性肝炎发展，均应考虑是否是 HDV 重叠感染。如血清 HDV RNA 和（或）HDAg 阳性，或抗 HDV 抗体阳性，或抗 HDlgM 和（或）抗 HD IgG 阳性，肝内 HDV RNA 和（或）HDAg 阳性，即可诊断为急性丁型肝炎、慢性丁型肝炎、重症丁型肝炎或无症状 HDV 慢性携带者。

【治疗】

（1）HDV与HBV同时感染所致急性肝炎多数为良性自限性过程，无须特殊治疗。

（2）慢性丁型肝炎：尚无有效的治疗方法。唯一批准治疗丁型肝炎的药物是a干扰素，能降低血清内病毒水平，使部分病例HDV RNA转阴、ALT水平下降、症状改善。肝活检显示炎症坏死改善剂量与疗程参见乙型肝炎的治疗。

五、戊型病毒性肝炎

戊型肝炎是由HEV引起，由粪口传播，以肝脏损害为主的传染性疾病，常可引起流行和暴发，其临床和流行病学特征类似于甲型肝炎。

【病原学】

HEV是圆球状颗粒，基因组为单股正链RNA。

【流行病学】

近40年来许多肠道传播肝炎的大规模暴发流行是由戊肝病毒引起，主要地区在印度次大陆、中国、非洲、中东和墨西哥等地。我国新疆、四川、辽宁、内蒙古、河北、山东、北京、上海等各地均有流行和散在发病，约占当地散发性肝炎的10.3%。

【临床表现】

本病的潜伏期为15～70天，平均为40天。临床表现与其他急性病毒性肝炎相似，可表现为临床型或亚临床型。儿童感染后多表现为亚临床型感染。临床型可表现为急性黄疸型、急性无黄疸疸型和重症肝炎（肝衰竭）。

【实验室检查】

（1）抗HEV抗体：急性戊肝患者血清抗HEV IgM呈阳性，抗HEV IgG抗体阳性＞1：20或双份血清阳性滴度前后有4倍升高。

（2）HEV RNA检测：采集急性期患者血清、胆汁或粪便，可检测到HEV RNA。

（3）免疫荧光或原位杂交技术可检测肝活检组织中的HEVAg。

【诊断】

流行病学资料、临床特征和常规肝脏功能试验结果可作为临床诊断参考，结合特异的血清病原学检测才是确诊的依据。同时排除HAV、HBV、HCV、HDV、HGV、输血传播病毒（TTV）、CMV和EBV等。当有两种或以上病毒病原存在，则考虑为重叠或同时感染。

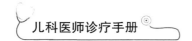

【治疗】

对戊型肝炎病毒目前尚无特异性治疗药物，各临床型的治疗原则及方法见甲型病毒性肝炎。

（顾绍庆　镇江市第一人民医院）

第十节　急性感染性腹泻病

【概述】

感染性腹泻病（diarrheal diseases）是一组由细菌、病毒、原虫和真菌等多种病原体引起的以大便次数和性状改变为特征的消化道疾病。我国小儿中腹泻病属第 2 位常见多发病（仅次于呼吸道感染）。

【病原学】

国内各地区多项调查表明，致泻性大肠埃希菌、轮状病毒、志贺菌、空肠弯曲菌、沙门菌等是引起我国儿童腹泻的主要病原体。近年来，诺如病毒也引起部分地区的散发或爆发性流行腹泻。

引起医院内感染性腹泻的病原菌主要是沙门菌属、轮状病毒、志贺菌属、大肠埃希菌、耶尔森菌、空肠弯曲菌、亲水单胞菌等，其中鼠伤寒沙门菌是引起婴幼儿肠炎的重要病原菌。

【发病机制及病理生理】

（1）细菌毒素作用：产毒素型大肠埃希菌及霍乱弧菌等能分泌肠毒素，促使肠黏膜细胞分泌功能亢进，引起水稀便。

（2）病原菌直接侵袭作用：典型的侵袭型细菌如痢疾杆菌、侵袭型大肠埃希菌、沙门菌等，可直接侵袭小肠或（和）结肠黏膜细胞，使肠黏膜发生炎症充血、水肿、渗出甚至发生溃疡，临床上出现黏液脓血便。

（3）渗透性腹泻：指由于肠腔内液体渗透压过高所引起的腹泻，其中以双糖酶先天性或继发性缺乏最常见。

（4）病毒作用：轮状病毒能侵犯小肠上皮细胞，破坏其微绒毛，影响水和食物的消化吸收，由于微绒毛受损引起双糖酶缺乏，尤其乳糖酶最易受累，因此渗透性腹泻也是病毒性腹泻的发病机制之一。

【各类肠炎临床特点】

（1）致泻性大肠埃希菌肠炎：大肠埃希菌可分为 5 大类，其临床表现如下：①产毒素大肠埃希菌肠炎（EIEC）是婴幼儿腹泻的主要病原之一，流行于夏季。临床表现有发热、呕吐、频繁多次水样便，多伴有脱水酸中毒。②致病性大肠埃希菌肠炎（EPEC）急性起病，以发热、呕吐、水稀便腹泻为主要表现。腹泻频繁，轻者每日 5 ～ 10 次，重者每日 10 多次。③侵袭性大肠埃希菌肠炎（EIEC）可产生脓血便，其临床表现类似细菌性痢疾。④黏附性大肠埃希菌肠炎（EAEC）可引起迁延性腹泻。⑤出血性大肠埃希菌肠炎（EHEC）能引起人血性腹泻者目前公认有 0157：H7、026：H11 和 0111 等三个血清型，0157：H7 占绝大部分。0157：H7 肠炎好发于夏秋暖季，以食物传播为主。临床症状有三大特征：A.特发性、痉挛性腹痛；B.血性粪便（血水便或脓血便）；C.低热或不发热。

（2）沙门菌感染：病情重、并发症多、病死率高，多侵犯 1 岁以内久病体弱的婴儿。由于耐药性增长，难治性病例增多。

（3）空肠弯曲菌肠炎：主要有发热、腹泻，粪便初期呈水稀便，继而呈痢疾样黏液脓血便。全年均可发病，以夏秋季为高峰季节，各年龄组均易感，5 岁以下农村小儿多见。本病有自限性，多数患儿在 1 周内恢复。

（4）耶尔森小肠结肠炎：耶尔森菌是一种人兽共患疾病的病原菌，约 2/3 患儿以急性胃肠、小肠、结肠炎为主，1/3 患儿以败血症为主，伴随肝脓部分病例有慢性化倾向，部分病例合并其他组织器官的改变，可合并关节炎和结节性红斑。

（5）抗生素相关肠炎：使用抗生素后，可引起肠道菌群紊乱，微生态失衡，一些条件致病菌则会诱发肠炎，近年来呈上升趋势，常见艰难梭菌肠炎、金黄色葡萄球菌肠炎、真菌性肠炎和铜绿假单胞菌肠炎等。

（6）隐孢子虫肠炎：临床症状和严重程度取决于宿主的免疫功能和营养状况。免疫功能正常者，感染度轻，多数可表现为无症状型；如感染度稍重者，主要表现为急性水样腹泻或稀糊状便，一般无脓血，多数患儿持续数天或 1 ～ 2 个月后可自行停止，呈自限性腹泻。免疫功能低下者（如婴幼儿、营养不良患儿）腹泻病程常较长，可达数日至数月。

（7）其他细菌病原：变形杆菌、产气荚膜杆菌、蜡样芽孢杆菌、克雷白杆菌均为条件致病菌，多在久病体弱或滥用抗生素造成肠道菌群紊乱的情况下发病。

（8）病毒性肠炎：①轮状病毒肠炎发生在 5 岁以下儿童，尤其 6 个月 ～ 3 岁的婴幼儿，是最常见的病毒性腹泻。本病多发生在秋冬寒冷季节，又称秋季腹泻，其主要症状为腹泻、呕吐、发热、脱水。腹泻每日 10 余次至数十次，伴有腹胀和肠鸣，排便急且量多，粪便呈稀薄水样，淡绿色或黄绿色，偶有黏液，无脓血，镜检无白细胞，部分粪便隐血阳性。除腹泻外，轮状病毒可侵犯多个脏器，如呼吸道、中枢神经系统、肝肾及心脏等。临床个别患儿曾疑及合并暴发性心肌炎而猝死，常引起心肌酶异常。②诺如病毒肠炎：曾称诺瓦克病毒肠炎。世界各地均有流行，全年均可发生感染，寒冷季节呈现高发。感染对象主要是成人和儿童，消化道传播为主，可通过被污染的水、食物、物品、空气等传播，常在社区、学校、餐馆、医院托儿所、孤老院等处集体暴发，症状类似轮状病毒肠炎，上消化道症状更重，有自限性，自然病程 2 个小时至数天，平均为 12 ～ 72 小时。确诊依据病毒学检查。③其他：如星状病毒、腺病毒肠炎、杯状病毒和冠状病毒等也可致病，发病率不高。

【诊断】

1. 诊断依据

（1）必备条件：大便性状有改变，呈稀便、水样便、黏液便或脓血便。

（2）辅助条件：大便次数比平时增多，每日 ≥ 3 次。

第一条为必须具备条件，第二条为辅助条件，只要大便性质异常，每日 1 次也算；如果大便性质是正常，即便每日大便 3 次以上也不算。

2. 病程分类

（1）急性腹泻病：病程在 2 周以内。

（2）迁延性腹泻病：病程在 2 周～ 2 个月。

（3）慢性腹泻病：病程在 2 个月以上。

3. 病情分类

（1）轻型：无脱水，无中毒症状。

（2）中型：轻至中度脱水或有轻度中毒症状。

（3）重型：重度脱水或有明显中毒症状（烦躁、精神萎靡、嗜睡、面色苍白、体温不升、白细胞计数明显增高）。

4. 病因分类

根据各类病原体的临床特点和实验室检查结果进行判断。

【治疗】

基本原则：①继续饮食；②预防及纠正脱水；③合理用药；④加强护理和监护。

1. 液体疗法

根据患儿脱水程度及性质选择液体及补液方法。

（1）轻中度脱水：①补液：原则上采用口服补液，呕吐严重者可根据情况采用静脉补液。口服补液可选择口服补液盐（ORS）溶液（2/3 张）或低渗口服补液盐（RO-ORS）溶液（1/2 张），标准 ORS 张力过高，应注意额外适当补充白开水，以免容易出现高钠血症。②补锌：年龄＜ 6 个月者，葡萄糖酸锌每日 10 mg，连服 10 ～ 14 日；年龄＞ 6 个月者，葡萄糖酸锌每日 20 mg，连服 10 ～ 14 日。

（2）重度脱水：补液分扩容、继续纠正累计损失和继续补液三个阶段。

纠正重度脱水的累积损失需液量按 100 mL/kg 计算。扩容阶段 2∶1 含钠等张液（0.9% 氯化钠液∶1.4% 碳酸氢钠）或生理盐水 10～20 mL/kg。继续纠正累计损失阶段：视脱水性质，低渗性脱水选 2/3 张含钠液，等渗性脱水选 1/2～2/3 张含钠液，高渗性脱水选 1/2 张含钠液。继续补液阶段：视患儿情况而定，可选用 1/3～1/2 张含钠液。补钙：维生素 D 缺乏症患儿在输液同时应予口服钙片或钙粉，每次 0.5 g，每日 3 次。若出现手足搐搦症，立即给 10% 葡萄糖酸钙 10 mL，稀释后缓慢静脉滴注。补锌 同上。

2. 其他药物治疗

（1）抗感染治疗：急性水样便腹泻患儿多为病毒或产肠毒素性细菌感染，一般不用抗生素。黏液、脓血便患儿多为侵袭性细菌感染，可选用一种当地有效的抗革兰阴性杆菌药物或大环内酯类药物，如用药 48～72 小时病情未见好转，估计有耐药，再考虑更换另种抗菌药物。抗生素相关腹泻：停用原抗生素，选用敏感的抗生素。艰难梭菌肠炎又称假膜性肠炎，应立即停用一切抗生素，选用甲硝唑每天 25～40 mg/kg，分 3 次口服，或万古霉素治疗，每天 40 mg/kg，分 3 次口服，或每天 16～24 mg/kg，分 2～3 次静脉滴注。难治性的可采用粪便移植疗法，效果良好。真菌性肠炎：首先停用抗生素，给予抗真菌治疗。阿米巴痢疾及蓝氏贾第鞭毛虫肠炎：采用甲硝唑治疗，每日 25～40 mg/kg，分 3 次口服。隐孢子虫肠炎：可采用大蒜素治疗，每次 1.5 mg/kg，每日 3 次，饭后服。轮状病毒肠炎：抗生素无效，采用中药或黏膜保护剂治疗可缩短病程。

（2）肠黏膜保护剂：可吸附病原体及毒素，增强屏障作用，常用蒙脱石散。

（3）肠道微生态治疗：恢复肠道正常菌群的生态平衡，如双歧杆菌、布拉氏酵母菌等。

（顾绍庆 镇江市第一人民医院）

第十三章
急救

第一节 小儿心肺脑复苏术

【概述】

心跳呼吸骤停是指突然发生的心跳、呼吸相继停止，血液循环停止，全身器官都处于无有效血液交换和极度缺氧状态。小儿心肺脑复苏（cardiopulmonary resuscitation，CPR）是指在心跳呼吸骤停时，采用人工方法建立和恢复循环、呼吸功能，迅速恢复已中断的自主循环、呼吸过程，积极保护大脑，最终使大脑功能完全恢复的一系列急救措施。

【心跳呼吸骤停病因】

小儿心跳呼吸骤停的发生原因与成人不同，成人心跳呼吸骤停的常见原因是心脏病变，而小儿心跳呼吸骤停最常见的疾病是呼吸系统疾病，其次是心血管疾病。

（1）呼吸系统的病因：新生儿窒息，气管完全阻塞（异物、直接外伤、溺水、出血、水肿、感染），严重的呼吸衰竭，呼吸反射出现问题，呼吸肌病变（破伤风、气胸、血胸、挫伤、哮喘），安有人工气道的患儿气管插管发生堵塞或脱开。

（2）心血管原因：室颤、心力衰竭、循环血容量减少、细菌感染、过敏性休克、酸中毒。

（3）外科手术后的早期，如应用全身麻醉及大量镇静剂足以使患儿对各种刺激的反射能力改变。

（4）患儿神经系统疾病有急剧恶化时，如昏迷患者常无足够的呼吸驱动以保证正常的通气。

（5）临床操作，如气道的吸引不适当的胸部物理治疗（如拍背、翻身、吸痰等），任何形式的呼吸支持（如人工呼吸机的应用）的撤离镇静剂的应用，腰穿，鼻胃管的放置，气管插管操作等。

【心跳呼吸骤停的诊断】

临床表现为突然意识丧失，部分有一过性抽搐；瞳孔扩大和对光反射消失；大动脉搏动消失；心音消失或极缓慢心率，年长儿心率＜30次/分，新生儿心率＜60次/分；呼吸停止；心电图示等电位线、室颤或心电机械分离；眼底血管血流中断。心跳呼吸骤停的诊断并不困难，一般在患儿突然昏迷及大血管搏动消失即可诊断，而不必反复触摸脉搏或听心音，以免延误抢救时机。新生儿无自主呼吸或为无效喘息，有自主呼吸但心率＜100次/分及用80%浓度的氧仍有中心性发绀时即可进行正压通气复苏。

【心肺脑复苏的程序分期】

第一期：即基础生命支持，又称现场心肺复苏，其主要目的是采取措施，从外部支持患者的血液循环和通气，向心、脑、肾等主要器官供氧，包括C、A、B三步。

第二期：进一步生命支持即高级生命支持，通常是在第一期的基础上使用药物或特殊技术如除颤建立有效的通气和血液循环来恢复自主心律和呼吸，包括D、E、F三步。

第三期：持续生命支持即后期复苏，主要是脑复苏及治疗心脏骤停的原发疾病和并发症，使复苏的成功率维持最大。心搏骤停后的复苏是一个系统的连贯的急救技术，各个时期应紧密结合，不间断进行。现场心肺复苏是挽救生命的重要阶段，如果现场CPR不及时、操作不正确，则将导致整个复苏抢救的失败。

【基础生命支持】

（1）评估现场环境是否安全：如果不安全，则做相应的处理措施。

（2）轻拍患者双肩或拍打足底，在双耳边呼唤，高喊"喂！你怎么啦？"如果患者清醒，继续观察，没有反应则为昏迷。判断有无自主呼吸、触摸动脉搏动，1岁以上触颈动脉，1岁以下肱动脉，时间不应超过10秒，如10秒内无反应或无呼吸、没有明确触摸到脉搏，应开始心肺复苏并进行除颤。

（3）一旦初步确定患者神志昏迷，应立即招呼周围的人前来协助抢救。高声呼救："快来人啊，有人晕倒了。"即刻打120求救，准备除颤仪，抢救物品，立即进行心肺复苏术。

（4）迅速使患者处于仰卧位，在野外把患者放在平静的地面上，避免石头伤害，非野外得放在硬板床上，松解衣领及裤带，充分露出胸廓。

（5）人工循环（C）：胸外心脏按压，两乳头连线中点（胸骨中下1/3处），用左手掌跟紧贴患者的胸部，两手重叠，左手五指翘起，双臂深直，用上身力量用力按压30次（按压频率100～120次/分，按压深度为胸部前后径的1/3，婴儿约为4 cm，儿童为 5 ～ 6 cm。每次按压结束后，确保胸廓完全回弹（重新膨胀）；不要依靠在胸部上。胸外按压和胸部回弹/放松时间应该大致相同。按压终端间隔尽量减少到 10 秒钟以内（如人工呼吸时）。

（6）畅通呼吸道（A）：清理口腔异物打开气道，把头向一侧偏清理口腔泌物，去掉异物等。仰头举颌法：抢救者将一手掌小鱼际（小拇指侧）置于患者前额，下压使其头部后仰，另一手的食指和中指置于靠近颏部的下颌骨下方，将颏部向前抬起，帮助头部后仰，气道开放。必要时拇指可轻牵下唇，使口微微张开。双手抬颌法：患者平卧，抢救者用双手从两侧抓紧患者的双下颌并托起，使头后仰，下颌骨前移，即可打开气道。此法适用于颈部有外伤者，以下颌上提为主，不能将患者头部后仰及左右转动。注意，颈部有外伤者只能采用双手抬颌法开放气道。如仍不满意或有异物及呕吐物阻塞则另需采用专门用具处理，如口咽通气管等。

（7）人工呼吸（B）：在畅通呼吸道判断患者无自主呼吸后应立即口对口人工呼吸或口对口鼻人工呼吸，应用简易呼器，一手以"CE"手法固定，一手挤压简易呼吸器，有条件应立即气管插管后上呼吸机。心脏按压：人工呼吸的比例为单人 30∶2、双人 15∶2，每按压 30 或 15 次之后，给予 2 次人工呼吸，每次持续 1 秒。每次呼吸应当使胸廓隆起，并完全复位。如果已经建立了气管插管高级气道，双人复苏时应每 6 ～ 8 秒给予 1 次通气，不用保持呼吸与按压配合（人工通气频率为 8 ～ 10 次 / 分）。

（8）约 5 个心肺复苏循环或 2 分钟后，评估病情，AED 分析心律，可电击心律，给予 1 次电击后立即继续 CPR 2 min；不可电击心律，立即 CPR 2 min，如果团队协助，更换人员继续进行 CPR。

（9）对于新生儿，心脏骤停最可能的原因为呼吸因素导致的，复苏程序应当为 A–B–C 顺序，除非已知是心脏原因导致的。推荐的按压 / 通气比仍然是 3∶1，因为通气对逆转新生儿窒息性心脏骤停很关键，高按压 / 通气比值可能会减少分钟通气量。

（10）心肺复苏有效指征：扪及大动脉搏动；末梢循环改善，口唇、颜面、皮肤、指端由苍白发绀转红润，肢体转温；瞳孔缩小，出现对光反射；自主呼吸恢复；昏迷变浅，出现反射、挣扎或躁动。

【高级生命支持】

高级生命支持即进一步生命支持（advanced cardiac life support，ACLS），是基础生命支持的延伸，主要措施包括气管插管建立通气、除颤转复心律，建立静脉通路并应用必要的药物维持已恢复的循环。主要内容如下。

（1）A（Airway）建立人工气道：气管插管术称为"金标准"，是高级生命支持开始的标志和象征。尽管目前不再推荐对院内心搏骤停（CA）患者实施早期气管插管，可采用球囊面罩通气。但是，在球囊面罩通气（BMV）无效时，应采用更高级的气道管理，前提是尽可能不中断胸外按压。

（2）B（Breathing）人工正压通气：是对自主呼吸停止最有效的抢救措施，可采用复苏球囊（捏皮球）或人工呼吸机，有氧供时，每次吹气量即潮气量为 10 mL/kg，人工呼吸的频率为 8 ～ 10 次 / 分（患者有心跳时，频率加快为 10 ～ 12 次 / 分）。

（3）C（Circulation）持续人工循环：整个心肺复苏过程中，应持续做胸外按压（仅电击除颤时例外），频率至少为 100 ～ 120 次 / 分，中断时间不得超过 5 秒钟，如有条件，可立即实施开胸心脏按压或人工心肺机建立体外循环。气管插管成功后，胸外按压与人工通气不再按 30 ∶ 2 的比例交替，可各自进行，直至患者恢复正常的窦性心律。

（4）D（Druggery）包括复苏药物在内，一共有三层含义，分别是：D1（druggery）给予复苏药物；D2（defibrillation）继续电击除颤；D3（differential diagnosis）病因诊断与鉴别、对因治疗。用药的目的：① 增加心肌血液灌注量和脑血流量。② 减轻酸中毒，使其他血管活性药物更能发挥效应。③ 加强心肌收缩力，抑制异位心律。给药途径：① 静脉给药：为首选途径，护士应在 3 min 内迅速开放两条外围静脉，穿刺部位优选肘正中静脉，此处血管粗大，易于穿刺成功且不影响 CPR 的进行，药物到达心内的路径短，发挥作用快。②气管内给药：大多数药物气管内给药的最佳剂量尚不清楚，但一般情况下气管内给药量应为静脉给药量的 2 ～ 2.5 倍。气管内给药时应用注射用水或生理盐水稀释至 5 ～ 10 mL，然后直接注入气管，然后行加压呼吸促使药物在肺内扩散和吸收。目前肾上腺素、异丙肾上腺素、阿托品及利多卡因等由气管内给药已列为常规给药途径之一。③骨内给药（IO）：骨内导管置入能提供一条不塌陷的静脉丛，骨内给药能起到与中心静脉给药相似的作用。骨内给药对液体复苏、药物输送、血标本采集都是安全有效的，适用于各年龄组使用。如果静脉通道无法建立，可进行骨内（intraosseous，IO）注射。

（5）药物：多年来用于心肺复苏的药物变化较快，到目前为止只有肾上腺素仍为首选药。不少药物在临床实践与研究中或被淘汰或已不作为首选药物。曾经在我国盛行一时的 "三联针"（正肾、付肾、异丙肾）和新三联（付肾、异丙肾、阿托品、利多卡因）既无充分的理论依据，亦无肯定疗效，而且其中有的药物因弊多利少，被建议不用于复苏。因此，三联针应被废用，应该按实际需要给药。①肾上腺素：通过兴奋 β 受体，使心肌收缩力加强，心率增快，心排血量增快，并可调节冠状血流，故在心肺复苏中占重要位置。静脉注射（IV）或骨髓腔注射（IO），浓度为 1 ∶ 10000，剂量为 0.01 mg/kg（0.1 mL/kg）；气管内给药，浓度为 1 ∶ 1000，剂量为 0.1 mg/kg（0.1 mL/kg），3 ～ 5 分钟后可重复，每 2 分钟评估心律。②碳酸氢钠：用以纠正酸中毒，利于复苏成功，但剂量宜小，要根据血气分析结果加以调节。③阿托品：可抑制迷走神经，加快窦房结激动、冲动的速率和改善房室传导。推荐阿托品作为紧急气管插管的前期用药，仅适用于婴儿和儿童，剂量为 0.02 mg/kg，无最小剂量限制。

（6）心电图（E）：在 CPR 期间应尽快开始心电监测，明确引起心脏骤停的病因和心律失常的类型，以便采取相应的治疗措施，以利于复苏的进行，最大限度提高复苏的成功率。常见的三种情况：①心脏停搏；②电机械分离；③心室纤颤。

（7）除颤（F）：大家公认的终止室颤最有效的、最迅速的方法是电除颤，目前一律用直流电除颤，是用较高能量的电流通过心脏，使心肌纤维在瞬间同时除极，重建窦性心律。方法：将二个电极板分别置于胸骨右缘第二肋间和心尖部。儿童可考虑使用单向波或双向波，2 J/kg 的首剂量。对于难以纠正的心室颤动（VF），应该提高剂量，后续能量级别应至少为 4 J/kg，并可以考虑使用更高能量级别，但不超过 10 J/kg 或成人最大剂量。每次除颤之间要继续进行 CPR-CAB 程序，给氧纠正酸中毒及应用肾上腺素等，除颤成功后，应静脉滴注抗心律失常药物防止室颤复发，首选乙胺碘呋酮或利多卡因。

【持续生命支持】

（1）A（Assist）多器官功能支持：患者复苏成功后病情尚未稳定，必须加强对重要脏器的监护和处理，如稍有疏忽就有心跳呼吸再度停止而死亡的危险。

（2）B（Brain）脑保护与亚低温、促清醒：脱水是消退脑水肿和降低颅内压的重要措施，常用 20% 甘露醇，并辅以呋塞米以增强利尿脱水疗效。临床上大多选择在自主循环恢复（ROSC）后 30 min ～ 6 h 以内开始降温。婴儿和儿童在出现持续昏迷时，可考虑采用 5 d 的持续常温（36 ～ 37.5 ℃）治疗或初始 2 d 持续亚低温（32 ～ 34 ℃），随后 3 d 常温治疗。在复温阶段，无论何种方式，复温速率都不应超过 0.25 ℃ /h。儿童心脏骤停后的最初 7 d 内应考虑使用脑电图监测来预测出院时神经系统预后，但不能作为唯一标准。

（3）C（Care）ICU：重症监护。

（4）D（Diagnosis）确诊并祛除病因。

【终止 CPR 的指标】

除了复苏成功外，有条件确定下列指标时可考虑终止 CPR。

（1）脑死亡：①深度昏迷，对任何刺激均无反应。②自主呼吸持续停止。③脑干反射全部或大部分消失。

（2）无心跳与脉搏，有上述两条再加上已作 CPR30 分钟以上，可考虑患者真正死亡，可终止复苏。

（缪红军　南京医科大学附属儿童医院）

参考文献

1. GOTO Y, MAEDA T, GOTO Y. Impact of dispatcher-assisted bystander cardiopulmonary resuscitation on neurological outcomes in children with out-of-hospital cardiac arrests: a prospective,

nationwide，population-based cohort study. J Am Heart Assoc，2014，3（3）：e000499.

2. MOLER F W，SILVERSTEIN F S，HOLUBKOV R，et al. Therapeutic hypothermia after out-of-hospital cardiac arrest in children. N Engl J Med，2015，372（20）：1898-1908.

3. 徐灵敏 . 小儿心跳呼吸骤停的救治和临床评价 . 中国临床医生，2010，38（10）：8-11.

4. DUFF J P，TOPJIAN A A，BERG M D，et al. 2019 American Heart Association Focused Update on Pediatric Basic Life Support：An Update to the American Heart Association Guidelines for Cardiopulmonary Resuscitation and Emergency Cardiovascular Care. Circulation，2019，140（24）：e915-e921.

第二节　休克

【概述】

休克是儿科临床常见的危急重症，是指机体遭受强烈的致病因素作用后，有效循环血量急剧下降，组织血流灌注广泛、持续、显著减少，致全身微循环功能不良，重要器官严重功能障碍的临床综合征，也可简单理解为重要生命器官的氧气及其他重要营养物质的供应不足，休克状态下氧输送能力下降，氧输送能力与动脉血氧含量和心排血量相关，心排血量与心率和每博量相关（氧输送能力 = 动脉血氧含量 × 心排血量；心排血量 = 心率 × 每博量）。儿童早期休克临床表现常不典型，心动过速和呼吸急促可能是仅有的异常，不早期发现及时处理，可能使可逆性休克发展为不可逆性休克。

【病因】

休克常见的病因有失血、失液、烧伤、创伤、感染、过敏、急性心力衰竭、强烈的神经刺激等。

根据病因可将休克分类，具体如下。

（1）脓毒性休克：最常见细菌产生的毒素引起，也可以由病毒、真菌、支原体、立克次体、寄生虫等病原体引起。机体对病原体的炎症免疫反应失控，可引起循环和微循环功能紊乱。根据血流动力学特点可分为低动力型休克（冷休克）和高动力型休克（暖休克）。

（2）低血容量性休克：为血管内血容量不足，引起心室充盈不足和心搏量减少。常见于大量失血（内出血或外出血），失液（严重频繁的呕吐、腹泻、糖尿病酮症酸中毒、高剂量利尿等），大面积烧伤等。

（3）过敏性休克：是指已致敏的机体再次接触到抗原物质时，可发生强烈的变态反应，抗原常为某些生物性或化学性物质，可引起Ⅰ型变态反应，通过刺激致敏细胞释放组胺、缓激肽、5-羟色胺等血管活性物质使容量血管扩张，毛细血管通透性增加，血浆外渗循环血量急剧减少而引起休克。

（4）心源性休克：是指心脏泵血功能受损或心脏血流排出道受损引起的心排出量快速下降而代偿性血管快速收缩不足所致的有效循环血量不足、低灌注和低血压状态。心源性休克包括心脏本身病变和心脏压迫或梗阻引起的休克。引发因素主要有病毒或细菌感染引起的心肌炎所致心肌收缩无力；急性化脓性或结核性心包炎及心包积血等引起心包填塞症；严重的缓慢性或快速性心律失常；突发的肺动脉主干或多数肺小动脉栓塞引起的急性肺梗死，肺动脉压力升高，左心室回流血量减少，心排血量减少。

（5）神经源性休克：剧烈疼痛、高位脊髓麻醉或损伤等致交感神经系统所支配的小动脉扩张，血容量增加，出现相对血容量不足和血压下降。

此外，也可按休克起始环节分为低血容量性休克、分布性休克、心源性休克、梗阻性休克。

【临床表现】

1. 休克临床分期

（1）休克代偿期（休克早期）：休克刚起始阶段，由于交感—肾上腺髓质系统兴奋，皮肤、内脏血管收缩明显，产生代偿作用，可减轻血压下降，使心、脑血流量能维持正常。患者可出现皮肤苍白、四肢发冷、心跳呼吸加快、尿量减少等症状。如果早期能够及时诊断、治疗，休克会很快恢复，但如果不能及时有效治疗，休克会进一步发展。

（2）休克进展期（休克中期）：休克没有得到及时治疗，微循环瘀血，回心血量减少，就会进入可逆性失代偿期。主要临床表现为血压进行性下降，少尿甚至无尿，冠状动脉和脑血管灌流不足，出现心脑功能障碍、心搏无力，患者神志淡漠甚至转入昏迷，皮肤发凉、发绀，出现花斑。失代偿初期经积极救治仍属可逆，但若持续时间较长则进入休克难治期。

（3）休克难治期（休克晚期）：休克发展的晚期阶段，不可逆性失代偿期。临床表现为血压进行性下降，给升压药仍难以恢复，微循环瘀血不断加重，弥漫性血管内凝血，心脑肺肾等脏器功能衰竭，可致患者死亡。

实际上在临床过程中休克发展是渐进连续的，不能绝对分割。

2. 各型休克临床表现

（1）脓毒性休克：有原发感染部位如肺炎、脑膜炎、脓肿等的相应表现，并出现皮肤苍白发花，肢端发凉，毛细血管充盈时间（CRT）延长，心率快，呼吸快，早期血压正常或轻度下降，继之血压下降、尿量少、意识改变等。血常规检查可出现白细胞升高或降低，CRP升高提示感染，血、尿、粪、脑脊液培养有助于病原学诊断，血气分析提示不同程度的代谢性酸中毒、乳酸升高。

2016 年《美国医学会杂志》发布的《第 3 版脓毒症与脓毒症休克定义国际共识》将脓毒症定义为因感染而引起宿主反应失调进而导致危及生命的器官功能障碍。脓毒性休克指脓毒症患者尽管经充分的液体复苏仍存在持续的低血压，需要用升压药维持平均动脉压（MAP）在 65 mmHg 以上，血乳酸在 2 mmol/ L 以上。值得注意的是，此次定义的更新主要聚焦于成人，因此新的诊断标准包括快速筛查指标运用到儿童，还需要相关专家的努力。目前我们儿科仍延续传统脓毒症诊断标准，可将新的指南作为参考。

根据《儿童脓毒性 / 感染性休克诊治专家共识（2015 版）》，诊断标准为脓毒症患者出现组织灌注不足和心血管功能障碍即可诊断为脓毒性休克，表现为：①低血压：血压＜该年龄组第 5 百分位，或收缩压＜该年龄组正常值 2 个标准差以下。②需用血管活性药物始能维持血压在正常范围，多巴胺＞ 5 μg/（kg·min）或任何剂量的多巴酚丁胺、去甲肾上腺素、肾上腺素。③具备下列组织低灌注表现中 3 条：A. 心率、脉搏变化：外周动脉搏动细弱，心率、脉搏增快。B. 皮肤改变：面色苍白或苍灰、湿冷、大理石样花纹，如暖休克可表现为四肢温暖、皮肤干燥。C. 毛细血管再充盈时间（CRT）延长（＞3 s)（需除外环境温度影响），暖休克时 CRT 可正常。D. 意识改变：早期烦躁不安或萎靡，表情淡漠。晚期意识模糊甚至昏迷、惊厥。E. 液体复苏后尿量仍＜ 0.5 mL/（kg·h），持续至少 2 h。F. 乳酸性酸中毒（除外其他缺血缺氧及代谢因素等），动脉血乳酸＞ 2 mmol/L。

休克临床表现分暖休克与冷休克两型。①暖休克：为高动力性休克早期，可有意识改变、尿量减少或代谢性酸中毒等，但面色潮红、四肢温暖、脉搏无明显减弱、毛细血管再充盈时间无明显延长。此期容易漏诊，且可很快转为冷休克。心率快，血压低，过度通气，中心静脉压高，心排出量低多为失代偿表现。②冷休克：为低动力性休克，表现为皮肤苍白、花纹，四肢凉，脉搏快、细弱，毛细血管再充盈时间延长。儿科以冷休克为多。

（2）低血容量性休克：根据原发病不同临床表现不同，重度腹泻者往往有明显的呕吐、腹泻，伴有体液大量丢失后出现四肢厥冷，皮肤黏膜干燥，尿量减少，脉搏细弱，血压下降等循环衰竭表现。由出血引起的均有急性大出血病史，如外伤、咯血、吐血、黑便等，临床表现与出血量和出血速度相关，一般来说 15 分钟内失血少于全血量的 10% 时机体可代偿，若短时间失血量超过全血量的 20% 左右，即可引起休克。血常规在失血时显示血红蛋白降低，电解质紊乱。血气分析提示不同程度的代谢性酸中毒、乳酸升高。

（3）过敏性休克：有明确的过敏原接触史，如抗生素等、血清制剂、食物以及毒虫叮咬等。起病急，发生迅速，早期可出现荨麻疹、皮肤瘙痒、恶心、呕吐、腹痛、舌麻等，继而出现面色苍白、四肢厥冷、冷汗、气急、胸闷、脉搏微弱、意识障碍、血压下降等，如不及时处置可危及生命。实验室检查血常规可出现嗜酸性粒细胞增多、血清 IgE 升高、皮肤变应原试验阳性、血电解质紊乱酸碱失衡等。

（4）心源性休克：表现为引起心源性休克的原发病如病毒性心肌炎、心包填塞症、心律失常、急性肺梗死的临床表现，可在原发病基础上出现烦躁不安，意识不清，面色苍白，皮肤湿冷、花斑，脉搏细速，血压下降，尿量减少等。实验室检查示白细胞可以正常或偏低，心电图示心律失常，X 线胸片提示心影扩大、肺瘀血、肺水肿和胸腔积液等，心脏超声提示心脏扩大、心室壁异常、射血分数下降、电解质紊乱、血气分析异常等。

（5）神经源性休克：常由剧烈疼痛等引起，神经受强烈的刺激，缓激肽、5- 羟色胺等血管活性物质大量释放，导致血管扩张、有效循环血量下降，可见于创伤过程中，也可见于住院患儿在进行腹腔、胸腔、心包穿刺等操作过程中，有面色苍白、烦躁不安、意识不清、脉搏细速、血压下降等表现。

【鉴别诊断】

各型休克之间可根据其病因、原发病临床表现进行鉴别。

【休克的治疗】

1. 休克的初始治疗

在休克早期，为避免器官功能继续恶化，充分的血流动力学支持至关重要。因此，在寻找休克原因的同时应积极开始液体复苏。一旦发现休克的病因，必须立即给予纠正（如控制出血，感染性休克患儿使用抗生素、张力性气胸行胸腔闭式引流等），无论何种类型的休克，早期复苏的目标是一致的，即迅速恢复组织灌注与氧合。复苏的三要素遵循 VIP 原则，即通气（ventilate，供氧），补液（infuse，液体复苏），维持泵功能（pump，血管活性药物）。休克复苏的初始治疗终点为意识正常、年龄相关的血压正常，脉搏正常，中央和外周动脉搏动无差别，四肢末梢温暖，CRT $\leqslant 2$ s，尿量 > 1 mL/（kg·h），血糖，血清离子钙水平正常，血清乳酸水平降低。休克早期应该优先给予开通血管通路，气道管理，液体复苏，合理使用血管活性物质，合适抗生素治疗等。

2. 供氧与通气支持

对于任何表现为休克的患儿，初始评估进行时，均应在第一时间予高流量供氧。开始通过高流量鼻导管给氧或无创通气（如持续气道正压通气，高流量吸氧等）支持，如有严重呼吸困难、低氧血症等呼吸衰竭表现应气管插管，行有创机械通气，并给予肺保护性通气策略。

3. 血管通路

充分液体复苏是逆转病情、降低病死率最关键的措施。对休克表现患儿应尽早建立血管通路，迅速建立 2 条静脉或骨髓输液通道，条件允许时应放置中心静脉导管。

4. 液体复苏

①第 1 小时快速输液：常用 0.9% 氯化钠，首剂 20 mL/kg，10 ～ 20 分钟静脉推注，然后评估循环与组织灌注情况（心率、血压、脉搏、毛细血管再充盈时间等）。若循环无明显改善，可再予第 2 剂、第 3 剂，每次均为 10 ～ 20 mL/kg，总量最多可达 40 ～ 60 mL/kg。第 1 小时输液既要重视液量不足，又要注意心肺功能（如肺部啰音、奔马律、肝大、呼吸做功增加等）。条件允许应做中心静脉压监测，建议以动态指标来预测液体反应性（被动抬腿试验、每搏变异度等），个体化实施以不断的血流动力学评估指导下的复苏策略。第 1 小时液体复苏不用含糖液。②继续和维持输液：由于血液重新分配及毛细血管渗漏等，感染性休克的液体丢失和持续低血容量可能持续数日，因此要继续补液和维持补液。继续输液可用 1/2 ～ 2/3 张液体，可根据血电解质测定结果进行调整，6 ～ 8 小时内输液速度 5 ～ 10 mL/（kg·h）。维持输液用 1/3 张液体，24 小时内输液速度 2 ～ 4 mL/（kg·h），24 小时后可根据情况进行调整。在保证通气前提下，可根据血气分析结果给予碳酸氢钠，使 pH 达 7.25 即可。适当补充胶体液，如血浆等。一般不输血，若红细胞比积（HCT）< 30%，应酌情输红细胞悬液或鲜血，使 Hb > 100 g/L。继续及维持补液阶段也要动态观察循环状态，评估液体量是否恰当，随时调整输液方案。③在使用晶体液有超过 40 ～ 60 mL/kg 输液需求时，可考虑使用胶体液，可予继续 5% 白蛋白，10 mL/（kg·次），不超过 40 mL/kg。不建议使用羟乙基淀粉。

5. 血管活性药物与正性肌力药物使用

在液体复苏基础上休克难以纠正、血压仍低或仍有明显灌注不良表现，可考虑使用血管活性药物以提高血压、改善脏器灌流。

（1）多巴胺：可用于液体复苏无效的脓毒症冷休克，对于仅需要正性肌力支持的患儿可予小剂量 5 μg/（kg·min）持续静脉泵注，对于低血压患儿初始剂量即应从较高 10 μg/（kg·min）起，可根据血压监测调整剂量，最大不宜超过 20 μg/（kg·min）。

（2）肾上腺素：0.05 ～ 1 μg/（kg·min）持续静脉泵注，为脓毒症冷休克或有多巴胺抵抗、过敏性休克、心源性休克者的较好选择。

（3）去甲肾上腺素：0.05 ～ 1 μg/（kg·min）持续静脉泵注，为脓毒症暖休克、脊髓休克治疗的较好选择。

（4）正性肌力药物：伴有心功能障碍，疗效不佳时可使用正性肌力药物。常用多巴酚丁胺 5 ～ 20 μg/（kg·min）持续静脉泵注，可根据血压调整剂量，如对多巴酚丁胺抵抗，可用肾上腺素。若存在儿茶酚胺抵抗，可选用磷酸二酯酶抑制剂米力农，剂量为 0.2 ～ 0.5 μg/（kg·min）。

（5）硝普钠：心功能障碍严重且又存在高外周阻力的患儿，在液体复苏及应用正性肌力药物基础上可使用半衰期短的血管扩张剂，如硝普钠 0.5 ～ 8 μg/（kg·min），应从小剂量开始，避光使用。

6. 肾上腺皮质激素

对重症休克疑有肾上腺皮质功能低下、急性呼吸窘迫综合征（ARDS）、长期使用肾上腺皮质激素或出现儿茶酚胺抵抗性休克时，可以使用甲泼尼龙 2 ～ 3 mg/（kg·d）或氢化可的松可 3 ～ 5 mg/（kg·d）。

7. 维持葡萄糖稳定

休克时可出现高血糖或低血糖。儿童血糖控制标准为血糖 ≤ 180 mg/dL。血糖 > 200 mg/dL 时可予胰岛素 0.05 U/（kg·d）；若有低血糖可用葡萄糖 0.5 ～ 1.0 g/kg。

8. 纠正凝血障碍

早期可给予小剂量肝素 5 ～ 10 IU/kg 皮下注射或静脉输注（注意肝素不能皮下注射），每 6 小时 1 次。若已明确有弥散性血管内凝血，则应按 DIC 常规治疗。

9. 其他注意事项

①在确认脓毒性休克后，建议 1 h 内使用静脉抗菌药物。推荐经验性使用一种或几种抗菌药物进行广谱治疗，以期覆盖所有可能的病原体。建议在抗生素使用前获得血培养。不推荐静脉注射免疫球蛋白（IVIG）用于治疗脓毒性休克患儿。②如果休克的原因是外伤引起的出血，予以压迫止血，应补液和输血同时进行，做好紧急手术止血准备，持续出血可能需要手术治疗。静脉使用止血药如巴曲酶、酚磺乙胺、氨甲环酸等。大咯血可予以垂体后叶素静脉滴注，或纤维支气管镜局部给药。消化道大出血可予以奥美拉唑，胃内注入去甲肾上腺素等。③心源性休克主要由心功能不全引起，液体复苏往往不能增加心排出量。输液过多或过快，反而导致肺水肿，使病情恶化。故在休克液体复苏前，应先判断是否存在心源性休克，如果存在，予 5 ～ 10 mL/kg 等渗晶体液，扩容一般每次 5 ～ 10 mL/kg，时间 30 min 左右，出现肝增大、肺部啰音即停止扩容，全天液体量控制在 50 mL/（kg·d），有条件者建议根据血流动力学评估纠正休克。④当发生过敏性休克时应切断过敏原，如患者为静脉用药时，停止输液，换掉输液器和管道，不要拔针，保留静脉通路。严重过敏反应一经确诊，首选第一时间肌内注射肾上腺素，可于大腿中外侧肌内注射 1:1000 肾上腺素注射液（规格：1 mL:1 mg）。儿童给药按年龄的肌注剂量如下：6 个月以下，50 μg（0.05 mL）；6 个月 ～ 6 岁，120 μg（0.12 mL）；6 ～ 12 岁，250 μg（0.25 mL），肾上腺素可重复应用，但是要至少间隔 5 分钟，直到患者的状况稳定。原来有静脉通路或能迅速建立静脉通路者可选用静脉注射。取规格为 1 mL:1 mg 的肾上腺素注射液 1mL，用 0.9% 的氯化钠注射液稀释 10 倍，配制成 1:10000 肾上腺素注射液，儿童推荐剂量为 0.01 ～ 0.03 mg/kg，不推荐肾上腺素皮下注射。扩容补液。早期可静脉输注糖皮质激素，如氢化可的松或甲泼尼龙静脉滴注，但是不应将糖皮质激素作为严重过敏反应的一线治疗，可静脉或肌注给予抗组胺药，如苯海拉明和氯苯那敏。异丙嗪可致 2 岁以下儿童呼吸抑制甚至死亡，故 2 岁以下儿童应禁用。不推荐 10% 葡萄糖酸钙注射液用于严重过敏反应和心肺复苏的抢救。好转后需要

观察，至少监测 6 ～ 8 个小时。⑤神经源性休克治疗主要是去除病因，停止正在进行的可能引起神经源性休克的医疗操作。肾上腺素肌内注射。血管活性药物使用，可使用缩血管药物如去甲肾上腺素 4 ～ 8 μg/（kg·min），间羟胺 0.02 ～ 0.2 mg/kg 静脉滴注，可使用糖皮质激素如地塞米松 0.2 ～ 0.4 mg/kg，4 ～ 6 小时 1 次。疼痛持续存在者可使用止痛药。⑥休克经过治疗后血压仍难以纠正，应考虑扩容不够、液体补充不足、气胸、心包填塞、隐匿出血、肾上腺皮质功能不全等。⑦休克救治过程中，至少 5 分钟评估 1 次：神志，皮肤、黏膜色泽，毛细血管充盈时间，温度，血压，脉搏、心率，呼吸等。

（郭晓理　南通大学附属医院）

参考文献

1. SINGER M，DEUTSCHMAN C S，SEYMOUR C W，et al. The Third International Consensus Definitions for Sepsis and Septic Shock（Sepsis-3）. JAMA，2016，315（8）：801-810.

2. 中华医学会儿科学分会急救学组，中华医学会急诊医学分会儿科学组，中国医师协会儿童重症医师分会. 儿童脓毒性休克（感染性休克）诊治专家共识（2015 版）. 中国小儿急救医学，2015，22（11）：743.

3. 黄莉，陆国平. 休克的快速处理. 中华实用儿科临床杂志，2018，33（18）：1370-1375.

4. 莫林. 麦登. 小儿基础重症支持. 2 版. 章伟芳，张晨美，谈林华，等，译. 浙江：浙江大学出版社，2018：120-139.

第三节　急性中毒

【概述】

某些物质接触人体或进入人体后，能与体液和组织相互作用，扰乱或破坏机体正常的生理功能，引起暂时性或持久性的病理状态，甚至死亡，这一过程称为"中毒"。能引起中毒的物质，称为毒物。

中毒分为急性中毒和慢性中毒。毒物接触人体或进入体内后迅速出现中毒症状，甚至危及生命者，为急性中毒。小剂量毒物逐渐进入人体内，经过一段时间的蓄积达到一定浓度后方出现症状者，为慢性中毒。

小儿由于年幼无知，缺乏生活经验，不能辨别有毒或无毒，加之好奇心强等特点，易发生中毒，而小儿机体尚未发育完善，易受损伤，因此中毒症状较成人重。家长或保育人员疏忽，医务人员粗心大意，哺喂人员不注意卫生，也是造成小儿中毒的重要原因。

【中毒发生的机制】

毒物的致毒机制多种多样，十分复杂。毒物进入机体后常通过多种方式干扰和破坏机体的生理生化过程。

【毒物在体内的吸收分布、代谢、排泄】

1.毒物的吸收

毒物可经呼吸道、消化道、皮肤接触等途径进入体内。

（1）经呼吸道吸收：有毒气体、烟雾或挥发性毒物易于通过呼吸道进入体内。中毒症状出现早而且严重。

（2）经消化道吸收：毒物进入消化道后经口腔黏膜、胃、小肠、结肠、直肠吸收，主要以小肠吸收为主。

（3）经皮肤黏膜吸收：脂溶性毒物如有机磷农药等可直接溶解皮肤表面的类脂层而经真皮下毛细血管吸收。

（4）其他途径：毒物还可通过注射途径吸收。孕妇中毒后可通过胎盘途径使胎儿中毒。

2.毒物的分布

毒物进入体内后，随血流分布于体液和组织中，达到一定浓度后呈现毒性作用。一般来说，毒物最先达到和浓度最高的脏器中毒损害最明显。了解毒物的分布，对中毒的诊断、治疗及预后判断有重要意义。

3.毒物的代谢

毒物进入机体后与细胞内或组织内的酶相互作用，发生化学结构的变化，这就是毒物在体内的代谢，也称生物转化。肝脏是毒物转化的重要器官。毒物在肝脏的代谢主要通过氧化、还原、水解、结合反应4种方式来完成。

4.毒物的排泄

毒物的排泄是机体清除毒物的过程，可通过肾脏、消化道等各种途径排出。多数毒物只有在排泄后才能最终消除对机体的毒性作用。

【中毒的诊断】

1.询问病史

由于小儿尤其是婴幼儿自身的特点决定了家属在病史陈述中的重要性。询问病史应注意患儿是否急性起病，有何表现，发病前服过何种食物，家中其他人或周围小朋友是否同时发病，家长在工作中是否接触有毒物品，孩子活动场所中有否毒物（如杀虫剂、灭蚊药、灭鼠药）及药物，是否有毒动物咬伤或有毒植物接触史，室内有否煤炉，通风情况如何。在询问中毒的病史时，应尽量问清楚下列关键细节：摄入毒物的名称、摄入时间、摄入途径、摄入量及可能同时摄入的其他毒物。这对判断中毒的严重程度、预测病情及制订治疗计划非常重要。

2.临床诊查

临床检查从症状和体征两方面入手，根据中毒患者的面容、呼出气味、症状、体征、排泄物性状等，结合病史，综合分析，得出初步诊断，再根据初步诊断，选择性留取标本，送做毒物鉴定，以做确诊根据。

（1）临床症状：小儿急性中毒首发症状多为腹痛、腹泻、呕吐、惊厥或昏迷等，严重时可发生多系统器官功能衰竭。

（2）体格检查：注意患儿的意识状态（清醒、嗜睡、昏迷），再查呼吸、脉搏、血压、体温等生命体征，特别注意肤色、瞳孔大小、气味、口腔黏膜等，检查衣服、皮肤是否有毒物。各种毒物性质不同，可产生不同的表现，某些体征有其特异性，对诊断有一定帮助（表13-1）。

表 13-1 常见毒物中毒的主要症状

症 状		毒 物
神经系统	惊厥	中枢兴奋剂、苯海拉明、氨茶碱、毒蕈、白果、有机磷、异烟肼
	昏迷	中枢抑制剂、一氧化碳、二氧化碳、上述引起惊厥毒物中毒晚期
	狂躁	颠茄类、乙醇、毒蕈、氯丙嗪等
呼吸系统	呼吸困难	氰化物、一氧化碳、肠源性青紫的晚期、有机磷
	呼吸缓慢	安眠药、镇静剂
	喉头水肿、肺水肿	有机磷、毒蕈
呼出气及吐出物特殊气味	特异气味	乙醇、煤油、来苏儿、汽油
	蒜臭	有机磷
	苦杏仁味	含氰甙果仁等
心率	过速	颠茄类、肾上腺素、麻黄碱
	过缓	洋地黄、毒蕈、利血平
瞳孔	扩大	颠茄、莨菪、山莨菪碱（654-2）、阿托品、洋金花、乙醇
	缩小	有机磷、毒蕈、巴比妥、阿片类、氯丙嗪

症 状		毒 物
皮肤	潮红	颠茄类、乙醇、河豚、组织胺、利血平
	发绀	亚硝酸盐、氰化物
	黄疸	毒蕈、引起溶血及损伤肝脏药物
	湿润	有机磷、乙醇、毒蕈、蟾蜍
消化系统	流涎	有机磷、毒蕈
	腹痛、吐泻	磷、毒蕈、蓖麻子、蟾蜍
	口腔黏膜糜烂	强酸、强碱、来苏儿
尿异常	血尿	毒蕈、磺胺类药
	血红蛋白尿	毒蕈、呋喃妥因、奎宁

3.毒源调查及现场检查

当怀疑患儿为急性中毒时，应在现场检查周围中毒因素，如有否敞开的瓶口和散落的药片，或空瓶及可疑的食物等，尽可能保留患者饮食、用具，以便鉴定。

4.实验室检查

在小儿急性中毒的抢救过程中，在询问病史、细致观察患儿的症状和体征、初步做出诊断、及时抢救的基础上，应结合实验室检查，毒物鉴定结果，正确做出诊断，以指导治疗。

5.毒物的鉴定

毒物的鉴定是诊断中毒最可靠的方法。有条件者应收集患儿的呕吐物、粪便、尿、唾液、血或可疑物品进行毒物鉴定。盛装的容器最好用玻璃、瓷制品，以防发生化学反应。

【急性中毒的治疗原则】

1.急性中毒的一般处理原则

急性中毒病情发展急骤，变化快。抢救治疗应争分夺秒、正确处置。一般而言，中毒救治可分为四步。

第一步：复苏和初步稳定病情。迅速消除威胁生命的中毒效应，维持循环和呼吸功能，包括呼吸道通畅和氧供应，纠正低血压和心律失常，使患者的生命指征趋于稳定状态。

第二步：消除毒物。迅速切断毒源，立即终止毒物对健康身体的继续侵害，包括脱离中毒环境，脱去染毒衣物，消除残留在胃肠道、皮肤、眼等处的毒物。

第三步：及时正确地使用特效解毒药。如有机磷杀虫剂中毒需早期、足量反复使用肟类复能剂及阿托品等抗胆碱药物。

第四步：对症治疗和支持疗法。由于毒物的损害，往往造成机体各系统的障碍，应及时处理和防治可能发生的各种并发症和中毒迟发效应，消除或减轻各种症状，改善患者症状，保护重要器官，使其功能恢复。此外，还可使用特殊治疗手段（如血液透析、血液灌流等），加快毒物排出，降低中毒程度，缩短中毒时间。

2. 现场急救

（1）迅速脱离中毒环境：将中毒患者移至空气流通的地方呼吸新鲜空气，适当保温，并保持安静。

（2）保持呼吸道通畅：清除呼吸道堵塞物，松开衣扣，必要时给氧或人工呼吸。有条件者可用呼吸器及急救用吸痰器。

（3）清除残留毒物：尽早、尽量清除尚未吸收的毒物，往往胜过以后数小时甚至数日的治疗。毒物污染眼者，需立即用大量清水冲洗；口服毒物中毒者，如无其他抢救条件，可先服牛奶或蛋清加水混合液 200 mL，并加以催吐。

（4）使用特效解毒药物：如有机磷毒物中毒确诊后立即注射碘解磷定注射液等；氰化物中毒者给予吸入亚硝酸异戊酯，静脉注射亚硝酸钠（3%）注射液以及硫代硫酸钠。若无条件，应取正确体位（仰卧头侧位），立即送医院抢救。

（5）做好自我防护：进入有毒气区域的急救人员，须穿戴适当的防护器具，避免处于下风向。设法断绝毒物污染源并排出毒物。必要时，进行消毒处理。

3. 清除毒物

（1）体表污染毒物的清除：先脱下一切污染的衣物，彻底清洗污染部位，可根据毒物性质，选用肥皂水、3% ～ 5% 碳酸氢钠溶液、0.02% ～ 0.05% 高锰酸钾溶液等。冲洗液的量往往比冲洗液的类型更为重要，如无条件以清水淋洗亦可，忌用热水，以微温为宜。眼内染毒可用生理盐水或其他适当溶液（如 2% 碳酸氢钠溶液）彻底清洗，特别是腐蚀性毒物更须反复冲洗，至少 15 min。强碱或强酸溅入眼内，冲洗时间不少于 30 min，必要时可测泪液 pH，以指导淋洗。强碱损伤眼部者，先用 1% ～ 2% 硼酸溶液冲洗，并请眼科医师会诊。

由伤口或注射进入的毒物，应在近心端扎止血带（每隔 15 ～ 30 min 放松 1 min），局部用生理盐水冲洗伤口，冰敷，制止患者活动，也可局部吸引或引流排毒。经伤口进入体内的毒素，大多因有动物咬伤或刺伤，应使患者静止不动，注射抗毒血清，可用冷的过氧化氢溶液或高锰酸钾溶液冲洗，清除残留毒素。

（2）胃肠道毒物的清除：口服摄入毒物是最常见的中毒途径之一。除非毒物性质和患者情况不许可，否则应对所有摄入毒物者进行清除。

1）催吐：吐根糖浆是很好的催吐药，一般 6 ～ 12 个月的婴儿每次 10 mL，1 ～ 12 岁每次服 15 mL，12 岁以上服 30 mL。服用吐根糖浆后，应立即口服液体（如水等）。吐根糖浆的不良反应极少见，有的患者会发生腹泻和轻度中枢神经系统抑制。吐后 90 ～ 120 min，不给患者食物或饮料，可避免连续呕吐。

禁忌证：摄入腐蚀性毒物或石油蒸馏物（汽油、煤油等）者；昏迷状态、抽搐或惊厥未得到控制者；有溃疡灶、主动脉瘤、食管静脉曲张，以及已发生剧烈呕吐者。

2）洗胃：一般经胃摄入毒物 6 h 内应洗胃，尤其在服毒后 1 h 内洗胃效果最好。但摄入毒物较多、毒物为缓释制剂或结块、服毒后曾食入大量牛奶或蛋清者，以及由于毒物作用或胃的保护性反应而使胃的排空时间延长者，不应受 6 h 胃生理排空时间的限制。事实证明，像抗胆碱药、三环抗抑郁药、水杨酸盐类等，在服后 6 h 洗胃仍然有效。对于意识可能很快丧失或将发生抽搐的患者，应争取时间洗胃，洗胃务必及时彻底。

洗胃常用两种方法：电动抢救洗胃和吊瓶加吸引器洗胃法。洗胃时应注意以下几点：①头部稍低，取左侧卧位，如有假牙应取下。②尽可能用大孔径胃管，直径最好在 0.5 ～ 0.7 cm，一般宜经口插入，保证胃管放在适当位置。③保持呼吸道通畅，防止液体流入气管，必要时应先气管插管。④必要时，可行胃切开术，直视洗胃。⑤洗胃液可根据毒物性质适当选择，温度一般为 36 ～ 37 ℃，每次 300 mL 左右，小儿酌减。按先出后入、快入快出、出入量大致相近的原则，反复洗胃至胃液清澈，无味为止。常用洗胃液的适应证、作用和注意事项（表 13-2）。

表 13-2　常用洗胃液的适应证、作用和注意事项

洗胃液	适应证	作用和注意事项
微温开水：1% ～ 2% 氯化钠溶液或生理盐水	常用于毒物不明、急性中毒、碘化物、硝酸银中毒	避免使用热溶液，以防血管扩张，促进毒物吸收
解毒剂50 g（药用炭2份，糅酸、氧化镁各1份混合）加温开水500 mL	用于各种口服毒物中毒，而毒物性质尚能测定者	可吸收、沉淀或中和毒物，用本方剂内服或洗胃后，可清水洗去，对硫磷毒物不用
1∶2000 ～ 1∶5000 高锰酸钾溶液	常用于巴比妥类、阿片类、士的宁、氰化物等中毒	可氧化破坏毒物，但1605、1059、3911及乐果等，氧化后毒性增强，故不能用高锰酸钾洗胃
过氧化氢溶液（双氧水）10 mL 加水至 100 mL	常用于无机磷及阿片类、士的宁、氰化物等中毒	可氧化破坏毒物，易产生气体，腐蚀性毒物中毒时禁用

续表

洗胃液	适应证	作用和注意事项
2% 碳酸氢钠溶液	用于生物碱、汞、铁及有机磷中毒（敌百虫除外）	为碱性溶液，可沉淀多数生物碱、中和胃酸，亦可结合某些金属，但不能用于敌百虫中毒洗胃。本溶液在体内易产生气体，腐蚀性毒物中毒禁用
微温浓茶或 10%～20% 鞣酸溶液	用于重金属盐、生物碱、吗啡、阿托品、士的宁、毒蕈或草酸等中毒	沉淀作用
碘酊水溶液即碘酊15 滴溶于 500 mL 水中	用于生碱类中毒	沉淀作用
0.2%～0.5% 硫酸铜溶液	用于无机磷中毒	沉淀作用，生成磷化铜
2%～5% 硫酸镁或硫酸钠溶液	用于镁盐等中毒	生成不溶于水的硫酸镁沉淀。因镁盐量大时，有中毒可能，所以首选钠为妥
10% 葡萄糖酸钙或 10% 氯化钙、石灰水上清液	用于氟化物或草酸盐中毒	沉淀作用，生成氟化钙、草酸钙
5% 硫代硫酸钠溶液	用于碘、砷、汞、氟化物中毒	生成无毒的硫化物
5% 甲醛次硫酸钠溶液	用于汞中毒	沉淀作用
米汤、面粥、1%～10% 淀粉糊	用于碘中毒	阻止碘吸收，洗胃洗至洗出液不呈蓝色
0.2%～0.5% 药用炭混悬液	用于一切化学毒物中毒洗胃（氰化物除外）	为强力吸附剂，可阻止毒物吸收

　　禁忌证：强腐蚀性毒物，特别是强碱摄入及近期有胃穿孔、上消化道出血等，不宜洗胃。

　　3）导泻及灌肠：催吐或洗胃后，由胃管注入或口服泻药，清除进入肠道的毒物，防止毒物自肠道吸收。泻药宜用硫酸钠 15～30 g，也可用硫酸镁，但对肾衰竭者，应监测血镁浓度，对中枢神经系统抑制的患者不宜用硫酸镁。婴幼儿和心血管系统功能不稳定者，慎用泻药。常用温水、生理盐水或肥皂水等 1000 mL 做高位灌肠，以清除毒物。

　　禁忌证：腐蚀性毒物中毒、脂溶性毒物中毒，忌用油类泻药。

　　4. 减少毒物吸收

　　按照毒物理化性的特点，分别选用下列解毒剂，降低毒物的毒性和防止继续吸收。

（1）吸附剂：药用炭是最有效的吸附剂，安全、可靠，值得推荐，几乎可用于所有经口中毒患者，以吸附残留的毒物如生物碱、巴比妥类、水杨酸类、苯酚、氯化汞等。

剂量：毒物与药用炭的比例一般为1：10。在毒物量不明时，儿童按1～2 g/kg 或25～50 g，加水100～200 mL。活性炭可与溶液或山梨醇一起服用，前者可使活性炭加速通过肠道，后者使患者易于接受。

不良反应：药用炭的不良反应很少。其外观可使某些患者恶心、呕吐。大剂量药用炭有可能引起小肠阻塞，但罕见，如吸入肺部，可发生严重并发症。

（2）中和剂：摄入强酸者可予弱碱液中和，如氢氧化铝凝胶60 mL 或镁乳60 mL，但忌用碳酸氢钠。摄入强碱可用1%～5%醋酸、淡醋或橘子汁等中和，但碳酸盐类摄入者忌用。

（3）沉淀剂：主要作用是沉淀毒物，减少其毒性，并延缓吸收，可用于口服或洗胃。

（4）氧化剂：高锰酸钾溶液（0.02%～0.05%）可用于尼古丁、奎宁、士的宁、吗啡、磷等中毒，使毒物氧化失效。一般作为洗胃液用，但不宜反复用，以免腐蚀胃黏膜。0.3%过氧化氢溶液可用于阿片、士的宁、氧化物及磷中毒洗胃。过氧化氢对胃黏膜有刺激性，并可引起腹胀，应慎用。

（5）保护剂：牛奶、蛋清、植物油、豆浆等能减轻腐蚀毒物的腐蚀作用，保护和润滑黏膜，适用于强酸、强碱及重金属盐类中毒。对于除磷以外的所有清醒的口服中毒患者，大量服用以上保护剂有稀释毒物和缓冲作用。氢氧化铝凝胶等也可用作保护剂，在洗胃后应用。

酚类中毒宜服用食油类，可选用橄榄油或其他植物油反复洗胃，直至洗出液无酚味为止。最后留置60 mL 植物油于胃中，起减缓吸收和保护作用。

5. 特效解毒剂的应用

当毒物进入人体后，除了尽快排除毒物外，对某些毒物还必须用相应的解毒剂进行解毒。很多毒物均有其特效解毒方法或拮抗的药物，常用解毒剂见表13-3。

表 13-3　常见毒物的解毒剂

中毒种类	解毒药物	剂量用法
铅、锰、铀、镭、钒、铁、钴、硒、铜、铬、汞、镉	依地酸钙钠	每次15～25 mg/kg，配成0.3%～0.5%溶液静脉滴注，需1小时以上滴完，每日2次，每个疗程不超过5日，隔2～3日可再使用
	青霉胺	治疗肝豆状核变性时，每日用20～25 mg/kg，分3次口服；治疗慢性铅、汞中毒，每日用20～25 mg/kg，分4次口服，5～7日为1个疗程

续表

中毒种类	解毒药物	剂量用法
砷、汞、金、锑、钮、铜、镍、钨、锌、铬、铅	二巯丙醇	第 1 日每次 2.5～3 mg/kg，肌内注射，每 4～6 小时 1 次；第 2、第 3 日每 6～12 小时 1 次，以后每 12 小时 1 次，7～14 日为 1 个疗程
	二巯丁二酸钠	急性中毒：首次 2 g 以注射用水 10～20 mL 稀释后静脉注射，以后每次 1 g，每 4～8 小时 1 次，共 3～5 日；亚急性中毒：每次 1 g，每日 2～3 次，共用 3～5 日；慢性中毒：每次 1 g，每日 1 次，1 个疗程为 5～7 日，可间断用 2～3 个疗程，婴幼儿剂量酌减
	二巯丙磺钠	5% 溶液每次 0.1 mL/kg，皮下或肌内注射，第 1 日 3～4 次，第 2 日 2～3 次，第 3 日以后每日 1～2 次，共用 3～7 日，总量为 30～50 mL
砷、汞、铅、铋、碘	硫代硫酸钠	10～20 mg/kg，用生理盐水或葡萄糖液配成 5%～10% 溶液静脉注射，每日 1～2 次
铁	去铁胺	肌内注射：20 mg/kg，每 4 小时 1 次；静脉滴注：20 mg/kg，速度不可超过每小时 15 mg/kg，必要时 6～12 小时可重复 1 次
氢氰酸和氰化物、桃仁、杏仁、李子仁、樱桃仁、枇杷仁、亚麻仁、木薯、橡胶子	亚硝酸异戊酯	将 0.2 mL 装安瓿放手帕内折断吸入 15～30 秒，小儿用量酌减
	亚硝酸钠	1% 溶液 10～25 mL，缓慢静脉注射，3～5 分钟注入
	硫代硫酸钠	每次 0.25～0.5 g/kg 配成 25% 溶液缓慢静脉注射（10～15 分钟内注完）
	亚甲蓝（美蓝）	1% 溶液每次 1 mg/kg 缓慢静脉注射，注射时观察口唇至轻微暗紫色立即停止注射
	4- 二甲氨基酚（4-DMAP）	以 10%4 二甲氨基吡啶（MDAP）2 mL 肌内注射，继以 50% 硫代硫酸钠 25mL 静脉注射，小儿酌减用量
高铁血红蛋白血症、亚硝酸盐、非那西丁、安替比林、磺胺类、苯胺、硝基苯、氯酸盐类	亚甲蓝（美蓝）	1% 的溶液每次 0.1～0.2 mL/kg，稀释后缓慢静脉注射，或按每次 2～3 mg/kg 口服，若症状不消失或重现，1 小时后可重复治疗
	维生素 C	每日用 500～2000 mg 加于 5%～10% 葡萄糖注射液内静脉滴注，或每日口服 1～2 g

中毒种类	解毒药物	剂量用法
有机磷化合物、对硫磷、内吸磷、甲拌磷、敌百虫、敌敌畏、乐果、其他有机磷农药	碘解磷定（解磷定）、氯解磷定、阿托品	详见有机磷中毒
烟碱、毛果芸香碱、溴新斯的明、毒扁豆碱、槟榔碱、毒蕈	碘解磷定（解磷定）、氯解磷定	详见有机磷中毒
氟乙酰胺	阿托品	详见有机磷中毒
	乙酰胺（解氟灵）	每日 0.1～0.3 g/kg，分 2～4 次肌内注射
四氯化碳、草酸盐、氯化物	葡萄糖酸钙	10% 溶液 5～10 mL 加入 25% 葡萄糖注射液 10～20 mL，缓慢静脉注射
	氯化钙	10% 溶液 5～10mL 加入 25% 葡萄糖液 20 mL 静脉缓注，少用
阿托品、莨菪碱类、曼陀罗、颠茄	毛果芸香碱（匹罗卡品）	每次 0.1 mg/kg，皮下或肌内注射
	溴新斯的明	每次 1.0 mg/岁，口服，每日 3 次，每次 0.05～0.1 mg/岁，皮下或肌内注射
氯丙嗪（冬眠灵）、奋乃静	盐酸苯海拉明（可他敏）	每次 1～2 mg/kg，口服或肌内注射
麻醉剂、阿片、吗啡、可待因、海洛因、哌替啶、美沙酮、其他阿片类	纳洛酮	每次 5～10 μg/kg，肌内注射或静脉注射，必要时 2～3 分钟后可重复 1 次
	烯丙吗啡	每次 0.1 mg/kg，皮下、肌内或静脉注射
苯二氮卓类	氟马西尼（安易醒）	用 2 mg（20 mL）以等量生理盐水稀释，分 6 次静脉注射，并观察患者变化，一般推荐剂量为 1 mg（0.2 mg、0.3 mg、0.2 mg、0.3 mg 分次静脉注射，每次静脉注射 15 s，间隔 1 分钟），斟酌减量
对乙酰氨基酚（扑热息痛、泰诺）	乙酰半胱氨酸	首次剂量为 140 mg/kg，口服，以后每 4 小时 1 次，每次 70 mg/kg，共 3 日，可稀释成 5% 浓度，口服或由胃管灌入
华法林、双香豆素	维生素 K_1	肌内注射或静脉滴注，10 mg/d，1～2 次
CO	氧气	100% 氧气吸入或高压氧

6. 对症治疗和支持疗法

排出毒物、减少毒物吸收和解毒治疗，虽为抢救急性中毒的首要措施，但由于毒物已不同程度地损害有关器官，使其正常生理功能减退或丧失，发生各种严重症状，故应积极进行对症治疗，这样不仅能减轻患者痛苦，还能使患者有更多的挽救机会，因此，对症治疗是中毒抢救的重要一环。急救时排毒、解毒和对症治疗，应同时进行，以免延误时机。在对症治疗中应强调支持治疗，其对患者的康复能起到良好的作用。针对中毒患者的全身状况，尽快给予正确的对症和支持治疗，以挽救生命，恢复功能。大多数急性中毒尚无特效解毒药，即使有也不可忽视对症治疗。

7. 促进毒物排泄

促进已吸收的毒物排出，可减轻中毒症状，减少死亡率。增加毒物排出的方法有利尿、透析、血液灌流、血浆置换、高压氧疗法等。

（1）利尿排毒：只用于溴化物、苯丙胺类、水杨酸盐、苯巴比妥等中毒。强力利尿通常用呋塞米（速尿），有时也用甘露醇，静脉注射或滴入，保持每千克体重每小时尿量为 3 ～ 5 mL。强力利尿不适用于：主要通过肝或组织代谢而消除的毒物；与蛋白质紧密结合的毒物；分布容积大的毒物，分布容积超过 1 L/kg 者难以获效；高脂溶性毒物。利尿对大多数药物或毒素中毒是无效的，且可发生水及电解质紊乱。三环类抗抑郁药和许多镇静催眠药，还可引起药源性间质性肺水肿。因此，不提倡用强力利尿的方法来处理毒物中毒。①酸化利尿：在理论上，酸化尿液对苯环利定及苯丙胺有促进排出的作用，但在实际救治时很少使用。许多中毒患者，已有代谢性酸中毒，而且对肌红蛋白尿患者，酸化尿可损害肾。②碱化尿液：可加快某些特定毒物的排泄，其效果取决于毒物经肾排泄的比例，适用于经肾排泄、主要分布在细胞外液的弱酸性毒物中毒，如水杨酸盐、苯巴比妥等，可通过给予碱性液，维持尿 pH 值在 7.5 ～ 8.5，但需注意发生高钠血症、低钠血症、液量过多等并发症。

（2）促进毒物经消化道排泄：反复多次给予活性炭，可通过打断毒物吸收的肝肠循环，促进毒物由浓度较高的肠黏膜向低浓度的肠腔被动弥散，增加毒物排泄，适用于分布容积低、半衰期长、固有清除率低的毒物。目前推荐用于前述能被活性炭吸附的毒物、茶碱、巴比妥、卡马西平、氨苯砜和奎宁。常用量：活性炭每次 1.0 g/kg，每 4 小时 1 次；或 0.5 g/kg，每 2 小时 1 次；或首次负荷量按活性炭和毒物重量比 10∶1 给予，随后每 4 ～ 6 小时次剂量为负荷量的 50%，持续 24 h。禁忌证包括意识障碍、频繁呕吐及肠梗阻。离子交换树脂也能吸附毒物，可促进毒物清除，目前证据显示聚磺苯乙烯树脂可促进锂的排泄，缩短锂的半衰期。

（3）血液净化：在常规治疗的基础上，血液净化疗法能更有效地清除体内毒素，减轻机体损伤，预防及改善多脏器功能障碍，缩短住院时间，提高存活率，对降低重症中毒患儿的病死率和致残率起到了明显的作用。

①血液净化的适应证：血液净化是高风险的有创性治疗手段，婴幼儿由于年龄因素实施难度很大，故对于中毒损伤小、病情轻、生命体征平稳、毒物性质清楚、临床预后估计好的患儿，无须进行血液净化。但有以下临床提示时，应考虑积极行血液净化治疗：A. 毒物进入体内，一般的内科治疗不能将其及代谢产物排出体外，会持续导致重要脏器继续损害。B. 毒物血液浓度较高，已经达到或超过致死剂量。C. 毒物性质不明，但已经出现深度昏迷、低血压、低体温等危及生命体征时。D. 由于毒物损害了重要脏器出现心、肝、肾功能障碍等，经过内科保守治疗病情仍进展的，需要血液净化替代脏器功能。E. 进入机体有延迟毒性的毒物，如百草枯，早期可无严重临床中毒症状，晚期才出现各脏器损害，若治疗延误，则可能失去抢救机会，需积极清除。F. 对毒性大、预后差的毒物中毒，若已错过洗胃的最佳时机，缺乏特殊解毒剂。

②儿童中毒血液净化的常用模式如下。

血液灌流（Hp）：其对毒物吸附是非特异性的，能有效去除血液内肌酐、尿酸、中分子物质、酚类、胍类、吲哚、有机酸及多种药物，对于脂溶性高、蛋白结合率高、分子质量较大的毒物在清除率上远高于血液透析，能更有效地将其从血液中予以清除，因此 Hp 被认为是目前抢救重度药物或毒物中毒时首选的血液净化方式。血液透析与 Hp 联合应用，可增加对毒物的清除能力。Hp 的缺点主要是不能纠正水、电解质和酸碱平衡紊乱，对血液流速的要求比较大，对血容量本身较小的儿童特别是小婴幼儿，操作技术要求更高，操作时要注意合理预充和抗凝，必要时可联合其他血液净化模式进行治疗。

血液透析（HD）：因透析器膜孔径比较小，只有分子质量小（相对分子质量在 500 以下）并且具有高度水溶性的毒物才能在 HD 中被清除。HD 最大的优势在于清除毒物的同时有纠正水、电解质和酸碱失衡的作用，适用于中毒引起的肾功能障碍或严重酸碱、电解质紊乱、保守疗法效果不理想的患儿，多与 Hp 联合应用。

腹膜透析（PD）：能清除以游离形式存在于血液循环中的药物或毒物。PD 有其自身的优势，其一是技术简单、无须建立体外循环和使用抗凝剂，价格便宜，适用于无 HD 和 Hp 技术条件的基层医院；其二是相对于 HD 只能清除小分子物质，PD 能清除相对分子质量较大的中分子物质。缺点是清除的速度较慢，对脂溶性、大分子毒物的清除不如 Hp，有合并腹腔感染的潜在风险，因此相对于其他血液净化方法的进展，PD 在治疗急性中毒方面进展并不明显，但儿童的腹膜面积按体重比值计算，约为成人的 2 倍，大于肾小球滤过总面积，因此透析效果要好于成人，特别是其操作相对简单，对设备要求较其他血液净化方式低。

连续性血液净化（CBP）：应用指征与 HD 基本一致，目前主要适用于循环不稳定、无法耐受其他间歇性血液净化技术或需要大量超滤水分的中毒患者。目前 CBP 常用模式有连续动—静脉血液滤过、连续静—静脉血液滤过、连续动—静脉血液透析滤过、连续静—静脉血液透析滤过、高通量血液滤过等。CBP 治疗脓毒症急性肾损伤、急性重症胰腺炎等方面有大型试验研究证据，但在治疗急性中毒及具体模式的选择上由于缺乏有价值的循证医学研究证据，目前没有形成一致意见。CBP 的超滤液中有血浆中所有的药物，但只有游离的药物才能被滤出。单纯 CBP 对毒物的清除率并不高，常与 Hp 或血浆置换（PE）等其他血液净化方式联合使用，已成为现阶段重度急性中毒患者抢救的重要方式之一。

血浆置换（PE）：不仅可以对体内的蛋白、免疫复合物等大分子毒物进行清除，也适用于清除与血浆蛋白结合率高（＞60%）、不易被 HD 或 Hp 清除的毒物如毒蕈毒素等，还可以清除体内中小分子的代谢毒物，因此对毒物的清除率远高于 HD、血液滤过（HF）、Hp。PE 在清除毒物的同时可通过补充血浆蛋白、凝血因子等体内必需的物质，对损害的细胞进行修复，更有利于身体的早期康复。PE 联合 Hp 对于某些蛋白结合率高的毒物的清除可以达到更好的效果。PE 抢救毒蕈中毒患儿能明显提高成功率，被认为是治疗毒蕈中毒合并急性肝功能衰竭患儿最有效的治疗方法。

急性中毒时选择血液净化方法治疗的主要根据：①药物或毒物的各项药代动力学参数。②患儿的状态。婴幼儿及并发肺水肿、脑水肿及循环不稳定的患儿宜采用连续血液滤过或腹膜透析。③当地医院的条件。Hp 设备要求及操作简单，适用于基层医疗单位和现场急救。在没有其他血液净化条件而又不能转院的紧急情况下，可采用最简单的换血疗法。

儿童中毒血液净化的注意事项：①有效的血管通路：小儿由于血管细小、皮下脂肪丰厚、体表血管标示不清楚，加之不合作，给血管通路建立带来较大的困难。临床常用股静脉或颈内静脉。②注意血液净化的"反跳"现象：血液净化只是清除血液中的毒物，而进入组织细胞内的毒物可能重新弥散入血中并重新分布，出现二次中毒症状。因此，应严密监测临床症状至病情稳定，如有条件需定时做毒物定量分析，必要时可重复治疗2～3次。③充分和安全抗凝是保证血液净化顺利进行的关键：大多中毒儿童同时并发肝、肾功能损害，凝血机制往往受到影响，因此，肝素用量应谨慎。④注意综合治疗的同步进行：血液净化着眼于清除毒物，不能替代脏器功能支持的其他治疗，二者必须同时进行，才能提高抢救成功率。

8. 氧疗法

在急症抢救中，氧气是一种有效的治疗药物，对某些急性中毒患者，常常是不可缺少的治疗方法之一。急性中毒患者常因毒物的毒理作用，抑制呼吸及气体的交换，有的毒物可抑制组织内细胞呼吸，造成组织缺氧。

（1）吸氧：常用鼻导管或面罩吸氧来治疗患者的缺氧状态，均需湿化后吸入。对中毒引起的轻度缺氧患者，用鼻导管吸氧或面罩吸氧已足够。但对呼吸功能不佳或呼吸停止的患者，必须及早果断地使用呼吸机通气，才能达到治疗目的。

（2）高压氧治疗：有毒气体中毒是高压氧治疗的绝对适应证，对消除急性中毒引起的脑水肿相当有效。

附录 J　常见中毒的救治

一、有机磷农药中毒

【概述】

有机磷杀虫剂是国内外应用最广泛的农药，因其毒性强，应用广泛，在急性农药中毒中占首位。依其毒性大小分为：①剧毒类：对硫磷、内吸磷等；②高毒类：乐果、敌敌畏等；③低毒类：敌百虫、马拉硫磷等。

【中毒原因】

（1）消化道吸收：误食沾染有机磷农药的食物、蔬菜、水果。乳母在喷洒农药后未换衣服及未洗手即哺乳。投毒、自杀等。

（2）皮肤吸收：用有机磷农药涂抹衣服、头发、凉席等以灭蚤、蚊使皮肤接触，或在喷洒农药时未做个人防护。

（3）呼吸道吸收：喷洒农药污染空气。

【毒理】

有机磷进入体内后，可抑制胆碱酯酶的活性，造成乙酰胆碱在体内大量蓄积，引起神经生理功能紊乱。

（1）毒蕈碱样作用：乙酰胆碱兴奋胆碱能神经节后纤维，使平滑肌收缩，腺体分泌增加、瞳孔缩小、心率减慢、血压下降。

（2）烟碱样作用：乙酰胆碱兴奋运动神经可引起肌肉纤维震颤甚至挛缩，中毒晚期转为肌力减弱或肌麻痹。兴奋交感神经节、节前纤维，可引起血压上升、心率加快，中毒晚期，可因血管运动神经麻痹发生循环衰竭。

（3）中枢神经系统作用表现为先兴奋，后抑制。呼吸中枢麻痹为中毒晚期的表现。

【临床表现】

（1）潜在性中毒：无临床症状，仅血胆碱酯酶活力降低，为正常的 70% ～ 90%，无须特殊处理，继续观察 12 小时。

（2）轻度中毒：出现头晕、头痛、恶心、呕吐、流涎、多汗、视力模糊、四肢麻木等毒蕈碱样症状，血胆碱酯酶活力降到正常的 50% ～ 70%。

（3）中度中毒：除上述症状外，尚有轻度意识障碍，步态蹒跚，语言不清，瞳孔缩小，肌肉震颤，肺部有湿啰音，多汗，心动过缓，血压轻度上升，肌肉纤维颤动。血胆碱酯酶活力降至正常的 30% ～ 50%。

（4）重度中毒：患儿昏迷，心跳加快，血压升高，发热，瞳孔极度缩小，对光反射消失，呼吸困难、肺水肿，发绀、抽搐，四肢瘫痪，反射消失，呼吸麻痹，血胆碱酯酶降至正常的 30% 以下。如果临床表现程度与胆碱酯酶活性结果不一致时，应弱化胆碱酯酶活力的意义，更加重视临床情况的判断。

【诊断要点】

（1）病史：明确的接触史，有自服、误服，皮肤涂抹外用，喷洒农药污染皮肤，呼吸道吸入等接触史，最好要求家属提供残留的农药瓶等直接证据。

（2）临床表现及体格检查：具备或不完全具备胆碱能危象和非胆碱酯酶抑制的毒性表现。

（3）辅助检查：胆碱酯酶活力明显降低。血、尿、粪便或胃内容物中检测到有机磷农药或其特异性代谢产物成分。通过明确的接触史，典型临床表现，结合胆碱酯酶活力测定，一般无须毒物检测即可临床诊断此病。

【治疗】

（1）清除毒物：①经消化道中毒：先吸净胃内容物再洗胃，因农药原液较稀释液难吸收，可用清水、1：5000 高锰酸钾或 2% ～ 4% 苏打水（敌百虫中毒禁用碱性液，因可使其变成毒性更强的敌敌畏），应反复多次冲洗，直至流出液无蒜味为止。对于严重患儿，可保留胃管持续胃肠减压 48 ～ 72 h，间隔 2 ～ 6 h 重复洗胃，因毒物吸收后可自胃黏膜再分泌，洗胃后用甘露醇导泻。应常规尽早、彻底进行洗胃。②接触及吸入中毒者应立即脱离现场，除去被污染的衣物，用清水彻底清洗皮肤、头发、指甲等。

（2）加快排泄：①利尿；②血液净化。

（3）解毒药的应用：原则为早期、足量、反复给药。

1）阿托品：能拮抗乙酰胆碱的毒蕈样作用，可解除平滑肌痉挛，减少腺体分泌，使瞳孔扩大，同时能部分解除中枢神经系统症状，兴奋呼吸中枢，但对烟碱样作用及复活胆碱酯酶活性无效。阿托品使用以达到和维持"阿托品化"为度（即瞳孔扩大、头面潮红、皮肤干燥、心率增快、肺部湿啰音减少、意识障碍减轻、有轻度躁动）。中重度中毒者需与胆碱酯酶复能剂合用。①轻度中毒：阿托品每次 0.02 ～ 0.03 mg/kg，口服或肌内注射，必要时 2 ～ 4 小时重复，直至症状消失为止。②中度中毒：阿托品每次 0.03 ～ 0.05 mg/kg。静脉滴注，30 ～ 60 min 一次，阿托品化后仍需维持 24 h 以上，未出现症状反复者，可逐渐减量及延长给药时间。③重度中毒：阿托品每次 0.05 ～ 0.2 mg/kg，10 ～ 20 min 一次，至瞳孔散大、肺水肿消失后，改为阿托品 0.02 ～ 0.03 mg/kg、15 ～ 30 min 一次至意识恢复，改为阿托品 0.02 ～ 0.03 mg/kg，30 ～ 60 min

一次。

应用阿托品注意事项：①判断阿托品化必须全面分析：有的中毒者可因颅高压、脑水肿使瞳孔扩大、烦躁，循环、呼吸衰竭使心率加快，误认为是阿托品化，可造成阿托品用量不足，影响疗效。②阿托品减量或停药过快：口服中毒者可能产生胃排空时间延迟的保护反应，残毒可再吸收与分泌，若阿托品减量过快，病情可反复，一般达阿托品化后，须维持用药 1～3 天，再减量及延长给药时间，待症状消失，瞳孔不再缩小。停药观察 12 小时，病情无反复，可完全停药。再观察，若有反跳，恢复用药。③阿托品中毒：患者出现精神兴奋、谵妄、躁动、惊厥、皮肤潮红、瞳孔极度扩大、40℃高热症状，应停用阿托品，并用毛果云香碱解毒。

2）胆碱酯酶复能剂：能夺取与胆碱酯酶结合的有机磷的磷酰基，使胆碱酯酶恢复活性，也能与有机磷直接结合，对解除烟碱样作用和促使患者苏醒有明显效果，但对毒蕈碱样效果差。推荐氯解磷定作为首选复能剂，如无法获得，可选解磷定。用法：①解磷定或氯解磷定：对于轻、中、重度中毒者，每次剂量分别为 10～15 mg/kg、15～30 mg/kg、30 mg/kg，用 GS 稀释成 2.5% 的溶液，静脉滴注，可于 0.5～1 小时后重复半量，病情好转后渐减量、停药。②双复磷：轻、中度中毒者每次 5～10 mg/kg，重度中毒者每次 10～20 mg/kg，0.5～3 h 重复 1 次，病情好转后减量或停药。

（4）对症治疗：及时清除分泌物，保持呼吸道通畅，痉挛时予安定、水合氯醛镇静。呼吸衰竭者予呼吸机辅助呼吸。及时处理肺水肿、脑水肿。保护心肝肾功能，维持水、电解质、酸碱平衡。

二、杀鼠药中毒

（一）毒鼠强中毒

【概述】

毒鼠强（tetramine）化学结构为四次甲基二砜四胺，是剧毒药，1949 年由德国拜耳公司合成，亦名"三步倒""邱氏鼠药"，为白色无味粉末，性质稳定，不易降解，亦造成环境污染。毒性比砒霜和氰化物高 100 倍，人口服最低致死量为 0.1～0.2 mg/kg。

【中毒原因】

因误食毒鼠食饵或被其污染的食物或毒死的禽、畜而中毒。

【毒理】

毒鼠强可经过消化道和呼吸道吸收，能通过口腔和咽部黏膜迅速吸收，但不易经完整的皮肤吸收，2 小时后血中浓度达高峰，可通过血液进入中枢神经系统发生毒性作用，主要通过肾脏以原形从尿中缓慢排出。其可拮抗脑内 γ-氨基丁酸（GABA），由于 GABA 对中枢神经系统具有强而广泛的抑制作用，GABA 被毒鼠强抑制后，可使中枢神经系统呈现过度兴奋而导致惊厥。

【临床表现】

常在进食后 10～30 分钟突然发病。

（1）一般症状：头痛、头晕、乏力、恶心、呕吐、腹胀痛、口唇麻木、酒醉感。

（2）严重症状：以强直性抽搐呈癫痫样发作、惊厥及昏迷为特点，表现为连贯发生多脏器功能损害，以颅脑损害症状现最突出，最终可发生多脏器功能衰竭而死亡。

【诊断要点】

依据病史及毒物鉴定。

【治疗】

无特效解毒剂。

（1）清除毒物：用 0.02% 高锰酸钾液洗胃，每隔 4～6 小时反复洗胃，每次注入活性炭 50～100 g，短期保留后抽吸干净，继以 20% 甘露醇 2 mL/kg 导泻。

（2）镇静止痉：用氯硝基安定（氯硝西泮）及苯巴比妥钠交替或同时使用。

（3）保持呼吸道通畅：保证供氧减少刺激，必要时予机械通气。

（4）血液灌流：是目前实现有效清除毒鼠强的唯一方法，治疗时间越早越好，以中毒后 6～24 小时为佳。由于深部组织和细胞不断释放毒物至血液循环，故应多次血液净化，间隔 8～24 小时。联合血液透析治疗可清除血中炎症介质及氧自由基，减少多器官功能障碍综合征的发生。

（5）对症治疗：降颅压，保护心、肝、肾等重要脏器功能，维持内环境稳定。

（二）羟基香豆素类杀鼠剂中毒

【概述】

代表性药物有杀鼠灵、华法林、溴鼠灵等。

【毒理】

杀鼠灵半衰期为 8 小时，其代谢产物仍有抗凝血活性，可通过干扰肝脏对维生素 K 的利用，抑制凝血因子 II、VII、IX、X，影响凝血酶原合成，使凝血时间延长。

【临床表现】

（1）临床表现：潜伏期长，口服中毒者除可出现腹痛、恶心、呕吐、食欲缺乏、精神不振、低热等症状外，主要表现为广泛性多脏器出血现象，如鼻出血、齿龈出血、皮下出血、咯血、便血、尿血等，严重者可发生休克、昏迷。如有脑出血可出现头痛、抽搐、瞳孔散大或不等大表现。

（2）实验室检查：出血时间延长，凝血时间和凝血酶原时间延长。凝血因子II、VII、IX、X减少或活动度下降。

【诊断要点】

依据病史及毒物鉴定，但有时经常不能提供有关病史，造成误诊。

【治疗】

（1）口服中毒者以生理盐水或 0.02% 高锰酸钾溶液洗胃，洗胃后注入活性炭吸附毒物。

（2）维生素 K_1 是特效解毒剂。轻度中毒者，维生素 $K_1$10 ～ 20 mg，肌内注射或静脉注射；严重中毒者，10 ～ 20 mg 静脉注射，日用总量可达 120 mg 以上。出血好转后逐渐减量，一般维持用量 1 ～ 2 周。

（3）还可输入凝血酶原复合物、新鲜冰冻血浆等。

（4）必要时需多次行血液灌流治疗。

三、高锰酸钾中毒

【概述】

高锰酸钾又名过锰酸钾，是一种强烈的氧化剂，为深紫色结晶体，无臭，味甜，常用及医药卫生方面，低浓度有消毒及收敛作用，高浓度有刺激和腐蚀作用。小儿中毒常因将其结晶体当作糖类误食或误饮其溶液所致，偶有因局部使用过多或浓度过高而发生局部组织损伤及全身中毒。

【中毒原理】

高锰酸钾遇有机物即放出新生态氧，使有机物氧化，其本身还原为二氧化锰，后者与蛋白结合为蛋白盐类复合物。高浓度有刺激和腐蚀作用，高锰酸钾的锰对中枢神经系统有损伤作用。

【临床表现】

口服中毒的症状因剂量大小和浓度而异，误食 1% 高锰酸钾溶液者有口咽部烧灼感、流涎、恶心、呕吐、腹痛、腹泻等表现，口腔黏膜及牙齿呈棕黑色。误食大量 5% 以上浓度溶液或吞食高锰酸钾结晶后，则有强力腐蚀作用，表现为口腔、唇、舌、咽喉部及食道水肿，可导致说话、吞咽及呼吸困难甚至引起窒息，亦可发生消化道穿孔和腹膜炎等症状。

锰被吸收后可引起感觉异常，定向力丧失、震颤麻痹，脉弱而快，血压下降甚至发生精神错乱和循环衰竭，有肾脏损害时可出现蛋白尿和血尿，并可有血钾升高。

外用浓度过高的高锰酸钾溶液做尿道或阴道冲洗剂可有剧痛、排尿困难、膀胱出血、阴道溃烂等。

【诊断要点】

（1）有明确误服或误用高浓度高锰酸钾病史。

（2）临床表现有局部症状和全身中毒症状。

【治疗】

（1）立即服用大量稀释的维生素 C 溶液，因维生素 C 是还原剂，可防止高锰酸钾对组织氧化，故为特效拮抗剂。

（2）继用清水或 5% 药用炭（活性炭）溶液反复多次洗胃直至洗出的胃内容物无色为止。

（3）若咽、食道有重度水肿，不能插入胃管者，可考虑手术切开胃部彻底洗清。

（4）一般在洗胃后将牛奶、蛋清、米汤等注入胃内保护胃黏膜，并予硫酸钠导致泻，继服维生素 C。

（5）同时选用喷替酸钙钠、依地酸钙钠、二巯丁二钠等以结合体内的锰离子，促使排出。

（6）喉头水肿引起呼吸困难或窒息时，应行气管切开术，同时给氧。

（7）有震颤麻痹时，选用左旋多巴、苯海索、盐酸苯海拉明、莨菪碱、维生素 B6、维生素 B12 等（禁用维生素 B1，因其能促进锰在体内贮存）。

（8）注意高钾血症的治疗。

四、毒蕈中毒

【概述】

蕈（mushroom）俗称蘑菇，属高等真菌，种类繁多，其中无毒蕈类可食，鲜美可口，营养丰富，有些具有药用价值。有毒蕈（毒蘑菇）中，部分可经高热等烹调方法解毒，亦有不能用一般方法破坏其毒性的极毒蕈类。

【毒理】

某些有毒蕈类的外观与无毒蕈类相似，易被误食中毒；亦有采食毒性较小的蕈类，因烹调不当而致中毒。毒蕈中所含的主要有毒成分如下。

（1）毒蕈碱：是类似乙酰胆碱的生物碱，易溶于水，具有拮抗阿托品的作用，毒性极强，能够兴奋胆碱能节后纤维，主要兴奋副交感神经，引起心跳变慢、变弱，使胃肠平滑肌痉挛、蠕动加强、瞳孔缩小等。同时对交感神经亦有作用，如促进汗腺分泌等。有的毒蕈还含有一种类似阿托品作用的毒素，与毒蕈碱作用相反，因此中毒后不一定出现典型的毒蕈碱中毒症状，也可表现为阿托品中毒症状。

（2）毒蕈溶血素：如鹿花蕈（马鞍蕈）所含的马鞍蕈酸，可引起溶血。其能溶于乙醇和乙酰，不耐热，加热至70℃时或在胃蛋白酶液、胰酶液、弱酸、弱碱等作用下，都可部分地丧失其溶血性能。

（3）引起精神症状的毒素：如发红毛绣伞、红网牛肝蕈、光盖伞属中某些蕈类含有毒蝇碱、蟾蜍素、光盖伞素等毒素，能引起幻觉及精神异常等。

（4）毒肽和毒伞肽：主要是毒伞、白毒伞、鳞柄百毒伞和褐鳞小伞等毒蕈所含的毒性物质，此种毒素可侵害肝、肾、心、脑、神经系统，而对肝脏损害最大。死亡病理检查显示肝脏显著缩小，切面呈槟榔状，显微镜检查可见肝细胞大片坏死，肝细胞索支架塌陷，肝小叶结构破坏，肝窦扩张，星型细胞增生或有肝细胞脂肪变性。

【诊断要点】

我国所见的毒蕈约有80余种，因其所含的毒素种类和分量不同，故中毒的临床表现各异。每种毒蕈含有1种或多种毒素，且患者体质、饮食习惯也不一样，故毒蕈中毒的症状比较复杂，经常表现为混合症状。

（1）潜伏期：含毒蕈碱的毒蕈中毒，发病迅速，多在误食毒蕈后数分钟至6小时即出现中毒症状。由毒粉褶蕈及部分白蘑科、牛肝蕈科、乳菇科等毒蕈所引起的中毒，潜伏期为0.5～6小时；鹿花蕈等中毒约在进食后6～12小时发病；而瓢蕈、白毒伞蕈及粟茸蕈中毒的潜伏期最长，在进食后15～30小时内均无症状。

（2）胃肠炎症状：有恶心、呕吐及较重的腹泻和腹痛，如部分白蘑属、乳菇属、牛肝蕈属等毒蕈中毒。重度中毒可有持续严重的呕吐、剧烈腹痛及频繁地排出水样粪便，有时带血，常见于毒粉褶蕈、百毒伞（白帽蕈）、绿帽蕈（毒伞）等中毒。由于水及电解质的大量丧失而引起血液浓缩、血压降低、腓肠肌痉挛，甚至因休克、昏迷或急性肾功能衰竭等导致严重后果。

（3）毒蕈碱样症状：含有毒蕈碱的毒蕈中毒时，可产生流涎、流泪、多汗、血管扩张、血压下降、心搏变慢、呼吸急促、肠蠕动加强、瞳孔缩小、支气管痉挛、急性肺水肿等，最后可因呼吸道阻塞或呼吸抑制而死亡。必须严密观察，及早救治。

（4）阿托品样症状：有些毒蕈含有类似阿托品作用的毒素，故其中毒可以产生心动过速、瞳孔散大、兴奋、狂躁、谵语、惊厥、昏迷等。

（5）神经精神症状：可有幻听、幻觉、谵妄、狂躁、抽搐、精神错乱、昏迷等。如角鳞灰伞菌及臭黄菇中毒，可致头晕、精神错乱、神志不清、昏睡等；而毒蝇伞、红网牛肝菌中毒则可有矮小幻视、谵妄，部分患者类似精神分裂症，常有迫害妄想等，大多能自行恢复。有些毒蕈中毒患者，其四肢远端发生对称性的感觉和运动障碍、麻木或强直、膝反射消失等周围神经炎表现。

（6）血液系统症状：含有溶血素的毒蕈如鹿花蕈中毒，可引起溶血现象，如贫血、黄疸、血红蛋白尿及肝、脾肿大等。有时在溶血后也可以引起肾脏损害甚至继发尿毒症等危重症状。某些毒蕈中毒，可引起继发性血小板减少而有出血现象，如皮肤紫癜、呕吐或便血等。

（7）肝脏损害的症状：极毒蕈如绿帽蕈（毒伞）、白毒伞（白帽蕈）、鳞柄白毒伞和褐鳞小伞等所含的毒肽，除对肝脏有严重损坏外，并对肾、心、脑、神经系统均有毒害作用。少数患者呈暴发型，在潜伏期后 1～2 日内突然死亡，可能由于中毒性心肌炎或中毒性脑病等所致。病情凶险而复杂，病死率高。其中毒性肝炎的临床经过分为 6 期。①潜伏期：一般为 15～30 小时（可 6～48 小时），临床无任何症状。②胃肠炎期：有呕吐，多不严重，常在 1 日内自愈。③假愈期：此时患者并无症状，或仅有轻微乏力，不思饮食。实际上肝脏损坏已经开始；轻度中毒患者肝损坏并不严重，可由此而进入恢复期。④内脏损害期：内脏损害可累及肝、脑、心、肾等，而以肝脏损害最为严重，肝脏肿大或缩小，有黄疸、出血倾向，甚至发生急性重型肝炎，出现肝性昏迷等。⑤精神症状期：淡漠、思睡或烦躁不安甚至发生惊厥、昏迷，可因中枢神经抑制或肝性昏迷而死亡。⑥恢复期：经过积极治疗的患者，一般在 2～3 周后进入恢复期，各项症状、体征渐次消失而痊愈。

（8）实验室检查：某些毒蕈中毒患者早期，可从胃内容物提出毒蕈碱，注入青蛙体内，可见蛙心处于舒张状态，再注射阿托品，则可抑制此种毒性作用。如能得到患者吃下的野蕈加以鉴定，并做动物实验，则可确定诊断。

【治疗】

1. 排除毒物

（1）催吐：刺激咽、喉部或用药物引起呕吐。

（2）洗胃：用 1∶5000 高锰酸钾溶液或活性炭混悬液反复洗胃，也可用浓茶水或 1%～2% 碘酒 20 滴加水 500～1000 mL 洗胃，用以沉淀或氧化生物碱。洗胃后灌入活性炭，然后再灌入硫酸钠或硫酸镁 20～30 g 导泻，也可口服蓖麻油 15～30 mL。如中毒时间已超过 8 小时，可用微温盐水做高位结肠灌洗。如患者已有严重的呕吐和腹泻，则不必催吐和导泻。

（3）静脉滴注 10% 葡萄糖液，可促进毒物排泄。如患者有脱水、酸中毒时，应酌情加用 2：1 溶液（2 份生理盐水与 1 份 0.167 L 的乳酸钠溶液）或生理盐水，适当补钾。

2. 特异性治疗

（1）抗蕈毒血清的应用：对于绿帽蕈、百毒伞等毒性很强的毒蕈中毒，可酌用抗蕈毒血清肌内注射（注射前先做皮内过敏试验）。

（2）应用巯基解毒药物：对于具有肝脏损害的毒蕈如百毒伞等，阿托品常不能奏效，可用巯基解毒药治疗，打断毒素分子中的硫醚键，使其活力减弱，保护了体内含巯基酶的活力，也可恢复部分已与毒素结合的酶的活力，常用于百毒伞等中毒，即使在肝炎假愈期而无明显内脏损害表现时，也应给予此种解毒药物。

（3）肾上腺皮质激素：如氢化可的松、地塞米松等可用于严重毒蕈中毒，特别是鹿花蕈中毒引起的溶血性反应，以及其他毒蕈中毒引起的中毒性心肌炎、中毒性脑炎、肝损害和出血倾向等。

3. 对症治疗

（1）毒蕈碱样症状：应立即肌内注射或静脉滴注阿托品，儿童每次 0.03～0.05 mg/kg，一般每 0.5～6 小时 1 次，必要时可每 15～30 分钟注射 1 次，直至瞳孔散大、颜面潮红、皮肤干燥、心率增加为止。严重者可加大剂量阿托品静脉推注，至症状改善后可减量或延长注射间隔时间。阿托品并可缓解腹痛、呕吐等症状。对因中毒性心肌炎而发生的房室传导阻滞或因中毒性脑炎而致呼吸中枢衰竭者，阿托品亦有疗效，如同时有阿托品样症状者，应慎用或不用阿托品。

（2）肝脏损害：除用巯基解毒药物及氢化可的松外，还可应用 L- 半胱氨酸盐、高渗葡萄糖、谷氨酸或精氨酸、三磷酸腺苷、维生素 B、维生素 C 等，为抑制肠道细菌生长，减少肠道中氨的产生，可同时使用新霉素，每次 0.5～1g，每日 4 次。

（3）有溶血现象时：除用肾上腺皮质激素外，可口服碳酸氢钠 1～2 g，每日 4 次，以碱化尿液。贫血严重者，应及时输血。

（4）有兴奋、狂躁、谵妄、惊厥者，可用镇静剂；有精神症状者给氯丙嗪效果较好（有肝损害时慎用）；有中毒性脑炎征象时，加用肾上腺皮质激素；有脑水肿时，同时脱水降颅压治疗。

（5）有中毒性心肌炎时：可用肾上腺皮质激素等。当发生房室传导阻滞时，可选用阿托品、异丙肾上腺素等。

（6）呼吸衰竭及循环衰竭：有早期征象时，即应迅速救治。

（7）急性肾功能衰竭：除蕈毒素对肾脏的损害外，呕吐、腹泻导致水、电解质、酸碱平衡紊乱也是促成急性肾功能衰竭的重要因素。血液净化是有效的治疗手段。

4. 血液净化疗法

毒蕈中毒没有特异性解毒药。血液净化是治疗毒蕈中毒的有效手段，需要根据不同临床表现选血液净化模式。由于毒素成分为含有数个氨基酸的多肽，属中、大分子物质，且毒蕈成分部分与血浆蛋白结合，普遍推荐血液灌流（Hp）治疗，单纯使用血液透析（HD）或连续性血液净化，效果较差。Hp通过吸附作用可以快速有效吸附毒素，阻断毒蕈毒素的脏器毒性。因此，可早期进行Hp，3～6 h内最佳。国内外大量文献报道，早期进行Hp可有效减少患儿血液中毒素及炎症因子含量，降低体内总胆红素、间接胆红素、丙氨酸转氨酶、天冬氨酸转移酶、肌酐、尿素氮、心肌酶谱水平，改善患儿临床症状。每次Hp的时间以2～4 h为宜，间隔12～24 h进行1次，总次数以3～5次为宜。

如果患儿存在急性肾损伤、电解质紊乱、代谢性酸中毒等内环境紊乱，可以选择HD或连续性血液滤过（CVVH）。Hp+HD或Hp+CVVH较单纯Hp效果更好。对于伴随肝肾损害和溶血的患者，还可以选择血浆置换（PE）或Hp+PE。连续性血液净化对多脏器损伤患者的血流动力学影响相对较小，且能维持内环境的相对稳定，较单纯Hp、HD能明显降低毒蕈中毒并多脏器功能损害患者的病死率。因此，对于严重毒蕈中毒伴多脏器功能损害者，连续性血液滤过联合血液净化治疗是最佳选择。

五、百草枯中毒

【概述】

百草枯（paraquat，PQ）是一种高效除草剂，对人有较大毒性。PQ中毒在发展中国家常见。我国曾是世界上最大的PQ生产国和消费国，PQ中毒时有发生，儿童中毒也不罕见。

【毒理】

本品可经皮肤、呼吸道及消化道吸收。人经口致死量为5～10 mL（20%溶液）。中毒机制尚不够清楚。一般认为PQ为一种电子受体，吸收人体后可分布于各组织器官，特别易蓄积于肺脏，被肺泡Ⅰ型、Ⅱ型细胞主动转运而摄取到细胞内，作用于细胞内的氧化—还原反应。在细胞内活化为自由基是中毒作用的基础，如活化产生超氧阴离子自由基（O_2^-）及过氧化氢（H_2O_2），可引起肺、肝等脏器细胞膜脂质过氧化，从而造成组织、细胞损害，但亦有不支持脂质过氧化观点的。本品可以原形由尿或粪排出。

【临床表现】

（1）局部刺激反应：PQ溶液对皮肤黏膜有明显刺激作用。皮肤接触后可引起接触性皮炎，出现红斑、水疱、溃疡；眼接触后可引起结膜及角膜灼伤；呼吸道吸入可引起鼻衄等；口服后可有口腔及咽部烧灼感，并有口腔及食道溃疡。

（2）全身中毒表现：无论何种途径吸收引起的中毒，其全身中毒表现均相似。

1）消化系统：可有恶心、呕吐、腹痛、腹泻甚至便血，数天后出现肝大、黄疸、肝功能异常等中毒表现。

2）肺：肺部病变最为突出。大量口服后 24 小时内可出现肺水肿、肺出血，常在 1～3 天内因急性呼吸窘迫综合征而死亡，在此期间经抢救存活者，部分患者 10～14 天后可出现迟发性肺纤维化，呈进行性呼吸困难，导致呼吸衰竭死亡。非大量吸收者开始时肺部症状可不明显，但在 1～2 周内因发生肺纤维化，逐渐出现肺部症状，偶可先发生肺不张、肺部炎症或胸膜渗出，后发生肺纤维化。

3）泌尿系：可有膀胱炎症状，亦可发生急性肾功能衰竭。

4）其他：如有发热、血压下降、中毒性心肌损害，亦可出现神经精神症状，亦有报道引起贫血或血小板减少。

【诊断要点】

根据毒物接触史及上述中毒表现即可做出诊断，以下诊断分级可供参考。

轻度中毒：PQ 摄入量 < 20 mg/kg，患者除有胃肠道症状外，无明显其他症状，肺功能可有暂时性减低。

中度至重度中毒：PQ 摄入量 20～40 mg/kg，患者除胃肠道症状外，可出现多系统受累表现，数天至数周后出现肺纤维化，多数患者 2～3 周内死亡。

急性爆发性中毒：摄入量 > 40 mg/kg，出现严重的胃肠道症状，口咽部溃疡，多脏器功能衰竭，数小时至数日内死亡。

【治疗】

（1）防止毒物继续吸收：皮肤污染后立即用肥皂水彻底清洗，眼部污染后立即用水冲洗 10～15 分钟，经口中毒者要争分夺秒催吐、洗胃、吸附、导泻，清除胃肠道毒物。及时洗胃可以清除胃内残余量，减少再吸收，故应尽早实施。早期、彻底、反复用 1%～2% 碳酸氢钠溶液、肥皂水或清水洗胃，直到无色无味。PQ 对消化道黏膜腐蚀性极强，注意要小容量、低压、轻柔并反复洗胃，防止消化道穿孔。PQ 接触土壤后迅速失活，洗胃前后要尽快口服或胃管注入 15% 漂白土溶液（儿童 15 mL/kg、成人 1000 mL）和 20% 活性炭混悬液（儿童 2 g/kg、成人 100 g），以灭活并牢固吸附消化道内未被吸收的毒物。因漂白土无药准字号，常用十六角蒙脱石替代。现场急救可口服泥浆水。

（2）加速毒物排泄：2 天内血液中大部分 PQ 以原形经肾脏排出。因而中毒早期肾功能正常时，要加强利尿，静脉注射呋塞米。大部分口服者呕吐频繁，有脱水存在，要充分补液，保证尿量为 1～2 mL/（kg·h），以加速毒物排泄并稳定循环功能，同时需注意监测心肾功能及电解质，心肾功能障碍者慎重补液。

（3）竞争剂：如普萘洛尔可与结合于肺组织中的毒物竞争，使其释放出来。丙咪嗪亦可使用。

（4）血液净化治疗：毒物清除是治疗的核心，应用血液净化技术增加毒物从体内排出是治疗中毒的重要手段。PQ口服吸收后血浆浓度0.5～4h内即达峰，6～12h后达第二次高峰，24h后明显下降。早期血液净化可降低PQ血药浓度，减轻器官损伤，提高患者存活率，虽然超过6h血液净化仍可有效清除毒物，但中毒2h内行血液净化可能才是降低病死率的关键，因此早期通过循环系统清除PQ至关重要。血液灌流是治疗PQ中毒的首选血液净化模式。

（5）减轻毒物损伤：①及早应用自由基清除剂，如维生素C、维生素E、维生素A、超氧化物歧化酶（SOD）等。②避免氧疗：在低于大气含氧量情况下可降低肺组织损害，故应避免氧疗。在呼吸困难及发绀时用氧量要小，要密切观察。③糖皮质激素与免疫抑制剂：早期应用糖皮质激素及免疫抑制剂如硫唑嘌呤、环磷酰胺等可能有效。

（华　军　苏州大学附属儿童医院）

参考文献

1. 朱子杨，龚兆庆，汪国良. 中毒急救手册. 3版. 上海：上海科技出版社，1999.

2. 王晓茵，徐积芬. 小儿常见中毒急救手册. 沈阳：辽宁科学技术出版社，2002.

3. 王顺年，向仕平，吴新荣，等. 实用急性中毒救治手册. 北京：人民卫生出版社，2012.

4. 高恒妙. 儿童急性中毒的快速识别与紧急处理. 中国小儿急救医学，2018，2（25）：85-87.

5. 肖政辉. 儿童急性中毒的血液净化治疗. 中国小儿急救医学，2018，2（25）：104-105.

6. 杨立山，卢中秋，田英平，等. 急性有机磷农药中毒诊治临床专家共识2016. 中国急救医学，2016，12（36）：1057-1064.

7. 张高福，王墨. 血液灌流治疗儿童毒蕈中毒专家共识解读. 中国小儿急救医学，2018，8（25）：580.

8. 成怡冰，王檬，周崇臣. 百草枯中毒治疗进展. 中国小儿急救医学，2018，2（25）：89-93.

9. 陶于洪. 儿童化学毒物及生物毒素中毒的血液灌流治疗共识解读. 中国小儿急救医学，2018，8（25）：575.

第四节　癫痫持续状态

【概述】

中国抗癫痫协会（China Association Against Epilepsy，CAAE）2015年将癫痫持续状态（status epilepticus，SE）定义为全面性惊厥发作超过5min，或者非惊厥性发作或部分性发作持续超过15min，或者5～30min内两次发作间歇期意识未完全恢复者。近年来，欧美国家的癫痫指南更倾向于定义 SE 为一次癫痫发作持续超过 5 min，或 5 min 内反复发作癫痫，期间无意识恢复。SE 是儿童最常见的神经系统的危重症，具有较高的致死、致残风险。儿童 SE 每年的发病率为（17 ～ 42）/10 万。

按癫痫发作类型，SE 可分为惊厥性（convulsive SE，CSE）和非惊厥性 SE（nonconvulsive SE，NCSE）。CSE 占到绝大多数的发作类型。NCSE 是指持续脑电发作导致的非惊厥性临床症状。按对药物的反应，还可分为难治性 SE（refractory SE，RSE）和超难治性 SE（super RSE，SRSE）。RSE 是指对二线药物治疗无效，需要全身麻醉治疗，通常发作持续 30 分钟以上。SRSE 是指全身麻醉治疗 24 小时仍不终止发作，包括麻醉药减量或停药过程中复发。

国际抗癫痫联盟（International League Against Epilepsy，ILEA）2015 年将 SE 定义为终止癫痫发作的机制失效或新的致病机制导致了异常持久（t1）的痫性发作，且可能造成长期损伤（t2），引起包括神经元损害甚至死亡、神经网络结构改变等较严重的后果。①强直—阵挛发作：t1 为 5 min，t2 为 30 min；②伴意识障碍的局灶性发作：t1 为 10 min，t2 为 > 60 min；③失神发作：t1 为 10 ～ 15 min，t2 未确定。癫痫发作达到 t1 后，持续发作的可能性很大，建议开始治疗；而达到 t2 后，则可出现远期损伤，因此，应努力在达到 t2 前控制癫痫发作。

SE 的长期预后主要与病因、持续时间、发作时年龄、对临床治疗的反应和是否得到及时适当的治疗等有关。持续的癫痫发作本身会导致脑部神经元的死亡，还可因合并感染、电解质紊乱、酸碱平衡紊乱、呼吸循环衰竭、代谢产物堆积、肝肾功能障碍等加重病情。治疗及住院期间也可发生很多并发症，如呼吸抑制、高氨血症、凝血障碍、低血压、脂肪堆积、免疫功能紊乱、血栓形成、呼吸机相关肺炎等。发作后的不良结局主要包括死亡、复发、海马损伤、继发癫痫、遗留神经功能障碍等。

【病因】

目前我国将儿童 SE 的病因划分为六大类：热性惊厥、急性症状性、慢性症状性、慢性症状性基础上合并急性病变、特发性 / 隐源性癫痫、不能分类的（表 13-4）。

表 13-4 癫痫持续状态病因学分类 *

病因	内容
热性惊厥	6 个月～ 5 岁儿童，无神经系统基础疾病，排除颅内感染，仅由发热（≥ 38 ℃）引起
急性症状性	无神经系统基础病，1 周内出现急性病变：脑外伤、中枢神经系统感染、中毒、代谢紊乱等

续表

慢性症状性	既往有神经系统基础病（＞1周前），但无急性病变，包括脑瘫、脑发育畸形、染色体异常等
慢性症状性基础上合并急性病变	有神经系统基础疾病，出现急性神经系统病变或发热
特发性／隐源性癫痫	既往诊断为特发性／隐源性癫痫，无明显诱因下再次发作
不能分类的	无法归为上述任何一组

＊参考2015年中国抗癫痫协会临床诊疗指南癫痫病分册。

　　除了表格中提到的病因，笔者还总结了临床可能遇到的病因：先天以及围产期因素（缺氧、窒息、头颅产伤）；全身疾病的脑部病变（如代谢性疾病、自身免疫性疾病）；遗传学异常；脑部出血；颅内占位；休克等危重状态；麻醉剂或药物不良反应；抗癫痫药剂量不足；在抗癫痫药物治疗期间节食，更换新的抗癫痫药物，对正在使用的抗癫痫药物产生耐药性，出现急性胃肠炎，出现了以SE为症状的新发症状，出现睡眠剥夺或睡眠减少，饮酒等。

　　近年来新一代测序技术，如全外显子组测序和全基因组测序临床应用越来越多，极大地促进了人们对癫痫病因的认识。研究发现离子通道基因突变是导致遗传性癫痫发病的主要因素，钠、钾等离子通道基因突变占致痫性突变的大多数，其他非离子通道基因突变也与癫痫密切相关。除基因突变，转录组学和表观遗传学在癫痫的发生发展中也起重要作用，通过基因检测技术得以甄别特殊类型癫痫的突变基因，进而确定相应的治疗策略，从而达到精准化治疗目的。

【临床表现】

　　CSE常以强直—阵挛为发作形式，表现为意识丧失、双侧对称强直后紧跟有阵挛动作，并通常伴有自主神经受累表现。发作时间超过5 min，或5 min内两次发作间歇意识未完全恢复。

　　NCSE为脑电图上持续的痫样放电，临床表现没有特异性，可出现失语、遗忘、意识障碍或行为改变，包括意识模糊、昏迷、谵妄、狂躁等。有时也可出现自动症、眼球偏斜、眼球震颤样运动（常为水平性）或面部、口周、腹部及肢体的轻微抽动等。发作持续超过15 min，或者15 ～ 30 min内两次发作间歇期意识未完全恢复。

【鉴别诊断】

　　按照定义，SE的本质是脑神经元持续异常放电导致的临床表现，有反复性及刻板性的特点，伴有脑电图的痫性放电。SE需要与各种各样的长时间的非癫痫发作相鉴别。非癫痫发作是指临床表现类似于癫痫发作的所有其他发作性事件。

不同年龄段儿童可表现出不同类型的非癫痫发作：①新生儿和婴儿时期表现为呼吸异常（屏气发作），运动异常（抖动或震颤、良性肌阵挛、惊跳反应、点头痉挛、异常眼球活动），代谢性疾病（低血糖、低血镁、维生素 B_6 缺乏）；②幼儿及学龄前期表现为睡眠障碍（夜惊、梦游、梦魇），习惯性阴部摩擦，惊跳反应，反复腹痛，注意力缺陷障碍，晕厥；③学龄期表现为晕厥，偏头痛及头痛，抽动症，发作性运动障碍，精神心理行为异常（焦虑、恐惧、暴怒、癔症），睡眠障碍等。

【治疗】

CSE 主要采用药物迅速控制，治疗药物和方法如下。

（1）一线治疗药物：苯二氮卓类药物，包括劳拉西泮（Lorazepam，国内尚无）、地西泮（Diazepam）、咪达唑仑（Midazolam，非静脉应用）。尚未建立静脉通道时，肌内注射咪达唑仑是院前急救的首选用药，因其兼有水溶性和脂溶性，用药途径多，鼻内或口腔给药也是可以选择的途径。地西泮多经直肠给药，也有国外研究证实了其经口或经鼻途径的紧急止痉效果。用药过程中，均需评估治疗效果，注意有无呼吸抑制和循环不良反应，尽快建立静脉通道。应注意，若首剂苯二氮卓类药物不能有效控制癫痫发作，5～10 min 后可重复 1 次剂量，但由于此类药物副作用的累积性，不推荐再次选择另外一种一线药物。使用一线药物后部分患者可终止发作，根据病因不同，为了避免再次发作，可选择加用口服抗癫痫药物（AEDs）治疗。

（2）二线治疗药物：苯妥英（Phenytoin，静脉）、磷苯妥英（Fosphenytoin，静脉，国内尚无）、苯巴比妥（Phenobarbital，又称鲁米那）、丙戊酸（Valproic acid，静脉）、左乙拉西坦（Levetiracetam，静脉，国内尚无）、拉科酰胺（Lacosamide，静脉，国内尚无）。若使用二线治疗药物后癫痫发作终止，为预防癫痫再次发作，首选同种药物静脉注射向肌内注射或口服过渡。若发作持续，重复二线治疗，若仍无法终止发作，则进入 RSE 状态。

（3）三线治疗药物（针对 RSE）：主要为麻醉药，包括咪达唑仑（静脉用）、丙泊酚（Propofol）、戊巴比妥（Pentobarbital）、硫喷妥（Thiophene）、氯胺酮（Ketamine）等。若三线治疗药物使用 24 小时仍不能终止发作，或在 24 小时后药物减量或停药过程中癫痫复发，则进入 SRSE 状态。

（4）SRSE 的其他治疗选择：可尝试免疫治疗（甲泼尼龙、大剂量丙种球蛋白、血浆置换等），$MgSO_4$，生酮饮食治疗，利多卡因（Lidocaine），低温治疗，迷走神经刺激，外科治疗等。

儿童用药具有其特点，治疗儿童 SE 的国内常用药物用法及不良反应总结见表 13-5。

表 13-5 儿童癫痫持续状态国内常用治疗药物用法和不良反应 *

药物	用法	不良反应
10% 水合氯醛	0.5 mL/kg 灌肠	黏膜损伤
地西泮	0.2 ～ 0.3 mg/kg（最大 10 mg、< 5 mg/min）静脉推注； 0.3 ～ 0.5 mg/kg（最大 10 mg）直肠	呼吸抑制、血压下降
咪达唑仑	0.2 ～ 0.3 mg/kg（最大 10 mg）肌内注射 / 鼻内 / 口腔； RSE 0.2 mg/kg（最大 10 mg）静脉推注，5 min 可重复，之后维持 0.05 ～ 2 mg/（kg·h）	呼吸抑制、血压下降
苯妥英	15 ～ 20 mg/kg（> 20 min）静脉滴注	心律失常、血压下降、龈齿增生
丙戊酸	20 ～ 40 mg/kg 静脉输注（> 10 min），之后 1 ～ 2 mg/（kg·h）	肝功能损害，怀疑遗传代谢病慎用
苯巴比妥	15 ～ 20 mg/kg 静脉输注［2 mg/（kg·min），最大速度 60 ～ 100 mg/min］	呼吸抑制、血压下降
丙泊酚	1 ～ 2 mg/kg 静脉推注，5 min 可重复，累计最大 10 mg/kg，之后 2 ～ 10 mg/（kg·h）［如持续输注 > 48 h，最大速度 5 mg/（kg·h）］	输注 > 6 h 警惕输注综合征，表现为 $CK > 2000$ U/L，甘油三酯 > 500 mg/dL，进行性乳酸酸中毒（> 2.5 mmol/L）、$HCO_3^- < 20$ mmol/L；输注部位疼痛；可诱发不自主运动
硫喷妥	3 ～ 5 mg/kg 静脉推注，之后 3 ～ 5 mg/（kg·h）	低血压、心脏呼吸抑制、胰腺及肝毒性、蓄积毒性

* 仅供临床医师参考，具体用法应参考药品说明书和（或）最新药典。

SE 的治疗原则是早期发现，尽早按照流程处理，尽快终止发作。2015 年 CAAE 癫痫诊疗指南中对于 CSE 的用药意见：首选地西泮静脉注射或咪达唑仑肌内注射，观察 5 min 可重复 1 次。若仍有发作，推荐使用丙戊酸或苯巴比妥静脉滴注。若仍有发作可改为咪达唑仑静脉滴注同时开始脑电监测，若脑电图示广泛暴发抑制后仍不能控制，患者可能发展为 RSE，可升级为丙泊酚或硫喷妥钠麻醉药静脉滴注并加用 AEDs，持续至最后 1 次临床发作或脑电图痫样放电后，继续予麻醉治疗 12 ～ 24 h 后逐渐减量停药。

结合儿童特点和国内广大基层医院药品特点，参考 2016 年美国癫痫协会（American Epilepty Society，AES）提出的推荐意见，笔者建议按癫痫发作时间进行阶段处理，应根据 CSE 持续的不同时间、通路的建立与否选择不同的治疗方案（表 13-6）。

表 13-6　儿童 CSE 治疗方案 *

发作阶段及持续时间	治疗建议	注意事项
初始阶段 （0 ~ 5 min）	评估气道、循环状态，高流量吸氧，调整体位，测末梢血糖（若低血糖，给予 2 mL/kg 10% 葡萄糖静脉推注），有条件迅速建立静脉通路	不要采用掐"人中"止痉； 不要强行撬开嘴塞东西； 积极寻找诱发因素； 父母身边有可用药物可在院外先行治疗
第一治疗阶段 （5 ~ 20 min）	无静脉通路：咪达唑仑肌内注射 / 地西泮直肠给药 /10% 水合氯醛灌肠； 有静脉通路：咪达唑仑 / 地西泮静脉推注；留取血样检测血常规、生化、电解质、凝血、AEDs 浓度、毒物检测等	用药后 5 ~ 10 min 重新评估癫痫发作状态，必要时重复用药 1 次，吸氧，呼吸道管理，监测生命体征、血糖等
第二治疗阶段 （20 ~ 40 min）	做好气管插管前准备； 静脉使用丙戊酸 / 苯巴比妥	呼叫高级医生； 通知麻醉科医生准备全麻药物和气管插管支持，准备入监护室，吸氧，呼吸道管理，监测生命体征、血糖等
第三治疗阶段 （> 40 min）	重复第二阶段治疗 1 次或咪达唑仑给予最大量； 仍有发作者给予全身麻醉药物丙泊酚 / 硫喷妥，考虑加服 AEDs（托吡酯 / 丙戊酸 / 左乙拉西坦）； 入 ICU	有条件给予持续脑电监测或床边多次检查脑电图； 积极寻找病因，对因治疗； 在最后 1 次临床发作或脑电图痫样放电后，继续麻醉治疗 12 ~ 24 小时，随后开始减量

* 参考 2016 年美国癫痫协会推荐意见，根据中国实际情况修改。

由于 NCSE 症状隐匿，病因多样，临床未能得到足够认识和重视，尚缺乏统一治疗规范指南。其主要治疗方案是寻求病因，进行针对性干预，其余治疗原则同 CSE，只是治疗可相对保守。RSE 最常用药物是咪达唑仑持续泵入，戊巴比妥 / 戊硫代巴比妥静脉使用，或苯巴比妥间断给药。上述药物常见的不良反应是呼吸抑制、血压降低，因此需要机械通气和血压监测管理。

在治疗过程中，需尽快明确 SE 病因，同时注意监测 AEDs 血药浓度，并加强支持治疗，维持患者呼吸、循环及水电解质平衡。

（段庆宁　泰州市人民医院）

参考文献

1. 中国抗癫痫协会 . 临床诊疗指南癫痫病分册（2015 修订版）. 北京：人民卫生出版社，2015.

2. CHIN R F，NEVILLE B G，PECKHAM C，et al. Incidence，cause，and short-term outcome of convulsive status epilepticus in childhood：prospective population-based study. Lancet，2006，368（9531）：222-229.

3. SADARANGANI M，SEATON C，SCOTT J A，et al. Incidence and outcome of convulsive status epilepticus in Kenyan children：a cohort study. Lancet Neurol，2008，7（2）：145-150.

4. NISHIYAMA I，OHTSUKA Y，TSUDA T，et al. An epidemiological study of children with status epilepticus in Okayama，Japan：incidence，etiologies，and outcomes. Epilepsy Res，2011，96（1/2）：89-95.

5. TRINKA E，COCK H，HESDORFFER D，et al. A definition and classification of status epilepticus：Report of the ILAE Task Force on Classification of Status Epilepticus. Epilepsia，2015，56（10）：1515-1523.

6. GLAUSER T，SHINNAR S，GLOSS D，et al. Evidence-Based Guideline：Treatment of Convulsive Status Epilepticus in Children and Adults：Report of the Guideline Committee of the American Epilepsy Society. Epilepsy Curr，2016，16（1）：48-61.

第五节　哮喘持续状态

哮喘急性重度发作，常规应用支气管舒张剂和皮质类固醇等药物不能改善，出现严重或进行性呼吸困难，持续时间长，称为哮喘持续状态（status asthmaticus），也称哮喘危重状态。哮喘持续状态是一种临床急症，可进一步导致低氧血症、呼吸衰竭，甚至死亡，需要立即处理，故目前已不再以持续 12 ～ 24 小时作为判断标准。值得警惕的是，任何严重度的儿童哮喘，都可能发生哮喘重症发作。

【病因】

（1）致敏因素持续存在或大量接触：使变态反应性炎症越来越重，气道反应性越来越高，引起病情急剧恶化。其中食物过敏为哮喘相关死亡的危险因素之一。

（2）呼吸道感染：可使支气管黏膜充血、水肿，分泌物增多、变稠，一般支气管舒张剂难以奏效。儿童以呼吸道合胞病毒或鼻病毒感染常见。

（3）对平喘药失敏：长期、规则、单一应用 β_2 受体激动剂，未同时进行抗感染治疗，导致 β_2 受体下调，表现为对药物失敏、气道反应性增高。

（4）脱水：痰液变稠，气道分泌物干燥，痰栓阻塞气道。

669

（5）激素使用不当，尤其忽然停药：主要是激素依赖型哮喘，骤停激素可导致"反跳现象"。

（6）精神紧张、烦躁、哭吵或恐惧：患者的情绪过度紧张，一方面通过大脑皮层和自主神经反射加重支气管痉挛；另一方面，使患者体力、精力得不到休息和恢复而日渐衰弱。

（7）对平喘药物的反应性降低：严重缺氧、二氧化碳潴留、酸碱失衡（特别是酸中毒）等可使气道对多种平喘药的反应降低。

（8）产生严重并发症：气胸、纵隔气肿、心功能不全等并发症可使病情加重或持续。

（9）对病情缺少适当地评估与监护：治疗不及时或不够合理致病情加重，治疗难度加大。

【病理生理】

哮喘持续状态时，支气管平滑肌痉挛、黏膜水肿、黏液阻塞和微血管渗漏，导致气道阻塞加重，呼吸做功增强，肺闭合容量和残气量增加，肺内气体分布不均，胸腔压力改变。左右心室后负荷增加，肺间质水肿，最终导致通气/灌注比例失调，气体交换障碍，出现低氧血症和代谢性酸中毒。严重者可合并呼吸性酸中毒，呼吸肌疲劳，甚至死亡。由于肺泡过度充气及胸腔内压增加，呼气期右心回心血量减少，吸气期回心血量增加，右心室充盈，室间隔左移，左心室充盈不完全，使吸气期心排出量下降，出现奇脉。过度充气的肺泡压迫肺泡间毛细血管，低氧血症引起肺小动脉收缩，导致肺动脉高压。

【临床表现及诊断】

（1）症状：主要表现为哮喘急性重症发作，喘息、气急，呼气性呼吸困难，睡眠不稳，大汗淋漓，说话断续，烦躁不安；严重者可出现端坐呼吸、发绀、不能说话、意识模糊甚至昏迷及心肺功能不全的征象。

（2）体征：呼吸浅促，辅助呼吸肌运动增强，有明显三凹征，肺部膨隆，听诊两肺哮鸣音广泛或减弱，严重者呼吸音减弱、哮鸣音消失，即"沉默肺"，提示气道严重阻塞，需要立即抢救。心动过速或伴有心律失常，常有"肺性奇脉"。

（3）辅助检查：①血气分析：哮喘危重患者表现为低氧血症，SaO_2 低于90%（≤5岁92%）；早期由于代偿性过度通气导致低碳酸血症，病情进一步恶化可出现 PCO_2 增高，提示气道严重受阻、患儿处于危重状态。②肺功能：呼气流速峰值（PEFR）<50%预计值，严重者 PEFR <33% 预计值。③胸片：不推荐为常规检查，主要表现为肺气肿。

因儿童肺功能检测困难，故血氧饱和度的检测更为重要。不同年龄组儿童哮喘重症发作临床评价内容见表 13-7 和表 13-8。

表 13-7　哮喘临床评价（＞5 岁）

项目	轻—中度	重度 *
意识改变	无	烦躁、意识模糊、嗜睡
体位	能平躺	前倾坐位
说话方式	能成句	说单词
辅助呼吸肌运动	无	有
SaO_2	90%～95%	＜90%
心率	100～120 次 / 分	＞120 次 / 分
呼吸频率	稍增快	＞30 次 / 分
哮鸣音	散在	弥漫响亮，重者减弱消失
PEF 占正常预计值或本人最佳值的百分数（%）	＞50%PR	≤50%PR

注：* 存在以下任何一项均提示哮喘危重状态；PEF：呼气流量峰值；PR：预计值。

表 13-8　哮喘临床评价（≤5 岁）

项目	轻度	重度 *
意识改变	无	烦躁焦虑、意识模糊、嗜睡
SaO_2	＞95%	＜92%
说话方式	能成句	说单词
心率	＜100 次 / 分	＞200 次 / 分（0～3 岁）；＞180 次 / 分（4～5 岁）
发绀	无	可能存在
哮鸣音	可变	减弱甚至消失

注 * 存在以下任何一项均提示哮喘危重状态。

【并发症】

哮喘持续状态下患儿容易并发气胸、纵隔气肿、肺气肿、电解质紊乱与酸碱失衡、肺炎、肺不张、心律失常、呼吸衰竭、循环衰竭等，其中心力衰竭、气道阻塞常是死亡的直接原因。

【鉴别诊断】

很多引起气道阻塞及呼吸困难的疾病可导致与哮喘相似的症状，既往无哮喘发作史时更要想到其他疾病的可能，应注意鉴别。

（1）心源性哮喘、心力衰竭。

（2）气道梗阻和畸形：如急性气道异物吸入，喉梗阻气道狭窄，喉气管软化症，血管环，淋巴结肿大或者颈部肿块局部压迫。

（3）声带功能紊乱。

（4）闭塞性细支气管炎。

（5）肺发育不全。

（6）肺栓塞及其他。

另外，还要注意一些病毒感染也会诱发儿童严重喘息。

【治疗】

对于任何哮喘危重患儿都要争取时间积极抢救，给予血气监测、心电监护，未做气管插管者慎用镇静剂。初始治疗包括吸氧、吸入速效支气管扩张剂、全身激素应用，目的在于：①迅速缓解气道阻塞；②纠正低氧状态；③防止进一步恶化、气胸和呼吸骤停等并发症。

1. 吸氧

初始吸氧浓度以 40% 为宜，流量每分钟 4～5 L，用双腔吸氧管式面罩雾化吸入湿化氧气更为合适，可使动脉血氧分压保持在 8.0 kPa（60 mmHg）以上，氧饱和度在 94%～98%。

2. 立即给予支气管扩张剂

（1）β_2 受体激动剂：是儿童危重哮喘的首要治疗药物。对于有重症哮喘潜在风险的患者，尽早使用能减少重症发作机会。首选吸入治疗，使用射流式雾化装置经面罩或含接嘴吸入，若血氧饱和度低，可使用氧驱动雾化装置，雾化同时保证供氧，氧气流量为 6～8 L/min。药物选择及剂量：沙丁胺醇 2.5～5 mg/ 次或特布他林 5～10 mg/ 次；第 1 小时每 20 min 吸入 1 次，必要时做连续雾化吸入，1 小时后评估，以后每 1～4 h 可重复吸入，根据喘息逐渐延长用药间隔。如无条件时可用压力型定量气雾剂（pMDI）经储雾罐吸药，每次沙丁胺醇 100 μg/ 喷（或其他等效剂量药物），连用 4～10 喷（≤5 岁者 2～6 喷），用药间隔与雾化器吸入方法相同。

静脉应用 β_2 受体激动剂不作为常规治疗方案，仅应用于部分危重症无法使用吸入治疗者。药物剂量：沙丁胺醇 2 μg/kg 静脉注射 5 min 以上；病情严重需静脉维持滴注时剂量为 0.1～0.2 μg/（kg·min），具体剂量在儿科经验不足。静脉应用 β_2 受体激动剂时容易出现心律失常和低钾血症等严重不良反应，应严密监测，并根据临床症状的改善和不良反应随时调整剂量。

（2）抗胆碱药：不单独应用于儿童危重哮喘，但与 β_2 受体激动剂联合应用可增加其疗效。作为儿童危重哮喘联合治疗的组成，对初始 β_2 受体激动剂治疗反应不佳的重症患儿尽早使用，可抑制支气管平滑肌 M 受体，有一定支气管舒张作用。药物剂量：溴化异丙托品每次 2 喷（80 μg/ 喷）或者雾化液 250 μg，可加入 β_2 受体激动剂溶液，第 1 小时每 20 分钟雾化吸入 1 次。

（3）硫酸镁：通过抑制细胞对钙的摄取而使支气管平滑肌松弛。婴幼儿的临床经验尚不充分，2 岁以上儿童哮喘重症发作可吸入硫酸镁雾化溶液（150 μg/ 剂，3 剂）作为 1 小时内标准雾化治疗的辅助方案，最好在发作持续 6 小时之内；或者静脉注射，药物剂量为 40 ～ 50 mg/（kg·d）（最大 2 g/d），分 1 ～ 2 次，加入生理盐水 100 mL 静脉缓慢滴注 20 ～ 60 分钟。不良反应包括一过性面色潮红、恶心等，通常在药物输注时发生，如过量可静脉注射 10% 葡萄糖酸钙拮抗。

（4）氨茶碱及茶碱类：由于临床效应、安全性等不确切，目前不再推荐静脉注射茶碱类药物治疗哮喘重症发作，但也有研究提示对标准化初始治疗反应不良的儿童，静脉注射氨茶碱仍可获益，可作为儿童危重哮喘的一种附加治疗选择。剂量：负荷量 4 ～ 6 mg/kg（最大 250 mg），静脉滴注 20 ～ 30 分钟，继之持续滴注维持剂量 0.8 ～ 1mg/（kg·h），亦可采用间隙给药方法，每 6 小时静脉滴注 4 ～ 6 mg/kg。由于氨茶碱"治疗窗"较窄，治疗时应注意不良反应的发生，有条件应做血药浓度监测。

（5）肾上腺素：不作为哮喘重症发作时的常规治疗，只应用于严重过敏、神经血管性水肿相关性哮喘发作。药物剂量：每次皮下注射 1 ∶ 1000 肾上腺素 0.01 mL/kg，儿童最大不超过 0.3 mL/ 次。

3. 糖皮质激素类药物

全身糖皮质激素是儿童危重哮喘治疗的一线药物，和 β_2 激动剂联用是治疗严重哮喘的基础，能有效抑制气道炎症反应，减低气道高反应性，增强黏液纤毛清除功能，提高支气管 β_2 受体表达和敏感性，抑制 M 受体功能。应尽早足量全身应用，有利于临床症状的迅速缓解，防止疾病的复发和降低哮喘死亡率。药物剂量：琥珀酸氢化可的松 4 ～ 8 mg/kg 或甲基泼尼松龙每次 1 ～ 2 mg/kg 静脉滴注，每 6 小时 1 次，好转后可口服泼尼松 1 ～ 2 mg/（kg·d）（0 ～ 2 岁每天不超过最大量为 20 mg，3 ～ 5 岁 30 mg，6 岁及以上 40 mg）。治疗时间依病情而定，如连续用药超过 7 天，应逐渐减量。地塞米松每次 0.25 ～ 0.75 mg/kg，因其对内源性皮质醇分泌的抑制作用强，且药物进入体内须经肝脏转化才能产生临床效应，起效时间慢，不作为首选药物。

儿童危重哮喘时早期大剂量吸入糖皮质激素可能有一定帮助。研究显示吸入大剂量糖皮质激素可增强吸入 β_2 受体激动剂的气管舒张作用，并能明显降低痰液中的嗜酸细胞和气道高反应性，可选用雾化吸入布地奈德悬液，0.5 ～ 1 mg/ 次，但病情严重时不能以吸入治疗替代全身糖皮质激素治疗，以免延误病情。

4. 建立静脉通道，维持体液及酸碱平衡

哮喘持续状态时由于呼吸急促，呼吸道大量丧失水分，同时液体摄入量减少，机体处于不同程度脱水状态，应及时纠正，此情况更多见于年幼儿童。开始 2 小时可予 1/3 张含钠溶液，每小时 5～10 mL/kg，以后则改用 1/5～1/4 张含钠溶液维持，可根据年龄及脱水程度计算需要液体量。但由于危重哮喘患儿多存在抗利尿激素分泌异常，故继续治疗时应注意避免液体过多而导致的肺水肿加重，一般用 2/3 的生理需要量维持。哮喘持续状态时呼吸性酸中毒应通过改善通气来纠正，明显的代谢性酸中毒时才考虑应用小剂量碱性药物。此外，需注意血钾的监测。

5. 机械通气

在上述治疗后病情继续恶化者，机械通气是抢救哮喘持续状态引起呼吸衰竭的一种有效的治疗手段。其目的是减少呼吸功，防止呼吸肌疲劳加剧，减轻氧耗，改善 CO_2 排出和氧吸入，清除痰液。以下情况之一为有创机械通气的指征：①严重的呼吸困难或呼吸暂停；②呼吸音减低到几乎听不到哮鸣音及呼吸音；③因过度通气和呼吸肌疲劳而使胸廓运动受限；④意识障碍、烦躁或抑制，甚至昏迷；⑤吸氧状态下发绀进行性加重；⑥ $PaCO_2 \geqslant 8.6$ kPa（65 mmHg）。

机械通气包括无创正压通气（NPPV）和有创机械通气。因气管插管具有一定的并发症，且气道阻力可明显增加，重症哮喘者早期可应用 NPPV，现提倡持续气道正压通气（CPAP）联合压力支持通气（PSV），也称为双水平正压通气（BiPAP）。其方法为：起始 CPAP 水平为 0，PSV 为 10 cmH_2O。患者逐渐适应后，调节 CPAP 为 5 cmH_2O，以后 PSV 逐步增加以达到最大呼气潮气量（VT）$\geqslant 7$ mL/kg、呼吸频率 < 25 次/min。高内源性呼气末正压（PEEPi）与支气管痉挛肺过度充气相关，应注意避免过高。当患者出现极度呼吸肌疲劳、低血压、心律失常、神志异常时，应建立人工气道。我们推荐经口气管插管，通气模式以定容型为宜，呼吸频率略慢于正常值，潮气量为 8～12 mL/kg，吸气峰压一般不宜超过 40 cmH_2O，必要时可采用允许性高碳酸血症通气（permissive hypercapnic ventilation，PHV）策略，以避免由于高容量、高气压通气造成肺和循环损害。

6. 其他

（1）抗生素：儿童哮喘发作主要由病毒引发，抗生素不作为常规应用，如有明确感染依据（发热、脓痰、胸片显示肺炎等）则选用病原体敏感的抗菌药物。

（2）镇静剂：患儿烦躁不安可用水合氯醛，其他对呼吸有抑制作用的镇静剂应慎用或禁用。最近有研究发现静脉麻醉剂氯胺酮具有一定的支气管扩张作用，对标准化治疗反应不佳的儿童危重哮喘发作有一定疗效。

（3）强心剂：危重哮喘时左右心室的后负荷明显增加，当合并心衰时慎用正性肌力药物，如确需使用，剂量应做适当调整。

（4）氦氧混合气体：不作为常规治疗手段，氦气密度较低，能使哮喘时小气道狭窄及黏膜表面分泌物增多所引起的涡流减轻，从而减低气道阻力，同时能加强 CO_2 的弥散，从而使单位时间内 CO_2 排出量增加，还可作为对常规治疗无效的哮喘危重患者的补充治疗，在治疗过程中需密切监测氧浓度。

【预防】

此类患者容易再次哮喘重症发作，出院前应制定详细哮喘计划，出院一周内专科随访评估。对于存在以下哮喘相关死亡高危因素的患者，应早期识别并及早干预：曾有严重哮喘发作需要气管插管和机械通气；在过去 1 年曾因哮喘发作而住院或急症处理，现在正在使用或刚停用口服糖皮质激素；近期没有使用吸入性糖皮质激素，过分依赖于吸入 β_2 受体激动剂；精神疾病或心理疾病史；哮喘管理依从性差；食物过敏等。应加强教育和随访，定期评估和指导用药，预防重症发作。

（徐孝华　南通瑞慈医院）

参考文献

1. SHAH R，SALTOUN C A. Chapter 14：Acute severe asthma（status asthmaticus）. Allergy Asthma Proc，2012，33（Suppl 1）：47-50.

2. PUMPHREY R S，GOWLAND M H. Further fatal allergic reactions to food in the United Kingdom，1999~2006. J Allergy Clin Immunol，2007，119（4）：1018-1019.

3.PERRIN K，WIJESINGHE M，HEALY B，et al.Randomised controlled trial of high concentration versus titrated oxygen therapy in severe exacerbations of asthma. Thorax，2011，66（11）：937.

4.KONINCKX M，BUYSSE C，HOOG M D. Management of status astnmaticus in children. Paediatric Respiratory Reviews，2013，14（3）：78.

5.POLLOCK M，SINHA I P，HARTLING L，et al. Inhaled short-acting bronchodilators for managing emergency childhood asthma：an overview of reviews. Allergy，2017，72（2）：183.

6.GOODACRE S，COHEN J，BRSDBURN M，et al. Intravenous or nebulised magnesium sulphate versus standard therapy for severe acute asthma（3Mg trial）：a double-blind，randomized controlled trial. Lancet Respir Med，2013，1（4）：293.

7.DESANTI R L，AGASTHYA N，HUNTER K，et al. The effectiveness of magnesium sulfate for status asthmaticus outside the intensive care setting. Pediatric Pulmonology，2018，53（7）：866.

8.NAIL P，MILAN S J，ROWE B H，et al. Addition of intravenous aminophylline to inhaled beta（2）-agonists in adults with acute asthma. Cochrane Database Syst Rev，2012，12：CD002742.

9.TIWARIA，VISHALG，KANAR J. Ketamineversusaminophyllineforstatusasthmaticin children：

Arandomized, controlledtrial. EuropeanRespiratory Journal, 2014, 44（Suppl58）：281.

10.UPHAM B D, MOLLEN C J, SCARFONE R J, et al. Nebulized budesonide added to standard pediatric emergency department treatment of acute asthma：a randomized, double-blind trial. Academic Emergency Medicine, 2011, 18（7）：665.

11.SELF T H, TWILLA J D, ROGERS M L, et al. Inhaled Corticosteroids Should Be Initiated Before Discharge from the Emergency Department in Patients with Persistent Asthma. Journal of Asthma, 2009, 46（10）：974.

12.RODRIGO G J, CASTRO-RODRIGUEZ J A. Heliox-driven beta2-agonists nebulization for children and adults with acute asthma：a systematic review with meta-analysis. Ann Allergy Asthma Immunol, 2014, 112（1）：29.

13.ALVAREZ G G, SCHULZER M, JUNG D, et al. A systematic review of risk factors associated with near-fatal and fatal asthma. Can Respir J, 2005, 12（5）：265.

第六节　溺水

WHO 预计每天每小时有 40 人因溺水而丧失性命，每年则 37 万人死于溺水，实际数字可能更高。一般情况下，夏天溺水高发，炎热地区较寒冷地区更易发生溺水，儿童较成人更易发生溺水，男性较女性更易发生溺水。此外，溺水的高危因素还包括生活水平低、教育程度低、居住场所位于湖泊或河流多的水域等。

【定义】

目前将溺水定义为一种淹没或浸润（submersion/immersion）于液态介质中而导致呼吸障碍的过程。英文的 submersion 和 immersion 更有助于我们理解淹没和浸润这两个概念。当面部没入水平面以下或受到水的覆盖时为淹没，而当头部露出于水平面之上时叫浸润，大多数情况下是借助于救生衣时的表现。浸润时，尽管过程中水花溅在脸上或者失去意识状况下脸下垂沉入水中会造成水的误吸，但大多数情况下溺水者气道是开放的，低体温和继之发生的室颤是这类患者的致死原因。这两个过程对于理解流行病学、病理生理、临床表现及其预后来说是至关重要的。"湿或干性溺水""主动 / 被动 / 沉默性溺水""二次溺水""濒临溺水""呼吸窘迫的延迟发生"等术语应当被弃用。如果溺水者被救，溺水过程就被中断，这叫非致命性溺水。如果是因为溺水而在任何时候导致死亡的，那么就叫作致命性溺水。

【病理生理】

简单来说，淹没之后，最初水进入口腔，溺水者会出于反射而屏住呼吸，从而导致喉痉挛。随着屏气的持续，溺水者会出现缺氧和高碳酸血症，导致昏迷和窒息，溺水者声门打开，大量水进入肺内，造成肺损伤。在这一过程中，溺水者也可能出现反射性咳嗽、呕吐，同时大量吸入呕吐物进入肺内。溺水最关键的病理生理特征是心脏骤停前因低氧而出现的心动过缓，通过给予仅通气的复苏以纠正低氧血症至关重要，而纠正缺氧本身也可导致自主呼吸或循环的恢复。

【防止溺水】

首先明确儿童溺水的多发时段：放学后、双休日、节假日和暑假期间。教育孩子做到"六不一会"：不私自下水游泳；不擅自与同学结伴游泳；不在无家长或老师带领下游泳；不到无安全设施、无救护人员的水域游泳；不到不熟悉的水域游泳；平时无成年人监护，不到河边、水塘边玩耍；"一会"是教育孩子学会基本的自救方法和技能。

任何时候，都必须在熟悉水性的大人或者是有资格的游泳教练、救生员的看护下游泳。饱餐后勿立即游泳，游泳前先做热身运动，切勿在游泳池跳水或在池边奔跑。游泳时适当借助游泳圈等辅助设备。

【水中营救】

当溺水发生时，盲目营救常可导致营救失败甚至施救者溺亡。实施营救的第一步应该是呼救，获得更多甚至专业的帮助。只要有可能，旁观者尽量不要实施下水营救，告诉溺水者试图接近递给的救援设施（如木棍或衣服），如果溺水者离岸不远那么扔绳索或漂浮救援设施也是可行的。如果不得不下水营救，可借助于浮力救援设备或船接近溺水者。两人一同下水施救比单人施救更安全。千万不要一头扎进水里去救人，因为这样一来你可能失去与溺水者保持视觉接触，并且有可能增加脊柱损伤的风险。受训人员在漂浮救援设施的支持下可实施水中通气。

【移离水中】

立即将溺水者移离水中。数据表明，溺水者发生脊髓损伤的概率仅为0.5%，如果不是浅水跳水、使用水滑道、滑水运动、风筝冲浪、赛舟，那么无须实施脊柱防范措施。如果溺水者无脉搏、无呼吸，在限制颈部屈曲和过伸时尽快将其移离水中。

【初步复苏】

到达陆地后，溺水者应仰卧，使躯干和头部处于同一水平（通常与海岸线或河岸线平行）。迅速检查溺水者的反应和呼吸。如果该溺水者失去意识但自主呼吸存在，则应使用复苏体位（侧卧位），等待专业救援到来；如果该溺水者没有呼吸，则必须进行人工通气。由于溺水者的心脏骤停是因为缺氧所致，因此对于心跳停止的溺水者进行心肺复苏的步骤是ABC，即畅通气道、人工呼吸、建立循环。对于溺水者的复苏，需首先给予 5 次通气，每次吹气 1 秒左右，并能看到胸廓有效的起伏运动。由于此时肺的顺应性降低及高的气道阻力，通常需要更长的时间吹气。如果溺水者对初次通气无反应，接下来应置其于硬平面上开始胸外按压，按压与通气比遵循 30:2。由于大多数溺水者在缺氧后会持续心脏骤停，因此仅实施胸外按压的心肺复苏（CPR）并无效果，应予以避免。

复苏尝试中最常见的并发症是胃内容物反流。超过 65% 的需要单独呼吸支持的溺水者的营救中和 86% 的 CPR 中发生胃内容物反流。传统的控水应避免，其会延迟通气的开始，大大增加呕吐的风险，显著增加最终死亡率。

在 CPR 开始后如条件许可，应尽早使用自动体外除颤器（AED）。迅速将患者胸壁擦干，连上 AED 电极片，打开 AED，按照 AED 提示进行电击。

【高级生命支持】

对于有自主呼吸，建议采用储氧面罩给予 10～15 L/min 高流量吸氧。如果氧疗无效，溺水者出现意识水平下降或发生心脏骤停，则考虑早期气管插管并控制通气。肺顺应性降低可能会限制声门上气道的使用，请注意在尝试气管插管前确保理想的预给氧。肺内水肿液可能会从气道内溢出，为暴露喉部可能需要进行连续吸引。在气管插管确认位置后，调节呼吸机参数使 SpO_2 维持在 94%～98% 之间。一旦可行则按血气分析结果确认氧合与通气足够，维持血气正常，并注意维持血糖和血电解质正常。

很多溺水者有发生急性呼吸窘迫综合征（ARDS）的风险，保护性通气可改善 ARDS 患者的存活。溺水后肺炎较为常见，预防性使用抗生素并不能改善预后，但如果淹没于污水中如下水道则可以考虑使用。如果考虑有感染则给予广谱抗生素治疗。对所有有水吸入的患者，均应常规进行血培养检查。体外膜氧合器（ECMO）被用于难治性心脏骤停及难治性低氧血症者。

神经预后主要取决于缺氧的时间。溺水后有报道尝试使用巴比妥类、颅内压（ICP）监测、类固醇激素等，但都没有发现可改善患者结局。高压氧治疗有助于提高患者红细胞的携氧能力，增加脑组织及脑脊液中的氧含量，有助减轻脑水肿、降低颅内压。

【复苏后监护】

成功复苏后，应持续监护，监护的主要内容如下。

（1）脑干功能的监护：观察瞳孔反射、角膜反射、咽喉反射及自主呼吸等。反射恢复，表示脑干功能好转；反之，提示缺氧严重，脑干功能丧失。

（2）心功能监护：注意有无心力衰竭及心律失常。

（3）监测水、电解质平衡状态：①血钠、氯钙、镁降低：血液稀释为淡水淹溺所致，反之，血液浓缩为海水淹溺所致。②血 pH 降低表示酸中毒，血气分析 $PaCO_2$ 上升、PaO_2 下降提示肺通气不良。出现血性泡沫痰及呼吸困难表示发生肺水肿。③血钾增高伴血红蛋白尿甚至黄疸，提示大量红细胞溶解。④血糖增高，反映病情危重。

（4）血细胞比容（Hct）迅速下降：Hct < 30%（婴儿 < 45%），表示溶血继续进行。

（5）血压及中心静脉压（CVP）：应保持收缩压儿童 > 10.7 kPa（80 mmHg），婴幼儿 > 9.3 kPa（76 mmHg）。收缩压上升，提示脑缺氧、颅内压增高。

（6）尿量是监护的重要项目，若输液量已足而尿量不增加，仍小于 2 mL/（kg·h），则提示有肾衰竭发生。

（7）注意迟发性肺水肿的发生，其是淹溺者后期常见的死亡原因，应特别注意，一般在淹溺救治复苏稳定后 1 ~ 6 小时，最长达 24 小时发生。其原因是血容量过多，血浆胶体渗透压降低，肺泡壁细胞受损，肺泡表面活性物质减少等，继发性引起肺毛细血管缺氧性损伤，使其通透性增加，导致肺毛细血管渗出血浆成分，广泛透过肺泡膜，进入细支气管肺泡及间质内，形成肺水肿，从而严重阻碍呼吸功能。

（葛许华　南京医科大学附属儿童医院）

参考文献

1. SZPILMAN D，BIERENS J J，HANDLEY A J，et al. Drowning. N Engl J Med，2012，366（22）：2102-2110.

2. 世界卫生组织. 预防溺水：实施指南. https://www.who.int/violence_injury_prevention/global_report_drowning/zh/.

3. 赵祥文. 儿科急诊医学. 3 版. 北京：人民卫生出版社，2010：821-828.

第七节　消化道大出血

消化道大出血（massive hemorrhage of gastrointestinal tract）在儿科并不少见，各年龄段儿童都可能发生，是指在数小时内失血量超过循环血容量的 20%，常伴有血容量减少引起的急性周围循环衰竭，是儿科常见的急危重症。大多数消化道出血均有一定的自限性，自发地或在住院早期即停止，但由于儿童血容量小，大量出血常可导致休克与急性贫血，因此应尽早进行治疗。

【病因】

出血原因大致可归纳为 5 类。

（1）出血性疾病：如新生儿自然出血、过敏性紫癜、血友病、免疫性血小板减少症、血小板无力症、白血病等。

（2）感染性疾病：如新生儿败血症、出血性肠炎、肠伤寒出血、胆道感染出血等。

（3）胃肠道局部病变出血：常见病因有食管静脉曲张（门静脉高压）、婴幼儿消化性溃疡病、应激性溃疡出血、异位或迷生胰腺组织、肠息肉脱落、胃肠道血管瘤、肠重复畸形等。此类出血以梅克尔憩室出血最为多见。但有不少患儿一次大出血后不再出血，始终诊断不清。

（4）少数"无痛性"急腹症出血：如新生儿肠扭转（肠旋转不良症）、休克性肠绞窄以及少见的无痛性肠套叠（症状以休克及出血为主）等。

（5）血管畸形：近几年来，肝外门静脉畸形 -Abernethy 畸形、动静脉瘘畸形等引起消化道出血的报道有增多趋势。

【临床表现】

（1）呕血或便血：为消化道大出血的主要症状，且大多呕血及便血同时或先后发生。

（2）低血容量休克和周围循环障碍：短期内大量出血可导致患儿出现头晕、乏力、心悸、出汗、皮肤湿冷等症状。

（3）发热：肠腔内积血、血红蛋白分解产物吸收、血容量减少、周围循环衰竭等可影响体温调节中枢而导致发热。

（4）氮质血症：消化道大量出血后，血红蛋白在肠道被分解、吸收，引起血尿素氮升高，出现肠源性氮质血症，一般 12 小时内发生，24～48 小时达高峰，3～4 天恢复正常。出血可导致周围循环衰竭而使肾血流及肾小球滤过率降低，产生肾前性氮质血症，休克纠正后可迅速恢复正常；若休克持久可造成肾小管坏死，引起肾性氮质血症，即使休克纠正，尿素氮仍不下降。

【诊断与鉴别诊断】

在儿童中，消化道出血可出现于任何年龄阶段，每个年龄阶段都有与之相对应的诊断。临床医生应结合患儿所处年龄阶段分析消化道出血原因，明确出血定性、定位、出血量和出血速度。

1. 定性

确定所见的物质是否为血：服用一些药物如铋剂、药用碳、甘草等，以及食物（草莓、甜菜、菠菜、西瓜、西红柿等）均可被误认为有便血或黑粪症。

2. 定位

呕血与便血可由胃肠道本身的疾病引起，也可由全身性疾病引起。鼻咽部或口腔内咽下的血也可被误认为消化道出血，阴道出血或血尿也可被错认为便血，在诊断前应认真检查上述部位。因此，首先要排除全身性疾病，然后鉴别是上消化道还是下消化道出血。

3. 出血量的判断

根据失血量的多少分为轻、中、重度。轻度：出血量 ≤ 10%，血压正常，Hb ≥ 100 g/L，一般无临床症状。中度：出血量为 10% ～ 20%，影响血压脉搏，Hb 60 ～ 90 g/L，有头晕、软弱无力、口干等症状，突然起立可产生昏厥。重度：出血量为 20% ～ 25%，即可出现休克，Hb < 60 g/L。

4. 出血是否为活动性

下列指征提示存在活动性出血：①反复呕血或黑粪次数增多、粪质稀薄，伴有肠鸣音亢进；②周围循环衰竭的表现，经充分补液输血而未见明显改善或虽暂时好转而又恶化；③血红蛋白浓度、红细胞计数与血细胞比容继续下降，网织红细胞计数持续增高；④补液与尿量足够的情况下，血尿素氮持续或再次增高。

5. 辅助检查

（1）常规检查：血常规、便常规、肝功能、凝血功能、血栓弹力图等。

（2）胃镜：对于屈氏韧带以上的上消化道出血，胃镜检查是有效的检查手段。对于高度怀疑食管、胃及十二指肠近端出血的患儿，胃镜是首选的定位、定性的检查手段，同时也可通过胃镜做到直视下的止血操作。

（3）纤维结肠镜检查：对于以便血为主的下消化道出血，纤维结肠镜检查可较准确地检查结肠病变，并可在直视下完成止血操作。

（4）胶囊内镜检查：对不明原因的消化道出血具有一定的诊断价值，但由于价格昂贵，临床应用受到限制。

（5）血管造影：多选用经股动脉插管，腹腔动脉、肠系膜上动脉和肠系膜下动脉造影在活动性出血时阳性率较高。

（6）腹部 B 超：对于 2 岁以下小儿常见的肠套叠及食管胃底静脉曲张有较高的诊断价值。梅克尔憩室、肠重复畸形及肠旋转不良也可通过腹部 B 超诊断，但其准确性与检查者的水平直接相关。

（7）核素扫描：对于消化道出血用放射性 ^{99}Tc 扫描可协助诊断梅克尔憩室和肠重复畸形。

（8）腹腔镜探查：随着腹腔镜技术的不断进步，该项检查手段已越来越多地被应用于消化道出血的患儿，其对梅克尔憩室、肠重复畸形、腹腔血管畸形、血管瘤等具有较高的诊断价值。

【治疗】

大出血的治疗原则是在积极抢救休克的同时进一步查明出血原因，随时按可能存在的病因做必要的检查。一般尽可能以非手术方法控制出血，纠正休克，争取条件确定病因诊断及出血部位，进行必要的术前检查做好手术准备。除按照一般原则抢救休克外，大出血的抢救尚需从下列 8 个方面考虑。

1. 一般治疗

一般治疗包括镇静、休息和吸氧。严密监测血压、呼吸、脉搏、血氧饱和度等生命体征，定期复查血红蛋白的变化。对于中等量以上出血的患儿应严格禁食，必要时留置胃管，吸出含有胃酸的胃液，以保护食管、胃及十二指肠黏膜。对意识不清或活动性上消化道出血患儿，为防治误吸可考虑气管插管，此举有助于内镜检查止血。

2. 输液、输血疗法

等量快速输液、输血为抢救大出血的重要措施。一般早期无休克之出血，可以输注浓缩红细胞和新鲜血浆，有利于预防继续出血。合并休克时，一般首剂给予等张晶体液（如生理盐水、等张碱性液）20 mL/kg，10 ～ 15 分钟内快速注入，之后尽快输注浓缩红细胞和新鲜血浆。监测血压和血红蛋白变化，每次输液、输血后评估生命体征，以决定下一步输液、输血量及输注速度，直至血压平稳。如血压仍低，则应考虑出血不止而进行必要的止血手术。输血是恢复活动性消化道出血者机体携氧能力的最佳方法，适用于循环不稳定和血红蛋白 ≤ 80 g/L 患儿，但紧急抢救时不能拘泥于此标准，应结合体格检查综合预先判断，可根据生命体征及时补充红细胞和新鲜血浆。对有活动性消化道出血和凝血病的患儿应考虑输注新鲜冰冻血浆。国际标准化比率（INR）> 1.5 或凝血酶原时间（PT）延长者，新鲜冰冻血浆初始输注剂量为 10 mg/kg；活化部分凝血活酶时间（APTT）延长者可输冷沉淀。有血小板减少的活动性出血者也应考虑输注血小板，特别是当血小板计数 < 30×10^9/L 时。对于红细胞压积 > 24% 且血流动力学稳定的患儿不需要输血。治疗时应严格把握输血指征，避免过度输血造成容积过度扩张，尤其是治疗食道胃底静脉曲张所致消化道出血时，为避免增加门静脉压力，加重消化道出血，输血治疗时血细胞压积不应超过 30%。

3. 胃灌洗注药止血

目前采用的局部止血方法主要是经胃管注药止血，可采用去甲肾上腺素 2 ～ 8 mg 加 20 ～ 30 mL 生理盐水经胃管注入并保留 30 min 后抽出，每 4 ～ 6 小时 1 次或用凝血酶 250 ～ 500 U 加 10 ～ 20 mL 生理盐水注入胃内保留，每 6 ～ 8 小时 1 次，或经胃管注入云南白药止血，所有注入胃内溶液温度不宜超过 37 ℃。目前已不推荐使用冰盐水洗胃止血的方法，尤其对于新生儿及小婴儿，冰盐水灌胃可能导致低体温，且已有研究证实 32 ℃ 及以下的溶液灌胃可能干扰局部凝血机制。

4. 药物治疗

药物治疗是消化道出血的一线疗法，应针对不同病因选用不同药物。

（1）维生素 K：新生儿期预防性使用维生素 K 可明显减少新生儿出血性疾病的发生，若考虑消化道出血与维生素 K 缺乏有关，即使未获得凝血功能结果，也可经验性肠外使用维生素 K 治疗。剂量为新生儿及婴儿 1 ～ 2 mg/ 次，儿童 5 ～ 10 mg/ 次。

（2）抑酸药物：能够提高胃内 pH 值，既可促进血小板聚集和纤维蛋白凝块的形成，避免血凝块过早溶解，有利于止血和预防再出血，又可治疗消化性溃疡。临床常用的抑酸药包括质子泵抑制剂和 H_2 受体拮抗剂，如奥美拉唑、雷贝拉唑及西咪替丁、雷尼替丁等。有证据提示质子泵抑制剂止血效果优于 H_2 受体拮抗剂，且起效快，可显著降低再出血发生率。常用药物剂量为奥美拉唑 1 mg/（kg·d），每日 1 次静脉注射，有效剂量范围为 0.2 ～ 3.5 mg/（kg·d）。雷尼替丁 1 mg/kg 持续输注后以 2 ～ 4 mg/（kg·d）负荷，再以 2 ～ 4 mg/（kg·d）、每 6 ～ 8 小时 1 次静脉注射。

（3）生长抑素及类似物：选择性收缩内脏小血管和毛细血管，可抑制胰高血糖素的分泌，拮抗高血糖素对内脏血管的扩张作用，从而减少门静脉和侧支循环血流量，同时可抑制胃酸分泌，改善胃黏膜的血供，促进黏膜修复。国内使用生长抑素治疗儿童消化道出血的报道多见，剂量为 250 μg，静脉负荷 3 ～ 5 min 后，以 3.5 μg/（kg·h）连续输注至出血停止后 48 ～ 72 小时，以防止再出血。使用时应注意监测血糖。有研究表明，奥曲肽可控制高达 70% 的儿童上消化道出血，起始剂量为 1 μg/kg 静脉负荷（最大剂量50 μg）后以 1 μg/（kg·h）持续泵入，8 h 内每小时可增加 1 μg/（kg·h）（最高总剂量为 250 μg/8 h）。出血控制后每 12 小时减慢 50% 输注速度，当降至初始剂量的 25% 时可停止使用，以防止复发，总疗程大约需持续到出血停止后 24 ～ 48 小时。

（4）垂体后叶素：用于黏膜和食管静脉曲张破裂出血，剂量为 0.002 ～ 0.005U/（kg·min），持续 12 小时泵入，然后在 24 ～ 48 小时内减停（最大剂量为 0.2 U/min）。垂体后叶素可引起外周血管强烈收缩，可能诱发肾功能衰竭，临床上常联合同样具有降低门静脉压力作用的硝酸甘油 [剂量0.5 ～ 10.0 μg/（kg·min）] 使用，可减少不良反应。

（5）特殊用药：如用于治疗感染性结肠炎、坏死性小肠结肠炎的抗生素；用于治疗过敏性紫癜的激素；用于治疗炎症性肠病的激素和免疫抑制剂等。

5. 内镜治疗

适用于静脉曲张性出血，上下消化道黏膜性出血，包括肠息肉、出血性溃疡、毛细血管扩张或小血管瘤等在内的结肠病变。内镜下治疗包括以下 3 种方法：①注射治疗，通过直径约 2 mm 的镜下管道注射硬化剂或组织黏合剂，适用于食管静脉曲张出血患者。有文献报道此类患者内镜下止血后预防性应用抗生素可显著降低其再出血及继发性感染的风险。②机械止血或套扎术，可有效填塞出血，但需要使用 1 个 2.8 mm 的通道，主要用于溃疡出血、杜氏病以及贲门撕裂综合征，除了极少数不可控制的大出血以外，止血夹在绝大多数情况下都可以达到满意的止血效果。③电凝止血，可以在胃镜下使用 1.5 mm 的探针，双极电凝的安全性要优于单极电凝。内镜的广泛应用不止在于可以及时处理明确了出血来源的活动性出血，还在于可以针对出血原因尚不明确的病变进行取材活检，指导后续诊断及治疗。下消化道出血内镜治疗的适应证最多见者为肠息肉，通过无痛电子结肠镜采用圈套器电切息肉后，可在息肉残端放置钛夹予以止血。对于位置偏低且带蒂的息肉，还可以在肠镜监视下将息肉脱出肛门口外进行套扎切除，可明显缩短手术时间并保证治疗效果。

6.球囊压迫止血

适用于不能控制的上消化道出血，可通过放置三腔二囊管机械压迫食管和胃的曲张静脉止血，但放置过程中可能出现致死性并发症，如误吸、移位、食管坏死/穿孔，儿科使用经验有限，在儿童使用时不能保持持续气囊充气超过12小时。

7.血管造影栓塞止血

血管造影栓塞止血可控制70%的出血，但也容易再出血。一般选择股动脉穿刺，对于腹腔干周围的出血予以垂体加压素联合吸收性明胶海绵栓塞，效果较好；小肠内的出血栓塞容易致肠坏死，一般只采用垂体加压素进行治疗，临床效果也较显著，其不良反应主要有感染（甚至发生败血症）、脓肿形成、门静脉栓塞、器官坏死等。

8.手术探查

对于反复内科治疗无效的出血，经胃十二指肠镜、电子结肠镜及发射计算机断层成像（ECT）检查均不能明确原因的消化道出血，或者紧急情况下的不能控制的大出血，手术有着无可替代的优势。目前经脐单孔腹腔镜在小儿消化道出血中的应用逐渐增多，其于脐部做切口，可以将肠管从此切口提出体外进行切除吻合。相比普通腹腔镜，其减少了切口及术后瘢痕，以及与腹内脏器的接触。在手术过程提出、牵拉、回纳肠管需格外注意，应避免医源性肠道损伤。十二指肠溃疡合并不可控制的大出血在儿童极为罕见，出血常由后壁溃疡腐蚀动脉引起，需紧急手术打开十二指肠，在直视下控制出血。有文献报道半胃切除后行Ⅱ式胃空肠 Roux-Y 吻合可达到满意效果及良好预后。总之，儿童消化道出血在不同年龄的疾病谱不同，其诊治流程应该与成人有所不同。随着微创技术的日趋成熟，对于诊断困难、内科治疗无效的不明原因消化道出血，胃、肠镜与腹腔镜联合的诊疗模式是值得考虑的选择。

（祁伯祥　徐州医科大学附属徐州市儿童医院）

参考文献

1.刘莉，赵红梅，欧阳红娟，等.奥美拉唑联合奥曲肽治疗儿童消化性溃疡合并消化道大出血疗效观察.中国医师杂志，2017，19（6）：924-925.

2.江载芳，申昆玲，沈颖.诸福棠实用儿科学.8版.北京：人民卫生出版社，2015：2744-2746.

3.封志纯，祝益民，肖昕.实用儿童重症医学.北京：人民卫生出版社，2012：491-493.

4.《中华内科杂志》编委会，《中华消化杂志》编委会，《中华消化内镜杂志》编委会.急性非静脉曲张性上消化道出血诊治指南（2009，杭州）.中华内科杂志，2009，48（10）：891-894.

5. ADAMSEN S, BENDIX J, KALLEHAVE F, et al. Clinical practice and evidence in endoscopic treatment of bleeding peptic gastroduodenal ulcer.Scand J Gastroenterol, 2007, 42（3）: 318-323.

6. JEHANGIRI A U, GUL R, HADAYAT R, et al. Causes Of Lower Gastrointestinal Bleeding On Colonoscopy.J Ayub Med Coll Abbottabad, 2017, 29（3）: 468-471.

7. SINGHI S, JAIN P, JAYASHREE M, et al. Approach to a child with upper gastrointestinal bleeding.Indian J Pediatr, 2013, 80（4）: 326-333.

8. BALACHANDRAN B, SINGHI S. Emergency management of lower gastrointestinal bleed in children.Indian J Pediatr, 2013, 80（3）: 219-225.

9. 卞红强. 儿童消化道出血外科诊治策略. 中华小儿外科杂志, 2017, 38（9）: 641-644.

10. 许峰. 实用儿科危重病抢救常规和流程手册. 北京: 人民卫生出版社, 2016: 86.

11. HWANG J H, FISHER D A, Ben-Menachem T, et al. The role of endoscopy in the management of acute non-variceal upper GI bleeding.GastrointestEndosc, 2012, 75（6）: 1132-1138.

12. GRALNEK I M, BARKUN A N, Bardou M. Management of acute bleeding from a peptic ulcer.N Engl J Med, 2008, 359（9）: 928-937.

13. 周昉, 许峰. 儿童消化道出血的原因与应急治疗. 中国小儿急救医学, 2017, 24（4）: 264-268.

14. 祁伯祥, 朱磊, 商磊, 等. 生长抑素治疗新生儿术后消化道出血的疗效及安全性研究. 中国当代儿科杂志, 2016, 18（11）: 1065-1068.

15. EROGLU Y, EMERICK K M, WHITINGON P F, et al. Octreotide therapy for control of acute gastrointestinal bleeding in children.J PediatrGastroenterolNutr, 2004, 38（1）: 41-47.

16. BOYLE J T. Gastrointestinal bleeding in infants and children.Pediatr Rev, 2008, 29（2）: 39-52.

17. YANG S C, CHEN J C, TAI W C, et al. The influential roles of antibiotics prophylaxis incirrhotic patients with peptic ulcer bleedingafter initial endoscopic treatments.PLoS One, 2014, 9（5）: e96394.

18. WU C T, CHEN C A, YANG Y J. Characteristics and Diagnostic Yield of Pediatric Colonoscopy in Taiwan. Pediatr Neonatol, 2015, 56（5）: 334-338.

19. GUO S B, GONG A X, Leng J, et al. Application of endoscopic hemoclips for nonvariceal bleeding in the upper gastrointestinaltrac.World J Gastroenterol, 2009, 15（34）: 4322-4326.

20. GIANNAKOPOULOS A, Logothetis A, PANAYIOTOU J, et al. Poor endoscopic findings in children with non variceal upper gastrointestinal bleeding: is biopsy necessar. Hippokratia, 2010, 14（4）: 261-264.

21. 匡后芳, 闫学强, 卞红强. 儿童消化道出血的诊治进展. 临床外科杂志, 2015, 23（11）:

873-875.

22. 林刚，谷兴琳．小儿上消化道出血的外科治疗．临床小儿外科杂志，2002，1（5）：392-393.

23. 陈晨，高群，卢贤映．经脐单孔腹腔镜治疗 50 例小儿下消化道出血体会．安徽医学，2015，36（6）：731-732.

24. 孙晓毅，余东海．小儿十二指肠溃疡合并急性上消化道大出血的手术治疗．中华小儿外科杂志，2010，31（2）：107-109.

第八节　急性心功能不全

【概述】

急性心功能不全主要指新发生的心功能不全或慢性心功能不全失代偿，是各种原因造成的心脏结构和功能的异常改变，使心室收缩射血和（或）舒张充盈功能发生障碍，从而引起的一组复杂临床综合征。慢性心功能不全不是急性心功能不全的慢性过程，而是原发于心肌重塑的发展过程，是一种独立的病变，在病程中因某些诱因可有急性心功能不全的发作。心功能不全是小儿心血管疾病中常见的一组严重综合征，是大多数原发性心血管疾病的终末阶段，不仅危害小儿健康，也是导致死亡的常见原因。

【病因】

（1）根据心脏的生理功能，所有导致心功能不全原因可归纳如下。

1）心脏前（充盈）负荷过多：如左向右分流型先天性心脏病、瓣膜反流等。

2）心脏后（压力）负荷过重：如肺动脉或主动脉瓣狭窄、主动脉缩窄、高血压等。

3）心肌收缩力减退：如心肌病、心肌炎等。

4）心室舒张期充盈不足：如缩窄性心包炎、限制型心肌病、严重的快速性心律失常、房室瓣狭窄等。

（2）引起心功能不全的病因复杂，心律失常、心肌炎及心肌病在不同年龄期均可导致心功能不全。小儿时期心功能不全以 1 岁以内发病率最高，其中尤以先天性心脏病引起者最多见。年长儿及青少年期心功能不全的病因与成人类似，主要以缺血性心脏病为主（如冠心病、心肌梗死、高血压心病、特发性心肌病等）。不同时期小儿心功能不全原因不尽相同。

不同时期心功能不全常见病因如下。

1）胎儿期：室上性快速心律失常、三度房室传导阻滞、房室隔缺损伴房室瓣反流、肺动脉瓣或三尖瓣反流、卵圆孔提前关闭、心内膜弹力纤维增生症、心肌病、心肌炎、溶血性贫血、双胎的胎盘输血等。

2）出生后第 1 天：窒息、一过性心肌缺血、脓毒血症、低血糖或低血钙、贫血、黏稠综合征、三尖瓣或肺动脉瓣反流、动静脉瘘（颅内或肝内为多）、室上性心动过速、三度房室传导阻滞、心肌炎等。

3）出生后 1 周内：危重的肺动脉瓣狭窄、完全性肺静脉异位回流（梗阻型）、严重主动脉缩窄、左心发育不良综合征、早产儿动脉导管未闭，其他同上。

4）婴幼儿期：大型室间隔缺损、动脉导管未闭、房室隔缺损、动脉单干、右室双出口、大动脉转位伴室间隔缺损、三尖瓣下移、冠状动脉起源于肺动脉等。

5）儿童期：风湿性心脏病、心内膜炎、高血压、川崎病、贫血、黏多糖病、遗传性共济失调、药物中毒等。

（3）诱发因素

有基础心脏病的患者，其心功能不全症状多由一些增加心脏负荷的因素所诱发，常见的诱发心功能不全的原因如下。

1）呼吸道感染：是最常见、最重要的诱因，其他如感染性心内膜炎、全身感染等。

2）心律失常：各种类型的快速性心律失常及严重的缓慢性心律失常（如完全性房室传导阻滞）均可诱发或加重心功能不全。

3）血容量增加：摄入钠盐过多及静脉输入液体过量、过快可使血容量剧增，心脏负荷加大而诱发心功能不全。

4）药物影响：强心苷、利尿剂、某些抗心律失常药物（尤其是 Ic 类抗心律失常药物）应用不当时均可诱发心功能不全。

5）体力活动过度和情绪激动。

【临床表现】

年长儿心功能不全的症状与成人相似，主要表现为乏力、食欲不振、活动后气急和咳嗽。安静时心率增快，呼吸浅表、急促，颈静脉怒张，肝大、有压痛，肝颈反流试验阳性。病情较重者尚有端坐呼吸，并出现肺水肿，肺底部可闻及湿啰音，尿量明显减少。心脏听诊除原有疾病产生的心脏杂音和异常心音外，常可听到心尖区第一心音减低和奔马律。

婴幼儿心功能不全的临床表现隐匿，不典型。常见症状为呼吸快速、表浅，频率可达 50 ～ 100 次 / 分，喂养困难，体重增长缓慢，烦躁多汗，哭声低弱，肺部可闻及干啰音或哮鸣音。水肿首先见于颜面、眼睑等部位，严重时鼻唇三角区呈现青紫。

不同年龄组患儿心功能不全的症状和体征的特点见表 13–9。

表 13-9　不同年龄组患儿心功能不全的症状和体征

胎儿	早产儿	足月新生儿/婴儿	幼儿/儿童	青少年
胎儿水肿*	心动过速*	心动过速*	心动过速*	与儿童相同表现*
羊水过多	心脏扩大*	呼吸急促*	呼吸急促*	性成熟延迟*
心动过速*	苍白*	喂哺困难*	心脏扩大*	端坐呼吸
	周围性血管收缩*	过多出汗*	肝脏增大*	晕厥
	呼吸急促*	心脏扩大*	周围性水肿	周围性水肿
	脉压宽*	奔马律*	眼睑水肿	啰音
	氧耗量增加	肝脏增大*	啰音	奔马律
	发绀	生长障碍*	喘鸣、咳嗽	
	肝脏增大	休克*	颈静脉怒张	
		肝功能不全	疲乏、虚弱	
		喘鸣	腹腔积液	
		啰音		
		咳嗽		

资料来源：RUGGERIC D P：Congestive heart failure In Blumer J（ed）：Practical Guide to Pediatric Intensive Care 3rd ed St Louis，Mosby-Year Book.1990.

注：※ 常见症状及体征。

【诊断】

临床诊断依据：①安静时心率增快，婴儿＞180 次/分，幼儿＞160 次/分，不能用发热或缺氧解释。②呼吸困难，青紫突然加重，安静时呼吸达 60 次/分以上。③肝大，达肋下 3 cm 以上，或在密切观察下短时间内较前增大，不能以横膈下移等原因解释。④心音明显低钝或出现奔马律。⑤突然烦躁不安，面色苍白或发灰，而不能用原有疾病解释。⑥尿少、下肢水肿，已经除外营养不良、肾炎、维生素 B_1 缺乏等。

上述前 4 项为临床诊断的主要依据。尚可结合其他几项及下列 1～2 项检查进行综合分析。①胸部 X 线检查：心影多呈普遍性扩大，搏动减弱，肺纹理增多，肺门或肺门附近阴影增加，肺部瘀血。②心电图检查：不能表明有无心功能不全，但可提示房室肥厚、复极波及心律的变化，有助于病因诊断及指导洋地黄的应用。

【分级评估】

心功能不全患者的临床典型症状是在进行正常人能够耐受的体力活动时出现呼吸困难或（和）疲乏。由于心功能不全的症状和体征缺乏特异性，目前评估标准均采用综合多种症状和体征分析的方法。急性心功能不全的评价对疗效及预后的估计均很重要，但早期识别及严重程度的评价比较困难，由于年龄差异及病因的不同，小儿心功能不全的临床表现与成人病例不尽相同。小儿年龄不同，心率及呼吸的生理标准也不同，因此在儿科病例中如何正确评价心功能更为突出。

1. 心功能分级法

纽约心脏病协会（NYHA）提出的心功能分级法是根据患者的活动能力及出现的症状来确定严重程度。I 级为正常，II～IV 级为轻—重度的心功能不全。NYHA 心功能分级法自 1928 年提出，曾经过数次修订，由于其简单、实用至今仍被广泛用于评估成人的心功能不全。但是，NYHA 心功能分级法的主观性较强，仅适用于成人。适用于年长儿的修改的 NYHA 心功能分级法（表 13-10）针对婴幼儿及儿童心功能分级，提出了多种方法，但是目前尚无统一、公认的分级标准。

表 13-10　修改的 NYHA 心功能分级

I 级	患有心脏病，体力活动不受限制；学龄儿童能参加体育课，并能跟上同伴
II 级	体力活动稍受限制，安静时无症状，一般活动可引起疲劳、心悸和呼吸困难；学龄儿童参加体育课，但跟不上同伴；继发性生长迟缓
III 级	体力活动明显受限制，一般较轻的活动如走路可引起疲劳、心悸或呼吸困难；学龄儿童不能参加体育课；继发性生长迟缓
IV 级	不能进行任何体力活动，安静时也有症状，随活动而加重；继发性生长迟缓

2. 心功能检测

心功能参数无疑是评估心功能不全的重要依据。在众多的心脏收缩功能参数中射血分数（EF）最常用。检测 EF 的方法很多，如超声心动图、核素心脏造影及磁共振显像等。其中，超声心动图应用最广泛，方法简便、快捷，而且可以在床旁检查。

EF 是反映心脏泵血功能的指标，即每搏量占舒张末期容量的比例。EF 受负荷影响，不完全代表心肌收缩力的状况。超声心动图检测左心室 EF，可应用 M 型超声心动图及二维超声心动图方法，通常以左室射血分数（LVEF）≤ 40% 为收缩功能减低的标准，20%～29% 为中度减低，< 20% 为重度减低。

超声心动图可同时了解心脏血管结构、瓣膜功能，并可估测肺动脉压，对心功能不全病因的诊断亦有重要价值。

3. 心脏生物标志物

与心功能不全发生及发展有关的神经介质、心脏激素及细胞因子等总称为心脏生物学标志物。目前研究较多的是利钠肽，其中脑利钠肽（BNP）和氨基末端脑利钠肽前体（NT-proBNP）作为诊断标志物更为敏感和可靠。BNP 是心肌分泌的重要肽类激素，心室扩大、心室壁应力增高是刺激脑利钠肽分泌增多的主要因素。血浆 BNP 水平与心功能不全的严重程度（NYHA 分级）呈平行关系。血浆 NT-proBNP 值与射血分数呈负相关，与临床心功能分级分值呈正相关。血浆脑利钠肽可以区别呼吸困难症状是否由心功能不全或肺部疾病所致。

4. 其他检查

核素心室造影及心肌灌注显像有助于评估心室功能和心肌缺血状况。有些隐匿的心功能不全需要借助多巴酚丁胺负荷超声心动图协助诊断。磁共振显像也可用于评估心功能。心导管检查主要用于经过无创性检查而诊断仍然不能明确的病例。

【治疗】

1. 一般治疗

（1）休息和饮食：休息可减轻心脏的负担。休息时肾血流量可稍增多，静脉压有所下降，心率也可减慢，从而使舒张期稍长，冠状动脉灌注增多。对心功能尚可者准许下床就餐和自理大小便。对心功能不全患儿的诊疗手续应力求简化，检查和治疗操作应按轻重缓急分期进行，不宜操之过急。室内温度最好保持在 25 ～ 30 ℃之间，这样体温调节所耗能量可以减少，以减轻心脏的负担。相对湿度在 40% ～ 50% 为宜。对于婴儿，喂奶应少量多次，每日所需热卡为 130 ～ 140 cal/kg（544 ～ 586 J/kg），水分限制每日 80 ～ 120 mL/kg，钠每日摄入量为 2 ～ 3 mg/kg，铁每日 1 ～ 2 mg/kg，最高为 15 mg/d。年长儿应吃含丰富维生素、易消化的食物，饮食中不加盐，但这可使患儿食欲大减，可用低盐加利尿剂，不必严格限盐。

（2）供氧：心功能不全时动脉血氧分压往往偏低，尤其是严重心功能不全伴有肺水肿者，供氧可增加血液供氧的效能。不论用头罩还是鼻管给氧，都要在患儿乐意接受的情况下进行，否则会造成患儿抗拒骚动，反而增加缺氧的程度。对于大量左向右分流先天性心脏病合并心功能不全的患婴，有时给氧反使症状加重。这是由于氧对体循环和肺循环阻力的影响恰恰相反，可使肺循环阻力下降，体循阻力上升，过度用氧可使分流量增加，加重肺水肿。如动脉血氧不低，不必给氧或降低用氧浓度。如肺水肿、呼吸窘迫时，可用呼出末正压通气，以减轻肺水肿和改善肺泡换气。

但是对依靠动脉导管开放而生存的先天性心脏病的新生儿，如主动脉弓中断、大动脉转位、肺动脉闭锁等，供给氧气可使血氧增高而促使动脉导管关闭，危及生命，此类患儿应禁忌供氧。

（3）体位：心功能不全患儿的肺血增多、心脏扩大，可使肺的呼吸活动余地缩小，加以肝脏的充血增大可影响膈肌的运动，这时可用座椅使患儿取坐位或半坐位，使静脉回流缓滞，以减轻肺血，且可减轻肝脏对膈肌呼吸运动的影响。小婴儿可抱起，使下肢下垂，减少静脉回流。

（4）维持水电解质平衡：心功能不全时易并发肾功能不全。进食差易发生水电解质紊乱及酸碱失衡。长期低盐饮食和使用利尿剂更易发生低钾血症、低钠血症，必须及时纠正。

（5）纠正贫血：如有贫血，必须纠治至血细胞比容达40%以上，以提高单位血容量的携氧能力，减轻心脏负担。如有大量左向右分流，可少量多次输注红细胞，以提高血液的黏滞度，使肺循环阻力增高，减少分流量。

2. 病因治疗

病因治疗对心功能不全的控制很重要。各种类型的先天性心脏病容易合并心功能不全，经药物治疗而未能控制时，符合手术指征者，应尽早手术纠治。高血压和肺动脉高压所导致的心功能不全者，也应该及时治疗病因。心肌病患者如能获得病因诊断，可予以针对性治疗，如采用酶替代疗法治疗糖原贮积症Ⅱ型，补充肉碱治疗肉碱缺乏性心肌病。

3. 药物治疗

急性心功能不全可导致短期内心排血量明显下降，器官灌注不足及受累，心室后向的静脉急性瘀血。重症病例可发生急性肺水肿及心源性休克，多见于心脏手术后（低心排血量综合征）、暴发性心肌炎，偶见于川崎病所致的心肌梗死等。给予利尿剂、血管扩张剂减低心脏负荷及正性肌力药物增强心肌收缩是治疗急性心功能不全的原则。

（1）利尿剂：各类利尿剂均能抑制肾小管再吸收钠，增加钠、水排泄，缓解体、肺循环瘀血。急性心功能不全时常静脉注射呋塞米（每次 1 ～ 2 mg/kg），能扩张肾血管，增加肾血流量，改变肾皮质内血流分布，还能扩张小静脉，减少回心血量，从而减轻右心的前负荷，改善肺水肿。通常从小剂量开始，逐渐增加到尿量增多。持续静脉给药可避免血浓度低谷，利尿效果优于分次给药，即使对于利尿剂抵抗患者也有利尿效果。持续静脉给药很少影响循环血流动力学，不良反应也少，通常在持续静脉给药开始前先静脉推注 1 剂以使肾小管处早期达到药物治疗浓度。利尿剂的常见不良反应是电解质紊乱，由此可影响利尿剂的作用，并可导致并发症如低血钾症，还可引起心律失常，增加死亡率。因此，在应用利尿剂过程中要监测血液电解质，尤其注意低血钾情况。

（2）血管扩张剂：在心功能不全的情况下，后负荷的稍微增加即可减低心搏量，因此减轻后负荷至为重要。有的血管扩张剂可放松小动脉的平滑肌，减轻后负荷，增加心搏量；有的能扩张静脉使静脉血管容量增加，以减少回心的充盈量，减轻前负荷。硝普钠为强有力的动静脉血管扩张剂，可减轻体、肺循环血管阻力，减低心房压，增加心输出量。硝酸甘油和长效的硝酸异山梨酯为静脉直接扩张剂，对小动脉的平滑肌作用不大。临床常用注射用硝普钠，剂量为 $0.5 \sim 8$ μg/（kg·min）静脉滴注，由小剂量开始，逐渐增加剂量。该药代谢快，必须持续静脉滴注。应注意掌握剂量，持续监测动态血压，避免过量引起低血压，使用血管扩张剂的禁忌证为血容量不足，低血压、肾衰竭。

（3）正性肌力药：① β 受体激动剂：常用制剂有多巴胺和多巴酚丁胺。其强心作用表现为兴奋 $β_1$ 受体，且可激活心肌内交感神经触突前的末梢释放去甲肾上腺素。其加快心率和致心律失常的作用不如异丙肾上腺素明显，这对由于低心排血量下降导致的肾功能减退有利，且可增加大脑、冠状动脉及内脏的血流。多巴胺的药理作用与剂量有关，小剂量 2.5 μg/（kg·min）主要兴奋多巴胺受体，增加肾血流量，增加尿量；中等剂量 $5 \sim 15$ μg/（kg·min）主要兴奋 $β_1$ 受体，增加心肌收缩力及肾血流量；大剂量＞20 μg/（kg·min）主要兴奋 $α_1$ 受体，可增加体、肺循环血管阻力，增加心肌耗氧量。通常应用中等剂量，由输液泵控制。婴幼儿用量可能较年长儿大，才能发生作用。静脉注射时不可外溢，否则引起局部坏死，如外溢，可用 $1 \sim 5$ mg 酚妥拉明稀释于 $1 \sim 5$ mL 生理盐水中，局部浸润注射。多巴酚丁胺为多巴胺的衍化物，能直接激活 $β_1$ 受体而发挥强心作用，且可减低周围循环阻力，虽然此作用较异丙基肾上腺素为弱。多巴酚丁胺常用剂量为 $5 \sim 20$ μg/（kg·min），尽量采取最小有效剂量，必要时可与多巴胺合用，以减少大剂量多巴胺的周围血管收缩作用，且其对心律的影响不大。合并心律失常、左室流出道梗阻的病例不宜应用 $β_1$ 受体激动剂。②磷酸二酯酶（PDE）Ⅲ抑制剂：为非强心苷类、非儿茶酚胺类的正性肌力药物，能抑制 cAMP 降解而提高细胞内 cAMP 的水平，发挥正性肌力和松弛血管作用，兼有增强心肌收缩及舒张血管作用。短期应用有良好的血流动力学效应，但长期应用疗效不肯定，而且有加重心肌损害作用。PDE Ⅲ抑制剂增强心肌收缩力作用不受重度心功能不全时 $β_1$ 受体密度减少的影响。常用制剂有氨力农和米力农，米力农的正性肌力作用较氨力农强 $10 \sim 40$ 倍。米力农静脉注射首次剂量为 $25 \sim 50$ μg/kg，10分钟内匀速注完，以后持续静脉滴注，剂量为 $0.25 \sim 0.75$ μg/（kg·min）。不良反应有低血压、心律失常、血小板减少等。③钙增敏剂：能增加心肌的肌钙蛋白 C 对钙的敏感性和延长钙的作用，不提高心肌细胞内钙水平和 cAMP 水平，可减少钙超载所致心律失常，改善心肌收缩力，扩血管，短期使用有良好疗效，尤适用其他正性肌力药物治疗无效病例。临床常用左西孟旦，首剂量静脉注射（＞10 min），剂量为 $6 \sim 12$ μg/kg，以后静脉滴注 $0.1 \sim 0.2$ μg/（kg·min）、$1 \sim 4$ 天。

4. 非药物治疗

对药物治疗无效的心功能不全、急性心功能失代偿和低心排血量婴儿或儿童，机械循环支持为重要的辅助治疗，也可用作心脏移植前的过渡治疗。机械循环支持包括体外膜肺氧合（ECMO）、心室辅助装置（VAD）及主动脉内气囊泵。对严重难治性心功能不全者药物及机械循环支撑不能奏效时，心脏移植则成为最终和最有效的措施。

5. 并发症治疗

急性心功能不全不单单是心血管系统的问题，还可通过血流动力学障碍、神经内分泌系统的异常激活和炎症系统的激活来影响全身各器官的功能，导致肺水肿，脑、肝、肾、肠道等多器官功能不全。在严重的急性心功能不全导致多器官功能不全的治疗中，不是简单的控制原发病和治疗靶器官，还要充分认识心与心外器官之间的互相影响，既不能盲目地大跃进式地出击，也不能害怕出现并发症而坐以待毙，而是需要一个综合的整体观，抓住主要矛盾，在解决主要问题时兼顾其他，在选择正确的治疗方式后努力探寻一个合适的治疗窗。在整体治疗的过程中，应注重个体化治疗，才能取得成功。

（李亚民　常州市儿童医院）

参考文献

1. NIEMINEN M S，BÖHM M，COWIE M R，et al. Executive summary of the guidelines on the diagnosis and treatment of acute heart failure：the Task Force on Acute Heart Failure of the European Society of Cardiology. Eur Heart J，2005，26（4）：384-416.

2. 陈树宝，李万镇，马沛然，等. 小儿心功能不全. 北京：人民卫生出版社，2008：77-84.

3. COHN J N，FERRARI R，SHARPE N. Cardiac remodeling：concepts and clinical implications：a consensus paper from an international forum on cardiac remodeling. Behalf of an International Forum on Cardiac Remodeling. J Am Coll Cardiol，2000，35（3）：569-582.

4. 王卫平，孙锟，常立文. 儿科学. 9版. 北京：人民卫生出版社，2018：290-291.

5. 杨思源，陈树宝. 小儿心脏病学. 4版. 北京：人民卫生出版社，2012：648-649.

6. TURANLAHTI M，MILDR L，DELLOTA K，et al. Initial experience of levosimendan in pediatric patients. Pediatr Cardiol，2004，25（5）：603.

7. PONIKOWSKI P，VOORS A A，ANKER S D，et al. 2016 ESC Guidelines for the diagnosis and treatment of acute and chronic heart failure：The Task Force for the diagnosis and treatment of acute and chronic heart failure of the European Society of Cardiology（ESC）. Developed with the special contribution of the Heart Failure Association（HFA）of the ESC. Eur J Heart Fail，2016，18（8）：891-975.

8. 周飞虎，刘超，毛智. 重症患者的液体复苏策略. 解放军医学杂志，2017，42（2）：109-116.

第九节　呼吸衰竭

呼吸衰竭是指肺不能提供足够的氧气或排出二氧化碳以满足机体代谢需要，导致动脉血氧分压降低和（或）二氧化碳分压增加。呼吸衰竭是儿科最常见的危重症，以感染性疾病为主，呼吸道感染发生率高。各种疾病在危重阶段都易累及呼吸系统导致呼吸衰竭。及时判断并有效地治疗呼吸衰竭是危重患儿成功救治的关键。儿童呼吸衰竭多为急性呼吸衰竭，具有较高的死亡率。其临床判断标准：在海平面大气压下，于静息条件下呼吸室内空气，并排除心内解剖分流和原发于心排血量降低等情况，动脉血氧分压（PaO_2）低于 8.0 kPa（60 mmHg）和（或）伴有动脉血二氧化碳分（PaCO_2）高于 6.67 kPa（50 mmHg）。

根据引起呼吸衰竭的原发病变部位分为中枢性和周围性呼吸衰竭。中枢性呼吸衰竭常见的病因包括颅内感染、颅脑损伤、颅内出血、严重脑积水、重症肌无力、吉兰—巴利综合征、作用于中枢神经系统的药物过量或急性中毒等。周围性呼吸衰竭包括限制性通气障碍（如胸廓畸形、肺间质纤维化、胸腔积液、胸膜粘连、气胸等），阻塞性通气障碍（如喉软骨软化、气道异物、喉炎、气管软化狭窄、哮喘等），换气障碍（包括各种肺部感染、吸入性肺炎、急性呼吸窘迫综合征等）。

按血气分析分为Ⅰ型和Ⅱ型呼吸衰竭。Ⅰ型呼吸衰竭：缺氧而无二氧化碳潴留（PaO_2 < 60 mmHg，PaCO_2 可正常或降低）；Ⅱ型呼吸衰竭：缺氧伴二氧化碳潴留（PaO_2 < 60 mmHg，同时 PaCO_2 > 50 mmHg）。

【临床表现】

（1）原发疾病临床表现：颅脑病变可伴意识障碍；神经肌肉病变可有肌肉萎缩、肌无力等表现；心脏病患儿可表现为发绀、心脏杂音、心律失常、杵状指（趾）等。脓毒症、休克、中毒患儿均有相应的临床或实验室表现。

（2）呼吸困难临床表现：呼吸频率增快是呼吸衰竭最常见表现。由于辅助呼吸肌运动加强，可出现鼻翼扇动、三凹征等。神经肌肉病变、中毒及呼吸衰竭晚期可表现为呼吸频率减慢、呼吸动度变浅。中枢性呼吸衰竭主要表现为呼吸节律改变，可出现潮式呼吸、间歇呼吸、点头呼吸、下颌呼吸、双吸气等，新生儿及小婴儿可表现为频繁呼吸暂停或呼吸停止。肋间肌疲劳或麻痹者常出现矛盾呼吸，即吸气时胸廓下陷、腹部膨隆，呼气时则相反。

（3）低氧血症临床表现：发绀是间接反映低氧血症的突出表现之一。以口唇、舌、颜面部、指趾端、甲床等血液循环丰富的末梢部位显著，通常动脉血氧饱和度 < 80% 可出现发绀。但应注意患儿若同时伴有贫血、Hb < 50 g/L 时，即使出现严重低氧血症，临床发绀可不明显。年长儿缺氧可有头晕、胸闷、气短、视物模糊、意识改变等症状；婴幼儿可有不易安抚的烦躁、哭闹、拒奶、入睡困难或嗜睡，严重者可发生惊厥或昏迷；小婴儿、新生儿及早产儿缺氧早期心率可增快，若缺氧持续或加重，数秒钟至数分钟内可出现心率下降及呼吸停止。在休克、ARDS早期，可因缺氧导致反射性呼吸增快、CO_2 短期排出增加。若出现顽固性低氧血症和低碳酸血症，应警惕发生肺栓塞的可能。

（4）高碳酸血症的临床表现：相对缺乏特异性。$PaCO_2$ 轻度升高时患儿可有出汗、烦躁、头痛、瞳孔缩小、血压升高、心率增快等表现；$PaCO_2$ 重度升高可致严重颅高压，出现昏睡、肢体颤动、球结膜水肿、呼吸抑制表现。

【呼吸衰竭的诊断和评估】

1. 根据临床表现进行诊断和评估

动脉血气分析指标是诊断和评估呼吸衰竭的常规方法，但临床症状和体征对诊断和病情判断亦十分重要。儿童的呼吸系统代偿能力有限，故早期认识呼吸衰竭很重要。

当患儿出现明显的呼吸困难且影响到重要脏器的功能，尤其是出现呼吸暂停时，往往提示为严重的呼吸衰竭。

2. 对肺气体交换障碍程度的评估

血液气体分析在呼吸衰竭的评估中有重要地位。$PaO_2 < 60$ mmHg 和（或）$PaCO_2 > 50$ mmHg 作为呼吸衰竭的诊断标准，是较客观的可操作的指标，可反映氧合和通气状态。表 13-11 列出了正常与病理血气数值界限（以儿童正常值为准）。PaO_2 也受心脏右向左分流的影响，$PaCO_2$ 在慢性碱中毒时可代偿性增加，这些情况下，单凭血气分析指标不能诊断为呼吸衰竭。

$P（A-a）O_2$ 指 PAO_2 与 PaO_2 之间存在的差值，是判断肺换气功能正常与否的一个依据，也是心肺复苏中反映预后的一项重要指标，可对呼吸衰竭的严重程度及变化做定量判断，可作为动态评估用。而 PaO_2/FiO_2（P/F）反映了氧从吸入气体至血液中的转运效率，是判断肺损伤程度的重要指标，对通气治疗的反应在呼吸衰竭病情判断中有一定意义，但容易受机械通气条件的影响。OI 是根据 FiO_2、平均气道压（Paw）、PaO_2 计算出来的数值，即 $OI=（FiO_2 \times Paw \times 100）/PaO_2$。其反映 PaO_2 不仅与 FiO_2 有关，还与 Paw 相关，且更能反映肺内分流情况，以评估肺损伤的严重程度及氧气交换效率。OI 常被用来评估治疗的有效性及患者的预后，可辅助诊断儿童 ARDS，协助识别高危儿。持续的高 OI 值提示该患者的预后差，机械通气时间长，病死率高。

表 13-11 血气指标的临床意义

项目	正常范围	有重要临床影响	病情危重
pH	$7.35 \sim 7.45$	$7.3 \sim 7.5$ 以外	7.2 以下
$PaCO_2$（mmHg）	$35 \sim 45$	$30 \sim 50$ 以外	急 60 以上；慢 80 以上
PaO_2（mmHg）	$80 \sim 100$	60 以下	40 以下
BE（mmol/L）	± 3	-6 以下	-15 以下

【治疗】

1. 病因治疗

病因治疗是呼吸衰竭治疗的根本。处理急性呼吸衰竭，首先要对病情做出准确判断，了解病因，决定治疗步骤和方法。对于严重病危者，不能因寻找病因延误救治，应先抢救，争取时间再明确病因。

2. 加强气道管理，保持气道通畅

呼吸道通畅对改善气道功能十分重要，对痰液堵塞者，应保持开放气道的体位，采取雾化等方法，给予气道良好、充分的温湿化，并加强翻身、拍背、吸痰，也可口服和静脉注射化痰药物。呼吸道干燥时，气道黏膜纤毛清除功能减弱，可向呼吸道输送适当水分，保持呼吸道正常生理功能。湿化的方式有加温湿化和雾化两种。胸部物理治疗包括体位引流、勤翻身、拍击胸背、吸痰等。翻身拍背对防止肺不张、促进肺循环、改善肺功能有重要作用。湿化呼吸道与胸部物理治疗应密切配合，以保持气道通畅。

3. 氧疗

（1）鼻导管给氧：氧流量儿童为 1～2 L/min，婴幼儿为 0.5～1 L/min，新生儿为 0.3～0.5 L/min，吸入氧浓度为 25%～40%。FiO_2 与氧流量等有关，FiO_2=21+4×氧流量（L/min）。

（2）简易面罩给氧：氧流量在儿童为 3～5 L/min、婴幼儿 2～4 L/min、新生儿 1～2 L/min，氧浓度为 40%～60% 左右。

（3）头罩给氧：氧流量可根据需要调节，通常氧流量为 3～6 L/min，因氧浓度在 40%～50% 左右。

（4）文丘里面罩：为高流量给氧方式，其侧孔可调节氧气进入、控制氧浓度。因氧气与室内空气相混合，孔径不同决定空气的量。

（5）无创通气：儿童无创通气模式主要为持续气道正压通气（CPAP）和双水平气道内正压通气（BiPAP）。临床上出现以下情况时可考虑使用：①轻至中度的呼吸困难，表现为呼吸急促，出现三凹征及鼻翼翕动，皮肤发绀。②动脉血气异常：pH 值 < 7.35，动脉血二氧化碳分压（$PaCO_2$）> 45 mmHg（1 mmHg = 0.133 kPa）或动脉血氧分压 / 吸入氧浓度（P/F）< 250 mmHg。无创持续气道正压通气（NCPAP）初调参数：压力为 4～6 cmH_2O（1 cmH_2O = 0.098 kPa），流量婴儿为 6～12 L/min、儿童 8～20 L/min，并可根据肺部氧合情况设置吸入氧浓度（FiO_2）。当 NCPAP 与患儿连接后，需根据患儿呼吸及氧合变化等情况调节通气参数。如经皮氧饱和度仍低，可以每次 1～2 cmH_2O 的幅度逐渐增加压力，但最高压力一般不宜超过 10 cmH_2O。同时按每次 0.05～0.10 的幅度提高 FiO_2。若经皮氧饱和度维持稳定，应以 0.05 的幅度逐渐降低 FiO_2。如 FiO_2 < 0.35，经皮氧饱和度仍能维持，可按每次 1 cmH_2O 的幅度逐渐降低压力，直至 2～3 cmH_2O。

若经临床评估判断 NCPAP 的疗效欠佳，1～2 h 病情无改善或继续加重，达到气管插管指征时应立即插管行有创通气。BiPAP 设置初始参数：吸气相气道正压（IPAP）8～10 cmH$_2$O（1 cmH$_2$O = 0.098 kPa），呼气相气道正压（EPAP）3～5 cmH$_2$O，呼吸频率比同年龄生理呼吸频率低 2～4 次 /min，吸气时间 0.6～1.0 s，吸气上升时间 0.10～0.15 s，并根据肺部氧合情况设置 FiO$_2$。若经临床评估判断 BiPAP 的疗效欠佳，1～2 h 病情无改善或继续加重，达到气管插管指征时应立即插管行有创通气。密切监护是判断疗效、合理调节参数及发现并发症的重要措施，也是避免因治疗无效而延误气管插管时机的重要环节。

4. 药物治疗

（1）营养支持：对于呼吸衰竭患儿，合理营养支持可增强机体免疫力，有利肺组织的修复，减少呼吸机疲劳。

（2）纠正酸碱失衡，维持内环境稳定：重症患儿出现混合性酸中毒或代谢性酸中毒，血气 pH < 7.20，可在保证通气情况下，酌情予以碱性液，常用 5% 碳酸氢钠溶液。

（3）其他药物：适当镇痛镇静。颅高压时使用降颅压脱水药，有循环灌注不良时酌情使用血管活性药物，有心功能不全时可使用强心药物等。

5. 呼吸机治疗

因疾病种类和患儿具体情况而异，要综合考虑患儿情况，因此统一标准很难制定。咳嗽排痰能力不足或消失，对保守治疗反应不好，呼吸衰竭对全身影响较大（如已经昏迷循环情况不佳），均应早期应用呼吸机。急性呼吸衰竭 PaCO$_2$ 在 8.0～9.3 kPa（60～70 mmHg）以上，慢性呼吸衰竭 PaCO$_2$ 在 9.3～10.6 kPa（70～80 mmHg）以上，pH 低于 7.20～7.25。吸入 60% 氧 PaO$_2$ 低于 6.7 kPa（50 mmHg），可考虑使用呼吸机（不要求 3 项条件齐备）。

【急性呼吸窘迫综合征】

急性呼吸窘迫综合征是由肺部或全身性损害因素引起的不同程度的广泛急性炎症性肺损伤，可导致气体交换障碍（主要是低氧血症）及肺力学异常（表 13-12）。

（1）定义：有创通气的患儿优先选择氧指数 {［FiO$_2$× 平均气道压（Paw）× 100］/ PaO$_2$} 和 OSI ［（FiO$_2$×Paw×100）/ 脉氧饱和度（SpO$_2$）］，可对疾病严重程度分级并定义儿童急性呼吸窘迫综合征（PARDS）。P/F 被推荐为 PARDS 的诊断标准，主要针对无创通气，可使用于持续气道正压（CPAP）、CPAP ≥ 5 cm H$_2$O（1 cmH$_2$O = 0.098 kPa）或双向气道正压（BiPAP）通气的患儿。对无法采用 P/F 来评估的患儿，使用 SpO$_2$ 与 FiO$_2$ 比值（S/F）。

表 13-12　小儿急性呼吸窘迫综合征诊断

年龄	除外围生期相关性肺疾病患儿			
发病时间	病因明确的损害发生在 7 d 以内			
肺水肿原因	无法完全用心衰或者液体超负荷来解释的呼吸衰竭			
胸部影像学	胸部影像学发现与肺实质疾病一致的新发浸润影			
氧合	无创机械通气	有创机械通气		
	pARDS（无严重程度分级）	轻度	中度	重度
	全面罩双水平正压通气或 CPAP > 5 cmH₂O，P/F 比值 ≤ 264	$4 \leqslant OI < 8$，$5 \leqslant OSI < 7.5$	$8 \leqslant OI < 16$，$7.5 \leqslant OSI < 12.3$	$OI \geqslant 16$，$OSI \geqslant 12.3$
特殊疾病				
紫绀型心脏病	符合以上关于年龄、发病时间、肺水肿原因及胸部影像学的标准，且急性氧合障碍不能用自身的心脏疾病来解释			
慢性肺疾病	符合以上关于年龄、发病时间、肺水肿原因、胸部影像学表现为新发浸润影，且氧合水平从患者自身基线水平有明显下降，符合以上氧合障碍标准			
左心功能障碍	符合以上关于年龄、发病时间、肺水肿原因、胸部影像学表现为新发浸润影，氧合障碍符合以上标准且不能用左心功能障碍来解释			

（2）肺保护性通气策略：避免过度扩张（即容积伤），还应该避免或尽量减少周期性的开闭肺泡（即肺萎陷伤）。控制通气的潮气量应设置在等于或低于生理潮气量范围内（预测呼吸系统顺应性较好患儿为 5 ~ 8 mL/kg，呼吸系统顺应性差的患儿为 3 ~ 6 mL/kg）。吸气时平台压限制为 28 cmH₂O，对于胸壁弹性增加（即胸壁顺应性降低）患儿，平台压可提高到 29 ~ 32 cmH₂O，可适度升高 PEEP（10 ~ 15 cm H₂O）来改善氧合。对于严重的 PARDS，PEEP 可高于 15 cmH₂O，可通过缓慢改变（递增和递减）PEEP 的步骤来提高严重的氧合衰竭。

（3）其他通气支持治疗：高频振荡通气（high frequency oscillation ventilation，HFOV）作为一种替代的通气模式，只有在低氧性呼吸衰竭、胸壁顺应性无降低、气道平台压超过 28 cmH₂O 的中—重度 PARDS 患儿中，可尝试使用。对于具有 PARDS 风险的患儿，病程早期使用无创正压通气（NPPV），有助于改善气体交换、减少呼吸做功，同时避免了侵袭性通气并发症的发生，通常使用呼气末正压的无创辅助通气（CPAP 或 BiPAP）。对于因严重 PARDS 导致呼吸衰竭的患儿或配型成功考虑肺移植的患儿，在常规的肺保护措施下仍有气体交换障碍，可使用体外膜肺氧合（ECMO）。

（4）ARDS 药物治疗：虽然许多药物如吸入一氧化氮（iNO）、表面活性物质、激素仍在临床使用，但这些均是基于成人的数据及儿科重症医师的经验，目前还缺乏确切的儿童相关证据。

（5）预后：大规模观察性或流行病学调查发现儿童急性肺损伤、急性呼吸窘迫综合征的病死率为 15% ～ 50%。

（章　晖　江苏省妇幼保健院）

参考文献

1. 中华医学会儿科学分会急救学组，中华医学会急诊医学分会儿科学组，中国医师协会儿童重症医师分会. 儿童无创持续气道正压通气临床应用专家共识. 中华儿科杂志，2016，54（9）：649-652.

2. 中华医学会儿科学分会急救学组，中华医学会急诊医学分会儿科学组，中国医师协会儿童重症医师分会. 儿童双水平气道正压通气临床应用专家共识. 中华儿科杂志，2017，55（5）：324-328.

3. 刘春峰，卢志超. 2015 国际小儿急性呼吸窘迫综合征专家共识解读. 中国小儿急救医学，2015，22（12）：829-835.

4. 梁秀安，郭詹军，杨志勇. 新氧合指数在儿童呼吸衰竭中的临床应用进展. 医学综述，2018，24（3）：1132-1135.

5. 江载芳，申昆玲，沈颖. 诸福棠实用儿科学. 8 版. 北京：人民卫生出版社，2015.

6. 王卫平，孙锟，常立文. 儿科学. 9 版. 北京：人民卫生出版社，2019.

第十节　宠物咬伤

随着社会进步、经济增长和生活水平的不断提高，宠物饲养已日益普遍，随之而来的宠物咬伤发生概率也日益增高。宠物咬伤包括犬咬伤、猫咬伤、啮齿类动物咬伤以及其他极其罕见的动物咬伤，其中绝大多数宠物咬伤是犬咬伤。被宠物咬伤后，如何进行正确的伤口处理、是否需要进行破伤风和（或）狂犬病等疫苗接种或血清注射、高危感染伤口如何预防性应用抗生素是宠物咬伤处理的关键。

【流行病学】

流行病学调查显示，德国每年有 3 万～ 5 万人因宠物咬伤就诊，最常见是狗和猫，其中 25% 受害者年龄在 6 岁以下，34% 受害者年龄在 6 岁～ 17 岁之间。在美国，动物咬伤占急诊就诊总人数 1%，每年医疗费用超 5000 万美元，多数为狗咬伤，而受害者最多的依旧是儿童。2012 年美国兽医医学会（American Veterinary Medical Association，AVMA）发布的《美国宠物所有权与人口统计资料》显示，截至 2011 年美国近 56% 的家庭拥有宠物。美国成年人和儿童每年被狗咬 450 万次，被猫咬 40 万次；儿童被狗咬伤的感染率为 20%，猫咬的感染率可能高达 50%。中国目前缺乏宠物咬伤的全国性流行病调查数据，但部分城市或地区有相关地区性流行病调查数据。浦东新区调查结果显示，宠物咬伤人的发生率为 0.6%，石家庄市社区居民动物致伤发病率为 1.7%；动物种类构成中狗占 60%。

【病原学】

常见的宠物咬伤病原体包括巴斯德菌属、葡萄球菌、链球菌、破伤风杆菌、厌氧菌及狂犬病毒，其中巴斯德菌属是从狗和猫咬伤中分离出来的最常见的生物体。其他少见的病原体包括犬咬伤二氧化碳噬纤维菌（一种需要复杂营养的革兰阴性杆菌），可导致菌血症和致死性脓毒症。猫咬伤传播的汉赛巴尔通体是一种导致猫抓病的微生物（染病后临床表现多变），以局部皮损及引流区域淋巴结肿大为主要特征，病程呈自限性。

【临床表现】

1. 伤口创伤表现

（1）犬咬伤：根据致伤犬的大小、咬合力及咬伤发生的过程及部位，犬咬伤的创口可表现为小伤口（如抓伤、擦伤）到较大且复杂的伤口（如深部开放撕裂伤、深部刺伤、组织撕脱和挤压伤）等形式多样的损伤，受伤部位通常为四肢（尤其是优势手）。小型犬常见抓伤、擦伤；而大型犬因其咬合力较强，易导致严重的损伤。致死性的损伤（尽管比较罕见）通常发生在幼儿的头部和颈部，亦可由幼儿重要器官的直接贯穿伤导致。

（2）猫咬伤：2/3 的猫咬伤都涉及上肢，而猫抓伤通常发生在上肢或面部。由于猫具有细长锋利的牙齿，检查伤口时应特别注意是否存在深部穿刺伤。如果此类穿刺伤发生在手部，细菌可被接种至手部间隙、骨膜下或关节内，导致手部间隙感染、骨髓炎或脓毒性关节炎。

2. 伤口感染特征

宠物咬伤后，除了创口本身导致的直接损伤外，伤口感染也是十分重要的继发致伤机制。宠物咬伤伤口感染的临床表现包括发热、红斑、肿胀、压痛、脓性引流物和淋巴管炎，并发症包括皮下脓肿、手部间隙感染、骨髓炎、脓毒性关节炎、肌腱炎和菌血症。其中，多杀巴斯德菌感染较为常见，通常在犬或猫咬伤后迅速发生，感染后首发表现为局部红斑、肿胀和剧烈疼痛，在咬伤后 12 ~ 24 h 即已表现明显。该菌导致的局部蜂窝织炎可亚急性发作，在损伤后 24 ~ 72 h 开始出现；不到 20% 的患者会发生全身性感染，可累及骨、关节、血液和脑膜。感染的全身体征如发热和淋巴结肿大并不常见。

受到宠物咬伤后，及时的伤口处理及治疗是影响后续并发症的重要因素。咬伤后治疗延迟是大大提高宠物咬伤后感染发病率的重要因素之一。因为忽略了宠物咬伤创口的初始评估，受伤后超 24 h 就诊的患者很可能已经合并宠物咬伤相关感染，而其就诊的原因往往是因为伤口局部或全身出现了感染性症状和体征。

【治疗原则】

1. 伤口处置

伤口处置的目的是尽可能暴露创面，尽量清除伤口中的病原菌。宠物咬伤后，局部伤口处理越早越好，处理要点包括对每处伤口进行彻底地冲洗、消毒及后续的外科处置。如患者不能耐受伤口处理的过程，可先给予局部麻醉以减轻清洗或消毒时的疼痛，并可根据致伤动物、伤口情况等预防或治疗性使用抗生素。

（1）伤口冲洗：动物致伤伤口，尤其是宠物咬伤伤口属于严重污染伤口。伤口冲洗的目的是为了减少或祛除伤口中的坏死组织、血块、异物病毒和细菌等，以降低伤口感染（包括破伤风感染）的风险，利于伤口愈合。而伤口冲洗的效果与冲洗液种类、冲洗压力、冲洗液的方向、冲洗的时间（液体用量）等有关。

针对哺乳动物咬伤伤口，可考虑以 1% ～ 20% 肥皂水（或 0.1% 苯扎氯铵溶液）和自来水交替加压冲洗伤口 15 分钟。冲洗时应保证一定冲洗液体压力。一般 5 ～ 8PSI（Pounds/Square Inch）的冲洗压力，被认为适合多数伤口的冲洗需要。如条件允许，建议使用国家二类医疗器械资质的狂犬病暴露专业冲洗设备和专用冲洗剂对伤口内部进行冲洗。冲洗时应让水流方向与创面成一定角度，而尽量避免冲洗液垂直于创面冲洗，因为垂直冲洗不易将纤维蛋白膜从创面剥离去除，且易将冲洗液、污染物的碎片颗粒"冲击"进入伤口组织深部，造成组织水肿和污染物残留。对于污染严重和就诊延迟（超过6 h）的病例，建议冲洗的同时用无菌棉球或无菌纱布擦拭创面以利于更彻底地清除创面表面附着的污染物。需要避免棉球和纱布的纤维残留在伤口中，同时处理完一个污染区后注意更换棉球或纱布后再处理下一个污染区，避免交叉污染。冲洗液冲洗后，可继以少量生理盐水冲洗以避免冲洗液残留。

（2）消毒处理：彻底冲洗后可用含碘制剂或其他具有病毒灭活效力的皮肤黏膜消毒剂消毒涂擦或消毒伤口内部。

（3）清创与缝合：动物致伤伤口具有伤情复杂、软组织损伤严重、细菌感染率高等特点，彻底清创是后续治疗步骤的基础。清创前，应充分暴露伤口并仔细探查，避免遗漏肌腱、神经、骨骼等深部组织损伤，同时规避异物残留于伤口内。对需要注射被动免疫制剂且清创后需缝合的伤口，在完成被动免疫制剂局部浸润注射后，应给予松散缝合，避免缝合张力过大影响被动免疫制剂在伤口中的弥散。伤口是否进行 I 期缝合需要综合考虑多方面因素，如受伤时间、致伤动物、受伤部位、伤口的污染程度、患者的基础健康状况及医务人员的临床经验等。对于存在感染高危因素的病例应避免行Ⅰ期缝合。感染高危因素包括：就诊延迟（超过 6 h），不易冲洗清创的穿刺伤、贯通伤，累及手足部位的伤口，伴有广泛软组织缺损的伤口，合并糖尿病、免疫功能缺陷及接受糖皮质激素或免疫抑制剂治疗的病例等。此类伤口应充分暴露、冲洗、清创，必要时行开放引流，可用透气性敷料覆盖创面，如伤口内有较多污染物或分泌物，建议预先放置引流条或引流管，以利于排出，3 ～ 5 天后可根据伤口情况决定是否延期缝合。

对于手、足部位的犬咬伤，以往观点认为Ⅰ期缝合后感染概率高而不推荐，但现有研究发现如果做到彻底清创，Ⅰ期缝合后的效果并不劣于延期缝合。因此对发生在 6 h 以内的犬咬伤，如果能做到彻底清创，均可考虑清创后Ⅰ期缝合，特别是头面部的伤口，因伤口部位供血丰富，而对美观的需求较高，更应当积极进行Ⅰ期缝合。但是要特别注意的是猫咬伤伤口。因为口腔牙齿特点，猫咬伤的伤口多为小而深的穿刺伤类型，易于感染，因此除头面部的伤口外，应尽量避免Ⅰ期缝合，以避免后期感染，可考虑延期缝合。

对于就诊时伤口已缝合且无明确感染征象（伤口及周围组织无红肿，皮温高，无浆液性或脓性渗出等）的伤口，原则上不主张拆除缝线。若缝合前未按需注射被动免疫制剂，且在首剂疫苗接种 7 天内，应在伤口周围补充浸润注射被动免疫制剂。如果已经缝合的伤口出现感染征象，可考虑拆除部分或全部缝线，充分暴露伤口进行清创处理，同时给予必要的引流措施。

动物致伤涉及骨科、耳鼻喉科、眼科、整形外科、普通外科、泌尿外科等多个临床专业，严重、复杂的动物咬伤伤口的后续外科处置最好由专科医生或在专科医生协助下完成。

（4）伤口感染的处置：伤口感染是宠物咬伤重要的并发症，为成功地预防伤口感染同时尽早处理好感染伤口，临床医生必须能识别感染的早期征象，并甄别可能的病原体。如果咬伤伤口疑似感染，应采取下列措施：①对于已经进行缝合的伤口，应去除缝合材料；②在使用抗生素前，从刺伤深部或撕裂伤深部获取污染物或分泌物标本行革兰氏染色及需氧菌和厌氧菌培养，实验室申请单应注明培养标本来源是何种动物致伤伤口；③对于已有全身性感染征象的患者，在抗生素治疗前应抽取血进行需氧菌及厌氧菌血培养；④如果已有脓肿形成或疑似存在骨、关节或其他重要深部结构感染，尽早请相关科室会诊，必要时进行手术探查、清创和引流，清创物、分泌物应送检行需氧菌及厌氧菌培养；⑤对已接受抗生素治疗依然发生伤口感染、合并全身感染症状或感染进一步进展患者应收治入院治疗。

（5）经验性抗生素治疗：疑似或确诊感染的患者，在取得培养及药敏结果前，经验性使用静脉广谱抗生素，推荐使用含有 β - 内酰胺酶抑制剂的 β - 内酰胺类、克林霉素。常用的方法是初始静脉给药治疗直到感染缓解，然后续用口服药物治疗，总疗程为3 ～ 7 天。如已取得细菌培养和药敏结果，应根据药敏结果调整抗生素使用。已出现伤口感染征象应使用抗生素。抗生素使用疗程应根据感染部位及程度确定：蜂窝织炎使用抗生素 10 ～ 14 天，肌腱滑膜炎 3 周，化脓性关节炎 4 周，骨髓炎 6 周。抗生素应足量、足疗程使用，避免感染再发及加重。

2. 狂犬病与疫苗接种

（1）狂犬病预防：狂犬病是动物咬伤的最严重的并发症，尤其是动物咬伤发生在非激惹行为时或致伤动物呈现病态时。狂犬病是由狂犬病病毒属病毒感染引起的、以中枢神经系统症状为主的一种动物源性传染病，病死率几乎为 100%。

（2）狂犬病的临床表现可分为四期：①潜伏期：平均为 4 ～ 6 周，最长可达 8 个月。在潜伏期感染者几乎没有任何症状。②前驱期：感染者开始出现全身不适，常有发烧、疲倦、不安、被咬部位疼痛、感觉异常等。③兴奋期：患者各种症状达到顶峰，出现精神紧张、全身痉挛、幻觉、谵妄、怕光怕声怕水怕风等症状，常常因咽喉部的痉挛而窒息身亡。④昏迷期：如患者能够度过兴奋期幸存，会逐渐进入昏迷期。患者处于深度昏迷状态，狂犬病的各种症状均不再明显，大多数进入此期的患者最终死于器官衰竭。

我国疾病预防控制中心基于动物暴露的类型，提供了有关狂犬病风险和暴露后是否需要进行预防性治疗（接种）的指南和专家共识，咬伤、抓伤、擦伤或经黏膜或破损的皮肤接触到动物唾液均可传播狂犬病。根据 2019 年狂犬病暴露预防处置专家共识，判定暴露分级后，在充分告知暴露者狂犬病危害及应当采取的处置措施并获得知情同意后，可采取相应处置措施（表 13-13）。

表 13-13　狂犬病处置措施

暴露分级	接触方式	暴露后预防处置
Ⅰ	完好的皮肤接触动物及其分泌物或排泄物	清洗暴露部位，无须进行其他医学处理
Ⅱ	符合以下情况之一：无明显出血的咬伤、抓伤；无明显出血的伤口或已闭合但未完全愈合的伤口接触动物及其分泌物或排泄物	1. 处理伤口； 2. 接种狂犬病疫苗； 3. 必要时使用狂犬病被动免疫制剂 *
Ⅲ	符合以下情况之一：穿透性的皮肤咬伤或抓伤，临床表现为明显出血；尚未闭合的伤口或黏膜接触动物及其分泌物或排泄物；暴露于蝙蝠	1. 处理伤口； 2. 使用狂犬病被动免疫制剂； 3. 接种狂犬病疫苗

注：* 当判断病例存在严重免疫功能缺陷等影响疫苗免疫效果的因素时，Ⅱ级暴露者也应该给予狂犬病被动免疫制剂。

狂犬病暴露后，对Ⅱ和Ⅲ级暴露者的狂犬病疫苗免疫接种程序包括："五针法"和"2-1-1"程序，对于符合应用被动免疫制剂的暴露应给予被动免疫制剂的注射。目前中国上市的狂犬病疫苗均采用肌内注射，接种部位：2 岁及以上人群疫苗接种于上臂三角肌，2 岁以下幼童可选择大腿外侧上 1/3 处接种。"5 针法"免疫程序为：第 0、第 3、第 7、第 14 和第 28 天各接种 1 剂，共接种 5 剂；"2-1-1"免疫程序为：第 0 天接种 2 剂（左、右上臂三角肌各接种 1 剂），第 7、第 21 天各接种 1 剂，共接种 4 剂。"简化 4 针"免疫程序为：第 0、第 3、第 7、第 14 天（或第 14～第 28 天的任意 1 天）各 1 剂。免疫功能低下者应接受"5 针法"免疫程序。

（3）破伤风预防：动物咬伤也是破伤风易感伤口，对于任何存在皮肤破损的动物咬伤，应确定患者的破伤风免疫接种状态。对需要接种的患者，在首诊时就应注射破伤风类毒素、白喉破伤风非细胞性百日咳混合疫苗或破伤风白喉混合疫苗。同时，需评估患者是否需要注射破伤风免疫球蛋白。

狂犬病暴露后对应的破伤风风险分类：①无破伤风风险：狂犬病 I 级暴露，完好的黏膜被唾液污染，无皮肤破损的蝙蝠接触；②破伤风低风险：狂犬病 II 级暴露伤口；③破伤风高风险：狂犬病 III 级暴露伤口（完好的黏膜被唾液污染、无皮肤破损的蝙蝠接触除外）。根据破伤风风险等级和暴露情况，建议按照表 13-14 进行免疫接种。

表 13-14　破伤风疫苗免疫接种

注射最后 1 剂含破伤风类毒素疫苗至今	伤口类型	破伤风疫苗	破伤风被动免疫制剂
全程免疫			
＜ 5 年	低、高风险	无须接种	无须接种
≥ 5 年且＜ 10 年	低风险	无须接种	无须接种
≥ 5 年且＜ 10 年	高风险	加强 1 剂	无须接种
≥ 10 年	低、高风险	加强 1 剂	无须接种
非全程或不详	低风险	全程免疫	无须接种
非全程或不详	高风险	全程免疫	需要 HTIG 或 TAT/F（ab'）$_2$

注：HTIG：破伤风人免疫球蛋白；TAT/F（ab'）$_2$：破伤风抗毒素/破伤风马免疫球蛋白。

（4）联合免疫：正在进行计划免疫接种的儿童可按照正常免疫程序接种狂犬病疫苗。接种狂犬病疫苗期间接种无细胞百白破联合疫苗、日本乙型脑炎疫苗或脊髓灰质炎疫苗等计划免疫疫苗是安全的，可以同时接种，但优先接种狂犬病疫苗。

3. 并发症及处理

（1）深部结构创伤及感染：任何已感染的动物咬伤伤口均可进展为深部结构感染（骨、关节、肌腱）或血液感染。需早期识别高危感染伤口，并及时使用预防/治疗性抗生素治疗。

（2）创伤后应激障碍（post-traumatic stress disorder，PTSD）：遭遇过动物咬伤的儿童，尤其是如果伤口深或不止一处，有可能发生PTSD的症状，表现为恐惧、不敢接触致伤类动物，家属出现自责、害怕伤口愈合出现问题等情绪。对于PTSD患儿如果没有进行早期心理干预，可能导致其发生大脑发育障碍、生物行为和（或）社会行为异常，应予以重视，必要时请心理科甚至精神科治疗。

【预防】

预防是降低宠物咬伤性疾病发生、发展的重要环节。用专业的知识指导与宠物接触时的注意事项，提高父母对于儿童动物致伤的防范意识是杜绝动物致伤的重中之重。在动物致伤发生后，怎样进行现场伤口处置、如何联系最近的门诊、早期医疗处理后如何观察病情、如何进行随诊，以上信息对发生动物致伤的患者和其家属极其重要。相关医师和医疗组织应利用多媒体资源、互联网整合资源、信息共享的方式，普及预防和处理动物致伤工作的相关知识，为减少动物致伤性疾病发生率、降低动物致伤后并发症的发生提供理论基础。

（丁　玲　南京医科大学第四附属医院）

参考文献

1. ROTHE K，TSOKOS M，HANDRICK W. Animal and Human Bite Wounds. Dtsch Arztebl Int，2015，112（25）：433-442.

2. BULA-RUDAS F J，OLCOTT J L. Human and Animal Bites. Pediatr Rev，2018，39（10）：490-500.

3. 杨屹，王静，傅灵菲. 上海市浦东新区人被动物咬伤流行病学调查. 上海预防医学，2011，23（5）：200-202.

4. 姜彩肖，马新颜. 石家庄市社区居民动物致伤情况调查. 职业与健康，2011，27（15）：1758-1759.

5. ELLIS R，ELLIS C. Dog and cat bites. Journal of the American Veterinary Medical Association，1988，193（11）：1394-1398.

6. JOOB B，WIWANITKIT V. Animal bite and non-vector-borne transmission of Zika virus. Travel Medicine & Infectious Disease，2017，19：S147789391730114X.

7. LIU Q，WANG X，LIU B，et al. Improper wound treatment and delay of rabies post-exposure prophylaxis of animal bite victims in China：prevalence and determinants. Plos Negl Trop Dis，2017，11（7）：e0005663.

8. AGRAWAL A，KUMAR P，SINGHAL R，et al. Animal Bite Injuries in Children：Review

儿科医师诊疗手册

of Literature and Case Series. International Journal of Clinical Pediatric Dentistry，2017，10（1）：67-72.

9. HURT J B ，MADAY K R．Management and treatment of animal bites. Journal of the American Academy of PAs，2018，31（4）：27-31.

10. 周航，李昱，陈瑞丰，等．狂犬病预防控制技术指南（2016版）．中华流行病学杂志，2016，37（2）：139-163.

11. 李晓梅，周涛，卢莉．北京市狂犬病暴露预防处置技术指南（试行）．首都公共卫生，2018，v.12（3）：5-11.

12. 王传林，殷文武．狂犬病预防处置常见问题解答．中国急救复苏与灾害医学杂志，2018，13（11）：1159-1159.

13. 殷文武，王传林，陈秋兰，等．狂犬病暴露预防处置专家共识．中华预防医学杂志，2019，53（7）：668-679.

14. 陈妙．动物咬伤Ⅱ、Ⅲ级暴露后的预防处置措施．中国社区医师，2017，33（36）：14-16.

第十四章

儿科常见症状

第一节　发热

【概述】

发热是儿科最常见的症状之一，小儿因新陈代谢旺盛和体温中枢发育不完善，正常体温较成人稍高，且可受多种因素影响，如性别、年龄、种族、昼夜和季节而波动，一般清晨低，下午稍高。喂奶、饭后、运动、哭闹、衣被过厚、室温过高及情绪波动等均可使体温暂时性升高，但波动范围不超过 1 ℃，这种暂时性体温变化不属于病理性发热。以肛温测量体温最高，口表次之，腋表最低，差异范围在 0.3 ～ 0.5 ℃。

正常体温一般为 36 ～ 37 ℃，如只是个别一次体温达 37.4 ℃，全身情况良好，又无自觉症状，不属病态。37.5 ～ 38 ℃为低热，38.1 ～ 38.9 ℃为中度发热，39 ～ 41 ℃为高热，≥ 41 ℃为超高热。

按发热时间长短分为：①短期：发热＜ 2 周，多伴有局部症状及体征；②长期：发热≥ 2 周，有的可无其他明显症状、体征，需实验室检查诊断；③发热待查（FUO），发热持续 2 周以上，体温 37.5 ℃以上，经查体、常规实验室检查不能确诊者；④慢性低热是指低热持续 1 个月以上。

【病因】

（1）感染性发热：病毒、细菌、支原体、衣原体、螺旋体、真菌和寄生虫等病原引起的全身或局灶性感染，其中呼吸道感染占首位，其次是肠道、泌尿系统、中枢神经系统、心血管系统和肝胆系统的感染。其他脓毒症、肛周脓肿、风疹、麻疹、结核、幼儿急疹、传染性单核细胞增多症、巨细胞病毒（CMV）感染、手足口病等也可引起发热。

（2）非感染性发热：常见于免疫性疾病，如川崎病、类风湿性关节炎、系统性红斑狼疮、风湿热、白塞病、结节性动脉炎等；无菌性炎症，如机械物理损伤、恶性肿瘤、溶血反应和横纹肌溶解综合征等；产热增加或散热减少、体温调节中枢异常、自主神经功能紊乱等引起的发热。

【发病机制】

位于下丘脑的体温调节中枢由下丘脑的后部产热中枢和前部的散热中枢组成。正常情况下，下丘脑将调定点设定在 37 ℃，使核心体温维持正常，并通过产热与散热的相对平衡来维持体温的恒定，如产热过多或散热减少，使相对平衡发生障碍，则引起发热。

引起发热的机制为：①致热原性发热：是临床最常见的发热机制。感染性发热是由各种病原体及其脂多糖或毒素代谢产物、疫苗等致热物质所致，称为外源性致热原。可诱导巨噬细胞、网状内皮细胞、淋巴细胞及成纤维细胞产生 IL-1、IL-6 及 TNF 者，称之为内源性致热原。经前列腺素 E 的作用可引起局部环腺苷酸增高，使体温调控点升高，引起发热。而非感染性疾病，如恶性肿瘤、创伤、手术、免疫性疾病、肺栓塞等所引起的发热，是由于被损伤的细胞、坏死组织及异常细胞产生内源性致热原而引起。②产热过多：如剧烈运动、哭闹、甲状腺功能亢进等代谢增高的患儿，也可长期低热。③散热障碍：广泛性皮炎、烧伤、外胚层发育不良、环境温度、新生儿捂热综合征等均可引起发热。④体温调节功能障碍：见于下丘脑体温中枢受累，如大脑发育不全、脑损伤、出血、高钠血症、新生儿脱水热、安眠药中毒、暑热症等，这类发热有时达超高热程度，退热药常无效。

发热时可使人体免疫功能增强，增强白细胞的活性，刺激干扰素的产生并激活 T 细胞的功能，可使一些病原体生长受抑制，有利于清除病原体，但是发热尤其是高热时，也会对机体带来一定危害，使氧耗增加，产热过多，心率加快，加重心脏或贫血患儿心脏负担而引起心力衰竭。发热可增高颅内压，使大脑皮层过多兴奋或高度抑制，可增加 6 个月～5 岁的儿童热型惊厥发生的危险性，而对原有癫痫的患者则增加癫痫的发作次数。发热时消化道分泌液减少，消化酶活性降低，胃肠运动缓慢，引起食欲不振、便秘等症状。发热可使慢性肺疾病患儿的肺功能进一步受损，并可使糖尿病及先天性代谢疾病患儿的代谢不稳定。持续高热可使人体的防御感染的能力下降，不利于疾病的恢复。

【诊断】

仔细询问病史对诊断有较大帮助，应注意发病年龄、性别、季节、流行地区、传染病接触史、预防接种史、家养或野生动物接触史、特殊饮食习惯、旅行史、药物史等。

发热常见的热型有稽留热、弛张热、间歇热、波浪热、不规则热和双峰热，小儿疾病的热型不如成人典型，对于发热患者，应反复全面仔细查体，注意搜索感染病灶及其伴随症状。

发热伴皮疹见于各种出疹性传染病、败血症、伤寒或副伤寒、风湿热、结缔组织疾病、恶性淋巴瘤、药物热等，皮疹的特征形态还有助于区别急性危重疾病（流行性脑脊髓膜炎、中毒性休克综合征）和轻型疾病幼儿急疹。发热伴瘀点性皮疹中最常见的是奈瑟脑膜炎球菌。疱疹常见于肺炎球菌、链球菌、疟疾，偶见于沙门菌或葡萄球菌感染。

发热时，眼睛发红、流泪可能是结缔组织病的体征，尤其是结节性多发性动脉炎。睑结膜炎提示麻疹、柯萨奇病毒感染、淋巴肉芽肿、传染性单核细胞增多症、猫抓热、纽卡斯尔病病毒感染等。球结膜炎则提示川崎病、钩端螺旋体病。结膜瘀斑提示感染性心内膜炎。葡萄膜炎提示结节病、幼年类风湿性关节炎、系统性红斑狼疮、川崎病、白塞病和脉管炎。脉络膜视网膜炎提示巨细胞病毒感染、弓形虫病和梅毒。眼球突出提示眼窝肿瘤、甲状腺毒症、神经母细胞瘤转移、眶内感染、韦格纳肉芽肿或假性肿瘤。无泪或角膜反射消失、舌平滑无乳头等提示家族性自主功能障碍。瞳孔不能收缩或对光反射消失可能由于下丘脑功能障碍所致。

发热伴反复口腔白色念珠菌感染，提示免疫缺陷疾病；咽部充血伴有或不伴有扁桃体渗出，提示乙型链球菌感染、传染性单核细胞增多症、川崎病、弓形虫病、沙门菌病或钩端螺旋体病；额窦有压痛提示鼻窦炎。

发热伴淋巴结肿大，可见于传染性单核细胞增多症、白血病、恶性淋巴瘤、转移癌、淋巴结结核等；伴肝、脾肿大，可见于传染性单核细胞增多症、疟疾、黑热病、急性血吸虫病、结缔组织疾病、白血病、恶性淋巴瘤等。

发热伴骨骼的点状软化灶或局限性压痛，提示骨髓炎或骨髓的肿瘤性浸润。斜方肌上方的软化提示膈下脓肿；广泛肌肉压痛提示皮肌炎、旋毛虫多动脉炎、川崎病、支原体或虫媒病毒感染。

发热伴反复寒战，常见于各种原因引起的败血症、肾周或尿路感染、肝胆疾病、感染性心内膜炎、疟疾、布鲁菌病或局部脓肿；直肠触及直肠旁腺体病变或软化病灶，提示盆腔深部脓肿、盆腔腺炎、盆腔骨髓炎；粪便隐血试验阳性则考虑溃疡性结肠炎或肉芽肿结肠炎。

发热患儿长时间无汗，提示可能脱水、中枢性或肾型尿崩症、外胚层发育不良、阿托品中毒、家族性自主神经功能障碍等。深反射亢进者，甲状腺毒症的可能性较大。

如延误诊断和治疗可造成死亡或残疾的发热性疾病，如脓毒症、菌血症、细菌性脑膜炎、皮肤软组织感染、化脓性骨髓炎、疱疹病毒感染、病毒性脑炎脑膜炎、手足口病和川崎病等，应进行严格体格检查，包括呼吸、心率、血压和毛细血管再充盈时间等。

检查和诊断步骤应随病情而定，对于急性发热患者，检查应选择性进行；对于危重患者，检查诊断必须迅速；而对于慢性疾病，则可以细致、逐步进行。

（1）常规检查：白细胞增高或降低提示感染；三系改变提示血液系统疾病或重度

感染；异常淋巴细胞增高对诊断传染性单核细胞增多症重要；大便常规和大便病原学检查；尿常规。

（2）感染标志物：血沉（感染性疾病多轻中度升高，而恶性肿瘤或自身免疫性疾病则重度增快）；CRP（感染、炎症反应、结缔组织病和肿瘤等）；降钙素原（PCT）（超过 2.5 ng/mL 常提示细菌感染）。

（3）病原学：血培养、尿培养、痰培养、脑脊液及骨髓培养；各种病毒抗原、抗体及 DNA 检查；半乳甘露聚糖试验等。

（4）血清学检查：包括生化检查、类风湿因子、抗核抗体、肥达氏反应、铁蛋白、免疫功能等。

（5）其他：影像学检查如胸部、鼻窦、乳突等部位 X 线或 CT 检查；超声检查对脓肿、肿瘤或感染性心内膜炎等有意义；骨髓穿刺检查可用于白血病、转移瘤、噬血细胞增多症等；纤维支气管镜、胃肠内镜可直接观察病变和取活检；淋巴结和肿块活检等。

【鉴别诊断】

短期发热一般诊断多无困难，结合年龄、季节、病史、流行病学史、传染病接触史；局部症状及体征，如有无呼吸、消化、泌尿和神经系统等症状与体征；有无皮疹、出血点、黄疸、贫血、肝脾淋巴结肿大及局部感染病灶等，必要时需进行有关实验室检查以明确诊断。短期发热在儿科多数由感染引起，预后良好或属自限性疾病。

新生儿期由于免疫系统不成熟，易引起脑膜炎、肺炎、骨髓炎、败血症、肠炎、泌尿系感染等，也可有 B 组链球菌、大肠杆菌、李斯特单孢菌引起晚发细菌感染，病毒感染如巨细胞病毒、肠道病毒和单纯疱疹病等感染。

1～3 个月时多考虑病毒感染，冬春季多见于呼吸道合胞病毒和流感病毒感染，肠道病毒感染见于夏秋季。重症感染的常见细菌有李斯特单孢菌、沙门菌、大肠杆菌、脑膜炎双球菌、肺炎球菌、金黄色葡萄球菌、B 组链球菌等，疾病常见有中耳炎、肺炎、脐炎、乳腺炎、皮肤软组织感染等，因此本年龄段原因不明发热婴儿一般状态不佳或实验室指标阳性时应常规进行腰穿脑脊液检查。

3～36 个月：约 1/3 患儿可无局部感染体征，多数发热可由病毒感染引起，重症细菌感染的病原菌与前者相同，肺炎球菌潜在菌血症未经治疗可自愈，但也可持续或致局部感染，如脑膜炎、肺炎、蜂窝织炎、心包炎或化脓性关节炎。流感杆菌菌血症多数可引起严重局部感染，如脑膜炎、会厌炎、蜂窝组织炎、心包炎或骨关节炎，罕有能自行恢复，而有局部体征的主要细菌局部感染有中耳炎、鼻窦炎、肺炎、肠炎、泌尿道感染、骨髓炎及脑膜炎等。1 岁以内婴幼儿泌尿系感染较多见，故此年龄组无局部症状的发热均应考虑本病的可能。

发热待查（FUO）：一般指 2 周以上的体温升高（体温 > 37.5 ℃）。其中感染性疾病、结缔组织病、恶性肿瘤是 FUO 的主要病因，约占发热患者的 20%。

感染性疾病是 FUO 的最常见原因，占第 1 位，可由细菌、病毒、真菌、支原体、立克次体、螺旋体、寄生虫感染所致。其中最多见的有泌尿道感染、中耳炎、肝胆感染、结核感染、风湿热、肠道病毒所致感染、败血症。在新生儿或使用免疫抑制剂的患儿，败血症往往缺乏典型表现，如脾大、中性粒细胞增高等。传染性单核细胞增多症、感染性心内膜炎及病程迁延的普通病毒性疾病、真菌病等也是儿童发热待查的常见病因。此外，应注意慢性咽炎、扁桃体炎或鼻窦炎、淋巴结炎引起的长期低热。在特定流行地区，应考虑伤寒、副伤寒、布鲁菌病、疟疾、血吸虫病、肺吸虫病、钩端螺旋体病、旋毛虫病等。

结缔组织疾病以幼年型类风湿性关节炎、系统性红斑狼疮为其主要病因。川崎病、皮肌炎、结节性多动脉炎、坏死性肉芽肿病也较为常见。随着链球菌感染及时被抗生素控制，风湿热现已较少见。

恶性肿瘤中以白血病、淋巴肉瘤最为常见，其他恶性肿瘤包括霍奇金病、神经母细胞瘤、肾母细胞瘤、脑瘤等。

其他疾病包括先天性外胚叶发育不全、鱼鳞病、地中海热、周期性中性粒细胞减少症、长期使用抗生素引起菌群失调、药物热（磺胺药、免疫抑制药等）、高钠血症、家族性自主神经失调症、垂体性或肾源性尿崩症，以及原因不明的暑热症、热带嗜酸性粒细胞增多症引起的过敏因素、甲状腺功能亢进、惊厥或癫痫持续状态、肾上腺皮质功能亢进、自主神经功能紊乱等。

新生儿时期的发热，非感染性疾病中包括新生儿捂热综合征、脱水热；感染性发热包括大肠杆菌、肺炎链球菌、金黄色葡萄球菌、溶血性链球菌及沙门杆菌的感染或肠道或呼吸道病毒的感染，如新生儿败血症、化脓性脑膜炎、肺炎、脐炎、新生儿皮下坏疽、新生儿脓疱病及剥脱性皮炎等，特别应注意在严重全身性感染时亦可不发热，而表现出体温不升。

慢性低热首先要除外结核病，并寻找是否存在慢性感染灶或小脓肿，如慢性腺窝性扁桃体、淋巴腺炎、鼻炎、牙周脓肿等。慢性低热的非感染性疾病有甲状腺功能亢进、尿崩症、风湿性疾病、炎性肠病（克罗恩病及溃疡性结肠炎）、血液病、夏季低热、蛋白质摄入过高及测试体温时间过长等。除外上述病因，如仍找不到低热原因，患儿又无任何病态，只需追踪观察，低热常在数周后自行降至正常。

（郁志伟　钱　俊　南京医科大学附属无锡儿童医院）

参考文献

1. 江载芳，申昆玲，沈颖 . 诸福棠实用儿科学 . 8 版 . 北京：人民卫生出版社，2015.

2. 廖清奎 . 儿科症状鉴别诊断学 . 3 版 . 北京：人民卫生出版社，2016.

3. 王艺，万朝敏，罗双红，等 . 中国 0 至 5 岁儿童病因不明急性发热诊断和处理若干问题循证指南（标准版）. 中国循证儿科杂志，2016，4（2）：81-96.

4. 桂永浩 . 小儿内科学：高级教程 . 北京：中华医学电子音像出版社，2016.

5. 沈晓明，桂永浩 . 临床儿科学 . 2 版 . 北京：人民卫生出版社，2013.

第二节　咳嗽

【概述】

咳嗽是一个重要的肺部防御反射机制，可清除气道的异物、过多的气道分泌物及阻止感染扩散，以保持呼吸道的通畅，保障生命的安全。咳嗽也是一个常见的症状，尤其在冬季的时候。当然，咳嗽也是预兆，提示一些疾病。

【病因】

不同类型的咳嗽特征可以帮助判断咳嗽的诱因。按照病程，可分为急性咳嗽，指病程在 2 周以内；迁延性咳嗽，指病程在 2 ～ 4 周；慢性咳嗽，指病程大于 4 周。从病因角度，慢性咳嗽分为特异性咳嗽和非特异性咳嗽，前者指咳嗽是某些诊断明确的疾病的症状之一，如百日咳、肺结核、哮喘等；后者指咳嗽为主要或唯一表现、X 线胸片未见异常的慢性咳嗽，目前临床上的慢性咳嗽就是指这一类咳嗽。不同年龄儿童慢性咳嗽的常见病因也有所区别。急性咳嗽、迁延性咳嗽及慢性咳嗽之间非常不同（表 14-1）。

表 14-1　咳嗽的病因

年龄分组	急性	慢性
婴幼儿期、学龄前期（0 ～ 6 周岁）	感染[1]	呼吸道感染后咳嗽[1]
	吸入性肺炎[2]	咳嗽变异性哮喘[1]
	异物[3]	上气道咳嗽综合征[1]
		迁延性细菌性支气管炎[2]
		胃食管反流[1]
		吸入性肺炎[2]

续表

年龄分组	急性	慢性
婴幼儿期、学龄前期（0～6周岁）		百日咳综合征[2]
		解剖结构异常[3]
		被动吸烟[3]
学龄期（>6周岁至青春期）	感染[1]	咳嗽变异性哮喘[1]
	异物[3]	上气道咳嗽综合征[1]
		胃食管反流[2]
		百日咳[2]
		呼吸道感染后咳嗽（肺炎支原体等）[2]
		心因性咳嗽[3]
		解剖结构异常[3]
		被动吸烟[3]

注：感染包括上呼吸道（扁桃体炎、鼻炎、气管炎、鼻窦炎、中耳炎）及下呼吸道（肺炎、肺脓肿、脓胸）。解剖结构异常包括：气管支气管软化症、气管食管瘘、血管环、支气管位置异常。

1.常见；2.相对常见；3.罕见。

【发病机制】

咳嗽是机体的一种生理反射，非自主咳嗽反射由完整的咳嗽反射弧参与完成，咳嗽反射弧由咳嗽外周感受器、迷走传入神经、咳嗽高级中枢、传出神经及效应器（膈肌、喉、胸部和腹肌群等）构成。感受器有机械感受器和化学感受器，前者集中分布在咽喉部、气管后壁、隆突、大气道分叉处，而小支气管以下很少分布。此外，在耳窝、鼻旁窦、横膈、胸膜及心包也存在咳嗽机械感受器。化学感受器则分布在咽部和2级以下支气管，对有害气体和烟雾十分敏感。刺激支配气管、肺的C纤维及对机械、酸敏感的有髓机械受体，能够直接诱发咳嗽。此外，分布于上气道、咽喉、食管的迷走神经受到刺激亦可能导致咳嗽的发生。咳嗽的传入神经主要是迷走神经，尚有舌咽神经、三叉神经等，而咳嗽中枢位于延髓，大脑皮层对此具有调节作用。传出神经则是迷走神经、膈神经及脊髓神经。引起咳嗽动作的主要效应器官有声门、腹肌、膈肌和肋间内肌等，这些效应器引起咳嗽的动作必须是协调而有次序的。咳嗽高敏感性是慢性咳嗽重要的病理生理机制，其机制与瞬时受体电位（TRP）通路如TRPV1以及TRPA1激活、气道炎症、神经通路及咳嗽中枢的易化有关。

【诊断与鉴别诊断】

根据患者的病史，患者咳嗽的性质及声音结合查体及实验室检查结果等，可以将引起咳嗽的疾病分为以下几类。其具体特征及诊断如下。

1. 社区获得性肺炎

社区获得性肺炎（community acquired pneumonia，CAP）的临床特征和诊断线索：①症状：发热、咳嗽、喘息是 CAP 最常见的症状，病毒性肺炎常出现喘息。年长儿可有胸痛，咯血少见。小于 2 月龄的幼儿可无发热，表现为吐沫、屏气（呼吸暂停）或呛咳。持续发热伴咳嗽 3～5 天，应警惕肺炎的可能。②体征：呼吸增快和湿性啰音提示肺炎，尤其是婴幼儿，支原体肺炎早期多无啰音。呼吸频率增快标准：平静时观察 1 min：小于 2 月龄 ≥ 60 次 /min；2 月龄～1 岁 ≥ 50 次 /min；1～5 岁 ≥ 40 次 /min；5 岁以上 ≥ 30 次 /min。随着病情加重，可出现呼吸浅快、胸壁吸气性凹陷、鼻扇、三凹征、呻吟和发绀，可有烦躁、萎靡、嗜睡、拒食等。

2. 异物吸入

咳嗽是气道异物吸入最常见的症状，异物吸入是儿童尤其是 1～3 岁儿童慢性咳嗽的重要原因。研究发现有 70% 的气道异物吸入患者表现为咳嗽，其他症状有呼吸音降低、喘鸣等，可有窒息史。异物吸入引起的咳嗽通常表现为阵发性剧烈呛咳，也可仅表现为慢性咳嗽伴阻塞性肺气肿或肺不张，异物一旦进入小支气管以下，可无咳嗽，也即所谓进入"沉默区"。异物吸入的治疗主要为取出异物及抗感染对症治疗。

3. 咳嗽变异性哮喘

咳嗽变异性哮喘（cough variant asthma，CVA）是引起我国儿童尤其是学龄前和学龄期儿童慢性咳嗽的最常见原因。CVA 的临床特征和诊断线索：①持续咳嗽 > 4 周，通常为干咳，常在夜间和（或）清晨发作，运动、遇冷空气后咳嗽加重，临床上经过较长时间抗菌药物治疗无效，或者没有明显感染表现；②支气管舒张剂诊断性治疗后，咳嗽症状明显缓解；③肺通气功能正常，支气管激发试验可提示气道高反应性；④有过敏性疾病病史，以及过敏性疾病阳性家族史。过敏原检测阳性也有提示作用；⑤除外其他疾病引起的慢性咳嗽。

CVA 者可口服 β_2 受体激动剂（如丙卡特罗、特布他林、沙丁胺醇）作为诊断性治疗 1～2 周，也可使用透皮吸收型 β_2 受体激动剂（妥洛特罗），咳嗽症状缓解则有助诊断。一旦明确诊断 CVA，需按哮喘长期规范治疗，选择吸入糖皮质激素或口服白三烯受体拮抗剂或两者联合治疗，疗程至少 8 周。

4. 上气道咳嗽综合征

上气道咳嗽综合征（upper airway cough syndrome，UACS）是引起儿童尤其是学龄前与学龄期儿童慢性咳嗽第 2 位主要原因。各种鼻炎、鼻窦炎、慢性咽炎、腭扁桃体和

（或）腺样体肥大、鼻息肉等上气道疾病均可能引起慢性咳嗽。2006 年前，UACS 被诊断为鼻后滴漏（流）综合征。

UACS 的临床特征和诊断线索：①持续咳嗽＞4 周，伴有白色泡沫痰（提示过敏性鼻炎）或黄绿色脓痰（提示鼻窦炎），咳嗽以晨起或体位变化时明显，伴有鼻塞、流涕、咽干并有异物感和（或）反复清咽等症状；②咽喉壁滤泡明显增生，可见鹅卵石样改变，或见黏液样或脓性分泌物附着；③抗组胺药、白三烯受体拮抗剂和鼻用糖皮质激素对过敏性鼻炎引起的慢性咳嗽有效，抗生素对化脓性鼻窦炎引起的慢性咳嗽有效，化脓性鼻窦炎需要抗菌药物治疗 2 ～ 4 周；④鼻咽喉镜检查或头颈部侧位片、鼻窦 X 线片或 CT 片有助于诊断。

上气道咳嗽综合征应根据引起患儿慢性咳嗽的上气道不同疾病采取不同的治疗方案：①过敏性（变应性）鼻炎：予以抗组胺药物、鼻喷糖皮质激素治疗或联合鼻黏膜减充血剂、白三烯受体拮抗剂治疗。②鼻窦炎：予以抗菌药物治疗，可选择阿莫西林或阿莫西林克拉维酸钾或阿奇霉素等口服，疗程至少 2 周，辅以鼻腔灌洗，选用鼻腔局部减充血剂或祛痰药物治疗。③腺样体肥大：根据腺样体肥大程度，轻—中度者可鼻喷糖皮质激素或（和）白三烯受体拮抗剂，治疗 1 ～ 3 个月并观察等待，无效可采取手术治疗。

5. 呼吸道感染后咳嗽

呼吸道感染后咳嗽（post-infection cough，PIC）是引起幼儿和学龄前儿童慢性咳嗽的常见原因，也容易漏诊及误诊。PIC 的临床特征和诊断线索：①近期有明确的呼吸道感染病史；②咳嗽持续＞4 周，呈刺激性干咳或有少许白色黏痰；③胸部 X 线片检查无异常或仅显示双肺纹理增多；④肺通气功能正常；⑤咳嗽通常有自限性，如果咳嗽时间超过 8 周，应考虑其他诊断；⑥除外其他原因引起的慢性咳嗽。

PIC 通常具有自限性，症状严重者可考虑使用口服白三烯受体拮抗剂或吸入糖皮质激素等治疗。

6. 胃食管反流性咳嗽

儿童胃食管反流性咳嗽（gastroesophageal reflux cough，GERC）的临床特征与诊断线索：①阵发性咳嗽最好发的时间在夜间；②咳嗽也可在进食后加剧；③ 24 小时食管下端 pH 检测呈阳性；④除外其他原因引起的慢性咳嗽。

GERC 主张使用 H_2 受体拮抗剂西咪替丁和促胃动力药多潘立酮，年长儿也可以使用质子泵抑制剂。改变体位取半卧位或俯卧前倾 30 度、改变食物性状、少量多餐等对 GERC 有效。

7. 非哮喘性嗜酸粒细胞性支气管炎

非哮喘性嗜酸粒细胞性支气管炎（noasthma eosionphilic bronchitis，NAEB）的临床特征与诊断线索：①刺激性咳嗽持续＞4 周；②胸部 X 线片正常；③肺通气功能正常；④痰液中嗜酸粒细胞相对百分数＞3%；⑤支气管舒张剂治疗无效，口服或吸入糖皮质激素治疗有效；⑥除外其他原因引起的慢性咳嗽。

8. 过敏性（变应性）咳嗽（atopic cough，AC）

临床上某些慢性咳嗽患儿，具有特应性体质，抗组胺药物、糖皮质激素治疗有效，但其又非支气管哮喘、CVA 或 NAEB 等，指南中将这类咳嗽称为过敏性（变应性）咳嗽。

过敏性（变应性）咳嗽临床特征与诊断线索：①咳嗽持续＞4 周，呈刺激性干咳；②肺通气功能正常，支气管激发试验阴性；③咳嗽感受器敏感性增高；④有其他过敏性疾病病史，变应原皮试阳性，血清总 IgE 和（或）特异性 IgE 升高；⑤除外其他原因引起的慢性咳嗽。

9. 心因性咳嗽（psychogenic cough）

美国胸科医师协会（ACCP）建议：儿童心因性咳嗽首先因除外多发性抽动症，经行为干预或心理治疗后咳嗽能得到改善时才能诊断，常见于学龄期和青春期的儿童。

心因性咳嗽的临床特征与诊断线索：①年长儿多见；②日间咳嗽为主，专注于某件事情或夜间休息咳嗽消失，可呈雁鸣样高调的咳嗽；③常伴有焦虑症状；④除外其他原因引起的慢性咳嗽。

10. 药物诱发性咳嗽

儿童虽不常见，但仍应警惕。血管紧张素转换酶抑制剂、β 肾上腺素受体阻断剂如普萘洛尔等药物可诱发慢性咳嗽，通常表现为持续性干咳、夜或卧位时加重、停药 3～7 天咳嗽明显减轻乃至消失。

11. 耳源性咳嗽

人群中 2%～4% 具有迷走神经耳支，当中耳发生病变时，迷走神经受到刺激会引起慢性咳嗽。耳源性咳嗽是儿童慢性咳嗽的一个少见原因。

12. 迁延性细菌性支气管炎与慢性化脓性肺疾病

迁延性细菌性支气管炎（protract/persistent bacterial bronchitis，PBB）是由细菌引起的慢性支气管内膜感染性疾病，曾被称为化脓性支气管炎、迁延性支气管炎和 BE 症前期等。引起 PBB 致病菌主要是未分型流感嗜血杆菌、肺炎链球菌等常见呼吸道病原菌。PBB 的发生与细菌在气道中形成生物被膜及气道的黏液纤毛清除功能障碍、全身免疫功能缺陷和气道畸形（如气道软化）等密切相关。

PBB 临床诊断标准的临床特征与诊断线索：①湿性（有痰）咳嗽持续＞4 周；②下呼吸道感染证据：痰或支气管肺泡灌洗液（BALF）细菌培养阳性，菌落计数 ≥ 104 cfu/mL；③抗菌药物治疗 2 周以上，咳嗽可明显好转；④除外其他原因引起的慢性咳嗽。

13. 气管支气管结核

气管支气管结核（tracheobronchial tuberculosis，TBTB）是指发生在气管支气管黏膜、黏膜下层、平滑肌、软骨及外膜的结核病，是结核病的特殊临床类型，属于下呼吸道结核，以往称之为支气管内膜结核。

TBTB 临床诊断标准的临床特征与诊断线索：①咳嗽、咳痰，可伴有咯血、气喘及呼吸困难等症状，部分伴有发热、盗汗、食欲缺乏、消瘦、乏力、活动减少等结核中毒症状，肺部体征可不明显，也可出现哮鸣音、干湿性啰音。②结核病接触史。③结核分枝杆菌、胸部影像学检查、结核菌素试验和（或）γ-干扰素释放试验（IGRA）、支气管镜等检查可综合诊断。

（郁志伟　钱　俊　南京医科大学附属无锡儿童医院）

参考文献

1. 中华医学会儿科学分会呼吸学组慢性咳嗽协作组.中国儿童慢性咳嗽诊断与治疗指南（2013年修订）.中华儿科杂志，2014，52（3）：184-188.

2. 中华医学会呼吸病学分会哮喘学组.咳嗽的诊断与治疗指南（2015）.中华结核和呼吸杂志，2016，39（5）：323-354.

3. 中华人民共和国国家健康委员会，国家中医药局.儿童社区获得性肺炎诊疗规范（2019年版）.中华临床感染病杂志，2019，12（1）：6-13.

4. 中华医学会儿科学分会呼吸学组慢性咳嗽协作组，《中国实用儿科杂志》编辑委员会.中国儿童慢性湿性咳嗽的诊断与治疗专家共识（2019年版）.中国实用儿科杂志，2019，34（4）：256-264.

5. 陆权，王雪峰.儿童咳嗽中西医结合诊治专家共识（2010年2月）.中国实用儿科杂志，2010，25（6）：439-443.

第三节　惊厥

【概述】

惊厥（convulsion）是小儿常见急症，是由于脑神经元功能紊乱导致脑内一过性同步化异常放电所致，可出现不自主全身或局部肌肉抽搐或肌张力改变，多数伴有意识障碍。惊厥是一种症状，病因多种多样，可伴或不伴发热。

【病因】

1. 感染性病因

（1）颅内感染：由各种病原体导致的脑炎、脑膜炎、脑膜脑炎等，病原体包括细菌、病毒、真菌、寄生虫、支原体等。新生儿及婴幼儿以细菌性脑膜炎更多见，而学龄期小儿则以病毒性脑炎或脑膜脑炎为主。

（2）颅外感染：包括并发于脓毒症、中毒性菌痢、重症肺炎等疾病的中毒性脑病，多见于秋冬季与肠道病毒感染密切相关的轻度胃肠炎伴良性婴幼儿惊厥。新生儿期多见的破伤风，各种原因引起的发热导致的热性惊厥等。

2. 非感染性病因

（1）颅内疾病：包括先天性发育畸形、颅内出血及占位、颅脑损伤等，神经系统免疫性疾病如急性播散性脑脊髓炎、自身免疫性脑炎、视神经脊髓炎谱系疾病等导致的惊厥近年来有逐渐增多的趋势，需引起足够的重视。

（2）颅外疾病或全身性疾病：疾病种类繁多，包括代谢、中毒、免疫性疾病等病因。根据年龄不同，病因也有所区别。新生儿期的主要病因为窒息、产伤、脑发育不良、低钙血症和低血糖症等。婴儿期除延续了新生儿期的各种病因外，癫痫的发生率明显增多，很多类型的癫痫表现为惊厥发作。幼儿期至学龄期，颅脑外伤、各种原因导致的中毒不容忽视，癫痫仍是这一年龄阶段惊厥的重要原因。另外，颅内占位也需排除。某些系统性疾病如川崎病、红斑狼疮等由于可导致中枢神经系统血管的炎症，也可引起惊厥的发生。

【发病机制】

婴幼儿脑发育不成熟，皮层分化不全，髓鞘未完全形成，兴奋性神经递质和抑制性神经递质的发育不平衡，以至于较弱的刺激也能在大脑引起强烈的兴奋与扩散，从而导致惊厥。

【诊断】

1. 临床表现

全身性惊厥发作时意识可完全丧失，表现为双眼凝视、颈项强直、四肢强直或阵挛，面部肌肉及眼睑可有强直及阵挛表现。因喉肌痉挛，会出现一过性呼吸暂停甚至面色口唇青紫。因喉肌痉挛后的呼出气流冲击，唾液会呈现泡沫样。惊厥后往往会出现精神萎靡及嗜睡表现。局灶性惊厥发作可表现为局部肌张力的变化如姿势异常、单侧肢体抽动等，往往不伴意识丧失，部分患儿发作前有感觉异常、情绪异常等先兆。一次惊厥发作持续30分钟以上，或反复多次发作持续大于30分钟，且发作间期的意识水平不能恢复至发作前的状态，称为惊厥持续状态，往往提示病情危重，需要积极处置。

2. 病史

现病史中首先注意有无发热，伴随发热者主要需考虑热性惊厥、中枢神经系统感染、中毒性脑病等；不伴发热者应根据不同年龄及发病前后伴随的情况考虑不同的病因，结合现病史、既往史可提供不同的诊断线索。既往史需关注的是有无既往热性惊厥史及无热惊厥史；其他病史需关注出生时的窒息抢救史、智力运动发育情况是否落后、家族中有无类似表现。热性惊厥及某些类型的癫痫均有一定程度的遗传倾向。

3. 体格检查

惊厥的患儿需要做详尽的体格检查，并不限于中枢神经系统。血压升高可能提示高血压病和颅内高压的存在。注意皮肤上有无咖啡牛奶斑、色素脱失斑、头面部的血管瘤等，这些往往提示神经皮肤综合征。皮肤的瘀点、瘀斑往往提示严重的细菌感染，皮肤软组织的感染可能是颅内感染的源头。头围过大除警惕脑积水外，结合患儿的智力运动发育情况，还需考虑到代谢性疾病如戊二酸血症Ⅰ型及一些少见的脑白质病如 Canavan 病及亚历山大病等。头围过小常提示脑发育不良。详细的眼、耳、口腔、咽喉部的检查有利于查找可能的感染灶，眼底检查有利于发现颅高压。心肺的检查也同等重要。如果腹部膨隆，肝和（或）脾肿大，溶酶体病不能忽视。矮小和骨骼畸形往往提示与代谢相关的疾病，需要进一步探究病因。详细的神经系统体格检查有利于神经系统疾病的定位和定性，脑膜刺激征和锥体束征等往往能很好地提示诊断线索。

4. 实验室检查

血、尿、粪常规；血电解质、血糖、血氨、血乳酸，肝肾功能；如高度怀疑颅内感染，需行脑脊液常规、生化及病原体等检查。近年来，通过一系列脑脊液及血清特异性抗体的检查，可明确一部分神经系统免疫性疾病的诊断。

5. 特殊检查

（1）头颅影像学检查：包括头颅 CT、头颅核磁、脑血管造影等。头颅核磁因无辐射、颅内结构显示清晰、不存在头颅 CT 难以显示后颅凹的缺陷，临床应用越来越广泛，但头颅 CT 在显示颅内钙化、骨性结构及出血性脑血管病的早期诊断方面，比头颅核磁有优势。对缺血性或出血性脑血管病，脑血管造影是行之有效的诊断方法。

（2）脑电图：各种类型的癫痫诊断离不开脑电图检查，尤其是视频脑电图检查，详尽的脑电图检查能更好地帮助癫痫分类。常规脑电图检查对脑炎和脑病的诊断和轻重程度的判断有一定的指导意义。对某些药物中毒，脑电图能很好地提供线索，如苯二氮䓬类药物可引起以双侧前头部为主的广泛性 β 活动增加、α 活动减少。

（3）颅脑超声：对于前囟未闭患儿的颅内病变的检查及随访，颅脑超声检查是简便易行的方法。

【鉴别诊断】

（1）抽动障碍：主要表现为儿童期和青少年期快速、不自主、重复的单一或多部位的肌肉运动抽动或（和）发声抽动。有意识地控制可暂停，睡眠时基本消失。发作时意识清楚，脑电图无与症状对应的异常。

（2）癔症：多见于年长儿，常有情感性诱因，常呈惊厥样表现，持续时间可较长，但面色无改变，心率、呼吸、血压正常，意识不丧失，无发作后睡眠，脑电图正常。用暗示疗法能终止发作，但癔症的诊断需谨慎排除器质性疾病。

（3）屏气发作：多在 6 ～ 12 个月龄起病，大多在 3 岁后消失。婴幼儿受到情绪刺激后高声哭叫，接着出现屏气、呼吸暂停、口唇发紫、四肢强直，严重者可出现短时期意识丧失及四肢肌肉的阵挛性抽动。全过程约 1 分钟左右。脑电图无异常。

（4）儿童擦腿综合征：1 ～ 3 岁多见，女孩多于男孩。多在睡前、醒后发作，玩耍时不发作，注意力分散时可停止，表现为双下肢伸直交叉加紧或叠加，手握拳或抓东西使劲，发作时会伴面红、出大汗。脑电图无异常。

【治疗】

惊厥作为一种急性症状，需要在止惊的同时维持生命体征稳定，并且尽可能明确病因进行针对性治疗。

1. 一般治疗

移开患儿身旁的硬物等避免意外伤害，将患儿侧卧或头部向一侧偏斜，以利于口涎的流出，及时清理口鼻分泌物，保持呼吸道通畅。不要捆绑或强行压制患儿抽搐部位以免受伤或骨折，不要强行往患儿嘴里塞东西以免造成出血、口腔异物引起窒息等导致二次伤害。发作后昏睡不醒时，尽可能减少搬动，让患儿适当休息。严密观察生命体征，观察意识状态、瞳孔大小及对光反射。对于抽搐时间长的患儿，各种方式的给氧非常重要。

2. 止惊治疗

惊厥发作往往在 5 分钟之内能够自行缓解，如 5 分钟之内发作不缓解则需要及时干预，予以药物止惊治疗，以防惊厥持续状态的发生。

（1）苯二氮䓬类药物：首选地西泮，需静脉注射，每次 0.3 ～ 0.5 mg/kg，单次最大剂量不超过 10 mg，静脉推注速度宜缓，每分钟不超过 1 ～ 2 mg，以免出现呼吸抑制等情况。如推注过程中发作终止即停止推注，如发作未终止，可 10 ～ 15 分钟重复一次上述剂量。对于难以马上建立静脉通道的患儿，首选咪达唑仑肌内注射，首剂为 0.2 ～ 0.3 mg/kg，最大不超过 10 mg，如发作仍不终止，需快速建立静脉通道，予微泵维持治疗，剂量为 1 ～ 10 μg/（kg·min）。

（2）10% 水合氯醛：灌肠或口服，剂量为 0.4 ～ 0.6 mL/kg，因药物本身有一定刺激性，灌肠给药需要稀释 1 ～ 2 倍。儿童一次剂量不超过 1 g。在不具备静脉推注地西泮及肌内注射咪达唑仑的条件下，10% 水合氯醛可作为止惊的首选治疗药物。

（3）苯巴比妥：现多为肌注剂型，剂量为 6 ～ 10 mg/kg，一次极量不超过 0.2 g。由于该药起效慢，半衰期长，镇静作用强，容易影响对惊厥控制后的意识判断，不利于病情评估，因此不作为一线抗惊厥药物。在惊厥持续状态情况下推荐初始剂量为 15 ～ 20 mg/kg，12 小时后可使用维持量：新生儿～ 12 岁：每次 2.5 ～ 5 mg/kg，1 日 1 ～ 2

次；12 ～ 18 岁：每次 100 ～ 200 mg，1 日最大剂量不超过 500 mg。

（4）热性惊厥的预防治疗：热性惊厥（febrile convulsion，FS）是儿童时期，尤其是婴幼儿期最常见的惊厥性疾病。FS 为发热状态下（肛温 ≥ 38.5 ℃、腋温 ≥ 38 ℃）或体温快速上升期出现的惊厥发作，无中枢神经系统感染证据及导致惊厥的其他原因，既往也没有热惊厥病史。FS 根据临床特征分为单纯性和复杂性两类，对两者的区分主要涉及预防用药和对预后的判断。单纯性 FS 占多数，其发病年龄多在 6 个月 ～ 5 岁，发作表现为全面性的特点，惊厥持续时间 < 15 分钟，一次热性病程中惊厥只发生 1 次，发作后查体无异常神经系统体征。复杂性 FS 占 20% ～ 30%。热性惊厥存在以下特点之一者需考虑复杂性 FS：发病前存在神经系统发育异常情况；发病年龄 < 6 个月或 > 5 岁；一次热程中发作 ≥ 2 次；局灶性发作；发作持续时间 ≥ 15 分钟；发作后存在如托德麻痹等神经系统异常。

FS 急性期发作时的处置同一般的惊厥。该病一般预后良好，不需要预防治疗。特殊情况下，可以给予间歇性预防治疗及长期预防治疗两种方法。间歇性预防治疗指征：①短时间内频繁惊厥发作（6 个月内 ≥ 3 次或 1 年内 ≥ 4 次）；②发生惊厥持续状态，需止惊药物治疗才能终止发作者。方法：在发热开始即给予地西泮口服，每 8 小时口服 0.3 mg/kg 剂量，≤ 3 次，大多可有效防止惊厥发生。但地西泮有抗惊厥以外的药理作用及存在脂溶性强等药物特性，可导致共济失调及嗜睡等神经系统不良反应，可能影响对病情的下一步判断。由于地西泮短期预防存在缺点，近年来国内外同行逐渐开始尝试给予新型抗癫痫药物左乙拉西坦预防，目前多数学者采用的剂量范围为 15 ～ 30 mg/（kg·d），分 2 次，连用 3 ～ 5 天或 7 天后减量。长期预防治疗指征：FS 持续状态、复杂性 FS 等。具有复发或存在继发癫痫高风险的患儿，建议到儿科神经专科进一步评估，用药前需要仔细权衡获益和风险，并做好充分的医患沟通。

3. 病因治疗

根据不同年龄段的特点，尽可能快速准确地判断导致惊厥的病因，并进行相关处理，如纠正低血糖、电解质紊乱，有效控制感染等。

4. 对症及支持治疗

保持生命体征的平稳、保持内环境的稳定非常重要，具体举措包括：纠正水、电解质、代谢紊乱；纠正高颅压；控制体温过高，等等，必要时需给予呼吸及循环支持。

（郁志伟　钱　俊　南京医科大学附属无锡儿童医院）

参考文献

1. 王卫平，孙锟，常立文. 儿科学. 9版. 北京：人民卫生出版社，2018.

2. 国家药典委员会. 中华人民共和国临床用药须知：化学药和生物制品卷. 2015年版. 北京：中国医药科技出版社，2017.

3. S.C. 斯威曼. 马丁代尔药物大典. 37版. 李大魁，金有豫，汤光，等，译. 北京：化学工业出版社，2014.

4. 中华医学会儿科学分会神经学组. 热性惊厥诊断治疗与管理专家共识（2017实用版）. 中华实用儿科临床杂志，2017，32（18）：1379-1382.

5. 林泽鸿，蔡晓莹，林广裕. 地西泮与左乙拉西坦间歇短程治疗预防热性惊厥发作的研究进展. 中国小儿急救医学，2018，25（1）：56-60.

第四节　腹泻

【概述】

腹泻病（diarrhea）是一组多病原、多因素引起的以大便次数增多和大便性状改变为特点的消化道综合征，是我国婴幼儿最常见的疾病之一。6个月至2岁婴幼儿发病率高，1岁以内约占半数，是造成儿童营养不良、生长发育障碍甚至死亡的主要原因之一。

【病因】

病因分为感染性及非感染性。

1. 感染因素

可由病毒、细菌、真菌、寄生虫引起。

（1）病毒感染：在寒冷季节，婴幼儿腹泻80%由病毒感染引起。病毒性肠炎的主要病原为轮状病毒，属于呼肠病毒科轮状病毒属，以及杯状病毒科的诺如病毒属和札如病毒属。

（2）细菌感染：致腹泻大肠埃希菌包括致病性大肠埃希菌、产毒性大肠埃希菌、侵袭性大肠埃希菌。其他如沙门菌、难辨梭状芽孢杆菌，金黄色葡萄球菌。

（3）真菌：腹泻的真菌有念珠菌、曲霉菌、毛霉，婴儿以白念珠菌性肠炎多见。

（4）寄生虫：常见为蓝氏贾第鞭毛虫、阿米巴原虫和隐孢子虫等。

（5）肠道外感染：可由于发热、感染原释放的毒素，抗生素治疗，直肠局部激惹而并发腹泻。

（6）抗生素相关性腹泻：长期、大量使用广谱抗生素可引起肠道菌群紊乱、正常菌群减少、致病菌增多，从而引起腹泻，但应排除其他诱因。

2. 非感染因素

（1）饮食因素：喂养不当可引起腹泻，多为人工喂养儿，原因为喂养不定时。饮食量不当、突然改变食物品种；过敏性腹泻；原发性或继发性双糖酶缺乏或活性降低，肠道对糖的消化吸收不良也可引起腹泻。

（2）气候因素：气候突然变化、腹部受凉可使肠蠕动增加；消化液分泌减少或口渴饮奶过多等都可能诱发消化功能紊乱致腹泻。

【发病机制】

就腹泻性质来说，可分为 5 种：①分泌性腹泻；②渗出性腹泻；③渗透性腹泻；④吸收不良性腹泻；⑤肠功能异常性腹泻。

（1）肠毒素作用可引起分泌性腹泻，表现为水稀便。病原菌如霍乱弧菌等进入肠道后，在小肠内繁殖，并黏附于黏膜刷状缘，释放致病性肠毒素，可使黏膜的分泌增加，向肠腔释放大量的水、电解质，形成水稀便。

（2）侵袭作用：引起渗出性腹泻。侵袭性病原菌如志贺氏菌等，可直接侵入肠上皮细胞，并在其内生长繁殖，引起在肠上皮炎性反应，表现为黏液、脓血便。

（3）病毒作用：①病毒入侵小肠绒毛上皮细胞内，引起细胞变性与脱落，位于隐窝部的基底细胞加速向顶部移行保持其原有的分泌，而吸收功能明显不足。由于绒毛顶部细胞的受损，肠道对钠离子的吸收转运发生障碍，造成大量水电解质在肠内积聚，引起吸收障碍性腹泻。②病毒入侵引起绒毛上皮细胞的绒毛顶端损害脱落，致使刷状缘表面的双糖酶减少，双糖和不能水解的单糖积滞在肠腔内，被肠内细菌发酵、产气，使肠腔内渗透压增高，引发向肠腔内渗入大量水和电解质，导致高渗性腹泻的发生。吸收障碍及粪便高渗性导致病毒性肠炎为水样泻。

（4）肠功能异常性腹泻：药物、疾病和胃肠道手术可改变肠道的正常运动功能，使肠蠕动加速，肠内容物过快通过肠腔，与黏膜接触时间过短，影响消化与吸收，发生腹泻。

【诊断】

不同病因引起的腹泻常各具临床特点和临床过程。连续病程在 2 周以内的腹泻为急性腹泻，病程在 2 周至 2 个月为迁延性腹泻。慢性腹泻的病程为 2 个月以上。

1. 急性腹泻

（1）轻型：常由饮食因素及肠道外感染引起。起病可急可缓，以胃肠道症状为主，表现为食欲不振，大便次数增多，但大便量不多、稀薄或带水，呈黄色或黄绿色，有酸味，常见白色或黄白色奶瓣和泡沫。无脱水及全身中毒症状，多在数日内痊愈。

（2）重型：多由肠道内感染引起。常急性起病，也可由轻型逐渐加重而来，除有胃肠道症状外，还有明显的水、电解质紊乱和全身感染中毒症状，如发热或体温不升、精神烦躁或萎靡、嗜睡、面色苍白、意识模糊甚至昏迷、休克。胃肠道症状包括食欲低下，常有呕吐，严重者可呕吐咖啡色液体；腹泻次数频繁，多为黄色水样或蛋花样便，含有少量黏液，偶有少量血便。

水、电解质及酸碱平衡紊乱：体液和摄入量不足，使体液总量，尤其是细胞外液量减少，导致不同程度的脱水。由于腹泻的水和电解质的比例不尽相同，可造成等渗、低渗或高渗性脱水，前两者多见，从而出现眼窝、囟门凹陷，尿少、泪少，皮肤黏膜干燥，弹性下降，甚至末梢循环改变，以及代谢性酸中毒、低钾血症等电解质紊乱。

几种常见类型肠炎的临床特点。

（1）轮状病毒肠炎：是婴幼儿腹泻最常见的病原。呈散发或小流行，经粪—口传播，也可通过气溶胶形式经呼吸道感染。潜伏期为 1 ~ 3 天，多发生在 6 ~ 24 个月的婴幼儿。起病急，常伴发热和上呼吸道感染症状，无明显感染中毒症状。病初 1 ~ 2 天常发生呕吐，后出现腹泻。大便次数及水分多，呈黄色水样或蛋花样便带少量黏液，无腥臭味，常并发脱水、酸中毒及电解质紊乱。轮状病毒感染亦可侵犯多个脏器，可出现无热惊厥、心肌损害、肺炎、肝损害等。本病为自限性疾病，自然病程为 3 ~ 8 天，少数较长。粪便镜检偶有少量白细胞，感染后 1 ~ 3 天即有大量病毒自大便中排出。

（2）诺如病毒肠炎：全年散发，暴发高峰多见于寒冷季节（11 月至 2 月）。该病毒是集体机构急性暴发性胃肠炎的首要致病原。潜伏期多为 12 ~ 36 小时，急性起病。首发症状多为阵发性腹痛、恶心、呕吐和腹泻，全身症状有畏寒、发热、头痛、乏力和肌痛等。吐泻频繁者可发生脱水及酸中毒、低钾。本病为自限性疾病，症状持续 12 ~ 72 小时。粪便及外周血检一般无特殊发现。

（3）产毒性细菌引起的肠炎：多发生在夏季。潜伏期为 1 ~ 2 天，起病较急。轻症仅大便次数稍增，性状轻微改变。重症腹泻频繁，量多，呈水样或蛋花样混有黏液，镜检无白细胞。伴呕吐，常发生脱水、电解质和酸碱平衡紊乱。本病为自限性疾病，自然病程一般为 3 ~ 7 天，亦可较长。

（4）侵袭性细菌引起的肠炎：全年均可发病，多见于夏季。潜伏期长短不等。常引起菌痢样病变。一般表现为急性起病，高热甚至可发生热惊。腹泻频繁，大便呈黏液状，带脓血，有腥臭味。常伴恶心、呕吐、腹痛和里急后重，可出现严重的中毒症状，甚至感染性休克。大便镜检有大量白细胞及数量不等的红细胞。粪便培养可找到相应的致病菌。新生儿多为败血症型，常引起暴发流行，可排深绿色黏液脓便或白色胶冻便。

（5）出血性大肠埃希菌肠炎：大便次数增多，开始为黄色水样便，后转为血水便，有特殊臭味。大便镜检有大量红细胞，常无白细胞。

（6）抗生素相关性腹泻：①金黄色葡萄球菌肠炎：多继发于使用大量抗生素后，病程和症状常与菌群失调的程度有关，有时继发于慢性疾病的基础上，表现为发热、呕吐、腹泻、不同程度的中毒症状、脱水和电解质紊乱，甚至发生休克。典型大便为暗绿色、量多带黏液，少数为血便。大便镜检有大便脓细胞和成簇的革兰阳性球菌，培养有葡萄球菌生长，凝固酶阳性。②假膜性小肠结肠炎：由难辨梭状芽孢杆菌引起。除万古霉素和胃肠道外的氨基糖苷类抗生素外，几乎各种抗生素均可诱发本病，可在用药 1 周或迟至停药后 4 ～ 6 周发病，亦见于外科手术后或患有肠梗阻、肠套叠、巨结肠等病的体弱患者。此菌产生毒素 A（肠毒素）和毒素 B（细胞毒素）而致病，表现为腹泻。轻症大便每日数次，停用抗生素后很快痊愈。重症腹泻、黄绿色水样泻，可有假膜排出。黏膜下出血可引起大便带血，可出现脱水、电解质紊乱和酸中毒，伴有腹痛、腹胀和全身中毒症状，甚至发生休克。对可疑病例可行结肠镜检查。大便厌氧菌培养、免疫荧光及细胞毒素中和实验等方法检测细胞毒素可协助确诊。③真菌性肠炎：多为白色念珠菌所致，2 岁以下婴儿多见，常并发于其他感染或肠道菌群失调时。病程迁延，常伴鹅口疮。大便次数增多，黄色稀便，泡沫较多，带黏液，有时可见豆腐渣样细块。大便镜检有真菌孢子和菌丝，如芽孢数量不多，应进一步做真菌培养。

2. 迁延性和慢性腹泻

病因复杂，感染、食物过敏、酶缺陷等均可引起。以急性腹泻未彻底治疗或治疗不当、迁延不愈最为常见。营养不良的婴幼儿患病率高，其原因为：①重症营养不良时胃黏膜萎缩，胃液酸度降低，杀菌屏障作用减弱，利于消化液中的酵母菌大量繁殖；②营养不良时十二指肠、空肠黏膜变薄，肠绒毛萎缩、变性，细胞脱落增加，双糖酶尤其是乳糖酶活性及刷状缘肽酶活性低，小肠有效吸收面积减少，引起消化吸收不良；③重症营养不良患儿腹泻时，十二指肠内厌氧菌和酵母菌过度繁殖，由于细菌对胆酸的降解作用，使游离胆酸浓度增高，损害小肠细胞，同时阻碍脂肪微粒形成；④营养不良患儿常有肠动力改变；⑤长期滥用抗生素可引起肠道菌群失调；⑥重症营养不良儿免疫功能缺陷，抗革兰阴性杆菌有效的 IgM 抗体、起黏膜保护作用的分泌型 IgA 抗体、吞噬细胞功能和补体水平均降低，因而增加了对抗原的易感性，同时降低了对食物蛋白抗原的口服免疫耐受，故营养不良患儿患腹泻时易迁延不愈，持续腹泻又加重了营养不良，两者互为因果，形成恶性循环，最终导致多脏器功能异常。

对于迁延性、慢性腹泻的病因诊断，必须详细询问病史，进行全面的体格检查，以及正确选用有效的辅助检查，如①粪便常规、寄生虫及虫卵检测，细菌培养，艰难梭菌毒素检测，病毒学检测；②粪便电解质、渗透压、脂肪定量，粪便 pH 值、还原糖试验，粪便 α1 抗胰蛋白酶；③血常规、血沉、CRP、血免疫球蛋白、淋巴细胞免疫分型、HIV 检测；④血清 HLA 基因，血 EMA-IgA、IgG、tTG-IgA、IgG；⑤食物过敏方面的检查，如食物回避—激发实验等；电子肠镜、小肠黏膜活检可了解慢性腹泻的病理生理变化；⑥消化道造影或 CT 等综合分析判断。

【鉴别诊断】

（1）生理性腹泻：多见于6月以内婴儿，外观虚胖，常有湿疹，生后不久出现腹泻，除大便次数增多外，无其他症状，食欲好，不影响生长发育。

（2）坏死性肠炎：中毒症状较严重，腹痛、腹胀、频繁呕吐、高热，大便呈暗红色糊状，渐出现典型的赤豆汤样血便，常伴休克。腹部X线摄片呈小肠局限性充气扩张、肠间隙增宽、肠壁积气等。

（3）双糖酶缺乏病：此类腹泻为渗透性腹泻，主要是小肠黏膜上皮细胞刷状缘缺乏特异性双糖酶所致，以乳糖酶缺乏最常见，其他蔗糖—异麦芽糖酶缺乏等。葡萄糖—半乳糖吸收不良。为常染色体隐性遗传病，临床罕见。新生儿进食母乳、配方奶或葡萄糖后均可引起腹泻，腹泻迁延常引起严重脱水及酸中毒，导致死亡。患儿能耐受果糖。

（4）分泌性腹泻：包括先天性失氯性腹泻和先天性失钠性腹泻，均为常染色体隐性遗传病，特征为始于宫内的大量、水样腹泻，B超显示明显羊水过多及多个扩张的、充满液体的肠袢，生后即发生水样便腹泻。前者可引起脱水、低氯、低钾及代谢性碱中毒，粪氯浓度＞90 mmol/L，超过钾、钠总和；而后者可引起代谢性酸中毒，粪便中氯含量低于钠。

（5）乳糜泻：表现为慢性腹泻，粪便色淡、油脂状，便量多，恶臭。患儿营养不良、生长停滞、腹胀，常伴脂溶性维生素A、D、E、K缺乏症状与体征。禁食含麸质的食物，症状可逐渐消失。

（6）肢端皮炎性肠病：先天性肢端皮炎肠病属常染色体隐性遗传病，是因肠道锌吸收不良所致锌缺乏引起。临床特点为慢性腹泻、营养不良及脱发，皮肤黏膜交界处如口周、肛周和会阴区及四肢出现皮疹。血清锌和碱性磷酸酶浓度低，补锌治疗症状和体征迅速缓解。

（7）血管活性肠肽（VIP）瘤性腹泻：停止经口摄食和水后仍持续不缓解的大量水样腹泻，机体的水、电解质失衡及酸解紊乱，粪便电解质增加。病程迁延患儿合并营养不良、生长发育停滞。大多数患儿尿中儿茶酚胺或其代谢产物升高，但血清VIP浓度增高数倍或十数倍（正常＜270 pmol/L）及组织病理VIP免疫组化染色阳性是确诊依据。

（8）布鲁顿无丙种球蛋白血症：由于人类B细胞系列发育障碍引起的原发性免疫缺陷病，为原发性B细胞缺陷的典型代表。10%布鲁顿无丙种球蛋白血症患儿有慢性腹泻，常见病原有肠致病性大肠埃希菌、沙门菌、志贺菌、轮状病毒等。其腹泻常迁延不愈，1年可发生数次，腹泻病原常混合存在，为水样泻或脓血黏液便。

（9）重症联合免疫缺陷病（severe combined immunodeficiency disease，SCID）：出生后不久不明原因的慢性腹泻，生长发育迟缓，肺炎，中耳炎，皮肤感染和反复鹅口疮。此类疾病可由X连锁隐性遗传或常染色体隐性遗传。

（10）先天性簇绒肠病：又称肠上皮发育不全，是一种罕见的婴幼儿难治性腹泻，临床表现为生后不久出现且伴随终生的慢性腹泻及生长障碍。患者需要全肠外营养才能维持正常生长及发育。具体发病机制知之甚少，目前发现上皮细胞黏附分子基因突变可导致该病。

【治疗】

治疗原则：继续饮食，预防和纠正脱水，合理用药，加强护理，预防并发症。急性腹泻多注意维持水、电解质平衡；迁延性腹泻则应注意肠道菌群及营养治疗。

腹泻病诊治流程见图 14-1。

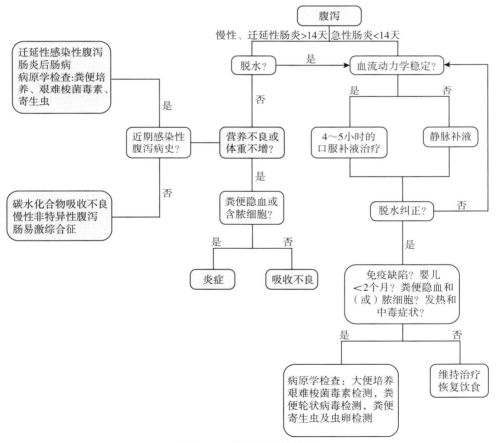

图 14-1 腹泻病诊治流程

（盛伟松　甘卫华　南京医科大学第二附属医院）

参考文献

1. 方鹤松 . 小儿腹泻病学 . 北京：人民卫生出版社，2009.

2. 王卫平，孙锟，常立文 . 儿科学 .9 版 . 北京：人民卫生出版社，2018.

3. 袁传杰，刘颖，吴瑾，等 .EPCAM 基因突变所致先天性簇绒肠病 1 例报告并文献复习 . 临床儿科杂志，2018，36（8）：618-620.

第五节　呕吐

【概述】

呕吐是指胃内容物或部分小肠内容物，通过胃的强力收缩使之经食管、口腔而排出体外的现象。呕吐是小儿时期常见症状之一，也是人体的一种本能反射，可见于消化系统疾病，也可发于全身各系统和器官的多种疾病。其可以为单一的症状，也可以是多种疾病的复杂症状之一。如得不到及时有效的治疗，则会影响患儿营养物质的摄入，严重者可引起脱水及电解质紊乱。

【病因】

引起呕吐的病因很多。常见于：①消化道感染性疾病：如胃炎、胃肠炎、阑尾炎、病毒性肝炎、胰腺炎等；②消化道器质性梗阻：如食道闭锁、先天性食管狭窄、先天性巨结肠、肛门闭锁、肠套叠、幽门梗阻、胃扭转、肠扭转等；③消化道功能紊乱：如功能性消化不良、胃食管反流、食道痉挛、幽门痉挛等；④全身感染性疾病：如呼吸道感染、扁桃体炎、泌尿系感染等；⑤中枢神经系统疾病：如脑膜炎、脑炎、颅内占位性病变、颅内出血等；⑥小脑或前庭功能异常；⑦代谢紊乱：如代谢性酸中毒、尿毒症、高氨血症、酮血症、氨基酸代谢异常及肾上腺皮质增生症；⑧心脏疾病：如爆发性心肌炎、阵发性室上性心动过速等；⑨再发性呕吐、精神性呕吐及自主神经性癫痫等；⑩药物及化学毒物的影响；⑪新生儿初生 1 ～ 2 天可因咽下羊水太多发生呕吐，为咽下综合征。

【发病机制及病理生理】

呕吐是个复杂的协调反射动作。幽门的收缩和关闭，胃窦部收缩，同时胃底及贲门松弛、腹肌收缩、膈肌收缩，横隔下降，因而腹腔压力增加，胃被挤压，胃内容物反流到食管经口腔排出体外。与此同时声门反射性关闭，呼吸停止，软腭、舌骨、喉头抬举，关闭鼻咽及会厌通道，以防止胃内容物进入鼻腔及呼吸道，这种复杂而协调的反射动作是通过呕吐中枢来完成的。呕吐中枢位于延髓，有两个功能不同的机构，一是神经反射中枢，也就是呕吐中枢，主宰呕吐的实际动作，位于延髓外侧网状结构的背部，接受来自消化道、大脑皮层、内耳前庭、冠状动脉以及化学感受器触发带的传入冲动；二是化学感受器触发带，位于延髓第四脑室的底面，接受各种外来的化学物质或药物及内生代谢产物的刺激，并由此引发神经冲动，传至呕吐中枢引起呕吐。化学感受器触发带本身不能直接引起呕吐的动作。

反复呕吐会导致对机体的伤害：①呕吐时丢失水分和电解质，又影响液体入量，易导致脱水和电解质紊乱（如低钠、低钾血症）。大量呕吐还可引起血压下降，低血容量性休克。②胃液富含盐酸，幽门梗阻的婴幼儿和呕吐较重的儿童由于丢失盐酸过多，易导致碱中毒，表现为呼吸浅、慢或暂停，小儿兴奋性增高。碱中毒时血清游离钙减少，可导致手足抽搐或惊厥，此时血氯化物减少，pH 值升高，尿呈碱性。③婴儿在胃肠炎和下消化道梗阻时，除胃酸外，也丢失肠道大量碱性液。如反复呕吐较长时间，使患儿长时间饥饿，可导致代谢性酸中毒，表现为精神萎靡，呼吸深长快，血清钠、氯减少，pH 降低。④反复呕吐，进食少，不仅可引起患儿营养障碍，还可因机体消耗脂肪产生大量酮体，可诱发酮血症，查尿酮体阳性。⑤剧烈呕吐还可引起贲门黏膜撕裂综合征（Maiiory-Weiss 综合征）。

【辅助检查】

辅助检查应随病情而定，可根据病史和体格检查结果有针对性地选择。

（1）常规检查：包括血、尿、便、CRP。血常规可以辅助判断呕吐为感染性或非感染性。粪便常规注意有无白细胞、红细胞、隐血及寄生虫卵，有白细胞或脓细胞常常提示有肠道感染，潜血阳性提示有消化道出血。尿常规如有亚硝酸盐、白细胞则提示有尿路感染；有红细胞或血尿提示可能有肾病或尿路结石等。

（2）血清学检查：主要为血生化检查，如肝功能、血糖、尿素、肌酐、血电解质、血清淀粉酶等，有助于对泌尿系疾病、尿毒症、糖尿病酮症酸中毒、低血糖、急性胰腺炎等疾病的诊断。严重呕吐可出现电解质平衡紊乱及酸碱平衡失调，还需行血气分析等检查。

（3）放射影像学检查：腹部 X 线平片：可根据病情需要取仰卧位、立位、水平侧位等进行摄片。消化道造影：能观察小儿消化道病变的形态及功能改变。上消化道造影多用于上消化道疾病或先天发育异常的检查，还可通过全面细致观察胃肠各部位黏膜及其充盈状态，测量钡剂通过时间及有无反流的发生。钡灌肠可用于小儿肠套叠的鉴别，还可用于结肠梗阻及小肠梗阻的鉴别。

（4）胃镜检查：可直接、全面观察食管、胃、十二指肠黏膜病变，同时还可以取活检做组织病理学检查。

（5）食管和十二指肠测压、胃排空实验、实时超声：有助于排除消化道动力障碍引发的呕吐。

（6）腹部 CT：对诊断肝胆系统疾病、胰腺疾病有重要意义，也可用于腹膜后肿瘤、小肠和腹部血管性疾病的检查。

（7）超声检查：对肠套叠、阑尾炎、肝胆疾病及泌尿系统疾病、先天性肥厚性幽门狭窄有一定的帮助。

（8）如怀疑心血管系统疾病，还需完善心电图、心肌酶谱、心脏彩超等检查。

（9）怀疑中枢神经系统疾病，要行腰椎穿刺、头颅 CT 或 MRI 等检查。

（10）如怀疑中毒，可送血、尿、残留物标本做毒物鉴定检查。疑为五官科疾病导致呕吐，可去眼科、耳鼻喉科做相应的检查。

【诊断及鉴别诊断】

呕吐病因复杂，需认真采集病史，仔细体格检查，并结合必要的辅助检查，综合判断。及时了解呕吐的特点及伴随症状，对确诊病因很有帮助。

（1）呕吐的类型：包括①溢乳：多见于 6 个月内的小婴儿，尤其是新生儿。这与水平胃、胃部肌肉发育不完善、贲门括约肌松弛有关。在哺乳过多或吞入空气时，吃奶后常自口角溢出少许乳汁，这种情况比较常见，不影响健康。一般改进喂养方法或者随年龄增长可自愈。②普通呕吐：呕吐前常有恶心，吐一口或连吐几口，吐出较多胃内容物，多见于饮食不当引起的消化不良，胃肠道感染或全身感染引起的症状性呕吐。③反复呕吐：在小婴儿多见于胃食管反流病，学龄前或学龄儿童多见于再发性呕吐。④喷射性呕吐：呕吐前多无恶心，大量胃内容物急剧经口腔或鼻腔喷出。多见于小婴儿吞咽大量空气、幽门梗阻、胃扭转及颅内压增高等情况。

（2）呕吐与进食的关系：在详细询问病史时要注意。例如，进食一刻钟内即发生呕吐，多为食道病变引起，如贲门痉挛、食道闭锁等。进食后 30 分钟内出现的呕吐，病变多在胃及幽门部位，如幽门痉挛、幽门肥厚性梗阻、食物中毒、胃炎或胃溃疡等。下胃肠道梗阻和肾衰竭则在较晚期出现呕吐。餐后近期呕吐，特别是集体发病者，多由食物中毒所致。

（3）呕吐物的性质：贲门以上病变引起的呕吐，多为未经消化的奶或食物。幽门及胃部病变呕吐物为奶或食物，奶凝成块，食物带酸味。十二指肠乳头以下病变则含胆汁。下部肠道梗阻的后期呕吐物可有粪便。如呕吐物为血性，应考虑上消化道出血。出血性疾病或鼻出血后，呕吐物也可带血。反复剧烈呕吐，呕吐物可带血或咖啡样物质，吐出胃内容物时多带酸味。胃内容物滞留时，呕吐物可有酸腐味。带粪便时可有粪味。

（4）呕吐伴腹泻：多见于各种原因引起的急性胃肠炎、霍乱、副霍乱，各种原因引起的食物中毒等；也可见于乳糖不耐受、牛奶蛋白过敏等情况。呕吐伴血便，可能为细菌性痢疾、肠套叠、急性出血性坏死性肠炎、梅克尔憩室、腹型过敏性紫癜、消化性溃疡、牛奶蛋白过敏等。呕吐伴发热，首先考虑感染性疾病，如急性阑尾炎、急性胃肠炎、急性胆囊炎等。许多全身感染性疾病的初期，可出现恶心、呕吐，其原因可能是由于发热与毒血症状时，胃肠蠕动和胃分泌减少，消化功能减退，未消化的食物易潴留在胃中，引起逆蠕动而吐出。呕吐伴腹痛，多考虑腹腔脏器炎症、梗阻、破裂、穿孔等。炎症多见于急性胃肠炎、阑尾炎、各型腹膜炎、胰腺炎、肠系膜淋巴结炎等。呕吐伴有黄疸，伴发热、寒战、右上腹痛，应考虑急性胆囊炎、胆石症。肠梗阻引起者，多为肠绞痛、肛门停止排气、排便，呕吐剧烈并伴恶心，可见于各种原因引起的肠梗阻，如肠套叠、嵌顿疝、裂孔疝、急性肠扭转、蛔虫肠梗阻、粘连性肠梗阻、肠管内异物或粪石梗阻等。当中枢神经系统发生疾病时，呕吐可为喷射性，且进行性加重，伴头痛，小婴儿可有前囟膨隆，常见于各种中枢神经系统感染、颅内外伤、颅内出血、颅内占位性病变等。呕吐伴胸痛、心悸、胸闷，要排除心血管系统疾病，如爆发性心肌炎、阵发性室上性心动过速等。呕吐伴腰背痛者要考虑肾盂肾炎、泌尿系结石等。呕吐伴眩晕考虑除第 VIII 脑神经疾病外，还应考虑椎基底动脉供血不足、小脑后动脉供血不足；伴听力障碍者，需考虑前庭障碍性呕吐。如突发性旋转性眩晕（多为水平性），耳聋、耳鸣，要考虑梅克尔憩室；如有眩晕、恶心、眼球震颤，应考虑迷路炎；发生在航空、乘船、乘车时，出现面色苍白、出汗、昏迷、恶心、呕吐者，常为晕动病。有糖尿病、甲状腺功能亢进、肾上腺皮质功能减退症、尿毒症等病史，因某些诱因使其病情加重而出现一些相应的症状或体征，同时会有呕吐，这时应想到原发病，如糖尿病酮症、甲状腺危象、肾上腺危象、甲状旁腺危象、尿毒症等。呕吐较严重，且为周期性、反复发作，间歇期无任何症状，排除中枢神经系统及胃肠道疾病，通常为周期性呕吐综合征。呕吐发作与精神刺激有关，见到食物后立即发生，呕吐全不费力，每日吐量不多，吐毕又可再食，长期反复发作营养状态受影响很小，应考虑神经官能症或癔症。应用阿司匹林、某些抗生素及化疗药物，考虑药物不良反应。机体发生的呕吐有不洁饮食史或有误服毒物史，应考虑食物中毒，可通过呕吐物的细菌学或毒理学检查而确定。

新生儿时期生理性呕吐见于早期贲门发育不成熟、空气咽下症、新生儿假性肠梗阻、溢乳等。病理性呕吐一般由器质性疾病引起，如消化道梗阻（食管闭锁、肠狭窄、肠梗阻、肠旋转不良、胎粪性肠梗阻），感染（败血症、脑膜炎等），中枢神经系统疾病（硬膜下血肿、颅内出血、脑水肿），胆红素脑病等，或代谢性疾病（苯丙酮尿症、肾上腺 - 性腺综合征、乳糖不耐受综合征、高氨血症），肾脏疾病（肾积水、尿路畸形），贲门食管迟缓症，特发性胃穿孔等。

婴儿期生理性呕吐多见于溢乳、空气咽下症等。病理性呕吐可见于先天性肥厚性幽门狭窄，肠套叠，感染（尤其是胃肠道感染及尿路感染），裂孔疝，贲门食管迟缓症，代谢性疾病（高氨血症、肾上腺－性腺综合征），牛奶蛋白过敏，阑尾炎，腹膜炎，心脏病，肾脏病（急性肾功能不全、溶血尿毒症综合征），颅内出血，药物中毒、嵌顿疝，脑病合并内脏脂肪变性（Reye 综合征）等。

幼儿、学龄前和学龄期儿童生理性或心理性呕吐包括周期性呕吐、神经精神性呕吐。病理性呕吐包括感染性疾病（扁桃体炎、中耳炎、脑膜炎、脑炎、胃肠道疾病、阑尾炎、肠系膜淋巴结炎），肠梗阻，肠道寄生虫病，脑肿瘤，硬脑膜下血肿，糖尿病酮症酸中毒，肾功能不全，自主神经发作性呕吐（腹型癫痫、周期性呕吐），十二指肠溃疡，药物所致呕吐，毒物误服，嵌顿疝，裂孔疝，代谢异常，屈光不正，脑病合并内脏脂肪变性（瑞氏综合征）等。

（盛伟松　甘卫华　南京医科大学第二附属医院）

参考文献

1. 江载芳，申昆玲，沈颖 . 诸福棠实用儿科学 .8 版 . 北京：人民卫生出版社，2015.
2. 刘凤奎 . 呕吐的临床诊断思路 . 中国临床医生杂志，2016，44（7）：17-19.
3. 秦玉明，贾晓明 . 儿科症状鉴别诊断学 . 北京：科学技术文献出版社，2009.
4. 张梓荆 . 儿科疾病症状鉴别诊断学 . 北京：中国协和医科大学出版社，1999.
5. 王卫平 . 儿科学 .8 版 . 北京：人民卫生出版社，2015.

第六节　腹痛

【概述】

腹痛是儿童常见症状之一，多为腹腔脏器和组织的器质性或功能性病变引起，也可由腹外疾病引起，如大叶性肺炎、胸膜炎等。疼痛的部位多与所在脏器有关，如急性阑尾炎腹痛多在右下腹，急性胰腺炎腹痛多在左上腹。按腹痛发作的病期可分为急性和慢性。急性腹痛首先要考虑外科急腹症。慢性腹痛多因内科疾病所致。引起腹痛的原因较复杂，小年龄儿童不能准确地表述腹痛部位和性质，准确诊断会有一定的困难，故需接诊医师细致观察和开阔思路，不同年龄段的腹痛病因常不同。

【病因】

腹痛病因可分为外科性和非外科性，年龄对于儿童腹痛病因分类起着重要影响（表 14-2）。

表 14-2　根据年龄分类的常见腹痛原因

	外科性原因	内科性腹部原因	腹外原因
新生儿和婴儿	肠套叠； 先天性巨结肠； 特发性肥厚性幽门狭窄； 肠扭转不良； 疝气	婴幼儿肠绞痛； 乳糖不耐受； 便秘	
幼儿和学龄前儿童	阑尾炎； 肠套叠； 外伤； 卵巢／睾丸扭转	胃炎／胃肠炎； 肠系膜淋巴结炎； 便秘； 功能性腹痛； 尿路感染； 蛔虫症	咽炎； 肺炎／胸膜炎； 过敏性紫癜； 卟啉症
学龄儿童和青少年	阑尾炎； 泌尿道结石； 外伤； 卵巢／睾丸扭转； 胆囊炎；	胃炎／胃肠炎； 便秘； 尿路感染； 功能性腹痛； 炎症性肠病； 胰腺炎； 病毒性肝炎	过敏性紫癜； 腹型偏头痛； 宫外孕； 糖尿病； 心肌炎； 肋间神经炎

【发病机制】

腹痛是一种主观感觉，与腹痛部位躯体感觉神经和自主神经受刺激有关。腹部皮肤、腹壁肌层、腹膜壁层及肠系膜根部均有躯体感觉神经分布。感觉神经末梢分布广泛，痛觉敏感，定位准确。腹腔内脏由自主神经支配，其神经末梢分布稀疏，痛觉不敏感，因此定位较模糊。一般认为腹痛的发生和传导与上述两种神经受刺激有关。

【诊断】

全面的病史、体格检查和准确的辅助检查对诊断至关重要。

1. 病史

了解腹痛的性质、部位、起始过程。内科疾病常先发热后腹痛，疼痛部位较模糊，不能确定部位或泛指脐周。年龄幼小者不会表达腹痛，或虽会说腹痛，但不会指出确切的部位，常说是全腹或脐周痛。婴幼儿阵发性哭吵往往提示阵发性腹痛，如果伴有面色发白，甚至出冷汗，可能为机械性肠梗阻的特征，如肠套叠、粘连性肠梗阻、嵌顿性腹股沟疝患儿于腹痛时均多有此症状。有时也可表现为阵发性呻吟与痛苦表情，应引起重视。在询问病史时，除腹痛症状外，需注意了解其他伴随症状如发热、呕吐、便秘、腹泻、便血以及呼吸系统和泌尿系统症状，这对于诊断和判断病情十分重要。

2. 体格检查

观察全身情况，以腹部为体格检查重点。

（1）全身情况：注意面色、精神、表情、体位和生命体征等。心动过速：需警惕脓毒症、全身炎症反应综合征、休克及穿孔性腹膜炎等。呼吸急促：可能是肺炎或者酸中毒的表现，亦见于糖尿病酮症酸中毒、尿毒症或者严重脱水。低血压：可能提示如严重脱水的低血容量，登革热或伤寒导致的毛细血管渗漏等，此时液体复苏的重要性需排在首位。高血压：可能与过敏性紫癜或卟啉症有关。

（2）腹部检查：①望诊：注意腹部形态是否平坦对称，有无腹胀、肠型。腹膜炎表现为腹式呼吸减弱甚至消失；机械性肠梗阻可见到肠蠕动波。嵌顿性腹股沟疝在腹股沟、阴囊（阴唇）区可见肿块。②触诊：对腹痛诊断有着重要特殊的价值，婴幼儿如很不配合，可肌内注射苯巴比妥诱导入睡后再进行触诊。内科疾病腹部压痛相对较轻，不固定，不拒按，很少出现腹肌紧张，腹痛往往在短时间内减轻甚至消失。外科疾病则先有腹痛，然后才出现其他症状，腹痛性质敏锐，定位明确，但在严重中毒症状或休克时，因患儿反应不良，压痛不明显，无腹肌紧张，应加强警惕。③叩诊：了解有无腹水。④听诊：了解肠蠕动的情况，肠麻痹时肠鸣音消失。

（3）直肠指检：80%肠套叠在指套上染有果酱样大便。先天性巨结肠在拔出手指时可有大量腥臭水样便伴气体一起冲出。

3. 辅助检查

（1）血尿粪常规：白细胞计数及分类检查可提示有无感染及其严重程度，尿常规有助区别腹痛是否为泌尿系统疾病引起，粪常规有助于肠炎等诊断。疑有肝、胆、胰腺疾病时应查肝功能和血淀粉酶等。

（2）X线检查：除可疑的外科疾病外，腹部 X 线检查并不是常规的。腹部立位片有助于了解肠梗阻的性质、部位、程度和原因。对于慢性便秘者，可见结肠内容物。

（3）结肠造影检查：了解结肠、直肠的形态与功能，如先天性巨结肠或肠旋转不良的诊断。疑有肠套叠时，空气灌肠可用于诊断和复位。

（4）B超检查：对腹部肿块性质及定位有帮助，常用于阑尾炎、肠套叠等诊断。

（5）其他：CT和MRI可用于检测腹部肿块的部位、范围及特征。胃肠镜等内镜检查亦可用于儿童。疑有腹膜炎、腹腔内出血等时，可选择腹腔穿刺。

【鉴别诊断】

1.急性外科性腹痛

（1）急性阑尾炎：多见于4～12岁小儿。起病时多位于脐周或上腹部，6～12小时后转移到右下腹。常为持续性钝痛，并间以较剧烈的阵痛。恶心和呕吐常在腹痛后数小时发生。此外，可有便秘、腹泻、尿频等，多有发热。体格检查麦氏点有压痛，并伴肌紧张或强直，但婴儿肌紧张可不明显，压痛及反跳痛常表现为右腿上屈。白细胞增高，但体弱儿可无反应。未确诊前忌用泻剂和镇痛剂。小儿阑尾炎常起病快且重，右下腹体征不明显、不典型，穿孔早且易发生。B超为常用辅助手段，通常认为阑尾直径大于6mm是判断标准，但需注意，B超仍有一定概率没法识别，腹部CT可协助诊断。急性阑尾炎CT可见阑尾肿大、粪石、腔内气体、脂肪内条纹征、回盲部肥厚及腹膜增厚征象。

（2）肠套叠：婴儿期常见的急腹症之一，病因尚不明确，可能与解剖结构、病毒感染、气候变化等有关。多见于1岁以下的婴儿，尤以4～10个月常见，男孩较女孩多。临床表现为阵发性腹痛或哭闹、呕吐、果酱样血便、腹部包块等。诊断除根据临床表现外，结合腹部超声、诊断性空气灌肠及CT可明确诊断，其中超声检查是最常用检查方法。超声检查显示长轴切面"套筒征"，短轴切面显示"同心圆征"。其主要治疗方法包括空气灌肠复位、超声引导下的生理盐水灌肠复位及外科手术治疗。

（3）肠梗阻：各种类型的肠梗阻都可能出现腹痛。当患儿出现以下表现时需考虑绞窄性肠梗阻，及早手术探查：①腹痛持续且剧烈，高热；②病情发展迅速，发绀，早期出现休克；③腹胀明显，有腹膜刺激症状或腹胀不对称，有局限性隆起；④呕吐物、胃肠减压液、肛门排出物为血性；⑤腹腔穿刺抽出血性液体；⑥腹部立位片可见大而固定的孤立肠袢，有假肿瘤征。

（4）急性腹膜炎：分为原发性或继发性二类，前者腹腔内无感染灶，后者则继发于腹腔内脏器破裂或穿孔或灶性感染蔓延所致。弥漫性腹膜炎发生后，渗出液多，大量有毒物质被吸收，可造成严重的全身中毒症状。

2.内科性腹痛

（1）婴儿肠绞痛：表现为难以安抚的烦躁或哭闹行为，每天3h以上，每周持续≥3d，并持续3周以上。婴儿肠绞痛通常于2周龄发作，约20%的小婴儿受其困扰。

发病机制尚不清楚。典型者阵发性剧烈啼哭，入夜开始，啼哭时面颊发红，口唇苍白，腹部紧张，下肢蜷曲，脚冷，双手握拳，持续数分钟后乏力入睡，但不久再次发作，如此反复可持续 4 小时。轻型者仅晚间表现烦躁不安。

（2）出血性小肠炎：又称坏死性小肠炎或节段性小肠炎，是一种以出血、坏死为特点的小肠疾病，发病率低，多见于儿童。起病急，早期症状不典型，病情凶险，易误诊。诊断要点：①早期体征轻而症状重；②便血、腹泻、腹痛及全身中毒症状为 4 个主要症状；③休克、弥散性血管内凝血、多器官功能衰竭等出现迅速且难以用其他疾病解释；④腹部 X 线片可见病变小肠扩张、肠腔内液气平面、肠间隙增宽等。腹腔穿刺可见血性或脓性液体。多层螺旋 CT 可发现肠壁增厚、腹水等，具有重要诊断参考意义。

（3）消化性溃疡：3 岁以下及 10 岁以上较多见。3 岁以下以急性溃疡多见，10 岁以上则以慢性溃疡多见。部分患儿常有呕吐。部分急性溃疡有长期服用激素史，症状多不典型，随年龄增长症状可趋明显。部分患儿就医是因出现并发症，如大出血或少量出血引起急慢性贫血，还有的患儿因急性穿孔而就医。其胃镜下改变可见黏膜缺损呈圆形、椭圆形、线性、不规则性，底部平坦，边缘整齐，为白苔或灰白苔覆盖，或呈"霜斑样溃疡"改变。

（4）急性胰腺炎（AP）：以年长儿多见。常并发于流行性腮腺炎、链球菌感染、病毒感染及腹部损伤或激素治疗后，很少与胆道疾病有关，也有发病因素不明者。儿童 AP 大多具有一良性过程，但合并局部或系统并发症如胰周积液、单个或多器官功能衰竭时病情可加重，总体病死率< 10%，较成人低。儿童 AP 的诊断标准：①患者呈现与 AP 相符的腹痛症状；②血清淀粉酶或脂肪酶升高 3 倍以上；③与 AP 匹配的影像学表现。以上 3 点中符合 2 点即可临床诊断本病。

（5）过敏性紫癜：多见于学龄儿童，约有 2/3 的患儿常有胃肠道表现，呈现不同程度的腹痛，故胃镜的应用在早期识别诊断极其重要。典型的内镜表现包括弥漫性黏膜水肿、红斑、瘀点或多处不规则溃疡，特别是在十二指肠的第 2 部分或回肠末端。

（6）急性肠系膜淋巴结炎：目前无统一诊断标准，建议的诊断标准：有明显的腹痛病史；有或无上呼吸道感染或肠道感染病史；腹部 B 超显示有肿大的肠系膜淋巴结，数目大于 5 个，且主要分布于右下腹或脐周，其纵径和横径（L/S）比值大于 2，同时需排除其他可引起肠系膜淋巴结肿大的疾病如腹部肿瘤、肠结核等原发疾病。

（7）腹型风湿热：临床上较少见。儿童风湿病可累及腹膜、肠管，发生风湿性血管炎或局限性腹膜炎，故而出现腹痛，有时腹痛因肝大、胸膜炎或心包炎反射所致，腹痛的部位和轻重不一，压痛亦不固定，无腹肌紧张或很轻微，常同时伴发热及其他风湿热表现。

（8）肠易激综合征：2016 罗马 IV 标准，反复发作的腹痛或不适，近 3 个月内每个月至少出现 3 天，并符合以下两点或两点以上：排便后改善；发病伴排便频率改变；发病伴粪便性状（外观）改变。诊断前症状出现至少 6 个月，近 3 个月症状符合以上标准。

（9）急性间歇性卟啉病（AIP）：常染色体显性遗传，是由于血红素合成过程中的羟甲基胆素合成酶（*HMBS*）基因突变导致其编码的酶活性下降所致。AIP 临床罕见，大部分患者病情反复，临床表现缺乏特异性，诊断标准：①典型临床表现：患者出现反复的急性、间歇性腹痛、神经精神异常、尿色加深；②实验室检查：尿 PBG/ALA 浓度升高、HMBS 的活动度下降；③基因检测：对 *HMBS* 基因进行 DNA 测序，分析确定基因突变，是诊断金标准。

（10）回肠末端憩室：大多无症状，可并发憩室炎，可出现右下腹疼痛，进食后不能缓解，腹部有压痛，压痛点多在阑尾压痛点的内上方，接近脐部，同时常伴有呕吐及发热。30% 可并发出血，25% 并发肠梗阻，15% 可并发肠穿孔。X 线钡餐检查可见憩室，但确诊常需靠剖腹探查。

（11）嗜酸性胃肠炎：据 2013 年美国胃肠学会颁布的指南，接触特殊食物后出现消化道症状和体征；外周血中嗜酸性粒细胞数增高；消化道组织活检病理证实有嗜酸性粒细胞浸润和增多；排除其他引起组织或外周血嗜酸性粒细胞增多的疾病。

（12）肠道蛔虫症：常有反复阵发性脐周腹痛或隐痛，个别可呈剧烈绞痛。痛时按摩腹部可好转，全腹柔软，无肌紧张，亦无固定压痛。有排蛔虫史或粪便镜检可查到蛔虫卵。外周血嗜酸性粒细胞计数可增高。

（13）功能性便秘：根据 2016 罗马Ⅳ诊断标准：年龄＜4 岁的儿童至少符合以下 2 项条件：持续时间达 1 个月，每周排便≤2 次；大量粪便潴留史；直肠内存在有大量粪便团块。对于接受排便训练的儿童，以下条件也作为选项：能控制排便后每周至少出现 1 次大便失禁；粗大粪便曾堵塞马桶。

（14）尿路结石：小儿以膀胱结石多见，多发生于学龄前期。其发病率低，病因复杂，泌尿系局部的狭窄、梗阻，尿液瘀滞以及感染都是小儿尿路结石形成的主要原因。

3. 特殊类型腹痛

（1）消化道异物：虽然大多数儿童消化道异物是无症状的，但部分如吞入磁力珠等异物的儿童可出现腹痛，临床医师有时因不能得到完整病史而造成忽略，若取出不及时，会引起较严重的并发症。故当腹痛原因不明时，临床医师需思路广阔，不能忽略异物病因。

（2）拉庞泽尔氏综合征：一种罕见的行为障碍，主要多发于年轻人群，患者会咀嚼或吃掉自己的毛发，表现为腹痛、呕吐等。胃镜检查是诊断胃石的金标准，但不能证实拉庞泽尔氏综合征的存在。CT 检查则能提供影像学的准确图像。其治疗包括腹腔镜或剖腹探查取出结石。

（盛伟松　甘卫华　南京医科大学第二附属医院）

737

参考文献

1.廖清奎.儿科症状鉴别诊断学.2版.北京：人民卫生出版社，1988.

2.TROUT A T，TOWBIN A J，FIERKE S R，et al.Appendiceal diameter as a predictor of appendicitis in children：improved diagnosis with three diagnostic categories derived from a logistic predictive model.Eur Radiol，2015，25（8）：2231-2238.

3.蔡威，孙宁，魏光辉.小儿外科学.5版.北京：人民卫生出版社，2014：314-315.

4.王文妤，邓朝晖.儿童腹痛192例临床分析.中国小儿急救医学，2017，6（24）：474-477.

5.DELLON E S，GONSALVES N，HIRANO I，et al.ACG clinical guideline：Evidenced based approach to the diagnosis and management of esophageal eosinophilia and eosinophilic esophagitis（EoE）. Am J Gastroenterol，2013，108（5）：679-692.

第七节　便血

【概述】

儿童便血主要指儿童肛门所排出的大便中存在带血的现象，包括大便带血或全为便血，可分为上消化道和下消化道出血导致的便血，前者主要表现为呕血和（或）排柏油样便；后者主要表现为黑便或便血，色鲜红、暗红或果酱样，可混有黏液、脓液，急性大出血时亦可伴有呕血。

儿童便血的流行病学资料很少，2006—2011年的美国急诊科数据库分析，儿科人群共有43.7万例与胃肠道出血相关的就诊量，其中20%被确定为上消化道出血，30%为下消化道出血，其余未能明确病因。

【病因】

儿童便血原因复杂，除消化道本身的疾病外，也可能是全身性疾病的局部表现。出血的部位多系下消化道疾病引起，上消化道出血除呕血外，常同时伴有黑便，如出血量大亦可出现暗红色血便。儿童对失血量的耐受力差，易发生失血性休克。反复少量便血，久之可导致贫血，必须及时做出正确的诊断和治疗。

1.全身性疾病

（1）过敏性紫癜：是儿童时期常见的免疫复合物作用于全身多系统的小血管而引起的广泛的变态反应性小血管炎症，通常发生于病毒感染后，体格检查可见皮肤紫癜性皮疹。过敏性紫癜累及胃肠道者可出现便血并伴有明显腹痛，表现为大便潜血阳性、大量鲜红色血便或黑便，其发病率在（8～20）/10万，其中＜5岁患儿约占50%。常规的过敏性紫癜治疗包括抗过敏、应用激素、止血等。若常规治疗效果不佳，可考虑在内镜下喷洒凝血酶治疗儿童过敏性紫癜合并便血。

（2）溶血性尿毒症综合征：是以微血管性溶血性贫血、急性肾功能衰竭、血小板减少三联征为特点的疾病，多见于婴幼儿，近年来发病率有所上升。临床上最常见的症状是少尿、无尿或尿血。溶血性尿毒症综合征累及胃肠道者可出现溶血性尿毒症综合征结肠炎，通常在 3 ～ 10 天后出现血性腹泻，伴溶血性贫血和血小板减少症。被确诊为溶血性尿毒症综合征结肠炎的患儿应密切观察病情，控制出血，并根据患儿临床症状积极治疗，如纠正贫血、维持水电解质平衡、控制高血压、血液净化治疗等。

2. 消化道疾病

（1）结直肠息肉：结直肠息肉引起的便血多为间歇性，出血量较少，常表现为慢性无痛性便血，色鲜红，一般不与粪便相混，位于结肠近端的息肉便血可呈现暗红色，与粪便相混。结直肠息肉可发生在任何年龄段的儿童，但多见于 3 ～ 5 岁的幼年，其病位 70% 在直肠，15% 在乙状结肠，余者散发在结肠近端与盲肠之间。内镜是诊断和治疗结直肠息肉最有效的工具，儿童中的大多数息肉是带蒂的，可在内镜下行息肉电切术，并对切除的组织进行病理检查以明确其组织学特征及恶性潜能。

（2）过敏性结肠炎：儿童最常见于对牛奶或大豆蛋白的炎症反应，患儿可出现腹泻、大便隐血或肉眼可见的便血，一旦排除了患儿便血的其他原因，应注意识别喂养食物中是否有蛋白质沉淀剂并将其从饮食中去除（如配方喂养，建议氨基酸奶粉或深度水解奶粉喂养； 如母乳喂养，应询问母体饮食并去除可能造成过敏的食物）。

（3）炎症性肠病：是慢性的肠道非特异性炎症性疾病，包括溃疡性结肠炎和克罗恩病，约 25% 患者发生于儿童期和青春期。病程多为 4 ～ 6 周，临床表现为持续或反复发作的黏液脓血便，多伴有腹痛、腹泻、里急后重和不同程度的全身症状，其便血量的多少与病情的轻重相关。常引起体重下降、发育不良，易误诊为消化吸收不良综合征或营养不良性贫血。

（4）肠套叠：是肠段进入相邻肠管的内陷，以儿童最多见，其中又以 2 岁以下者居多。临床常表现为阵发性腹痛、果酱样血便、腹部腊肠样包块。肠套叠便血多于发病后6 ～ 12 小时出现，以黏液胶冻状果酱样血便为特点。由于套叠时肠系膜被嵌在肠壁间，可造成血液循环障碍，黏膜渗出与肠黏液混合形成暗红色胶冻样液体。临床上对于较稳定的肠套叠患儿可先采用保守治疗，空气灌肠是目前稳定儿童肠套叠的首选方法。

（5）肠旋转不良：多发生于出生后 3 周内，70% 出现高位梗阻。典型症状是呕吐胆汁及腹部膨胀、呕血或便血，可有肠缺血坏死，大量便血，是新生儿危及生命的急腹症。应早期诊断，如怀疑肠旋转不良，即行钡餐及钡剂灌肠，观察十二指肠和回盲部的位置有无异常。确诊肠旋转不良且伴有肠梗阻时，应早期手术探查。

（6）家族性腺瘤样息肉：为常染色体显性遗传病，一般局限在结肠，但亦可在全胃肠道，具有较高恶变倾向，主要症状是便血或带黏液血便。

（7）新生儿出血性小肠结肠炎：病因尚未完全明确，一般与缺氧、人工喂养、感染及早产等因素有关。临床除便血症状外，并有发热、腹胀及呕吐等全身症状。腹部 X 线平片示肠管积气、肠壁气囊肿，以保守疗法为主。

（8）梅克尔憩室：可引起大量便血，为鲜红色或暗红色，不伴有腹痛或偶有轻微腹痛。由于梅克尔憩室内有异位胃黏膜，可引起憩室内溃疡出血。经保守治疗，出血停止，可以再次反复出血。用放射性核素 ^{99}Tc 扫描，确诊率＞90%，确诊后应立即手术治疗。

3. 肛周疾病

（1）肛裂：引起的出血，血液通常不混合在大便内，而在粪便的表面观察到，或尿布、卫生纸上可见鲜红色血丝。肛门检查时，肛周皮肤可见裂缝，截石位6点、12点尤为常见。治疗上，调节饮食，防治便秘，也可在肛门裂口涂金霉素软膏或液状石蜡。

（2）痔疮：在儿童中较为罕见，临床可表现为肛内肿物脱出、便血或肛门瘙痒。其便血通常表现为无痛性便血，血液与大便不相混合，多呈间歇性，排便时手纸染血、滴血或射血，可通过膳食改变或根据具体病情选用硬化剂注射疗法、胶圈套扎术、光凝治疗和冷冻治疗等。

【诊断及鉴别诊断】

1. 排除消化道以外的出血原因

（1）排除呼吸道出血：肺结核、支气管扩张、支气管肺癌和二尖瓣狭窄所致大量咯血时，可吞咽入消化道而引起黑便。

（2）排除口、鼻及咽喉部出血：注意询问病史和局部检查。

（3）进食引起黑便：如动物血制品、炭粉、含铁剂的药品、贫血治疗药物及治疗胃病的含铋剂药物等，可通过询问病史鉴别。

2. 判断上消化道出血还是下消化道出血

（1）鼻胃管抽吸检查的应用：消化道疾病患儿来院就诊，视情况可放入一根鼻胃管，抽吸胃内容物，对了解是否出血和估计出血部位常有帮助。如果胃吸出物有血，则出血部位在上消化道；如果胃吸出物无血，则下消化道出血的可能性更大，但不能排除出血已中止的上消化道疾病。这种检查只能作为一种筛选检查，不能精确判断出血的具体部位和病变性质，拟诊肝硬化食道静脉曲张破裂出血时，不宜放置鼻胃管。

（2）对呕血与黑粪的分析：呕血与黑粪是上消化道出血的主要症状，有呕血者必伴有黑粪，而有黑粪者未必伴有呕血。病变在幽门以上，特别是当出血较多者，常有呕血；病变在幽门以下者，如短期内大量出血，血液反流入胃，也可引起呕血。如果出血量少而缓慢，则单纯出现黑粪。

（3）对便血来源进行分析：①便血来源：排出的粪便混有血液或便前、便后带血，均为便血。便血一般是下消化道出血的表现，主要部位在肛管、直肠或结肠，有时位于屈氏韧带以下的小肠。便血的颜色取决于出血部位的高低、出血量的多少及血液在肠道内停留时间的长短。肛门、直肠下段出血常为鲜红血便或血液附着在成形粪便的表面；结肠上段出血时，血液常和粪便均匀混合，呈酱红色；小肠出血如血液在肠道内停留时间较长，可排出柏油样大便，若出血量多，排出较快，也可排出暗红色或鲜红色血便。便血可以是纯血，也可与黏液或粪便共存，也可附于粪便表面。②便血性质：A. 少量鲜红色便血或鲜红色血附着于粪便表面者，多为直肠或左半结肠疾病出血，如痔、肛裂、息肉、溃疡及肿瘤等；B. 排便后有鲜红色血液滴下甚至呈喷射状出血者，多见于痔、肛裂，也可见于直肠息肉及直肠癌；C. 血与粪便相混杂，且伴有黏液者，多为慢性结肠炎、息肉或肿瘤；D. 黏液血便或脓性黏液血便者，应考虑溃疡性结肠炎、痢疾和肠道血吸虫病等；E. 便血伴有腹痛者，应考虑溃疡性结肠炎、憩室炎、肠管病变和出血坏死性肠炎等；F. 便血伴有腹部包块者，应考虑肠道肿瘤、肠梗阻、肠套叠、肠结核及肉芽肿等；G. 便血伴有皮肤、黏膜或其他器官出血者，需考虑血液系统疾病、急性传染病、重症肝病和慢性肾功能衰竭等。

3. 大量出血的早期识别

少数急性消化道出血患儿早期并无呕血或黑粪，仅表现为急性周围循环衰竭征象，需经相当时间才能排出暗红色或柏油样便，因此大量出血的早期识别非常重要。①反复呕血或持续黑粪或粪便呈暗红色伴肠鸣音亢进。肠鸣音亢进可能是出血或再出血的表现之一。②周围循环衰间竭症状，如头昏、心悸、口渴、黑蒙、晕厥、皮肤湿冷、指甲苍白、精神萎靡、烦躁不安及意识障碍等。③快速输血补液后血压不易上升，脉搏仍细数，中心静脉压波动不稳。④红细胞、血红蛋白与红细胞压积持续下降。⑤原无肾病的患儿，出血后血尿素氮（BUN）持续上升，为 10.7 ～ 17.8 mmol/L。

4. 出血程度的估计

当出血量达 20 mL 时，粪便潜血试验可阳性；出血量为 50 ～ 70 mL 时即可出现黑粪。一般认为出血量不超过 20% 者，由于轻度血容量减少可很快被组织间液及脾脏贮存所补充，多无明显症状。当出血量超过 20%，患儿可有头昏乏力、心悸、心动过速和血压偏低。大量出血时可引起急性周围循环衰竭、失血性贫血和氮质血症。

5. 休克指数

通过计算休克指数可反映出血程度。休克指数 = 脉率 / 血压，正常为 0.5，1.0 提示失血量为血容量的 20% ～ 30%，1.5 提示血容量丧失 30% ～ 50%。

6. 判断出血是否停止

判断便血是否停止很重要，出现下列情况应考虑在继续出血：①心率增快；②反复便血或黑便；③经补液、输血等措施，周围循环衰竭表现无改善；④红细胞、血红蛋白等持续下降，网织红细胞升高；⑤补液足够、尿量正常情况下血 BUN 持续或再次升高。反之如呕血和黑便停止，心率和血压稳定，循环衰竭表现改善，腹部柔软，肠鸣音无亢进，红细胞、血红蛋白稳定或回升。血 BUN 恢复正常则临床考虑出血停止。更可靠的判断方法包括：①胃管抽吸和灌注液澄清；②急诊内镜观察出血病灶；③选择性动脉造影和放射性核素扫描。前两者临床中应用较多，也是临床研究中公认的客观指标，后者多用于诊断疑难病症，一般不作为判断活动性出血的首选检查。

7. 病史是诊断的基础

系统而全面地收集病史和体检是临床诊断的基础，应当充分重视。

（1）出血的方式：先有呕血或呕血与黑粪兼有患儿，出血部位多在胃或食管，单纯黑粪则常位于十二指肠。便血患儿出血位于结肠和直肠，粪便呈暗红色或鲜红色可提示病变部位的高低。部分病例可无呕血而便血多，或全无呕血而有黑便，这是由于出血没有引起呕吐反射而按正常方向往胃肠道下行所致。有时引起胃肠蠕动增强，致血液迅速从肛门排出，类似于下消化道出血。

（2）伴随症状：①有慢性、节律性上腹痛史，常提示出血最大可能是消化道溃疡，尤其是出血前疼痛加剧，而出血后疼痛减轻或缓解，且多见于冬春季节，有利于溃疡病的诊断。出血前有剧烈的上腹部绞痛伴发热、黄疸者，应考虑胆道出血的可能。②继发于饮酒、过度紧张和劳累、严重创伤、大手术后、严重感染和服消炎镇痛药后的消化道出血，最可能是急性胃黏膜病变应激性溃疡出血。③有慢性肝炎、血吸虫病、慢性乙醇中毒、肝硬化或肝癌，并且肝、脾肿大者，消化道出血最可能的原因是食管胃底静脉曲张破裂，最常见为呕吐大量鲜红色血液。④慢性隐匿性消化道出血，伴有慢性失血性贫血者，胃肠道出血伴有食欲减退和体重减轻者，应考虑胃肠道肿瘤。伴有吞咽困难的呕血多起源于食管癌或食管溃疡。⑤反复便血、脓血便或黏液血便，伴有腹痛、腹泻者，应考虑炎症性肠病。

根据呕血、黑粪和便血的出现，结合观察生命体征及血常规化验，诊断消化道出血并不难，但重要的是确定出血的量、部位及性质。急诊内镜检查对大多数上消化道出血能明确诊断，应列为首选方法。其他结肠方法有动脉造影、放射性核素 ^{99}Tc 扫描、小肠镜检查和胶囊内镜等方法，甚至剖腹探查、术中胃镜或结肠镜检查。

（高远赋　中国人民解放军东部战区总医院）

参考文献

1.PANT C，OLYAEE M，GILROY R，et al. Emergency Department Visits Related to Cirrhosis：A Retrospective Study of the nationwide Emergency Department Sample 2006 to 2011. Medicine，2015，94（1）：347-351.

2. 王玲，刘海峰 . 儿童腹型过敏性紫癜的内镜特点及治疗 . 临床儿科杂志，2017，35（12）：946-948.

3.AZIZ D A，MOIN M，MAJEED A，et al. Paediatric Infalammatory Bowel Disease：Chinical Presentation and Diesease Location.Pak J Med Sci，2017，33（4）：793-797.

4.GROSSMANN O，SOCCORSO G，Murthi G. LigaSureHemorrhoidectomy for Symptomatic Hemorrhoids：First Pediatric Experience .Eur J Pediartr Surg，2014，25（4）：377-380.

第八节　血尿

【概述】

血尿（hematuria）是指尿中有超过正常数量的红细胞。血尿包括镜下血尿和肉眼血尿。镜下血尿是指尿色正常，须经显微镜检查方能确定，离心沉淀尿每高倍视野 ≥ 3 个红细胞，或非离心尿液每高倍视野下 ≥ 1 个红细胞或尿沉渣计数每毫升超过 8000 个或 1 小时尿红细胞计数超过 10 万，或 12 小时尿红细胞计数超过 50 万。肉眼血尿是指尿呈洗肉水色或血色，肉眼即可见的血尿。

血尿是儿科常见症状，常提示泌尿系疾病，临床上需进行定性和定位分析其病因，以指导治疗。

国外调查发现儿童血尿发生率男为 0.1%，女为 0.7%。我国在 1982 年开展大规模的儿童血尿的流行病学调查显示血尿发生率为 2.63%，现有增加趋势，回顾我国 2007 至 2013 年报道，大部分与日本、韩国和台湾报道的数据相近，为 0.5% ～ 1.0%。小儿肉眼血尿发生率为 13/ 万，而镜下血尿更常见。2012 年广州中山市 14 955 例 ≤ 3 岁无症状婴幼儿进行血尿调查，结果显示无症状镜下血尿总阳性率为 3.86%，且 1 ～ 3 岁小儿较 ≤ 1 岁组更高（4.32% *vs.* 2.23%），是目前国内最高的筛查阳性率报道。

【病因】

血尿是泌尿系统最常见的症状之一。98% 的血尿是由泌尿系统疾病引起（包括器质性和功能性改变），2% 的血尿是由全身性疾病或泌尿系统邻近器官病变所致，分为肾小球性及非肾小球性血尿两大类。

（1）肾小球性血尿：指血尿来源于肾小球，见于：①原发性肾小球疾病，如急性、迁延性、慢性、急进性肾小球肾炎，肾病综合征，IgA 肾病等。②继发性肾小球疾病，如狼疮性肾炎、紫癜性肾炎、乙型肝炎相关性肾炎等。③遗传性肾小球疾病，如遗传性肾炎（奥尔波特综合征）、薄基底膜肾病（家族性良性血尿）。④剧烈运动后一过性血尿。

（2）非肾小球性血尿：①血尿来源于肾小球以下泌尿系统：A. 泌尿道急性或慢性感染；B. 肾盂、输尿管、膀胱结石；C. 结核；D. 特发性高钙尿症；E. 左肾静脉压迫综合征（或胡桃夹现象）；F. 先天性尿路畸形，如肾囊肿、双输尿管畸形、膀胱憩室；G. 先天性肾血管畸形，如动静脉瘘、血管瘤；H. 药物所致肾及膀胱损伤，如环磷酰胺、吲哚美辛、甘露醇、磺胺、庆大霉素；I. 肿瘤、外伤及异物；J. 肾静脉血栓。②全身性疾病引起的出血，如血小板减少性紫癜、白血病、再生障碍性贫血、血友病。

【发病机制】

非肾小球源性血尿的发病机制单一，主要与血管损伤、凝血功能异常、感染、炎症等因素相关。而肾小球源性血尿的发病机制复杂，当前的研究集中在肾小球滤过膜异常及红细胞的本身异常方面。

（1）肾小球滤过膜异常：肾小球是滤过单位，肾小球毛细血管内皮细胞、基底膜和上皮细胞称为肾小球的滤过屏障或滤过膜，可阻止中分子蛋白质通过。正常情况下红细胞直径约为 8 μm，远大于滤过膜上各个孔道直径，因此红细胞很难通过滤过膜。滤过膜损伤可致肾小球性血尿。另外，被活化的单核巨噬细胞释放氧自由基和局部一氧化氮（NO）代谢也参与发病，免疫和炎症造成不同程度的肾小球滤过膜损伤，包括肾小球基底膜皱缩、变薄、断裂等。此时红细胞可从受损基底膜通过，进入尿液而形成血尿。基底膜先天异常：以奥尔波特综合征和薄基底膜肾病最常见。奥尔波特综合征肾脏表现以血尿症状最常见，且为肾小球性血尿。肾小球基底膜弥漫性增厚、变薄及致密层分裂为其典型电镜改变。奥尔波特综合征基底膜致密层可增厚至 1200 nm，也可弥漫性变薄至 100 nm 以下。研究证明该病是编码Ⅳ型胶原纤维的基因突变所致。由于Ⅳ型胶原纤维是肾小球基底膜重要组成部分，基因突变可造成胶原纤维合成功能障碍，从而使基底膜不能维持正常结构功能。基底膜超微结构最突出异常是致密层不规则的外观，其范围可累及所有毛细血管袢或袢内所有区域，也可仅累及部分毛细血管袢或袢内部分区域。

（2）红细胞本身异常：随着肾穿刺的普及，一些表现血尿患儿电镜检查并无基底膜异常，即使个别患儿存在基底膜异常，但分子质量比红细胞小得多的尿蛋白却不见漏出。因此，血尿的形成很可能与其红细胞本身的问题有关。正常情况下红细胞膜表面带负电荷，而基底膜同时也表达负电荷，因此当红细胞靠近基底膜时，由于电荷的排斥作用导致红细胞很难从基底膜漏出。因此，血尿患儿红细胞膜负电荷下降可能参与了血尿的发生、发展过程，但其具体调控机制值得进一步研究。

【诊断及鉴别诊断】

1. 诊断

血尿的诊断以镜检为标准，即离心沉淀尿每高倍视野下的红细胞数 ≥ 3 个（≥ 3 个 /HPF），或非离心尿液每高倍视野下的红细胞数 ≥ 1 个（≥ 1 个 /HPF），或尿沉渣计数 > 8000 个 /mL 或肉眼血尿。

2. 诊断步骤

（1）鉴别是否为真性血尿：鉴别的方法是查尿常规中红细胞数或尿沉渣，如尿中有红细胞即为真性血尿。

（2）明确为真性血尿后，需判断血尿来源：①肉眼观察：分为肉眼血尿和镜下血尿，暗红色尿多来自肾实质或肾盂，鲜红色或带有血块者常提示非肾小球性疾病出血，血块较大者可能来自膀胱出血，尿道口滴血可能来自尿道。②尿常规检查：血尿伴蛋白尿＞（++）时考虑病变在肾小球，尿沉渣中如发现管型特别是红细胞管型多为肾实质病变；血尿伴大量尿酸、草酸或磷酸盐结晶者要除外高钙尿症、结石。③尿三杯试验：非全程血尿提示非肾小球性，如初段血尿常见于尿道疾病；终末血尿见于膀胱颈、三角区、后尿道及前列腺疾病；全程血尿则提示肾脏、输尿管及膀胱疾病。④尿红细胞形态检查：源自肾小球的血尿，因红细胞穿过病变的肾小球滤过膜时受损和（或）流经肾小管过程中受渗透压、pH 值变化的影响会发生形态学改变，此种形态学改变可借助相差显微镜、扫描电镜、或经固定后利用油镜进行观察尿红细胞形态变化。当尿中红细胞出现大小不等、各种各样的形态变化、有血红蛋白丢失时，即变形的红细胞为主时，为肾小球性血尿；当尿红细胞形态基本都是正常均一的，即为非肾小球性血尿。尿红细胞形态学：当严重变形红细胞（指环状、穿孔、带有芽孢者）＞30% 时，提示尿中红细胞系肾小球源性。但应注意，如果患者肾小球疾病并发严重肾小管功能受损、应用利尿剂，可能导致髓袢升支低渗区消失（尿红细胞形态的变异主要由肾小管内一系列渗量的变化，特别是髓袢升支粗段低渗状态所致），使本应出现的多形性红细胞呈现为均一性。

（3）结合病史及体检综合分析：年龄特点：新生儿期血尿常见于新生儿自然出血症，严重缺氧、窒息，肾静脉血栓，膀胱插管等；婴幼儿期最常见泌尿系感染和先天性尿路畸形，其次为肾脏肿瘤、溶血尿毒综合征、重症遗传性肾炎及部分家族性良性血尿等；儿童期最常见为急性肾炎族性良性血尿。家族中出血史对血友病诊断有帮助。家族结石史要除外高钙尿及结石。伴随症状：①明显的尿路刺激症状多见于泌尿系感染（但小婴儿可仅有发热、拒食、哭闹及体重不增等），其次要注意除外肾结核累及下泌尿道、高钙尿症。②肾区绞痛要考虑泌尿系结石。③瘦长体型，有时左侧腹痛和腰痛者，要考虑特发性肾出血。④肾区肿块，要考虑肾脏肿瘤、多囊肾、肾积水等。⑤肝脾肿大、角膜色素（K-F）环者，要考虑肝豆状核变性。⑥有全身多系统损害者，要考虑系统性红斑狼疮等。⑦伴有不明原因发热、消瘦、贫血及咯血者，应疑为肺出血肾炎综合征。⑧发热伴面、颈、上胸部潮红，并逐渐出现皮肤出血点、低血压、休克、少尿，应考虑流行性出血热。⑨有胃肠炎表现，随后出现溶血性贫血、血小板减少者，要考虑溶血性尿毒综合征。⑩伴蛋白尿、水肿、高血压，要考虑肾小球疾病。

（4）其他实验室检查和特殊检查的选择：确定为非肾小球血尿：①尿常规与中段尿培养寻找泌尿系感染的证据。②尿钙/尿肌酐比值测定，以筛查出高尿钙症。两者分别以 mg 计算时，其比值 > 0.21 时，则测定 24 小时尿钙，如 24 小时尿钙 > 0.01 mmol/kg，可确诊为高尿钙症。③疑为全身出血性疾病时则需要做相关血液检查，如血小板、凝血相关检查等。④疑为结核时需做血沉、结核菌素（PPD）及 X 线检查。⑤一般应常规检查 B 超，可观察肾脏形态，有无结石、畸形、肿物，左肾静脉受压及肾静脉血栓等。⑥腹平片可观察不透 X 线结石和钙化灶，静脉肾盂造影、排尿性膀胱造影及逆行尿路造影可根据需要选用。⑦ CT 或磁共振检查对诊断占位病变敏感性强。⑧如需肾动静脉造影可选用数字减影血管造影，可明确有无动静脉瘘、血管瘤及血栓等。确定为肾小球血尿者：①尿蛋白定性与 24 小时尿蛋白定量分析，可明确是否有蛋白尿存在，如有，还需检查血白蛋白及血脂等。②血抗链球菌溶血素 O（ASO）、补体 C3、可提取性核抗原（ENA）多肽抗体、乙型肝炎相关抗原等可鉴别肾炎性质。③检测血中尿素氮、肌酐及肌酐清除率可了解肾小球滤过功能。④ B 超可观察肾脏大小及内部回声等。⑤肾活检：虽为有创检查，但为明确肾小球性血尿的病因、预后、指导治疗常提供重要的帮助。当有下列指征时应考虑行肾活检以做出病理诊断：持续镜下血尿 > 6 个月，持续肉眼血尿 > 1 个月，或对于持续性肾小球性血尿伴有蛋白尿、高血压及氮质血症或急性肾损伤、伴持续低补体血症者或有家族史可考虑肾活检。有家族史活检标本除光镜检查外，应行免疫病理及电镜检查，有条件的单位还应进行Ⅳ型胶原与相应的基因检测，可以是皮肤或血或肾组织标本。血尿的诊断流程见图 14-2。

（5）常见问题和误区防范：尿液颜色深或呈现红色需明确是否为血尿。正常人尿的颜色一般呈淡黄色，颜色的深浅与尿的浓缩程度有关，其他导致尿液颜色深的原因有：①尿液受邻近器官血液的污染，如月经血液混入尿中。②血红蛋白尿或肌红蛋白尿，镜检无红细胞或仅有少量的红细胞，潜血试验阳性；血红蛋白尿呈暗红色或酱油色，肌红蛋白尿呈红棕色。③卟啉尿，由血卟啉病引起，尿液置于阳光下暴晒数小时会变成红棕色或葡萄酒色，镜检无红细胞，尿卟啉原试验阳性。④某些食物和药物的影响，如胡萝卜、辣椒、番茄、紫色火龙果等，或服用某些药物，如利福平、氨基比林、维生素 B_2、大黄、黄连、番泻叶等，即尿液颜色随某些食物色素和药物颜色而变化。尿液颜色深或呈现红色不一定是血尿，即要鉴别真性血尿与假性血尿。鉴别的方法是查尿常规中红细胞数或尿沉渣，如尿中无红细胞即为假性血尿。

（6）尿隐血（潜血）阳性是否为血尿：尿隐血检查的原理：如果尿中有红细胞，则尿红细胞内的血红蛋白中的亚铁血红蛋白具有过氧化物酶活性，可以使氧化物分解释放出活性氧，而此活性氧可使试纸条上的磷甲苯胺变成磷联甲苯胺，形成蓝色，可根据这种着色的深浅来判定尿隐血是否为阳性或阳性的程度，从而推测尿中红细胞存在的可能。尿隐血试验阳性的原因很多，除血尿外，还有很多不是血尿的原因也可导致尿隐血试验阳性，如①血红蛋白尿常见于血管内溶血，如输血反应和溶血性贫血、严重烧伤、剧烈运动和尿中红细胞破坏等。②肌红蛋白尿常见于肌肉损伤，如严重挤压伤和外科手术、肌肉消耗性疾病、皮肌炎、过度运动等。③菌尿或尿路感染时细菌可产生过氧化物酶。④尿中含有氧化性物质。⑤尿标本放置时间过长。尿液标本必须新鲜，要求在2小时内完成检测，高温存放、低张尿和尿液 pH 值过高可使红细胞破坏。⑥尿试纸条过期、被污染、变质、尿分析仪过度敏感等。在尿常规检查中如果发现隐血异常，临床医生应冷静对待，不要立即诊断为血尿，尿隐血阳性可能是一过性血尿，如上呼吸道感染，需动态监测尿常规，同时进行尿沉渣检查，从而确定是否为血尿。因此，血尿患者尿隐血阳性也是血尿的一种表现，但尿隐血阳性不一定是血尿。尿隐血的检查仅适用于

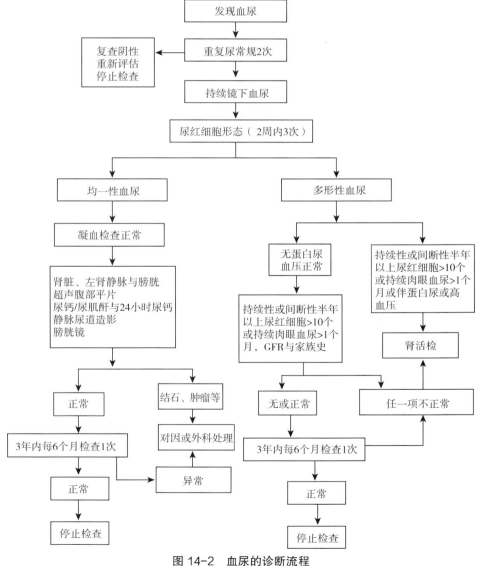

图 14-2 血尿的诊断流程

血尿的初步筛查。

（7）明确诊断血尿后需区别其来源：尿中红细胞形态学检查是区分肾小球性与非肾小球性血尿最常用的方法。20世纪80年代初Birch及Fairley首先提出应用相差显微镜下检查尿中红细胞形态特点将其分为均一型红细胞和多型红细胞，正常人尿中红细胞以均一形态为主（即尿中红细胞形态相对正常，大小均匀，表面光滑，与正常外周血内红细胞相似，呈双凹镜状，且胞质内血红蛋白含量正常），而畸形红细胞［即红细胞的大小、形状、胞质内血红蛋白含量都有很多改变，如环形类似炸面包圈样、棘形、锯齿（皱缩）形、靶形、影形、口形等］占红细胞总数＜20%时，称为均一型红细胞尿，即非肾小球性血尿；尿畸形红细胞数占红细胞总数＞80%时，称为多形型红细胞尿，即肾小球性血尿；尿畸形红细胞占红细胞总数在20%～80%时，为混合型红细胞尿。目前国内已普遍开展此项检查，对血尿定位与诊断具有重要意义。

（高远赋　徐　敏　中国人民解放军东部战区总医院）

参考文献

1.林翠兰，刘玉玲，廖燕，等.中山市0～3岁婴幼儿无症状血尿流行性调查分析.现代医院，2012，12（5）：149-151.

2. FOGAZZI G B, EDEFONTI A, GARIGALI G, et al. Urine erythrocyte morphology in patients with microscopic haematuria caused by a glomerulopathy. Pediatr Nephrol, 2008, 23（7）：1093-1100.

3.李永玉，刘尚云，陈建军，等.尿红细胞形态及容积分布曲线在小儿血尿诊断中应用.临床儿科杂志，2004，22（3）：166-167.

第九节　水肿

【概述】

水肿是指过量的液体在组织间隙或体腔中积聚。

水肿可分为全身性与局部性。当液体在体内组织间隙呈弥漫性分布时可呈全身性水肿；体液积聚在局部组织间隙时呈局部性水肿；发生于体腔内称积水，如胸腔积液、腹水、心包积液。一般情况下，水肿这一术语不包括内脏器官局部的水肿，如脑水肿、肺水肿等。临床常以水肿起因命名的，可分为肾性水肿、心性水肿、肝性水肿、营养性水肿、炎性水肿、静脉阻塞性水肿、淋巴性水肿、血管性水肿以及原因不明性水肿。

【病因及临床表现】

小儿水肿原因复杂。以水肿为主诉就诊的患儿临床应该综合分析,详细采集病史、认真全面的体格检查及合理选择检验检查是鉴别小儿水肿的必要手段,也是尽早确诊的主要途径。

(1)肾源性水肿:常见于急性肾小球肾炎、急进性肾小球肾炎、慢性肾炎、肾病综合征、先天性肾病及肾盂肾炎等。①急性肾小球肾炎:水肿常首发于眼睑、面部和手、背部,后迅速波及全身,指压不凹陷,水肿同时伴有少尿或无尿。②慢性肾炎:病程>1年,水肿有时消,伴有贫血、高血压、肾功能不全、尿比重低,常有血尿、蛋白尿。③肾病综合征:肾病性水肿多为全身性水肿,指压凹陷明显,重者伴有腹水或胸腔积液,同时有大量蛋白尿、低蛋白血症和高胆固醇血症。④肾盂肾炎:水肿较轻,常伴有全身感染症状与尿路刺激征,并有脓尿与菌尿的证据。肾病综合征是儿科常见的肾小球疾病,水肿是该类患儿常见的重要体征,在一定程度上可影响患儿的生活质量和疾病预后。其水肿发生的机制复杂,目前认为肾病综合征患者发生水肿的主要原因在于大量蛋白自尿中丢失,导致血浆白蛋白浓度减低、血浆胶体渗透压下降,大量体液自血管内转入组织间隙,造成水肿。肾小球肾炎是小儿时期最常见的肾脏疾病,70%的病例有水肿。肾小球肾炎患儿水肿多呈非凹陷性且起病急,多有发热、咽痛或扁桃体炎、猩红热或皮肤生疮等前驱感染性病史,同时血尿少尿更为多见。早期给予有效抗感染及对症治疗后症状能迅速好转,而肾病综合征经上述治疗后水肿往往仍呈进行性加重,患儿疗效差。慢性肾炎、肾盂肾炎等亦会引起全身水肿,但多数程度较轻。

(2)肝源性水肿:一般肝实质损害比较重,其水肿的特点是首发于双下肢,后涉及全身,重者多有腹水表现。诊断主要依靠肝脏病史、体征及肝功能损害等证据。有文献认为,成人时期肝性水肿原因多见于肝炎、肝硬化或肝癌。儿童时期肝性水肿多因重症肝炎或巨细胞病毒等感染所致。儿童时期根据患儿水肿首见于下肢,然后波及全身,重症也可以腹水为主,伴有厌食、呕吐、腹泻或有黄疸、肝脏肿大,肝功能检查异常等有助于确定水肿性质。

(3)心源性水肿:左心衰竭的特点主要是肺水肿。右心衰竭水肿的特点是首发于下肢,有肝大及颈静脉怒张等体征。另外,缩窄性心包炎可引起全身水肿,但以下肢为重,可伴有肝大、腹水,但肝功能损害轻,同时有奇脉、脉压减小,心脏彩超可确诊。心源性水肿一般以下肢水肿为主,逐渐向上延及全身,诊断可根据患儿心脏病史,临床有呼吸困难、心率增快、肝脏肿大、心脏增大、颈静脉怒张等症状和体征及慢性右心衰竭的临床表现,一般确定较易。儿童时期先心及严重的心肌病可严重影响患儿心脏功能,临床以水肿为主要表现。

(4)营养不良性水肿:多有喂养不当或消耗性的疾病等因素,水肿的特点是首发于下肢，指压凹陷显著，常伴贫血与低蛋白血症。营养不良性水肿主要病因是慢性腹泻和贫血，也说明随着目前生活水平与医疗技术的提高，蛋白质－能量营养不良已不再是影响本地区儿童健康发育的主要因素。

（5）内分泌性水肿：原发性醛固酮增多症：常有面部及四肢水肿，且有多饮、多尿、高血压、低血钾，实验室检查有尿比重降低、尿醛固酮增高。皮质醇增多症：可有轻度面部及双下肢水肿，但以向心性肥胖、满月脸为特征，可有高血压，实验室检查有尿 17- 羟、17- 酮增高等。甲状腺功能减退症：水肿常见于眼睑、面颊及四肢，指压不凹陷，患儿多有生理功能低下，反应迟钝，常伴贫血，实验室检查血 T3、T4 下降，TSH增高。甲状腺功能减退症水肿性质均为黏液性水肿，患儿具有非凹陷性水肿、生长发育落后、智力低下等临床特点。能引起黏液性水肿的其他内分泌代谢疾病还包括垂体前叶功能减退症、胫前黏液水肿、皮质醇增多症、原发性醛固酮增多症及经前期紧张综合征等，但此类疾病在儿童时期少见。

（6）结缔组织病所致的水肿：①过敏性紫癜：皮疹区可有血管性水肿，同时有关节痛、腹痛、便血和血尿等。②系统性红斑狼疮：可出现轻度水肿，多发生于面部及踝部，重者可涉及全身，其水肿机制主要是由全身性的血管通透性增高、血浆蛋白浓度降低所致。狼疮性肾炎的水肿则更明显。③皮肤黏膜淋巴结综合征：主要有发热、皮疹、黏膜充血、淋巴结肿大及手足水肿等，其水肿的特点是在发热早期，手足皮肤呈硬性水肿，有光泽感及木实感。④硬皮病：少见，其水肿特点发生于早期，先累及手、足，逐渐波及颈、面及躯干，水肿对称，指压不凹陷，皮肤张力高，有光泽感，以后皮肤逐渐硬化，并且发生皮肤、皮下组织和肌肉萎缩。皮肤活检对诊断有意义。⑤皮肌炎：急性期常有轻度的水肿，其诊断靠皮炎及肌炎的临床表现，尚有尿肌酸增高、血肌酸激酶及转氨酶增高等。

（7）药物性水肿：使用某些药物可致水肿，特点是用药后发生，停药后消失。可引起水肿的药物有皮质激素、胰岛素、雌激素、利血平等，其水肿多因水、钠潴留所致。

（8）新生儿水肿：尤以早产儿水肿多见，有时摄入水量过多更易发生。水肿多因母体的雌激素有水钠潴留，同时新生儿肾脏排钠、氯功能暂时不足。某些疾病可致新生儿水肿，如新生儿溶血、新生儿肺透明膜病、先天性心脏病合并心力衰竭、先天性肾病、原发性淋巴水肿、先天性淋巴水肿伴性腺发育不全，抗利尿激素分泌异常综合征、醛固酮增多症以及先天性无蛋白血症等。糖尿病母亲的新生儿也可有水肿的表现。维生素 E 缺乏可致下肢及会阴部水肿。另外，新生儿硬肿症，通常在患儿皮下脂肪聚集部位发生硬肿，皮肤发冷，指压凹陷不明显，常在冬季发生，因产伤、感染、窒息、休克或畸形等因素所致，伴有体温不升、反应差，严重时患儿不会吸吮等。

【发病机制】

生理情况下，人体的组织间液处于不断的交换与更新之中，组织间液量却是相对恒定的。组织间液量恒定的维持有赖于血管内外液体交换平衡和体内外液体交换平衡。如果这两种平衡被破坏，就有可能导致组织间隙或体腔中过多体液积聚。血管内外液体交换失衡致组织间液增多。引起血管内外液体交换失平衡的因素有毛细血管的流体静压增高，血浆胶体渗透压降低，微血管壁通透性增高，淋巴回流受阻，体内外液体交换失衡致钠、水潴留。正常情况下，钠、水的摄入量与排出量保持动态平衡，从而使细胞外液容量保持恒定。肾脏是排钠、水的主要器官，并且排量可调节，因而在细胞外液容量的维持上起着重要作用。各种病因使肾脏排钠、水减少，导致钠、水的摄入总量大于排出量，则体内出现钠、水潴留。肾脏排钠、水减少有 3 种可能的类型：肾小球滤过率减少而肾小管的重吸收未相应减少；肾小球滤过率不变，肾小管重吸收增加；肾小球滤过率减少的同时伴有肾小管重吸收增加。

【诊断及鉴别诊断】

（1）根据水肿波及的范围分为全身性水肿与局部性水肿。根据临床症状与体征不难鉴别，一般局部性水肿范围局限。①炎性水肿可由多种原因引起，如感染、化学性或物理性刺激。其水肿特点为早期较明显，局部有红、肿、热、痛。局部损伤性的水肿应有外伤史。②血管神经性水肿其水肿区发痒，且为非凹陷性的水肿，好发于四肢伸面、颈部、口唇、咽喉等。③局部静脉受压常出现于该静脉受压区域，如上腔静脉阻塞综合征。本综合征的原因有纵隔包块，如恶性淋巴瘤或畸胎瘤等，其特点为披肩状水肿，即面、颈、肩部及上胸臂部水肿。④百日咳的患儿因长期的痉咳亦可导致面部水肿。⑤下腔静脉阻塞综合征表现为下肢及阴囊部位的水肿，同时伴有腹胀、腹水、腹壁静脉曲张、脾大，可进一步查胸部 X 线片，行下腔静脉造影。⑥淋巴性水肿在小儿中少见，如丝虫病、流行性腮腺炎并胸骨前水肿。⑦丝虫病表现为橡皮样肿，其特点是多累及下肢，次为阴囊、阴唇及上肢，呈离心性分布。同时有皮肤粗糙增厚，似皮革样改变。⑧流行性腮腺炎并胸骨前水肿，是指流行性腮腺炎在病程第 5、第 6 日出现胸骨前水肿，指压凹陷明显，局部压痛不定，肤色正常或呈暗红色，持续 5～6 天后消失。⑨某些神经系统疾病，如脑炎、脊髓灰质炎、脑出血等在发生肢体瘫痪时，患侧肢体可出现轻度到中度的水肿，局部无红、肿、热、痛现象。这些水肿多由于神经营养障碍使局部毛细血管的通透性增加所致。

（2）对于全身性水肿首先判断是肾性水肿还是非肾性水肿。肾性水肿早期晨起时有眼睑与颜面的水肿，以后进一步可发展为全身性的水肿，尤以肾病综合征为重。测血压、查尿常规、肾功能等，如果有蛋白尿、血尿、管型尿或肾功能的改变则考虑为肾性水肿。

（3）一旦确定为肾性水肿，应进一步确定是肾炎性水肿还是肾病性水肿。肾炎性水肿又称非凹陷性水肿，水肿特点是指压凹陷，指起即复，主要是由于肾小球滤过率降低，水、钠排泄障碍而致，多见于各种肾小球肾炎，临床多表现为少尿、血尿、高血压和肌酐清除率降低。肾病性水肿又称凹陷性水肿，水肿特点为指压凹陷，指起不复，主要由肾小球基底膜通透性增加、大量蛋白从尿中丢失、血浆胶体渗透压下降所致，多见于肾病综合征。

（4）对于非肾性水肿应该进一步判断水肿的原因。进一步询问病史，以了解有无反复发热、皮疹、关节痛、心血管病史、肝病病史、长期营养不良以及消耗性的疾病史，有无药物史。详细的体格检查可了解有无智力低下、高血压、心率增快、肝大腹水、营养不良等。实验室检查包括血常规、血电解质、肝功能、甲状腺功能等也可协助诊断。

（高远赋　贾丽丽　中国人民解放军东部战区总医院）

参考文献

1. 吴莉 . 现代小儿肾脏病学 . 福州：福建科学技术出版社，2003：183-185.

2. 钟旭辉，黄建萍 . 肾病综合征患儿水肿发生机制及治疗 . 临床儿科杂志，2007，25（4）：251-254.

3. 沈晓明，王卫平 . 儿科学 .7 版 . 北京：人民卫生出版社，1979.

4. 张明秋，张桂华，王猛 . 肝性水肿 . 中国社区医师，2002，18（12）：12-13.

第十节　黄疸

【概述】

黄疸是一种常见的症状和体征，可出现在多种疾病中，不同疾病引起黄疸的机制不同，因此需重视黄疸的各种病因及机制以助诊断。

【定义】

黄疸是指血清中胆红素浓度升高，致使皮肤、巩膜、黏膜以及其他组织和体液发生黄染的症状和体征。正常血清总胆红素（total serum bilirubin，TSB）< 17.1 μmol/ L，其中结合胆红素（conjugated bilirubin，CB）< 3. 42 μmol/ L，非结合胆红素（unconjugated bilirubin，UCB）< 13. 68 μmol/ L。当血清胆红素为 17.1 ～ 34. 2 μmol/ L 而无肉眼黄疸时，称为隐性或亚临床黄疸。血清胆红素 > 34. 2 μmol/ L 时会出现肉眼可见的黄疸。值得注意的是，黄疸的检查必须在良好的光线下进行，变色灯光下易漏诊。

【病因及发病机制】

黄疸是一种症状和体征，疾病不同其发生机制不同，掌握整个胆红素代谢过程有助于理解黄疸的病因及发病机制。

正常胆红素 85% 来源于衰老的红细胞。衰老的红细胞主要在脾脏、骨髓、肝脏等被单核巨噬细胞破坏，降解为血红蛋白，转化为胆红素；其余 10% ～ 15% 来源于其他途径，主要来源于骨髓幼稚红细胞的血红蛋白（即无效造血）和肝内含有亚铁血红素的蛋白质（如过氧化氢酶、过氧化物酶及细胞色素氧化酶等）。上述形成的胆红素未与肝脏的葡萄糖醛酸结合，称为非结合胆红素（或游离胆红素），其为脂溶性，可透过血脑屏障。由于婴幼儿血脑屏障发育不完全，高非结合胆红素血症可引起胆红素脑病。UCB 进入血循环与白蛋白结合运输到肝脏后，与白蛋白分离，并被输送到肝细胞的内质网，与葡萄糖醛酸结合，形成结合胆红素。结合胆红素随胆汁排泄至肠腔后，在回肠末端在结肠肠道菌群的作用下脱去葡萄糖醛酸，形成尿胆原。大部分尿胆原从粪便排出，称为粪胆原。10% ～ 20% 尿胆原可被肠黏膜重吸收，经门静脉入肝，再通过胆道排入肠道，构成胆红素的肠肝循环。

胆红素代谢中任何一环节的障碍均可引起黄疸。黄疸产生的原理一般分为下列几种：①肝前性黄疸：胆红素产生过多引起，如先天或后天性溶血性疾病，或骨髓未成熟红细胞破坏过多；②肝性黄疸：肝细胞对胆红素摄取、结合、转运、排泄的障碍，如日尔贝综合征、各种病毒性肝炎、药物及中毒性肝损害等；③肝后性黄疸：肝内外胆道阻塞引起，如先天性胆道闭锁或肝内、肝外肿瘤压迫等。

【诊断】

应详细询问病史，注意患者的年龄、性别、出生史、胎便排出情况（先天性囊性纤维化可有胎便排出延迟）、用药史、肝炎接触史、生活环境及毒物接触史、输血与注射史、周围人群发病史、既往史与家族史等，同时注意黄疸的伴随症状及体征，再结合相应的实验室检查综合分析。

1. 鉴别真假黄疸

长期大量摄食含胡萝卜素丰富的食物如胡萝卜、西红柿、南瓜、菠菜、柑橘等，出现手（足）掌、额部、鼻翼等处皮肤黄疸，但无巩膜黄染，血清胆红素不增高，这是假性黄疸。

2. 鉴别间接或结合胆红素增高

非结合胆红素增高者黄疸呈现浅柠檬色或淡黄色，多见于溶血性黄疸或家族性非溶血性黄疸；结合性胆红素增高者黄疸呈暗黄色或黄绿色，常伴有皮肤瘙痒，多见于阻塞性或肝炎性黄疸。

3.伴随症状

如黄疸伴有贫血、血红蛋白尿及肝脾肿大等需考虑溶血性黄疸，如新生儿溶血病、蚕豆病、地中海贫血、遗传性球形红细胞增多症、免疫性溶血性贫血、阵发性睡眠性血红蛋白尿等。

如黄疸伴转氨酶升高需考虑肝细胞性黄疸，如巨细胞病毒、EB病毒、肝炎病毒（甲、乙、丙、丁、戊型）感染、败血症、肺炎球菌感染、药物及中毒性肝损害等。

如黄疸伴有皮肤瘙痒，粪便颜色变浅或呈白陶土样大便等需考虑胆汁淤积性黄疸，如先天性胆道闭锁、先天性胆总管囊性扩张、肝内外胆管结石、胆管炎症、硬化性胆管炎、良性家族性复发性肝内胆汁淤积、原发性胆汁性肝硬化、遗传代谢性疾病如先天性肝内胆管发育不良征、酪氨酸血症等。

如母乳喂养足月婴儿出现黄疸，但一般情况良好，生长发育良好，肝脾无肿大，血清胆红素以未结合胆红素升高为主，停母乳3～5天后黄疸明显减轻如再喂养母乳，黄疸可反复但不会达原来程度需考虑母乳性黄疸，但需除外其他引起黄疸的疾病。

【辅助检查】

黄疸的发生原因不同，仅从临床表现不易鉴别，应密切结合实验室及器械检查加以判断。

（1）常规检查：包括血常规及网织红细胞、肝功能、大小便常规。溶血性黄疸时红细胞及血红蛋白降低，网织红细胞升高，间接胆红素增加，尿胆原及粪胆原增加。肝细胞性黄疸时总胆红素升高，直接胆红素和间接胆红素均升高。谷丙转氨酶（ALT）及谷草转氨酶（AST）升高，尿胆红素定性试验阳性。胆汁淤积性黄疸时总胆红素升高，以直接胆红素升高为主，ALT及AST轻度升高，尿胆红素定性试验阳性，尿胆原和粪胆原减少或消失。

（2）碱性磷酸酶（ALP）：阻塞性黄疸及肝内胆汁淤积时，ALP明显升高，与血清胆红素升高相平行。

（3）γ-谷氨酰转移酶（GGT）：肝内外胆汁淤积时，GGT明显升高。急、慢性病毒性肝炎，药物性肝炎GGT呈轻度或中等程度升高。

（4）血清胆汁酸、总胆固醇：胆汁淤积性黄疸时，胆固醇增高，其中以游离胆固醇增加为主。肝细胞性黄疸时，特别是有广泛肝细胞坏死，胆固醇脂降低。

（5）凝血酶原时间（PT）：肝细胞性黄疸和胆汁淤积性黄疸时，凝血酶原产生减少，而PT延长。如注射维生素K_1 10 mg后，24小时复查PT，如PT较注射前明显缩短，表示肝功能正常，可能为胆汁淤积性黄疸。如无改变，表示肝制造凝血酶原的功能受损，可能为肝细胞性黄疸。

（6）免疫学检查：各型肝炎可检测其标志物。慢性活动性肝炎所致肝硬化有血清

IgM 和 IgG 增高；原发性胆汁性肝硬化则见 IgM 明显增高，血清抗线粒抗体、抗平滑肌抗体及其他非特异性抗体多呈阳性；肝外阻塞性黄疸时则呈阴性。

（7）腹部 B 超：空腹腹部超声是一种简单、无创的影像学检查，可用于评估可见的胆道梗阻性病变或胆总管囊肿，观察肝脏大小、形态改变，发现有无肝弥漫性损害，门脉宽否，从而有助于黄疸的鉴别，对胆囊、胰腺及壶腹病变引起的黄疸有一定的诊断价值。

（8）CT、MRI：可了解肝、胆、胆管、胰病变情况，对诊断提供有价值资料。

（9）磁共振胰胆管成像：具有安全、无损伤优点，可清晰地显示肝内外胆道扩张程度、范围、结石或肝病部位、大小。

（10）放射性核素扫描检查：因在胆道梗阻时，核素显像时间延长，有助于黄疸的鉴别诊断。

（11）血、尿遗传代谢筛查：分子遗传学基因检测：儿童时期，特别是新生儿和婴儿，许多遗传代谢病可通过影响胆红素代谢而引起黄疸。

（12）穿刺活组织检查：肝脏活检是诊断婴儿胆汁淤积性黄疸的基础，有经验的病理学家对婴儿胆汁淤积黄疸诊断的正确率为 90% ～ 95%，并避免对肝内疾病患者进行不必要的手术。

【鉴别诊断】

临床黄疸鉴别见表 14-3。

（1）新生儿时期生理性黄疸与病理性黄疸的鉴别：生理性黄疸主要是新生儿出生后肝内葡萄糖醛酸转移酶发育不成熟（活性仅为成人的 1% ～ 2%），不能有效地将间接胆红素转变为直接胆红素。此外，与新生儿肝细胞内 Y 和 Z 蛋白较少也有关系。7 ～ 10 天后此酶发育成熟恢复正常结合，则黄疸逐渐消退，早产儿黄疸的消退则会延长。其特点：①一般情况好；②足月儿出生后 2 ～ 3 天出现黄疸，4 ～ 5 天达高峰，5 ～ 7 天消退，最迟不超过 2 周；早产儿多于生后 3 ～ 5 天出现，5 ～ 7 天达高峰，7 ～ 9 天消退，最长可延迟到 4 周；③每日血清胆红素升高 < 85 μmol/L；④血清胆红素足月儿 < 221 μmol/L，早产儿 < 257 μmol/L。若出现以下情况则要考虑病理性黄疸：①出生后 24 小时出现黄疸；②血清胆红素足月儿 > 221 μmol/L，早产儿 > 257 μmol/L 或血清胆红素升高 > 85 μmol/L；③足月儿黄疸持续时间 > 2 周，早产儿 > 4 周；④黄疸退而复现；⑤血清结合胆红素 > 34 μmol/L。

（2）溶血性黄疸：黄疸为轻度，呈浅柠檬色，急性溶血时可有发热、寒战、头痛、呕吐、腰痛等，有不同程度的贫血和血红蛋白尿（尿呈酱油色或茶色）。慢性溶血多为先天性，除有贫血外还有肝脾肿大。实验室检查有 TB 升高，以 UCB 为主，CB 基本正常，CB/STB 一般 < 20%，尿中尿胆原阳性但胆红素阴性，血红蛋白及红细胞降低，网织红细胞增加，骨髓检查红系增生旺盛等。自身抗体和 Coomb's 试验阳性有助于诊断自身免

疫性溶血性贫血，基因检测有助于明确先天性溶血性贫血的病因。

（3）肝细胞性黄疸：皮肤、黏膜浅黄至深黄色，疲乏、食欲减退，严重者有出血倾向。实验室检查血 CB 及 UCB 均增加，CB/STB 一般为 20% ～ 50%，尿中 CB 定性阳性，血液检查肝功能异常，肝炎病毒、巨细胞病毒等检测可阳性，血清抗线粒抗体、抗平滑肌抗体及其他非特异性抗体多呈阳性等。

（4）阻塞性黄疸：皮肤呈暗黄色甚至黄绿色，并有皮肤瘙痒及心动过缓，尿色深，粪便颜色变浅或呈白陶土样大便。实验室检查血清 CB 增加，CB/STB ＞ 50%，尿胆红素试验阳性，尿胆原及粪胆原减少或缺如，血清碱性磷酸酶、γ - 谷氨酰转移酶及总胆固醇升高。

表 14-3　临床黄疸鉴别

项目	溶血性	肝细胞性	阻塞性黄疸
既往史	有家族史、损肝药物或酗酒史	肝炎接触史或输血史	类似发作史或近日消瘦史
主要疾病	先天性溶血、疟疾等	各种肝炎	胆囊炎、胆石症、肿瘤
消化道症状	轻或无	明显	不明显
腹痛	一般无	肝区隐痛	有上腹绞痛或持续性痛
黄疸程度	一般较轻	轻重不一	较明显，可波动或呈进行性加深
皮肤瘙痒及灰白大便	无	轻度发痒，无灰白色大便	常有皮肤瘙痒及灰白大便
尿二胆检查	尿胆原明显增加，尿胆红素阴性	两者均阳性	尿胆红素增加，尿胆原阴性
胆色素	非结合胆红素升高，结合胆红素正常	两者均升高	非结合胆红素升高，结合胆红素明显升高
尿胆原	增加	轻度升高	减少或消失
ALT	正常	明显升高	可升高
ALP	正常	正常或轻度升高	明显升高
血象	有溶血现象	血细胞基本正常或稍低	胆道炎症时白细胞增高
B 超	肝脏正常	肝大，胆管不扩张	肝内、外胆管扩张

黄疸的诊断复杂，许多疾病可引起黄疸。黄疸诊断的流程见图 14-3。

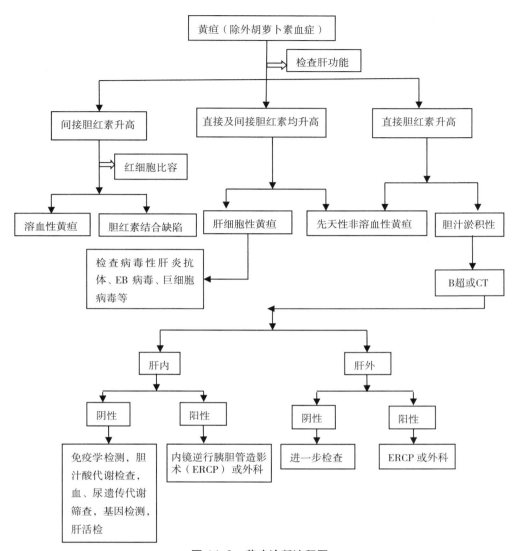

图 14-3 黄疸诊断流程图

（葛海霞　胡绍燕　苏州大学附属儿童医院）

参考文献

1.尹秋艳，刘凤奎，王国兴.黄疸的临床诊断思路.中国临床医生杂志，2017，45（12）：9-13.

2.廖清奎.儿科症状鉴别诊断学.3版.北京：人民卫生出版社，2016.

3.RUSSO P，MAGEE JC，BOITNOTT J，et al. Design and validation of the biliary atresia research consortium histologic assessment system for cholestasis in infancy. Clin Gastroenterol Hepatol,

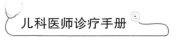

2011，9：357-362.

4.黄德珉.新生儿高胆红素血症的防治.实用儿科临床杂志，2004，19（6）：526-528.

第十一节　皮疹

【概述】

皮疹又叫皮损，为肉眼可见的皮肤损害，从单纯的皮肤黏膜颜色改变到皮肤表面隆起或发生水疱等，有多种表现形式。皮疹是儿童的常见体征，且多为全身性疾病的体征之一，是疾病临床诊断的重要依据。皮疹的种类繁多，根据皮损的发生机制可分为原发性和继发性两大类；根据病因一般分为感染性和非感染性疾病引起；根据皮疹是否压之褪色可分为充血性皮疹及出血性皮疹。但临床最常用的表达方式是根据皮损形态分为斑疹、斑丘疹、丘疹、水疱、风团及结节等。

【常见皮疹类型】

（1）斑疹：是指皮肤黏膜的局限性颜色变化，皮损与周围皮肤平齐，不隆起，也不凹陷。大小不一，形态不规则，直径一般小于 2 厘米。

（2）丘疹：为局限性、实质性、高出皮面的浅表损害，直径一般小于 1 厘米。介于斑疹与丘疹之间稍隆起皮面的损害称为斑丘疹。

（3）水疱和大疱：为内有腔隙、含有液体、高出皮面的损害。直径小于 0.5 厘米的称为水疱，大于 0.5 厘米的称为大疱。水疱内含有血样液体者称血疱。如丘疹顶端有水疱称为丘疱疹。

（4）风团：指隆起皮肤表面、暂时性、局限性水肿隆起，常突然发生、迅速消退，不留任何痕迹。风团大小不一，形状不定，发作时多伴有剧痒。

（5）结节：为局限性、实质性的深在性损害，大多隆出皮肤表面。亦有少数结节性损害可由表皮局限性显著性增厚所致。

（6）脓疱：为一局限性的皮肤隆起，内含有脓液，其色为黄色或浑浊，周围常有红晕。

（7）糜烂：为局限性的表皮或黏膜上皮缺损所致的潮红湿润面。

（8）溃疡：为皮肤或黏膜深层真皮或皮下组织的局限性缺损。溃疡大小不一，表面可有脓液、浆液或血液。

（9）出血点和紫癜：均为出血性皮疹，通常小出血点的直径较小，在 1～2 毫米之间，而皮下出血斑点直径为 3～5 毫米者称为紫癜。

【诊断】

儿科涉及皮疹的疾病种类繁多，同一皮疹可见于不同疾病，而同一疾病又可出现不同类型的皮疹。临床医生对皮疹做出判断的同时需要详细采集病史、仔细查体并结合相关辅助检查以综合分析。

1. 采集病史

（1）仔细询问皮疹的起病情况，是否有疼痛瘙痒感，既往有无类似病史，有无过敏史，有无用药史。如药疹可能在用药后 5 ～ 7 天出现；水痘等疾病的皮疹有明显瘙痒的感觉。而某些出疹性传染病如水痘、麻疹为终生免疫，如有患病史，再患的可能性很小。

（2）结合年龄、季节等仔细询问患儿流行病学史和相关传染病接触史，注意预防接种史。一般来说，水痘好发于冬末春初，多见于学龄期儿童；手足口病好发于 5—7 月，多见于 1 ～ 3 岁幼儿；幼儿急疹春、秋两季较多，好发于婴儿；猩红热多见于冬春季节，学龄前及学龄儿童好发，3 岁以下少见。

（3）询问及观察皮疹出现有无先后顺序，与发热的联系，皮疹消退的时间，消退后是否有脱屑及色素沉着，对儿童出疹性传染病的诊断与鉴别极为重要。如麻疹即具有发热 3 ～ 4 天出疹，皮疹从耳后、发际→头面部→颈部→躯干→四肢→手足心的特定出疹顺序，且出疹后体温会有上升。幼儿急疹通常发热 3 ～ 5 天后热退疹出；猩红热通常在发热 24 小时后出疹，48 小时达高峰，多于 2 ～ 3 天内退尽，皮疹消退 1 周左右开始脱皮。

（4）注意有无其他重要的伴随症状。如传染性单核细胞增多症可能伴有眼睑水肿及打鼾；结缔组织病如幼年性特发性关节炎可能伴有关节肿痛；猩红热可见"口周苍白圈"及"草莓舌"。

2. 体格检查

（1）查体时注意皮疹的形态对于鉴别诊断非常重要，如猩红热的典型皮疹为猩红色粟粒性大小的丘疹；水痘可同时存在斑疹、丘疹、疱疹和结痂等各类皮疹。

（2）检查皮疹是否压之褪色，分为充血性皮疹及出血性皮疹。如流行性脑脊髓膜炎、特发性血小板减少性紫癜的皮疹即为出血性皮疹。

（3）仔细检查皮疹的分布和范围：如典型手足口病皮疹出现在患儿的手、足、臀部，过敏性紫癜的皮疹往往双下肢对称分布。

（4）是否有其他体征：如伤寒可能有表情淡漠、相对缓脉；麻疹在出疹前 1 ～ 2 天可有口腔柯氏斑，大多出疹 1 天后消失。川崎病可有颈部淋巴结肿大、手足硬肿脱皮等多种特异性表现。

3. 辅助检查

（1）外周血常规 +CRP 检查：是大多数皮疹均需要的检查，如考虑为感染性皮疹，可根据白细胞数目、中性粒细胞比例及 CRP 数值等初步区分是细菌感染还是病毒感染。另外，传染性单核细胞增多症可有异形淋巴细胞明显增高、大于 10% 为特异性表现。嗜酸性粒细胞比例增高要考虑寄生虫感染及过敏性皮疹，其比例降低需注意是否为伤寒可能。对于出血点和紫癜，可通过血小板数目初步判断是血液系统疾病或过敏性紫癜。川崎病则会导致血小板的明显增高。

（2）病原学检查：儿童时期各种出疹性传染病高发，可通过病原学检查明确诊断，包括血清抗体及 DNA 检查，咽拭子、粪便、血液、疱疹液的抗原检查和培养，以及皮疹印片等。

（3）骨髓穿刺检查：有助于诊断血液系统疾病，也可做病原菌的培养，还可诊断一些代谢性疾病。

（4）皮肤活检：对于一些考虑血管炎及肿瘤等的皮疹及具有特异性组织改变的皮肤病，可行皮肤活检。

（5）其他检查：根据疾病选择其他相关检查，如心脏彩超为川崎病必要的检查，怀疑结缔组织病需行自身抗体及关节平片等检查，有些疾病如手足口病等必要时还需行脑脊液检查。

【病因及鉴别诊断】

皮疹涉及疾病较多。感染性疾病、风湿免疫性疾病、血液系统疾病及遗传代谢病等均可引起皮疹，也可能是单纯皮肤问题。一般来说，首先要鉴别出是否为感染性皮疹。感染性皮疹即为细菌、病毒、真菌、螺旋体等全身性感染所致皮疹，以细菌和病毒常见，通常伴有感染性疾病的全身症状和临床表现，可结合临床特征及辅助检查综合判断。常见细菌感染有猩红热、伤寒、流行性脑脊髓膜炎等。猩红热是 A 组 β 溶血性链球菌感染导致的常见疾病，其临床特征为发热、咽峡炎、全身弥漫性粟粒大小、猩红色斑丘疹和疹后脱屑，通常发热 24 小时左右出疹，皮疹瘙痒明显，压之褪色，3～5 天颜色转淡消失，病程一周左右。伤寒由伤寒沙门氏菌感染所致，常导致患儿持续发热，在病程的第 7～第 12 天可出现直径 2～4 毫米的小丘疹，淡红色，压之褪色，稍隆起，多分布于胸腹部，数量少，一般在 10 个以内，分批出现，2～3 日后消退。流行性脑脊髓膜炎是由脑膜炎奈瑟菌感染所致中枢神经系统疾病，暴发型患儿常导致死亡。流行性脑脊髓膜炎的皮疹为出血性的瘀点、瘀斑，发生在疾病的败血症期，开始为鲜红色，以后为暗红色甚至紫黑色，如做皮疹印片检查可找到病原菌。另外，金黄色葡萄球菌感染可导致一种全身表皮剥脱性的皮炎即葡萄球菌皮肤烫伤综合征。该病首先可能为局部皮肤感染，随后可出现弥漫性红斑和大水疱，最后大水疱破裂，在皮肤上形成大片表皮剥脱，可伴有口周反射性裂纹及尼氏征阳性。

儿童期病毒感染致皮疹较多见，如麻疹、水痘、幼儿急疹等。麻疹发热 3～4 天出疹，伴明显的卡他症状，为红色斑丘疹，疹出热更高，皮疹消退后有色素沉着及脱屑，并有柯氏斑的特异性表现。此外，风疹的皮疹形态和麻疹较为类似，但通常发热 1 天左右出疹，临床表现相对轻微，且伴有耳后、颈部淋巴结肿大。幼儿急疹亦表现为红色斑丘疹，其特点为发热 3～5 天出疹，热退疹出，皮疹以头面及躯干部较多。水痘的皮疹亦在发热 24 小时左右出现，可同时存在斑疹、丘疹、疱疹和结痂，称为"四世同堂"。皮疹向心性分布，瘙痒明显。需与水痘相鉴别的疾病为手足口病，该病亦有斑丘疹及疱疹，但多分布于手、足及臀部，且伴有口腔及咽喉部的疱疹及溃疡。另外，水痘的疱疹往往疱壁薄、内容物饱满清亮，而手足口病的疱疹壁厚、内容物少。传染性单核细胞增多症是 EB 病毒感染所致的一种全身性疾病，约 1/3 的患儿病程中可出现皮疹，为多形性皮疹，如丘疹、斑丘疹、猩红热样皮疹等，可结合疾病的其他临床特征及血常规、病原学检查明确诊断。

皮疹在风湿免疫性疾病中亦较为常见，通常为红斑及结节样改变。系统性红斑狼疮可有特征性的面部蝶形红斑，风湿热为环形红斑。幼年特发性关节炎的皮疹特点为热出疹出，热退疹退。常见引起结节性改变的如结节性多动脉炎，可出现沿血管走行的皮下结节；而结节性红斑多见于病毒及链球菌感染后，在小腿伸侧出现。川崎病是婴幼儿较常见的一种血管炎性疾病，多伴有多形性皮疹，且发热超过 5 天伴有结膜充血、手足硬肿，恢复期会有指（趾）端脱皮。药物超敏反应综合征多在启用致病药物 2 ～ 6 周后发生，初为麻疹样皮疹，随之或快或慢地进展为弥漫性、融合性红斑，常累及 > 50% 的体表面积，可伴有面部、眼睑及手部的水肿。白塞氏病是由血管炎引起的全身性损害，特征为复发性口腔溃疡及生殖器溃疡，可伴有结节性红斑样皮损及针刺后的炎症反应。渗出性多形性红斑是一种病因复杂的疾病，其皮损多样化，多见不规则红斑，可散在或融合，红斑扩大后其中间颜色变淡，还可出现疱疹，大多伴有黏膜损害。过敏性紫癜表现为双下肢对称分布的、大小不一、稍高于皮面的出血性皮疹，可伴有血管神经性水肿，同时可有胃肠道及关节损害，还可导致肾脏受累。

血液系统疾病皮疹多见为出血点及瘀点、瘀斑。较为常见的是特发性血小板减少性紫癜，与免疫机制相关，特点是自发性出血、血小板减少、出血时间延长和血块收缩不良，皮肤、黏膜广泛出血。皮肤出血多为散在的针尖大小的皮内及皮下出血点，并可形成瘀点瘀斑。白血病等肿瘤性疾病亦可因血小板减少或者凝血功能障碍而导致瘀点瘀斑，还可由于白血病的肿瘤细胞浸润在表皮、真皮或皮下组织而导致斑丘疹及结节等，骨穿检查及活检可协助诊断。郎格罕细胞浸润出现特异性皮疹，皮疹为多形性，多在胸背部和头皮、发际和耳后，起初为针尖到粟粒大小红色斑丘疹，以后类似于湿疹或脂溢性样渗性皮疹，多为出血性，然后结痂、脱屑，残留色素白斑。各期皮疹同时存在或成批出现。本症皮损愈合后形成小的瘢痕和色素脱失，皮疹压片可见分化较好的组织细胞。

许多其他疾病都可引起皮疹表现。如急性荨麻疹，常见过敏所致，但寒冷及运动等亦可诱发，为风团样表现，常伴有瘙痒及灼热感，通常突然发生，经过数十分钟或数小时后即迅速消失，但可反复发作。一些遗传代谢性疾病可导致皮肤色素沉着，如神经纤维瘤可导致牛奶咖啡斑，或由于生物素酶缺乏导致弥漫性的皮肤损害。

造血干细胞移植中移植物抗宿主病（GVHD）的主要表现之一是皮疹，皮疹形态多种多样，严重者可以出现水疱样改变，常伴痒感，受累的面积也存在显著差异。需要与其他原因导致的皮疹做鉴别。

常见皮疹的鉴别诊断见图14-4。

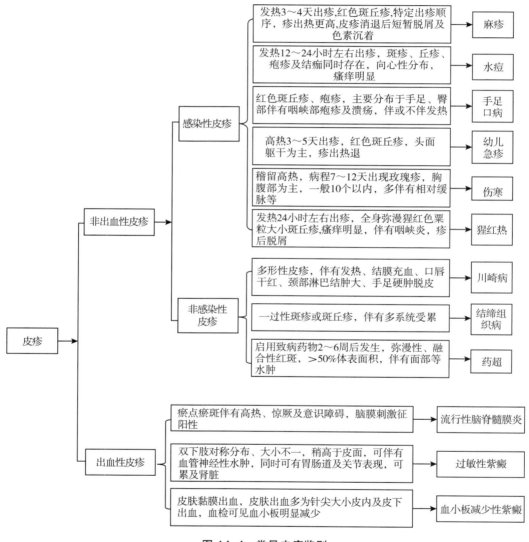

图 14-4　常见皮疹鉴别

（展世宏　胡绍燕　苏州大学附属儿童医院）

参考文献

1. 江载芳，申昆玲，沈颖 . 诸福棠实用儿科学 .8 版 . 北京：人民卫生出版社，2015.

2. 廖清奎 . 儿科症状鉴别诊断学 .3 版 . 北京：人民卫生出版社，2016.

3. LUZURIAGA K，SULLIVAN J L. Infectious mononucleosis. N Engl J Med，2010，362（21）：1993-2000.

4. ARDEN-JONES M R，MOCKENHAUPT M. Making a diagnosis in severe cutaneousdrug hypersensitivityreactions. Allergy Clin Immunol，2019，19（4）：283-293.

第十二节　贫血

【概述】

贫血这一名词一直被错误的作为一种诊断来使用，确切地说其所表示的只是症状和体征。贫血不但影响小儿的生长发育，也是一些感染性疾病的诱因。贫血可能是造血原料缺乏所致，也可能是造血功能衰竭所致，而遗传代谢病和先天性疾病的突出表现也可以是贫血。因此，要重视贫血及其病因。

【定义】

贫血系指单位体积内血液中红细胞、血红蛋白、红细胞压积低于正常值或其中一项明显的低于正常值。临床上多以红细胞和血红蛋白的数量作为衡量有无贫血的标准。

【分类】

依据血红蛋白量分为轻、中、重、极重四度贫血。血红蛋白在 90 g/L 以上为轻度；血红蛋白在 60 ～ 90 g/L 为中度；血红蛋白在 30 ～ 60 g/L 为重度；血红蛋白在 < 30 g/L 为极重度。

按形态分为 3 类：①大细胞性贫血：MCV > 94 fl，MCHC 正常，如巨幼红细胞性贫血；②正细胞性贫血：MCV 和 MCHC 皆正常，如再生障碍性贫血、急性失血性贫血和一些溶血性贫血；③小细胞低色素性贫血：MCV < 80 fl，MCHC < 30%，如缺铁性贫血、地中海贫血和铁粒幼细胞贫血等。

按发病机制分 4 类：①造血原料缺乏：如缺铁性贫血、巨幼细胞性贫血；②造血功能障碍，即骨髓衰竭性疾病：如再生障碍性贫血、范可尼贫血、先天性角化不良，促红细胞生成素不足，如肾性贫血，早产儿贫血，肿瘤浸润，白血病、神经母细胞瘤侵犯骨髓等；③红细胞丢失，即失血性贫血：如钩虫病、特发性肺含铁血黄素沉着症、外伤或其他原因大出血等；④红细胞破坏增多，即溶血性贫血，如蚕豆病、地中海贫血、自身免疫性溶血性贫血等。

【发病机制及病理生理】

造成贫血的主要原因是红细胞的生成与破坏两者失去平衡，故大体可分为 3 类，即红细胞生成减少性、红细胞破坏过多和红细胞丢失。

引起贫血的机制：①生理性贫血：好发年龄是出生后 2 ~ 3 个月。原因是生后随着自主呼吸的建立，血氧含量增加，红细胞生成素减少，胎儿红细胞寿命较短，且破坏较多，加之婴儿生长迅速、循环血量迅速增加等，红细胞和血红蛋白逐渐减低，至 2 ~ 3 个月时出现红细胞数降至 $3 \times 10^{12}/L$、血红蛋白降至 100 g/L 左右，出现轻度贫血。②造血物质缺乏：由于饮食中造血原料缺乏或者肠道吸收不良，导致造血所需的铁、锌、叶酸、维生素 B_{12}、维生素 C 缺乏，影响血红蛋白的合成，最终发生营养性贫血，如缺铁性贫血、巨幼细胞性贫血、坏血病等。此外，某些化疗药物如氨甲蝶呤，与叶酸竞争，也会发生巨幼细胞性贫血。③骨髓造血功能低下：各种导致骨髓中红系造血功能衰竭的因素均可导致红细胞生成减少，使外周血红细胞和血红蛋白的降低，从而发生贫血，如再生障碍性贫血、先天性单纯红细胞再生障碍性贫血等。④正常红细胞生成受抑，可导致机体出现贫血，如急性白血病。恶性肿瘤可以通过旁分泌效应及肿瘤细胞的骨髓浸润抑制红细胞的生成。⑤红细胞破坏过多：红细胞内在的缺陷多见于先天遗传性疾病，如红细胞膜的异常、红细胞内酶的缺失、珠蛋白链质和量的异常，可导致自身发生溶解；红细胞外在的异常，多见于感染、药物、免疫因素等使机体产生针对自身红细胞的抗体，从而导致红细胞大量破坏。⑥红细胞丢失，即各种失血：如外伤、肠道畸形、寄生虫感染、特发性门静脉高压等导致红细胞及血红蛋白的丢失。

贫血常见的病种及原因多种多样，表 14-4 方便寻找贫血病因。

贫血的临床症状主要因组织缺氧所致，故全身各系统都可受到不同程度的影响。病程长的可出现疲倦乏力、生长发育迟缓及营养低下。贫血由于组织缺氧，可出现呼吸、心率加速，脉压增大。重度贫血时，代偿功能失调，可出现心脏扩大，甚至出现充血性心率衰竭。由于脑组织缺氧，可出现精神不振、嗜睡、烦躁不安，智力减退、头晕、头痛等神经系统表现。长期慢性贫血可导致消化功能减退，引起食欲不振、腹泻。严重的慢性贫血，可引起髓外造血导致骨骼的变化。

表 14-4 常见贫血病因及诊断

贫血是否伴有其他血液学异常？	贫血是否伴有网织红细胞降低？
如果有，考虑白血病、再生障碍性贫血、肿瘤骨转移等	如果有，评估红细胞大小
	红细胞是否为小细胞？
贫血是否伴有网织红细胞增多？	如果是，通常是血红蛋白合成减少
如果有，通常是出血或进行性溶血	缺铁性贫血、地中海贫血、血红蛋白 E 病、铅中毒、慢性病性贫血
贫血是否伴有高胆红素血症或血清乳酸脱氢酶升高？	红细胞是否为巨红细胞？
如果是，常常是因为溶血	如果是，是否伴有中心粒细胞分叶过度（巨幼细胞性改变？）
观察外周血涂片	如果是，考虑叶酸缺乏、维生素 B_{12} 缺乏、先天性代谢缺陷、骨髓增生异常综合征
球形细胞（遗传性球形红细胞增多症、自身免疫性溶血性贫血、Wilson 病）；	如果不是，考虑先天性单纯红细胞再生障碍性贫血、骨髓 – 胰腺综合征
镰状细胞（镰状细胞病、β 地中海贫血）；	红细胞是否为正细胞性的？
靶形细胞（地中海贫血）；	如果是，考虑一般感染性贫血、肾性贫血、甲减相关性贫血、范可尼贫血
低色素红细胞、核固缩红细胞（纯合子 – β – 地中海贫血）；	
微血管病（溶血性尿毒综合征、血栓性血小板减少性紫癜）；	
咬合细胞、水泡细胞（蚕豆病）	

【诊断】

贫血的诊断，需仔细询问病史包括幼儿的喂养史、母亲的生产史及家族史等，结合全面的体格检查和各种必要的实验室检查，发现其他伴随症状，然后对掌握的材料综合考虑。对于病因不明的病例，切不可在确诊前滥用维生素 B_{12}、铁剂和肾上腺皮质激素等和输血，这会对诊断造成困难。

贫血伴发热见于各种感染性疾病如脓毒血症、EB 病毒感染、寄生虫感染等侵犯骨髓，导致暂时性的造血功能停滞或红细胞破坏。肿瘤性疾病如白血病、神经母细胞瘤、淋巴瘤等，可伴有肿瘤热。

贫血伴血尿见于溶血性贫血、特发性血小板减少性紫癜、白血病、溶血性尿毒综合征、血栓性血小板减少性紫癜、弥散性血管内凝血等，若血尿为酱油色或浓茶色，需考虑溶血性贫血。若同时伴肾功能异常，需警惕溶血性尿毒综合征。在此基础上出现发热、神经系统症状，需警惕血栓性血小板减少性紫癜。若尿成鲜血状或洗肉水样，需考虑血小板减少、白血病、弥散性血管内凝血、肾母细胞瘤等所致膀胱或肾脏出血。

贫血伴淋巴结肿大，可见于白血病、淋巴瘤等血液系统恶性疾病；伴肝脾肿大可见于白血病、淋巴瘤、地中海贫血，以及一些遗传代谢病（尼曼匹克病、戈谢病等）。

贫血伴皮肤瘀点瘀斑的，需考虑EVANS综合征、溶血性尿毒综合征、血栓性血小板减少性紫癜等免疫性疾病所致的血小板减少；同时白血病、淋巴瘤、神经母细胞瘤等侵犯骨髓，也可导致血小板减少而出现皮肤瘀点瘀斑。

贫血伴下肢酸痛或胸骨压痛，多见于白血病、淋巴瘤、神经母细胞瘤等恶性疾病侵犯骨髓。伴有跛行的，也多见于肿瘤性疾病。

贫血伴神经精神症状，如抽搐、嗜睡、谵妄等，需警惕颅内出血、ITP、白血病、噬血细胞综合征等所致；同时若有发热、肾功能异常，需考虑血栓性血小板减少性紫癜、溶血性尿毒综合征等。

贫血伴有反复的咳嗽、咳痰甚至于咯血的，需考虑白血病、再生障碍性贫血所致肺部感染，多伴有发热的表现，而咳嗽、咳铁锈色痰时，应警惕特发性肺含铁血黄素沉着症的发生。

【辅助检查】

检查和诊断步骤应随病情而定，对于病情平稳患者，检查可选择性进行；对于危重患者，检查诊断必须迅速；而对于慢性疾病，则可以细致、逐步进行。

（1）常规检查：包括血、尿、便常规，CRP，PCT。需要注意的是，贫血时必须做网织红细胞的测定，可评估可能的贫血病因。此外，外周血涂片检查也是必需的，可帮助诊断白血病、疟疾、溶血性贫血等。

（2）溶血全套的检查：特别是伴有腰痛及茶色尿的患儿，溶血全套检查有助于明确贫血是否为溶血性贫血，以及可能是哪种溶血性贫血所致。

（3）血清学检查：包括生化检查、营养元素、铁蛋白、甲状腺功能、凝血常规、甲胎蛋白测定、自身抗体、EB病毒检测，有助诊断缺铁性贫血、巨幼细胞性贫血、EB病毒感染、甲状腺功能减低、血友病、结缔组织病。

（4）影像学检查：根据病史及体征所提供线索，可进行胸部的X线检查，对特发性肺含铁血黄素沉着症的诊断有意义。CT和核磁共振对头、胸部、腹部等脏器的检查，可明确是否存在白血病、特发性血小板减少性紫癜所致的颅内出血，以及是否存在实体肿瘤。常规腹部B超检查对肝、膈下、盆腔肿瘤有意义。

（5）骨髓检查：用于白血病、转移瘤、寄生虫病、再生障碍性贫血、组织细胞增多症、噬血细胞性淋巴组织增多症，必要时也应做培养。

（6）内镜检查：支气管镜、腹腔镜和胃肠内镜可直接观察病变和取活检，甚至可取淋巴结和肿块活检。

（7）基因检测：对于明确贫血是否由先天性基因突变导致的功能异常而最终导致贫血发生非常重要，是与后天性疾病鉴别的重要手段，对于指导优生优育和开展遗传咨询也非常重要。基因检测有助于发现范可尼贫血、地中海贫血、铁难治性缺铁性贫血、先天性单纯红细胞再生障碍性贫血等，可进一步指导治疗，并有助于遗传咨询。

【鉴别诊断】

对于急性贫血，患儿临床表现较为明显，可伴有呼吸急促、头晕、腹痛、发热等表现，此种贫血多见于失血性贫血、溶血性贫血等，需注意有无出血灶、茶色尿等出血表现，可尽早对疾病做出早期的判断，能有针对性地进行检查及治疗。对于发生缓慢的贫血，患儿较能耐受，可无明显的临床表现，多由于伴随其他症状而发现贫血，如出血、发热、腹痛、腹胀等非特异性表现。

新生儿期的贫血多见于胎—母输血、双胎输血、胎儿—胎盘出血等失血性贫血。因ABO 或 Rh 血型不合所致的新生儿溶血性贫血也较多见，但伴有黄疸进行性加重。因新生儿生后处于生理性凝血因子缺乏期，需警惕维生素 K 缺乏所致新生儿出血症导致的贫血，如颅内、胸腔、腹腔出血等。

1～3 个月的贫血，多见于生理性贫血、维生素 K 缺乏或血友病。其中生理性贫血为自限性，维生素 K 缺乏或血友病所致出血症需警惕，若患儿突然出现面色苍白、烦躁或过度安静、前囟饱满或隆起，需注意凝血功能异常所致，同时积极询问病史，维生素 K 缺乏多见于母乳喂养儿，而血友病多伴有家族遗传病史。同时需警惕先天性血小板无力症的患者，其凝血功能及血小板数目均正常，但有反复的出血导致的贫血，对此类患者，可查基因筛查进一步明确诊断。

6～36 个月的贫血多以缺铁性贫血多见，多为小细胞低色素性贫血，白细胞、血小板都正常，多由患儿生长发育较快、慢性腹泻、慢性感染、寄生虫等所致，但对于铁剂治疗无效的小细胞低色素性贫血，需考虑其他疾病如地中海贫血、铁粒幼细胞性贫血、特性性肺含铁血黄素沉着症、铅中毒、难治性缺铁性贫血等。儿童在此阶段发生贫血的概率最高，在注意贫血的同时需警惕其他血象的异常，如血小板、白细胞的异常，同时需注意查体及询问病史及家族史，以免误诊、漏诊。

恶性肿瘤所致贫血在儿童中以白血病、淋巴瘤、神经母细胞瘤、肝母细胞瘤等为主，常伴有发热、肝脾淋巴结肿大、骨痛、出血、异常的肿块等全身或局部表现。

先天性疾病如地中海贫血、范可尼贫血、先天性单纯红细胞再生障碍性贫血等，虽其病名中以贫血为主，但多伴随着其他的临床表现，如肝脾肿大、多指、心脏畸形、咖啡牛奶斑等其他临床表现，不可仅将贫血简单地认为是缺铁性贫血。

其他疾病如结缔组织病、噬血细胞性淋巴组织细胞增多症、组织细胞增生症、溶血性尿毒综合征、血栓性血小板减少性紫癜、EVANS 综合征、血友病、寄生虫感染等均可以贫血为首发症状，只有通过认真地查体及询问病史，才能发现其他伴随症状，如发热、肝脾淋巴结肿大、血尿、腰痛、腹痛、瘀点等。

贫血的诊断比较复杂，诊治流程见图 14-5。

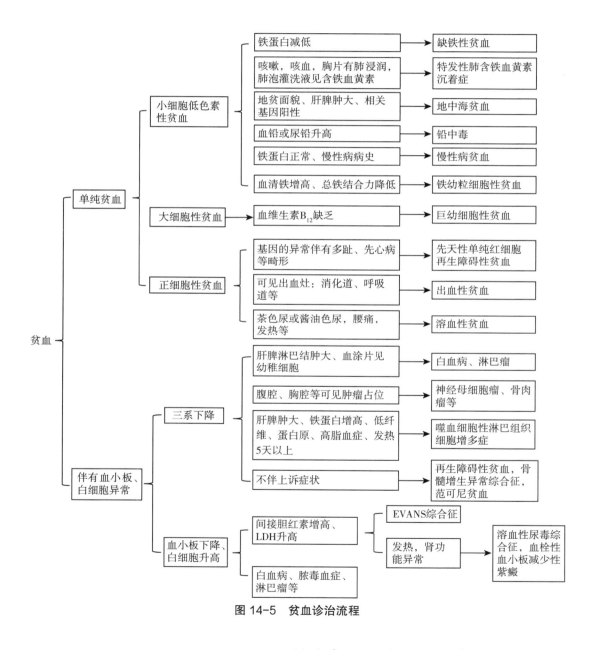

图 14-5　贫血诊治流程

（杜智卓　胡绍燕　苏州大学附属儿童医院）

参考文献

1. 江载芳,申昆玲,沈颖.诸福棠实用儿科学.8版.北京:人民卫生出版社,2015.

2. 廖清奎.儿科症状鉴别诊断学.3版.北京:人民卫生出版社,2016.

3. BEHRMAN KLIEGMAN JENSON.尼尔森儿科学.17版.沈晓明,朱建幸,孙锟,译.北京:北京大学医学出版社,2007.

4. 朱宗涵,申昆玲.小儿内科学.北京:人民卫生出版社,2009.

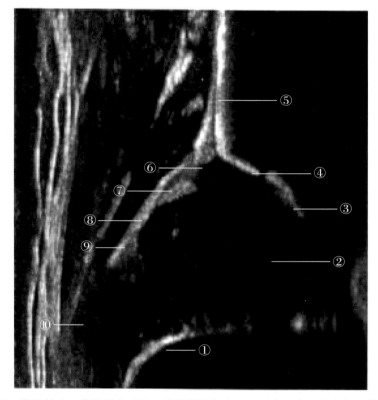

①软骨—骨交界；②股骨头；③髂骨支下缘；④骨缘转折点（臼顶由凹变凸的点）；⑤平直髂骨外缘；⑥软骨性髋臼顶；⑦盂唇；⑧关节囊；⑨滑膜皱襞；⑩股骨大转子。

彩图 1　标准冠状切面 (见正文 P68)

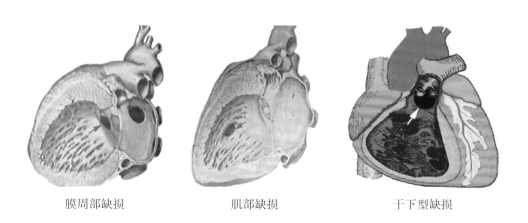

膜周部缺损　　　　　　　肌部缺损　　　　　　　干下型缺损

彩图 2　室间隔缺损解剖模式图 (见正文 P252)

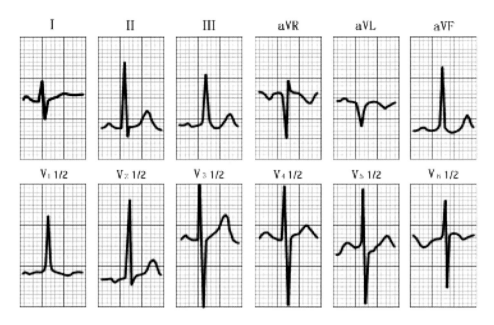

彩图 3　室间隔缺损合并肺动脉高压的心电图表现（见正文 P254）

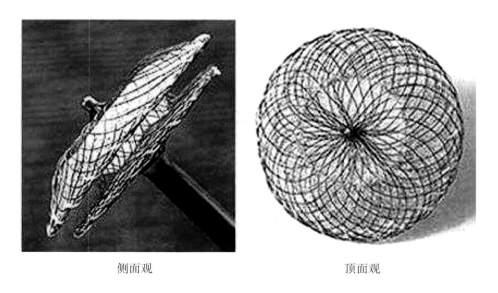

侧面观　　　　　　　　　　　顶面观

彩图 4　房间隔缺损封堵器（见正文 P258）

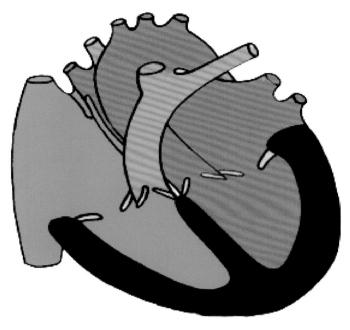

彩图 5　动脉导管未闭的模式图（管型）（见正文 P259）

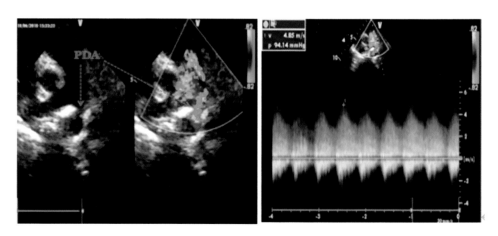

彩图 6　动脉导管未闭的心脏超声表现（见正文 P261）

PDA

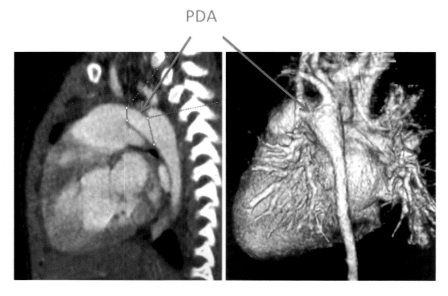

彩图 7　CT 心血管造影：PDA 的三维重构（见正文 P261）

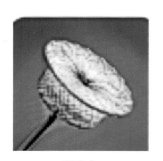

蘑菇伞

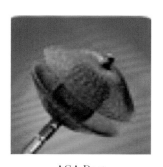

AGA Duct
Occluder Ⅱ

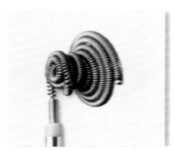

Pfm 弹簧圈

彩图 8　介入治疗常用的封堵器（见正文 P263）

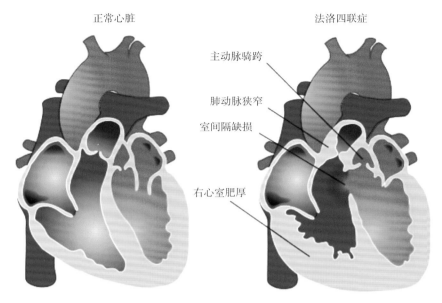

正常心脏　　　　　　　　　　　　　　法洛四联症

主动脉骑跨

肺动脉狭窄

室间隔缺损

右心室肥厚

彩图 9　法洛四联症的解剖模式图（与正常比较）（见正文 P267）

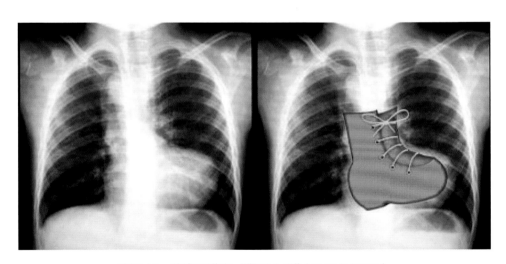

彩图 10　法洛四联症 "靴形心影"（见正文 P269）

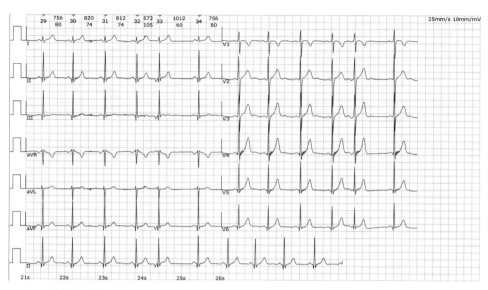

提前出现的 QRS–T，P'波位于其前，P'–R 间期< 0.12s，代偿间歇完全。

彩图 11　交界性早搏（见正文 P278）

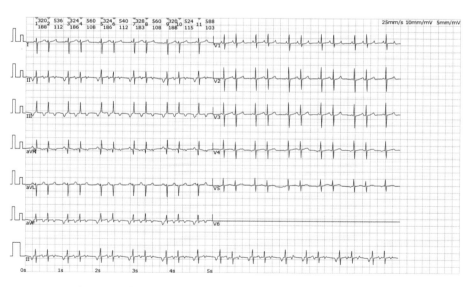

彩图 12　房性心动过速（3∶2、2∶1 下传）（见正文 P282）

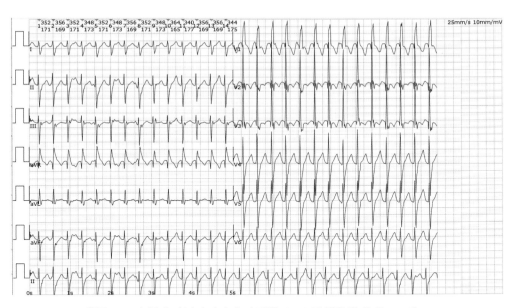

彩图 13　室性心动过速（宽大畸形的 QRS 波群连续出现 ≥ 3 次，
可见室房分离）（见正文 P286）

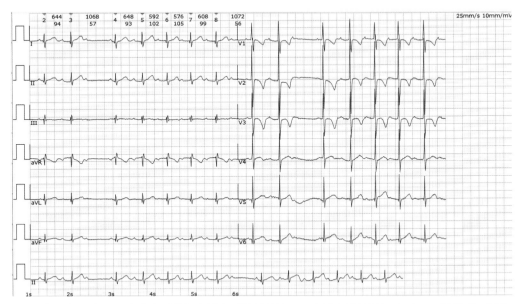

同导联 P 波形态一致，P–P 间期规则（与房早未下传鉴别），P–R 间期逐渐延长，直至 QRS 波脱落，落后 P–R
间期恢复正常，周而复始，长 RR 间期＜两倍短 RR 间期。

彩图 14　Ⅱ° 一型房室传导阻滞（见正文 P289）

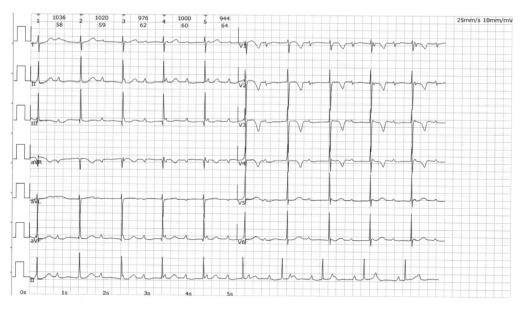

彩图 15　Ⅲ° 房室传导阻滞伴交界性逸搏心律（见正文 P290）

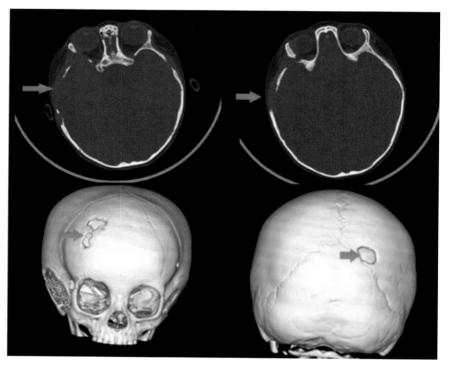

彩图 16　LCH 所致颅骨地图样溶骨性破坏（头颅 CT 平扫 + 三维重建）

（见正文 P441）

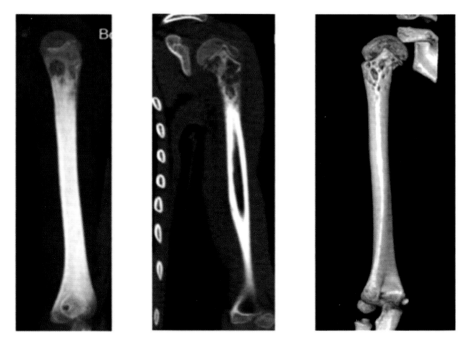

彩图 17　LCH 所致肱骨虫噬样溶骨性破坏（见正文 P441）

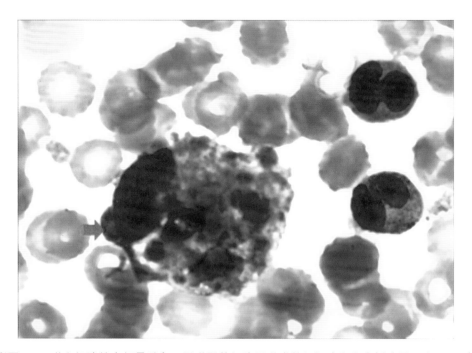

彩图 18　噬血细胞综合征骨髓象：吞噬网状细胞吞噬成熟红细胞和血小板（见正文 P447）

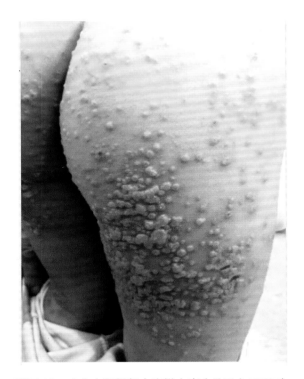

彩图 19　患儿大腿根部大疱样皮疹（见正文 P587 ）

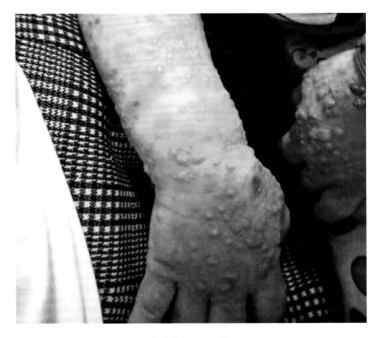

彩图 20　患儿前臂大疱样皮疹（见正文 P587)

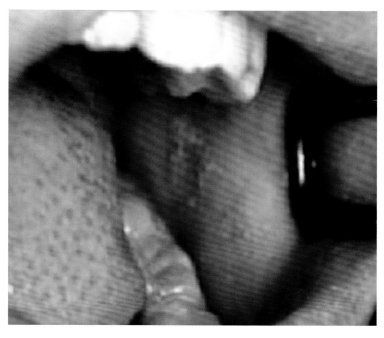

彩图 21　柯氏斑（见正文 P594）

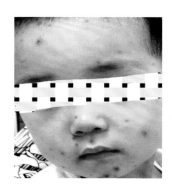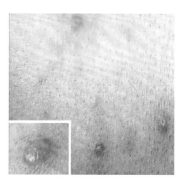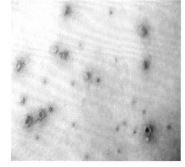

彩图 22　水痘（见正文 P599）

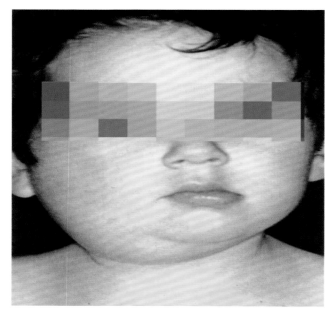

彩图 23　马蹄（见正文 P603）

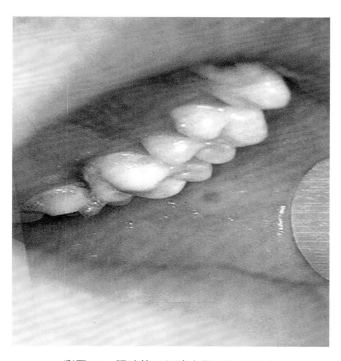

彩图 24　腮腺管口红肿（见正文 P603）

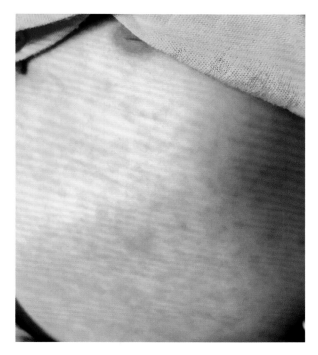

彩图 25　幼儿急诊皮疹特点（见正文 P606）

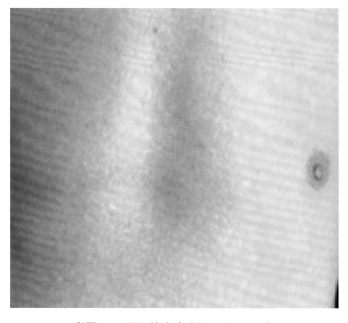

彩图 26　猩红热皮疹（见正文 P609）

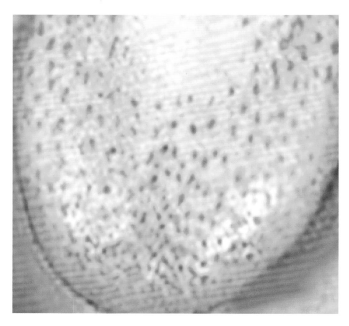

彩图 27　草莓舌（见正文 P609）

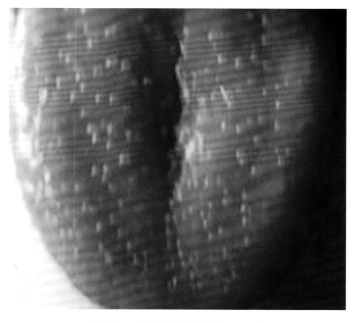

彩图 28　杨梅舌（见正文 P609）